肺部真菌感染临床与影像解析

主编 张嵩

科学出版社

北京

内 容 简 介

本书系统介绍了肺部几大类真菌感染的临床表现和影像学特点，疾病为本、影像为辅，突出疾病和影像的本质联系，侧重影像的诊断和鉴别诊断。每种疾病详细阐述了病因、临床和影像表现、诊断、鉴别诊断、治疗等内容，并辅以大量病例进行解析和说明，理论联系实际、体现临床思维，实用性强。

本书适合呼吸科医师、影像科医师、全科医师、临床医学研究生及相关人员阅读参考。

图书在版编目 (CIP) 数据

肺部真菌感染临床与影像解析 / 张嵩主编 . —北京：科学出版社，2020.8
ISBN 978-7-03-065762-6

Ⅰ . ①肺… Ⅱ . ①张… Ⅲ . ①肺疾病－真菌－感染－影像诊断
Ⅳ . ① R563.04

中国版本图书馆 CIP 数据核字（2020）第 138255 号

责任编辑：程晓红 / 责任校对：郭瑞芝
责任印制：赵 博 / 封面设计：吴朝洪

科学出版社 出版
北京东黄城根北街 16 号
邮政编码：100717
http://www.sciencep.com

涿州市般润文化传播有限公司印刷
科学出版社发行 各地新华书店经销

*

2020 年 8 月第 一 版 开本：889×1194 1/16
2024 年 1 月第三次印刷 印张：41 3/4
字数：1 530 000
定价：290.00 元
（如有印装质量问题，我社负责调换）

主编简介

张嵩，山东第一医科大学附属省立医院呼吸与危重症医学科副主任医师、博士。现任中国医师协会呼吸医师分会呼吸放射工作委员会委员、山东省医师协会睡眠医师分会副主任委员。先后以第一作者发表SCI论文5篇、核心期刊论文30余篇。主持省级科研课题2项，参与多项国家级科研课题。主编著作《胸部疑难病例影像解析》《肺部疾病临床与影像解析》《纵隔、肺疾病临床与影像解析》《肺部细菌感染临床与影像解析》。

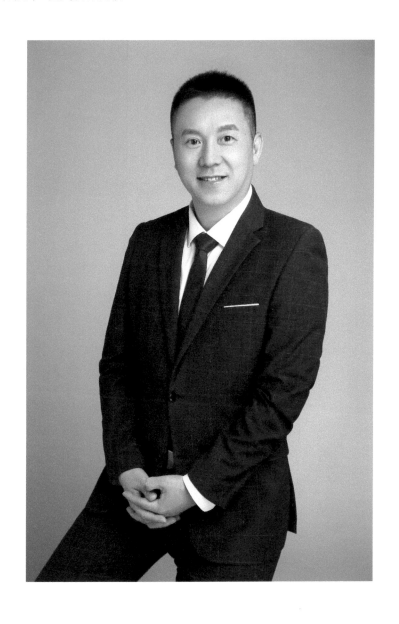

编著者名单

主　编　张　嵩　山东第一医科大学附属省立医院呼吸与危重症医学科

副主编　孟　巍　哈尔滨医科大学附属肿瘤医院影像中心

　　　　褚衍彪　山东第一医科大学附属济南市中心医院呼吸与危重症
医学科

编　委　于秋杰　哈尔滨医科大学附属肿瘤医院影像中心

　　　　程　丹　海宁市中心医院呼吸科

　　　　陆　明　杭州树兰医院呼吸科

　　　　颜　兵　上海全景医学影像诊断中心

　　　　王秀峰　杭州市余杭区中西医结合医院放射科

　　　　徐和平　厦门大学附属第一医院检验科

　　　　刘　红　上海市复旦大学附属华山医院检验医学中心

　　　　白雅红　宝鸡市人民医院检验科

　　　　付　甜　济宁市第一人民医院呼吸与危重症医学科

前　言

从 2015 年开始，笔者先后主编、出版了《胸部疑难病例影像解析》《肺部疾病临床与影像解析》《纵隔、肺疾病临床与影像解析》和《肺部细菌感染临床与影像解析》4 本医学专著，得到了广大医务人员的认可，多次再版，目前总销量超过了 2 万册。此次又完成了《肺部真菌感染临床与影像解析》一书，形成"肺部疾病临床与影像解析"系列专著，基本涵盖了呼吸系统常见和少见疾病，对疾病的临床与影像诊断进行了深度解析。

5 年来，随着呼吸内镜技术和病原学检测的普及，呼吸系统疾病的诊断手段有了明显的提高，在感染性疾病中尤为突出。而且，随着知识的深化，真菌分类的不断完善，凸显既往对真菌的认识存在较多偏差，许多新兴病原体的出现亦为真菌的诊治带来了新的挑战。《肺部真菌感染临床与影像解析》一书从真菌命名的起源和演变，真菌的生态学、流行病学、致病机制，真菌感染的临床和影像学表现、治疗和预后等方面系统地介绍了目前常见致病性真菌的相关特点和前沿知识，力求从纷繁复杂的表象中发现疾病的本质。临床疾病分析必须注重临床表现和影像学的结合，本书力求从发病机制、病理生理角度解释临床和影像的相关联系，从而解决临床医生对工作中常见的同病异影、同影异病的困惑。为此，本书的病例分析与讨论均以真实临床病例入手，图文并茂、生动实用，更贴近临床，打破了教科书和一些理论专著的常规思路和专业枯燥性。本书所选病例为笔者在临床工作中精选，亦有部分为兄弟单位提供，均为突出疾病特征的典型样本。根据笔者的临床经验，结合呼吸领域的新进展，并侧重相关疾病的影像分析和机理讨论，同时配以大量影像图片，在诊断和鉴别诊断过程中探讨疾病的共性和个性。

当然，影像学诊断有其局限性，需密切结合临床资料及疾病动态变化进行综合分析，才能提高诊治水平，减少误诊几率。本书所有病例分析均为笔者个人观点，不代表各病例提供单位水平，希望在自我完善和学习过程中为呼吸科以及相关学科的医生在疾病诊治中略尽绵薄之力。由于成书时间较紧，编者水平有所局限，疏漏和错误之处在所难免，恳请同道及读者们不吝赐教。

本书在编写过程中得到全国各地相关专业医生的大力支持，充分体现了网络时代交流的便利和广大医生对知识的渴求，在此对所有帮助过我的同行表示诚挚谢意。

主　编

2020 年 5 月

目　录

第1章

真菌概述

真菌(fungus)是生物界中很大的一个类群,世界上已被描述的真菌至少有10万种,尚未发现的估计有100万~1000万种之多。自1842年首次发现真菌感染以来,尽管免疫紊乱和糖尿病病人等易感人群不断增加,但据报道,只有约650种真菌可引起感染,其中比较常见的有约150种,能够感染正常个体的不足50种。越来越多的环境中的真菌成了条件致病菌,导致免疫功能不全或低下的宿主发生严重或致命性疾病。

对人类致病的环境真菌存在于广泛的地理区域,在较温暖的地区更常见,这可能是由于温度和湿度限制了它们的生长或繁殖,例如芽生菌属、球孢子菌属、组织胞浆菌属和格特隐球菌等特有物种。相比之下,能够在较宽温度范围内生长的环境真菌无处不在,且国际化。自然灾害是环境条件改变真菌种群动态变化的明显例子。人们日益认识到自然灾害(改变当地环境条件)与受灾个体随后发生典型的真菌感染之间的联系,并突出了环境因素对真菌性疾病传播的重要性。例如,在2011年日本地震和海啸之后,描述了由烟曲霉和尖端赛多孢引起的多器官传播的致命病例,而这些真菌较少在具有免疫能力的宿主中引起侵袭性感染。

新疾病出现最常见的原因是宿主或病原体生态的变化、环境的变化或所有这些因素的相互作用。不断增加的环境压力(例如全球变暖和更高的紫外线辐射水平)可能会导致病原体具有更强的致病力,并且具有先进的毒力机制,有利于在更恶劣的环境条件下生存。气候变化是生物和非生物过程的结果,例如太阳辐射和人类活动的变化,这些已被确定为全球变暖的主要原因。有证据表明,过去几个世纪以来,地球温度的升高已经导致了明显的生态变化,包括季节变化和各种物种的分布。预期气候变化将扩大许多真菌物种的入侵生态位,已经驱动了腐生真菌种群组成的变化。大多数真菌在12~30℃下生长,在30℃以上生长和生存能力迅速下降。因此,哺乳动物的高体温足以抑制大多数真菌菌株的生长和复制。但是,较温暖的气候可以通过选择耐热性更高的物种来改变耐热性和易感物种的分布。这种作用不仅会扩大致病性(即固有耐热性)物种的地理区域,还将促进环境真菌与人类种群的紧密相互作用,从而导致新兴真菌病原体的出现。

一、形态特征

微生物中只有真菌具有真正的细胞核和完整的细胞器,故又称真核细胞型微生物。细菌仅有原始核结构,无核膜和核仁,细胞器很少,属于原核细胞型微生物;病毒没有细胞结构,属于原生微生物。真菌是一类独立的真核生物群,在某些方面不同于植物和动物等生物群体。和其他真核生物一样,真菌细胞核高度分化,具有核膜、核仁,胞质内含有完整的细胞器。常见的真菌细胞器有:线粒体、微体、核糖体、液泡、溶酶体、囊泡、内质网、微管、鞭毛等。细胞分裂形式是减数分裂或有丝分裂。细胞壁主要由几丁质(壳多糖)、葡聚糖、壳聚糖(chitosan)、甘露聚糖和糖蛋白以不同的组合形式构成。真菌细胞壁的这些特征与动物和植物形成鲜明对比。动物没有细胞壁,而植物细胞壁的主要成分是纤维素。

真菌细胞壁是必不可少的结构,具有很大的可塑性,对于维持细胞的完整性和活力至关重要。细胞壁在不同的生物学功能中起着重要的作用,例如控制细胞的通透性和保护细胞免受渗透压和机械应力的影响。除这些重要功能外,细胞壁还通过黏附素和大量受体介导与外部环境的相互作用,这些受体在激活后将触发细胞内部复杂的信号级联。细胞壁独特地由多糖、蛋白质、脂质和色素组成。此外,一些壁成分具有很高的免疫原性,并在感染过程中刺激细胞和体液反应。β-葡聚糖和甘露聚糖以及针对它们的抗体是非常有用的诊断工具,因为可以在侵袭性真菌感染的病人中检测到它们。如上所述,细胞壁代表了必不可少的结构,它的破坏会严重影响细胞的生长和形态,导致细胞死亡。因此,细胞壁被认为是很好的抗真菌靶标。

葡聚糖是真菌细胞壁最重要的结构多糖,占该结构干重的50%~60%。葡聚糖的大多数聚合物由1,3-键葡萄糖单元组成(65%~90%),尽管也有1,6-β(在念珠菌中存在,但在曲霉中不存在)、1,4-β、1,3-α和1,4-α-键的葡聚糖。1,3-β-D-葡聚糖是细胞壁的最重要的结构成分,该结构的其他成分与之共价连接。1,3-β-D-葡聚糖是由位于质膜上的称为1,3-β-葡聚糖合酶催化合成。编码1,3-β-D-葡聚糖的基因FKS1和FKS2在酿酒酵母中首次鉴定。这些基因的类似物目前已知存在于念珠菌、曲霉、隐球菌和肺孢子菌等真菌中，其中任一基因的破坏都会影响细胞生长，两种基因的消除则会导致细胞死亡。1,3-α-葡聚糖也是真菌细胞壁的基本组成部分，由α-葡聚糖合成。真菌细胞壁的几丁质含量随真菌形态的不同而变化。它代表酵母细胞壁干重的1%~2%，在丝状真菌中，可以达到10%~20%。几丁质是由N-乙酰氨基葡萄糖（n-acetylglucosamine）通过几丁质合成酶合成的，几丁质合成酶在胞外膜旁的胞外空间沉积几丁质聚合物。白念珠菌菌丝体中的几丁质含量是酵母菌的3倍，而巴西副球孢子菌和皮肤芽生菌菌丝体中的几丁质含量是酵母菌的25%~30%。蛋白质占酵母真菌壁干重的30%~50%和丝状真菌壁干重的20%~30%。大多数蛋白质通过O或N键与糖类结合，产生糖蛋白。细胞壁蛋白具有不同的功能，包括参与维持细胞形状、黏附、针对不同物质的细胞保护、分子吸收、信号传递以及壁成分的合成和重组。黑色素是一种高分子量的色素，具有负电荷、疏水性且不溶于水溶液，可保护真菌免受刺激，促进宿主存活。真菌通过两种途径产生黑色素：1,8-二羟基萘（DHN）中间体和L-3,4-二羟基苯丙氨酸（L-多巴）。黑色素的产生有助于提高真菌的毒力，提高对极端温度、紫外线和毒素等环境损伤的抵抗力，对入侵和传播具有重要意义。例如，新生隐球菌的黑色素与酵母细胞从肺部传播到其他器官有关，已知其影响宿主的免疫反应并抑制吞噬作用。在曲霉中，黑色素抑制吞噬了黑色素化分生孢子的巨噬细胞凋亡。

真菌不具有叶绿素，不能进行光合作用，只能从外界获取碳源，从动物、植物的活体、死体和它们的排泄物，以及断枝、落叶和土壤腐殖质中吸收和分解其中的有机物，作为自己的营养，属于异养微生物，以寄生或腐生菌的形式存在于自然界。从死的有机体中吸取养料的真菌称腐生菌。能侵害活的有机体，不能生活在死有机体上的真菌称绝对寄生菌。寄生和腐生并不是绝对的，在一定条件下，一些真菌既能侵害活有机体又能生活在死有机体上，这种真菌称兼性寄生菌或兼性腐生菌。许多真菌一方面从其他活的有机体中摄取养料，一方面又向同一有机体提供养料或好处，这是一种共生现象，具有共生关系的真菌称共生菌。真菌生活在食物或培养基中，通过分泌胞外酶降解外源底物获取营养，还可以通过细胞壁吸收释放的营养物质。

真菌可以是单细胞或多细胞，多数是多细胞。多细胞真菌的基本结构单元为一连串多核、管状、丝状细胞，称为菌丝（hypha）。大部分多细胞真菌营养生长阶段是由大量分支菌丝组成，称为菌丝体（mycelium）或菌体。菌丝体在基质上生长的形态称为菌落（colony）。每个菌丝有坚固的细胞壁，菌丝长度也会随顶端生长和细胞有丝分裂而

增加。菌丝在显微镜下观察时呈管状，具有细胞壁和细胞质，无色或有色。菌丝可无限生长，但直径是有限的，一般为2~30μm，最大的可达100μm。低等真菌的菌丝无隔膜（septum），称为无隔菌丝（coenocytic hypha）。高等真菌的菌丝都有隔膜，称有隔菌丝（septate hypha）。霉菌是丝状真菌的俗称，意即"发霉的真菌"，往往形成分枝繁茂的菌丝体，但又不像蘑菇那样产生大型的子实体。当菌丝体与寄主细胞壁或原生质接触后，营养物质因渗透压的关系进入菌丝体内。专性寄生类型的真菌，侵入寄主细胞中的菌丝，其形态发生变化，以利于吸取寄主体内养分，这些变形的菌丝或菌丝体称为吸器（haustorium）。吸器的形状不一，因种类不同而异，如白粉菌吸器为掌状，霜霉为丝状，锈菌为指状，白锈菌为小球状。有些真菌的菌丝体生长到一定阶段，可形成疏松或紧密的组织体。菌丝组织体主要有菌核（sclerotium）、子座（stroma）和菌索（rhizomorph）等。菌核是由菌丝紧密交织而成的休眠体，内层是疏丝组织，外层是拟薄壁组织，表皮细胞壁厚、色深、较坚硬，通常没有孢子。菌核的功能主要是抵抗不良环境，当条件适宜时，菌核能萌发产生新的营养菌丝或从上面形成新的繁殖体。菌核的形状和大小差异较大，通常似绿豆、鼠粪或不规则状。子座是由菌丝在寄主表面或表皮下交织形成的一种垫状结构，有时与寄主组织结合而成。子座形成后，在其内部或上部形成子实体。子座常从菌核上发生，是真菌从营养阶段到繁殖阶段的一种过渡形式。子座的主要功能是产生孢子，但也有度过不良环境的作用。菌索是由菌丝体平行组成的长条形绳索状结构，外形与植物的根有些相似，所以也称根状菌索。菌索可抵抗不良环境，也有助于菌体在基质上蔓延。有些真菌菌丝或孢子中的某些细胞膨大变圆、原生质浓缩、细胞壁加厚而形成厚垣孢子（chlamydospore），能抵抗不良环境，待条件适宜时，再萌发成菌丝。

单细胞生物只由单个细胞组成，经常会聚集成为细胞集落。许多真菌以独立的单细胞形式存在，通过从母体表面以芽生的方式产生相似的细胞进行繁殖。芽生的细胞可以与母细胞分离，或者继续附着在母细胞上再出芽产生另一个细胞。以这样的方式，一个母细胞可以产生一连串的细胞。酵母是最常见的单细胞真菌。

基于真菌的菌落形态可简单分为丝状型、酵母型和双相型。丝状型菌落为多细胞，可产生分支的菌丝，菌丝交错形成浓密丝状团，成为菌丝体，菌落呈棉花状、绒毛状或粉末状，这种丝状的真菌可具有营养菌丝和气生菌丝，曲霉属于此群。酵母是指无菌丝、仅有松散排列的出芽细胞构成的真菌。在某些情况下，母细胞在出芽前不断伸长产生一串细长的细胞，称为假菌丝。真菌丝两边平行，粗细均匀；假菌丝为一系列芽孢连接成菌丝状，连接处有凹痕。相邻的假菌丝细胞间的连接处有明显的收缩。酵母菌是一

个既非天然也非正规的分类群,是在许多真菌中都会出现的一种生长形式。许多重要的医学真菌生长形态的改变是其组织侵袭过程的一部分。这些所谓的双相型病原体通常由在自然环境中形成的多细胞霉菌转变为组织中芽生的单细胞酵母,这种形态的转换受温度的影响,显示出温度相关的双相性。双相真菌35～37℃培养或宿主组织内为酵母相,而菌丝相见于25～28℃培养物内,马尔尼菲篮状菌、粗球孢子菌、副球孢子菌、荚膜组织胞浆菌、申克孢子丝菌即属于此群。很多真菌能产生多种颜色的色素,使菌落表面和背面呈现不同的颜色,有的可溶性色素还可以渗入培养基中。部分真菌培养一定时间还可以产生菌核等特殊结构。真菌菌落形态、色素、特殊结构对丝状真菌的鉴定很重要。

真菌的基本结构为菌丝和孢子。菌丝为微细的管状结构,有隔或无隔,分支或不分支,透明或暗色。常见菌丝有气生菌丝、营养菌丝、生殖菌丝和匍匐菌丝。露出培养基表面的菌丝称为气生菌丝,伸入培养基的菌丝为营养菌丝,产生孢子的菌丝为生殖菌丝,沿着培养基表面生长的菌丝为匍匐菌丝。孢子是真菌繁殖的最小单位,也是抵抗不良环境的结构,类似植物的种子。真菌的孢子分为有性孢子和无性孢子,不同性别细胞或性器官接合后产生的孢子称有性孢子。真菌的有性孢子常见的有卵孢子(oospore)、子囊孢子(ascospore)、接合孢子(zygospore)和担孢子(basidiospore)4种。卵孢子是卵菌的有性孢子,是由两个异型配子囊-雄器和藏卵器接触后,雄器的细胞质和细胞核经受精管进入藏卵器,与卵球核配,最后受精的卵球发育成厚壁、双倍体的卵孢子。卵菌现已归入于藻菌界,属于无色的藻类而不是真真菌。子囊孢子是子囊菌的有性孢子,通常由两个异型配子囊-雄器和产囊体相结合,经质配、核配和减数分裂而形成的单倍体孢子。接合孢子是接合菌的有性孢子,是由两个配子囊以配子囊结合的方式融合成1个细胞,并在这个细胞中进行质配和核配后形成的厚壁孢子。担孢子是担子菌的有性孢子。通常是直接由"+""-"菌丝结合形成双核菌丝,以后双核菌丝的顶端细胞膨大成棒状的担子(basidium)。在担子内的双核经过核配和减数分裂,最后在担子上产生4个外生的单倍体的担孢子。不经过两性细胞的结合而形成的孢子为无性孢子。常见的无性孢子包括芽生孢子、分生孢子、厚垣孢子、节孢子和孢囊孢子。芽生孢子即芽孢子,以出芽形式进行营养繁殖所产生的一种孢子。酵母菌、隐球菌及念珠菌可产生此类孢子。芽生孢子的形成过程是在细胞一定部位的细胞壁向外突出,细胞膜和原生质体也随着向外突出,细胞核分成2个,一个留在母细胞中,另一个进入突起中,形成的突起的过程即为出芽。开始阶段芽仍与母体相连通,以后在与母细胞相连处缢断,芽即变成1个孢子,即芽生孢子。芽生孢子从母体上脱离后,直接发育成1个新个体。有时出芽

生殖进行得很快,所形成的芽孢子还未从母细胞上脱落,又通过出芽产生出芽孢子,甚至可形成由多个细胞连成的假菌丝。芽生孢子单细胞,形态多变,无侧生分生孢子,末端多圆形,无附着孢。厚垣孢子又称厚壁孢子,由断裂方式产生的休眠期孢子,壁厚,寿命长,能抗御不良外界环境。节孢子(关节孢子)即菌丝依靠隔膜裂断而产生的孢子,故又称裂生孢子。孢囊孢子是未经过异性细胞结合的一种无性孢子,因为这种孢子产生于囊状母细胞内,故又称内生孢子。

真菌生长需要一定的营养、温度、湿度和pH。真菌的营养要求不高,在一般的细菌培养基上能生长。最常用的真菌培养基为沙氏葡萄糖琼脂(Sabouraud dextrose agar,SDA)培养基,临床上还用显色平板、马铃薯葡萄糖琼脂(Potato dextrose aga, PDA)、察氏琼脂(Czapek dox agar, CZA)、脑心浸液琼脂、玉米吐温琼脂、皮肤癣菌培养基、尿素琼脂等不同的培养基来分离或鉴别不同的真菌。由于细菌或污染真菌生长迅速而影响病原真菌的检出,常在分离真菌的培养基中加入定量的氯霉素和放线菌酮,前者抑制细菌生长,后者抑制污染真菌生长。一般非致病性真菌营养要求较低,致病性真菌营养要求比较严格,如组织胞浆菌初代培养在脑心浸液琼脂生长比较好。部分真菌还需要添加一些特殊的物质才能促进其生长或典型形态表现,如断发毛癣菌和紫色毛癣菌需要B族维生素。浅部真菌最适生长温度为27～30℃,深部真菌为37℃;一般致病性真菌能在37℃生长良好,而污染真菌在37℃生长不良。真菌生长对湿度要求不高,但部分真菌需要长时间培养才能肉眼可见其生长,为防止培养基干燥开裂而影响其生长,有必要保持培养基一定的湿度。真菌生长最适pH为4.0～6.0,需要保持较高的氧气环境。

当营养生活进行到一定时期时,真菌就开始转入繁殖阶段,形成各种繁殖体即子实体(fruiting body)。真菌是通过孢子或分生孢子形成镜下可见的繁殖体进行繁殖的。真菌的繁殖方式分为无性生殖(asexual reproduction)和有性生殖(sexual reproduction)。无性生殖没有经过两性细胞的结合,而直接由营养体转变为繁殖体的繁殖方式,可通过菌丝断裂成关节孢子、单细胞的直接分裂细胞的芽殖、产生孢囊孢子等方式产生无性孢子或无性子实体。分生孢子(conidium)是指来自于无性生殖过程经有丝分裂形成的繁殖体,是有隔菌丝的霉菌中最常见的一类无性孢子。分生孢子产生于由菌丝分化而形成的分生孢子梗(conidiophore)上,顶生、侧生或串生,形状、大小多种多样,单胞或多胞,无色或有色,成熟后从孢子梗上脱落。因为孢子着生于菌丝细胞外,故又称外生孢子。这些单倍体孢子可借助风、水和动物传播。分生孢子又分为大分生孢子(macroconidium)和小分生孢子(microconidium)两种。大分生孢子由多个细胞组成,体

积较大,多呈镰刀形、纺锤形、棒形等;小分生孢子仅由一个细胞构成,体积小,圆形、梨形和卵圆形等,表面光滑或粗糙。孢子囊(sporangium)是植物或真菌制造并容纳孢子的组织,一般生于营养菌丝或孢囊梗的顶端。孢囊孢子(sporangiospore)形成于孢子囊内,有细胞壁,水生型有鞭毛,释放后可随风飞散。毛霉、根霉等形成孢囊孢子。除了偶然性的突变,无性孢子与母体完全相同。无性孢子生命周期较短,其大量繁殖以确保能够分散到新的栖息地。有性生殖是经过两个性细胞结合后细胞核产生减数分裂产生孢子的繁殖方式。多数真菌由菌丝分化产生性器官即配子囊(gametangium),通过雌、雄配子囊结合形成有性孢子。其整个过程可分为质配(plasmogamy)、核配(karyogamy)和减数分裂(meiosis)三个阶段。真菌并没有整条的性染色体,只有一些DNA片段起着相同的作用。这种DNA片段被称为"交配型位点"(MAT)或"性别位点"(sex loci)。依照这一点,将真菌的性别分为正、负两种。无论正负性别,它们都有同一个基因来解码HMG蛋白(high-mobility group protein)的位点蛋白。HMG蛋白也即高迁移率蛋白,它可以通过一种未知途径来调控性别差异。这种基因和Y染色体上发现的主要调控基因sry蛋白极其类似。有些真菌是自体受精(同宗配合),它们能够在同一菌体的不同细胞间形成有性结构。然而,大部分真菌都是异宗配合的,只有在两个相配的菌株接触时才能形成有性结构。一旦两个相配的单倍体核融合,即发生减数分裂,继而产生有性孢子。在某些真菌中,单倍体有性孢子就是独立的生殖细胞,整个结构大小是显微镜下可见的。有些情况下,数以百万计的孢子组成肉眼可见的子实体,如蘑菇。

二、命名

真菌的科学命名遵循国际命名法规(ICN),原名国际植物命名法规(International Code of Botanical Nomenclature, ICBN),为新的真菌命名必须遵循ICN的命名规则,否则,这个名字将被视为无效。有效的真菌名称应以拉丁语双名制的形式命名,相应菌株标本的培养物也必须保留,根据培养结果作者可对相应菌株进行原创性描述。之前提出的用拉丁语写一段描述性段落的要求已被删除。

真菌的名称可能会因一些原因而改变。许多常见的和广泛分布的真菌已经被多次描述为新种,因而有不止一个名字。一般情况下,任何物种的正确名称都应是最早发表的符合命名法规范的那个名称,后来的名字被称为异名。为了避免混淆,ICN也允许一些例外情况,这是因为如果某个菌株早期的属名被忽视后,新的名字会被普遍使用,如果再改用早期的名字就会出现问题。

真菌名称改变的另一个原因,是根据新的研究发现需要将一个物种从一个属转移到另一个属或将其作为一个新

属的模式种。这样变化很正常,但同时规定,除了依据拉丁语语法规则而进行的词形变化之外,种名应保持不变。一个物种转移到一个新属后,往往会保留该生物最初应用的种名。

许多真菌具有无性生殖阶段(特点是产生无性分生孢子)和有性阶段(特点是产生有性孢子,如子囊孢子、担孢子)。许多真菌产生无性型和有性型的情况并不清楚或者很少被观察到。正因为如此,真菌学家经常给无性阶段和有性阶段分别取名。这是因为无性型和有性型是在不同时间分别被描述和命名的,两者没有被相互联系起来。2011年修改后的命名规范规定一种真菌将只有一个名称。无性型通常在培养中出现,而有性阶段只有在某些特殊条件下才能形成。

三、分类

自瑞典生物学家Carl von Linné于1735年将生物区分为动物和植物两界以后的200多年以来,真菌因固着生活和有细胞壁而一直被归入植物界。从20世纪中叶起,生物学家认为真菌的起源、组织、营养方式和细胞壁的组分等都与植物不同,将其归入植物界并不妥当。所以,在近20～30年的4界以上分类系统中,大多将真菌独立成界。

传统的真菌分类学(taxonomy)主要依据真菌的形态、生理生化特性及抗原构造等表型特征,对真菌进行系统分类。这种分类方法敏感性不高,耗时费力,对操作人员的专业水平要求较高。另外,由于真菌种类众多,个体多态性明显,经常造成分类系统不稳定,而某些真菌存在趋同进化的现象,导致无亲缘关系的真菌在同一条件下出现相似的结构,这就使传统的分类法往往容易出现误判。真菌系统学是以系统学的方法研究真菌的系统发育,随着生物化学、分子生物学、遗传学以及生物信息学等相关学科的发展,将分子生物学技术引进真菌分类中,结合系统学方法,是现代真菌分类学的发展趋势,即以分子生物学手段为核心,探索真菌类群间系统发育关系以及进化的过程和机制,进而对真菌进行分类,已形成新的学科——真菌分子系统学(fungal molecular systematic)。

有性孢子及其产孢方式曾经是接合菌门、子囊菌门和担子菌门的主要分类依据。然而,已经发现某些真菌无性阶段或无性型可以成功地快速传播到新的栖息地,而其有性阶段或有性型却已经消失或者还没有发现。即使缺乏有性型,在无性型DNA序列分析的基础上仍然可以将这些真菌划分到子囊菌门和担子菌门。过去将这些无性繁殖的真菌划分在一个人为创建的群内,称为"不全菌纲"(也称为以形式区分的"半知菌"),根据无性繁殖结构的形态特征将其人为划分为不同的纲。但现在对这些严格无性型和未发现有性型的真菌,已不再设立任何独立的正式分组。尽管如此,真菌学家仍然根据霉菌的无性生殖特征用于常规

的鉴定。

真菌界是六界生物系统之一。以分级的方式排列,每级用一个特定的词尾结束:门,-mycota;亚门,-mycotina;纲,-mycetes;目,-ales;科,-acae。每个科由若干属组成,这些属被分为不同的种。2007年,Hibbett等将真菌重新定义和分类为7个门和4个亚门,分别为担子菌门(basidiomycota)、子囊菌门(scomycota)、壶菌门(chytridiomycota)、芽枝菌门(blastocladiomycota)、微孢子菌门(microsporidia)、瘤胃真菌门(neocallimastigomycota)和球囊菌门(glomeromycota)。接合菌门由于其多元性而不再被接受。球囊菌门包含4个亚门,即捕虫霉亚门(zoopagomycotina)、梳霉亚门(kickxellomycotina)、虫霉亚门(entomophthoromycotina)和毛霉亚门(mucoromycotina)。

与临床关系较为密切的真菌有球囊菌门中毛霉亚门和虫霉亚门,以及担子菌门和子囊菌门。毛霉亚门为毛霉目而设,虫霉亚门为虫霉目而设。目前分类已将毛霉亚门和虫霉亚门升为毛霉门和虫霉门。

担子菌门通称担子菌,主要特征为具有担子的产孢结构,以及外生的称为担孢子的有性孢子。是真菌中最高等的一门,分布极为广泛,数量大、种类多,达2万余种。担子菌门大部分成员是有分隔的丝状菌体,菌丝分为两种,初生菌丝体的细胞只有一个细胞,次生菌丝体的细胞有两个核,两个核的次生菌丝体可以形成一种子实体,称为担子果(basidium),经过有性繁殖过程,在担子上生成担孢子(basidiospores),担孢子通常从子实体中强力射出。担子菌门成员也可以经过无性繁殖过程生成无性孢子或生芽繁殖。无性生殖是多变的,一些种会像子囊菌那样产孢,但许多种并不产孢。丝状担子菌在培养基中通常形成白色菌落,菌落快速生长、不产孢、形成锁状联合。锁状联合是指在细胞分裂时,环绕隔膜形成的连接两个细胞并允许核迁移的菌丝旁路。大多数丝状担子菌是木腐菌和专性植物病原菌。最常报道的临床重要的丝状担子菌类是普通裂褶菌。担子菌门也有些是典型的酵母菌,最主要的包括无性阶段归属于隐球菌属、马拉色菌属(malassezia)、毛孢子菌属(trichosporon)、红酵母属(rhodotorula)、掷孢酵母属(sporobolomyces)和pseudozyma属的几种担子菌酵母。

子囊菌门几乎包含了50%已经命名的真菌生物,约80%是非常重要的医学真菌。有性生殖产生单倍体孢子,又称为子囊孢子,它们在称为子囊的囊样结构中产生。子囊菌的无性繁殖依种类与环境不同而进行分裂、断裂,或形成休眠孢子或产生分生孢子。不少子囊菌的无性繁殖能力很强,在自然界经常看到的是它们的分生孢子阶段。在有些子囊菌中,很难将产孢细胞和菌丝体进行区分。在其他子

囊菌中,可以形成一种具有一个或多个产孢细胞的特殊结构。子囊菌门包含4个在医学上很重要的纲:肺孢子菌纲、酵母菌纲、散囊菌纲和粪壳菌纲。肺孢子菌纲包含肺孢子菌属,以前肺孢子菌属被归为原生动物界,现归为真菌类。酵母菌纲包含子囊菌酵母,而散囊菌纲和粪壳菌纲包含丝状子囊菌。酵母目属于酵母菌纲,其特点是酵母细胞通过出芽或裂殖的方式进行繁殖。这些真菌不产生子囊座,而是通过出芽细胞的直接转换、母细胞和芽细胞的结合以及两个独立的单个细胞之间的结合形成子囊。酵母目中的许多菌都有无性期,称为念珠菌(假丝酵母)属。酵母目还包括芽裂殖菌属和酵母属。在散囊菌纲,有性生殖形成子囊果,由含有子囊孢子的子囊构成。这个纲含有7个目,包括对人类具有致病性的种。其中最为重要的是子囊菌目,包括皮肤癣菌和许多具有双相型系统性病原体(包括荚膜组织胞浆菌和皮炎芽生菌)的有性型。散囊菌目包括曲霉属的无性型及青霉属的有性型。粪壳菌纲的粪壳菌目包含许多异型镰刀菌属的有性型。此外,许多具有医学意义的暗色真菌的有性型属于散囊菌纲和粪壳菌纲下的许多目。

一些专门寄生于人类的小孢子虫长期以来被归类为原生动物。然而,系统进化分析表明这些微生物属于真菌,真菌界里已为其设小孢子虫门。尽管寄生虫学家不太愿意将它们划分开来,而真菌学家也一样不太愿意接受它们,这些微生物最终仍被归类为真菌。

腐霉目的成员大部分来源于土壤和植物,其中的链壶菌属和腐霉(pythium insidiosum)能引起哺乳动物的感染。於藻菌界(原来的藻物界)的成员长期以来被认为是真菌,因为它们具有与丝状真菌相似的有分隔的菌丝状结构。然而,这些黏菌样真菌样微生物位于植物的基部,而且和一些藻类密切相关,鉴于此,它们被归类于於藻菌界,卵菌门。

四、鉴定

酵母菌的检验主要通过生化反应(同化实验和发酵实验)进行鉴定,丝状真菌主要从菌落的生长速度、质地、高度、边缘形态、正反面的颜色和色素、渗出液和气味,镜下菌丝的颜色、隔的有无、菌丝形态(球拍、螺旋、鹿角、关节、匍匐)、附着结构(假根、附着孢),产孢方式,孢子的形态、大小、颜色、聚集方式等方面来鉴定丝状真菌。有些真菌由于在机体的免疫系统或抗真菌药物的作用下发生形态学变异,或由于培养条件的不适而不表现出典型的产孢结构,致使传统的形态学对丝状真菌难于鉴定。有的真菌生长缓慢,也不能适应临床的需要,因此各种分子生物学的技术开始应用于真菌的鉴定。

五、致病机制

真菌必须满足四个条件才能感染人类:在人体温度下生长;对表面屏障的规避或渗透;组织的溶解和吸收;对

免疫防御的抵抗力，包括体温升高。细胞之间的形态发生是真菌解决和通过宿主壁垒的机制。如果真菌要利用人体组织获取营养，则必须分泌分解酶，并吸收释放的养分。最后，强大的人类免疫系统是在与潜在的真菌病原体相互作用的过程中进化而来的，因此很少有真菌能够满足健康人类宿主的所有四个条件。矛盾的是，现代医学的进步已经通过破坏免疫防御使数以百万计的人重新感染真菌。

大部分真菌是兼性寄生菌，通过宿主传播不是其生命周期的重要组成部分。大多数造成人类系统感染的真菌是环境物种，其机会性和致死性致病性主要来自为应对环境压力而制定的策略。因此，为了在高温和不断受到强大免疫防御的不断攻击下在人体危险的环境中生存，真菌利用了最初为在土壤的丰富生态位中生存而开发的毒力因子。近年来，对阿米巴、黏菌（slime molds）和蠕虫的研究发现，真菌与其他环境微生物之间的相互作用也有利于其在动物宿主中生存。毒力因子使真菌与复杂而危险的土壤生物相互作用。因此，土壤寄居与真菌对哺乳动物宿主感染的致病性有关。

形态变化，或称为真菌"形态发生（morphogenesis）"，包括细胞大小和形状的变化，被许多真菌物种用来在环境中以及"偶然"宿主中生存。形态发生被认为是真菌运动的机制，对于真菌在环境中的传播很重要，并且也可能代表了防止阿米巴细胞和吞噬细胞（例如新生隐球菌）的摄入和破坏。阿米巴是动物的近亲，吞噬作用的基本机制（即细胞表面受体识别猎物和活性氧杀死被吞噬的生物）在阿米巴和所有原生动物拥有的吞噬细胞之间是保守的。当酵母被巨噬细胞摄取时，机会性的人类病原体白念珠菌会做出反应，导致菌丝生长，进一步诱导巨噬细胞凋亡。另外，形状改变可以在真菌感染中用作毒力因子。重要的是，对于大多数真菌而言，形状改变的能力对于感染人类至关重要，因为许多病原体以小的、圆形空气传播繁殖体、孢囊孢子或分生孢子的形式进入人体，它们是由菌丝细胞产生的。较小的真菌细胞（直径为1～5μm）非常适合播散和进入宿主，并且易于被肺巨噬细胞内化，这是隐球菌属和组织胞浆菌属真菌重要的致病机制。经过形态发生后，隐球菌属细胞的直径可达100μm（泰坦细胞），多发生在肺部感染的后期，而组织胞浆菌则形成直径为8～16μm的大分生孢子。真菌菌丝可以穿透组织屏障，而酵母菌可以更容易地传播到远处。因此，双相真菌物种，如荚膜组织胞浆菌、巴西芽生菌或球孢子菌，在环境中以菌丝形式生长，用于真菌传播和养分吸收，但在人类宿主中却转变为酵母形式增殖。温度是真菌致病性建立过程中触发菌丝向酵母转化的关键宿主信号。酵母形式的另一个优点是对机械应力具有抵抗力，因此，在静水压力范围为146～388个大气压的深海环境中遇到的大多数真菌都是酵母。此外，酵母小到足以被昆虫摄取和传播并以干燥状态在空气中传播并充当传染

性繁殖体。与依靠被动运输的酵母或空气传播的繁殖体相反，菌丝能够实现主动的运动形式。菌丝尖端的生长会推动真菌进入土壤或人体器官的新区域。菌丝需要在其表面上具有黏附分子才能发挥其运动的作用，因为如果未将旧的菌丝细胞锚定在其基质上，则生长的尖端将无法定向移动。在白念珠菌中，菌丝具有独特的黏附素，可增加毒性。

为了在环境中摄取营养，真菌会分泌一系列酶，这些酶消化复杂的分子，以便吸收其有机成分（多肽、糖或复杂的糖类）。在宿主中，消化酶的分泌会降解宿主组织，产生营养物质。酶的分泌还可以保护真菌抵抗抗菌机制。这种现象包括：超氧化物歧化酶，催化超氧阴离子自由基歧化生成氧和过氧化氢，在机体氧化与抗氧化平衡中起到至关重要的作用；磷脂酶，促进细胞内增殖；脲酶，有利于细胞内生长和传播。

宿主大分子水解后，人类真菌病原体需要拥有转运蛋白以吸收氮、碳、磷酸及微量营养素。金属微量营养素（例如铁和锌）的获取和毒性管理尤为关键，因为它们在酶促过程（如呼吸和超氧化物歧化）中起辅助因子的作用。在病原体与宿主之间的微量营养素竞争中，铜是一把独特的两刃剑：铜是隐球菌、念珠菌和副球孢子菌等人类真菌病原体的毒力所必需；铜还被活化的宿主巨噬细胞浓缩，以产生溶酶体来生成活性氧，杀死摄入的病原体。铜的解毒作用已被证明是新生隐球菌的毒力所必需的。白念珠菌可以阻止宿主在感染过程中诱导的环境铜浓度的升高：它通过辅助辅因子锰来降低铜转运蛋白的表达并维持其超氧化物歧化酶的活性。

通过诸如微进化（即等位基因波动驱动的快速表型变化）之类的过程快速适应环境变化的能力也为真菌在人类宿主定植过程中提供了选择性优势。快速适应使真菌病原体能够避免被宿主免疫系统识别或破坏，从而导致病原体的潜伏和持久存在。另外，快速的适应促进了对抗真菌药物的耐药性的出现，由于抗真菌药物的使用不当，这种耐药性可能随着时间的流逝而在敏感物种中发展。

暴露于细胞表面的细胞壁成分可保护真菌免受环境和宿主的侵害，某些细胞壁成分被认为是致病因子。细胞壁多糖成分几丁质和葡聚糖等保护真菌细胞抵抗体液免疫应答的诱导和巨噬细胞的活化。另一方面，在黏附中起作用的表面分子，例如来自巴西芽生菌的Gp43，对于宿主组织的定植和随后的入侵很重要。

一些真菌还能够修饰细胞壁先前存在的外部结构，或在细胞壁外部产生新的结构。例如，多糖荚膜是全球真菌病原体隐球菌的特征，在环境中，该荚膜可保护生物体免受环境条件胁迫，如脱水和阿米巴的吞噬作用；在宿主中，它通过保护细胞抵抗多种宿主免疫防御、干扰吞噬作用以及抑制细胞和体液免疫来促进感染。

黑色素是由多种真菌物种产生的高分子量色素，这些

真菌物种包括隐球菌属、副球孢子菌属、组织胞浆菌属、孢子丝菌属、曲霉属和链格孢属等。鉴于其化学性质（光吸收、疏水性、不溶性和负电荷），黑色素可保护环境中的真菌细胞免受水解酶、紫外线、γ辐射、极端温度和有毒化合物（如重金属）的作用。在宿主中，黑色素会通过巨噬细胞影响吞噬作用，减少宿主细胞释放促炎细胞因子，并保护真菌抵抗抗真菌药物的侵害。

六、临床意义

真菌大体上可以分为酵母菌和丝状真菌。高发的致病酵母菌包括白念珠菌、新生隐球菌、阿萨希毛孢子菌等，占所有致病酵母感染的95%以上，侵犯不同的基础疾病人群。另一方面由于病原谱的不断变迁，耳念珠菌等新兴感染的出现，也给临床诊治带来了新的挑战。

由真菌引起的疾病称真菌病，能引起人类感染的真菌分为三类，一类是亲人类的，包括念珠菌、马拉色菌、亲人皮肤癣菌等；另一类是亲自然的，或可称为室外真菌，平时远离人类，寄生在植物和腐败有机物上，只是偶然侵入人体，造成宿主危害，如双相真菌、毛霉目真菌和暗色真菌等；第三类为中间类，或可称为室内真菌，人抵抗力低下时可能感染此类真菌，如曲霉、青霉等，有时可致过敏。

根据真菌感染的部位，真菌病通常分为四类，分别为浅表真菌病、皮肤真菌病、皮下组织真菌病和侵袭性真菌病。浅部真菌病主要是机体的皮肤和黏膜、毛发和指甲感染，主要包括浅表真菌病和皮肤真菌病；深部真菌病主要指侵袭性感染深部的组织和内脏，甚至引起全身性播散感染的真菌病。引起深部感染的主要真菌有念珠菌、隐球菌、曲霉、毛霉、双相真菌等。

念珠菌、曲霉、隐球菌和肺孢子菌每年造成全球约200万人感染，大多数是免疫功能受损或危重病人，导致超过90%的与侵袭性真菌病有关的死亡报道。念珠菌是危重病人和腹腔器官移植受者最常见的真菌病原体。在高危的血液肿瘤病人中，引入氟康唑和具有抗霉菌活性的泊沙康唑预防真菌感染导致了侵袭性念珠菌病的显著减少，并可能对侵袭性曲霉病有类似的作用。侵袭性曲霉病仍然是血液肿瘤病人和实体器官移植受者的主要侵袭性真菌病，并且在皮质类固醇治疗的慢性阻塞性肺疾病病人中越来越多见。在发达国家，由于抗逆转录病毒治疗，肺孢子菌肺炎和隐球菌病在人类免疫缺陷病毒（HIV）病人中变得罕见，主要见于实体器官移植受者或免疫缺陷病人。在发展中国家，隐球菌病仍然是HIV阳性病人一种常见的高致死性疾病。侵袭性念珠菌病和侵袭性曲霉病的及时诊断仍是首要挑战。

医学的进步延长了人类的寿命，但也增加了易患真菌病的人数。免疫疗法彻底改变了癌症和自身免疫性疾病的治疗方法。但是，免疫疗法导致的感染风险才刚刚开始得

到充分认识。侵袭性真菌感染是这些新型免疫调节剂的重要并发症。用于治疗B细胞恶性肿瘤的布鲁顿酪氨酸激酶抑制剂依鲁替尼与严重和异常的真菌感染有关，特别是与曲霉和隐球菌感染有关。芬戈莫德，一种神经鞘氨醇1-磷酸受体调节剂，适用于复发性多发性硬化症病人的治疗，已被确定为某些隐球菌病和组织胞浆菌病病人的可能危险因素。细胞周期检查点抑制剂（例如CTLA4、PD1和PD-L1抑制剂）用于几种不同的癌症类型（尤其是黑素瘤、非小细胞肺癌和血液系统恶性肿瘤），并且由于免疫系统的上调作用，被认为具有抗真菌特性。然而，在使用检查点抑制剂纳武单抗（nivolumab）治疗非小细胞肺癌后，已有侵袭性曲霉病和念珠菌病的报道。随着它们的使用不断增加，需要对用这些新型免疫调节剂进行更多的研究以更好地确定感染风险，尤其是机会性真菌感染。

七、治疗

目前可用于真菌全身给药的抗真菌药物包括丙烯胺类、唑类、棘白菌素类、多烯类和氟胞嘧啶。

1.丙烯胺类 丙烯胺类是一组合成的广谱抗真菌药，作用机制为特异性地抑制角鲨烯环氧化酶，此酶为麦角固醇合成的关键酶，从而阻止麦角固醇合成，角鲨烯堆积于膜内，导致胞膜脆性增加而破裂，细胞死亡。临床应用最广泛的丙烯胺类为特比萘芬，其次是萘替芬，后者仅用于局部治疗。特比萘芬是首选治疗皮肤和指甲皮肤癣菌感染的药物，但局部治疗被认为是不恰当或无效的。特比萘芬治疗由非皮肤癣菌引起的指甲真菌感染（甲真菌病）的疗效不如伊曲康唑。已证明特比萘芬对一些曲霉病、着色芽生菌病和孢子丝菌病病人的治疗有效，但尚未被批准用于这些适应证。大量的临床研究表明，特比萘芬与伏立康唑联用治疗多育赛多孢引起的感染，疗效更佳。

2.唑类 该类药物的共同点是含有咪唑或三唑环，三唑环上具有氮-碳取代（N-carbon substitution）。唑类化合物能抑制真菌细胞色素P-450依赖酶，羊毛固醇14-α去甲基化酶，该酶负责将羊毛固醇转化为麦角固醇，而麦角固醇是敏感真菌细胞膜的主要固醇。唑类药物会导致各种有毒的甲基固醇的蓄积和麦角固醇的缺乏，从而破坏膜结构和功能而发挥抗真菌作用。

三唑类主要有氟康唑、伊曲康唑、伏立康唑及泊沙康唑。除氟康唑外，食物对唑类抗真菌药物的吸收有显著影响。摄取富含脂类的食物会提高酮康唑、泊沙康唑和伊曲康唑胶囊剂型的吸收。相比之下，高脂肪膳食会减少伏立康唑和伊曲康口服液剂型的吸收。虽然伏立康唑和伊曲康唑能发挥杀菌效果，但当使用推荐剂量给药所达到的浓度，对曲霉属和其他一些霉菌基本上起抑制的作用。

氟康唑为白念珠菌的首选药物，对热带念珠菌、近平滑念珠菌、葡萄牙念珠菌等有极好的抗菌活性。对克柔念

珠菌与光滑念珠菌则几乎没有抗菌作用。氟康唑被广泛用于黏膜和全身性念珠菌病、球孢子菌病和隐球菌病的治疗。同时还被广泛用于中性粒细胞减少病人念珠菌病的预防，以及预防AIDS病人隐球菌性脑膜炎的复发。氟康唑可作为治疗组织胞浆菌病和孢子丝菌病替代药，但疗效不如伊曲康唑。

伊曲康唑被广泛用于各种浅表真菌感染的治疗，包括皮肤癣菌病、甲真菌病、花斑糠疹以及黏膜和皮肤念珠菌病。伊曲康唑对副球孢子菌病、着色芽生菌病、孢子丝菌病和某些暗色丝孢霉病也有疗效。尽管存在局限性，伊曲康唑仍可选择性用于轻中度芽生菌病和组织胞浆菌病的治疗。伊曲康唑是第一个对曲霉病有抗菌活性的口服药，但是在重症病人危及生命的情况下不推荐使用。伊曲康唑是预防AIDS病人荚膜组织胞浆菌病复发而长期维持治疗的首选药物，但是对AIDS病人隐球菌病维持治疗的效果不如氟康唑。

伏立康唑最明显的优势是当治疗重症病人时，具有静脉输注和吸收良好的口服剂型可用。伏立康唑已被批准用于侵袭性曲霉病的治疗，并且已成为这些感染的首选药物。伏立康唑也被批准用于非中性粒细胞减少病人的念珠菌血症、念珠菌引起的播散感染和食管念珠菌病的治疗，此外，还可用于镰刀菌和赛多孢属感染的抢救治疗。伏立康唑对毛霉无活性，有时伏立康唑可用于免疫功能不全病人由这些微生物引起的暴发感染的治疗。伏立康唑血药浓度变化较大，很大程度上是由于不同个体间的代谢率差异，监测药物浓度可能是有益的。用于预防时，建议谷浓度>0.5μg/ml；用于治疗时，推荐谷浓度>1～2μg/ml。为避免中毒，伏立康唑的谷浓度不应超过6μg/ml。

泊沙康唑是广谱唑类抗真菌药，对念珠菌、曲霉、毛霉、镰刀菌体外具有活性。

3.棘白菌素类　这类药物作用于真菌细胞壁，非竞争性抑制1,3-β-D-葡聚糖合成酶，破坏真菌细胞壁的葡聚糖合成，从而破坏真菌细胞壁，使细胞渗透性溶解，最终导致细胞死亡。主要包括卡泊芬净、米卡芬净、阿尼芬净。由于棘白菌素的高分子量和口服生物利用度低，该类药物只能作为静脉给药在临床使用。棘白菌素与1,3-β-D-葡聚糖合成酶的主要亚基Fksp结合，Fksp在念珠菌中由3种FKS基因编码。棘白菌素对念珠菌起杀菌作用，对曲霉属真菌起抑菌作用，棘白菌素阻碍菌丝顶端的生长。棘白菌素对于细胞壁中缺乏1,3-β-D-葡聚糖的真菌是无效的，包括隐球菌属、毛孢子菌属、镰刀菌属和毛霉目。

4.多烯类　多烯类药物能与敏感真菌细胞膜上主要成分麦角固醇结合，从而导致膜屏障功能受损、细胞内容物外溢、代谢紊乱和细胞死亡。除了对细胞膜通透性有影响外，两性霉素B还会通过一连串的氧化反应使细胞膜脂质过氧化，从而引起真菌细胞氧化性损伤。两性霉素B（fungizone；apotheca）是结节链霉菌（streptomyces nodosus）的一种发酵产物，可用于静脉给药。该药物传统的胶束悬浮液（两性霉素B脱氧胆酸盐）常有严重的毒副作用，尤其是肾损伤。为了减轻这种药物的毒性，在20世纪90年代，研发了3种新型两性霉素B脂类剂型，分别是两性霉素B脂质体，药物被包裹在含磷脂的脂质体中；两性霉素B脂质复合体（abelcet，ABLC），药物与磷脂复合形成带状结构，以及两性霉素B胶状分散体（ABCD），药物被包裹进含硫酸胆固醇的小脂质圆片中。这些剂型与胶束悬浮液具有相同的广谱抗菌活性，但肾毒性更小。

两性霉素B对大部分曲霉属、念珠菌属、新生隐球菌和毛霉等病原性真菌具有广谱抗菌活性。然而，大部分土曲霉和迟缓曲霉对两性霉素B耐药，克柔念珠菌对两性霉素B的敏感度减低。两性霉素B对双相真菌（皮炎芽生菌、球孢子菌属、荚膜组织胞浆菌和巴西副球孢子菌）和许多暗色真菌具有抗菌活性。尖端赛多孢、多育赛多孢、镰刀菌属和毛孢子菌属常对两性霉素B天然耐药。

两性霉素B获得性耐药罕见，但白念珠菌、光滑念珠菌、季也蒙念珠菌、热带念珠菌、新生隐球菌，尤其是葡萄牙念珠菌，经长期治疗后，细胞膜会发生改变，包括大量麦角固醇的减少，从而出现两性霉素B耐药。

5.氟胞嘧啶　氟胞嘧啶（5-氟胞嘧啶）是一种合成的胞嘧啶氟化物，是抗代谢物中唯一的抗真菌剂。氟胞嘧啶干扰嘧啶代谢，从而影响敏感真菌细胞内DNA、RNA和蛋白质的合成。氟胞嘧啶通过胞嘧啶通透酶的帮助被转运进细胞内，再通过胞嘧啶脱氨酶转化为5-氟尿嘧啶（5-FU）。氟胞嘧啶抗真菌活性有两种机制。第一种是将5-氟尿嘧啶转换成5-氟尿苷三磷酸，5-氟尿苷三磷酸被掺入到真菌RNA中代替尿苷酸，从而抑制蛋白质合成。第二种机制是将5-氟尿嘧啶转换成5-氟-2-脱氧尿苷-5-单磷酸，5-氟-2-脱氧尿苷-5-单磷酸能抑制胸苷酸合成酶作用，从而抑制真菌DNA合成。真菌缺乏胞嘧啶脱氨酶会导致对氟胞嘧啶天然耐药。氟胞嘧啶的活性谱较窄，包括念珠菌属、新生隐球菌和某些引起着色芽生菌病的暗色真菌。念珠菌属对氟胞嘧啶原发性耐药很罕见，发生率为2%～3%。

真菌病原体仍然与很高的死亡率有关。研制新的更安全的抗真菌药物和开发与早期诊断的相关工具是该领域的主要目标。由于许多病原性真菌是人体的定植菌，而其他一些在环境中非常常见，因此早期诊断仍然很困难。理想的诊断工具不仅应检测病原微生物，而且还应检测共生真菌或环境真菌转变为致病性和侵袭性的阶段。真菌病原体是真核生物，这也限制了新的抗真菌药物的鉴定。大多数可抑制真菌生长的分子对人类也有毒性。提高对真菌生物学的认识有助于更好的诊断和治疗。

第2章

念珠菌属

念珠菌（Candida），又称假丝酵母菌，广泛存在于自然界，也可寄生在正常人体皮肤、口腔、胃肠道、肛门和阴道黏膜上而不发生疾病，是一种典型的条件致病菌。念珠菌病（candidiasis）是由各种致病性念珠菌引起的局部或全身感染性疾病。好发于免疫功能低下病人，可侵犯局部皮肤、黏膜以及全身各组织、器官，临床表现多样、轻重不一。

一、分类

1839年，Langenbeck首次记录了伤寒病人中与鹅口疮相关的真菌。1846年，Berg提出了鹅口疮是由真菌引起。1847年法国真菌学家Charles Philippe Robin将其命名为*Oidium albicans*，首次使用"白念珠菌"一词，意思是"变白"。1923年，Berkhout将这种真菌重新归类为念珠菌属（Candida），这是一个源于拉丁语toga Candida的名字，指古罗马共和国罗马参议员穿着的白袍（white toga），可能是指琼脂上的白色菌落或白色病变。直到1954年，白念珠菌（Candida albicans）命名才得到正式认可。

念珠菌属的名称既往称为假丝酵母菌属，最初归因于能够形成菌丝或假菌丝，且未观察到有性孢子的酵母菌种。最近的系统进化分析已经阐明，念珠菌实际上代表了酵母菌中的一个多系统群体。基于DNA测序和系统进化分析方法有助于识别"隐型物种（cryptic species）"或"菌种复合体（species complexes）"。当使用形态学或生化性状进行鉴定时，这些生物体彼此之间没有区别，但是在特定的目标区域具有不同的DNA序列，可以用来分离它们。"隐型物种"也被认为是人类病原体，尽管其流行程度低于原始物种。

念珠菌属隶属真菌界（Fungi）、双核菌亚界（Dikarya）、子囊菌门（Ascomycota）、酵母亚门（Saccharomycotina）、酵母纲（Saccharomycetes）、酵母目（Saccharomycetales）、念珠菌科（Candidaceae），包含约200个不同的种，包括至少40种具有临床重要性的物种，分为白念珠菌和非白念珠菌。

白念珠菌（C.albicans）是该属最主要的病原菌，已经鉴定出白念珠菌的通用基因型（GPG；也称为进化枝1），据报道比其他白念珠菌基因型引起更多的感染。Schmid等的研究表明，GPG株在女性和较年轻病人中的患病率增加，在≤1岁的婴儿中超过40%。Logistic回归证实性别和年龄是GPG患病率的重要决定因素，并且在年轻病人中可能比其他菌株更具毒性。有些种被归入白念珠菌复合体，包括克劳森念珠菌（C.claussenii）、郎格罗尼念珠菌（C.langeronii）、非洲念珠菌（C.africana）、Ⅱ型星形念珠菌（C.stellatoidea typeⅡ）和都柏林念珠菌（C.dubliniensis）。非洲念珠菌1995年首次被描述为芽管（germ tubes）阳性、厚壁孢子阴性的酵母菌，比白念珠菌生长缓慢，不能同化N-氨基葡糖、海藻糖和乳酸。根据明显不同于典型白念珠菌的形态、生化和生理特征，非洲念珠菌被认为是一种新的念珠菌。基于核糖体DNA序列比较的系统发育研究表明，非洲念珠菌和白念珠菌的亲缘关系太近，它的精确分类仍然不确定。多位点序列测定揭示了在非洲念珠菌中有一个Ⅰ型星形念珠菌菌株与大部分白念珠菌明显不同，但是很多学者认为非洲念珠菌是白念珠菌的一个生物型。非洲念珠菌是非洲、德国、西班牙和意大利病人阴道炎的新病因，在美国该菌株也与单纯性尿路感染有关，并且在英国病人的生殖道标本中也被发现。Ⅱ型星形念珠菌被重新定义成白念珠菌蔗糖阴性的变种。都柏林念珠菌与白念珠菌具有很多表型和基因型上的相似性，比如在ChromAgar培养基上均显示绿色，与血清一起孵育时会产生芽管，并且均会产生厚壁孢子。都柏林念珠菌是HIV阳性病人口咽部的分离菌，也可以在血液、尿液、阴道分泌物或者其他样本内检测到，尤其是在免疫力低下宿主中。细胞介导的免疫力下降所导致的严重假膜性口腔念珠菌病中白念珠菌和都柏林念珠菌是常见的致病菌。在AIDS的前驱期或者终末期（CD4+ T细胞计数<400/μl），致病菌多可被检测出。皮肤黏膜的念珠菌病常与细胞介导的免疫相关，而系统性的播散性感染常与中性粒细胞减少相关。由于经常观察到都柏林念珠菌对氟康唑的耐药性，是否有必要在临床实验室中常规分离这两个物种的问题一直备受关注。都柏林念珠菌菌株多是从接受氟康唑治疗黏膜皮肤

念珠菌病的HIV感染病人的口腔样本中首次分离出来,因此确实显示了氟康唑MIC的升高。但是,对监测研究中收集到的血流和其他无菌部位分离株的调查表明,通过MIC检测,这些分离株中很少表现为氟康唑耐药。ARTEMIS全球、多中心酵母菌耐药监测研究(1997—2007年)显示,在310个分离株中有3.9%对氟康唑耐药。丹麦国家监测发现65株分离株中有3.1%的耐药性。综上所述,都柏林念珠菌对氟康唑的耐药性仍然很低,<5%。对于暴发调查或其他流行病学目的而言,可能需要物种鉴定,但对于大多数个别的分离株,常规地将都柏林念珠菌与白念珠菌分开不是必须的。

非白念珠菌致病菌种多达16种以上,很多非白念珠菌存在复合体。复合体中各菌种的生物学特性存在不同程度的差异,对抗真菌药物的体外敏感性也不尽相同。近平滑念珠菌复合体(C.parapsilosis complex)包含近平滑念珠菌、拟平滑念珠菌(C.orthopsilosis)和似平滑念珠菌(C.metapsilosis)。在大多数血液分离株中,拟平滑念珠菌和似平滑念珠菌的患病率较低(1%),并且对抗真菌药的反应良好。光滑念珠菌复合体(C.glabrata complex)包括光滑念珠菌以及关系密切但表型不同的布拉加念珠菌(C.bracarensis)和尼瓦利亚念珠菌(C.nivariensis)。布拉加念珠菌和尼瓦利亚念珠菌在临床样品中的流行率很低,估计占表型上被鉴定为光滑念珠菌的分离株的1%～2%。与光滑念珠菌的粉红色菌落相反,二者在CHROMagar Candida上都显示出白色菌落。它们对海藻糖的同化能力亦有差异,尼瓦利亚念珠菌不能同化该底物,布拉加念珠菌表现出不同的结果,而光滑念珠菌通常能同化海藻糖。皱褶念珠菌复合体(C.rugosa complex)包括皱褶念珠菌、伪皱念珠菌(C.pseudorugosa)、近皱褶念珠菌(C.pararugosa)和新皱褶念珠菌(C.neorugosa)。皱褶念珠菌主要来自拉丁美洲,是一种新兴的真菌病原体。Paredes等对24株在表型上被鉴定为皱褶念珠菌的菌株进行的DNA测序分析表明,只有10个分离株是皱褶念珠菌,另外10个分离株被鉴定为近皱褶念珠菌,2个分离株是伪皱念珠菌,2个分离株具有不同的DNA谱,被命名为新皱褶念珠菌。伪皱念珠菌与皱褶念珠菌在利用木糖、甘油和山梨醇方面有所不同,伪皱念珠菌与新皱褶念珠菌不同的是,其能够额外利用核糖醇。希木龙念珠菌复合体(C.haemudonii complex)包括希木龙念珠菌、希木龙念珠菌变种(C.haemudonii.vulnera)和假希木龙念珠菌(C.duobushaemudonii)。其他的非白念珠菌包括克柔念珠菌(C.krusei)、热带念珠菌(C.tropicalis)、解脂念珠菌(C.lipolytica)、葡萄牙念珠菌(C.lusitaniae)、产朊念珠菌(C.utilis)、挪威念珠菌(C.norvegensis)和耳念珠菌(C.auris)等。克柔念珠菌对氟康唑天然耐药,对两性霉素B的敏感性降低。热带念珠菌被认为是在美国以外,尤其

是在南美和亚洲,血液感染增加的原因。葡萄牙念珠菌是人类胃肠道的正常组成部分,多引起恶性肿瘤病人的真菌血症,其他偶发感染包括腹膜炎、尿路感染、脑膜炎以及皮肤感染。季也蒙念珠菌(C.guillermondii)和发酵念珠菌(C.fermentati)亦是血流和深部组织感染的病原,尽管它们的发病率甚至在免疫缺陷的宿主中也很低(从欧洲的1%到拉丁美洲的3.7%)。Kurtzman等2010年根据子囊菌门酵母形成辅酶Q9的系统发育分析,提议从非白念珠菌种分离出麦尔酵母菌属(Meyerozyma),隶属酵母亚门、酵母纲、酵母目、德巴利酵母菌科(Debaryomycetaceae),将季也蒙念珠菌(C.guillermondii)归入麦尔酵母菌属,更名为M.guilliermondii,本书仍按季也蒙念珠菌描述。麦尔酵母菌属目前还包括M.caribbica、M.amylolytica、M.athensensis、M.carpophila、M.elateridarum、M.neustonensis和M.smithsonii。

二、培养

念珠菌通常以酵母或丝状形式生长,酵母是单个椭圆形的出芽细胞,而丝状形态则由首尾相连的细长细胞组成。丝状形态有两种类型:假菌丝和菌丝。假菌丝呈椭圆形,在细胞连接处有收缩,通常高度分支。相比之下,菌丝具有平行的细胞壁,真实的隔膜(没有收缩),并且通常显示较少的分支。酵母菌多是由一个祖细胞连接一个或多个子代细胞组成。当芽生孢子以线性的方式产生,而不是分裂,就会形成一个假菌丝的结构。在某种特殊环境下,比如氧分压较低,一些酵母菌可以产生真正的分隔菌丝。另外,在菌丝中,第一个核分裂发生在最初的芽管中,而在酵母和假菌丝中,此事件发生在整个母细胞-芽颈中。

念珠菌在血琼脂及沙氏琼脂上生长良好,最适温度为25～37℃。白念珠菌以出芽方式繁殖,产生芽生孢子,呈圆形或卵圆形,直径4～6μm,发现芽管和厚壁孢子有助于鉴别白念珠菌。白念珠菌在真菌培养基24小时就可以观察到生长,但菌落在48～72小时才会呈现肉眼可见的白色到奶油色或黄褐色。菌落质地呈奶油状,而且会随着菌龄增加呈现更多的膜和分隔。有时沙氏培养基上分离的白念珠菌菌落呈皱缩状,但是通过传代培养可以恢复到光滑的菌落。大多数分离到的白念珠菌菌落在血平板上呈"伪足"(菌落边缘向外短小延伸样),除了25%的热带念珠菌和克柔念珠菌可以观察到该现象,其他种类念珠菌很少出现。这种菌落不能用于芽管形成试验,因为在接种时会出现菌丝和假菌丝细胞。白念珠菌在沙氏琼脂培养基呈酵母样生长,在米粉吐温琼脂培养基中可形成大量假菌丝和具有特征性的顶端厚壁孢子。克柔念珠菌菌落在沙氏培养基和血平板上呈放射状蔓延,这是鉴别这一微生物的重要线索。光滑念珠菌的红色菌落变异株,可能会与红酵母属相混淆。念珠菌显色培养基(CHROMagar Candida)有助于临

床快速鉴别常见白念珠菌、热带念珠菌、光滑念珠菌和克柔念珠菌。

三、致病机制

念珠菌为条件性致病真菌，其致病机制尚不明确，目前认为念珠菌感染在不同宿主的感染率受到多种毒力因子和宿主的影响，如酵母-菌丝转换、黏附性分子的分泌及对宿主细胞的入侵、分泌水解酶类、生物膜的形成、联系传感和向触性等。此外，其他影响因素还包括快速适应环境pH的波动，代谢调整的灵活性，营养采集系统转换和应激性反应等。

1.多态性 形态可塑性是微生物病原体适应不同宿主环境的常用策略，成功的形态转换策略使它们能够快速适应环境变化，具有独特形态的细胞往往在特定的生态环境中具有优势，因为人类宿主的不同身体部位在温度和pH方面表现出巨大的差异。不同形态之间的转换使病原体能够对环境的波动做出快速反应，对于它们的定植和作为病原体的生存都是至关重要。

形态变化对于一系列植物和人类真菌病原体的毒性至关重要。念珠菌的多态性是其主要毒力因子之一。念珠菌通常可以在酵母态、假菌丝态和菌丝态三种细胞形态之间相互转换，并可以相互交织存在。并非所有的念珠菌都可以以三种形态生长，并且以特定形态生长的细胞比例在念珠菌中可能有所不同。例如，光滑念珠菌几乎只以酵母形态生长，而白念珠菌和热带念珠菌可以在所有三种形态中找到。其他物种，例如近平滑念珠菌和季也蒙念珠菌仅在酵母和假菌丝形态中发现，但主要以酵母形式生长。第四种形态为厚壁孢子，可以在几个念珠菌物种中发现，包括白念珠菌和都柏林念珠菌。厚壁孢子是厚壁、大而圆的细胞，通常形成于菌丝悬浮细胞的末端，以应对营养缺乏的条件，很少在受感染的组织中观察到。

菌丝形式已被证明比酵母形式更具侵略性。在全身侵袭性感染中，白念珠菌酵母态参与病原体在血液中的散播，而菌丝态主要对侵袭宿主发挥作用。大多数研究表明，白念珠菌可逆的酵母-菌丝转变的能力与毒力之间有很强的相关性。口腔黏膜表面的侵袭与菌丝数量的增加有明显的相关性。此外，在侵袭性念珠菌病小鼠模型中，以酵母或丝状体形式锁定的白念珠菌菌株的毒力明显减弱。大多数早期毒力研究使用的突变体被永久锁定在无毒的酵母或丝状形式中，不适合辨别形态发生转化在感染过程各个阶段的作用。Saville等随后的一项研究提供了令人信服的证据，该研究表明，在感染过程中允许基因工程菌株在不同时间点从酵母转变为细丝就足以增强毒力。他们通过将NRG1基因（一种白念珠丝状体的强转录抑制因子）的一个拷贝置于大肠埃希菌tet操纵子（强力霉素可调节启动子）的控制下，构建一个在体外和体内都可以调节念珠菌酵母-菌丝形态转化的菌株，然后在血行播散的念珠菌病动物模型中测试该修饰菌株。选择四环素调节的启动子系统来构建该菌株的主要原因之一是，只需在饮用水中添加或去除强力霉素（doxycycline，Dox）即可在动物宿主内对其进行操纵。在没有强力霉素的情况下，NRG1高水平表达，以酵母的形式锁定白念珠菌，导致毒力高度减弱。在强力霉素存在的情况下，NRG1被关闭，使细胞在37℃的生长反应中转变成细丝。有趣的是，在接种该修饰菌株后的最初几个小时中，用强力霉素治疗的小鼠和未经治疗的小鼠器官的真菌负荷几乎相同，更令人惊讶的是，未接触抗生素的动物中器官的真菌负荷稍大一些，并且通常可以存活。这表明，尽管感染导致死亡所需的菌丝形成似乎是必需的，但酵母细胞在感染过程的早期起着重要的作用，通过外渗和播散到靶器官发挥重要作用。Carlisle等随后的转化研究表明，在大肠埃希菌tet操纵基因的控制下，关键的菌丝特异性转录因子UME6的表达可以在侵袭性念珠菌病小鼠模型和人的口腔上皮三维重建模型中驱动菌丝生长并促进组织侵袭和致病性。在没有UME6表达的情况下，细胞会以酵母的形式生长，低水平的UME6会以假菌丝形态展示细胞，而在高水平的UME6表达下，细胞会以几乎完整的菌丝群体生长。白念珠菌在暴露于血清或被吞噬时，由酵母转变为菌丝生长。然而，由于缺乏只影响菌丝形态发生的突变体，这种形态转换对于毒力的重要性仍然存在很大争议。虽然许多在菌丝细胞中特异表达的基因已经被鉴定并被证明编码毒力因子，但是没有一个是菌丝形态发生所必需的。Zheng等报道了第一个菌丝特异性基因，G1细胞周期蛋白基因（hyphal G protein cycle 1, HGC1），编码对细胞周期蛋白磷酸化很重要的G1细胞周期蛋白相关蛋白。在所有实验室条件下，HGC1的缺失都会抑制菌丝生长。重要的是，HGC1突变体不影响细丝特异性基因的表达，这表明毒力缺陷是由于菌丝化能力降低所致。此外，随后的一项大规模的功能基因组研究表明，在白念珠菌突变体中丝状缺陷和毒力方面减弱的突变体之间普遍存在相关性。正常调节白念珠菌形态所需的其他重要基因是转录阻遏物NRG1和TUP1。缺乏NRG1或TUP1的菌株在酵母生长条件下是组成型假菌丝，并在传播模型中显示出弱毒力。这并不是由于从血液中逃逸的能力有缺陷，而是因为与菌丝或酵母形式的细胞相比，假菌丝可以更有效地从组织中清除，表明不同的念珠菌形态在感染过程中与宿主细胞有不同的相互作用。

在过去的几年里，有关白念珠菌菌丝生长信号的研究取得了显著进展，特别是在菌丝转变的氨基酸诱导剂、气态传感和信号转导、活性氧和氧化应激信号方面。白念珠菌菌丝的形成主要受两种信号传导途径控制：环腺苷酸/蛋白激酶A（cAMP-protein kinase A, cAMP/PKA）途径和丝裂原活化蛋白激酶（mitogen-activated protein kinase, MAPK）途径。念珠菌中主要有4条MAPK途径：Hog途径、Mkc1途径、Cek1途径和Cek2途径。Hog途径被认为与感受和适应氧化压力关系最为密切，同时参与调节其他的途径。氧化压力还可以激活Mkc1、Cek1途径，但不能激活Cek2途径。

口腔上皮细胞可通过NF-κB和MAPK信号机制对白念珠菌产生协调反应。NF-κB的激活和MAPK的初始反应导致c-Jun转录因子的激活，与真菌形态无关，可由酵母和菌丝诱导。然而，刺激二级MAPK反应，导致c-Fos转录因子和MAPK磷酸酶1（MAPK phosphatase 1, MKP1）的激活，与菌丝形成特别相关，并与促炎性细胞因子反应相关。一个重要的发现是，菌丝介导的MAPK/MKP1/c-Fos反应具有强烈的剂量依赖性，表明上皮细胞完全激活前需要达到一个激活阈值水平。由此产生的促炎细胞因子反应似乎招募并激活多形核细胞，随后通过Toll样受体4（TLR4）机制保护口腔黏膜免受白念珠菌感染。这种基于上皮MAPK的激活途径可能包含一种"危险反应"机制，允许黏膜组织在低真菌负荷存在时保持静止，同时在负荷增加时对损伤诱导的菌丝做出特异而强烈的反应。因此，这种基于形态学的检测机制可能是鉴别这种正常共生真菌何时致病的关键。

白念珠菌形态可因受到环境因素影响及群体感应而转换，高细胞密度（>10^7 cell/ml）可促进酵母态细胞的生长，而低细胞密度（<10^7 cell/ml）则有利于菌丝态细胞的形成。白念珠菌是人体常见的共生菌，一般说来，白念珠菌可在不损伤宿主细胞的情况下维持自身的正常生长，但在遭遇不利的生长条件，包括血清、高温、饥饿、中性/碱性pH、氮缺乏、高CO_2/O_2比率、某些碳源和几种人类激素（包括孕酮、人绒毛膜促性腺激素、雌二醇和黄体生成素）等时，可以从环境接收信号并促进自身菌丝生长，进而产生致病性。白念珠菌对氮资源的利用可以影响其形态学转换、孢子形成及毒力的产生。其中，铵通透酶可以诱导白念珠菌酵母态向菌丝态过渡；脲酶可促进毒力因子的产生。铵通透酶与脲酶的编码基因均受转录因子GATA的调控。在酸性环境（如吞噬细胞中），由于缺乏营养物质葡萄糖，白念珠菌利用氨基酸为碳源，通过代谢作用排出氨基氮，升高周围环境pH，调节菌丝的生长。白念珠菌自身可分泌葡聚糖酶，诱导细胞壁损伤下的菌丝形成。

酵母与菌丝生长形态的转换学术上被称为同种二形性，与真菌的致病性密切相关，一旦形成菌丝，其相关的毒力因子也会随之大量表达，从而提高其致病性。但是，形态转变并不是光滑念珠菌致病力所必需，而光滑念珠菌是人类侵袭性念珠菌病的重要新兴病原，尽管其本身无法形成菌丝。研究表明，菌丝态白念珠菌可以通过释放水解酶来侵袭宿主的上皮细胞和内皮细胞，进而造成系统性真菌感染。菌丝除了可以帮助其逃逸吞噬细胞的吞噬，还可以通过穿透上皮表面而到达更深的组织。酵母和菌丝都在受感染的器官中发现，根据受累器官不同，可以以不同形态学占主导。例如，在侵袭性念珠菌病中，经常在肾脏中观察到菌丝，但在脾脏或肝脏中未观察到菌丝。

非白念珠菌被认为比白念珠菌致病性低，原因多种多样，包括对宿主环境压力的敏感性增加，形成生物膜、黏附宿主细胞、分泌多种降解酶的能力降低。此外，非白念珠菌的菌丝不像白念珠菌那样容易形成和稳定。非白念珠菌种类，如热带念珠菌、近平滑念珠菌和季也蒙念珠菌菌丝，对非常有限的和明确的生长条件做出反应。另外，某些与白念珠菌丝化相关的关键转录因子似乎在非白念珠菌中仅部分保留。例如，虽然在白念珠菌丝化过程中强烈诱导了UME6，但在热带念珠菌、近平滑念珠菌和季也蒙念珠菌中，UME6的直系同源物水平较低，并且在某些情况下出现延迟情况。已证明在热带念珠菌和近平滑念珠菌中诱导UME6直系同源物可驱动强烈的菌丝化和生物膜形成，以及在这些物种中表达白念珠菌菌丝特异性基因的一些（但不是全部）直系同源物。NRG1似乎保留了其功能，可在热带念珠菌和近平滑念珠菌中抑制菌丝化，而在季也蒙念珠菌中则没有。有趣的是，与白念珠菌的情况不同，这些物种中的NRG1转录水平似乎并未因菌丝诱导条件而被下调。

基于上述研究，以及白念珠菌丝化与毒力之间的强相关性，考虑非白念珠菌丝化能力降低是导致这些物种致病性降低的重要原因。Banerjee等使用了经过基因工程改造后从酵母转变为丝状的热带念珠菌和近平滑念珠菌tetO-UME6菌株。在体外，由于组成型高水平UME6的表达，这些菌株在有强力霉素的情况下作为酵母生长，在没有强力霉素的情况下作为菌丝状态生长。在饮用水中有和没有强力霉素的情况下，在感染后第1天接种热带念珠菌和近平滑念珠菌tetO-UME6菌株显示出相同的真菌负荷。然而，令人惊讶的是，对于这两个物种，UME6表达均导致真菌负荷急剧下降，并最终在感染后的某个时间点被完全清除。组织学分析证实，在体内感染期间，UME6表达驱动丝状化。有趣的是，全面的免疫谱分析并未显示出宿主对热带念珠菌和近平滑念珠菌UME6表达的免疫反应有任何显著变化。而且，全基因组转录谱分析实验表明，尽管如预期的那样，诱导了一些与生成菌丝的物理过程有关的基因，但与关键毒力相关过程有关的其他基因却被显著下调了。这些基因包括与宿主细胞降解有关的编码分泌的天冬氨酰蛋白酶和磷脂酶的基因，铁调节剂，以及与抵抗宿主氧化性和亚硝化应激有关的基因。这些发现与先前的研究一致，表明蛋白酶不参与热带念珠菌促进组织损伤的能力。菌丝增强与热带念珠菌和近平滑念珠菌的致病性降低而不是增加有关，这表明在比较白念珠菌与非白念珠菌时，形态和致病性之间的进化关系存在根本差异。这些结果挑战了传统观点，即非白念珠菌的致病性低于白念珠菌，因为它们不易形成菌丝。研究结果表明，除菌丝外，其他毒力特性在某些非白念珠菌的发病机制中发挥着更为突出的作用。在这方面，当以酵母形式生长时，某些非白念珠菌似乎更适合在宿主中生存。

2. 黏附和侵袭　白念珠菌黏附到宿主表面是感染的第一步。白念珠菌有一组特殊的蛋白，可以调节细胞黏附于其他微生物、非生物体表面及宿主细胞，称为黏附素。白念珠菌黏附素主要是由凝集素样序列（agglutinin-Like Sequence, ALS）基因家族编码的序列高度相似的细胞表面糖蛋白，包含8个成员（Als1～7, Als9）。ALS存在于白念珠菌、热带念珠菌和近平滑念珠菌等不同的念珠菌物种中。Als5介导白念珠菌酵母细胞与人口腔上皮细胞以及纤连蛋白、Ⅳ型胶原蛋白和层粘连蛋白中苏氨酸、丝氨酸和丙氨酸残基的黏附。Als3是白念珠菌菌丝黏附于上皮细胞以及随后入侵宿主细胞的关键。在标准实验室生长条件下，Als3在菌丝上表达，但在酵母细胞表面不表达。Als3具有广泛的底物特异性，介导白念珠菌菌丝与多种宿主细胞的附着，例如上皮细胞、内皮细胞、细胞外基质蛋白和置入材料（如导管等）。在口腔和阴道上皮细胞感染期间，Als3上调，阻断Als3或阻遏ALS3基因表达会导致上皮黏附的明显减少。Als3与1型菌丝壁蛋白（hyphal wall protein 1, Hwp1）和聚苯乙烯黏附增强蛋白（enhanced adherence to polystyrene, Eap1）一起构建网络，从而形成互补的黏附功能。此外，研究发现Als3介导白念珠菌对金黄色葡萄球菌的依附并促进白念珠菌和戈登链球菌形成混合物种生物膜。除了帮助白念珠菌定植宿主外，Als3也是真菌入侵宿主所必需的。有研究证实它通过与人脐静脉内皮细胞上的N-钙黏蛋白或口腔上皮细胞上的E-钙黏蛋白结合诱导内吞作用。Als3还可以结合独特的受体，侵入人脑微血管内皮细胞。Als3还与宿主细胞铁蛋白结合，并使白念珠菌能够利用该蛋白质作为铁源。在白念珠菌和光滑念珠菌的阴道上皮共感染模型中，白念珠菌Als3被确定为促进光滑念珠菌侵袭、定植和组织损伤所需的因子。

Hwp1是另一个重要的白念珠菌黏附蛋白，同时也是菌丝相关的糖基磷脂酰肌醇（glycosylphosphatidylinositol, GPI）锚定蛋白。该蛋白是菌丝发育和酵母黏附于上皮细胞、生物膜形成和毒力所需的，也是第一个被发现在生物膜形成过程中所需的蛋白质。Hwp1作为谷酰胺转移酶的作用底物，可通过共价键将白念珠菌菌丝与宿主相连。在口腔白念珠菌病和阴道念珠菌病病人的临床分离菌株中，均检测到Hwp1较高的表达。Hwp1缺失可降低白念珠菌对口腔上皮细胞的黏附性并在侵袭性感染的鼠模型中表现出毒力下降。研究表明，Hwp1可以通过与Als1和Als3结合介导白念珠菌菌丝之间的黏附，这对于生物膜的形成至关重要。

白念珠菌通过两个不同的机制来侵入宿主细胞：诱导性内吞作用和积极渗透。诱导性内吞作用是宿主细胞主动

过程，其特征为在内化的致病菌周围积累肌动蛋白。体外研究表明，内吞作用发生在白念珠菌与宿主细胞相互作用早期，通常为4小时之内。在内吞作用中，白念珠菌可在细胞表面表达特殊蛋白（侵袭素）来绑定宿主的配体（如上皮细胞E-钙黏蛋白及内皮细胞N-钙黏蛋白），从而使致病菌被吞入到宿主细胞内。目前，常见两个侵袭素是Als3和Ssa1。Ssa1是一种细胞表面表达的热休克蛋白70（Hsp70）家族的成员。Als3和Ssa1突变体会减少上皮细胞黏附素和侵袭素的表达，降低小鼠口咽念珠菌病模型中白念珠菌的毒性。即使被灭活的菌丝，其诱导内吞作用仍存在，说明这是一个被动的过程，不需要真菌细胞的活动。相比之下，积极渗透是真菌侵袭宿主细胞的一个主动反应过程，由菌丝延伸（受Ume6和Eed1控制）和菌丝相关活动（如分泌的天冬氨酸蛋白酶）介导。延伸的菌丝也是上皮间播散的必要条件：在上皮细胞最初侵袭后，菌丝会渗透到邻近的上皮细胞中。这些随后的侵袭事件可能是真菌对上皮组织造成严重损害的原因。诱导内吞和积极渗透作用虽然机制不同，但可在感染过程中根据上皮细胞的类型起到互补作用，例如，体外感染口腔上皮细胞是由两种作用协同实现，而胃肠道上皮细胞的感染完全依赖于积极渗透作用。

3. 水解酶　白念珠菌黏附到宿主细胞表面，并生长出菌丝后，白念珠菌菌丝便会分泌水解酶，以促进白念珠菌通过内吞作用及积极渗透完成主动渗透。此外，分泌水解酶还可提高细胞外营养获取的效率。白念珠菌分泌的水解酶分为三种类型：蛋白酶、磷脂酶、脂肪酶。

蛋白酶能够对呼吸道上皮细胞和肺环境造成损伤，可促进呼吸道上皮细胞表达促炎细胞因子，或者改变宿主防御蛋白的活性。大多数蛋白酶是在真菌菌丝生长过程中分泌的，因此，菌丝对上皮细胞损伤最大。分泌性天冬氨酸蛋白酶（secreted aspartylproteinase, Sap）由10名成员Sap1～10组成。Sap1～8分泌和释放到周围介质，Sap9和Sap10通过C-末端保守的GPI锚定到细胞膜或细胞壁上。在大多数致病性念珠菌中已证明存在SAP基因，包括白念珠菌、都柏林念珠菌、热带念珠菌、近平滑念珠菌和葡萄牙念珠菌等。Sap在白念珠菌的不同致病阶段都发挥重要作用。包括黏附、侵袭、上皮损伤和免疫逃避等。Sap具有较高的蛋白水解酶活性，能水解多种宿主底物，可通过降解黏膜表面的多种保护分子（如黏蛋白等）为白念珠菌生长提供营养，同时增加其黏附和侵袭能力。Sap可降解细胞外基质蛋白（角蛋白、胶原蛋白和波形蛋白等）和细胞间黏连蛋白（E-钙黏蛋白等），为进一步侵袭宿主组织创造条件。Sap还可裂解宿主固有免疫应答的多种因子（如补体、上皮防御蛋白、唾液乳铁蛋白、乳过氧化物酶、组织蛋白酶等），在白念珠菌免疫逃避中起重要作用。体外实验证实破坏编码Sap的基因会降低白念珠菌损伤阴道和口腔上皮细胞的能力，从而减少宿主感染。Sap1～3（与酵母相关）与

表型改变、黏附、黏膜感染或全身感染有关。Sap4～6（菌丝相关）与侵袭、组织损伤、存活和巨噬细胞逃逸有关。此外，一些研究表明，白念珠菌生物膜比浮游细胞产生更多的Sap，SAP5和SAP9基因在临床分离的血流感染白念珠菌生物膜中的表达均上调。系统性感染可能始于微生物在黏膜表面的渗透，由Sap4～6促进。这些酶含有氨基酸基序RGD/KGD（RGD序列为精氨酰-甘氨酰-天冬氨酰，KGD序列为赖氨酰-甘氨酰-天冬氨酰），以结合上皮细胞上的整合素，这些整合素被内化为内质体和溶酶体。Sap4～6的内化导致溶酶体膜的部分通透性，并通过半胱氨酸蛋白酶（caspases）激活而触发细胞凋亡，由此机制引起的黏膜损伤可能使白念珠菌侵入宿主机体，并在全身感染时用于攻击细胞进行免疫防御。光滑念珠菌表达负责分泌Yps蛋白酶的YPS基因，其结构与Sap9和Sap10相似。并与Sap具有一些共同的属性。两者都有助于细胞黏附，逃避巨噬细胞，并因此增加酵母毒力。被巨噬细胞吞噬的光滑念珠菌增加了YPS基因的表达，这是一种可能的逃逸机制，因此增加了酵母菌的存活率。

磷脂酶家族由A、B、C、D四类磷脂酶构成。磷脂酶对脂质底物的修饰和再分配、膜重构和微生物毒力等具有重要作用。在众多不同种类的磷脂酶中，真菌磷脂酶B（Phospholipase B，Plb）蛋白具有最广泛的底物特异性和水解活性，能水解磷脂和溶血磷脂中的酰基酯键，进一步催化溶血磷脂酶的转酰酶反应。Theiss等首次描述了白念珠菌的基因组编码一个PLB多基因家族，有5个成员，PLB5是这一多基因家族的第3个成员，其特征是一种具有GPI锚定附着位点的分泌蛋白。实时RT-PCR基因表达分析白念珠菌PLB5及其他PLB基因家族成员发现，丝状生长和生理相关环境条件与PLB基因活性增加有关。Plb在白念珠菌感染的早期阶段发挥作用，参与对宿主上皮细胞的黏附、损伤、溶解，从而促进菌体侵袭。

真菌细胞分泌的脂肪酶以多种方式促进其对宿主组织的入侵，脂肪酶除了在营养获取中起关键作用外，还可能增强对宿主组织的黏附，裂解竞争性菌群，调节宿主炎症反应，从而导致进一步的组织损伤。脂肪酶的产生会影响微生物的适应性和毒力，可与宿主巨噬细胞直接作用，通过影响其呼吸爆发和精氨酸代谢途径来发挥免疫调节作用。白念珠菌拥有10个以上的脂肪酶编码基因（1ipase encoding genes，LIP），在感染过程中各个脂肪酶编码基因的调控不同，开放阅读框主要取决于感染阶段，不同的基因对生物体的毒性贡献不同。LIP5和LIP8在白念珠菌毒力中的作用最强，因为在检测从系统感染小鼠模型或从人类口腔标本中分离出来的菌株时，它们的表达水平保持在最高水平。此外，缺失LIP8基因的白念珠菌突变菌株与野生型菌株相比，体内实验表明突变体在体内的毒性较小。在真菌入侵宿主过程中，真菌细胞分泌的脂肪酶有助于脂质中间体的释放，间接影响真菌的毒性。

4.生物膜形成　生物膜（biofilm）是指微生物黏附在组织表面时，由自身产生的大量胞外基质包裹有特定功能和结构的菌细胞所形成的结构。生成生物膜是菌细胞在长期进化过程中为适应环境变化而形成的一种生存方式。多种临床相关真菌病原菌都具有形成生物膜的能力，如念珠菌属、曲霉属、隐球菌属、镰刀菌属、肺孢子菌属、毛孢子菌属、毛霉属、红酵母属、组织胞浆菌属、副球孢子菌属、球孢子菌属、芽裂殖菌属、马拉色菌属和酿酒酵母。生物膜中的微生物细胞与游离细胞相比，具有独特的表型特征（增加了对抗真菌治疗和宿主防御系统的耐受性），使得真菌感染性疾病呈慢性化、播散性和难治性改变。

典型的白念珠菌生物膜结构大致由三部分组成，即物体表面的数层酵母相细胞黏附形成基底部，内部的菌丝形成中间层，最外层由大量胞外基质覆盖。白念珠菌生物膜的形成过程可分为以下4步：首先，白念珠菌通过可逆的疏水作用和静电力来进行黏附，对非生物表面的黏附主要由疏水作用介导，对生物表面的黏附则由黏附素如凝集素控制；其次是微菌落的形成，细胞自身分泌的胞外聚合物具有黏附锚定作用，可使单个真菌细胞形成真菌团，多个真菌团块形成肉眼可见的菌落；然后是以聚合物的产生和分泌为特征的时期，分泌的胞外基质逐渐增多，形成由孢子、菌丝体和假菌丝组成的高度结构化的三维网状系统；最后，白念珠菌可以从物体表面分离（作为单细胞或聚集体），成为浮游生物，并在新的表面定居进而形成新的生物膜（生物膜的扩散）。导管、义齿（非生物）和黏膜细胞表面（生物）是最常见的依附底物。与浮游细胞比较，成熟的生物膜对抗菌药和宿主免疫系统有更强的抵抗力。生物膜状态的白念珠菌在各种表型如形态结构、理化性质、致病性、毒力大小、药物敏感性及基因型上均与浮游状态菌有显著差异。具有成熟生物膜的酵母细胞的播散已被证实有直接毒力作用。

在生物被膜形成的早期，白念珠菌需要黏附在非生物介质的表面，该过程主要依赖于细胞表面的黏附相关蛋白，包括凝集素家族中的凝集素样序列蛋白Als3、Als5以及菌丝细胞壁蛋白Hwpl、分泌性天冬氨酸蛋白酶Sap4、Sap5、Sap6和菌丝相关蛋白Ecel和Hyrl等。转录因子Bcrl（biofilm and cell wall regulator 1）、Tecl（transposon enhancement control 1）、Efgl（enhanced filamentous growth 1）、Ndt80（yeast meiosis specific transcription factor）、Rob1（ZnⅡ/2cys6 transcription factor）和Brgl（GATA-type zinc finger transcription factor）等任何一个调节因子的缺失，都会导致活鼠感染模型中白念珠菌生物膜形成的缺陷。成熟的白念珠菌生物膜被包裹在细胞外基质中，该基质是糖蛋白、糖类（主要是α-甘露聚糖、1,6-β-葡聚糖及1,3-β-葡聚糖的混合物）、脂质和核酸的混合物。细胞外基质可促进细胞间黏附，减少细胞分散，避免细胞受免疫系统攻击以及抵抗抗真菌药物进入细胞。锌反应性转录因子Zap1可负调节生物膜细胞外基质的主要成分1,3-β-葡聚糖。葡萄糖淀粉酶（Gca1和Gca2）、葡聚糖转移酶（Bgl2和Phr1）和外切葡聚糖酶（Xog1）可对1,3-β-葡聚糖发挥正调节作用。虽然Gca1和Gca2的表达受Zap1控制，但Bgl2、Phr1和Xog1酶可不依赖Zap1起调节作用。缺乏Bgl2、Phr1或Xog1的生物膜在体外和体内均对氟康唑更敏感。此外，白念珠菌生物膜对中性粒细胞的杀伤具有抵抗性，且不引发活性氧产物，该作用主要与细胞外基质中1,3-β-葡聚糖有关。有证据表明，细胞外基质中1,3-β-葡聚糖可以结合更多的氟康唑，降低其对抗真菌药物的敏感性。

综上所述，白念珠菌生物膜形成受多种转录因子的调控，尽管转录因子可能在多个阶段发挥作用，但在某一阶段主要由部分转录因子发挥主要作用，其他转录因子辅助完成该阶段，共同调控生物膜的形成。

5.机体免疫和微生物免疫逃逸　念珠菌一旦感染机体，宿主先天免疫细胞通过识别白念珠菌特异抗原，产生相应细胞因子和趋化因子，与此同时，宿主适应性免疫应答也被激活，分泌相应细胞因子及抗体，协同补体系统及抗微生物肽（antimicrobial peptide, AMP）最终导致吞噬细胞对白念珠菌的吞噬作用，从而对其杀灭及清除。

先天免疫（natural immunity）或非特异性免疫（nonspecific immunity），亦称固有免疫（innate immunity），是指机体在种系发生和进化过程中逐渐形成的一种天然免疫防御功能。此免疫在个体出生时就具备，对外来病原体迅速应答，产生非特异性抗感染作用，同时在特异性免疫应答中也起作用。先天免疫是宿主抗白念珠菌感染的第一道防御反应，其中几种类型的细胞，如上皮细胞、内皮细胞和吞噬细胞可对抗病原体的入侵。

宿主细胞上的模式识别受体（pattern recognition receptor, PRRs）通常与白念珠菌表面的病原体相关分子模式（pathogen-associated molecular patterns, PAMPs）相互识别，识别后启动几个下游信号级联，导致相应细胞因子和趋化因子产生，活化宿主先天免疫，继而启动适应性免疫，最终导致防御细胞对真菌的吞噬作用。宿主主要有两类PRRs：一类是胞外PRRs，如Toll样受体（Toll like receptors, TLRs）和C型凝集素受体（C-type lectin receptors, CLRs），该类受体具有完整的传递从识别病原体的信号到引起特定下游效应信号的能力，在宿主识别白念珠菌过程中起主要作用，通过识别胞外白念珠菌PAMPs，然后活化细胞内信号来激活宿主免疫应答；另一类是胞内PRRs，包括核苷酸结合寡聚化结构域（nucleotide binding oligomerization domain, NOD）样受体（NLRs）和视黄酸诱导基因-I（retinoic acid-inducible

gene-I, RIG-I）样受体（RLRs），该类受体能直接与微生物表面成分结合，在白念珠菌感染的相关疾病中也发挥重要免疫调节作用。由于白念珠菌细胞壁的组成具有高度的柔韧性，因此白念珠菌酵母和菌丝的细胞壁组成和PAMPs的可及性差异会导致观察到的免疫细胞相互作用差异。白念珠菌细胞表面甘露聚糖、β-葡聚糖和几丁质被先天免疫细胞如巨噬细胞和嗜中性粒细胞通过各种PRRs识别，包括甘露糖受体（mannose receptor, MR）、C型凝集素受体（dectin-1和dectin-2）、TLR2、TLR4和TLR9。NOD样受体，例如NOD1和NOD2，可触发针对念珠菌的先天免疫应答。在树突状细胞中，不同的PRRs集合参与白念珠菌酵母或菌丝的识别，并影响吞噬细胞的杀伤和细胞因子的产生。巨噬细胞、嗜中性粒细胞和单核细胞是Th1反应性促炎细胞因子的主要产生者，在宿主对抗念珠菌的细胞成分中起重要作用。NADPH氧化酶复合物在吞噬体膜上的组装导致活性氧的产生和杀灭念珠菌。尽管Th17应答主要参与黏膜宿主防御，但该应答的损害可能与疾病传播有关。

人群研究表明，免疫相关基因中的一些个体遗传变异使侵袭性念珠菌病更易感，例如IL-10、IL-12B、肿瘤坏死因子、CXCR1、CXCR2R1、STAT1、PSMB8、SP110、CCL8、TLR1、CD58、TAGAP和LCE4A-C1orf68。另一项对ICU病人进行念珠菌血症的研究，并选择了匹配的对照，发现3个TLR1单核苷酸多态性（single nucleotide polymorphism, SNP）与念珠菌病风险增加相关。在临床队列中，特定SNP（CD58、LCE4A-C1orf68和TAGAP）的存在与念珠菌血症发生风险增加19倍相关。

活化的补体系统指导许多免疫效应因子功能，最终通过效应分子如过敏毒素C3a和C5a以及调理素C3b/iC3b和末端补体复合物（terminal complement complex, TCC）导致白念珠菌细胞膜溶解。调理素C3b可以增强吞噬细胞对白念珠菌的吞噬作用。C5a和c3a与局部驻留吞噬细胞释放的细胞因子和趋化因子一同起到将中性粒细胞和巨噬细胞募集到感染部位的"化学诱导物"的作用。

抗微生物肽是先天免疫反应进化过程中相对保守的成分，所有生物类别都有抗微生物肽。参与皮肤黏膜固有免疫的抗微生物肽主要包括抗菌肽（cathelicidin）、防御素（defensin）、富组蛋白（histatin）和S100蛋白。由包括上皮细胞在内的许多类型细胞产生的阳离子抗菌肽，具有广泛的免疫功能，包括抗菌作用和诱导趋化因子的能力。LL-37是目前在人体内发现的唯一的抗菌肽家族成员，存在于口腔中，通过与白念珠菌细胞壁成分（如甘露聚糖、几丁质和葡聚糖）相互作用，抑制白念珠菌的黏附作用。防御素是内源性抗微生物肽，是一种富含半胱氨酸和精氨酸的小分子短肽，其6个半胱氨酸残基由3个二硫键连接，具有广谱的抗微生物活性，在人体的免疫防御机制中发挥重要作用，研究较多的是α-防御素及β-防御素。人类主要表达6种α-防御素和31种β-防御素。α-防御素在表达模式和基因组织的基础上可以进一步细分为髓系（Hnp1～4）和肠源性（HD-5、HD-6）。人HD-6由小肠潘氏细胞分泌，能抑制白念珠菌对人肠上皮细胞的黏附、侵袭和生物膜的形成。β-防御素主要在上皮细胞表达，包括具有显著抗真菌活性的人类β-防御素2和3。β-防御素2通过磷脂酰肌醇-4,5-二磷酸（PIP2）介导的细胞膜透化机制杀死白念珠菌。β-防御素3提高1,3-β-外切葡聚糖酶（Xog1）活性，降低白念珠菌对非生物的黏附性。富组蛋白5是人类唾液腺分泌的一种阳离子抗菌肽，具有很强的抗真菌活性。富组蛋白5与白念珠菌细胞壁蛋白质和葡聚糖结合，并通过多胺转运蛋白被细胞摄取。在白念珠菌细胞内，富组蛋白5可能影响线粒体功能，并通过破坏渗透稳态和控制细胞周期发挥杀菌作用。S1007A又名psoriasin，是S100蛋白家族中被研究最多的蛋白质。在阴道黏膜感染白念珠菌期间，S1007A表达上调。S1007A与白念珠菌细胞壁中的β-葡聚糖结合，从而抑制病原体的黏附，并促进黏膜上皮细胞的免疫应答。

宿主对白念珠菌适应性免疫分为T细胞介导的细胞免疫及B细胞介导的体液免疫，主要以T辅助细胞（Th）免疫为主。Th细胞通过分泌干扰素及白细胞介素等相关细胞因子，增强先天免疫相关细胞及抗微生物肽对白念珠菌的清除作用，而细胞毒T细胞对白念珠菌的杀灭作用未有相关研究报道。B细胞介导的体液免疫主要是抗甘露聚糖抗体为主，抗体作用的确切机制尚未完全清楚，可能通过干扰真菌对宿主的黏附和芽管形成发挥作用。

吞噬细胞构成了感染过程中的第一道防线。巨噬细胞和募集的中性粒细胞有效地吞噬了白念珠菌酵母细胞和短菌丝。中性粒细胞强烈抑制白念珠菌的生长（包括从酵母到菌丝的转变）并可以有效杀死真菌。临床分离的念珠菌有酵母态、假菌丝和菌丝，其形态是宿主反应的重要决定因素。念珠菌菌丝和假菌丝体积大，可抑制吞噬作用，但在这种情况下，多个吞噬细胞协同发挥细胞外杀伤作用。巨噬细胞能够吞噬0.5μm（如细菌）到超过5μm（如酵母）的颗粒，尽管存在一个上限，但巨噬细胞的大小为15～20μm，而菌丝的大小为30μm。念珠菌属的所有形态在树突状细胞的吞噬体内被发现，并具有降解迹象。在大多数情况下，巨噬细胞不限制菌丝的生长，导致吞噬细胞破裂。被巨噬细胞吞噬的酵母细胞可以存活并产生菌丝，该菌丝穿透宿主膜，迅速杀死吞噬细胞并允许白念珠菌在吞噬作用后40分钟从中逃逸。那些从巨噬细胞中逃逸出来的菌丝继续生长，产生新的酵母样细胞，这些细胞最终被摄入，然后又发芽形成菌丝，并使巨噬细胞膜破裂。没有形成菌丝或芽管的念珠菌突变体被巨噬细胞更有效地摄取。吞噬细胞通过呼吸爆发产生一系列活性氧（reactive oxygen，ROS），诱导白念珠菌发生程序性细胞死亡；相

反，白念珠菌也可通过增加抗氧化基因表达量、诱导菌丝形成、激活相应的氧化应激通路等机制来抵御ROS的氧化损伤。ROS主要包括过氧化氢、超氧阴离子、羟自由基、过氧化物等，ROS的杀伤力非常强，几乎能破坏所有的生物分子，包括所有病原体，如细菌、真菌、病毒等。ROS主要通过与细胞内成分如蛋白质、脂质、DNA等发生反应，使细胞严重破坏，引起细胞死亡。白念珠菌诱导的抗氧化基因包括编码过氧化氢酶（Cat1）、谷胱甘肽过氧化物酶（Gpx）和超氧化物歧化酶（Sod）的基因，也包括编码谷胱甘肽/谷氧还蛋白（Gsh1、Trr1）的基因和硫氧还蛋白系统（Tsa1、Trx1、Trr1）基因，它们在修复氧化损伤、蛋白折叠与硫代谢中起着至关重要的作用。白念珠菌对ROS的耐受性可能与SOD家族有关。白念珠菌在细胞表面表达Sod等抗氧化酶，包括分布在不同部位的6种Sod酶。Sod1～3是细胞内酶，Sod4～6是抗糖基磷脂酰肌醇（GPI）锚定于细胞壁的相关酶。白念珠菌被吞噬后诱导产生含有铜或锌的Sod，可抵抗巨噬细胞的杀伤作用。菌丝中sod4～5的较高表达水平（编码细胞外超氧化物歧化酶）可能抵消吞噬细胞的氧化爆发，有助于抵抗单核细胞、巨噬细胞和中性粒细胞的侵袭。因此，菌丝过渡是逃逸吞噬细胞的关键事件。虽然很少有研究涉及白念珠菌形态对免疫细胞相互作用的影响，但有证据表明，生长形式影响相互作用的类型和结果。例如，树突状细胞可吞噬酵母和菌丝，但更有效地杀死酵母细胞；相反，中性粒细胞更容易被菌丝吸引，但杀死酵母和菌丝的速度相同。类似地，巨噬细胞吞噬的灭活菌丝比例高于酵母。然而，在竞争分析中使用活的白念珠菌细胞，观察到巨噬细胞对酵母的摄取高于菌丝。因此，需要更多的研究来充分阐明真菌形态在巨噬细胞相互作用中的作用。成功黏附、侵袭后，酵母细胞可通过天然屏障的破坏或作为医疗器械生物膜的分散细胞进入血液，人体血液中相当一部分酵母细胞可适度产生芽管。与上述讨论的菌丝与上皮细胞的黏附相似，芽管与内皮细胞的黏附力很强。此外，已经证明酵母细胞的物理特性和最佳长度（既不太短也不太长）在血流条件下促进其与内皮细胞黏附。菌丝长度的差异也可以解释为什么酵母细胞比菌丝黏附性好。此外，与浮游酵母细胞相比，从生物膜中分散出来的酵母细胞显示出更强的黏附性。

总之，白念珠菌从酵母到菌丝的转变与许多特性有关：黏附于上皮和内皮细胞；通过诱导的内吞作用和主动渗透进行原发和细胞间侵袭；从细胞内宿主获得特定的铁；逃脱吞噬细胞和免疫逃逸；促进黏膜组织免疫激活，并在全身感染期间触发特定的败血症样免疫反应。菌丝的形成和菌丝相关基因的表达介导了不同的毒力功能，例如黏附（HWP1、ALS3、SAP1～3、YPS）、侵袭（ALS3、SAP1～6、HWP1、NRG1、TUP1、ECE1）、氧化应激反应（SOD4～5、YHB1、CAT1）、蛋白水解（SAP）、铁蛋白结

合（ALS3）并从吞噬细胞中逃逸（SAP4～6、HWP1、YPS、STP2、AHR1、UPC2）。有趣的是，许多菌丝相关基因在许多（如果不是全部）菌丝诱导条件下反常规地表达。例如，SOD5在没有氧化应激的情况下表达，而ALS3在没有铁蛋白的情况下由浮游菌丝细胞上调。白念珠菌基因表达似乎由直接的环境反应和离散的遗传程序（例如酵母菌到菌丝的过渡）决定。前者可以快速适应不断变化的环境条件，是单细胞生命的标志。后者可能类似于预测性适应，使真菌为随后的感染阶段做好准备。也许白念珠菌已经"学习"到，在侵入性（菌丝）生长期间，它将遇到活性氧（感染的常见宿主反应）、铁蛋白（主要的细胞内铁存储分子）和蛋白质来源的氮源，并相应地协调基因表达。因此，念珠菌双态性对于浅表和全身水平的致病性都是必不可少的。菌丝形成的致病潜力是由于真菌的形态和菌丝特异性转录程序的表达所致。此外，免疫系统能够区分酵母和菌丝的生长。这种对白念珠菌形态的特异性识别，以及对真菌负担和由入侵的菌丝引起的损害的检测，可能是宿主在定植和感染之间进行区分的关键。

四、流行病学

念珠菌侵袭感染中，最常见的是血源性感染，即念珠菌血症，主要指由念珠菌引起的血行感染，主要菌种包括白念珠菌、近平滑念珠菌、热带念珠菌、光滑念珠菌、克柔念珠菌等，主要感染途径为内源性感染。侵袭性念珠菌病（invasive candidiasis）不仅限于念珠菌血症，还涉及许多器官的深部感染，比如心脏、肾脏、骨骼和其他内脏器官，而不会在血液中被检测到。多数侵袭性念珠菌病是通过血液培养诊断的，但Nguyen等的研究中，只有17%的深部念珠菌病病例是通过血液培养检出的。Fortún等研究发现，血液培养对深部念珠菌病的敏感性为45%，这表明许多病例可能未被发现。约2/3的侵袭性念珠菌病在不同的医院病房中观察到，但是社区侵袭性念珠菌病与家庭医疗保健相关，并且1/3的全球侵袭性念珠菌病是社区发病的。自20世纪80年代以来，念珠菌是欧洲和美国最常见的血流感染原因之一，也是导管相关性血流感染的主要原因。侵袭性念珠菌病占ICU所有感染的近20%。尽管侵袭性念珠菌病不像细菌感染那样普遍，但住院时间的延长和念珠菌感染病人的高死亡率是其显著的特征。

1.发病率　很难确定全世界念珠菌血症的发病率，部分原因是无法确定发病率分母标准，而且，发病率可能会根据研究时间而改变。影响发病率的因素很多，如研究对象的年龄、健康状况，以及每次调查中招募的免疫缺陷、接受器官移植、接受大手术或癌症化疗的病人人数。此外，基于人群的研究和（或）监测的数量非常少，对世界许多地区侵袭性念珠菌病的真正流行病学的认识存在许多差距。

大多数研究报道称，直到2003年，侵袭性念珠菌病的

发病率一直稳定增长。此后，西方国家的侵袭性念珠菌病的发病率一直保持稳定，在澳大利亚、加拿大、欧洲和拉丁美洲，显著低于美国。但是，在挪威等一些国家，过去十几年中老年病人的念珠菌血症发生率显著增加。Cleveland等对2008—2011年美国城市亚特兰大和巴尔的摩念珠菌病的发病率进行了研究，年发病率分别为13.3/10万和26.2/10万。年龄≥65岁的成年人取代婴儿成为发病率最高的人群，婴儿发病率显著下降。Cleveland等进一步对2008—2013年这2个城市3848例念珠菌病病例进行了分析。这两个城市念珠菌病发病率显著下降，年发病率从2008年的14.1/10万和30.9/10万分别下降到2013年的9.5/10万和14.4/10万，分别下降了33%和54%。这种下降反映在2004—2010年由念珠菌属物种引起的美国中心静脉导管相关的血液感染数量减少了13.5%。Chapman等研究表明，澳大利亚念珠菌血症的发病率在2004—2015从1.8/10万上升至2.4/10万，但仍处于中等水平，并且明显低于美国。加拿大念珠菌血症发生率为3/10万。在挪威，Hesstvedt等的研究显示，念珠菌血症的平均发病率从1991—2003年的2.4/10万上升至2004—2012年的3.9/10万。在≥60岁的病人中，念珠菌血症的发病率显著上升，与美国的总体发病率相似，>15/10万，但低于65岁以上的病人中的43.3/10万。2006年，丹麦的发病率与美国相似，为10/10万，但到2009年降至8.6/10万。2011年西班牙的发病率为8.1/10万，高于2003年西班牙巴塞罗那市的发病率（4.3/10万）。英格兰和威尔士在2000—2009对新生儿和小儿念珠菌病进行了人群监测。他们的总体比率很低，为1.5/10万，但对于1岁的病人，这一比率明显更高，为11.0/10万，但仍低于美国的婴儿的发病率（2013年为33.8/10万）。总之，在美国的大多数人口研究中，念珠菌血症的发生率为（9.5～26.2）/10万，而在大多数欧洲调查中，除丹麦和西班牙外（8/10万），这一比率为（2.9～5.7）/10万。澳大利亚和加拿大的念珠菌血症发生率与欧洲监测结果非常相似，但是，在澳大利亚，特定辖区之间存在差异，强调了同一国家/地区医院之间的巨大差异。

尽管北美和欧洲有良好的统计学数据，但没有来自非洲、亚洲、中东或拉丁美洲的基于人口的数据可以用来确定全球总体发病率。低收入国家侵袭性念珠菌病的发病率可能比高收入国家低，这是因为预期寿命比西方国家短，而其他传染性和非传染性疾病是高发病率和高死亡率的主要原因。尽管如此，部分非洲和亚洲多中心和单一机构的研究提供了一些相关数据。Ulu等对土耳其一家三级医院2010—2016年住院的351例念珠菌病病人的数据进行了6年的回顾性分析。念珠菌病的年发病率从0.10/1000增加到0.30/1000。在南非索韦托的一家医院，Kreusch等研究发现，1998—2002年的发病率为0.28/1000，2005—2007年跃升至0.36/1000。Hii等回顾性分析了2001年1月1日—2003年6月30日（30个月）在中国台湾地区三级医疗中心收

集的205例念珠菌病病人的临床和实验室资料。与医疗保健相关的念珠菌病发病率从每千次出院的0.76上升到1.14。Tan等对中国、中国香港地区、印度、新加坡、中国台湾地区和泰国的25所医院进行了12个月的念珠菌血症实验室监测。120万例出院者中有1601例念珠菌血症，总的发病率为1.22/1000，范围为0.25～2.93/1000，中国医院（包括香港地区医院）的发病率最低，印度和中国台湾地区医院的发病率最高，分别为1.94/1000和2.93/1000。综合分析，即使在一个国家内也很难比较发病率。

来自拉丁美洲的数据很少。Colombo等对2003年3月—2004年12月巴西9个主要城市的11个医疗中心进行了前瞻性实验室监测。共发现了712例念珠菌血症，总发病率为2.49/1000，比北半球报告的病例高3～10倍，粗死亡率为50%。Hoffmann-Santos等利用巴西马托格罗索州首府库亚巴市的两所三级医院的临床和实验室数据进行了横断面回顾性研究，以探讨2006—2011年念珠菌病的危险因素并估计其死亡率、患病率和致死率。共发现130例念珠菌病，念珠菌感染率为1.8‰，死亡率为0.9‰，致死率为49.2%。Motta等在2006年对另一家巴西医院136例念珠菌病病例进行分析，念珠菌病的总发病率为1.87‰。2006年，巴西另外11个医疗中心进行的念珠菌血症监测发现，每1000例住院病人中有2.5例。Nucci等报道了2008年11月—2010年10月来自7个拉丁美洲国家的21家医院的为期24个月的基于实验室的念珠菌血症调查。在672例念珠菌血症发作中，儿童297例（占44.2%），1岁以下占23.7%，19～60岁的成年人占36.2%，老年病人占19.6%。总发病率为1.18/1000，在不同国家之间有所不同，哥伦比亚的发病率最高，为2.98/1000，智利的发病率最低，为0.21/1000。Santolaya等对2008年11月—2010年10月拉丁美洲8个国家23家医院儿科人群进行了前瞻性多中心念珠菌监测研究。报道了302例念珠菌病，平均发病率为0.81/1000，89例（29%）为新生儿。

综合这些数据可以得出结论，没有普遍的念珠菌血症发病率，甚至没有通用的计算发病率的方法，这使得数据难以在各个地区进行比较。

2.致病菌株的变化　在20世纪90年代和2000年代初期，几项研究描述了念珠菌血症的流行病学。1991—2000年，Marchetti等对瑞士17所大学附属医院进行了全国性的念珠菌病调查，这些医院占瑞士所有三级护理医院病床的79%。共观察到1137例念珠菌感染。念珠菌属在病原菌中排名第七（占所有血液分离株的2.9%），发病率在10年内保持稳定。白念珠菌仍然是主要念珠菌种类（66%），其次是光滑念珠菌（15%）。热带念珠菌（9%）比例增高，近平滑念珠菌的发生率下降（1%），克柔念珠菌的比率为2%。念珠菌病的发病率没有向耐药物种倾斜。Seifert等在德国三级医院的一项研究发现，1995—2004年，物种的分

布稳定。白念珠菌在血液培养中分离的296株念珠菌中占57.1%，随着时间的推移，没有发现有利于非白念珠菌的趋势。为了更新欧洲念珠菌病的流行病学和真菌学概况，欧洲医学真菌学联合会于1997年9月—1999年12月进行了一项前瞻性、连续性、以医院人群为基础的研究。欧洲7个国家的106个机构共记录了2089例病例。每1000例住院病人中念珠菌血症的发生率为0.20%～0.38%。白念珠菌检出率为56%，非白念珠菌是血液恶性肿瘤病人中最常见的分离株（65%）。随着年龄的增长，光滑念珠菌的发病率呈上升趋势。Bassetti等对1999—2003年意大利热那亚圣马丁诺大学医院ICU的念珠菌血症进行了研究。共发现182例念珠菌血症，40%（74/182）由白念珠菌引起，其次是近平滑念珠菌（23%）、光滑念珠菌（15%）、热带念珠菌（9%）和其他种类（13%）。由于非白念珠菌种类增多，念珠菌血症有所增加，这与唑类药物的使用增加或预防、经验治疗明显相关。

在过去的10年中，念珠菌物种的分布一直在变化，像念珠菌血症的发生率一样，总体物种分布取决于地理位置、病人人数和特定临床基础疾病。某些念珠菌作为念珠菌血症的原因的出现使这种真菌侵袭性感染的诊断和治疗变得复杂，因为其中一些与抗真菌药物耐药性有关。在大多数国家中，几乎所有的血液分离株（＞90%）都属于五个物种：白念珠菌、光滑念珠菌、近平滑念珠菌、热带念珠菌和克柔念珠菌。SENTRY抗真菌监测计划成立于1997年，在物种分布和抗真菌耐药性方面，监测全球侵袭性念珠菌感染的流行病学。数据包括39个国家（1997—2016年）135个医疗中心采集的20 788株侵袭性念珠菌（37种）的资料。尽管白念珠菌仍然是引起侵袭性念珠菌病的最普遍物种，但在20年的监测期内，白念珠菌引起的总感染率已从57.4%降至46.4%，其发病率从秘鲁的27.8%到挪威的69.8%不等。白念珠菌作为病原学的重要性正在下降，与此同时，近平滑念珠菌和光滑念珠菌感染的数量增加。近平滑念珠菌已在中国、日本、拉丁美洲和非洲、亚洲、欧洲的地中海国家的念珠菌病病因学中排名第一或第二。光滑念珠菌在澳大利亚、加拿大、美国以及中欧和北欧的念珠菌血症中具有重要的病因学作用。医院和病人环境之间念珠菌种类的分布差异很大。与病因变化有关的因素有很多，例如极端年龄（低体重新生儿和老年人）、血液系统恶性肿瘤和其他癌症、化学疗法、中性粒细胞减少、消化道黏膜炎、静脉导管、长期皮质类固醇治疗，甚至还有抗微生物药物，包括抗真菌药物。

在美国，侵袭性念珠菌病原谱的构成比从高到低依次为白念珠菌、光滑念珠菌、近平滑念珠菌、热带念珠菌、克柔念珠菌。虽然白念珠菌仍是最主要的病原体，但光滑念珠菌比例明显上升。一项1997—2003年侵袭性念珠菌病的流行病学数据显示，光滑念珠菌占9.5%～12.0%。2006—

2011年，这一比例增至21.7%～23.3%。类似的，美国抗真菌监测项目数据显示，念珠菌血症中，光滑念珠菌的比例从1992—2001年的18%增加至2001—2007年的25%，氟康唑的耐药率也从9%增至14%。同时，近平滑念珠菌的发病风险也在升高，占所有分离株的15%。在澳大利亚也发现了光滑念珠菌的增加趋势，在所有分离物中的比例从2004—2005年的16.2%增加到2014—2015年27%，上升为念珠菌病病因学的第二位。

在欧洲，葡萄牙和西班牙白念珠菌引起的侵袭性感染≤50%，近平滑念珠菌占所有念珠菌血症的25%～40%，光滑念珠菌占所有血液分离株的11%～15%。在比利时和丹麦，2009年光滑念珠菌分别占血液分离物的27.3%和31.8%。在苏格兰，光滑念珠菌占分离菌的21%。在挪威，光滑念珠菌占分离菌的15%，仅次于白念珠菌，后者占所有念珠菌分离株的69.8%。在冰岛、芬兰和瑞典，白念珠菌的分离株介于56%～67%，光滑的念珠菌的分离株介于16%～20%。在加拿大，白念珠菌占侵略性念珠菌病病人血液分离株的62%，而光滑念珠菌和近平滑念珠菌分别占分离株的17%和9%。

拉丁美洲和非洲的情况有所不同，主要物种是白念珠菌和近平滑念珠菌。Doi等对2007年6月—2010年3月巴西16家医院的监测显示，在137株酵母菌中，白念珠菌占34.3%，近平滑念珠菌占24.1%，热带念珠菌占15.3%，光滑念珠菌占10.2%。与Colombo等之前对11家巴西医院的监测数据相似：白念珠菌（40.9%）、热带念珠菌（20.9%）和近平滑念珠菌（20.5%）。Nucci等在拉丁美洲7个国家/地区21个中心的监测研究中得到类似的数字，白念珠菌（37.6%）、近平滑念珠菌（26.5%）和热带念珠菌（17.6%）是主要致病菌，在不同国家的种类分布差异很大。Pfaller等2008—2009年进行了10个中心的研究，在拉丁美洲，白念珠菌（44%）、近平滑念珠菌（25.6%）和热带念珠菌（17.0%）最常见。在南非，Govender等比较2009年2月—2010年8月期间11家公立和85家私立医院念珠菌的种类分布。白念珠菌（46%）占主导地位，其次是近平滑念珠菌和光滑念珠菌，分别占分离株的25%和23%。但是，这些数据取决于私人医院还是公立医院。在公立医院，白念珠菌（46%）和近平滑念珠菌（35%）最常见；在私立医院中，近平滑念珠菌占53%，其次是白念珠菌（26%）。差异与不同研究中病人的不同基础疾病和危险因素有关。然而，差异也可能与以下事实有关：在私人中心可以使用抗真菌药物，例如棘白菌素，这在南非公立医院很少见。

在亚洲，念珠菌的分布再次发生变化。Tan等在一项包括来自中国（含香港和台湾地区）、印度、新加坡、泰国的25家医院实验室监测研究中，白念珠菌最常见（41.3%），热带念珠菌次之（25.4%），其次是光滑念珠菌（13.9%）和近平滑念珠菌（12.1%）。在25家医院中，光滑念珠菌在3家

医院是继白念珠菌之后最常见的念珠菌，3家在中国（其中1家在台湾）。此外，光滑念珠菌在中国一家医院和新加坡一家医院引起的念珠菌血症高达26%。这些发现与Hii等对中国台湾一家医院的研究结果相似，念珠菌病病人中白念珠菌的比例从2003年的64.8%下降到2012年的43.6%，而光滑念珠菌的比例从1.1%大幅度上升到21.6%，热带念珠菌和近平滑念珠菌的比例略有上升（分别为19.8%～22.0%和2.2%～7.3%）。在印度，热带念珠菌最多，主要发生在血液病房和重症监护病房。Farooqi等在巴基斯坦的一项研究中发现，热带念珠菌是成人和新生儿血液培养中最常见的物种（分别为38%和36%），其次是近平滑念珠菌（17.8%）和光滑念珠菌（15.9%），令人惊讶的是，白念珠菌（12.3%）仅排在第四位。然而，白念珠菌是新生儿中第二常见的物种（21%）。在儿童中，最常见的物种是白念珠菌（31.9%），其次是热带念珠菌（26.4%）和近平滑念珠菌（19.4%）。中国医院侵袭性真菌病监测网一项65所医院5年8829株念珠菌临床分离株数据显示，4种最常见的念珠菌依次为白念珠菌（44.9%）、近平滑念珠菌复合体（20.0%）、热带念珠菌（17.2%）、光滑念珠菌复合体（10.8%）。

3.不同环境下侵袭性念珠菌病的流行病学　在大多数调查中，侵袭性念珠菌病的发病率最高的是男性、极端年龄（婴儿＜1岁，老年人＞65岁）、癌症和糖尿病病人。在那些患有血液系统恶性肿瘤的病人中，化疗以及随之而来的中性粒细胞减少、消化道黏膜炎和皮质类固醇激素治疗是侵袭性念珠菌病增加的危险因素。在其他病人中，念珠菌血症与手术并发症、入住重症监护病房（ICU）、机械通气、胃肠外营养以及使用中心静脉导管有关。有趣的是，在许多美国和欧洲新生儿ICU中念珠菌血症有所减少，这可能与努力减少中心静脉导管相关感染，以及预防性应用氟康唑有关。

（1）重症监护病房（ICU）：念珠菌属是全世界ICU中第三大最常见的感染原因，占ICU所有培养阳性感染病人的17%。在世界许多地方，ICU中念珠菌血症的发病率都有报道，几乎50%的念珠菌病发生在ICU中，这表明念珠菌血症与病人中的严重疾病之间存在复杂的关系。已发现与ICU病人发生侵袭性念珠菌病相关的各种危险因素，包括中心静脉导管、广谱抗生素治疗、多灶念珠菌定植、外科手术、胰腺炎、胃肠外营养、血液透析、机械通气和ICU停留时间延长。一些学者提出了将这些因素综合起来的预测规则或评分来评估侵袭性念珠菌病在ICU中的风险。这些预测和评分系统与高阴性预测值（high negative predictive value，NPV）和低阳性预测值（low positive predictive value，PPV）相关。

白念珠菌在全球范围内仍然是ICU中念珠菌血症中最常见的物种，但非白念珠菌特别是光滑念珠菌的比例却有所增加。我国Guo等一项67所医院ICU的前瞻性调查研究

结果显示，ICU侵袭性念珠菌病的发病率为0.32%，以白念珠菌为主（41.8%），其次为近平滑念珠菌（23.8%）、热带念珠菌（17.6%）和光滑念珠菌（12.3%）。与非ICU病例相比，ICU的特点是更频繁地预先暴露于氟康唑和随后的棘白菌素治疗，近平滑念珠菌感染发生率较低和粗死亡率较高。一些因素已被确定为ICU中与念珠菌血症相关死亡的独立危险因素，包括糖尿病、机械通气、免疫抑制、就诊时发热、APACHE Ⅱ评分高、年龄、使用静脉导管、乳酒念珠菌（C. kefyr）感染、预先暴露于卡泊芬净以及在血培养阳性时缺乏抗真菌治疗。

（2）腹部病变：在复杂的腹部手术后，腹腔内念珠菌病（intra-abdominal candidiasis, IAC）病人常与阴性血液培养相关。IAC可发生于腹腔内脓肿（30%～60%）、继发性腹膜炎（30%～40%）、感染性胰腺坏死（5%～10%）、胆囊炎/胆管炎（5%～10%）或原发性腹膜炎（5%）。多达2/3的病例是细菌和真菌混合感染，念珠菌血症仅发生在5%～15%的病人中。IAC对临床医师而言是一项诊断挑战。有学者提出了各种定义，这些定义依赖于通过直接检查或培养在外科手术中获得的腹腔内样本（即腹水、腹腔脓肿、胆汁或腹部活检），或在过去24小时内插入引流管的，有腹部感染临床症状的病人。非基于培养的方法可能有助于指导这些病人抢先的抗真菌治疗。在高风险的胃肠道穿孔病人中，血清中连续的2次$1,3-\beta-D-$葡聚糖检测阳性显示敏感性为75%，特异性为77%。念珠菌芽管抗体的检测可与$1,3-\beta-D-$葡聚糖检测结合使用，可提高诊断的准确性。但是，由于缺乏可靠的诊断标记，诊断仍然很困难，并且在没有证明生存获益的情况下与经验性抗真菌治疗相关的费用值得关注。腹腔内标本中念珠菌的存在是一个独立的死亡危险因素。事实上，感染性休克发生在20%～40%的病例中，死亡率很高，为25%～60%。多项研究表明，迅速开始适当的抗真菌治疗和早期源头控制（引流或清创受感染的组织和清除异物）是改善预后的关键因素。

（3）血液恶性肿瘤：通过系统地使用抗真菌药物预防，血液恶性肿瘤病人的侵袭性念珠菌病发生率有所下降，目前估计为1%。在美国和欧洲，侵袭性念珠菌病是异基因造血干细胞移植受者和血液恶性肿瘤病人侵袭性真菌感染的第二原因，占25%～30%。血液系统恶性肿瘤病人发生侵袭性念珠菌病的危险因素包括中性粒细胞减少症、皮质类固醇治疗、黏膜炎和中心静脉导管的存在。由于长期接触唑类药物，非白念珠菌，特别是克柔念珠菌和光滑念珠菌的比例较高。其他研究也报道了对唑类敏感的非白念珠菌的发生率更高，例如，热带念珠菌、近平滑念珠菌和乳酒念珠菌。

（4）实体器官移植（SOT）：SOT受者中侵袭性念珠菌病的流行病学数据来自两个大型的前瞻性北美人群，即与移植相关的感染监测网络（TRANSNET）和前瞻性抗真菌治疗（Prospective Antifungal Therapy, PATH）联盟。侵袭性念珠菌病是SOT受者最常见的侵袭性真菌感染，占病例的50%以上，但以侵袭性曲霉病为主的肺移植受者除外。总体而言，移植后1年侵袭性念珠菌病的累积发生率为2%，大多数病例发生在移植后的前100天内。白念珠菌是最常见的物种（46%），其次是光滑念珠菌（24%～37%），其他物种所占比例均<10%。念珠菌血症占44%～53%，腹腔念珠菌病占14%～37%。由近平滑念珠菌或热带念珠菌引起的侵袭性念珠菌病预后最差。

（5）新生儿：念珠菌血症是住院儿童侵袭性真菌感染的主要原因，是普通儿科人群血流感染的第三大原因。在不同的儿科人群中，新生儿和1岁以下的婴儿中念珠菌血症的发生率最高。侵袭性念珠菌病主要影响低出生体重早产儿，体重<1000g的新生儿为3%～10%，体重为>2500g的新生儿<0.3%。最近的报道显示，侵袭性念珠菌病的发病率在过去10年中有所下降。美国疾病控制中心在2009—2015年对美国四个大都市地区进行了基于人群的监测。数据显示，新生儿念珠菌血症的总发病率从2009年的31.5/10万下降到2012年的10.7/10万和2015年的11.8/10万，而婴儿的发病率从2009年的52.1/10万下降到2012年的15.7/10万和2015年的17.5/10万。非婴儿儿童念珠菌血症的发病率从2009年的1.8例/10万下降到2014年的0.8/10万。与这些数据一致，在佐治亚州亚特兰大市进行的基于人群的观察研究中，<1年的病人念珠菌血症的发病率从2008—2009年的60/10万下降至2012—2013年的40/10万。小儿念珠菌血症发生率的下降可能与中心静脉导管的护理有关。

新生儿，特别是早产儿侵袭性念珠菌病的危险因素值得特别关注。Benjamin等在一项涉及1515名极低出生体重婴儿的前瞻性观察队列研究中，量化了预测高危早产儿感染的危险因素。在1515名婴儿中，有137例（9.0%）患有侵袭性念珠菌病，通过以下一种或多种来源的阳性培养证明：血液（96例）、尿液（52例）、脑脊液（9例）或其他无菌体液（10例）。在纳入50名以上婴儿的13个中心，念珠菌的发病率从2%到28%不等。潜在可改变的危险因素包括中心静脉导管、广谱抗生素（如第三代头孢菌素）、静脉脂肪乳剂、气管插管和产前应用抗生素。除早产和低出生体重外，母亲阴道念珠菌病和阴道分娩是念珠菌在婴儿体内定植的危险因素，定植位点的数量与侵袭性念珠菌病独立相关。

新生儿侵袭性念珠菌病可表现为先天性念珠菌病，其在出生前或出生时通过母婴传播而获得，以皮肤损害为主。产后侵袭性念珠菌病可通过中心静脉导管获得，70%～95%的病例伴有念珠菌血症。在新生儿中经常观察到长时间的念珠菌血症，眼、中枢神经系统、肾脏、肝脏和心脏等器官受累的风险较高。5%～10%的病例中可以观察到眼部病变，多达15%的病例有心内膜炎。在新生儿侵袭性念珠菌病中，白念珠菌仍然是最常见的病原菌，而非白念珠菌的比例通常超过50%，其中，近平滑念珠菌是最常见的病原菌（20%～40%），并且随着病人年龄的增长而减少。

新生儿侵袭性念珠菌病的发病率和死亡率很高。据报道，死亡率为10%～30%，明显高于没有侵袭性念珠菌病的病人。在极低出生体重的侵袭性念珠菌病病人中，死亡率可能高达73%。Benjamin等开创性的研究中，137例念珠菌病患儿中有47例（34%）死亡，而1378例无念珠菌病患儿中有197例（14%）死亡，从多种来源（例如，尿液和血液或尿液和脑脊液）分离到念珠菌的婴儿死亡率最高，为16/28（57%）。仅从血液中分离出念珠菌的患儿（28%，19/69）和仅从尿液中分离出念珠菌的患儿（26%，9/34）的死亡率相似。在幸存者中，神经发育障碍和神经系统后遗症（脑瘫、视觉或听觉障碍）的发生率明显高于无侵袭性念珠菌病的早产儿。由近平滑念珠菌引起的侵袭性念珠菌病通常与更好的预后相关。及时拔除中心静脉导管也与更好的预后相关。

4.耐药性　快速适应宿主环境进而逃避宿主免疫识别及免疫防御是致病性病原体必备的能力，病原微生物的适应能力有助于其长期潜伏在宿主体内，引发疾病、抵抗药物。微进化被认为是获得这种适应性能力的机制。微进化（microevolution），也称为物种内进化，是由基因的突变、遗传漂变和基因迁移，以及自然选择等多因素导致的等位基因频率的改变。对白念珠菌的氟康唑耐药机制研究发现，在与人类宿主长期相互作用过程中，白念珠菌产生了适应环境变化的基因变异，基因变异和其表达的差异性表型形成了种内变异，即经历了微进化进程。

大多数念珠菌对常用新型抗真菌药物的体外敏感性很高。Pfaller等对1997—2016年来自全球39个国家20 788株念珠菌药敏实验结果分析显示，全球白念珠菌对氟康唑耐药仍然较低，2006—2016年的平均耐药率为0.3%，白念珠菌对氟康唑的低耐药率与以前的报道一致，从1997—2001年的0.2%到2015—2016年的0.1%，变化很小。光滑念珠菌的耐药率相对较高，为8.1%，热带念珠菌和近平滑念珠菌的耐药率分别为3.2%和3.9%。在过去的十几年中，光滑念珠菌和近平滑念珠菌对氟康唑的耐药率有所增加。光滑念珠菌在北美的耐药率最高（10.6%），其次是亚太地区（6.8%）、欧洲（4.9%）和拉丁美洲（2.6%）。近平滑念珠菌在欧洲（4.6%）和拉丁美洲（4.3%）对氟康唑的耐药率高于北美（3.7%）和亚太地区（0.6%）。热带念珠菌对氟康唑的耐药性在亚太地区最高，为9.2%，在其他3个地区中，氟康唑的耐药性则相对较低（范围为1.1%～2.9%）。氟康唑和伏立康唑的交叉耐药性在耐氟康唑的白念珠菌（35.0%对伏立康唑敏感）和近平滑念珠菌（32.7%对伏立康唑敏感）菌株中普遍存在，而对氟康唑耐药的光滑念珠菌和热带念珠菌对伏立康唑敏感率分别为0和3.6%。相反，伏立康唑对克柔念珠菌（95.0%易感）有效，所有菌株都对氟康唑耐药。

中国念珠菌调查（China-SCAN）对中国67个ICU中244例侵袭性念珠菌感染病人的389株分离株进行了分析。85.9%（134/156）的白念珠菌分离株对氟康唑敏感，热带念珠菌、近平滑念珠菌、光滑念珠菌对氟康唑的耐药率分别为6.0%、19.3%和4.0%，白念珠菌、热带念珠菌、近平滑念珠菌、光滑念珠菌对卡泊芬净及两性霉素B均无耐药。另一项中国11所医院3年共1072株非白念珠菌临床分离株药敏实验结果显示，392株（36.6%）为近平滑念珠菌复合体，热带念珠菌、光滑念珠菌和克柔念珠菌分别占35.4%、24.3%和3.7%。4种常见非白念珠菌对两性霉素B和5-氟胞嘧啶的敏感性均高达99.3%，对唑类药物的敏感率为97.5%，对棘白菌素类药物敏感性高达97.7%～100%。近平滑念珠菌对唑类药物的敏感性为97.5%，然而，11.6%和9.5%的热带念珠菌对氟康唑和伏立康唑不敏感，7.1%的热带念珠菌对这两种药物均耐药。约14.3%的光滑念球菌对氟康唑耐药，11.6%的光滑念珠菌对氟康唑和伏立康唑交叉耐药。克柔念珠菌对伏立康唑、泊沙康唑和伊曲康唑均敏感。2.3%的光滑念珠菌对阿尼芬净不敏感。

五、临床意义

念珠菌感染可分为至少4个不同阶段：定植、浅表感染、深部感染和全身感染。念珠菌是正常皮肤和肠道菌群的共生菌，在30%～70%的健康个体中定植。在定植过程中，念珠菌以共生的形式存在，与黏膜表面的正常微生物菌群保持平衡，而不会对其宿主造成伤害。大多数人无症状地被白念珠菌定植，当微生物平衡受到破坏或宿主免疫系统受损时，可能会发生浅表感染。在某些免疫功能低下的病人（例如HIV病人）中，口腔感染极为普遍。相反，阴道感染通常发生在没有任何明显免疫缺陷迹象的个体中。

念珠菌定植是发生侵袭性念珠菌病的重要前提，在重症监护病房住院1周后，高达80%的重症病人会发生念珠菌属定植，但高定植比例与侵袭性念珠菌病的低发病率（不足10%）形成鲜明对比。临床有数种方法辅助判断定植和感染。念珠菌定植指数（colonization index, CI）和校正定植指数（corrected colonization index, CCI）是指收集痰液（气道分泌物）、尿液、胃液、粪便（直肠拭子）、口咽拭子5个部位标本进行念珠菌定量培养，将培养念珠菌阳性数/培养部位总数（定植指数）≥0.5判定为感染可能，为进一步提高其特异性，将定植指数×重度定植部位数/总定植部位数≥0.4判定为感染可能，即校正定植指数，但其特异性低。Pittet等1994年首次报道CI在念珠菌感染领域的应用。他们对一所拥有1600张床位的大学医疗中心外科和新生儿重症监护病房的病人进行为期6个月的前瞻性队列研究。29例病人符合入选标准，均为念珠菌感染高危人群，11

例（38%）发生严重感染（8例念珠菌血症），其余18例均为严重定植，感染和未感染病人之间ICU入院的原因和合并症均无显著性差异。在念珠菌感染的潜在危险因素中，有3个因素区分了被感染者的感染和定植情况，即既往抗生素治疗的时间长短、APACHEⅡ评分评定的病情严重程度和念珠菌定植的强度。经Logistic回归分析，后两者为预测念珠菌感染的独立因素。念珠菌定植总是发生在感染基因型相同的念珠菌之前。定植指数在念珠菌感染前平均6天达到阈值，定植指数的敏感性、特异性、阳性和阴性预测值分别为100%、69%、66%和100%。系统筛查念珠菌定植强度有助于预测危重病人中同一菌株的后续感染，准确识别念珠菌定植高危病人，为干预策略提供了机会。Lau等评估了2007年6月15日—2012年1月1日期间澳大利亚7家医院6015例非中性粒细胞减少的危重病人的预期队列中的念珠菌定植。病人入住ICU 72小时后，每周从咽喉、会阴和尿液取样2次，直到出院或死亡。共有73例（1%）病人在ICU住院期间发生了侵袭性念珠菌病，其中63例（86%）病人在感染前存在定植。在前两个时间点内有61例（97%）定植阳性。从定植到侵袭性念珠菌病的中位时间为7天（范围为0～35天）。任何部位的定植都可预测侵袭性念珠菌病，尿路定植的感染风险最高，而咽喉和（或）会阴定植的敏感性最高（98%）。≥2个位点的定植和≥1个位点的重度定植是侵袭性念珠菌病的重要独立危险因素，当2个位点定植时，特异性增加至71%～74%，但敏感性降低至48%～58%。不论采用哪种参数，阴性预测值极高（99%～100%），提示监测培养阴性的病人患病概率极小，也不会从早期抗真菌干预中受益。另一种方法根据全肠外营养（total parenteral nutrition，TPN）（1分）、腹部外科手术（1分）、多部位定植（1分）、严重脓毒症（2分），建立的念珠菌评分预测模型，总分≥3分时病人发生侵袭性念珠菌病的风险为6.83，该方法的敏感性为78%、特异性为66%。此外，Paphitou等2005年通过对327例在外科ICU住院时间≥4天的病例的回顾性研究发现，合并糖尿病、血液透析、全胃肠外营养或接受广谱抗生素的病人，侵袭性念珠菌病的发生率为16.6%，而缺乏这些特征的病人的发生率为5.1%。在ICU中停留4天以上的病人中，52%的病人符合这一规则，符合这一规则的78%的病人最终发展为侵袭性念珠菌病。该学者认为，在重症监护病房进行风险分层抗真菌预防是可行的。Ostrosky-Zeichner等2007年对美国和巴西9家医院住院4天以上的2890例病人进行回顾性分析和统计建模，该组侵袭性念珠菌病的总发病率为3%（88例）。广谱抗菌药物使用、中心静脉导管留置，联合以下危险因素任何两项：全胃肠外营养、透析、大手术、胰腺炎、糖皮质激素或其他免疫抑制剂的使用，可作为发生侵袭性念珠菌病的预测指标，敏感性为34%，但特异性为90%，阴性预测值高达97%。Ostrosky-Zeichner等2011年在一项对597例ICU病人的回顾性研究

中进一步完善了他们的规则，包括机械通气至少持续48小时、广谱抗菌药物使用和中心静脉导管留置，加上上述次要危险因素中的任何一项，其敏感性、特异性和阴性预测值分别为50%、83%和97%。Hermsen等对2003年5月—2008年6月期间352例ICU病人（88例感染者和264例对照）进行了一项回顾性匹配病例对照研究，以验证Paphitou和Ostrosky-Zeichner临床预测规则，并制定了新的规则，即NMC规则（nebraska medical center rule）。该规则发现主要危险因素为广谱抗菌药物应用、中心静脉导管留置、腹部大手术、糖皮质激素使用和ICU前住院时间，其敏感性为84.1%、特异性为60.2%，阴性预测值高达99.4%。Playford等对2007年6月—2010年12月期间7所澳大利亚重症监护病房住院时间≥72小时的6685名非中性粒细胞减少病人进行前瞻性队列研究。96例（1.43%）发生获得性侵袭性念珠菌病。通过多因素Logistic回归分析，确定了10个独立的侵袭性念珠菌病危险因素，包括胃肠道或肝胆外科手术、中心静脉导管留置、全胃肠外营养、大剂量皮质类固醇激素应用、应用碳青霉烯或替加环素、第三或第四代头孢菌素、血液制品（输血）、尿培养念珠菌定植、咽喉部念珠菌定植和来自手术室、急诊科或另一家医院的入院病人（可能代表了患有外科或不稳定复杂医学诊断的病人），没有单一的阈值评分可以将病人分为临床上有用的高风险和低风险组。然而，使用2个阈值得分，可确定3个病人队列：高危组（得分≥6，占总队列的4.8%，阳性预测值为11.7%）、低危组（得分≤2，占总队列的43.1%，阳性预测值为0.24%）和中危组（得分3～5，占总队列的52.1%，阳性预测值为1.46%）。低危组发生侵袭性念珠菌病的风险非常低，为0.24%，占总病例数的7.3%，并且不确定能从对侵袭性念珠菌病进行抗真菌预防治疗或诊断测试中获益；高危组具有较高的侵袭性念珠菌病患病风险，为11.7%，占侵袭性念珠菌病病例的39.6%，该组可能会受益于抗真菌治疗。中危组发生侵袭性念珠菌病的风险为1.43%，并占侵袭性念珠菌病病例的最大比例，为53.1%，该组对抗真菌药的需求不确定，可能会受益于其他检测方法的使用。因此，将病人分为高、中、低风险组可能更有效地制订早期抗真菌策略和利用新的诊断测试。以上各种危险因素的评估方法可供临床参考并需进一步验证。

侵袭性念珠菌病包括有或无继发性念珠菌病的念珠菌血症（即从血液培养中分离出念珠菌属菌株）和深部念珠菌病（即在诸如胸膜腔和腹膜腔等无菌部位中存在念珠菌属菌株）。侵袭性念珠菌病的危险因素包括：多部位念珠菌定植、糖尿病、胃十二指肠穿孔、年龄较大、急性坏死性胰腺炎、危重病、广谱抗生素的使用、长期入住ICU、机械通气、腹部大手术、吻合口漏、中性粒细胞减少、黏膜炎、实体瘤、干细胞和实体器官移植、新生儿（早产、低体重、入住ICU）、中心静脉导管、左心室辅助装置、全胃肠外营

养、透析（尤其是血液透析）、皮质类固醇和其他免疫抑制剂的使用和静脉吸毒等。侵袭性感染是由于真菌负荷增加，皮肤和黏膜破裂导致肠道念珠菌移位或进入血流，以及宿主防御系统受损。广谱抗生素的使用改变了竞争性共生细菌的组成，导致念珠菌在黏膜和胃肠道过度生长。外源性念珠菌在皮肤上定植，并在体表和医疗器械上黏附形成生物膜。创伤或化疗引起的黏膜炎可导致侵袭性疾病。抗排斥疗法增加了实体器官移植接受者中曲霉和其他丝状真菌感染的风险，在接受移植的病人中，其他特定的外科手术因素进一步改变了疾病的流行病学。T细胞介导的免疫反应的长期而强烈的损伤可能导致皮肤和黏膜念珠菌病的比例增高。在非手术危重病人中，对器官衰竭的持续和长期支持以及广谱抗生素的选择性压力是侵袭性念珠菌病的关键危险因素。支持器官衰竭需要使用许多装置，例如血管内导管、气管导管、鼻胃管和口胃管及Foley导管，这些导管经常被念珠菌定植。这些情况可能解释了在ICU长期停留后，很大比例的病人存在念珠菌定植，也可以解释在没有严重免疫损伤的情况下导管相关感染的比例增高。另外，有研究表明，25%的念珠菌属尿路感染可发展为全身性念珠菌血症。

念珠菌最初易位后，可引起念珠菌血症、深层感染或局部疾病。侵袭性念珠菌病表现为全身性炎症反应综合征，从轻微发热到感染性休克、多器官功能衰竭，与严重的细菌感染没有区别。播散性念珠菌病是指念珠菌侵入血液循环，在血液中生长繁殖后，进一步播散至2个或2个以上不相邻器官，引起相应器官感染。根据临床表现不同分为急性和慢性播散性念珠菌病。急性播散性念珠菌病呈急性起病，在念珠菌血症急性期可同时出现肝、脾多发脓肿，皮肤或皮下软组织脓肿，或表现为感染性心内膜炎、骨髓炎、眼内炎、肺炎等。临床表现为寒战、高热，血培养持续阳性，全身各脏器、组织可有多发性小脓肿，病情常会迅速恶化，出现神志淡漠、嗜睡，以及多器官功能障碍或衰竭、感染性休克，预后极差。因此，对于念珠菌血症病人需要警惕是否有其他器官的累及。慢性播散性念珠菌病是侵袭性念珠菌病的一种独特表现形式，主要累及肝脏和脾脏，偶可累及肾脏等其他器官，故又称为肝脾念珠菌病（hepatosplenic candidiasis, HSC）。好发于急性白血病或干细胞移植病人粒细胞缺乏恢复期，当病人中性粒细胞缺乏得以恢复，却仍持续发热时应考虑该病的可能。HSC的特征是放射影像学显示肝脏、脾脏和其他器官（肺、肾和皮肤）中存在结节性病变，仅20%的病人检测到念珠菌血症。中性粒细胞恢复期的免疫反应加剧可导致免疫重建炎症综合征，可能在该临床实体的发病机制中发挥重要作用。中性粒细胞减少症病人中HSC的估计发生率为3%~6%，随着唑类预防的广泛使用，HSC的发生率可能降至3%以下。诊断仍然很困难，主要依赖于检测真菌生物标

志物（1,3-β-D-葡聚糖、甘露聚糖和甘露聚糖抗体）以及在疾病晚期发生的典型的CT、MRI或超声的影像学特征，如结节、微脓肿（典型的"牛眼"病灶）、低回声病灶或纤维化和钙化。病灶组织穿刺检查，以及新鲜组织标本真菌培养有助于确诊。组织病理急性期表现为脓肿，病变的中心是坏死物，周围有中性粒细胞浸润，PAS、GMS及HE染色在坏死中心可找到念珠菌芽孢和假菌丝或真菌丝。慢性期表现为肉芽肿，病变逐步被栅栏状的组织细胞代替，围以纤维性包裹，病变中仅有少量念珠菌芽孢和假菌丝或真菌丝而难以发现，所以肝组织病理及培养结果阴性不能排除诊断。

腹腔念珠菌病是最常见侵袭性念珠菌病之一，主要包括腹膜炎和腹腔脓肿。该病临床表现无特异性，常有弥漫性/局灶性腹膜炎的症状或体征，常与细菌混合感染，可伴有全身毒血症症状，病死率为20%~70%。血液、引流液、导管、伤口渗液等培养有助于诊断，但从腹腔分离培养到念珠菌，尚需区分是污染、定植或感染。通常认为以下情况应考虑腹腔念珠菌病：①通过手术或经皮穿刺获取的腹腔渗液或坏死物（放置24小时以内的新鲜合格标本）直接镜检念珠菌阳性；②念珠菌在胆管、内置导管或腹腔内活检组织培养阳性；③第二、第三类型腹膜炎病人血培养阳性。由于早期培养阳性率较低，念珠菌多部位定植和真菌G试验阳性对诊断有一定参考价值。

念珠菌心内膜炎不常见，占所有念珠菌感染的4.2%，包括心脏天然瓣膜、人工瓣膜和心脏电子置入装置感染，病死率和复发率均较高。当念珠菌血症病人经过适当治疗仍持续发热，并且在持续念珠菌血症的情况下出现新的心脏杂音、心力衰竭或栓塞现象时，应予以怀疑。病原菌以白念珠菌和近平滑念珠菌最为常见，临床表现为心脏受累的症状和体征，与其他感染性心内膜炎相似，如发热、贫血、心脏杂音及脾大等表现，但瓣膜赘生物通常较大且脆，栓子易脱落引起栓塞表现，动脉栓塞较细菌性心内膜炎更为常见，预后差。念珠菌性心内膜炎的危险因素有既往手术史、血管内感染、潜在心脏病、人工瓣膜、免疫抑制和静脉注射药物。

念珠菌性眼内炎可以是由眼部手术和眼外伤所致的外源性感染，但更多见于念珠菌通过血液循环进入眼内的内源性感染。通常亚急性起病，发生于念珠菌血症后数天或数周，最初表现为脉络膜炎或脉络膜视网膜炎，然后再突破视网膜进入玻璃体形成眼内炎。初为轻微的眼痛或飞蚊症，如不处理可发生视力减退，甚至视力丧失。故推荐有眼部症状的病人尽快眼科会诊与检查（扩瞳眼底），粒细胞缺乏病人在粒细胞恢复后须重复眼科检查。未明确诊断念珠菌血症，但眼部表现提示眼内念珠菌感染者，需送眼内液标本（房水或玻璃体）涂片及培养证实。念珠菌性眼内炎的发病率变化较大。1994年以前的发病率为28.1%，1994年以后的发病率为1.2%。

念珠菌骨髓炎常以亚急性或慢性方式起病，近70%病人因血行播散所致，其次为直接种植或邻近组织感染。白念珠菌最为常见，混合细菌感染也时有发生，特别是金黄色葡萄球菌感染并不少见。成人椎体尤其是腰椎最易受累，并常累及多部位，故当证实某一部位感染后，应继续寻找是否有其他感染部位。此外，当局部病灶疼痛不能缓解时，尤其是免疫功能低下的病人应高度警惕该病发生的可能，ESR、CRP仅轻度升高，增强MRI有助于尽早发现感染灶，CT引导下细针穿刺活检和培养有助于确诊，血培养阳性率为30%～50%，故对于疑似病人即使体温正常也建议血培养检查。念珠菌关节炎较为少见，通常是播散性念珠菌病的一部分，也可是关节术后植入物相关感染。受累关节局部疼痛、触痛、水肿为其常见临床表现，发热相对少见。当侵袭性念珠菌病尤其是念珠菌血症病人出现关节疼痛或关节术后感染抗细菌治疗无效时，应高度警惕该病可能，建议行关节穿刺术或关节镜检查，关节液培养分离到念珠菌可确诊。

中枢神经系统念珠菌病通常被低估。尸检报告，50%的念珠菌病病人脑实质受累。临床表现常有发热、头痛和不同程度的意识障碍（如谵妄、昏迷等），可有脑膜刺激征、脑积水，脑脊液中细胞数轻度增多，糖含量正常或偏低，蛋白含量明显升高，可发生急性脑膜炎伴微脓肿或慢性脑膜炎伴颅底大量渗出。血脑屏障不成熟的新生儿被认为是这种并发症的高危人群。CARD9缺乏症病人可能会出现大脓肿。确诊有赖于脑组织或脑脊液标本中找到真菌，但脑脊液检查早期不易发现真菌，需多次脑脊液真菌涂片和培养，脑脊液的真菌G试验检测有一定的参考价值。早期诊断和积极治疗可显著降低病死率。对于疑难病人，可酌情留取脑脊液或脑组织送检病原微生物mNGS，以及排除自身免疫性脑炎等非感染性疾病。

六、病原学诊断

侵袭性念珠菌病的病原学诊断方法包括真菌直接镜检（含荧光染色）、真菌培养与鉴定、血清学、分子生物学及组织病理检测。

直接镜检的标本包括无菌体液、痰、尿、粪便、分泌物或脓液及活检组织等。查见卵圆形芽孢或孢子、假菌丝或菌丝往往提示念珠菌，真菌荧光染色可以提高检测阳性率，目前已在临床广泛应用。标本直接镜检阳性对于无菌体液及组织标本具有诊断意义，但确定菌种还需结合培养结果，直接镜检阴性不能完全除外念珠菌病。

由于念珠菌为人体开放腔道（如口腔或胃肠道）的定植菌，因此从痰或粪便标本中分离培养出念珠菌不能作为确诊依据。来源于无菌体液标本如血液、脑脊液、腹水、胸腔积液、关节腔积液等培养阳性，或活检组织标本培养阳性且伴有组织侵袭证据，可作为侵袭性念珠菌病诊断的金

标准。对于非无菌标本，同一部位多次培养阳性或多个部位同时分离到同一种念珠菌，也常提示有侵袭性念珠菌病可能。对所有疑诊侵袭性念珠菌病的病人均应做血液真菌培养，以提高培养阳性率。血培养是诊断念珠菌血症的常用方法，但检测效果有限。首先，培养阳性率较低，灵敏度只有50%，甚至更低。血培养阴性不能排除诊断（尸检确诊的侵袭性念珠菌病病人血培养阳性率为21%～71%）。另外，回报时间较长，血培养中位时间为2～3天，容易延误治疗时机。血培养的优点在于检测范围广，即使在念珠菌浓度低于1 CFU/ml时，如间歇性念珠菌感染以及未进入血液的深部念珠菌感染，仍可有阳性结果回报，而DNA相关的检测可靠浓度通常在5～10 CFU/ml。真菌培养是诊断侵袭性念珠菌病的主要依据，一旦分离到念珠菌，还需行菌种鉴定，推荐进行体外药敏试验，为临床药物选择提供重要参考。培养阳性分离菌株可采用念珠菌显色琼脂、手工或全自动微生物鉴定试剂盒作菌种鉴定，通过对特定DNA片段进行测序是菌种鉴定的金标准，同时还可以发现少见菌及新菌种。基质辅助激光解吸电离飞行时间质谱（MALDI-TOF MS）法通过将待测菌株的蛋白质谱图与数据库中已知真菌的参考谱图比对后可得出鉴定结果，耗时短（3～5分钟）、成本低、高通量、准确性高。该方法还被尝试用于部分耐药菌株的快速测定，但其标准操作程序有待大规模的临床评估。

大多数念珠菌抗原由于血清浓度低和从血流中快速清除而不能用于诊断。目前国内外应用最广泛的是血清真菌特异性细胞壁成分$1,3-\beta-D-$葡聚糖检测，简称真菌G试验。感染早期即可阳性，且阴性预测值较高。该方法主要用于检测空腹血清，也有用于检测支气管肺泡灌洗液、脑脊液标本。其敏感性高，特异性却较低，对治疗效果有很好的提示作用。真菌G试验不是念珠菌病的特异性诊断标志，曲霉、肺孢子菌等真菌感染也可阳性，包括念珠菌或霉菌定植、人血制品、血液透析或血液滤过、某些革兰阳性细菌感染、某些β内酰胺抗生素、纤维素敷料、肠内营养、黏膜炎和胃肠道完整性破坏等均会导致假阳性。在一些经常出现这些因素的人群中，例如早期的肺移植受者，假阳性结果可能特别常见。同样也存在假阴性，尤其是近平滑念珠菌病的假阴性率较高。真菌G试验的特异性随着检测结果数值的升高而升高，动态监测真菌G试验对于疗效判断也有重要意义。建议对高危病人每周2次动态监测以提高其特异性，并结合临床表现及其他微生物学检查结果综合判断。

在侵袭性血流感染时，念珠菌的多种抗原大量释放入血，可刺激机体产生特异性抗体。甘露聚糖常以糖蛋白的形式存在于多种微生物中，是念珠菌细胞壁的主要结构成分，念珠菌感染时会被释放到血液中，作为念珠菌特异性抗原可刺激免疫系统产生IgG和IgM抗体。甘露聚糖抗原、抗

体定量检测是一种特异性的早期诊断手段。近年来也有研究推荐甘露聚糖抗原/抗体联合检测。Dichtl等对120例血培养阳性的念珠菌血症病人和44例念珠菌血培养阴性对照者的血清分别进行甘露聚糖抗原、抗体及G试验检测。甘露聚糖抗原、抗体及G试验检测的特异度分别为100%、93%和93%。甘露聚糖抗原、抗体和抗原/抗体联合检测的敏感性分别为30%、40%和54%，移植病人的总敏感性显著下降到16%、26%和40%。在年龄小于65岁的女性中，甘露聚糖抗原敏感度显著降低，仅为9%。抗原/抗体联合检测对白念珠菌的敏感性为67%，对非白念珠菌的敏感性降低至42%。G试验的敏感度最高，为67%（80/120例），对白念珠菌和非白念珠菌的敏感性分别为64%和69%，差异不显著。血清学标志物对念珠菌病的早期诊断有重要价值。甘露聚糖抗原、抗体及G试验检测均具有较高的特异性。与念珠菌抗原/抗体联合检测相比，G试验更为敏感，尤其表现在非白念珠菌种类和特定宿主因素的设置方面。检测甘露聚糖抗体可以弥补G试验的不足。文献报道，念珠菌感染高危病人在获得血培养阳性结果约6天前，甘露聚糖抗体检测已呈阳性，再次表明此抗体检测在早期诊断侵袭性念珠菌病时间上的优越性。

白念珠菌有酵母相及菌丝相两种形态，其在形态转变早期阶段可以形成芽管，芽管是念珠菌进行组织侵袭和生物膜形成过程中表达的菌丝蛋白，是其由定植菌向致病菌转变的标志，芽管可刺激机体产生抗体。抗白念珠菌芽管抗体（Candida albicans germ tube-specific antibodies，CAGTA）是一种保护性抗体，早期检测有助于侵袭性念珠菌病的诊断。CAGTA可以检测对组织侵袭和生物膜形成过程中表达的菌丝蛋白（Hwp1）的反应。Parra-Sanchez等对179例非中性粒细胞减少的危重症病人进行前瞻性研究，以真菌培养结果作为诊断标准，21例确诊为念珠菌血症，18例确诊为腹腔念珠菌感染，84例为念珠菌定植，56例培养阴性，另有10名健康对照，检测这些病人的CAGTA。在总共39例病人（21例念珠菌血症和18例腹腔念珠菌感染）中，有27例（69.2%）CAGTA检测阳性。念珠菌血症和腹腔内念珠菌病病人的阳性率分别为76.2%（16/21）和61.1%（11/18）。Martin-Mazuelos等发现，念珠菌定植的病人发展为侵袭性念珠菌病时可产生特异性抗体，因此诊断为念珠菌定植的病人很可能存在"隐匿性"念珠菌血症，当以血培养结果作为分组依据时，可能造成抗体检测方法的敏感度低。Martinez-Jimenez等发现，虽然CAGTA检测最初是专门用来检测白念珠菌感染，但也可以用于检测其他种类的念珠菌，如热带念珠菌、光滑念珠菌、近平滑念珠菌、克柔念珠菌、都柏林念珠菌及季也蒙念珠菌等。通过对50例念珠菌病病人（29例为深部念珠菌病，21例为非深部念珠菌病）检测发现，非深部念珠菌病CAGTA检测的阳性率为4.76%（1/21），深部念珠菌病的阳性率为68.96%（20/29）。

因此，在一名念珠菌病病人的样本中，如果CAGTA检测阳性，表明存在深部念珠菌病。

抗体检测也有一定的局限性。当宿主免疫功能缺陷时检测的敏感性可能会降低，而且不能完全区分急性感染还是既往感染。其次，抗体产生也需要一定的时间，在此期间内检测可能会产生假阴性。念珠菌甘露聚糖抗原/抗体检测新近已获得国家食品药品监督管理总局批准用于临床，白念珠菌芽管抗体检测、烯醇酶抗原检测等目前尚未常规用于临床。

念珠菌聚合酶链反应检测具有较高的特异性，可以鉴别念珠菌种类，及时发现耐药基因位点，回报时间快，敏感性略低于1-3-β-D-葡聚糖，其应用价值还有待进一步的研究。目前已在临床开展者主要为病原体宏基因组学检测技术，又称二代测序技术（metagenomic next generation sequence，mNGS），该技术不需要培养可以直接检测临床标本，尤其是对一些病因不明的感染或已使用抗感染药物治疗后，仍有一定检测阳性率，为疑难、少见感染病的病原学诊断提供依据，然其结果解释及诊断价值评估需结合临床谨慎进行。

感染病灶的组织穿刺、活检对于一些疑难病例的诊断非常重要，如肺组织、肝组织、骨组织、脑组织等。标本应分别送病原学检查［新鲜组织标本送临床微生物室，行病原学培养和（或）mNGS］和病理检查（送病理科常规HE染色和PAS、六胺银染色）。若组织病理切片中查见念珠菌芽孢和假菌丝或真菌丝，且有组织侵袭证据即可确诊，若活检组织培养阳性则对病原学诊断及药敏检测意义重大。

七、临床诊断

主要根据宿主高危因素（如抗菌药物的使用、持续粒细胞缺乏、实体器官或干细胞移植、导管置入、全胃肠外营养、腹腔手术、胰腺炎、糖皮质激素、其他免疫抑制剂的使用等）、临床特征（临床症状、体征、充分的抗细菌治疗无效等）和病原学检查（各种体液真菌涂片或培养、血清真菌G试验、组织病理学真菌特征性改变等）结果，进行分层诊断。①拟诊（possible）：同时具有宿主危险因素和临床特征者。②临床诊断（probable）：拟诊基础上兼有微生物学非确诊检查结果阳性。③确诊（proven）：临床诊断基础上无菌体液或组织标本真菌培养为念珠菌和（或）组织病理见侵袭性念珠菌病特征性改变。

八、治疗药物

念珠菌血症的治疗需要综合考虑罹患念珠菌病的部位、感染念珠菌菌种、病人的基础疾病和临床危险因素以及药物的抗真菌作用和药动学特点，选用优化给药方案进行抗真菌治疗。

目前用于治疗念珠菌病的抗真菌药物主要有以下4

类：多烯类、三唑类、棘白菌素类及嘧啶类。皮肤黏膜念珠菌病可局部用药，全身用药适用于局部用药无效，以及发生侵袭性念珠菌病时。侵袭性念珠菌病病人应选择静脉给药，必要时可联合用药，有指征时需进行外科手术治疗，同时还应对病人全身各器官（特别是肾脏和肝脏）功能障碍程度进行评估与监测，及时调整治疗方案。

多烯类代表药物为两性霉素B，现多使用两性霉素B脂质体复合物及两性霉素B胶体分散剂、两性霉素B脂质体，推荐静脉用量0.5～0.75mg/kg，对不敏感的光滑及克柔念珠菌可加量至1mg/kg。两性霉素B最主要不良反应是肾毒性，可造成急性肾损伤及肾小管酸中毒，故不建议用于肾损伤病人。两性霉素B可有效作用于神经系统，用于治疗神经系统的念珠菌感染，可作为念珠菌感染的序贯治疗。对两性霉素B的耐药非常罕见，最常见的原因是*ERG3*基因突变（*ERG3*基因编码C-5甾醇去饱和酶，是一种参与麦角固醇生物合成的酶），该基因突变降低了真菌膜中麦角固醇的浓度。对两性霉素B的耐药性也可能是通过增加过氧化氢酶活性，从而降低氧化损伤敏感性来介导。

三唑类药物主要包括氟康唑、伊曲康唑、伏立康唑、泊沙康唑等，所有三唑类药物对白念珠菌均具高度抗菌活性，而对光滑念珠菌抗菌活性较弱，克柔念珠菌则与唑类药物种类有关。克柔念珠菌对伏立康唑较为敏感，但对氟康唑活性较低，故常用伏立康唑作为克柔念珠菌感染的降阶梯治疗药物。三唑类药物具有肾毒性小、安全、口服吸收完全等方面的优势，对其他真菌感染也有较好的效果。氟康唑既往常用于念珠菌感染的治疗，但是随着其广泛应用，白念珠菌耐药率不断上升，同时也造成非白念珠菌感染风险增加，现已不推荐作为首选抗真菌药物，而建议作为后续序贯治疗。艾沙康唑是近年来新推出的三唑类抗菌药物，对光滑念珠菌、克柔念珠菌、季也蒙念珠菌具有较高的敏感性，对曲霉及毛霉也有很好的抗菌效果，其不良反应发生率也明显降低，但是念珠菌血症的临床效果并不优于伊曲康唑。

棘白菌素类药物是新一代抗念珠菌药物，目前临床研究中主要使用的药物有卡泊芬净、米卡芬净和阿尼芬净等。棘白菌素杀菌机制为抑制葡聚糖合成酶，从而破坏细胞壁，与其他抗菌药物的作用机制不存在重合，因而对三唑类抗真菌药耐药的念珠菌仍有活性。在3种棘白菌素与多烯类进行的比较中，棘白菌素与多烯类疗效相当；肾毒性副作用低，其使用也比多烯方方便得多；在肾功能不全和透析病人中不需调整用量，药物间相互作用少，也是棘白菌素应用中的优势。棘白菌素类对包括光滑念珠菌及克柔念珠菌的念珠菌属均有较好的疗效，耐药率明显低于多烯类及三唑类药物，临床不良反应也相对少见，是念珠菌血症抗感染治疗的首选用药。米卡芬净在侵袭性念珠菌病治疗方面效果是否优于卡泊芬净目前仍存在争议，但是米

卡芬净对光滑念珠菌生物代谢膜抑制作用更强，持续时间更长，并对多种念珠菌均有良好的敏感性，耐药率更低。而且，米卡芬净在泌尿系统累积浓度高，一定血药浓度下（血药峰浓度与最小抑菌浓度的比值＞4），有助于治疗合并泌尿系念珠菌感染的念珠菌血症，与氟康唑等效，可以用于耐氟康唑念珠菌泌尿系统感染治疗。棘白菌素类的应用也应注意耐药菌种的出现，长期使用棘白菌素类药物，以及肠外营养因素，会促进耐药*FKS*基因表达，导致棘白菌素亲和性降低，降低药效。

嘧啶类药物（氟胞嘧啶）对白念珠菌和非白念珠菌（除克柔念珠菌外）均有良好抗菌作用。该类药物体内分布广泛，可有效治疗神经系统及泌尿系统的真菌感染，合并神经及泌尿系统感染病人可考虑联合应用棘白菌素类药物。念珠菌对氟胞嘧啶的耐药性与尿嘧啶磷酸核糖转移酶（Fur1p）的突变相关，该突变会导致5-氟尿嘧啶转化为5-氟尿苷单磷酸。

由于念珠菌菌种及药敏结果各异，治疗药物选择及预后也有所不同，因此菌种的鉴定和药敏试验十分重要，如克柔念珠菌对氟康唑天然耐药，葡萄牙念珠菌对两性霉素B天然耐药，光滑念珠菌对唑类常用抗真菌药物敏感性下降，甚至对棘白菌素类药物耐药也有所报道，耳念珠菌呈多重耐药。此外，每个抗真菌药物都有其独特的理化特性、PK/PD特点，以及不同程度的毒副作用，加之许多真菌感染高危病人常合并其他疾病，需要接受多种药物治疗，因此，关注药物间相互作用也极其重要。同时，应积极治疗可能存在的基础疾病，调节机体免疫功能。

九、治疗与预防策略

目前对念珠菌病的抗真菌治疗原则是综合考虑念珠菌的类型、病人免疫状况和抗真菌药特点予以优化治疗，采取相应的抗真菌分级治疗策略，包括预防治疗（prophylaxis therapy）、经验性治疗（empirical therapy）、诊断驱动治疗（pre-emptive therapy）和目标治疗（targeted therapy）。

1.预防治疗 主要针对血液病中易发生侵袭性真菌病的急性髓系白血病和异基因造血干细胞移植病人。早期研究显示氟康唑具有较好的预防效果，近年临床研究显示，泊沙康唑具有更好的预防疗效，可能与念珠菌对氟康唑的耐药性增加，以及丝状真菌的存在有关。目前首选药物为泊沙康唑口服混悬液，其次有伏立康唑、伊曲康唑、米卡芬净、卡泊芬净等。对于实体器官移植的部分高危病人，也推荐抗真菌药物的预防，但移植器官不同，其预防药物选择也不尽相同。肝移植出现肾衰竭需要血液滤过治疗者、再次肝移植术、暴发性肝衰竭、终末期肝病模型（model for end-stage liver disease, MELD）评分≥30等病人，其继发真菌感染以念珠菌和曲霉为主，药物选择除了考虑其

抗菌活性外,还要考虑其不良反应及药物相互作用,故主要推荐氟康唑用于念珠菌病高危病人的预防,棘白菌素类用于念珠菌和曲霉的高危病人预防。肺移植高危病人曲霉感染最为多见,其次为念珠菌,主要选用伏立康唑或伊曲康唑预防。小肠或胰腺移植的围手术期,以念珠菌感染多见,对于其高危人群多采用足量氟康唑预防。普通心脏、肾移植病人通常不需要抗真菌药物预防。一般入住ICU的病人通常不建议常规抗真菌药物预防,但对于复发性消化道穿孔、腹部大手术吻合口漏等病人可酌情考虑用氟康唑预防。

2.经验性治疗 是指有念珠菌病高危因素病人,已出现感染临床特征而采取的抗真菌治疗。较多见于血液恶性肿瘤高强度化疗或异基因造血干细胞移植病人,因持续发热伴粒细胞缺乏,充分抗细菌药物治疗无效时给予抗真菌治疗,亦称之为发热驱动治疗。此类病人因曲霉感染最常见,其次为念珠菌,药物选择主要针对曲霉,同时也需对念珠菌有效,推荐选用棘白菌素类药物或伏立康唑或两性霉素B脂质体。美国国立综合癌症网(National Comprehensive Cancer Network,NCCN)肿瘤相关感染的临床实践指南中,推荐持续粒细胞缺乏伴发热病人,如果发现口腔念珠菌病,可早期给予氟康唑经验性治疗。经验性治疗也可用于非粒细胞缺乏的高危病人,多见于ICU或实体器官移植病人,以念珠菌常见,但有多项临床研究显示其疗效并不理想,因而欧洲重症与感染学会不建议对这类病人常规推荐经验性治疗。有研究表明,念珠菌所致感染性休克病人,若24小时内未开始治疗,其病死率高达97.6%。因此,发热伴念珠菌病高危因素病人,出现血流动力学不稳定时,应在24小时内及时给予棘白菌素类药物经验性抗真菌治疗。

3.诊断驱动治疗(又称抢先治疗) 是指有念珠菌病高危因素病人出现感染的临床特征,并有病原学非确诊检查阳性结果时给予的抗真菌治疗。诊断驱动治疗的目的在于尽早控制感染、降低病死率,但仍有可能部分病人因不是侵袭性真菌病而导致过度抗真菌治疗,增加药物耐药性和不良反应的发生,增加医疗费用。目前念珠菌非确诊检查主要为真菌G试验,另外,甘露聚糖抗原/抗体检测、mNGS检测等病原学检测方法均已在进一步临床研究中,有望成为新的诊断手段。真菌G试验结合念珠菌评分和定植指数,可显著提高侵袭性念珠菌病诊断效率。

对于有念珠菌高危因素,病情危重病人推荐棘白菌素类药物;病情相对稳定、近期未使用过唑类药物或已知氟康唑敏感菌株,可予以足量氟康唑治疗;如果为耐药菌株,可选用伏立康唑或两性霉素B治疗;抗真菌治疗5天左右应进行初步疗效评估。

4.目标治疗 侵袭性念珠菌病一旦确诊,可根据感染部位、药敏试验结果及经验性或诊断驱动治疗的效果选

用抗真菌药物。推荐首选棘白菌素类药物。美国感染协会2016年更新了念珠菌病诊治指南,推荐棘白菌素作为初始治疗,氟康唑作为备选治疗方案,仅当病人非重症、无氟康唑耐药风险时才考虑应用;在光滑念珠菌感染中,如果选择氟康唑,则需要药敏试验证实氟康唑敏感,同时剂量应加倍。欧洲临床微生物学与感染性疾病学会2012年关于念珠菌病发布的一系列针对非粒细胞缺乏宿主因素的指南中,念珠菌血症也首选棘白菌素治疗,不推荐氟康唑作为一线治疗。对于重症病人,在肝功能可耐受的情况下,应适当增加药物剂量,如对ICU病人,将米卡芬净增为200 mg/d会发挥更好的疗效。相对于氟康唑,近平滑念珠菌对棘白菌素的MIC较高,这使人们对棘白菌素治疗近平滑念珠菌的疗效产生担忧。针对近平滑念珠菌病的临床研究和荟萃分析均表明,初始治疗应用棘白菌素与应用其他药物相比,临床结局无显著性差异。对于先前使用过棘白菌素类药物和感染光滑念珠菌或近平滑念珠菌的病人,应考虑进行棘白菌素类药物敏感性检测,后根据药敏及病人情况调整用药。在某些特定部位的感染中,棘白菌素并非首选推荐,包括中枢神经系统、眼、泌尿系统。这主要是因为棘白菌素在这些部位的浓度不高。在这些情况下,指南推荐两性霉素B及其脂质体或氟康唑进行治疗。

早期的临床研究显示,氟康唑、伏立康唑、棘白菌素类药物对于侵袭性念珠菌病的疗效和两性霉素B相当,但两性霉素B因不良反应而终止治疗者较多。另据国外临床资料显示,米卡芬净、卡泊芬净与两性霉素B脂质体的疗效相当,安全性显著优于后者。因此,病情相对稳定、近期未使用过唑类药物或已知氟康唑敏感菌株,也可以考虑使用足量氟康唑治疗;难治性病例也可应用伏立康唑或两性霉素B。对于近期有使用棘白菌素类药物治疗4周以上病史者,应警惕发生耐药的可能。抗真菌治疗疗程通常需结合病人感染的严重程度、致病菌种类、耐药性及临床疗效等因素综合决定。治疗期间复查血培养以明确是否再次出现念珠菌感染,血培养转阴后继续抗真菌治疗2周。若有其他器官累及,抗真菌疗程也应相应延长。

导管相关念珠菌血症比单纯念珠菌血症更严重,预后更差,长期导管置入会增加生物膜阳性念珠菌感染风险,而生物膜阳性念珠菌致死率更高,还可增强对棘白菌素的耐药性。在发现念珠菌感染48小时内拔除导管是改善预后最重要的决定因素之一,尤其是对于非中性粒细胞减少的病人。而且,及时拔除导管可以有效降低非白念珠菌感染率。用造瘘等方式替代导管的病人,同样可以降低念珠菌感染的风险。19岁以下病人及时拔除导管也可有效改善预后,降低病死率。但是,也有研究指出要明确念珠菌感染与导管相关,非导管相关念珠菌感染拔除导管,反而可能增加病死率。因此,判断是否为导管相关念珠菌血症非常关键,对于导管相关念珠菌血症最常见的光滑念珠菌感

染，拔除导管属于保护性因素，而其他类型念珠菌感染，尚不能确定是否能有效改善临床后果。因此应考虑个体化差异，合理评估病人状态后再拔除导管，但对念珠菌感染来源不能确定的高危病人仍应尽快拔出导管，以降低病死率，改善临床预后。

十、预后

念珠菌血症预后与年龄、急性生理与慢性健康评分、念珠菌的种类、念珠菌感染来源、抗真菌治疗是否及时、病人免疫抑制状态、肾功能不全和不同地域等多种因素有关。入住ICU是念珠菌感染的重要风险因素之一，器官功能衰竭通常是死亡的直接原因，对ICU病人进行合理系统抗真菌及支持治疗有利于降低病死率。不同念珠菌感染之间病死率不同，热带念珠菌病死率明显高于其他念珠菌感染，同种念珠菌感染病人中，肾功能不全病人的预后明显差于其他病人。中性粒细胞恢复情况也是影响预后的重要因素，长期持续中性粒细胞减少的病人病死率明显升高，使用粒细胞刺激因子则可以改善预后。比较不同科室的情况发现，外科念珠菌血症预后优于内科病房。考虑主要有以下两方面因素：内科病人本身有较多的基础疾病，基础状态差，导致预后不良；外科病房医师对真菌感染更重视，能在早期进行抗真菌治疗，降低感染风险，改善预后。

十一、死亡率

念珠菌病与较高的粗死亡率相关，尽管由于混杂因素（例如病人的潜在病情和感染性休克）的存在，难以确定可归因的死亡率。各种研究试图计算念珠菌归因死亡率，并报告了高度可变的比率（5%~70%）。在1989—2006年进行的随机临床试验中，病人的平均死亡率为31%。由于前瞻性试验的总体选择偏倚，死亡率可能偏低。1988年，Wey等病例对照研究报道，念珠菌血症的原始和可归因的院内死亡率分别为57%和38%。来自同一家医院的一项后续研究分析了1997—2001年的病例，发现原始和归因死亡率几乎没有变化，分别为61%和49%。欧洲癌症研究与治疗组织（European Organisation for Research and Treatment of Cancer, EORTC）对1992—1994年在欧洲和中东30个三级医疗癌症中心接受治疗的249例癌症病人的研究显示，其30天的总死亡率为39%。Cornely等对2005—2009年13个EORTC中心的145 030名癌症病人进行前瞻性队列研究。接受治疗的欧洲癌症病人在诊断出念珠菌血症后4周的死亡率几乎没有变化，为36%，念珠菌属之间无显著性差异。Blot等在1992—2000年对ICU人群进行的研究中发现，与对照组相比，念珠菌病病人在ICU期间出现更多的急性呼吸衰竭、机械通气时间更长、在ICU和医院的住院时间更长。ICU病人的死亡率普遍较高（43%），与念珠菌血症病人（48%）的死亡率没有显著性差异。由此得出结论，医院

内念珠菌病不会对ICU病人的预后产生不利影响，ICU病人的死亡率可归因于年龄、基础疾病的严重程度和急性疾病。Lortholary等于2002—2014年在巴黎地区进行的一项念珠菌血症研究中发现，入住ICU和血液系统癌症或实体瘤病人的死亡风险尤其高。在11年的观察期内，ICU病人的粗死亡率显著增加，从18%增加到58%。将普通内科和外科病房病人与同一家医院内，ICU病人进行比较时，ICU的30天死亡率最高（75%），其次是内科病房（63%）和外科病房（39%）。

总体而言，死亡率并未下降。死亡率取决于临床情况，在诊断为念珠菌血症后30天，死亡率为40%~60%。

十二、耳念珠菌

2009年，日本学者Satoh等从一位70岁女性病人外耳道的分泌物中分离出一株新的念珠菌菌种，其26S核糖体DNA（ribosomal DNA, rDNA）D1/D2区域和内转录间隔区（ITS）的序列和希木龙念珠菌的序列相似度分别高达85.7%和87.5%。表型上与希木龙念珠菌不同的是，该菌株在42℃时仍能生长，且在25℃的环境下不能形成假菌丝。作者因其发现部位将其命名为耳念珠菌（C.auris），并指出该临床分离株可能具有致病性，需待临床进一步阐明。同年，韩国学者Kim等报道，自2004—2006年5所医院的15例慢性中耳炎病人耳道分泌物中也分离到了新的念珠菌菌种，当时实验室采用Vitek酵母菌鉴定卡鉴定其为希木龙念珠菌，API 20C生化系统鉴定则提示胶红酵母（Rhodotorula glutinis），但D1/D2区域及ITS测序却提示这是在序列上与希木龙念珠菌极为相似的新的菌种，并且对唑类药物和两性霉素B具有不同程度的耐药。相关的回顾性研究发现，最早于1996年韩国就有耳念珠菌引起的感染性病例。

对已分离的菌株采用系统进化树分析，发现分离于不同地域的耳念珠菌具有明显不同的生物学特性和基因型特点，呈现地理上的显著差异性，根据亲缘属性分为南亚株（印度、巴基斯坦）、南非株、南美株（委内瑞拉）和东亚株（日本）。进化枝（clades）内分离株之间的平均遗传距离小于70个单核苷酸序列（SNP），而进化枝间分离株之间的平均遗传距离相差20 000~120 000 SNP，提示耳念珠菌并非单源扩散，可能存在多个独立起源。有趣的是，除东亚株似乎只感染耳部外，所有其他进化株都与疾病暴发和侵袭性感染有关。2018年，Chow等在一名从未出国旅行过的伊朗病人身上鉴定出第五个遗传上不同的进化支，尽管迄今为止仅鉴定出一个分离株，该株与其他株相差超过20万SNP。

耳念珠菌的起源和进化之谜令人困惑。已提出抗真菌药的广泛使用是耳念珠菌出现的一个促成原因。尽管唑类的应用无疑可以促进这种真菌的耐药性，但这并不能轻易

解释为什么这种微生物突然成为除南极洲外六大洲的人类病原体。哺乳动物对侵袭性真菌病的防御性被认为是由高基础温度（产生热限制区）和先进的宿主防御机制（先天性免疫和适应性免疫）共同导致的。哺乳动物的较高的基础温度和环境温度之间的差异有利于抵抗真菌感染。随着气候变暖，较高的环境温度将导致真菌谱系变得更加耐热，从而使它们可以突破哺乳动物的热限制区。Casadevall等最近提出了一个有趣且有争议的假设，即耳念珠菌的出现可能是由于气候变化所致。该学者假设在被确认为人类病原体之前，耳念珠菌是一种环境真菌。耳念珠菌不能厌氧生长的事实，以及通常在较凉的皮肤部位而不是在肠道中发现的事实，支持了耳念珠菌是一种环境真菌的观点。基于对耳念珠菌的系统发育和耐热性分析，由于全球变暖而导致的环境温度升高可能已使该生物适应禽和哺乳动物的温度并在其中生存，通过鸟类传播到农村地区，这是其出现的潜在机制。但是，仅用全球变暖很难解释不同地理区域的耳念珠菌菌株的自发出现，每个菌株彼此之间相隔数千年的进化距离。因此，耳念珠菌的起源和进化可能涉及许多其他因素，值得进一步研究。

耳念珠菌引起的侵袭性感染最早报道于2011年，韩国学者Lee等在对念珠菌血症进行回顾性研究时发现并首次报道了3例由耳念珠菌引起的真菌血症，病原鉴定均经D1/D2区域及ITS测序明确。3例病人均有免疫力低下的基础疾病，均有中心静脉置管（CVC），并在病程中出现持续的血培养阳性，第1例病人（1996年）拔除CVC后血培养转阴，第2例病人（2009年）导管尖端培养耳念珠菌阳性，第3例病人（2009年）拔除CVC后血培养仍持续阳性。最初，在SENTRY研究中很少分离到耳念珠菌，Pfaller等对2006—2016年来自39个国家135个医疗中心的20 788株念珠菌（37种）进行分析，共记录了6株分离株，分别于2009年、2013年、2014年、2015年检测到1株，2016年检测到2株，所有病例均来自医院血流感染，均为耐药菌株。与SENTRY数据相反，印度学者Chakrabarti等的一项研究显示，2011年4月—2012年9月，在27个ICU中有1400例念珠菌血症病人。从27个ICU中的19个分离出的耳念珠菌，占70.3%。耳念珠菌占念珠菌总数的5.7%（52/918），在公立医院和私立医院ICU中的比例分别为8.2%和3.9%，多药耐药耳念珠菌共4株，占所有多药耐药菌株的23.5%（4/17）。Khan等对科威特6家医院的一项研究中发现，自2014年5月首次发现耳念珠菌感染以来，共有17例侵袭性耳念珠菌感染病例，13例为念珠菌血症和4例为侵袭性感染，耳念珠菌的发病率从2014年的0.5%增加到2017年的3.4%。所有菌株均对氟康唑耐药。此外，5株和4株分别对伏立康唑和两性霉素B耐药。在进行了抗真菌治疗的15例病人中有9例死亡。2012—2017年，欧洲地区仅英国、西班牙就分别报道221例和388例耳念珠菌感染病例。基于耳念珠菌全球流行的形势，美

国疾病控制与预防中心对美国医疗机构内类似病例也进行了追踪统计，截至2019年6月，在12个州已确诊725例耳念珠菌感染病例，另有30例临床诊断病例。此外，还在10个州发现了1474例耳念珠菌定植的病人，这些州以前也有确诊病例。来自美国的分离株已显示与南美或南亚进化株有关。截至2019年6月，全球除南极洲以外的所有大洲都有记录，已有33个国家及地区发现并报道了耳念珠菌感染病例。除了散发病例外，在印度、欧洲和美国的重症监护病房病人中均有暴发流行的情况，有些持续了长达16个月，因此引起了全球的重视。

虽然当前耳念珠菌无临床折点，但若以氟康唑最小抑菌浓度（MIC）≥32μg/ml、伏立康唑MIC≥2μg/ml、两性霉素B MIC≥2μg/ml作为判读标准，Lockhart等一项针对2012—2015年巴基斯坦、印度、南非和委内瑞拉的54株耳念珠菌的研究表明，61%的病人有血流感染，59%的病人死亡。对氟康唑耐药菌株高达93%，对两性霉素B和棘白菌素的耐药比例也分别高达35%和7%；41%对两类抗真菌药物耐药，4%对3类抗真菌药物耐药。对两性霉素B耐药在临床十分少见，使得耳念珠菌更受重视。在英国、印度等多个国家和地区，也发现了高度耐药的耳念珠菌以及耳念珠菌引起院内感染暴发的案例。Chowdhary等对印度的350株耳念珠菌进行了一项研究，90%的分离株对氟康唑（≥64 mg/L）耐药，2%和8%对棘白菌素（≥8 mg/L）和两性霉素B（≥2 mg/L）耐药。总的来说，分别有25%和13%的分离株多药耐药和对多种唑类耐药。最常见的耐药组合为唑类和5-氟胞嘧啶，占14%；其次为唑类和两性霉素B，占7%；唑类和棘白菌素类耐药占2%。在美国，Forsberg等研究报道，90%的耳念珠菌对氟康唑耐药，30%对两性霉素B耐药，5%对棘白菌素耐药。强耐药性和高致死率已经使耳念珠菌变成了大众闻之色变的"超级病原（superbug）"。

针对耳念珠菌的耐药机制，Chowdhary等研究发现，在氟康唑耐药的耳念珠菌菌株中，*ERG11*基因所编码的氨基酸置换Y132F和K143R发生率远高于敏感菌株。另外，由于*ERG11*编码的羊毛甾醇14α-去甲基化酶（ERG11p）是唑类药物作用的主要靶位，故*ERG11*的表达上调也可导致需更高浓度药物与其结合从而引起耐药。*FKS1*基因参与编码1,3-β-D-葡聚糖合成酶，这也是棘白菌素发挥作用的靶点，该项研究还发现*FKS1*的热点区I一个新的基因突变S639F可能导致耳念珠菌对棘白菌素药物的亲和力降低从而引起耐药。由于各地报道的耳念珠菌耐药发生率存在差异，故美国疾病控制与预防中心网站建议所有耳念珠菌分离株均应进行药敏试验，目前尚未建立针对耳念珠菌的药敏折点，数值主要参照其他念珠菌菌种以及专家建议。

我国的病例最早源自3篇研究性文章，并无集中暴发的证据，同时在医疗机构环境中均未筛查到耳念珠菌。2018年，我国学者Wang等报道了国内首例耳念珠菌感染病

例，该菌株分离于1例肾病综合征女性病人支气管肺泡灌洗液。分子进化分析显示该菌与印度及巴基斯坦分离株亲缘关系较近。ITS序列与现有数据库中耳念珠菌的序列具有99.9%的相似度。与国外报道的大部分菌株不同，中国首例耳念珠菌分离株对包括氟康唑、伊曲康唑、泊沙康唑、伏立康唑在内的唑类药物、两性霉素B、5-氟胞嘧啶和包括阿尼芬净、卡泊芬净、米卡芬净在内的棘白菌素类抗真菌药物均敏感，且硫酸铜对该菌株具有很强的生长抑制效果。同年，Tian等通过对沈阳地区2011年1月—2017年10月鉴定为希木龙念珠菌、无名念珠菌（C.famata）的临床菌株进行了回顾性研究，重新鉴定并确认了其中的15株为耳念珠菌，通过18S rDNA内转录间隔区与26S rDNA核糖体大亚基D1/D2序列的分子系统进化分析发现，所有分离的15株耳念珠菌分离株与南非株同源性一致，而与以色列株、印度株、日本株及韩国株的同源性较差。沈阳在地理位置上毗邻日本和韩国，但分离株的测序结果可能提示南非菌株具有更高的全球传播潜力。腹泻、胃肠减压、感染、其他念珠菌（尤其是白念珠菌）定植和四环素类抗生素应用都是耳念珠菌感染或定植的危险因素，腹泻和四环素类抗生素是独立的危险因素。中国首例耐氟康唑（MIC>64μg/ml）的耳念珠菌分离自有40年下肢截瘫和长期卧床并伴有严重的肺炎、呼吸衰竭和糖尿病并发症的70岁老年男性住院病人的尿液。Chen等对2018年分离于北京某医院新生儿重症监护室血流感染患儿中2株首次鉴定为希木龙念珠菌的菌株进行了再鉴定和基因同源性分析，并最终确认这2株为耐氟康唑的耳念珠菌，同源性上与沈阳分离株完全一致，进化树上与南非株相似，均为氟康唑单药耐药菌株。上述18例耳念珠菌仅对氟康唑耐药，未发现对包括两性霉素B在内的其他抗菌药物耐药。因此，称中国的耳念珠菌为"超级病原"甚至"超级真菌"并不适宜。

耳念珠菌所引发的高死亡率和高流行率与菌株的毒力关系密切。体外研究发现，耳念珠菌的毒力因子主要包括菌丝形成、黏附、生物膜的形成以及磷脂酶、蛋白水解酶等的作用。早期研究显示耳念珠菌并不能形成芽管、假菌丝或菌丝，然而，在高盐环境和生物膜形成过程中，似乎会产生假菌丝样形态。近期研究发现，通过哺乳动物宿主可能触发耳念珠菌典型酵母和丝状表型之间的遗传转换，在丝状表型中形成菌丝。另有研究表明，Hsp90是耳念珠菌形态改变的关键调节因子。尽管耳念珠菌菌基因组中的黏附素数量减少，但它似乎有惊人的能力持续在医疗环境和人类宿主中定植，使其很容易在病人之间传播。细胞外水解酶的产生已被认为是重要的毒力因子，有助于念珠菌的致病性。蛋白酶是迄今为止最常见的与毒力相关的酶。此外，溶血素、脂肪酶和磷脂酶似乎也起着至关重要的作用。基因组分析显示，耳念珠菌具有许多与毒力和抗真菌敏感性降低相关的基因，包括编码分泌性天冬氨酸蛋白酶、脂肪

酶、磷脂酶、溶血素和药物外排泵的基因。尽管如此，许多基因仍然没有特异性，需要进一步的研究来了解导致该病原菌高致病性和抗真菌性的分子机制。多项研究表明，与其他致病性念珠菌相比，白念珠菌具有最强的生物膜形成能力。耳念珠菌生物膜形成能力介于白念珠菌和光滑念珠菌之间。耳念珠菌的生物膜主要由发芽的酵母组成，偶有假菌丝嵌入有限数量的细胞外基质中。白念珠菌的生物膜是由紧密堆积的菌丝和嵌入细胞外基质中的酵母细胞形成的，而光滑念珠菌仅与酵母细胞形成了一层薄的生物膜，缺少细胞外基质。耳念珠菌毒力分析的一个重要限制似乎是菌株之间，尤其是不同进化支的菌株之间的高变异性。例如，已证明裂解酶的分泌是菌株特异性的。更有趣的是，抗真菌药物的敏感性似乎也是高度异质性的，因为已经分离出多药耐药菌株和完全敏感菌株。动物研究表明，耳念珠菌具有极强的毒力，能够比其他非白念珠菌物种（如紧密相关的希木龙念珠菌或其他潜在的多药耐药的光滑念珠菌）更能诱导全身感染和致死。尽管菌株是特异性的，但耳念珠菌的致病性与白念珠菌相近，这一观察结果可以部分解释耳念珠菌能够逃避人类先天免疫应答。相反，白念珠菌很容易被先天免疫系统杀灭。总之，耳念珠菌表达了许多其他念珠菌物种中具有重要的毒力特征，以及看似独特的特征，例如逃避先天免疫系统和持续定植人类宿主皮肤的能力，再结合对多种抗真菌药物产生耐药性的倾向，很可能促成其作为一种医院病原体出现。

与其他念珠菌相似，耳念珠菌也可导致定植和侵袭性感染两种临床形式。目前已经在包括鼻孔、腹股沟、腋窝和直肠在内的多个身体部位检测到耳念珠菌的定植。部分病人初始筛查阳性，随后给予了干预措施如棘白菌素治疗且复查阴性，但3个月或更长时间后却再次出现筛查阳性的情况发生。这些不确定性提示对于定植病人需要长期随访、多次筛查监测，并在治疗期间或再入院时做好必要的隔离。定植的风险因素主要是与携带耳念珠菌的病人或环境接触，有时短至4小时的接触时间即可导致定植的发生。侵袭性感染则表现为多种形式，其中念珠菌血流感染最为常见，高危因素包括广谱抗生素的使用、抗真菌药物的暴露、中心静脉导管留置、导尿管留置、高APACHEⅡ评分、心血管手术、合并其他严重基础疾病及长期入住ICU等情况。免疫正常人群发病极为少见。

在不同地区，耳念珠菌感染的病死率报道差别较大，从32%到66%不等。在美国、印度等地区，侵袭性感染病死率高达50%以上。委内瑞拉及哥伦比亚报道则显示耳念珠菌血症病人30天生存率分别为72%和65%。值得注意的是，耳念珠菌感染与其他常见侵袭性真菌感染相比，死亡率并无明显升高。此外，合并多种基础疾病的重症人群死亡率本身就相对较高，在这种情况下，耳念珠菌感染本身导致的归因死亡具体占了多大权重尚有待商榷。英国一项

回顾性研究显示，22例耳念珠菌感染并接受抗真菌治疗的病人中，没有1例病人因耳念珠菌感染而直接导致死亡。Eyre等对2015年2月2日—2017年8月31日，英国牛津大学医院的神经科重症监护病房70例耳念珠菌侵袭性感染（7例）和定植（63例）病人的研究显示，66例（94%）在确诊前已入住神经科重症监护病房。该暴发与可重复使用的腋窝温度计有关，表明这种新出现的病原体可以在环境中持续存在并在医疗环境中传播。所有病人无一例因感染耳念珠菌死亡。

迄今为止，我国耳念珠菌感染仍为临床偶发案例，且耐药性低，尚未发现异常致病性。需要警惕的是，高度泛耐药病原真菌在我国确实存在。中国侵袭性真菌耐药监测网2009—2014年的监测数据显示，我国共发现31例与耳念珠菌亲缘关系相近的希木龙念珠菌，发生率约为0.3%；65%的希木龙念珠菌对4种唑类药物（氟康唑、伏立康唑、伊曲康唑、泊沙康唑）全耐药，超过50%和25%的菌株分别对两性霉素B和5-氟胞嘧啶耐药，耐药性远远超过耳念珠菌。

参 考 文 献

Banerjee M, Lazzell AL, Romo JA, et al. Filamentation Is Associated with Reduced Pathogenicity of Multiple Non-albicans Candida Species. mSphere, 2019, 4（5）: pii: e00656-19.

Bassetti M, Righi E, Costa A, et al. Epidemiological trends in nosocomial candidemia in intensive care. BMC Infect Dis, 2006, 6: 21.

Benjamin DK, Stoll BJ, Gantz MG, et al. Neonatal candidiasis: epidemiology, risk factors, and clinical judgment. Pediatrics, 2010, 126（4）: e865-e873.

Blot SI, Vandewoude KH, Hoste EA, et al. Effects of nosocomial candidemia on outcomes of critically ill patients. Am J Med, 2002, 113（6）: 480-485.

Carlisle PL, Banerjee M, Lazzell A, et al. Expression levels of a filament-specific transcriptional regulator are sufficient to determine Candida albicans morphology and virulence. Proc Natl Acad Sci USA, 2009, 106: 599-604.

Casadevall A, Kontoyiannis DP, Robert V, et al. On the Emergence of Candida auris: Climate Change, Azoles, Swamps, and Birds. mBio, 2019, 10（4）. pii: e01397-19.

Chakrabarti A, Sood P, Rudramurthy SM, et al. Incidence, characteristics and outcome of ICU-acquired candidemia in India. Intensive Care Med, 2015, 41（2）: 285-295.

Chapman B, Slavin M, Marriott D, et al. Changing epidemiology of candidaemia in Australia. J Antimicrob Chemother, 2017, 72（4）: 1103-1108.

Chen Y, Zhao J, Han L, et al. Emergency of fungemia cases caused by fluconazole-resistant Candida auris in Beijing, China. J Infect, 2018, 77（6）: 561-571.

Chow NA, de Groot T, Badali H, et al. Potential Fifth Clade of Candida auris, Iran, 2018. Emerg Infect Dis, 2019, 25（9）: 1780-1781.

Chowdhary A, Prakash A, Sharma C, et al. A multicentre study of antifungal susceptibility patterns among 350 Candida auris isolates（2009-17）in India: role of the ERG11 and FKS1 genes in azole and echinocandin resistance. J Antimicrob Chemother, 2018, 73（4）: 891-899.

Cleveland AA, Harrison LH, Farley MM, et al. Declining incidence of candidemia and the shifting epidemiology of Candida resistance in two US metropolitan areas, 2008-2013: results from population-based surveillance. PLoS One, 2015, 10: e0120452.

Cleveland AA, Farley MM, Harrison LH, et al. Changes in incidence and antifungal drug resistance in candidemia: results from population-based laboratory surveillance in Atlanta and Baltimore, 2008-2011. Clin Infect Dis, 2012, 55（10）: 1352-1361.

Colombo AL, Nucci M, Park BJ, et al. Epidemiology of candidemia in Brazil: a nationwide sentinel surveillance of candidemia in eleven medical centers. J Clin Microbiol, 2006, 44（8）: 2816-2823.

Cornely OA, Gachot B, Akan H, et al. Epidemiology and outcome of fungemia in a cancer cohort of the Infectious Diseases Group（IDG）of the European Organization for Research and Treatment of Cancer（EORTC 65031）. Clin Infect Dis, 201, 61（3）: 324-331.

Dermawan JKT Ghosh S Keating MK, et al. Candida pneumonia with severe clinical course, recovery with antifungal therapy and unusual pathologic findings: A case report. Medicine（Baltimore）, 2018, 97（2）: e9650.

Dichtl K, Seybold U, Wagener J. Serological biomarkers of candidemia: a retrospective evaluation of three assays. Infection, 2019, 47（2）: 217-224.

Doi AM, Pignatari AC, Edmond MB, et al. Epidemiology and microbiologic characterization of nosocomial candidemia from a Brazilian National Surveillance Program. PLoS One, 2016, 11（1）: e0146909.

el-Ebiary M, Torres A, Fàbregas N, et al. Significance of the isolation of Candida species from respiratorysamplesin critically ill, non-neutropenic patients. An immediate postmortem histologic study. Am J Respir Crit Care Med, 1997, 156（2 Pt 1）: 583-590.

Eyre DW, Sheppard AE, Madder H, et al. A Candida auris Outbreak and Its Control in an Intensive Care Setting. N Engl J Med, 2018, 379（14）: 1322-1331.

Farooqi JQ, Jabeen K, Saeed N, et al. Invasive candidiasis in Pakistan: clinical characteristics, species distribution and antifungal susceptibility. J Med Microbiol, 62: 259-268.

Forsberg K, Woodworth K, Walters M, et al. Candida auris: the recent emergence of a multidrug-resistant fungal pathogen. Med Mycol, 2019, 57（1）：1-12.

Fortún J, Meije Y, Buitrago MJ, et al. Clinical validation of a multiplex real-time PCR assay for detection of invasive candidiasis in intensive care unit patients. J Antimicrob Chemother, 2014, 69（11）：3134-3141.

Govender NP, Patel J, Magobo RE, et al. Emergence of azole-resistant Candida parapsilosis causing bloodstream infection：results from laboratory-based sentinel surveillance in South Africa. J Antimicrob Chemother, 2016, 71（7）：1994-2004.

Gudlaugsson O, Gillespie S, Lee K, et al. Attributable mortality of nosocomial candidemia, revisited. Clin Infect Dis, 2003, 37：1172-1177.

Guo F, Yang Y, Kang Y, et al. Invasive candidiasis in intensive care units in China：a multicentre prospective observational study. J Antimicrob Chemother, 2013, 68（7）：1660-1668.

Haron E, Vartivarian S, Anaissie E, et al. Primary Candida pneumonia. Experience at a large cancer center and review of the literature. Medicine（Baltimore）, 1993, 72（3）：137-142.

Hermsen ED, Zapapas MK, Maiefski M, et al. Validation and comparison of clinical prediction rules for invasive candidiasis in intensive care unit patients：a matched case-control study. Crit Care, 2011, 15（4）：R198.

Hesstvedt L, Gaustad P, Andersen CT, et al. Twenty-two years of candidaemia surveillance：results from a Norwegian national study. Clin Microbiol Infect, 2015, 21：938-945.

Hii IM, Chang HL, Lin LC, et al. Changing epidemiology of candidemia in a medical center in middle Taiwan. J Microbiol Immunol Infect, 2015, 48（3）：306-315.

Hoffmann-Santos HD, Paula CR, Yamamoto AC, et al. Six-year trend analysis of nosocomial candidemia and risk factors in two intensive care hospitals in Mato Grosso, midwest region of Brazil. Mycopathologia, 2013, 176（5-6）：409-415.

Khan Z, Ahmad S, BenwanK, et al. Invasive Candida auris infections in Kuwait hospitals：epidemiology, antifungal treatment and outcome. Infection, 2018, 46（6）：641-650.

Kim MN, Shin JH, Sung H, et al. Candida haemulonii and closely related species at 5 university hospitals in Korea：identification, antifungal susceptibility, and clinical features. Clin Infect Dis, 2009, 48（6）：e57-e61.

Kontoyiannis DP, Reddy BT, Torres HA, et al. Pulmonary candidi-asis in patients with cancer：an autopsy study. Clin Infect Dis, 2002, 34（3）：400-403.

Kreusch A, Karstaedt AS. Candidemia among adults in Soweto, South Africa, 1990-2007. Int J Infect Dis, 2013, 17：e621-623.

Kurtzman CP, Suzuki M. Phylogenetic analysis of ascomycete yeasts that form coenzyme Q-9 and the proposal of the new genera Babjeviella, Meyerozyma, Millerozyma, Priceomyces and Scheffersomyces. Mycoscience, 2010,

51（1）：2-14.

Lau AF, Kabir M, Chen SC, et al. Candida colonization as a risk marker for invasive candidiasis in mixed medical-surgical intensive care units：development and evaluation of a simple, standard protocol. J Clin Microbiol, 2015, 53（4）：1324-1330.

Lee WG, Shin JH, Uh Y, et al. First three reported cases of nosocomial fungemia caused by Candida auris. J Clin Microbiol, 2011, 49（9）：3139-3142.

Liu W, Tan J, Sun J, et al. Invasive candidiasis in intensive care units in China：in vitro antifungal susceptibility in the China-SCAN study. J Antimicrob Chemother, 2014, 69（1）：162-167.

Lockhart SR, Etienne KA, Vallabhaneni S, et al. Simultaneous Emergence of Multidrug-Resistant Candida auris on 3 Continents Confirmed by Whole-Genome Sequencing and Epidemiological Analyses. Clin Infect Dis, 2017, 64（2）：134-140.

Lortholary O, Renaudat C, Sitbon K, et al. The risk and clinical outcome of candidemia depending on underlying malignancy. Intensive Care Med, 2017, 43（5）：652-662.

Marchetti O, Bille J, Fluckiger U, et al. Epidemiology of candidemia in Swiss tertiary care hospitals：secular trends, 1991-2000. Clin Infect Dis, 2004, 38（3）：311-320.

Martin-Mazuelos E, Loza A, Castro C, et al. β-D-Glucan and Candida albicans germ tube antibody in ICU patients with invasive candidiasis. Intensive Care Med, 2015, 41（8）：1424-1432.

Martinez-Jimenez MC, Munoz P, Guinea J, et al. Potential role of Candida albicans germ tube antibody in the diagnosis of deep-seated candidemia. Med Mycol, 2014, 52（3）：270-275.

Meersseman W, Lagrou K, Spriet I, et al. Significance of the isolation of Candida species from airway samples in critically ill patients：a prospective, autopsy study. Intensive Care Med, 2009, 35（9）, 1526-1531.

Motta AL, Almeida GM, Almeida Júnior JN, et al. Candidemia epidemiology and susceptibility profile in the largest Brazilian teaching hospital complex. Braz J Infect Dis, 2010, 14（5）：441-448.

Nguyen MH, Wissel MC, Shields RK, et al. Performance of Candida real-time polymerase chain reaction, β-D-glucan assay, and blood cultures in the diagnosis of invasive candidiasis. Clin Infect Dis, 2012, 54：1240-1248.

Nucci M, Queiroz-Telles F, Alvarado-Matute T, et al. Epidemiology of candidemia in Latin America：a laboratory-based survey. PLoS One, 2013, 8（3）：e59373.

Ostrosky-Zeichner L, Pappas PG, Shoham S, et al. Improvement of a clinical prediction rule for clinical trials on prophylaxis for invasive candidiasis in the intensive care unit. Mycoses, 2011, 54：46-51.

Ostrosky-Zeichner L, Sable C, Sobel J, et al. Multicenter retrospective development and validation of a clinical prediction rule for nosocomial invasive candidiasis in the intensive care setting. Eur J Clin Microbiol Infect Dis, 2007, 26 (4): 271-276.

Paphitou NI, Ostrosky-Zeichner L, Rex JH. Rules for identifying patients at increased risk for candidal infections in the surgical intensive care unit: approach to developing practical criteria for systematic use in antifungal prophylaxis trials. Med Mycol, 2005, 43 (3): 235-243.

Paredes K, Sutton DA, Cano J, et al. Molecular identification and antifungal susceptibility testing of clinical isolates of the Candida rugosa species complex and proposal of the new species Candida neorugosa. J Clin Microbiol, 2012, 50 (7): 2397-2403.

Parra-Sanchez M, Zakariya-Yousef BI, Castro MC, et al. Candida albicans Germ-Tube Antibody: Evaluation of a New Automatic Assay for Diagnosing Invasive Candidiasis in ICU Patients. Mycopathologia, 2017, 182 (7-8): 645-652.

Pfaller MA, Diekema DJ, Turnidge JD, et al. Twenty Years of the SENTRY Antifungal Surveillance Program: Results for Candida Species From 1997-2016. Open Forum Infect Dis, 2019, 6 (Suppl 1): S79-S94.

Pfaller MA, Moet GJ, Messer SA, et al. Geographic variations in species distribution and echinocandin and azole antifungal resistance rates among Candida bloodstream infection isolates: report from the SENTRY Antimicrobial Surveillance Program (2008 to 2009). J Clin Microbiol, 2011, 49 (1): 396-399.

Pittet D, Monod M, Suter PM, et al. Candida colonization and subsequent infections in critically ill surgical patients. Ann Surg, 1994, 220 (6): 751-758.

Playford EG, Lipman J, Jones M, et al. Problematic dichotomization of risk for intensive care unit (ICU) - acquired invasive candidiasis: results using a risk-predictive model to categorize 3 levels of risk from a multicenter prospective cohort of Australian ICU patients. Clin Infect Dis, 2016, 63 (11): 1463-1469.

Santolaya ME, Alvarado T, Queiroz-Telles F, et al. Active surveillance of candidemia in children from Latin America: a key requirement for improving disease outcome. Pediatr Infect Dis J, 2014, 33 (2): e40-44.

Satoh K, Makimura K, Hasumi Y, et al. Candida auris sp. nov. , a novel ascomycetous yeast isolated from the external ear canal of an inpatient in a Japanese hospital. Microbiol Immunol, 2009, 53 (1): 41-44.

Saville SP, Lazzell AL, Monteagudo C, et al. Engineered control of cell morphology in vivo reveals distinct roles for yeast and filamentous forms of Candida albicans during infection. Eukaryot. Cell, 2003, 2 (5): 1053-1060.

Schmid J, Tortorano AM, Jones G, et al. Increased mortality in young candidemia patients associated with presence of a Candida albicans general-purpose genotyp. J Clin Microbiol, 2011, 49 (9): 3250-3256.

Schnabel RM, Linssen CF, Guion N, et al. Candida pneumonia in intensive care unit? Open Forum Infect Dis, 2014, 1 (1): 132-140.

Seifert H, Aurbach U, Stefanik D, et al. In vitro activities of isavuconazole and other antifungal agents against Candida bloodstream isolates. Antimicrob Agents Chemother, 2007, 51 (5): 1818-1821.

Stamatiades GA, Ioannou P, Petrikkos G, et al. Fungal infections in patients with inflammatory bowel disease: A systematic review. Mycoses, 2018, 61 (6): 366-376.

Su KC, Chou KT, Hsiao YH, et al. Measuring (1,3) -β-D-glucan in tracheal aspirate, bronchoalveolar lavage fluid, and serum for detection of suspected Candida pneumonia in immunocompromised and critically ill patients: a prospective observational study. BMC Infect Dis, 2017, 17 (1): 252.

Tan BH, Chakrabarti A, Li RY, et al. Incidence and species distribution of candidaemia in Asia: a laboratory-based surveillance study. Clin Microbiol Infect, 2015, 21 (10): 946-953.

Theiss S, Ishdorj G, Brenot A, et al. Inactivation of the phospholipase B gene PLB5 in wild-type Candida albicans reduces cell-associated phospholipase A2 activity and attenuates virulence. Int J Med Microbiol, 2006, 296 (6): 405-420.

Tian S, Rong C, Nian H, et al. First cases and risk factors of super yeast Candida auris infection or colonization from Shenyang, China. Emerg Microbes Infect, 2018, 7 (1): 128.

Tortorano AM, Peman J, Bernhardt H, et al. Epidemiology of candidaemia in Europe: results of 28-month European Confederation of Medical Mycology (ECMM) hospital-based surveillance study. Eur J Clin Microbiol Infect Dis, 2004, 23 (4): 317-322.

Ulu Kilic A, Alp E, Cevahir F, et al. Epidemiology and cost implications of candidemia, a 6-year analysis from a developing country. Mycoses, 2017, 60 (3): 198-203.

Wakayama M, Shibuya K, Ando T, et al. Deep-seated mycosis as a complication in bone marrow transplantation patients. Mycoses, 2002, 45 (5-6): 146-151.

Wang X, Bing J, Zheng Q, et al. The first isolate of Candida auris in China: clinical and biological aspects. Emerg Microbes Infect, 2018, 7 (1): 93.

Wey SB, Mori M, Pfaller MA, et al. Hospital-acquired candidemia. The attributable mortality and excess length of stay. Arch Intern Med, 1988, 148: 2642-2645.

Wood GC, Mueller EW, Croce MA, et al. Candida sp. isolated from bronchoalveolar lavage: clinical significance in critically ill trauma patients. Intensive Care Med, 2006,

32（4）：599-603.

Xiao M, Fan X, Chen SC, et al. Antifungal susceptibilities of Candida glabrata species complex, Candida krusei, Candida parapsilosis species complex and Candida tropicalis causing invasive candidiasis in China：3 year national surveillance. J Antimicrob Chemother, 2015, 70（3）：802-810.

Xiao M, Sun ZY, Kang M, et al. Five-year national surveillance of invasive candidiasis: species distribution and azole susceptibility from the China Hospital Invasive Fungal Surveillance Net（CHIF-NET）study. J Clin Microbiol, 2018, 56（7）：e00577-18.

Zheng X, Wang Y, Wang Y. Hgc1, a novel hypha-specific G1 cyclin-related protein regulates Candida albicans hyphal morphogenesis. EMBO J, 2004, 23（8）：1845-1856.

病例解析

1.病例1：女，34岁。间断腹胀、腹痛3个月余。病人3个月前无明显诱因间断发作腹胀、腹痛，大便量少，不成形，疼痛较轻，可自行缓解，伴轻微腹泻，于瑞金医院行小肠MRI（2017-12-08）：克罗恩病活动期改变，A2/L1/B2＋B3型；肉芽肿增生所致肠腔狭窄，不全梗阻形成；内漏形成，与子宫右前壁粘连；累及回盲部，回盲瓣畸形。未给予特殊治疗，为行进一步诊疗，以"肠梗阻"收入院。病人既往诊断"克罗恩病"3年，口服美沙拉嗪，自诉效果不理想。发病以来纳差，睡眠差，近2个月来体重减低3kg。查体：右下腹可触及包块，约鸡蛋大小，无压痛，可活动。入院后诊断为克罗恩病，不完全性肠梗阻，于2018-03-29行腹腔镜下回肠部分切除术，腹腔镜下肠粘连松解术，术中见回盲部穿透性病变，病变侵犯右侧附件，并被大网膜包裹，分离粘连后切除病变肠管，行回肠升结肠侧侧吻合。病理（2018-04-13）：末端回肠黏膜慢性炎急性反应；回盲部黏膜慢性炎急性反应伴溃疡形成，另见炎性坏死渗出物。术后10天出现高热，体温高达40℃，伴心悸，血压下降，并出现飞蚊症，视物模糊，眼科会诊考虑：双眼黄斑病变。血培养（2018-05-14）：白念珠菌。

胸部CT（2018-05-22）：双肺多发结节、空洞影，胸膜下分布为主（图2-1）。

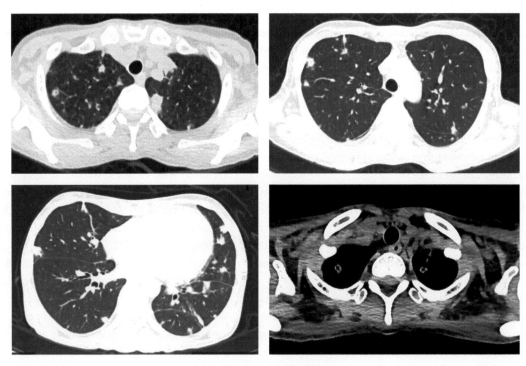

图2-1　胸部CT（2018-05-22）

【诊断】侵袭性肺念珠菌病。

【诊断依据】青年女性，既往有克罗恩病3年，行腹腔镜下回肠部分切除术，腹腔镜下肠粘连松解术，术后出现高热，血培养示白念珠菌，提示念珠菌血症。胸部CT示双肺胸膜下分布为主结节、空洞影，考虑血源性肺脓肿可能，结合病史，首先考虑系白念珠菌感染所致。给予氟康唑抗真菌感染治疗10天，G试验（2018-05-24）：138pg/ml；痰培养（2018-05-28）：白念珠菌。改用科赛斯（注射用醋酸卡泊芬净）继续抗真菌治疗，二次血培养阴性，复查胸部CT（2018-06-04）：病变较前明显吸收（图2-2）。病人症状明显好转，出院。

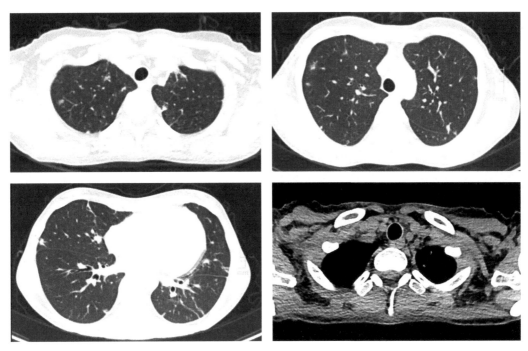

图2-2　病变较前明显吸收（2018-06-04）

【分析】白念珠菌是人体常见的定植菌，可以在潮湿的黏膜表面如口腔、阴道及胃肠道黏膜与宿主共生。在绝大多数念珠菌病病例中，医源性途径使白念珠菌能够到达血液。中心静脉导管的存在、肠外营养、烧伤和胃肠道手术是播散性念珠菌病的主要危险因素。由于白念珠菌可以以酵母形式在胃肠道或皮肤上生长，这些危险因素会导致酵母细胞在血液中播散。所有人群的胃肠道都可以有念珠菌定植，最常见的分离菌种是白念珠菌，其次是热带念珠菌、近平滑念珠菌和光滑念珠菌。

侵袭性念珠菌病是一种新兴的感染，与医学技术的发展紧密相关，是一个由定植、感染到疾病的连续过程，多发生在抗细菌药物使用导致多部位、高强度念珠菌定植，并伴有生理屏障（解剖屏障、功能屏障和微生物屏障）破坏，或伴有严重基础疾病等机体免疫功能低下的病人。当黏膜菌群受到干扰和（或）宿主免疫功能减弱时，念珠菌从共生菌向机会致病菌转变，这与关键毒力因子的诱导有关。主要导致人类侵袭性感染的诱因有三种。第一种是长期和（或）反复使用广谱抗生素，使念珠菌肠道定植增加。事实上，抗生素赋予了念珠菌对细菌的选择性优势，因为共生的肠道菌群在诱导黏膜释放抗念珠菌因子方面具有重要作用。因此，抗生素对这些微生物种群的消耗消除了这些保护因素，使念珠菌得以过度生长。另一个诱发因素是细胞毒性化学疗法诱发的胃肠道黏膜炎，胃肠外科手术或穿孔和（或）中央静脉导管破坏了胃肠道和皮肤屏障，使共生的念珠菌种从黏膜部位进入血液。第三个因素是医源性免疫抑制，如化疗诱导的中性粒细胞减少或皮质类固醇治疗，损害了组织的先天免疫防御，从而促进念珠菌从血液

进入器官，如肝、脾、肾、心脏和大脑。而在黏膜念珠菌病中，TH17细胞分化对宿主防御是至关重要的，有效的免疫防御依赖于骨髓白细胞（单核细胞、巨噬细胞和树突状细胞），而不是淋巴细胞。

侵袭性念珠菌病包括念珠菌血症和深部念珠菌病，它们可能同时发生或独立发生。念珠菌血症是指血培养一次或数次念珠菌阳性，为最常见的血流感染之一，早期全身症状较轻，临床症状、体征无特异性，进展常缓慢，易被原发基础疾病及伴发的其他感染表现所掩盖，严重者可发生多器官功能障碍或衰竭，甚至感染性休克。高危病人感染后易播散至全身各器官（如感染性心内膜炎、内源性眼内炎、骨髓炎、肝脾脓肿等）。确诊有赖于血培养，但血培养阳性率不及50%，故明确局部感染灶、真菌G试验动态监测均有助于临床诊断。血培养一旦为阳性，在获得药敏试验结果之前，尽早抗真菌治疗以降低病死率。建议治疗过程中每周至少行两次血培养（即使体温正常也需进行）。如果积极抗真菌治疗中出现两次或两次以上血培养阳性，且均为同一种念珠菌，即可明确为持续血流感染，其发生率为8%～15%。持续血流感染者需：查寻和处理原发感染灶；重复菌株药敏试验，确定有无耐药菌株产生；仔细排查是否发生播散性感染。

原发性念珠菌病最常见的原因是共生念珠菌的胃肠道移位或静脉导管的污染/定植。约50%的原发性念珠菌血症由于播散原因导致继发的深部念珠菌病。深部念珠菌病也可能是由于将念珠菌非血源性地引入无菌部位，最常见的是胃肠道破裂后腹腔感染、经腹膜导管导入或膀胱炎上行感染。只有5%～20%的原发性深部念珠菌病导致念珠菌血

症（继发性念珠菌血症）。然而，这些病例中只有约40%的血液培养呈阳性。由于阳性培养的窗口期很窄，可能会错过活动性的念珠菌病。

炎症性肠病为累及回肠、直肠、结肠的一种特发性肠道炎症性疾病。临床表现腹泻、腹痛，甚至可有血便。本病包括溃疡性结肠炎和克罗恩病。溃疡性结肠炎是结肠黏膜层和黏膜下层连续性炎症，疾病通常先累及直肠，逐渐向全结肠蔓延。克罗恩病可累及全消化道，为非连续性全层炎症，最常累及部位为末端回肠、结肠和肛周。炎症性肠病病人感染细菌、病毒、真菌和寄生虫等病原体的风险增加。炎症性肠病导致胃肠道黏膜损伤，从而促进病原体渗透这一事实为这些病人中更高的胃肠道感染频率提供支持。炎症性肠病感染风险增加与各种因素有关，包括免疫抑制和免疫调节治疗、疾病活动的严重程度、合并症、麻醉性镇痛治疗、手术、营养不良、白细胞减少和老年人。

Stamatiades等对2017年5月27日之前PubMed发表的关于炎症性肠病文章进行了系统研究。最终分析了14项研究，共1524例病人。炎症性肠病病人中最常见的真菌感染由念珠菌引起（903例），最常见的念珠菌感染部位是胃肠道。现有证据表明，大多数真菌感染发生在炎症性肠病治疗的12个月内和使用抗TNF-α药物的6个月内。值得注意的是，该研究未包括侵袭性真菌病的病例。一个合理的解释是，侵袭性曲霉病的主要危险因素是中性粒细胞减少和长期糖皮质激素治疗，这不是炎症性肠病病人免疫抑制的典型特征。该研究也显示，大多数侵袭性真菌感染发生在免疫抑制开始后的短时间内。另一种解释可能与念珠菌和真菌侵袭感染的病理生理有关。念珠菌被认为能够侵入受损的肠上皮屏障并引起侵袭性疾病，这在炎症性肠病的情况下是相当合理的，尤其是在同时进行免疫抑制的情况下。侵袭性真菌病则需要穿透肺泡上皮，没有明确的证据证明炎症性肠病病人的肺泡上皮有缺陷。

念珠菌对肺泡壁细胞的亲和力较低，组织学上报道的肺炎很少。念珠菌病的血行播散可能是多发性肺脓肿的原因，应被视为一个独立的实体。本例血培养念珠菌阳性，胸部CT示血源性肺脓肿表现，唑类和棘白菌素类抗真菌药物治疗后病变吸收，不除外念珠菌血症或侵袭性念珠菌病可能。念珠菌血症在获得药敏试验结果前，首选棘白菌素类抗真菌药物，对于病情相对不重、没有唑类抗真菌药物暴露史，且对其耐药可能性小的病人，可选用氟康唑。两性霉素B适用于唑类或棘白菌素类耐药者，伏立康唑适用于粒细胞缺乏并需要额外覆盖曲霉感染者。获得菌种鉴定和药敏试验结果后，应根据药敏试验结果调整用药；敏感菌株推荐首选棘白菌素，尤其是光滑念珠菌感染，次选氟康

唑或伏立康唑。两性霉素B更多用于唑类或棘白菌素类耐药菌株感染者，并须监测其不良反应。在初始治疗病情稳定、血培养转阴5~7天后（初始治疗10天以上），可采用降阶梯治疗策略，即改用静脉或口服唑类药物治疗，危重症等免疫力极度低下的病人，初始治疗疗程相应延长。通常根据念珠菌药敏试验结果，选用唑类药物降阶梯治疗，且若非克柔念珠菌或耳念珠菌，首选氟康唑。对于一些难治性病例或克柔念珠菌感染可选择伏立康唑降阶梯治疗，耳念珠菌可选棘白菌素类药物。病人感染的相关症状、体征消失，血培养转阴性2周后停药。若有其他器官累及，抗真菌疗程相应延长。

对于念珠菌血症病人外周静脉导管的管理：建议无菌操作下拔除导管，并剪下5 cm近心端导管进行半定量培养。若为中心静脉导管或静脉留置管，也可从导管和外周静脉处同时采血做培养，导管血样培养阳性时间一般比外周血快2小时左右，如果相差30小时以上导管相关可能性小（但光滑念珠菌因生长缓慢，判断时间点为48小时）。对于确诊的导管相关念珠菌血症，一定要拔除或置换深静脉导管；对于非粒细胞缺乏病人，当疑及导管所致念珠菌血症，也应尽早拔除导管。对于粒细胞缺乏且未确定导管相关感染的恶性血液病病人，也可考虑拔除导管；当导管不能拔除或置换时，建议首选棘白菌素类药物或两性霉素B脂质体，因两者均对生物膜有较强抗真菌活性。

（上海交通大学医学院附属第九人民医院呼吸科
甘丽杏　提供）

2.病例2：男，79岁。发热、咳嗽、咳痰10天，呼吸困难7天。病人10天前出现发热、咳嗽、咳痰，体温最高达39.2℃，痰为黄色脓痰，不易咳出，到当地医院就诊，诊断为"肺部感染"，给予头孢哌酮/舒巴坦抗感染治疗。7天前病人仍发热，出现呼吸困难、意识不清，入住当地ICU，给予气管插管呼吸机辅助通气、亚胺培南/西司他丁抗感染后症状有所好转，6天前恢复意识，体温下降，拔除气管插管。1天前再次出现发热，体温39.2℃，痰不易咳出，意识不清，再次给予气管插管呼吸机辅助呼吸、亚胺培南/西司他丁抗感染后，症状不好转，于2018-10-10转院治疗。既往有慢性肾病、高血压病10余年，最高血压160/100mmHg，1996年曾行"胆囊切除术"，2013年4月因胃癌行"胃切除术"。查体：T 36.2℃，P 101次/分，R 20次/分，BP 124/71mmHg。嗜睡，营养不良，皮下脂肪消失。左侧瞳孔直径3mm，右侧瞳孔直径2mm，对光反射迟钝。气管插管辅助通气状态，双肺呼吸音低，右下肺明显，双下肺可闻及干、湿啰音。

胸部CT（2018-10-10）：双肺多发实变影，树芽征明显（图2-3）。

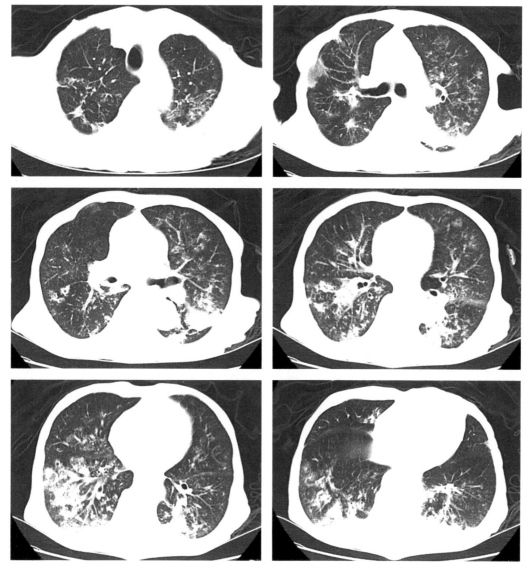

图2-3 胸部CT（2018-10-10）

【诊断】侵袭性肺真菌病。

【诊断依据】老年男性，有发热、咳嗽、咳黄痰等感染症状，头孢哌酮/舒巴坦和亚胺培南/西司他丁治疗效果不明显，治疗过程中出现呼吸困难、意识不清，入住ICU，气管插管呼吸机辅助呼吸治疗，胸部CT示双肺多发实变、结节、树芽征表现，首先考虑感染，特别是真菌感染的可能。辅助检查：血常规示白细胞（WBC）14.96×10⁹/L、中性粒细胞（N）0.953、血红蛋白（Hb）78.0g/L；白蛋白27.6g/L；血培养阴性。病人入院后诊断为肺部感染、呼吸衰竭、慢性肾病4期、肾性贫血、低蛋白血症、重度营养不良，给予呼吸机辅助呼吸、哌拉西林/他唑巴坦抗感染、纠正低蛋白血症、成分输血等对症支持治疗。2018-10-11行床旁气管镜检查：管腔通畅，气管下段及左、右各级支气管黏膜充血，水肿，见脓性分泌物，以右肺中下叶特别是右下叶基底段为著。2018-10-12病人出现发热，体温波动于38℃

左右，辅助检查：降钙素原5.08ng/ml；G试验544pg/ml；B型尿钠肽前体8266 pg/ml；肺泡灌洗液涂片见大量酵母菌，培养见中等量念珠菌生长，未见细菌生长；痰涂片见酵母菌（＋＋）。G试验明显升高，肺泡灌洗液及痰涂片均查到念珠菌，考虑真菌感染特别是念珠菌感染的可能，加用米卡芬净抗真菌治疗；B型尿钠肽前体升高明显，考虑存在心功能不全，加用米力农改善心功能。治疗3天后病人仍发热，降钙素原升高，白细胞进行性升高，最高时为42.7×10⁹/L，考虑混合感染，2018-10-15改用亚胺培南/西司他丁抗细菌、米卡芬净150mg/d抗真菌治疗。2天后病人体温下降，白细胞降至17.99×10⁹/L，B型尿钠肽前体降至869 pg/ml，考虑治疗有效。鉴于病人短期无法脱机，于2018-10-18行气管切开，肺泡灌洗液涂片见少量酵母菌，培养见少量念珠菌生长。2018-10-19病人体温复升，血压不稳定，处于浅昏迷状态，考虑为感染性休克，给予去甲肾上腺素维持血压等对症支持治疗。2018-10-23病人意识清楚，体温正常，循环稳定。辅助检查（2018-10-25）：血常规示WBC 13.34×10⁹/L、N 0.873、Hb 71.0g/L、血小板417×10⁹/L；白蛋白33.0g/L；降钙素原1.32ng/ml；B型尿钠肽前体2432 pg/ml。病人抗感染治疗有效，继续对症支持治疗，因血小板升高明显，给予低分子肝素抗凝治疗，间断脱机治疗。复查胸部CT（2018-10-31）：病变较前吸收（图

2-4），送痰培养检查。2018-11-01病人再次出现意识模糊，2018-11-02出现血压下降，2018-11-03痰检回报：痰涂片见革兰阴性杆菌（＋＋＋），培养未见真菌生长，见鲍曼不动杆菌生长，对多黏菌素B、美满霉素敏感，对头孢哌酮/舒巴坦中介，余皆耐药。鉴于鲍曼不动杆菌为多重耐药，立即给予床旁接触隔离，全身氯己定擦浴。2018-11-06病人自动出院。

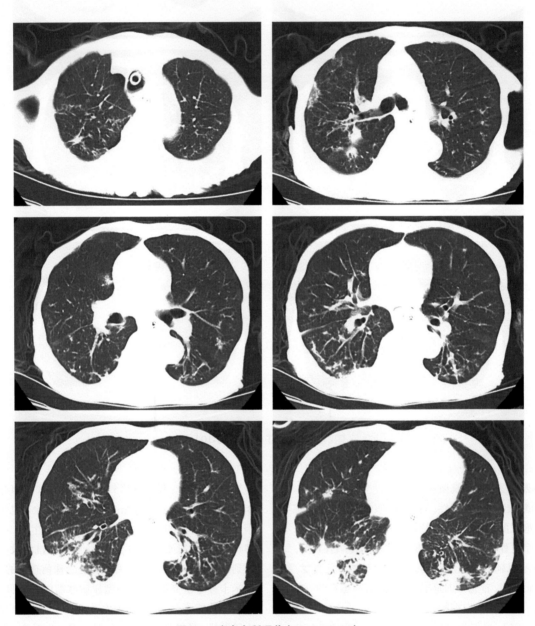

图2-4　病变有所吸收（2018-10-31）

【分析】念珠菌是人体正常菌群，存在于20%～55%健康人群的痰液中，在机械通气病人的下呼吸道分泌物中分离率更高。肺念珠菌病（pulmonary candidiasis）是一种由念珠菌属引起的肺部感染性疾病，主要包括肺和支气管的念珠菌感染所致的相关病变，如支气管炎、支气管肺炎、肺炎、肺脓肿及过敏性肺病变等，但不包括真菌定植。肺念

珠菌感染可以是由病原菌直接侵袭导致的肺部原发感染，也可以是由念珠菌血症血行播散至肺部导致的肺内继发性感染，后者是侵袭性念珠菌病在肺内的表现。肺部的天然防御机制在一定程度上能抵抗念珠菌属真菌对肺组织的侵袭，下呼吸道标本直接镜检及分离培养出念珠菌无法区分定植与感染。因此，目前对念珠菌肺炎的定义是除有相

应的临床表现外，还要有念珠菌侵袭肺部的组织病理学改变，以及肺组织念珠菌培养阳性，所以真正能得到确诊的念珠菌性肺炎和肺脓肿非常罕见。

一些针对癌症病人的尸检研究报道已确定念珠菌是引起肺炎的病原体。Wakayama等对1985—1994年在美国洛杉矶加利福尼亚大学医学中心进行造血干细胞移植的尸检病例进行了回顾性分析，149例尸检中发现9例念珠菌性肺炎。Haron等1993年的文章回顾了该院20年来7725例恶性肿瘤病人原发性念珠菌肺炎的情况，仅能发现55例具有明确念珠菌病证据的病例。Haron等对其中31例死亡病例进行了分析，只有9例有严重的中性粒细胞减少。在这份报告中，除了肺以外，在全面尸检时没有其他器官受累，因此排除了念珠菌血症病例。支气管内和肺泡内真菌感染率很高，且无血管侵犯，一些病人同时存在念珠菌性食管炎，这表明病原菌进入的机制可能是吸入口咽内容物。原发性念珠菌肺炎的主要临床表现为发热和呼吸急促。放射学上，可见非特异性斑片状浸润。组织病理学上，支气管肺炎、出血和坏死常见。该报道同时证明原发性念珠菌肺炎对癌症病人有生命威胁，因为它直接导致了84%本系列病人的死亡。el-Ebiary等对25例非中性粒细胞减少、机械通气（>72小时）的ICU病人进行了前瞻性研究。10例（40%）病人至少有一次肺活检产生念珠菌属，但只有2例有明确的肺念珠菌病，确诊率仅为8%（2/25）。气管抽吸物和肺泡灌洗液（BAL）采样方法的念珠菌定量培养结果相关性较好，但不能区分是否存在念珠菌肺炎。经抗生素、机械通气时间、年龄、ARDS、肠外营养和性别调整后的Logistic回归模型未显示出念珠菌阳性肺样本的任何独立危险因素。该研究还发现，念珠菌在不同肺区的定植是一致的，并且在呼吸样本中的存在不是危重病、非中性粒细胞减少症、非艾滋病病人念珠菌菌肺炎的良好标志。Kontoyiannis等对1995年1月1日—1999年12月31日在德克萨斯大学MD安德森癌症中心进行尸检的癌症病人进行回顾性分析。共对676名癌症病人进行了尸检，254例（38%）有肺炎的组织病理学证据。在这254例病人中，有36例（14%）尸检发现肺念珠菌病，5例仅限于胸部，其余31例中，13例（42%）有播散性念珠菌病的证据。痰培养的敏感性为85%，特异性为60%，阳性预测值为42%，阴性预测值为93%；支气管肺泡灌洗液培养的敏感性为71%，特异性为57%，阳性预测值为29%，阴性预测值为89%。然而，Meersseman等精心设计的研究没有证明存在念珠菌菌肺炎这种临床实体。Meersseman等对ICU死亡病人进行了为期两年的前瞻性尸检研究。1587例ICU病人中，死亡301例（19%），尸检232例（77%，232/301），135例（58%，135/232）有肺炎的组织病理学证据。77例（57%，77/135）尸检肺炎病人气管抽吸和（或）BAL念珠菌培养阳性，但未发现念珠菌肺炎病例。另外58例尸检证实为肺炎，死前未分离出念珠菌，也未观

察到念珠菌肺炎。在这些病人中，白念珠菌最常见（55%）。在整个队列研究中，念珠菌定植的比率很高，为57%。抗真菌治疗仅用于7例（9%）呼吸道念珠菌感染病人，因此未被识别的念珠菌肺炎成功治疗的风险是有限的。该研究表明，念珠菌肺炎在重症监护治疗室病人中极为罕见，但念珠菌肺部定植可能对细菌性肺炎的发展有重要作用。

大多数关于念珠菌肺炎的报道都是基于在没有其他致病性病原体的情况下从痰液抽吸物或BAL中分离出念珠菌，但从免疫力强的病人BAL培养物中分离的念珠菌多数被认为是污染菌而不是病原体。一些研究探讨了从BAL培养物中分离的念珠菌在危重症病人中的临床意义。Wood等对1998年9月1日—2001年8月31日美国田纳西州普雷斯利地区创伤ICU所有从BAL培养物中分离出来念珠菌病例进行分析。在3年的研究期内，共对555例病人进行了1077次支气管肺泡灌洗培养。念珠菌分离自64例病人的85次（8%）BAL培养物中。这些分离株可能表明定植，而不是真正的呼吸机相关肺炎（VAP）。只有2例（3%）接受全身抗真菌药物治疗，其他3例（5%）因其他部位念珠菌病而接受联合治疗。因此，92%（59/64）的病例被认为是定植，没有病人出现随后的念珠菌病，3%（2/64）的病例是VAP，而5%（3/64）的病例尚不明确。74%的病例随访BAL对念珠菌呈阴性。总死亡率（17%）与研究中心之前的死亡率（18%）相似。该研究结果表明，在该人群中，从BAL中分离出的念珠菌数量低于VAP诊断阈值，不需要抗真菌治疗。Schnabel等对2000年1月—2010年12月间ICU病人的701份BAL标本和相应的临床病例进行分析，仅能鉴定出5例（0.7%）假定的念珠菌性肺炎。作者推测感染途径可能是口咽吸入后发生的原发感染，也可能是念珠菌病中继发性血播扩散到肺部。在原发性念珠菌性肺炎中，常见的是念珠菌性食管炎和上呼吸道定植。肺部感染的推测机制是食管-口咽内容物的吸入。据推测，在某些情况下，念珠菌可到达并侵入远端气腔并在其中扩散，但是没有血管侵袭。在继发性肺念珠菌感染中，微生物通过血液播散，还可以从皮肤传播、胃肠道移位或从广泛的黏膜炎传播。在这种情况下，可以发现包括小动脉和肺组织周围毛细血管在内的血管侵犯。该研究同样证明念珠菌性肺炎是罕见的，但该研究收集到的证据表明该疾病可能在以下临床情况下发生：①癌症、败血症、药物和营养不良引起的免疫抑制；②念珠菌负荷增加的危险因素，如糖尿病、尼古丁和酒精滥用、胃液吸入和食管憩室；③广谱抗生素治疗。Su等检测了2010年11月—2011年10月我国台湾台北荣民总医院医疗中心重症监护病房31例免疫功能低下和危重病人气管内抽吸物、支气管肺泡灌洗液和血清中1,3-β-D-葡聚糖（BDG）的含量，以检测其对疑似念珠菌肺炎的诊断价值。31例病人分为非念珠菌肺炎/非念珠菌血症组（18例）、疑似念珠菌肺炎组（9

例）和非念珠菌肺炎/念珠菌血症组（4例）。BDG在疑似念珠菌肺炎病人气管内抽吸或支气管肺泡灌洗液中含量最高，在非念珠菌肺炎/念珠菌血症病人血清中含量最高。对于疑似念珠菌肺炎的检测，BDG在气管内抽吸液和支气管肺泡灌洗液中的敏感性、特异性、阈值分别为67%、82%、120pg/ml和89%、86%、130pg/ml。既往，大多数念珠菌肺炎病例被认为是播散性念珠菌病的肺部病变，而不是原发性念珠菌肺炎。基于此，念珠菌肺炎病人的血清BDG水平应该和念珠菌病病人一样高。然而，该研究数据并不符合这一概念。疑似念珠菌肺炎的血清BDG明显较低（与非念珠菌肺炎/念珠菌血症病人相比），提示在没有并发念珠菌感染的情况下，测定血清BDG对疑似念珠菌肺炎病人没有诊断价值。该学者得出结论，BDG在气管内抽吸和支气管肺泡灌洗中的含量（而不是在血清中的含量）对诊断疑似念珠菌性肺炎有很好的诊断价值，可作为该人群早期诊断的潜在生物标志物。

Dermawan等2018年报道了1例经培养、分子技术和肺活检证实的念珠菌肺炎病例。该例为有吸烟史的59岁男性，有慢性阻塞性肺病（COPD）、2型糖尿病和溃疡性结肠炎（间断性应用泼尼松）病史，表现为干咳、低热、进行性呼吸困难。经支气管活检，病理示非坏死性肉芽肿，被诊断为结节病，口服泼尼松后出院。他的病情在应用泼尼松后恶化，行外科肺活检，结果显示化脓性肉芽肿中含有白念珠菌，痰液、BAL、心包液和肺活检标本的培养均生长白念珠菌，并经聚合酶链反应证实，多次血培养均为阴性。尽管多次出现呼吸衰竭，且在重症监护中病程较长，但经抗真菌治疗后完全康复。尽管念珠菌很少引起成人临床意义上的肺炎，但念珠菌肺炎在临床上是真正存在的，应作为肺部化脓性肉芽肿的鉴别诊断依据。

另有研究提示，呼吸道念珠菌定植会增加医院获得细菌性肺炎的发生率、延长ICU住院时间，显著增加耐药菌感染发生率和铜绿假单胞菌、鲍曼不动杆菌所致VAP的发生风险，增加危重症病人念珠菌病发病率和病死率。抗真菌治疗可以减少铜绿假单胞菌相关VAP的发生或气道定植，缩短抗菌治疗疗程。此外，念珠菌属定植是ICU病人发病率和死亡率增加的独立危险因素。本例具有念珠菌感染的高危因素，肺部感染经恰当抗菌药物治疗无效，多次痰培养和肺泡灌洗液查到念珠菌，经棘白菌素类药物治疗后肺泡灌洗液内念珠菌数量减少，痰培养未再培养出念珠菌，且病情一度好转，复查胸部CT病变明显吸收，提示存在念珠菌感染可能，后期病情加重可能与出现鲍曼不动杆菌耐药菌株有关。

第3章

隐 球 菌 属

　　隐球菌（Cryptococcus）是一种广泛存在于自然界的无菌丝的单细胞芽生的酵母型真菌，孢子无子囊，位于细胞内和间质中，菌体被宽厚的荚膜包裹，在组织中呈圆形或卵圆形，常存于鸟粪、土壤、空气、水果、蔬菜中，也可以从健康人的皮肤、黏膜和粪便中分离出来。

一、分类

　　隐球菌分有性期和无性期，根据"一个真菌，一个名称"原则，目前采用无性期分类。无性期隶属于真菌界（Fungi）、双核菌亚界（Dikarya）、担子菌门（Basidiomycota）、伞菌亚门（Agaricomycotina）、银耳纲（Tremellomycetes）、银耳亚纲（Tremellomycetidae）、银耳目（Tremellales）、银耳科（Tremellaceae）、隐球菌属。担子菌门通称担子菌，主要特征为具有担子的产孢结构，以及外生的称为担孢子的有性孢子。

　　自然界中已发现并明确的隐球菌种类超过70种，隐球菌属内对人致病的最主要菌种是新生隐球菌（C.neoformans）和格特隐球菌（C.gattii）。新生隐球菌含新生变种（C.neoformans var.neoformans）和格鲁比变种（C.neoformans var.grubii）。已报道可引起人类疾病的还有浅黄隐球菌（C.luteolus）、浅白隐球菌（C.albidus）、罗伦特隐球菌（C.laurentii）、弯曲隐球菌（C.curvatus）、阿德利隐球菌（C.adeliensis）、地生隐球菌（C.terreus）、土生隐球菌（C.humicolus）和指甲隐球菌（C.uniguttulatus）等。其他的隐球菌由于较弱的荚膜结构，致病性较低，但仍可致命，如液化隐球菌（C.liquefaciens）。

　　隐球菌最早于1894年由意大利学者Sanfelice从桃汁中分离出来，并命名为新生隐球菌（saccharomyces neoformans）。同年，Busse首次描述了1例人类隐球菌病（cryptococcosis），并从感染的31岁年轻女性胫骨肉瘤样病变中分离出酵母样真菌。Busse将该真菌命名为saccharomyces，并将该疾病命名为saccharomycosis hominis。约在同一时间，Curtis对一种从病人臀部肿瘤中分离出来的酵母样真菌进行了研究，并注意到它与Busse和Sanfelice发现的真菌有所不同。该菌株在2002年被确定为格特隐球菌（C.gattii）的第一个临床分离株。由于Busse和Sanfelice的菌株缺乏酵母菌属特有的糖发酵和孢子形成，Vuillemin在1901年将其分别重新分类为人类隐球菌（C.hominis）和新生隐球菌（C.neoformans）。新生隐球菌特有的嗜神经性在1914年第一次被Versé发现，两年后被Stoddard和Cutler发现。然而，Stoddard和Cutler通过将真菌荚膜误解为真菌在宿主组织中有组织溶解作用的证据，将病原菌称为溶组织酵母菌（Torula Histolytica），所致疾病称为隐球菌病（torulosis）。此后，直到1950年，Benham对临床隐球菌菌株进行了全面的研究，并根据血清学上的差异得出结论，所有来自人类感染的隐球菌都属于一个物种，并有两个变种，对隐球菌认识的混淆才得到纠正。Benham建议用隐球菌病（cryptococcosis）取代torulosis/torula-meningitis，并保留新生隐球菌名称。同年，Evans证实了隐球菌抗原的异质性，并鉴定出了三种血清型：A、B和C。1968年Wilson等发现了第四种血清型：D。20世纪60年代初，Seeliger和Staib发现，除了荚膜外，新生隐球菌的脲酶活性和黑色素形成可以将其与其他白色临床酵母菌（white clinical yeasts）区分开来，大大简化了对新生隐球菌的实验室诊断。

　　1951年，Emmons从弗吉尼亚采集的土壤中分离出新生隐球菌，第一次发现新生隐球菌来源于环境。Emmons等1951年和1955年的研究发现，新生隐球菌在鸽巢和鸽粪中大量存在。40年后，在1990年，Ellis等从澳大利亚的赤桉树（eucalyptus camaldulensis）中分离出B型血清菌株，第一次发现了树木作为格特隐球菌的环境来源。随后，该菌也相继从澳洲及其他地区的其他种类的桉树及其周围土壤、腐生物等标本中被分离出来，显示其具有植物性寄生的特性。格特隐球菌原名新生隐球菌格特变种（血清型B和C），该致病菌现上升到种的水平，与新生隐球菌构成姊妹种。

二、生殖方式

　　新生隐球菌主要有两种繁殖方式：无性生殖和有性生殖。无性生殖方式主要为芽殖。芽殖既成熟的酵母细胞，先长出一个小芽,芽细胞长到一定程度,脱离母细胞继续生长,而后形成新个体。有一端出芽、两端出芽、三端出芽和多端出芽。有性生殖是真核生物的普遍特性,能够提供遗传的多样性,在物种进化和环境适应性方面扮演着重要的角色。与大多数真菌相似,新生隐球菌在绝大多数情况下以单倍体、出芽生殖为主要的生殖方式来完成整个细胞周期。当遭遇营养匮乏、感受到相关信号分子及环境因子刺激时才会发生有性生殖。

1975年Kwon-Chung发现新生隐球菌具有异宗配合(heterothallic sexuality)的有性生命周期,决定其性别的是4号染色体上的交配型(mating type, MAT)基因位点,即配型位,其交配体系中存在α和a两种交配型,即MATα和MATa。单倍体酵母是a型还是α型,由单个基因座MAT所决定。与动、植物的性染色体相比,真菌的两性染色体区域较为短小,在酿酒酵母中a型和α型交配型由长度只有642bp和747bp的配型位决定,而且相应的配型位只决定1~2个真菌细胞的性状因子。MAT位点控制着隐球菌的性发育和繁殖的过程,并控制着重要的致病物隐球菌孢子的形成。交配型基因的重组发生率较小,在遗传学上较为保守,具有高度的基因进化学研究价值。有性生殖由各交配型分泌的信息素起始相应信号通路,当a(α)交配型的信息素受体蛋白识别了α(a)分泌的信息素后,开始发生细胞-细胞融合,形成异核体,再由异核体逐渐转换为双核菌丝,并产生融合的锁状联合(clamp cell),双核菌丝的末端分化成担子(basidium),在担子中来自母本的两个细胞核发生核融合,经过一次减数分裂后产生4个单核,再进行有丝分裂,最终在担子的顶端产生4条担孢子链。这些有性孢子随后被释放到环境中,并且可以感染人类以及其他宿主。

与酵母形态的新生隐球菌相比,担孢子被认为更可能是经呼吸道导致感染发生的起始致病因子。有性交配后产生的担子(或担孢子)直径小(直径<2μm)、易于播散、抗干燥能力强,易进入并沉积于肺泡。而酵母细胞的直径多在3~8μm,不易进入肺泡,在干燥环境中通常较快失去活力而死亡。Sukroongreung等的动物实验表明,小鼠吸入少量(7×10³)的担孢子即可导致隐球菌病,而吸入更大量(1.5×10⁶)的亲本酵母细胞后,却不导致感染发生;另外,鼻腔滴入一定量的担孢子后,免疫抑制小鼠模型70%发生播散性感染,而正常小鼠仅40%发生肺部感染。

在隐球菌感染生物体的过程中,MAT位点的表达变化与菌体入侵宿主细胞、在宿主微环境下生长繁殖等过程有着重要的联系,是其生物性状和行为学改变的重要分子生物学基础。两个MAT等位基因的发生率在野生种群中有所不同。MATa等位基因在新生隐球菌的自然

种群中很少见,在大多数种群中属于这种交配类型的菌株不到1%。对交配与致病性关系的研究发现,担孢子比酵母细胞具有更强的感染能力,且有发生毒力变异的可能;α交配型菌株具有更广的分布,在临床和环境中的隔离群中,MATα和a型菌株数的比例为40:1,且格鲁比变种占了其中的大部分。动物实验证实MATα的致病性强于MATa。同时感染小鼠时,MATα比MATa更易侵入中枢神经系统。在格特隐球菌中,种群之间的MATa:MATα比值可能会发生很大变化,具体取决于分离物的分子类型和地理来源。Feng等2008年的一项研究发现,从中国病人身上分离出的格特隐球菌VGⅠ菌株完全是MATα,而Montagna等2018年另一项研究则发现,意大利普利亚的临床和环境格特隐球菌VGⅠ分离株中MATα的患病率为95%。相比之下,MATα在格特隐球菌VGⅢ人群中更普遍,而MATa菌株在某些人群中的比例低至0~10%。然而,由于自然环境中α交配型与a交配型菌株间的偏性分布、环境中直接交配证据的缺乏以及大部分环境分离株交配能力丧失等原因,使无性克隆成为该菌繁殖的主要方式。

1996年Wickes等研究证实,新生隐球菌还存在另一种产担孢子的方式称为单核体结实(monokaryotic fruiting),即在氮源缺乏和干燥的环境中,在没有相对交配型菌株的情况下,有时单倍体细胞自身可以分化为不融合的锁状联合和担子,并产生非重组的担孢子。经历这种转变的能力是由α交配型位点的存在所决定的,与血清型无关。然而,这种繁殖行为的概率和效率往往均较低。2005年,Lin等对单核体结实行为的进一步实验研究发现,在一定条件下,α和α相同交配型细胞可以较快融合成α/α二倍体单核菌丝,通过减数和有丝分裂产生大量担孢子。α和α交配型菌株在同性交配时,基因组的重组频率与α和a交配型交配时的重组率相似;且子代细胞核型大多为单倍体,少见二倍体或非整倍体,表明这种交配行为并非偶然的生物学现象。这种新生物学行为的发现使担孢子的产生不再受MATα与MATa菌株比例的限制,为担孢子作为起始致病因子提供了新的假说。同性生殖对新生隐球菌现在的群体分布起着重要作用。

格特隐球菌有性期亦呈双极性单倍体雌雄异株,存在两种相对的配型,α和a配型,α配型菌株呈优势偏态分布。有性生殖提供更大的遗传多样性,并因此具有增加毒力的潜力。目前研究认为MAT位点中有约20个可能的功能基因,它们相互之间位置相邻,表达配合十分紧密,在转录过程中表现出高度相关性。隐球菌有性生命周期的发现促进了经典遗传分析工具的发展,并为孟德尔遗传之后的荚膜和黑色素形成等致病因素提供了证据。

三、分型

基于结构变异、分子特征和遗传序列，新生隐球菌和格特隐球菌均可细分为变种、血清型、分子类型（molecular types）和谱系（lineages）。2017年，Kwon-Chung等建议使用新生隐球菌复合体（cryptococcus neoformans species complexes, CNSC）和格特隐球菌复合体（cryptococcus gattii species complexes, CGSC）作为中间步骤，直到生物学和临床相关差异变得清晰为止。

根据荚膜多糖成分葡萄糖醛酸木糖甘露聚糖（glucuronoxylomannan, GXM）的结构变化，用免疫学方法可将隐球菌分为A、B、C、D、AD 5种血清型，此外有少量为不确定型。新生隐球菌格鲁比变种对应血清型A型；新生隐球菌新生变种对应血清型D型；格特隐球菌对应血清型B型、C型；AD血清型是A血清型及D血清型菌株的杂合体（hybird），比较少见。

新生隐球菌复合体和格特隐球菌复合体分离株之间存在广泛的遗传多样性。新生隐球菌和格特隐球菌之间存在广泛的基因型和表型差异，可通过各种分子技术进行鉴别。使用的主要方法是DNA和PCR指纹图谱、多基因座序列分型（MLST）、扩增片段长度多态性（AFLP）分析，以及核糖体分析的多基因和基因间隔区（zatergenic spacer, ZGS）序列等。依据分子生物学方法分类，新生隐球菌和格特隐球菌各分为VNⅠ～VNⅣ和VGⅠ～VGⅣ4种主要的基因型。此外，2005年在非洲博茨瓦纳发现了一个独特的血清型A种群，25%的种群携带罕见的MATa等位基因。该群体被赋予分子类型VNB，并被确定为高度重组。VNB菌株最初被认为是博茨瓦纳特有的，此后已从南非和南美其他地区分离出来。

血清型和分子基因型显示出广泛的相关性。新生隐球菌格鲁比变种（血清型A）的菌株属于3种分子类型（VNⅠ、VNⅡ和VNB）和3种AFLP基因型（AFLP1、AFLP1A和AFLP1B）之一，估计约在2500万年前已经从单一的新生隐球菌新生变种中分离出来。新生隐球菌新生变种（D血清型）菌株对应于分子类型VNⅣ和AFLP2。源自A型和D型血清型分离株交配的杂合体，称为AD杂合体，AD血清型被指定为分子类型VNⅢ和AFLP3。血清型A、D和AD共同构成了新生隐球菌物种复合体。血清型B和C并不严格对应于单独的分子类型，共有4种VG分子类型，即VGⅠ～VGⅣ，以及5个AFLP基因型（AFLP4、AFLP5、AFLP6、AFLP7和AFLP10），它们共同构成了格特隐球菌复合体。与A和D不同，血清型B和C没有被赋予变种地位，但其4种VG分子类型的遗传差异已达到变种或隐型物种（cryptic species）的水平。格特隐球菌基因型VGⅠ和VGⅡ通常与血清型B相对应，VGⅢ和VGⅣ与血清型C相对应。据估计，这些基因类型已经分化了850万～1250万年。此外，一

些分子类型可能包含可以通过MLST识别的亚型。例如，格特隐球菌VGⅡ和VGⅢ分别包含VGⅡa/VGⅡb/VGⅡc和VGⅢa/VGⅢb/VGⅢc亚型。2013年，Hagen等结合RFLP技术，将格特隐球菌具体分为C.gattii sensu stricto（AFLP4/VGⅠ）、C.deuterogattii（AFLP6/VGⅡ）、C.bacillisporus（AFLP5/VGⅢ）、C.tetragattii（AFLP7/VGⅣ）和C.decagattii（AFLP10/VGⅣ/VGⅢc）。格特隐球菌复合体的表型多样性也支持五种物种的划分。荚膜和细胞大小在格特隐球菌复合体中是可变的，与其他物种相比，C.gattii sensu stricto（AFLP4/VGⅠ）具有最大的荚膜，但细胞较小，而C.deuterogattii（AFLP6/ VGⅡ）具有最大的细胞，但较小的荚膜。格特隐球菌复合体中的所有物种都具有在25℃、30℃和35℃下生长的能力，但对37℃的容忍度可变。C.deuterogattii（AFLP6/VGⅡ）在37℃的耐热性最好，而C.gattii sensu stricto（AFLP4/VGⅠ）、C.bacillisporus（AFLP5/VGⅢ）和C.tetragattii（AFLP7/VGⅣ）在37℃的生长速度低于30℃环境。不同物种对氧化或渗透的耐受性没有显著差异。全球存在的AFLP4/VGⅠ和AFLP5/VGⅢ常感染免疫功能正常的人群，而其他3个物种受地理限制，对免疫功能受损的宿主有偏好，主要感染艾滋病病人。

隐球菌主要基因型的地域分布和致病特点存在明显差异。格特隐球菌分子类型VGⅠ分布广泛，在南极洲以外的六大洲均有发现，在澳大利亚和巴布亚新几内亚的分离株中最常见，在美国南部、墨西哥和亚洲偶有分离。VGⅡ仍然主要发现于热带和亚热带地区，尽管它似乎已经适应了澳大利亚南部地区、加拿大不列颠哥伦比亚省和西北太平洋部分地区的更温带气候。VGⅡ是加拿大和美国的格特隐球菌暴发感染的分离株，具有3种亚型（VGⅡa、VGⅡb和VGⅡc）。VGⅢ分子类型的环境分离相对较少，在阿根廷、哥伦比亚、印度和美国有阳性标本。VGⅣ分子类型在全球范围内显示出最少的环境分离，迄今为止仅位于哥伦比亚、波多黎各和西班牙，该分子类型尚未从北美环境中分离出来。

2014—2015年，Engelthaler Farre等应用全基因组序列分析指出，相对于VGⅠ、VGⅢ和VGⅣ菌株而言，VGⅡ菌株丢失了146个基因。考虑到VGⅡ被认为是格特隐球菌的祖先，那么VGⅠ、VGⅢ和VGⅣ获得那些基因是有可能的。VGⅡ携带分泌载体膜蛋白的扩展序列，富含有HSP、COX6B的独特基因和铁结合区域，所有这些都可以导致格特隐球菌的毒力增强。此外，它缺少核和线粒体的维护至关重要的基因，这就可以解释线粒体为不同的管状形态。VGⅢ和VGⅣ丢失了表面蛋白烯醇化酶（enolases）和铜蛋白转运家族区域，或许可以作为其在免疫健全患者中的感染率低下的原因。VGⅠ全球分布最广泛，基因丢失最少，可以用来解释其拥有在如此广泛的栖息地生存的能力。而在

4个亚型之间很少有基因交换的现象，意味着尽管重叠的地理分布和共享的生态位点，自从进化后，它们是相互隔离的。

MLST的高度相似性可以提示更近期的物种变迁。如VN I 谱系明显从非洲迁移到亚洲，主要感染HIV阳性病人。类似的MLST分析发现巴西北部的格特隐球菌VG II 谱系具有高度多样性，表明该地区可能是VG II 全球扩张的源头，包括太平洋西北部的暴发。

世界范围内，90%的临床新生隐球菌感染和超过99%的AIDS病人并发隐球菌感染是由新生隐球菌格鲁比变种引起，而新生隐球菌新生变种（VN IV）主要来自欧洲。进一步研究表明，隐球菌临床分离株主要为新生隐球菌格鲁比变种，A血清型，VN I 基因型，α交配型。

四、杂合体

自从1977年首次发现以来，隐球菌杂合体在临床和环境中的发现越来越多。已知在两个物种复合体中以及在两个物种复合体的单倍体谱系之间的杂交发生在自然和临床环境中，从而产生了种内和种间二倍体/非整倍体杂交菌株。

1.种内杂合体　生物杂交（hybridization）是指属于遗传上不同的种群（populations）、变种（varieties）和物种（species）的两种生物之间的有性交配。杂交是许多植物、动物和真核微生物（例如真菌）中的常见现象。杂交的基因型和表型后果往往是不可预测的，可能的结果包括不育和有生育能力。杂交后代可以产生有关其亲本之间的表型差异的遗传基础以及亲本群体的进化轨迹的新信息。从进化的角度来看，杂交和杂合体不仅是有趣且普遍的现象，而且也具有重要的应用意义。例如，由于其高产和其他有利性状，商业化农业实践越来越多地采用杂交品种。同样，一些导致暴发的致命病原体是通过杂交事件产生的，包括人类寄生虫弓形虫和2009年H1N1流感大流行的致病菌株。酿酒中使用的巴斯德酵母（*Saccharomyces pastorianus*）是酿酒酵母和真贝酵母（*Saccharomyces eubayanus*）之间的种间杂合体。

由A型血清型（VN I、VN II、VNB）和D型血清型（VN IV）杂交产生的AD杂合体（VN III，AFLP3）是最早鉴定出的隐球菌杂合体。1977年Bennett等在美国进行的一项流行病学调查中，在272种经测试的隐球菌分离株中，有11种始终与A和D抗血清反应，因此被定为AD杂合体。此后，在许多国家/地区，从环境和临床来源中分离出了分子类型为VN III 的AD杂合体。有趣的是，1894年从意大利桃汁中发现的最初的新生隐球菌分离株被认为是D型血清型，最终被确定为AD杂合体。实际上，AD杂合体是所有隐球菌杂合体中最常见的。Cogliati等2013年研究发现，在全球，AD杂合体在欧洲的患病率最高，为18%，其次是美国，

为6%。欧洲某些地区超过30%的隐球菌感染是由杂合体菌株引起的。

大多数AD杂合体在MAT基因座是杂合的和二倍体的，每个等位基因可能起源于一个亲本。迄今鉴定出的大多数AD杂合体均包含A亲本（Aα）的MATα和D亲本（Da）的MATa，形成αADa杂合体。虽然不太常见，但也有aADα交配型组合的杂合体的报道。已经报道了自然界和实验室中由同性交配产生的AD杂合体。例如，2007年，Lin等从美国北卡罗莱纳州的鸽子排泄物中收集到的3种环境分离物被确定为αADα杂合体。研究人员随后在实验室中使用H99（Aα）和JEC21（Dα）构建αADα杂合体。此后，在意大利（2012年）和利比亚（2016年）报道了同性AD杂合体。除了从不同血清型的菌株产生的杂合体外，在自然隐球菌种群中也检测到了由属于相同血清型（但分子类型或谱系不同）的菌株交配产生的杂合体。例如，2018年Montagna等在意大利普利亚发现的临床分离株被确定为αDDα杂合体。Lin等2009年对来自六大洲（亚洲、非洲、澳大利亚、欧洲、北美洲和南美洲）的489株新生隐球菌复合体临床和环境分离株的调查显示，共发现19种αAAα杂合体。此外，Ellabib等2016年在利比亚的黎波里的土壤中发现的一种环境隔离株被确定为αAAα杂合体。

大多数aADα和αADα菌株似乎共享一个独特的同源结构域蛋白编码基因*SXI1α*等位基因，该等位基因在C端具有一个截短位（truncation），这似乎增强了杂合体Dα亲本的繁殖力。该等位基因以约13%的较低水平存在于全球天然Dα群体中。这种新颖的*SXI1α*等位基因赋予的增强的生育力可能促进了A型和D型血清型的交配，这解释了AD杂合体在隐球菌种群中的普遍性。

当前的一些单倍体新生隐球菌复合体菌株本身可能是新生隐球菌复合体谱系之间古老杂交事件的产物，这些事件在随后的进化和体细胞重组过程中被单倍化。2017年，Rhodes等对188个VN I、VN II 和VNB分离株进行的人群基因组学分析，发现了不同VN谱系之间的祖先杂交事件的证据：这些事件可以解释当前隐球菌菌株在单个染色体内具有源自不同祖先的某些区域。这表明，在整个新生隐球菌复合体的历史中，VN I、VN II 和VNB谱系之间一直在发生杂交，并且当前的一些单倍体群体很可能是这些历史杂交事件的重组产物。

在交配诱导条件下，已发现属于血清型B和C的格特隐球菌复合体菌株能够在实验室中相互交配。与AD杂合体相比，种内格特隐球菌复合体杂合体的发生频率要低得多，目前没有从天然来源分离出杂合体格特隐球菌复合体菌株。

2.种间杂合体　与新生隐球菌复合体谱系之间的杂交相比，两种隐球菌物种复合体之间的杂交在自然界似乎很少见。尽管从未从环境来源中分离出种间隐球菌杂合体，

但已有几例报道了AB和BD杂合体引起病人感染的病例。2006年Bovers等报道了第一个天然存在的种间杂合体，当时从荷兰两名病人的脑脊液中分离出的3株被确定为BD型血清二倍体。他们携带了两个MAT等位基因，其中MATa来自D亲本，MATα来自B亲本，即αBDa。根据这些发现，他们估计BD杂合体占1977—2007年在荷兰发现的临床分离株的约1%。2008年Bovers等报道了第1例天然血清型AB杂合体菌株，来自加拿大的AIDS病人中分离出的1个菌株。其MATα等位基因来源于亲本血清型A。由于在该菌株中未检测到MATa，因此推测它起源于Aα菌株和Ba菌株之间的杂合体，后来丢失了MATa等位基因。2012年，Aminnejad等在巴西（2例）、哥伦比亚（1例）和印度（1例）病人的脑脊液中获得的临床样本中鉴定出4个完整的MAT等位基因的αABa杂合体。此后在德国、丹麦和美国均报道了种间杂合体。

到目前为止，种间杂合体的发现仅限于临床来源，没有一种是从环境中分离出来的。新生隐球菌复合体和格特隐球菌复合体菌株在同一地理区域中同时存在和缺乏杂合体可能表明这两个群体之间的自然隔离。据估计，在泛大陆裂解之后，新生隐球菌复合体和格特隐球菌复合体彼此之间的分歧可追溯到约1亿年前，但人类迁徙和相关的拟人活动将这些群体从先前的地理隔离带入了密切联系阶段。种间隐球菌杂合体的稀有性及其在环境中的明显缺失与两种复合体之间的广泛分化和生殖隔离相一致。但是，在实验室中，可以诱导新生隐球菌复合体和格特隐球菌复合体菌株之间的交配，这与缺乏绝对的合子前生殖屏障（prezygotic reproductive barrier）一致。合子即生物体进行有性繁殖时，雌性和雄性生殖细胞互相融合形成的一个新细胞。合子逐渐发育，成为新的生物体。应当指出，当血清型A或D的菌株与血清型B和C的菌株配对时，它们通常无法完成性周期（sexual cycle），这表明合子后的生殖屏障很强。

总之，尽管这两个物种在遗传和表型上仍具有足够的兼容性，可以彼此进行交配，但它们可能不会产生有活力的杂交单倍体后代，从而导致它们在环境和临床样品中很少发生。迄今为止，还没有关于AC和CD血清型的种间杂合体的报道。与动植物不同的是，非整倍体和自我不育不妨碍隐球菌杂合体的存活，因为它们可以通过有丝分裂和出芽无性繁殖。

五、培养及镜检

1.培养 隐球菌属培养在普通的真菌和细菌培养基上，37℃时，病原性隐球菌均可生长，而非病原性隐球菌不生长。但也有部分新生隐球菌菌株只能在25℃生长。40℃及在含放线菌酮的培养基上不生长。培养2~5天后形成酵母样菌落，少数2~3周才看见菌落。菌落因产生荚膜呈黏液状，呈白色至奶油色，黏稠，不透明，边缘光滑，1周后转淡黄色或棕黄色。在SDA培养基上，黏液状或奶油状，边缘光滑（图3-1，图3-2）。在CHROMagar显色平板上，最初为无色黏液状或奶油状，随着培养时间延长出现淡紫色（图3-3，图3-4）。在血平板上，未经治疗隐球菌菌落成黏液状（图3-5，图3-6）。在巧克力平板上，可呈奶油状，培养时间延长为棕黄色。在含咖啡酸培养基如Bird seed琼脂上形成棕黑色菌落。

治疗后病人中分离到的部分菌株不产荚膜或荚膜窄小，菌落与念珠菌菌落相似。第一代培养物有时候可见小荚膜，继代消失，但在1%蛋白胨水中培养可产生丰富的荚膜。

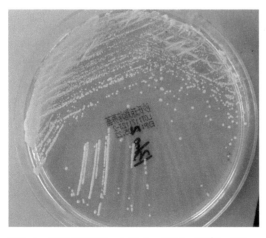

图3-1 新生隐球菌，血标本，SDA，35℃，4天，奶油色

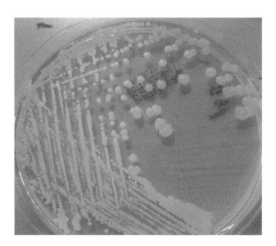

图3-2 格特隐球菌，脑脊液标本，SDA，28℃，8天，淡黄色

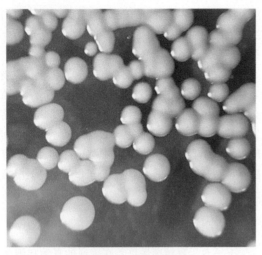

图3-3 新生隐球菌,科马嘉显色平板,35℃,2天,奶油色和微粉色

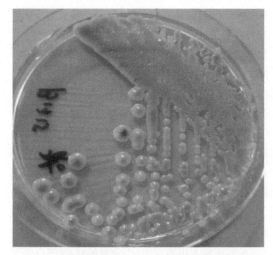

图3-4 格特隐球菌,科马嘉显色平板,35℃,10天,淡紫色

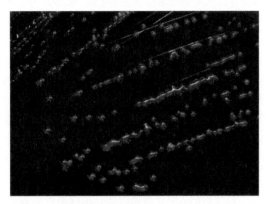

图3-5 新生隐球菌,血标本,血平板,35℃,5天,黏液状菌落

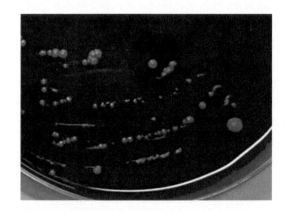

图3-6 新生隐球菌,脑脊液标本,血平板,35℃,8天,淡黄色,干燥型菌落

(上海市复旦大学附属华山医院 检验医学中心 刘 红 提供)

2.镜下结构 隐球菌一般以酵母细胞的无性形式存在,只有在交配时才表现为具有担孢子的有性形态。新生隐球菌孢子呈圆形或卵圆形(图3-7),偶有伸长形或多样形,单个发芽(图3-8),菌体内有反光孢子(图3-9),菌体大小不一,等距离分布(图3-10)。偶见各种各样出芽,母体与子体细胞连接间有细颈(图3-11),假菌丝极少见,无真菌丝,大部分菌株有荚膜(图3-12)。多糖荚膜是隐球菌区别于其他重要医学真菌的特征。隐球菌菌体直径

4~10μm,多糖荚膜根据菌株和培养环境的不同而变化,大多数菌株具有中等大小的多糖荚膜,3~5μm,最大可达到50~100μm。新生隐球菌多糖荚膜不被墨汁染色,在墨汁染色的背景下呈现透亮圈及内有反光颗粒的厚壁孢子。

格特隐球菌镜下形态与新生隐球菌相似,但除了圆形孢子外,还能形成长形、椭圆形孢子。长形、椭圆形孢子经过次代培养或冻存后,在固体培养基中变成正圆形,但在1%蛋白胨水中,有部分可恢复为长形或椭圆形。

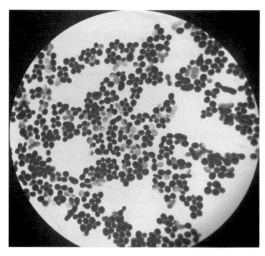

图3-7　浅白隐球菌,革兰染色,隐球菌孢子呈圆形或卵圆形

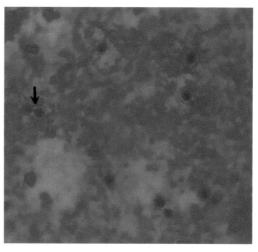

图3-8　新生隐球菌,圆形菌体,有宽厚荚膜,单极出芽(黑箭)

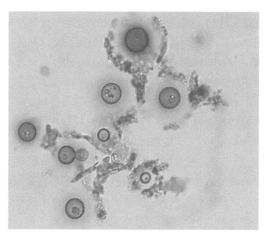

图3-9　新生隐球菌,脑脊液标本,亚甲蓝染色(湿片),×400,宽厚荚膜,单极出芽,菌体内有反光孢子

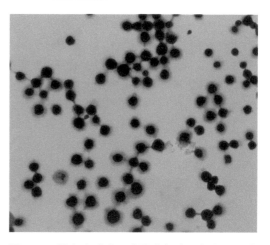

图3-10　新生隐球菌,脑脊液标本,大小不一菌体,等距离分布

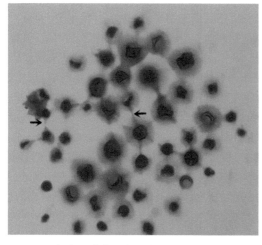

图3-11　新生隐球菌,脑脊液标本,母体与子体细胞连接间有细颈(黑箭)

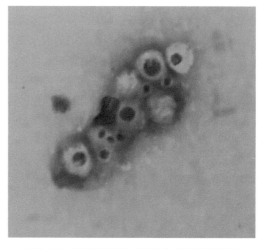

图3-12　新生隐球菌,尿标本,菌株有荚膜

(上海市复旦大学附属华山医院　检验医学中心　刘　红　提供)

(广西贺州市人民医院检验科　梁立全　提供图3-9)

六、鉴定与鉴别

隐球菌属所有菌种都能产生脲酶和同化各种糖类，但无发酵作用，产酸不产气。属内各菌种的鉴别可利用37℃是否生长及糖同化试验。在Bird Seed琼脂培养基上生长成棕色的菌落可将格特隐球菌和新生隐球菌与其他隐球菌区分开。新生隐球菌和格特隐球菌在一般生化反应上不能鉴别，最主要的方法是应用CGB（刀豆氨酸-甘氨酸-溴麝香草酚蓝）培养基区别。格特隐球菌可耐受刀豆氨酸并可利用甘氨酸为碳源而生长，使培养基pH升高，溴麝香草酚蓝由黄色变为蓝色，显色反应为阳性。新生隐球菌不能在此培养基上生长，培养基保持黄色，显色反应为阴性。但是已经发现有部分A型和D型新生隐球菌能在CGB上生长并使培养基变色，因此建议用血清学、分子生物学、MALDI-TOF MS等方法进一步鉴定。

七、生态学

新生隐球菌在全球自然界中分布，主要存在于土壤、腐烂的蔬菜中，特别是鸽粪中最多。欧洲、亚洲和非洲的大多数临床和环境分离株（分别为59%、81%和68%）属于新生隐球菌格鲁比变种。新生隐球菌新生变种也具有全球分布，但更常见于温带气候中，尤其是在欧洲，在欧洲约占所有报道的隐球菌感染的30%。在北极地带和极端pH条件下亦发现了隐球菌。隐球菌不是土壤的正常菌群，对新生隐球菌呈阳性反应的样本大多来自鸽子、鸡、火鸡经常出没的地区，偶尔也来自其他鸟类。该菌种也已从一系列鸟类的粪便中发现，包括金丝雀、鹦鹉、文鸟和虎皮鹦鹉。鸽子粪便的酸性pH、高浓度的尿酸和葡萄糖，新生隐球菌抵抗干燥的能力以及与其他动物排泄物相比，新生隐球菌与细菌物种的竞争最小等因素促进了新生隐球菌在鸽粪中的存活和生长。许多鸟类的全球迁徙是新生隐球菌无处不在的传播因素。虽然新生隐球菌与鸟类之间的生态关系在全球范围内是一致的，但鸟类与隐球菌自然栖息地之间的确切联系尚未确定。鸽子很少被感染，因为它们的体温（41~42℃）高于新生隐球菌的生长温度范围，但新生隐球菌从农作物、鸟喙或脚中分离出来的结果表明，鸽子摄入的饲料可能被真菌污染。近年来，世界各地对乔木来源的新生隐球菌的报道越来越多，已从超过36个乔木属物种的树皮、树洞和腐木中分离出新生隐球菌。绝大多数环境菌株，无论地理来源如何，都属于新生隐球菌格鲁比变种（血清型A，分子型VNⅠ）。来自环境的新生隐球菌新生变种（血清型D，分子型VNⅣ）菌株主要来自中欧。

新生隐球菌的另一个重要的生态因素是与土壤中其他生物的相互作用，如各种细菌、阿米巴原虫、螨虫、潮虫（sow bugs）和蠕虫。早在1931年，Castellani等首次报道了卡氏棘阿米巴（*Acanthamoeba castellani*）作为隐球菌

培养物的污染物。新生隐球菌与土壤阿米巴的相互作用被认为是新生隐球菌作为一种兼性胞内病原体进化的重要因素。新生隐球菌可以在阿米巴原虫中存活，人类巨噬细胞在某种程度上提供了类似环境，故新生隐球菌亦可在人类巨噬细胞中利用相同的致病策略存活，有助于人类宿主发病。

格特隐球菌并没有从鸟类中分离出来，主要存在于桉树中。1990年，Ellis在澳大利亚首次报道从赤桉树中分离出格特隐球菌血清型B分子型VGⅠ菌株之后，越来越多的树木被鉴定为该物种的环境来源。桉树是桃金娘科（Myrtaceae）杯果木属（*Angophora*）、伞房属（*Corymbia*）和桉属（*Eucalyptus*）树种的统称，自然原生于澳大利亚及其周边地区，现有800多种，常聚集生长形成独特的森林地理景观。自桉树发现以来的200多年间，由于其重要的经济、环境与文化价值，被广泛引种至许多国家与地区。至2008年，全球共约100个国家和地区引种栽培桉树，人工林面积约2000万公顷（1公顷＝10 000m²），其中印度、巴西约400万公顷，我国约260万公顷，且种植地区比较集中，主要分布于华南、东南沿海及西南地区。

格特隐球菌可在本地或外来引进的树种中生存，且可为格特隐球菌提供"小生境"的树种在欧洲、阿根廷、澳大利亚、巴西、加拿大、哥伦比亚、印度及美国也各有不同。近年来，报道能够分离出格特隐球菌的桉树及其他树种的数量逐渐增加，其在某些树种中的定植是周期性的，也可以是永久性的。这些特征性树木的种类在不同地区之间差异较大，但和格特隐球菌基因型之间存在一些关联，如桉树与VGⅠ型菌株的关联较其他B血清型的格特隐球菌更强。实际上，格特隐球菌在世界上不同地区不同树种之间的密切关系不能反映其在树木中的定植情况，还有其他因素与特殊树种的定植相关。在非洲及南美洲的桉树中还没有格特隐球菌环境分离菌株的报道。目前，医学真菌学者更倾向于记录与"小生境"相关的因素，包括海拔、温度、降水、湿度等，但特异性的参数还没有最终确定。来自巴西、印度等国家和地区的研究结果提示，桉树等树洞内的腐生物最有可能是格特隐球菌的"小生境"。廖万清等于2013年6月30日首次从我国昆明海埂公园内的一颗粗大的蓝桉（*Eucalyptus globulus*）的树洞腐生物中分离出格特隐球菌，验证了我国格特隐球菌病人感染源来自国内自然环境的假说。来自印度、加拿大等地的研究还显示，夏季及秋季采样的阳性率最高，冬季则最低，提示较高的温度对于格特隐球菌在树木"小生境"中保持活力的必要性。另外，格特隐球菌（B血清型）曾有报道从巴西圣保罗地区的鹦鹉粪便中被分离出来。

虽然在实验室条件下，新生隐球菌和格特隐球菌都可以感染拟南芥（*Arabidopsis thaliana*），目前还未发现隐球菌在自然界中会导致植物病害。在20世纪80年代，新生隐

球菌是北美和南美洲的主要种类，占人类病例的85%，但加利福尼亚州南部（41%）和巴西（35.5%）格特隐球菌流行率较高。在同一项研究中，格特隐球菌在澳大利亚和东南亚的比例过高（41.2%）。格特隐球菌在巴布亚新几内亚流行［发病率为42.8/（百万人口·年）］，在澳大利亚（特别是北部地区）的发病率为8.5/（百万人口·年）。宿主遗传因素、免疫状态、地理和环境暴露可能都会导致隐球菌感染风险，因为澳大利亚原住民的发病率为10.4/（百万人口·年），而非原住民的比率为0.7/（百万人口·年），最常见的分子基因型是VGI，死亡率在0～15%。上述研究表明该物种更可能发生在澳大利亚、巴布亚新几内亚、非洲部分地区、地中海地区、印度、东南亚地区等热带和亚热带气候中。然而，1999年以来，加拿大不列颠哥伦比亚省和美国西北太平洋地区发生了格特隐球菌暴发，其他温带地区也有案例报道，证明格特隐球菌可以发生在寒带以及寒温带地区。近年来在欧洲、美国东部出现格特隐球菌确诊病例，均表明格特隐球菌感染正在扩大流行范围。相关原因可能与气候变化及易感人群暴露在格特隐球菌定植的环境增多有关。在澳大利亚和新西兰，虽然15%的隐球菌病由格特隐球菌引起，但即使在这些流行地区，新生隐球菌仍然是主要的物种。

八、致病机制

真菌想要寄生于人体，必须满足4个严格条件：①人体体温（37℃以上）条件下能够生长；②突破宿主各项屏障到达寄生处组织或能够跟随风媒直接被吸入肺部或鼻窦中；③能够吸收利用人体内物质；④逃逸宿主免疫系统的识别。为了达到这四项标准，环境致病真菌不断调整其对环境的适应能力。

新生隐球菌能够在高温、高浓度二氧化碳以及低氧条件下正常生长。隐球菌的毒力因子主要包括荚膜、细胞壁中的黑色素、在宿主体温环境下（37℃）生长的能力，其他毒力因子包括产生侵袭素（如脲酶、磷脂酶、金属蛋白酶）和抗氧化剂（例如超氧化物歧化酶）等。隐球菌进入宿主体内后温度的改变、pH的改变、氧化酶、周围渗透压的改变等情况都威胁着病原菌的生存，真菌病原体必须感受外周环境的变化并做出相应的自身的生长分化、繁殖方式的调整。体温是哺乳动物抵挡环境真菌侵染的第一道生理壁垒。隐球菌病往往高发于热带地区，如南亚和非洲，可能正是在热带地区的生活史帮助隐球菌跨越了温度屏障，进而发展成人类致病真菌。当隐球菌暴露在哺乳动物的体温下时，它的基因表达会显著改变。这些温度相关基因影响了一系列过程，包括信号通路、能量代谢、多糖荚膜的结构组分、氨基酸代谢和线粒体解毒功能，如超氧化物歧化酶。隐球菌在体温下存活受到超氧化物歧化酶的严格调控，该基因的无义突变既可导致隐球菌致病力缺失，又失去了在

37℃下生长的能力。一些保守路径，如糖代谢和核糖核苷酸的合成，也与隐球菌耐热性有关，海藻糖合成或体外嘧啶核糖核苷酸合成突变株存在的温度敏感的无毒表型也可证明这一点。

新生隐球菌是一种专性需氧菌，在含21% O_2 的空气中生长良好，氧浓度的下降会导致其生长速率的显著下降。而人体不同的部位氧含量存在显著差异，尤以中枢神经系统的氧含量差异较为显著（1%～5% O_2）。既往研究发现，隐球菌依赖胆固醇调节元件结合蛋白（sterol regulatory element binding protein，SREBP）介导的胆固醇生物合成调控途径和真菌特异性的混合组胺酸激酶家族成员Tco1有关的双组分样途径调节其对低氧环境的适应。这两条通路上的基因如发生缺陷，菌株在体外低氧条件下以及宿主组织内的生长能力发生显著下降，毒力也显著下降。此外，氧分压的不同会对隐球菌细胞周期产生不同程度的影响，低氧可导致隐球菌出芽繁殖延迟并最终导致 G_2 期阻滞。隐球菌可通过改变自身的增殖速率来适应不同的氧分压环境。低氧诱导隐球菌降低增殖速率且导致其转录和表型的改变，低氧耐受被推测为隐球菌潜伏感染的重要驱动力。

隐球菌荚膜是重要的致病毒力因子，可以在压力环境下被诱导，中性或碱性环境、高二氧化碳浓度（5%CO_2）、铁元素的缺乏和适当浓度的 Ca^{2+} 均可诱导隐球菌的荚膜生长、增大；高糖或高盐环境中则会缩小隐球菌荚膜。隐球菌荚膜可能是为了抵御其自然界中天然捕食者阿米巴的吞噬以及抵御干燥环境进化而来。在动物感染中，荚膜可以抵抗吞噬和调节免疫反应。体外实验中，有荚膜的隐球菌需要通过调理素介导才能被吞噬，而无荚膜的变种则不需要介导就可以被吞噬。隐球菌荚膜主要成分是由葡萄糖醛酸木糖甘露聚糖（GXM）、半乳糖醛酸木糖甘露聚糖（galactoxy lomannan，GalXM）和少量的甘露糖蛋白（mannoprotein，MP）组成，GXM占多糖成分的90%，GalXM占9%～10%，MP占1%。GXM是一种乙酰化的线性多糖，由6种不同的重复多糖基序单位组成。新生隐球菌不同菌株的荚膜在生化组成上存在很大差异，有些菌株的GXM只由一种重复基序组成，而大多数菌株GXM则含有多种不同重复基序，即使在同一菌体，甚至同一个GXM分子上，也可含有不同的重复基序。McFadden等研究证明新生隐球菌通过共聚合的方式合成GXM，并可根据代谢状态改变GXM的生化组成和乙酰化状态，产生多样的荚膜多糖分子。这种分子多样性对于隐球菌的生存具有重要意义，GXM分子可以随环境变化而改变其生化组成，从而改变真菌的抗原性，有助于逃逸免疫系统的识别和杀伤，同时，GXM的分子多样性也和新生隐球菌的毒力密切相关，对机体产生复杂而多样的免疫抑制作用。GXM包被在新生隐球菌胞壁外，阻止抗原递呈细胞对真菌的吞噬，进而抑制特异性T细胞的克隆激活。GXM通过与Toll样受体-4结

合后上调巨噬细胞表面的Fas配体,诱导组成性表达Fas和Jurkat的T细胞凋亡。GXM诱导IL-10的分泌,产生广泛的免疫抑制作用;同时GXM下调IL-12的生成,后者的减少引起IFN-γ等Th1细胞因子下降,抑制保护性的Th1型细胞免疫应答。GXM抑制树突细胞的活化成熟和抑制单核细胞分泌炎症介质。除上述强有力的免疫抑制作用外,GXM还在生物膜的形成中发挥作用。生物膜极大增强了新生隐球菌的生存能力,使隐球菌能在更适宜的部位定植,能耐受抗真菌药物的杀伤作用。GXM既可以黏附在细胞壁上形成荚膜结构,也大量分泌到周围环境中(exo-GXM),exo-GXM在病人血清和脑脊液中累积,具有良好的免疫抑制特性,与病人预后不良相关。在小鼠感染过程中,exo-GXM的释放与毒力和真菌负担有关。Denham等研究表明,exo-GXM的释放受环境信号的调节,与隐球菌表面荚膜水平呈负相关。在播散性感染或颅内感染期间,exo-GXM可以防止免疫细胞渗入脑内,抑制炎症反应。GXM和GalXM的分子直径与荚膜直径呈正相关,与抗体和补体介导的吞噬作用呈负相关。同时,荚膜体积会根据外界环境变化而改变,增厚的荚膜使外源性物质渗透作用减弱,更不易被吞噬。已有研究发现在宿主肺泡内和巨噬细胞内的隐球菌荚膜体积明显大于在标准培养基和外界环境中的隐球菌荚膜,以抵御巨噬细胞的吞噬;并且,隐球菌老化的荚膜组织还可以脱落,其不但可以抵制巨噬细胞的趋化作用,还可以增加脑脊液的黏稠度,使其流动性减弱,最终致颅内压升高。有研究显示,荚膜是隐球菌逃脱宿主免疫监视和吞噬的关键,无荚膜隐球菌菌株的黏附和穿越血脑屏障的效率会明显降低,不能抵抗胞内活性氧的杀伤作用。荚膜还可以诱导免疫细胞凋亡,干扰炎症因子释放,并影响体液免疫。

黑色素是一种广泛存在于自然界中的天然色素,一般以黑色、棕色为主,具有带负电荷、不溶于水及有机溶剂等特性。黑色素在许多真菌中都表达,Staib在1962年最早报道了其在隐球菌中的存在。Wonchung等在1982年通过紫外线照射新生隐球菌发现其可产生白化突变株,并用经典遗传学方法及小鼠实验首次验证了黑色素与新生隐球菌的毒力密切相关。随后,黑色素被发现具有多种功能,例如对环境应激如紫外线照射、电离辐射等进行防御,清除自由基使细胞抗氧化,通过与药物的结合从而增加耐药性,以及通过阻碍细胞因子的合成来影响宿主的免疫反应。根据合成途径不同,黑色素一般分为DHN黑色素及多巴(DOPA)黑色素,烟曲霉、黑曲霉、卡氏枝孢瓶霉等均是以聚酮途径合成黑色素,即通过氧化1,8-二羟基萘(DHN)从而合成黑色素。不同于上述途径,新生隐球菌则是合成多巴(DOPA)黑色素,即以儿茶酚胺为外源性底物,由多酚氧化酶催化胺类化合物先形成醌类中间产物,随后自动异构形成黑色素。1994年,WiUiamson等通过提纯新生隐球菌多酚氧化酶后发现其本质为漆酶(laccase),是一分

子量大小为75kDa的糖化蛋白,脱糖基化后分子量大小为66kDa,含I型及III型铜。隐球菌利用多酚氧化酶(漆酶)催化酚类底物产生沉积于细胞壁的黑色素,黑色素具有对抗氧化应激和硝基饱和应激的能力,干扰T淋巴细胞免疫应答,下调TNF-α对病原菌的损伤作用,降低抗体介导的吞噬作用和淋巴组织增生,并与两性霉素B作用拮抗。产生黑色素的信号传导通路是由GPA1基因编码的G蛋白α亚基(Gα亚基)调节的,由Lac基因编码的多酚氧化酶也发挥着关键作用。新生隐球菌漆酶主要由Lac1及Lac2基因编码,在黑色素合成过程中,Lac1占主要作用。G蛋白是指能与鸟嘌呤核苷酸结合,具有GTP水解酶活性的一类信号传导蛋白。Gα是组成异源三聚体G蛋白(heterotrimeric G protein)的重要亚基之一,在高等动物、简单真核生物、昆虫及植物中广泛存在,参与生物感受外界环境刺激、抗逆(对不良环境的适应性和抵抗力)反应和跨膜信号转导等方面的调控。在激动剂的作用下,当G蛋白受体构象改变时,G蛋白的结合位点暴露,在鸟苷酸转换因子的帮助下,GTP替换Gα中的GDP,Gα-GTP能使第二信使分子(如cAMP、IP3、DAG与Ca^{2+}等)大量产生,进而激活蛋白激酶A(protein kinase A,PKA)和蛋白激酶C(protein kinase C,PKC)等多种下游信号分子参与到MEK/MAPK和PI3K/AKT信号通路,进而调节细胞功能。另外,由于人类大脑中含有丰富的酚类底物,如多巴胺、肾上腺素等,可被多酚氧化酶利用合成黑色素,体现其嗜中枢神经性。

新生隐球菌产生许多降解酶,其中一些已被证实为毒性决定因素。脲酶和磷脂酶B1是目前研究最多的在隐球菌致病性中起作用的降解酶。这些酶的功能是促进酵母菌的细胞内存活,水解宿主细胞膜以参与免疫调节,增强真菌从肺部向大脑的传播等。与多糖荚膜不同的是,缺乏这些酶会导致毒性降低,而不是完全丧失。动物研究显示,隐球菌脲酶缺陷株较野生株致死率明显下降。新生隐球菌感染过程中脲酶可保护其免于被肺组织清除,促进宿主未成熟树突状细胞的堆积和肺组织中非保护性的Th2型免疫反应并促进其从微血管转移到脑组织。脲酶通过增强脑毛细血管床内的真菌螯合率提高侵袭中枢神经系统的能力。脲酶可促使病原菌在低pH环境下存活,也是某些氮源性腐败物转化所需的酶,造成胃肠道和泌尿道感染。隐球菌能够表达磷脂酶B1(phospholipase B1,Plb1),具有溶血磷脂酶、溶血磷脂转酰基酶、磷脂酶B 3种酶的活性,与内皮细胞的脂类介质相互作用,从而使Rho蛋白家族中的Rac1活化为GTP-Rac1,开启信号转导和转录激活因子(signal transducers and activators of transcription,STAT)-3通路,诱导细胞溶解及骨架重组,提高隐球菌与上皮细胞黏附率,促进内皮细胞对隐球菌的内吞作用。其中,溶血磷脂转酰基酶激活可促进隐球菌在巨噬细胞内的增殖及从溶酶体中排出。动物实验发现PLB1基因缺失的突变菌株在巨噬

细胞内的含量远远少于野生株H99在巨噬细胞内的含量。Secl4分泌蛋白可以调节磷脂酶Bl的分泌。

浅白隐球菌及罗伦特隐球菌具有在37℃环境中生长及侵袭的特点，与新生隐球菌相比较，两者的荚膜厚度较薄，在37℃条件下生长能力较弱，产生磷脂酶的比例较低，故其致病能力较新生隐球菌弱。

哺乳动物的免疫系统主要分为两部分：先天免疫系统和获得性免疫系统。当微生物侵染宿主时，天然免疫系统依赖于巨噬细胞、树突状细胞和中性粒细胞等免疫细胞的吞噬作用发挥机体对抗外来物的第一道屏障作用。免疫吞噬是吞噬细胞在受体介导作用下将外源性物质内吞入胞的过程。通过这些受体，吞噬细胞可识别、结合并激活对病原体、细胞碎片以及凋亡细胞的内吞。获得性免疫主要通过T细胞、B细胞的基因重排和克隆选择而产生的表面特异性抗原受体来清除病原体并且产生免疫记忆效应来发挥作用。

孢子被认为是绝大多数致病真菌的感染繁殖体，隐球菌也不例外。隐球菌主要通过呼吸道吸入环境适应力较强的孢子（直径1～2μm）感染宿主。隐球菌的孢子和小的干燥酵母细胞（直径1～5μm）可到达下呼吸道和肺泡，迅速启动机体的固有免疫系统，包括补体系统及固有免疫细胞（如树突状细胞、上皮细胞、内皮细胞和肺泡巨噬细胞），通过模式识别受体识别隐球菌的荚膜、细胞壁及核酸，启动免疫应答。模式识别受体（PRRs）是一类主要表达于宿主固有免疫细胞表面非克隆性分布的分子。当微生物侵入机体后，宿主免疫细胞利用PRRs识别病原相关分子模式（PAMPs），进而引发宿主的免疫防御反应。目前发现参与隐球菌识别的PRRs主要有识别核酸的Toll样受体（Toll-likereceptors，TLRs），识别多糖的C型凝集素受体（C-type lectin receptors，CLRs），还有核酸的结合寡聚化结构域（NOD-like receptors，NLRs）及视黄酸诱导基因-I样受体（RIG-I-like receptors，RLRs）。在宿主识别新生隐球菌的过程中，TLRs、CLRs和NLRs起主要作用，RLRs的作用尚不明确。TLR9通过识别隐球菌CpG DNA，通过MyD88依赖型信号传导通路激活NF-κB，进而启动下游免疫反应；CLRs识别隐球菌细胞壁上多糖配体，经过一系列信号传递后激活CARD9复合物，最终活化MAP激酶、NF-κB及促进促炎症因子的产生；NLRs识别吞噬后的病原体PAMPs后，激活NLRP3炎症小体，导致caspase-1的成熟，最终分泌成熟IL-1β、IL-18；其他PRRs协同发挥抗真菌作用。

吞噬细胞作为宿主的第一道免疫防线，吞噬和杀死侵入机体的病原体，并递呈抗原激活T细胞，介导适应性免疫应答。补体受体（complement receptor，CR）和Fc受体均可介导吞噬作用。补体介导的新生隐球菌吞噬作用是通过补体受体CR1、CR3和CR4对补体调理酵母的识别而产生

的。巨噬细胞、中性粒细胞、树突状细胞上的Fcγ受体能结合并介导抗体诱导的新生隐球菌的吞噬作用。此外，巨噬细胞和树突状细胞上的甘露糖受体可以与隐球菌甘露蛋白结合，并介导对新生隐球菌的吞噬作用。肺表面活性物质和嗜酸性粒细胞也参与机体对隐球菌的免疫应答。嗜酸性粒细胞对隐球菌具有吞噬作用。肺表面活性物质含有SP-D蛋白，可与隐球菌结合并吸引嗜酸性粒细胞。

病原菌与中性粒细胞接触时，后者的细胞膜向内陷入，病原菌被渐渐陷进中性粒细胞内，形成吞噬空泡，称为吞噬体。吞噬细胞内含有溶酶体，溶酶体与吞噬体融合成吞噬溶酶体，溶酶体中的溶菌酶、髓过氧化物酶、乳铁蛋白、防御素、活性氧物质、活性氮物质等能杀死病菌，而蛋白酶、多糖酶、核酸酶、脂酶等则可将菌体降解。最后，不能消化的菌体残渣将被排到吞噬细胞外。树突状细胞和巨噬细胞在机体抵抗隐球菌过程中发挥了重要作用。巨噬细胞吞噬隐球菌后，可以成为先天性免疫和适应性免疫的枢纽。巨噬细胞通过甘露糖受体高效吞噬隐球菌，新生隐球菌通过dectin-1和dectin-2摄取，而格特隐球菌摄取主要通过dectin-1，证明了巨噬细胞在增强抵抗隐球菌的重要作用。树突状细胞作为专职的抗原递呈细胞（antigen presenting cell，APC），主要作用是根据接触到抗原的多态性进行调节并激活适应性免疫系统，对感染产生特异性免疫应答。树突状细胞在天然免疫和适应性免疫防御中抗隐球菌病都有重要作用。成熟的树突状细胞能有效地递呈抗原启动T淋巴细胞并介导Th1、Th17免疫应答，而未成熟的树突状细胞诱导免疫耐受，介导Th2非保护性免疫应答。隐球菌具有多种毒力因子抗吞噬或增强其在吞噬体内的繁殖能力，并通过非裂解机制胞吐作用逃逸到细胞外环境，逃避了吞噬细胞的清除作用。破坏吞噬体的成熟是许多微生物病原体（如结核分枝杆菌和荚膜组织胞浆菌）采用的策略。Smith等研究表明，隐球菌在细胞内生长期间，清除了吞噬体成熟标记Rab5和Rab11，抑制吞噬体的成熟，并且吞噬体的酸化（酸化通常是完全成熟的吞噬体的标志）、钙通道和酶活性受阻，使隐球菌在胞内增殖。新生隐球菌具有在低pH环境中存活的能力。这种能力可能是由于新生隐球菌进化过程中适应环境所致：鸟粪是酸性的，且富含氮。含有新生隐球菌细胞的吞噬溶酶体显示初始pH降至4.7，然后升至5.3。这种维持低pH而不是完全阻断吞噬溶酶体酸化的策略可以维持新生隐球菌对铁的获取，因为铁在中性pH下与转铁蛋白结合并且不能被入侵的微生物利用。支持新生隐球菌对低pH环境的亲和力的重要性的其他证据是新生隐球菌分泌的磷脂修饰酶磷脂酶B1（Plb1）。Plb1可以锚定在细胞壁上或分泌到细胞外环境中，并且在吞噬体的酸性pH范围内具有最佳活性。Plb1促进新生隐球菌在巨噬细胞的存活，并且是其从肺部有效传播所必需的。

细胞介导的免疫反应（cell-mediated immunity，CMI）包括直接的细胞毒作用和细胞因子产生的调节，对于募集和激活巨噬细胞、控制疾病十分重要，可清除潜伏感染。巨噬细胞作为抗原递呈细胞促进T淋巴细胞活化，根据其激活状态，通过帮助真菌清除或传播来调节疾病的结果。当巨噬细胞暴露在某些刺激下，如IFN-γ和（或）微生物产物如脂多糖（LPS）时，分化为经典激活的巨噬细胞，也称作M1型巨噬细胞。M1型巨噬细胞可产生高水平活性氧和氮类物质，以及诸如TNF-α和IL-12等促炎症细胞因子。当暴露于Th2型细胞因子和（或）寄生产物和过敏原时，分化为交替激活的巨噬细胞，也称为M2型巨噬细胞，这些巨噬细胞具有抗寄生作用，并可在组织修复中发挥其作用。M1标记包括：诱导型一氧化氮合酶（iNOS）；细胞因子信号传导抑制因子-3（suppressor of cytokine signaling 3，SOCS3）；趋化因子CXCL9、CXCL10和CXCL11。M2标记包括精氨酸酶-1（Arginase-1）、几丁质酶和几丁质酶3样蛋白3（Chitinase-3-like protein 3，Chi3l3，也称为Ym1），以及细胞外受体CD206（或甘露糖受体，MR）。诱导型一氧化氮合酶和精氨酸酶竞争同一反应底物L-精氨酸，从而减少或增加巨噬细胞中一氧化氮的产生。M1型巨噬细胞将通过诱导型一氧化氮合酶代谢精氨酸产生一氧化氮和瓜氨酸，而M2型巨噬细胞产生尿素和鸟氨酸。在病原体入侵早期，巨噬细胞主要被活化为M1型，而当存在慢性感染或肿瘤时则主要活化为M2型。M1型巨噬细胞对于通过产生活性氧和活性氮消除隐球菌至关重要。相反，M2型巨噬细胞支持隐球菌细胞内存活和增殖，导致感染持续存在。M1/M2型巨噬细胞的极化取决于感染过程中的细胞因子微环境。CD4$^+$T细胞是调控免疫应答类型的关键。幼稚的CD4$^+$T细胞被激活后分化成Th1、Th2和Th17不同的亚群，产生细胞因子。保护性Th1型CD4$^+$T细胞免疫应答及其产物IFN-γ、TNF-α、IL-2、IL-12、IL-18对降低真菌感染、诱导巨噬细胞分化为经典激活的M1型表型、诱导中性粒细胞和树突状细胞的摄取和杀伤增强、防止疾病播散有着重要的作用。Th1刺激也可以通过降低吞噬细胞水解酶活性来增加主要组织相容性复合体（MHC-Ⅰ或MHC-Ⅱ）的递呈和介导适应性免疫。Th17型反应与IL-6、IL-17、IL-21、IL-22、IL-23和转化生长因子（TGF）-β的产生有关，并与抗隐球菌免疫反应有关。Th2型细胞免疫应答与IL-4、IL-5和IL-13等细胞因子的产生有关，诱导巨噬细胞分化为交替激活的M2型巨噬细胞，并参与嗜酸性粒细胞的募集和疾病的恶化。致病隐球菌菌株中存在的毒力因子，如脲酶和漆酶，能够在鼠类研究中调节其环境，使其趋向非保护性的Th2型应答。参与宿主对新生隐球菌反应的T淋巴细胞包括CD4$^+$T细胞、CD8$^+$T细胞和自然杀伤T细胞。CD4$^+$和CD8$^+$T细胞释放的颗粒溶素（granulysin）和自然杀伤细胞释放的穿孔素（perforin）在对隐球菌的有效杀伤中发挥作用。

隐球菌可经过呼吸道、消化道和创伤性皮肤黏膜等途径侵袭宿主。最初吸入人体肺部的隐球菌，是马上被清除或被肉芽肿包裹作为潜伏感染或发病致全身播散，取决于宿主免疫反应、病原体的数量和毒力。宿主免疫因素对发病与否起到重要作用。正常人吸入新生隐球菌孢子后，孢子常很快被消灭，如吸入孢子较多，则可发病，或者病原体在肺内存活较长时间而不致病，当机体免疫力低下时才引起感染。此外，隐球菌可以在没有任何症状的情况下在呼吸道定植，表明巨噬细胞不能完全消除隐球菌。免疫功能受损者，隐球菌能够快速繁殖，易引起严重肺部感染甚至全身血行播散。在许多情况下，隐球菌会在吞噬溶酶体内建立潜伏感染，在胸廓淋巴结内休眠（但仍存活），或在肺内形成肉芽肿，在无症状个体中持续数年。当局部免疫受到抑制时，隐球菌可在这些肺淋巴结复合物外生长和播散，这与复发性结核病或组织胞浆菌病的病理生理学相似。对于免疫功能不全的宿主，潜伏感染的重新激活是继发性隐球菌病的机制。AIDS病人，CD4$^+$T细胞的减少殆尽，损害了原本可控制隐球菌感染的免疫应答功能。HIV感染可导致Th1细胞因子表型转变为以Th2表型为主，加剧了隐球菌病的播散。而且，HIV可侵袭肺泡巨噬细胞，削弱了它们控制隐球菌感染的能力。

在新生隐球菌引起的肺隐球菌病中，隐球菌泰坦细胞（titan cell）或巨型细胞（gigantic cell）可能在宿主免疫逃避中发挥重要作用。与典型新生隐球菌细胞直径为5～7μm相比，泰坦细胞直径＞10μm，多为25～30μm，有些直径近100μm。Okagaki等的小鼠感染实验显示，在肺部感染后1天就观察到了泰坦细胞，到感染后3天，泰坦细胞占到隐球菌感染细胞总数的20%以上，并且在其余感染过程中保持相对恒定。脾脏和大脑中偶尔观察到泰坦细胞，但水平较低。相对于普通隐球菌酵母细胞，泰坦细胞具有更高的氧、氮自由基抵抗性，对巨噬细胞的吞噬完全免疫，不能有效地从肺部扩散到其他脏器，暗示了泰坦细胞可能特异性地参与到隐球菌的特定感染阶段，使一部分种群在感染早期存活下来。Zaragoza等通过小鼠肺隐球菌病模型发现，在感染3周后，隐球菌泰坦细胞可见于肺泡中。泰坦细胞占肺部真菌总负担的比例从10%到80%不等，这取决于感染时间、小鼠个体及免疫反应的类型。其比例与接种量、炎症反应、临床症状成反比。泰坦细胞的形成可以使真菌在宿主的局部环境中存活较长的时间。

泰坦细胞的形成受多种环境信号的调节，包括交配信息素（mating pheromone）和宿主磷脂的刺激，以及通过G偶联蛋白受体的信号转导。G蛋白偶联受体Gpr4和Gpr5尤其重要，因为Gpr4和Gpr5的缺失导致泰坦细胞形成严重缺乏。G蛋白偶联受体通过Gα亚基蛋白Gpa1发出信号，从而触发环磷酸腺苷/蛋白激酶A（cAMP/PKA）信号通路。

cAMP/PKA途径对于调节新生隐球菌的其他毒力因子（包括荚膜形成）至关重要，特别是其对泛素-蛋白酶体途径（ubiquitin-proteasome pathway）的作用。已知PKA1受蛋白质PKR1负调控，而PKR1突变株表现出较大的荚膜。进一步的研究表明，高PKA1表达或低PKR1活性可增加泰坦细胞的形成，而低PKA1表达可减少其形成。在PKA途径的下游，Rim101作为一种主要的转录因子，可再次控制许多毒力因子产生，对于泰坦细胞的产生也是必需的。尽管对泰坦细胞形态的发现始于人类感染病灶的组织学观察，环境压力同样能够激发该类细胞形态形成。Zaragoza等研究显示，在营养缺乏的条件下，隐球菌同样能够形成一定比例的泰坦细胞，这说明在自然界中，泰坦细胞的形成可能应答于特定营养物质的缺乏。负责感受营养信号的重要信号通路cAMP/PKA途径调节了泰坦细胞的形态形成，为以上推论提供了重要的分子佐证。泰坦细胞是一种潜在的治疗肺隐球菌病的新型靶细胞。已发表的文献对泰坦细胞是否参与了格特隐球菌感染的发病机制还没有定论。

新生隐球菌在免疫功能正常的的人群导致的亚临床肺部感染也很常见。亚临床感染的流行病学情况可以通过对微生物抗原的皮肤敏感性试验或血清中的抗体进行评估来获得，隐球菌抗原可引起活动性隐球菌病病人的迟发过敏反应。Goldma等在小鼠模型中观察到局部肺部新生隐球菌感染有增强过敏反应和气道反应的潜力，并提示亚临床肺隐球菌病在哮喘发病机制中的潜在作用。Schimpff等应用的隐球菌素（cryptococcin）制品对13名暴露于隐球菌的实验室人员进行试验，发现11人皮肤反应阳性；而10名未暴露的个体则阴性。这提示日常生活中对隐球菌的暴露不足以引起皮肤对隐球菌素的阳性反应，而在隐球菌实验室工作的人员其暴露水平要明显高出很多。Grahnert等发现德国一些哮喘病人的血清中针对新生隐球菌的特异性免疫球蛋白G（IgG）滴度增加。此外，与女性哮喘病人相比，男性哮喘病人IgG介导的血清反应活性增加。这可能支持新生隐球菌是城市地区哮喘发生的危险因素的假设。日本的夏季型过敏性肺炎可能与暴露于隐球菌的环境有关。用隐球菌抗原对过敏性肺炎病人进行吸入刺激试验，结果产生的肺部症状与隐球菌作病原体时产生的表现一致。因此，这些研究根据隐球菌抗原的对应抗体滴度及淋巴细胞大量增高的现象将隐球菌与过敏性肺炎联系在一起。由于隐球菌和另一种夏季型过敏性肺炎相关真菌皮肤毛孢子菌（trichosporon cutaneum）之间有抗原性交叉反应，故对夏季型过敏性肺炎和隐球菌之间的联系仍存在疑问。但就目前而言，皮肤毛孢子菌较隐球菌更像是夏季型过敏性肺炎的过敏原。

隐球菌感染除了与宿主免疫因素、病原体的数量等有关外，不断改变的隐球菌的毒力亦起到了重要的作用。相关基因研究显示隐球菌有极强的可塑性和微进化能力。

Janbon等报道将从同一病人脑脊液分离出的隐球菌分为两组，一组行即时检测隐球菌基因表达，另一组将隐球菌放在不同环境中培育，然后将两组隐球菌的基因表达进行对比，结果发现两组隐球菌在不同的环境中的基因表达不同，表明隐球菌的毒力组成可能是多基因和复杂多变的。

九、流行病学

20世纪中叶以前隐球菌病报道都是零散的。1931年Freeman对文献记载的43个隐球菌病病例进行了回顾总结；1941年Bindford报道了1例并统计文献中的病例数为75例。到20世纪中叶为止，共报道了约300个隐球菌病病例，这种疾病才逐渐引起了人们的注意。20世纪50年代后期，Littman估计出隐球菌病的发病率约为2例/（百万人口·年）。随后，Friedman也做了类似的流行病学研究，他总结北加利福尼亚州1970—1980年Kaiser Permanente医学治疗中心中隐球菌病的发病率为0.8例/（百万人口·年）。20世纪70年代后全球隐球菌病的发病率开始明显上升，1977年Kaufman等研究指出，隐球菌感染的发病率在上升，将隐球菌病称为深部真菌病中"苏醒的巨人"。

1981年以前，美国每年报道500～1000例隐球菌病病例，随着艾滋病病毒的流行，仅1991年在纽约市就观察到1200例隐球菌病。在美国，HAART（高效抗逆转录病毒疗法）时代以前，86%的隐球菌病见于HIV感染病人；每年HIV病人的隐球菌发病率（66例/1000）显著高于非HIV病人（0.9例/10万）。全球范围内，隐球菌性脑膜炎主要好发于HIV感染者，撒哈拉沙漠以南是隐球菌性脑膜炎高发地区，那里有超过2500万人患有艾滋病。每年因隐球菌性脑膜炎死亡的HIV感染者超过18万例。相反，我国日渐增多报道的隐球菌性脑膜炎病例主要以非HIV感染人群为主。

非洲国家隐球菌病的高发病率与暴露在隐球菌环境中的AIDS病人的比例显著增加密切相关，且非洲地区缺少足够且合理配置的医疗资源。随着HARRT及氟康唑等在非洲地区的不断普及，部分非洲国家AIDS病人并发隐球菌病的发病率、病死率也呈下降趋势，如2012年来自非洲西部国家布基纳法索最主要的一家大学附属医院的流行病学调查即显示，该医院收治的合并隐球菌病的AIDS病人，已从2002年的14例/年降至2010年的2例/年。另外，非洲还是全球致病隐球菌遗传多样性最丰富的地区，隐球菌8个主要的基因型（VNⅠ～VNⅣ，VGⅠ～VGⅣ）在该地区都有分离报道，而且博兹纳瓦纳还分离出一种独特基因型的隐球菌（VNB，血清型A）。但是，非洲地区最常见的隐球菌临床分离菌株仍然是新生隐球菌格鲁比变种。2011年，Fisher与Litvintseva分别独立应用多位点序列分析（MLST）、微卫星分型等技术对来自全球的新生隐球菌格鲁比变种菌株进行了系统发育学分析，发现全球的格鲁比变种菌株均起源于非洲，这一研究结果圆满地解释了世界其他地区如中国、泰国新生隐球菌格鲁比变种遗传背景高度同一性的奇怪现象，因为家鸽是新生隐球菌格鲁比变种最主要的宿主，家鸽的祖先即起源于非洲，人类的祖先从非洲迁徙到世界各地的过程中新生隐球菌格鲁比变种可能也随着家鸽迁徙到世界各地。

1981年以前隐球菌病例报告数的稳步上升可能是各种因素综合作用的结果。如微生物诊断技术的改进及对该疾病的进一步了解使得病例报告增多，诊断也更为准确。20世纪60年代应用于检测隐球菌荚膜多糖的血清学试验使诊断更加容易。但是，促使隐球菌病发病率上升最重要的因素是医学科学的进步。新生隐球菌除了容易感染HIV个体外，还易感染其他免疫功能低下的个体，包括长期使用皮质类固醇、器官移植、晚期恶性肿瘤、糖尿病、结节病、特发性CD4$^+$T淋巴细胞减少症和患有肝、肾功能衰竭等慢性疾病的病人。始于20世纪60～70年代的实体器官移植、恶性肿瘤放化疗治疗、长时间激素治疗及抗肿瘤坏死因子α（TNF-α）单克隆抗体应用等细胞介导的免疫功能疗法等多种原因导致肺隐球菌病的增加。根据美国移植相关感染监测网络（TRANSNET）的数据，在23个移植中心中，隐球菌病是实体器官移植（SOT）病人中第三种最常见的侵袭性真菌感染，有症状的肺隐球菌病与高剂量的糖皮质激素应用有关。Kohno等为期35年的对151名HIV阴性肺隐球菌病病人的回顾性研究中，21%病人接受了皮质类固醇治疗。长期使用糖皮质激素会出现肺部隐球菌病的严重后遗症。潜在的恶性肿瘤越来越被认为是隐球菌病的诱发因素，与隐球菌感染相关的最常见的血液系统恶性肿瘤是淋巴瘤。特发性CD4$^+$T淋巴细胞减少症是一种罕见的疾病，以CD4$^+$T细胞显著减少为特征。CD4$^+$T细胞在隐球菌感染肉芽肿形成中起重要作用。尽管CD4$^+$T细胞计数很低，但在特发性CD4$^+$T淋巴细胞减少症隐球菌感染病人中仍可形成含有CD4$^+$T细胞的肉芽肿。慢性肝病和肾功能不全病人感染隐球菌的比例因不同研究而有所不同。慢性肾衰竭的范围为0.1%～17%，而包括肝硬化和HBV携带在内的慢性/失代偿性肝病的范围为3.5%～30.2%。肝硬化是隐球菌感染的主要危险因素，肝硬化病人隐球菌感染很快就会致命，尤其是在诊断延迟的情况下。但肝硬化病人血清隐球菌抗原阳性率很低，不推荐在肝硬化病人中筛选隐球菌抗原血症和经验性抗真菌治疗。

全球范围内，由格特隐球菌引起的隐球菌病的发生率（<20%）明显低于新生隐球菌（80%），导致格特隐球菌感染的主要危险因素仍不清楚。格特隐球菌主要侵犯免疫功能正常的个体，但新生隐球菌亦可感染免疫功能正常的病人和格特隐球菌感染免疫功能低下病人，如合并艾滋病病毒的病人。新生隐球菌主要表现为脑膜炎，肺部感染在格特隐球菌感染中更为常见。Ngamskulrungroj等的动物研究支持了这两种隐球菌在主要靶器官上的差异。与人类感染类似，尽管格特隐球菌可以通过血脑屏障，但较少导致致命的脑膜炎，而是导致致命的肺部感染。感染新生隐球菌的小鼠多死于中枢神经系统感染，而感染格特隐球菌的小鼠多死于肺部感染。

非新生、非格特隐球菌通常被认为是腐生菌，很少被报道为人类病原体。然而，在过去的40年中，由这些生物体引起的感染发生率有所增加，罗伦特隐球菌和浅白隐球菌占非新生、非格特隐球菌报告病例的80%。2001年，Cheng等报道了1例早产儿罗伦特隐球菌引起的真菌感染，在给予两性霉素B治疗和拔除中心静脉导管后，临床完全缓解。与细胞介导的免疫功能降低相关的疾病是非新生隐球菌感染的重要风险，以前的唑类抗真菌药物预防应用与抗真菌药耐药性相关。Averbuch等报道并鉴定了从诊断为神经节神经母细胞瘤的病人血液中分离出的罗伦特隐球菌。Shankar等报道了1例正在接受抗结核和抗逆转录病毒治疗的糖尿病艾滋病病人由罗伦特隐球菌引起的肺隐球菌病。Furman-Kuklińska等报道了1例正在积极进行免疫抑制治疗的膜性增生性肾小球肾炎的年轻人感染了罗伦特隐球菌。浅白隐球菌是在人的皮肤上偶尔发现的一种普遍存在的腐生有荚膜的酵母。一项研究报告了浅白隐球菌的不同来源，包括空气、指甲、肺、痰、啤酒瓶、骨、血液、慢性龟头炎、鸽子的排泄物和土壤。在另一份报告中，从犬的皮肤和毛发以及马尿样品中分离出浅白隐球菌。2008年，Kano等最早报道了浅白隐球菌导致猫全身感染。Mcleland等从加利福尼亚州的一只幼海狮中分离出浅白隐球菌。这些学者认为，应将浅白隐球菌视为潜在的病原体，其在海洋哺乳动物的死亡率和发病率中起到一定作用。2012年，Leite等在巴西马托格罗索州库亚巴市的3个图书馆的书中发现了隐球菌物种。从书本灰尘中收集的84个样本中，有18个样本（21.4%）检出隐球菌。最常见的物种是格特隐球菌（15,36.6%），其次是地生隐球菌（12,29.3%）、浅黄隐球菌（4,9.8%）、新生隐球菌（3,7.3%）、指甲隐球菌（3,7.3%）、浅白隐球菌（2,4.6%）和土生隐球菌（2,4.6%）。该研究证明了公共图书馆中的灰尘可引起隐球菌感染。

隐球菌属于条件致病菌，但在没有基础疾病的免疫功能正常病人发病的概率亦不在少数，也可能发生播散型感染。研究报道，50%肺隐球菌病病人为免疫功能正常的宿主，且多数病人肺为单一受累器官。我国1998—2007年大规模回顾性调查显示34%肺隐球菌病病人无基础疾病。

来自全球众多研究报道表明，隐球菌病病人中男性占优势，大体比例约为2:1。这种性别比例的不平衡与男性HIV感染的发生率高关系不大。与免疫抑制病人相比，免疫功能正常的肺隐球菌病病人以男性、中青年多见，因为其是参加工作的主要人群，社会活动频繁，相较于老年人、孩童和女性有更大的机会能够在公共场所接触到包含来自泥土、腐朽木材、有机材料及鸽粪等的隐球菌酵母或孢子，感染肺隐球菌病可能性更大。但是，在还不清楚感染的实际途径和时间选择的情况下，很难将隐球菌病例在性别比例上的差异单独归因于暴露过程的不同。有研究提示，雌激素能抑制巴西副球孢子菌菌丝相到酵母相的转化，该发现解释了女性不易患此病的原因之一。男、女宿主免疫系统和生理学上的微妙差异可能是导致隐球菌病病人中男性占优势的主要原因。

目前还不能确定隐球菌病的发病率是否有季节性差异。泰国550例隐球菌感染病例的研究结果显示，其发病率与季节无关。来自加州洛杉矶112例隐球菌病病人的一项研究则显示秋冬季节的感染发生率要高一些。隐球菌病发病是否与季节存在相关性，还需更大样本的流行病学调查进一步证实。

所有年龄段均可发生隐球菌病。大多数病例发生于20~50岁这个年龄段。儿童的隐球菌病并不多见。目前还没有大规模的对照研究来证明隐球菌病是否在种族间存在易感性的真实差异。已有的研究显示澳大利亚土著居民的隐球菌病的发病率约为当地白种人的2倍，来自美国洛杉矶的研究也发现拉丁美洲人中隐球菌病发病率是白种人的2倍。来自欧美国家流行病学研究显示，超过80%的隐球菌病病人来自AIDS病人、器官移植受者、癌症化疗后病人等免疫受损人群，来自韩国的研究亦显示约60%的HIV阴性的隐球菌病病人患有癌症、肝硬化等有损免疫系统的疾病。然而，来自中国的多项隐球菌病分子流行病学研究却显示，约70%的HIV阴性的隐球菌病汉族病人是没有器官移植、癌症化疗、糖尿病、血液病等抑制免疫系统的疾病的"健康"病人。国内朱利平等以上海华山医院近10年来198例非HIV相关隐球菌病病人为病例组，190例门诊健康体检者为对照组，通过病例-对照关联研究，提取受试者外周血DNA，采用多重SNP单碱基延伸分型技术，发现中国汉族隐球菌病病人的中枢神经系统感染与FCGR2A 131H/R、FCGR2B 232I/T基因多态性存在相关，提示FcγRⅡA、FcγRⅡB这两种受体的变异可能在汉族人隐球菌病的发生发展中可能起着重要作用。汉族人群是否真的较其他人种对隐球菌更易感，尚需进一步的研究。

虽然隐球菌病在全世界免疫功能受损的人群中仍在不断暴发，但迄今为止，只有格特隐球菌被报道可产生地理上确定的疾病暴发。1999年格特隐球菌在加拿大不列颠哥伦比亚省温哥华岛温带地区暴发，与温带树木，如冷杉和橡树有关。在温哥华岛暴发之前，北美地区很少有人感染格特隐球菌，最早的病例之一是1924年来自西弗吉尼亚州的一名病人，该分离株在数十年后仅被鉴定为格特隐球菌VGⅠ。临床记录的回顾性分析表明，在1999年之前，加拿大不存在临床上的格特隐球菌感染病例。2003年以前，该菌株仅局限于温哥华岛，2003—2006年，该菌株开始向不列颠哥伦比亚省大陆地区扩散，而这里的病人以前从未

到过温哥华岛。2005—2009年，该菌株扩散至美国华盛顿州和俄勒冈州，并进一步扩散至美国加利福尼亚州北部以及更远的地方。遗传研究表明该菌株可能在1999年之前的几十年间就已经在温哥华岛附近的区域出现了。该菌株感染者除人类外，还包括猫、犬、羊驼以及绵羊等动物，人畜感染这种菌株后可在2周后出现诸如持续数周的咳嗽、胸部剧痛、呼吸短促、头痛、发热、盗汗及体重下降等症状。冷冻可以杀死这种菌株，但气候变化可促其传播。2004年，Kidd等对温哥华岛地区临床株的基因型进行分析，结果表明这种高致病性的菌株属格特隐球菌VGⅡ基因型。进一步的聚合酶链反应指纹法、扩增片段长度多态性（AFLP）以及多位点序列分型（MLST）结果显示，主要致病株为VGⅡa/AFLP6A基因型，占90%左右，VGⅡb/AFLP6B基因型占10%左右。对温哥华岛致病株和环境株的交配型分析表明，所有VGⅡ型菌株均为α交配型，多数具备交配能力，且被证明为有性交配后产生的重组子代，>98.8%VGⅡa亚型的菌株具有较强的交配能力。为了明确温哥华岛及周边地区VGⅡa亚型致病株的可能来源，Fraser等对世界范围内分离的VGⅡ型菌株进行了MLST分析，结果显示，温哥华岛的VGⅡa与VGⅡb亚型菌株亲缘关系接近，除与菌株NIH444（分离于西雅图）和CBS7750（分离于旧金山）序列相同外，与世界范围内其他地区分离的VGⅡ型菌株亲缘关系较远。30个位点的MLST显示，VGⅡa与VGⅡb亚型有14个位点相同，16个不同。遗传重组分析表明，这种局限于西北太平洋地区的极少见谱系由有性交配后产生的重组子代构成。通过交配试验和交配型位点内基因的特异PCR扩增分型显示，该地区已知的临床和环境VGⅡa亚型菌株的交配型均为α。基于α与α相同交配型菌株间存在交配行为的事实，Fraser等通过进一步分析，证明该谱系极有可能来源于交配型均为α的亲代。上述研究资料表明，新生隐球菌有性交配后产生的重组子代除了具有很强的环境适应能力外，还有发生毒力变异的可能，从而导致较高的隐球菌病发病率。因VGⅡb亚型菌株还出现于澳洲等其他地区，推断VGⅡa亚型为起源于澳洲的VGⅡb亚型与未知VGⅡ基因型间同性交配后产生的重组子代。然而，Meyer等对世界范围内160多株VGⅡ型菌株进行的PCR指纹法、AFLP分析和MLST显示，南美洲有VGⅡa和VGⅡb亚型菌株，其中最早的分离是在1986年，提出这些基因型在美洲已存在较长时间，不太可能是近期交配产生的。尽管VGⅡa和VGⅡb亚型菌株在遗传上接近，但临床上的流行率却又显著不同，表明其在致病性上可能存在差异。VGⅡa亚型的高流行率与其毒力较强有关；而对已知毒力因子黑色素、多糖荚膜、磷脂酶和37℃生长的分析结果提示，VGⅡa亚型毒力强的原因可能与未知毒力因子或毒力基因的表达有关。2009年，Ma等研究发现，VGⅡa亚型在小鼠模型中表现的强毒力与其线粒体基因组的高表达及其在巨噬细胞

中增强的复制和寄生机制相关。Galanis等回顾性分析了1999—2007年格特隐球菌感染流行病学特征。加拿大不列颠哥伦比亚省的人类病例从1999年的每年6例稳步上升到2006年的38例，共计218例，其中73.9%居住在温哥华岛上，仅有38%的人存在可识别的免疫缺陷。格特隐球菌感染从开始暴发到2012年底结束期间，不列颠哥伦比亚省共有337人被感染，其中，2/3是温哥华岛上的居民。温哥华岛的发病率在2002年趋于平稳，而北美大陆的发病率有所上升。值得注意的是，在86.3%的确诊病例中发现了格特隐球菌分子型VGⅡ（VGⅡa亚型和VGⅡb亚型）的分离株。死亡的19例（8.7%）年龄更大，更有可能患有中枢神经系统疾病和VGⅡb株感染。虽然在不列颠哥伦比亚省发病率很高，但优势菌株（VGⅡa）似乎并不比其他菌株引起更严重的疾病或死亡。2007年，有报道在加拿大不列颠哥伦比亚省低陆平原和美国华盛顿州西北部发现VGⅡa亚型感染的人和动物病例，并从环境中分离到该基因型，说明该菌已播散到邻近区域；另外，在欧洲首次发现VGⅡa亚型感染病例。2009年，在美国俄勒冈州发现由VGⅡa亚型所致的动物病例。2004—2010年，共有来自美国西北太平洋地区的60例病例向美国疾病控制中心报告。到2014年，该地区至少有100人被感染，其中25%～30%的感染者最终死亡。2009—2012年，在8个非太平洋西北州报告了25例人类病例，表明该克隆株继续传播。进一步的亚型研究描述了一种在美国以外尚未发现的新亚型（VGⅡc），该菌株于2005年在美国俄勒冈州突然出现，甚至比温哥华岛发现的VGⅡa型和VGⅡb型菌株出现在美国的时间还早。但目前还不清楚该菌株是来自该地区还是其他地方。美国亚型的分布是VGⅡa（50%）、VGⅡc（32%）和VGⅡb（10%）。主要的VGⅡa毒性更强，表现为巨噬细胞内的高增殖率和线粒体形态类型的可塑性（意味着它可以抵抗巨噬细胞内的氧化应激）。导致北美地区感染暴发的格特隐球菌的3种类型（即VGⅡa型、VGⅡb型和VGⅡc型）属于同一个无性繁殖系，遗传背景非常相似。VGⅡc型菌株在表型上与VGⅡa相似，并不是单独由VGⅡa型和VGⅡb型菌株简单杂交得到的子代菌株。这一结果预示着在西北太平洋地区传播流行的格特隐球菌并不只是一种具有极强致病力的菌株，而应该是两种。近年来，日本和中国分别发现了VGⅡa和VGⅡb菌株。我国临床株主要为VGⅠ基因型，2008年，Feng等通过PCR指纹法和4个位点的MLST，首次证实我国广东地区临床中存在VGⅡb亚型相似株，且病人从未出国，证实致病菌株来自国内；交配试验显示该致病株具备交配能力。同年，Santos等报道，巴西帕拉州较高的格特隐球菌病发病率也与VGⅡ型菌株有关（>89%）。2010年日本报道发现与北美格特隐球菌遗传背景高度一致的VGⅡa型高毒力临床分离株，且病人10年来未出过国，提示该菌株可能已经随着人群的国际往来或动物迁徙播散至亚洲太平洋地区。2013年，Hagen

等基于AFLP和多个MLST数据集的系统发育和重组分析证明格特隐球菌VGⅡa/AFLP6的暴发是由巴西北部原生雨林中高度重组的格特隐球菌种群引起。南加州的隐球菌感染在HIV/AIDS病人中有报道，这些分离株几乎完全由VGⅢ分子型组成，与引起北美太平洋西北部暴发的VGⅡ分子型分离株形成对照。全球VGⅢ种群结构可分为两个分子群：VGⅢa和VGⅢb，VGⅢa的毒性明显大于VGⅢb。一些VGⅢ分离株具有较高的可育性，产生丰富的有性孢子，可作为感染性繁殖体。格特隐球菌VGⅢ是南加州的地方病，与其他分离株起源于邻近的墨西哥地区，在俄勒冈州和华盛顿州罕见。这些结果表明有必要对致病性隐球菌病例进行分类，并强调影响免疫能力正常（VGⅠ/VGⅡ）和免疫缺陷（VGⅢ/VGⅣ）宿主感染的格特隐球菌分子类型之间可能存在的宿主差异。

在德国，每年只有不到25人因隐球菌病住院，德国柏林罗伯特·科赫研究所（Robert Koch Institute）的数据显示，2004—2013年，155例隐球菌病病例中，只有3%与格特隐球菌有关。分子分析表明，至少有50%的感染是在国外获得的。2018年，Bauer等报道了1例由C.deuterogattii感染引起的隐球菌病死亡病例。该病人为49岁女性，因持续性共济失调及视力受损而入院治疗，并有3周头痛病史。颅脑磁共振成像（MRI）显示小脑单发肿块。进一步检查发现右肺下叶单发胸膜下结节影，病人无发热，血常规检查示轻微的白细胞增多。手术切除脑损伤，直接冷冻切片仅显示非特异性炎症。病人出现了无法治疗的脑水肿，并在手术干预后10天死亡。手术标本的组织病理学检查和对肺和大脑的尸检显示真菌成分。通过FFPE-MLST分子鉴定，诊断格特隐球菌病，致病菌为C.deuterogattii（基因型AFLP6/VGⅡ），已知是加拿大和美国西海岸所特有的。追问病史，病人在发病前两年曾在加拿大温哥华岛度假，这表明在此期间感染似乎是合理的。Kitaura等2018年报道1名曾到加拿大温哥华岛旅游的71岁日本男子被诊断为由格特隐球菌基因型VGⅡa引起的肺部和中枢神经系统感染。该男子为木材经销商，2009年夏季期间到加拿大温哥华岛旅行，行程涉及森林和木制品工厂。日本既往报道了2例格特隐球菌基因型VGⅡa，均无近期旅行史，考虑感染源来自日本国内。该例是第1例从北美流行地区输入的格特隐球菌基因型VGⅡa感染病例。

格特隐球菌感染多与环境中的桉树有关。但是，Fortes等指出，其他隐球菌病流行地区，例如加拿大不列颠哥伦比亚省、中部非洲和巴布亚新几内亚，对来自桉树属的真菌采样显示阴性。在没有人为干扰和桉树树种的巴西热带雨林中亦发现了格特隐球菌。其他研究也指出，在格特隐球菌的环境分离株呈阳性的地区，没有桉树树种；或者发现即使存在桉树树种，格特隐球菌也在研究区域的其他特有树种上分离出来。在热闹的城市中心的树木上以及几乎没有人为干扰或引入植被的环境中也发现了格特隐球菌。而且,超过60%的文章(37/56)是从非桉树中分离出格特隐球菌。这表明格特隐球菌和桉树物种之间的联系并不代表真菌物种的总环境生态位,全世界有更多的栖息地可供定植。Nielsen等发现,格特隐球菌在植物培养基上具有更强的交配能力,而在鸟粪培养基上其交配中形成的菌丝长度仅为植物培养基的20%,证明格特隐球菌适合在植物中完成其有性周期。

至今已报道在除桉树以外的较多树种、树根周围的泥土、空气、水及鸟类粪便中分离到格特隐球菌。对温哥华岛的环境采样分析显示,当地的树、泥土、空气和水中均分离到致病株VGⅡa和VGⅡb亚型,其中,VGⅡa亚型占84%,VGⅡb亚型占12%,其余为VGⅠ基因型(4%)。它们在桤木、树莓、雪松、冷杉、橡树、樱桃树的标本(木屑、树皮、树洞等)中有较高的分离率,而桉树标本中却未发现阳性标本;相应的,致病菌在这几种树的树根周围泥土中分离率也较高。研究表明,上层泥土样本中的菌浓度显著高于下层泥土,在土壤的最上面15cm处最大,这通常是由于温度、湿度和养分需求所致。致病株的分离和高浓度与泥土中的低湿度和低有机碳含量呈正相关。这也可能是由于它们靠近土壤表面时增加的雾化作用,因为适度的风可能使表层土壤动员并增加格特隐球菌的空气传播浓度。在水标本方面,海水和淡水中均分离到了致病菌,尽管该菌不被视为真正的嗜盐菌;在生存实验分析中,致病菌易存活于常温的海水和蒸馏水中,但当温度降为4℃或提高盐浓度后,存活率显著下降。空气标本中,菌浓度与相对湿度呈负相关,致病微粒直径≥3.3μm的要比直径<3.3μm的多;阳性空气标本多来自靠近阳性树标本的周围,空气标本中菌密度均数为7 CFU/m³。空气中隐球菌的浓度似乎表现出季节性模式,在加拿大不列颠哥伦比亚省的最温暖和干燥的8月份达到峰值。此外,在凉爽、潮湿的月份(例如12月份),空气中隐球菌的浓度有所下降。在雨季期间或雨后不久,均未取得格特隐球菌的阳性空气样本。这可能是由于在沉淀过程中将真菌从空气中冲洗掉了。

研究表明,格特隐球菌更喜欢暖冬、低海拔和干燥的环境。研究人员认为气候变化可能是格特隐球菌感染暴发一个原因。温哥华岛的平均温度在过去40年间上升了1～2℃,而喜欢温暖环境的病原真菌可能会将栖息地延伸到先前并不适宜的环境中。同时,更炎热的气候可能会促使其他真菌演化出耐受更高温度的能力,从而以更快的速度适应人体的体温并生存、繁殖。真菌基因组的规模通常远大于细菌和病毒,从而赋予真菌比病毒和细菌更强的适应高温的能力。耐热能力的轻微增加就可以让致病性真菌入侵人体后,以更快的速度适应人体体温,然后生存、繁殖,而不是被杀死。除了气候变暖,20世纪90年代温哥华岛东部开始快速发展,大量砍伐森林,修建高速公路,翻挖土

壤,兴建住宅。这些人类活动使得微生物从先前很小的生活空间扩散到更广阔的世界中。Kidd等在公共场所的水、泥土和树标本中分离到致病菌,提示致病菌的播散可能与人类活动介导传播有关。另外,从车轮、环境采样人员的鞋上亦分离到VGⅡa和VGⅡb亚型,甚至在与鞋接触过的物体表面分离到致病菌,说明致病菌能被动播散。与静态状况相比,动态情况下,树周围空气中菌浓度将增高10～140倍。以上研究结果说明,车轮、鞋、木屑等物体均可成为介导格特隐球菌VGⅡ基因型播散的媒介物。

隐球菌病是亚洲一种重要的真菌疾病,在南亚和东南亚,每年估计有14万名艾滋病病人感染隐球菌。Simwami等发现泰国和非洲新生隐球菌格鲁比变种分离株之间存在MLST类型的相关性,支持新生隐球菌5000年前从非洲大陆向亚洲进行长距离传播的假设。与来自全球的新生隐球菌数据相比,亚洲人群显示出有限的遗传多样性,并表现出很大程度上的克隆繁殖方式。东南亚(印度尼西亚、印度和泰国)似乎比东亚(中国、日本)人群有更多的遗传多态性。Pan等报道,一种罕见的新生隐球菌格鲁比变种ST93菌株主要存在于印度尼西亚和印度的分离株中。

新生隐球菌除了对人类致病,还能引起野生动物和家畜感染。隐球菌感染动物的报道范围很广,包括猫、犬、马、鸟、绵羊、奶牛和考拉等。两者间的临床表现各异,在人类通常引起肺部感染和脑膜脑炎,而在动物中的表现多样,可引起犬和猫的隐球菌性鼻窦炎、考拉的下呼吸道隐球菌病和牛的隐球菌性乳腺炎等。Singer等对15只犬和27只猫分离的隐球菌进行分型。42株分离株包括分子型VGⅠ(7%)、VGⅡa(7%)、VGⅡb(5%)、VGⅡc(5%)、VGⅢ(38%)、VGⅣ(2%)、VNⅠ(33%)和VNⅡ(2%)。根据MLST分析,VGⅣ分离株与VGⅢ的亲缘关系更为密切。所有VGⅢ型分离株均来自猫。与其他隐球菌分子型相比,VGⅢ型菌株具有较大的遗传多样性,可分为两个主要亚群。犬和猫的MICs随隐球菌种类和分子类型的不同而变化,VGⅢ分离株的MICs变化最大,可能反映了该群体的系统发育多样性。由于感染猫的VGⅢ基因型和感染犬的VNⅠ基因型与感染人类的基因型相似,这些观察结果也可能对人类隐球菌病的治疗有意义。

十、临床表现

隐球菌是单倍体雌雄异株的担子菌类条件致病菌,可以感染人体的任何组织和脏器,最常见的部位是中枢神经系统或肺部,其次为皮肤。血流感染发生在33%～55%的病例中,皮肤受累占报告病例的10%～15%。肺隐球菌病在整个肺部真菌病变中,仅次于肺曲霉病,约占20%,由Sheppe于1924年首先报道,国内首例于1981年报道。由于宿主的免疫功能状态不同,吸入隐球菌孢子导致隐球菌感染可以仅局限于肺部,也可以向肺外播散,可以表现为无症状肺

隐球菌病，也可表现为危及生命的隐球菌性脑膜炎。偶尔还可导致局灶性颅内肉芽肿，称为隐球菌瘤。

大多数肺隐球菌病病人（＞50%）没有危险因素或免疫疾病。此外，约60%的肺隐球菌病例HIV阴性人群没有潜在的疾病。然而，一些肺隐球菌病病人的免疫系统存在缺陷。胡等研究发现，在中国HIV阴性人群中，肺隐球菌病病人中Dectin-2的遗传多态性更为频繁。

肺隐球菌病临床表现上无特异性，可以分为3种情况。①无症状：常见于免疫功能健全的病人，大多数病例是在体检时偶然发现的。部分病人不经过治疗可自愈。②慢性型：常为隐匿性起病，表现为咳嗽、咳痰、胸痛、发热、夜间盗汗、气急、体重减轻、全身乏力和咯血等，查体一般无阳性发现。③急性型：表现为急性严重下呼吸道感染，可导致急性呼吸衰竭，这种情况尤其多见于AIDS病人，临床上表现为高热、显著的气促和低氧血症。

AIDS病人在接受HAART后，免疫功能恢复或抗原滴度下降时可出现临床症状恶化的现象，称为免疫重建炎症综合征（immune reconstitution inflammatory syndrome，IRIS），表现包括脑膜炎相关症状的出现、纵隔淋巴结肿大及呈空洞坏死样进展的肺炎。免疫功能正常的病人也有出现急性呼吸衰竭。在温哥华地区格特隐球菌流行时，免疫功能正常成人可发生严重肺部感染并导致呼吸衰竭。相对于免疫抑制者，免疫功能健全者肺隐球菌病治疗后的住院时间更短，侵袭中枢神经系统更少，病死率极低。

十一、影像学表现

肺隐球菌病多分布在肺野外带或胸膜下区域，下叶多见，可能与隐球菌孢子更容易在胸膜下腺泡中定植或蔓延有关。主要CT表现如下。

1.结节或肿块影　可为单个（图3-13，图3-14）或多个（图3-15），胸膜下分布（图3-16）为主，多见于免疫功能正常者。结节边界多较清楚，可见分叶和毛刺（图3-17）。单发结节病灶中，结节常呈混杂密度，可见支气管充气征（图3-18），部分病灶周围有晕征（图3-19）。部分结节内可见椭圆形、形态较规则、洞壁较厚的单发空洞（图3-20）；亦可见成串或成簇性多发空洞，内见分隔带（图3-21）；部分空洞壁薄，洞壁不规则（图3-22）。结节病灶基底常与局限性增厚的胸膜相连，或伴有微量胸腔积液形成，但发生胸膜凹陷征者少见（图3-23），易误诊为肺结核及肺癌。多结节病灶可以相距较近（图3-24），部分呈聚合趋势（图3-25～图3-27），亦可出现多发空洞影（图3-28），部分与转移瘤不易鉴别（图3-29）。

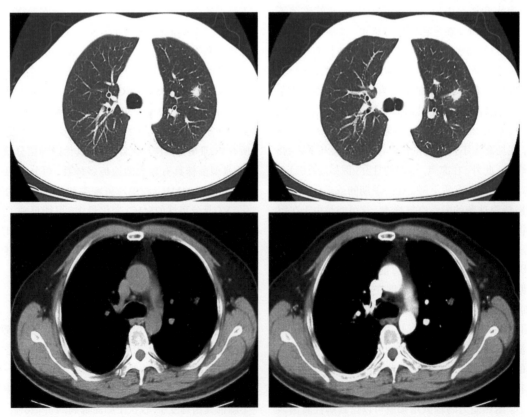

图3-13　男，53岁。查体发现左肺上叶结节影，增强扫描CT值增加18～25HU（2018-09-14）

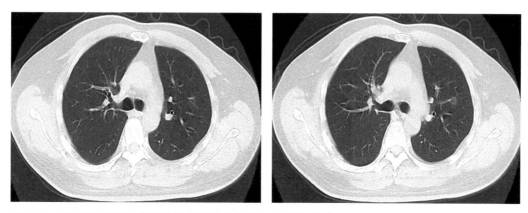

图3-14　病人行经皮肺穿刺活检诊断为肺隐球菌病，给予氟康唑300mg/d口服治疗，3个月后复查病变吸收（2018-12-02）

（四川省夹江县中医院放射科　徐　刚　提供）

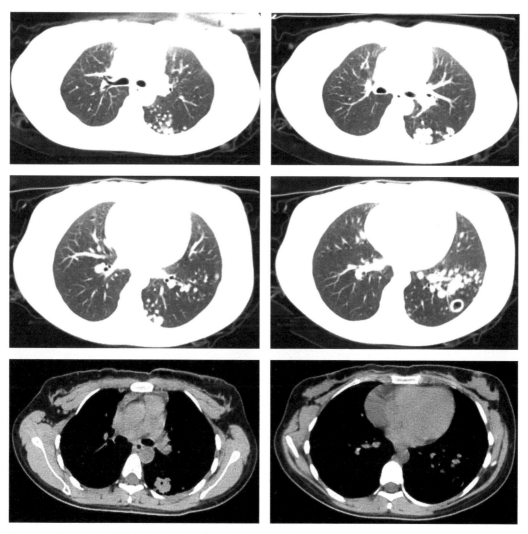

图3-15　女，30岁。体检发现左下肺结节1个月余。左下肺大小不等多发结节影，部分可见厚壁、光滑空洞。穿刺活检示肺隐球菌感染

（福州肺科医院影像科　王　洁　提供）

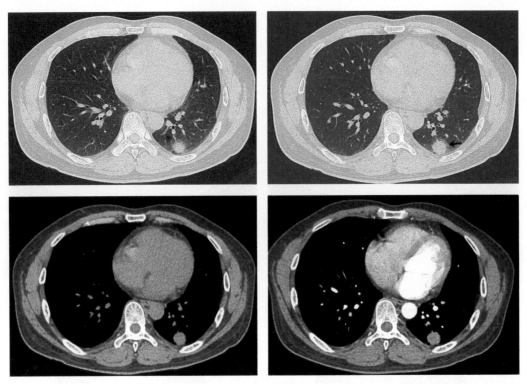

图3-16 男,42岁。右肺下叶近胸膜结节影,近端与血管相连(红箭),周围晕征明显(黑箭),增强扫描
可见强化

(福州肺科医院影像科 王 洁 提供)

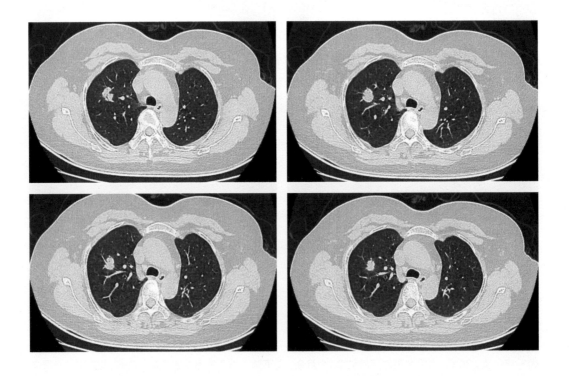

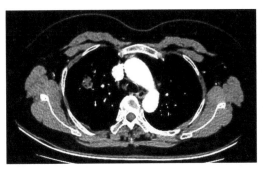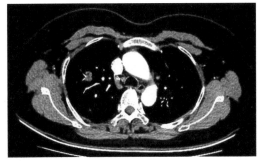

图3-17　女,54岁。右肺上叶结节影,周围可见分叶、毛刺、血管影,内可见支气管充气征和空泡影。活检病理:(右上肺)肉芽肿性炎,考虑隐球菌感染,支气管淋巴结4枚均为慢性炎症病变

（嵊州市人民医院影像科　孙少良　提供）

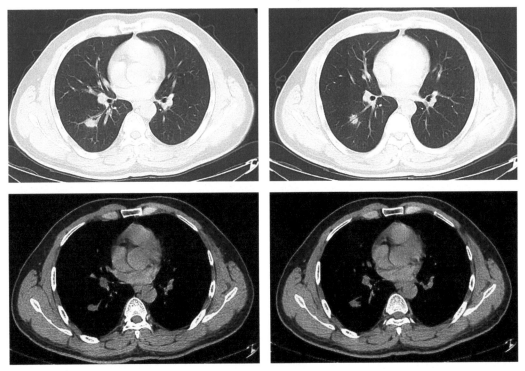

图3-18　男,40岁。饲养鸽子。右肺下叶结节影,内见支气管穿行。穿刺病理:(右肺下叶)肉芽肿性病变,结合特殊染色,首先考虑隐球菌病

（费县人民医院呼吸科　赵　统　提供）

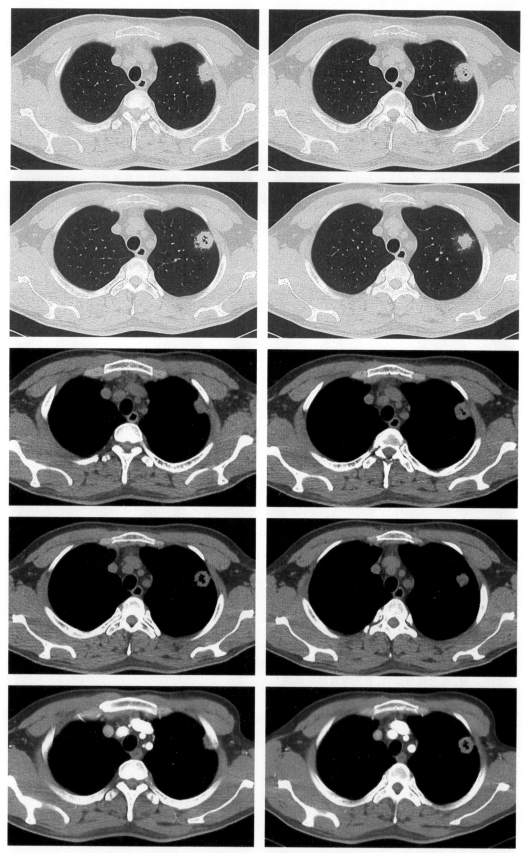

图3-19　男，27岁。右肺上叶结节影，边缘平直，与胸膜相贴，邻近胸膜略增厚，病变周围可见毛刺和晕征，内见多发坏死、空洞

（福州肺科医院影像科　王　洁　提供）

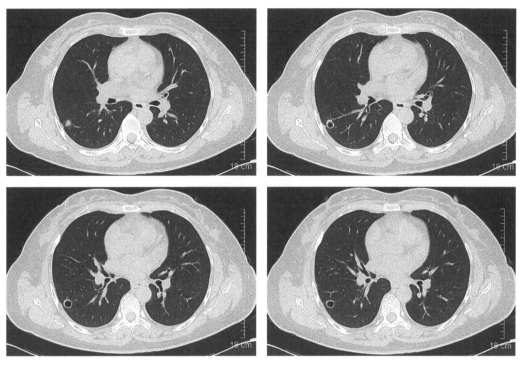

图3-20　女，46岁。右肺下叶空洞影，内、外壁光滑，可见胸膜牵拉和血管影相连。手术病理提示隐球菌感染

（福州肺科医院影像科　王　洁　提供）

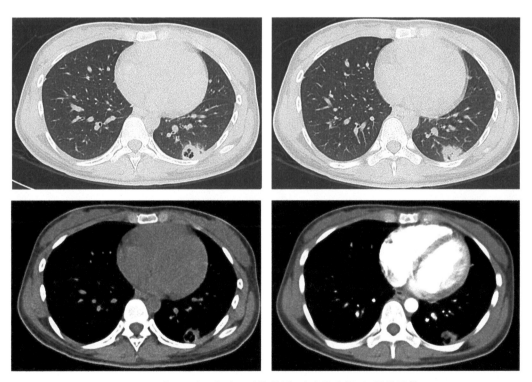

图3-21　女，24岁。左肺下叶结节影，内多发空洞，可见分隔带

（福州肺科医院影像科　王　洁　提供）

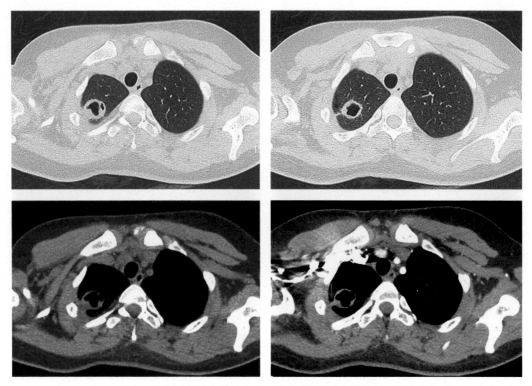

图3-22　女，20岁。右肺上叶空洞影，内壁不规整，邻近胸膜增厚、牵拉（红箭）

（福州肺科医院影像科　王　洁　提供）

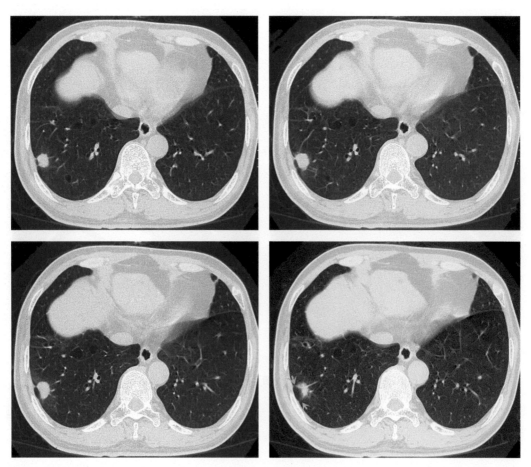

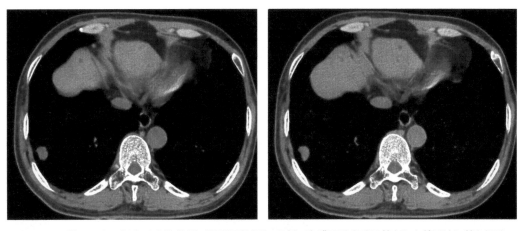

图3-23 男,62岁。右肺下叶结节影,周围可见长短毛刺、胸膜凹陷征(绿箭)和血管影(红箭)相连

（福州肺科医院影像科 王 洁 提供）

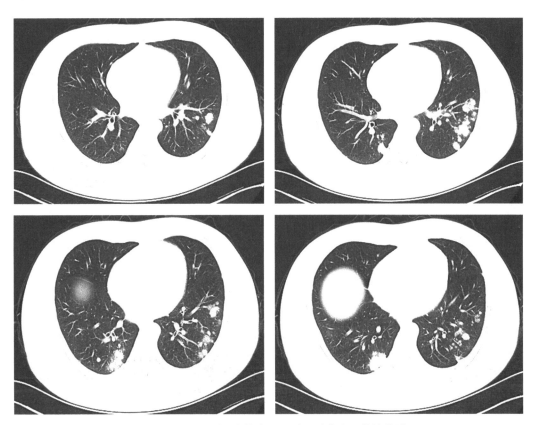

图3-24 男,35岁。查体发现双肺下叶大小不等结节影

（日照市中心医院呼吸科 辛全娟 提供）

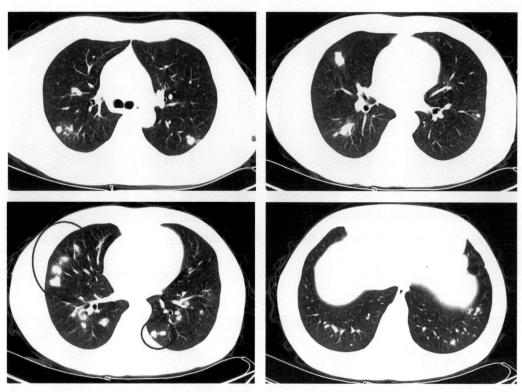

图3-25　男，43岁。有长期吸烟史、饮酒史。检查发现肺部结节。双肺多发大小不等，形态不一结节影，右肺中叶、左肺下叶多发结节有聚拢趋势（红圈）（2008-01-25）

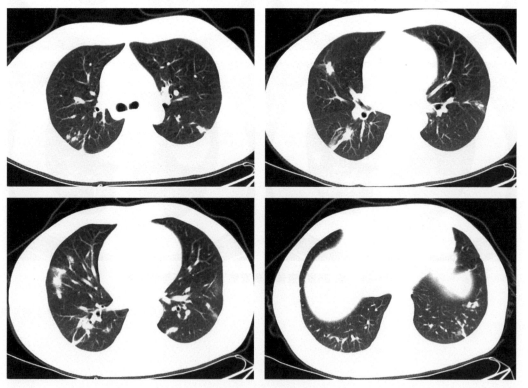

图3-26　病人行经皮肺穿刺活检，病理：真菌性肉芽肿（隐球菌感染）。1个月后复查胸部CT示结节较前略有缩小，部分融合，部分呈索条样改变（2008-02-25）

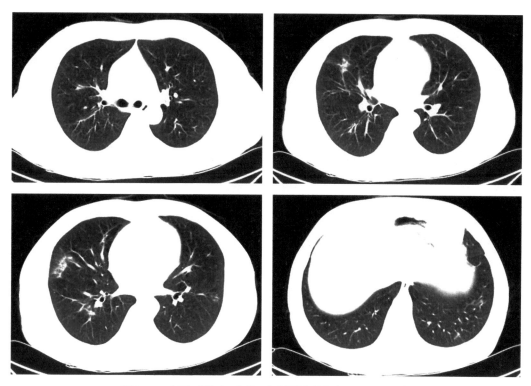

图3-27 氟康唑治疗3个月,病变明显吸收(2008-05-13)

（福州肺科医院影像科 王 洁 提供）

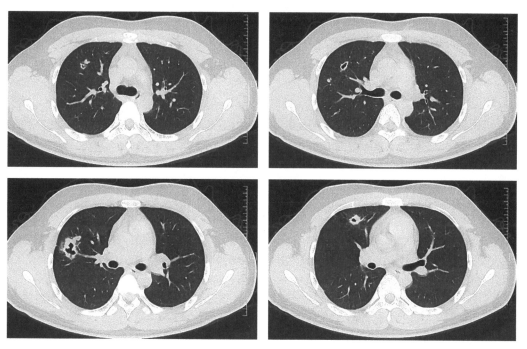

图3-28 男,18岁。右肺上叶多发空洞影,形态不一

（福州肺科医院影像科 王 洁 提供）

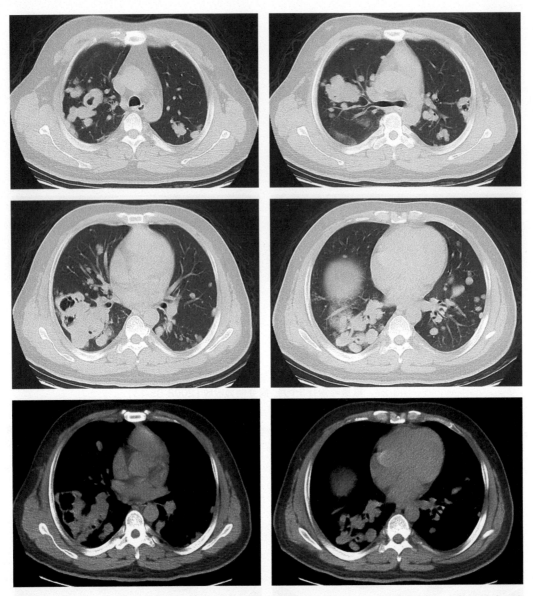

图3-29 男，30岁。双肺多发结节、团块影，部分内见空洞影。右肺下叶穿刺活检病理：肉芽肿性炎，结合特殊染色，考虑隐球菌感染

（临沂市人民医院影像科 张明辉 提供）

肿块影病灶直径≥3cm，表现为实性块影（图3-30～图3-32）、质地均匀、可伴有不规则空洞形成（图3-33），病灶周围常伴有分叶、毛刺、棘突、血管集束征、晕征等征象，不易与周围型肺癌相鉴别。位于肺门的肿块可包绕支气管生长，可见支气管截断征等（图3-34），似中央型肺癌。部分可表现为巨大肿块影（图3-35），较难诊断。

2.斑片实变影 呈大叶（图3-36）或节段性（图3-37）排列，边界模糊，密度不均，可见支气管充气征或空泡征（图3-38），空泡征为充气的支气管轴位像或未受累的残留正常肺组织，近端支气管充气征对肺隐球菌病的诊断具有特征性（图3-39）。病变与胸膜广基底相连，部分实变病灶在吸收过程中可形成坏死空洞（图3-40），该类病人大多见于免疫功能低下的宿主。部分大叶性实变因为边界清楚，外缘膨隆，内有典型血管造影征及支气管充气征而可能误诊为肺癌或淋巴瘤。

3.弥漫性粟粒影 表现为弥漫多发的腺泡结节影（图3-41），直径3～5mm，边界较模糊，肺尖多不受累，短期内变化快，可以融合成片状，儿童或青年女性多出现此型改变。

4.间质性肺炎型 表现磨玻璃样改变和微小结节性损害，临床较罕见，AIDS病人多见，与粟粒型肺结核很相似，但以中下肺分布为主。

5.混合型 表现为多发结节、团块、实变及斑片状阴影多种病灶共存（图3-42）。

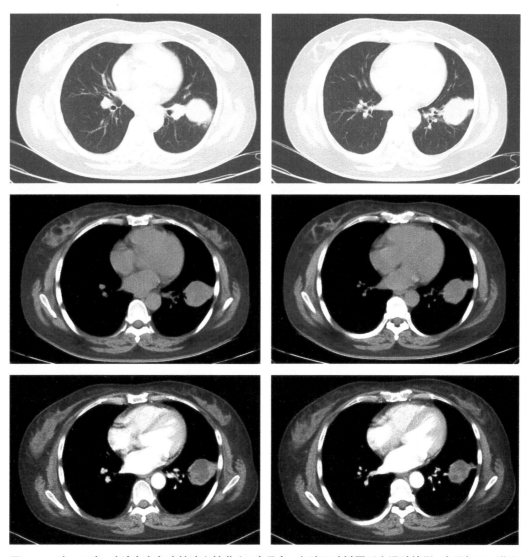

图3-30　女，42岁。确诊自身免疫性溶血性贫血2个月余。左肺下叶椭圆形光滑肿块影，内见坏死，增强
　　　　扫描非坏死区可见强化（2017-04-11）

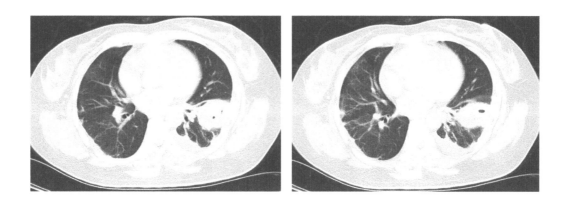

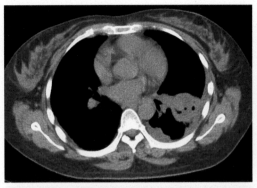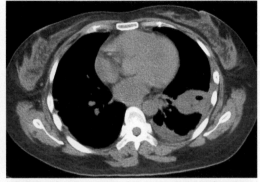

图3-31　病人经皮肺穿刺活检,病理:(左肺)送检穿刺肺组织,Ⅱ型肺泡上皮增生,部分区域肺泡间隔增宽,肺泡腔可见组织细胞及泡沫细胞。部分区域肺组织结构破坏,可见组织坏死及炎性渗出,其中查见大量球状真菌,结合形态学特点及特殊染色结果,考虑隐球菌感染(2017-04-20)。复查胸部CT示病变较前略有增大,内见坏死、空洞,双侧胸腔积液(2017-04-22)

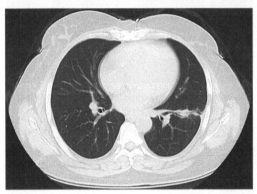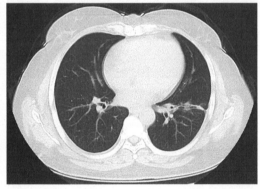

图3-32　氟康唑治疗4个月,病变基本吸收(2017-08-28)

(滨州医学院附属医院呼吸科　刘伟丽　提供)

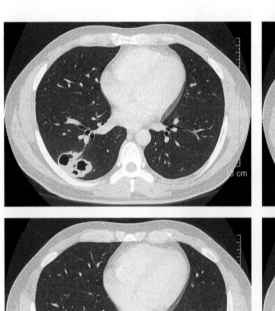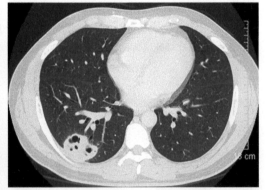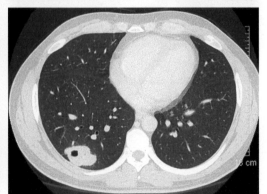

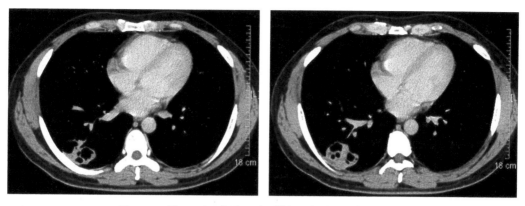

图3-33　男，40岁。右肺下叶团块影，内见多发不规则空洞

（福州肺科医院影像科　王　洁　提供）

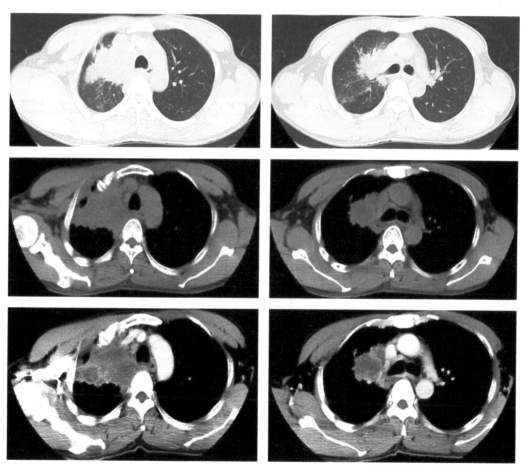

图3-34　男，42岁。咳嗽、咳痰1个月余。右肺门不规则肿块影，坏死明显

（海南医学院第一附属医院放射科　陈　红　提供）

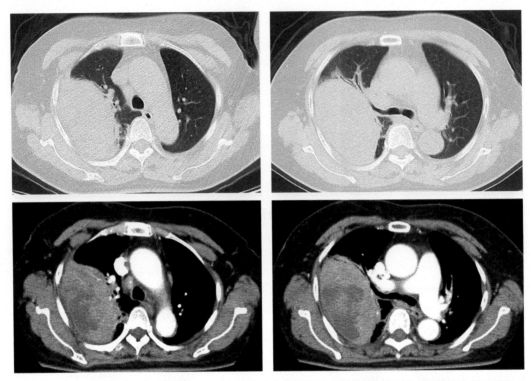

图3-35　女，75岁。咳嗽、痰中带血5天。右肺上叶巨大肿块影，邻近气管受压移位，病变内坏死明显

（福州肺科医院影像科　王　洁　提供）

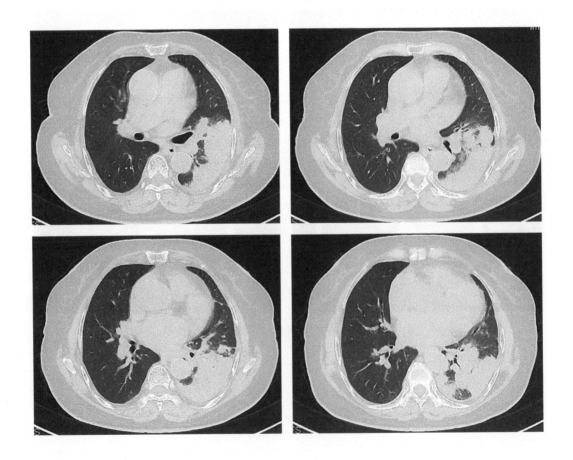

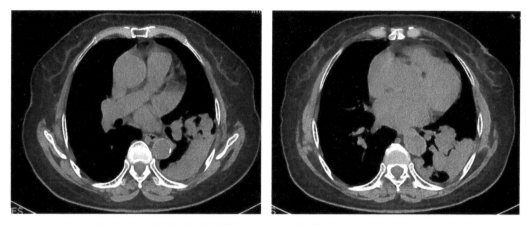

图3-36　女，79岁。左肺下叶实变影，边缘模糊，近端见支气管充气征。穿刺活检病理：隐球菌性肉芽肿

（福州肺科医院影像科　王　洁　提供）

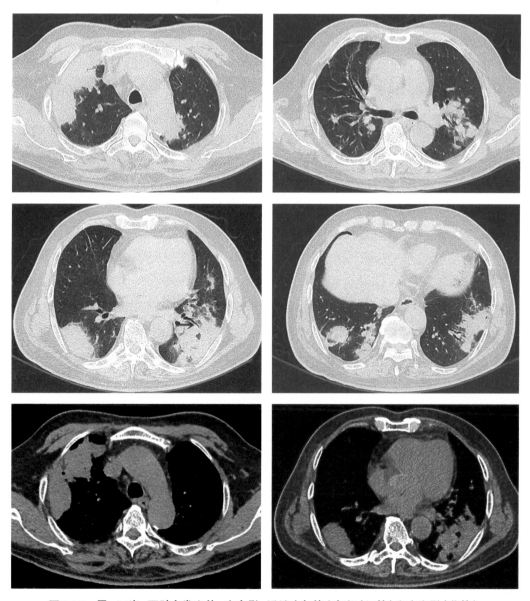

图3-37　男，64岁。双肺多发斑片、实变影，近端支气管充气征（红箭）和空泡影（蓝箭）

（福州肺科医院影像科　王　洁　提供）

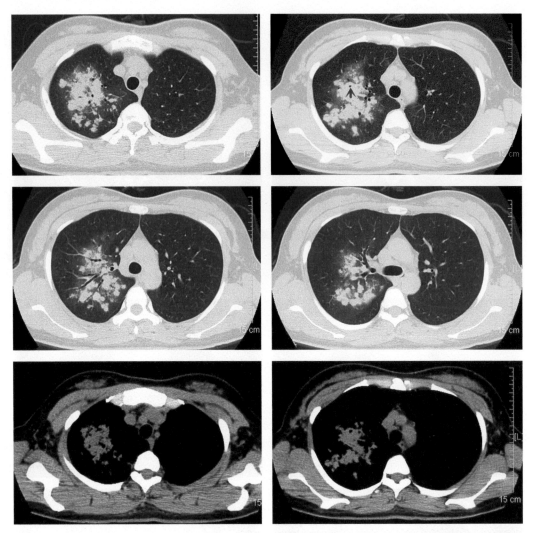

图3-38 女，42岁。右肺上叶结节、斑片、实变影，结节有融合趋势，实变影中可见支气管充气征和空泡征（蓝箭）

（福州肺科医院影像科 王 洁 提供）

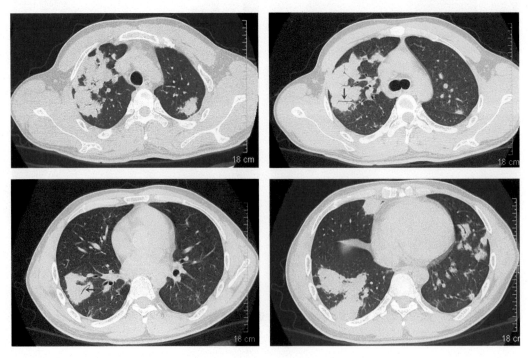

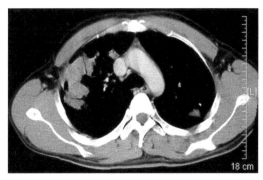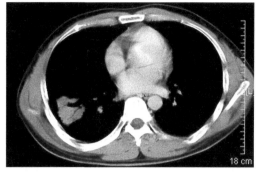

图3-39　男，35岁。双肺多发斑片、实变影，支气管充气征（红箭）明显

（福州肺科医院影像科　王　洁　提供）

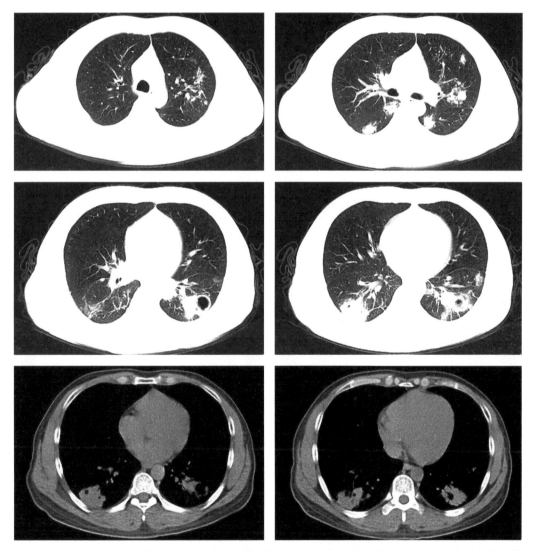

图3-40　男，37岁。咳嗽1个月余。两肺多发斑块、结节及实变影，部分病灶内见空洞。血隐球菌荚膜抗原检测阳性。行CT引导下经皮肺穿刺活检术，肺穿刺涂片示类上皮细胞，大量炎症细胞，少数多核巨细胞。病理：条索状肺组织内见多量上皮样肉芽肿形成及多核巨细胞反应，巨细胞内见较多量圆球形病原体，结合特殊染色符合隐球菌感染。特深染色：抗酸（－），GMS（＋），PAS（＋）

（南京市胸科医院呼吸科　孙思庆　提供）

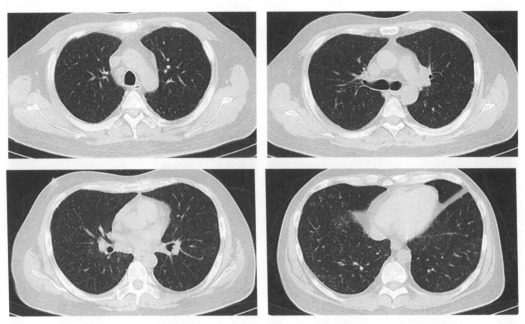

图3-41　男，38岁。反复口腔、会厌溃疡3年余。曾诊断"白塞病"，予甲泼尼龙40mg抗炎及雷公藤、沙利度胺、秋水仙碱等治疗；有"乙肝"病史20余年，近期规律服用恩替卡韦0.1g，每日1次；有"肾功能不全、蛋白尿"病史8个月余。双肺弥漫性分布粟粒样结节影。血培养：隐球菌（＋＋＋＋）

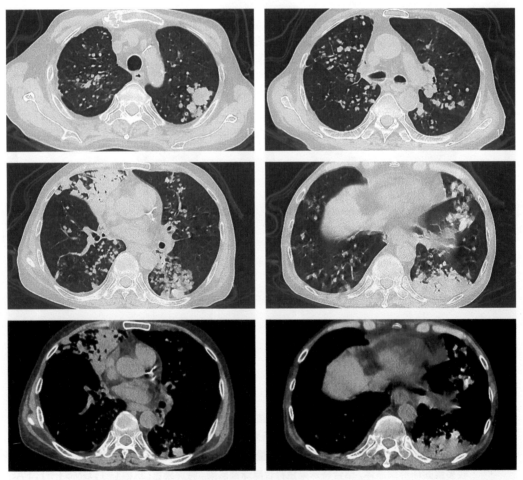

图3-42　男，64岁。咳嗽、咳痰、气促3个月余。有糖尿病病史。双肺多发斑片、实变、结节、空洞影。肺泡灌洗液墨汁染色阳性，灌洗液培养：新生隐球菌

（福州肺科医院影像科　王　洁　提供）

少见的CT表现包括：胸腔积液（图3-43，图3-44），更易见于免疫抑制宿主；钙化（图3-45）和树芽征（图3-46，图3-47）；弥漫性网格样改变；支气管腔内结节，可阻塞气道导致肺不张等。

增强扫描结节（图3-48）、团块（图3-49）或片状实变（图3-50）均匀或不均匀轻-中度强化，部分结节或肿块可见坏死，空洞壁可强化或强化不明显（图3-51）。不均匀强化可能与其后期病理改变呈慢性肉芽肿、以凝固性坏死为主有关。儿童病人多伴有胸腹部淋巴结肿大，这是与免疫正常成人隐球菌病较为重要的鉴别，可能与儿童免疫机制尚未发育完善，病原体易沿淋巴结播散，引起淋巴结肿大有关。

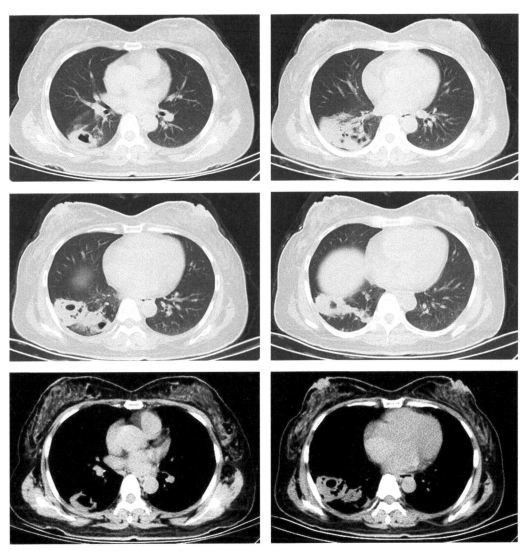

图3-43　女，40岁。发热7天，咳血1天。有糖尿病3年余。右肺下叶团块影，内见支气管充气征和多发空洞影（2018-10-09）

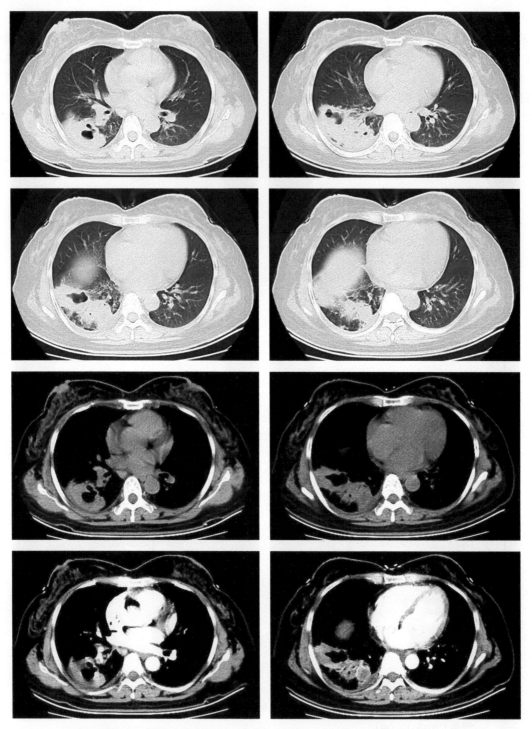

图3-44 抗感染治疗2周,病变较前进展,增强扫描强化明显,右侧少量胸腔积液(2018-10-22)。穿刺病理:隐球菌性肉芽肿

（嵊州市人民医院影像科　孙少良　提供）

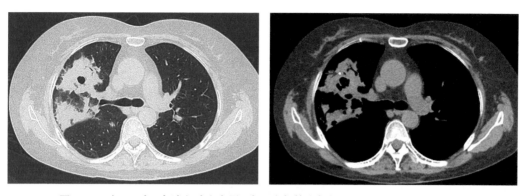

图3-45 女,54岁。右肺上叶实变影,内见支气管充气征、空洞和点状钙化(红箭)

(福州肺科医院影像科 王 洁 提供)

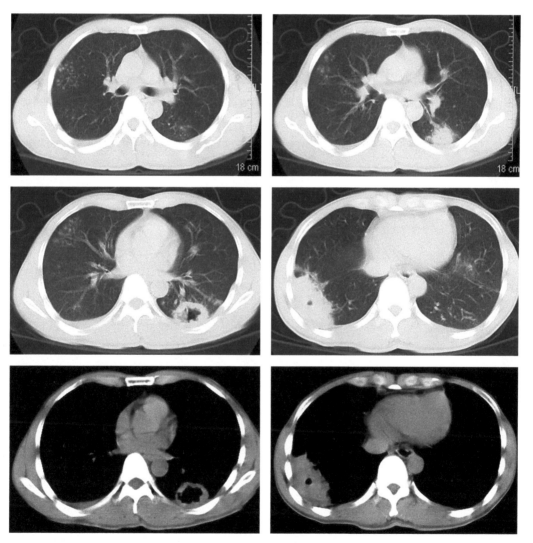

图3-46 男,45岁。双肺多发实变、结节、空洞影,"树芽征"明显(2008-01-30)

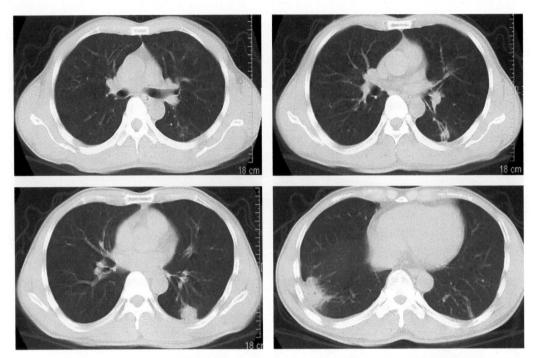

图3-47　左下肺支气管镜活检: 肺组织见较多隐球菌性肉芽肿。氟康唑治疗2个月, 病变明显吸收 (2008-03-25)

（福州肺科医院影像科　王　洁　提供）

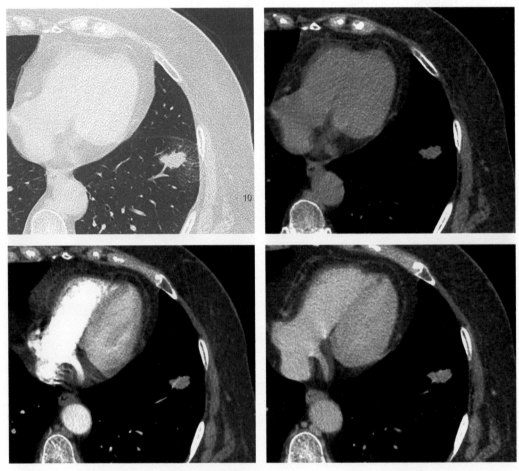

图3-48　女, 63岁。左肺下叶结节影, 牵拉脏层胸膜, 大小约2.1cm×1.5cm, 边缘不整, 呈轻度强化, 平扫、动脉期、静脉期CT值分别为28.7、40.4、42.1HU

（山东省肿瘤医院影像科　黄　勇　提供）

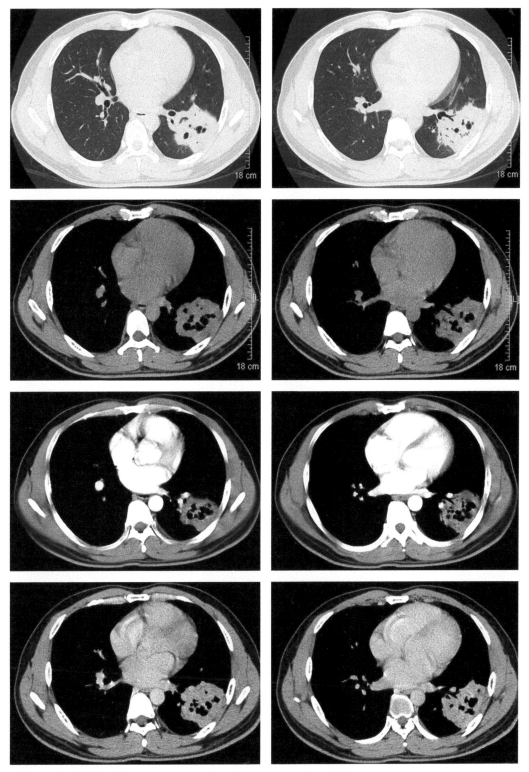

图3-49 男，34岁。左肺下叶团块影，内见空洞和支气管充气征，增强扫描见强化和延迟强化

（福州肺科医院影像科 王 洁 提供）

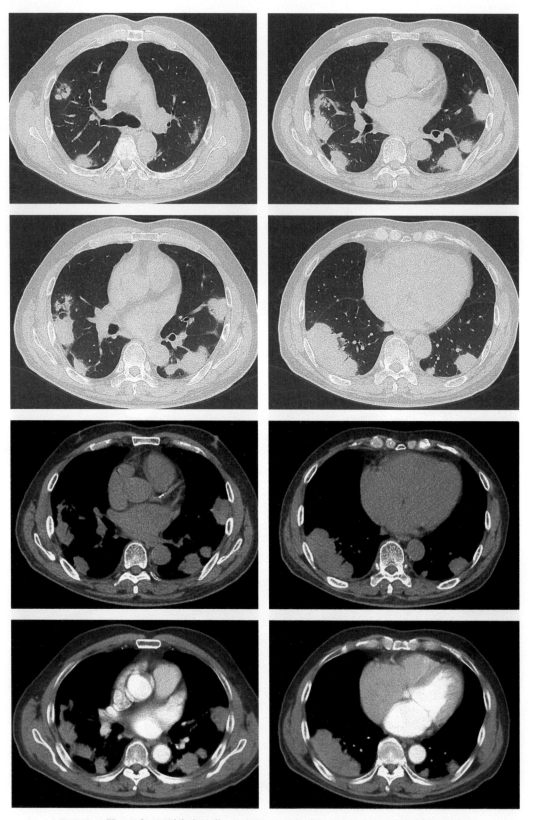

图3-50　男,67岁。双肺多发结节、实变影,下肺胸膜下分布为主,增强扫描轻度强化

(福州肺科医院影像科　王　洁　提供)

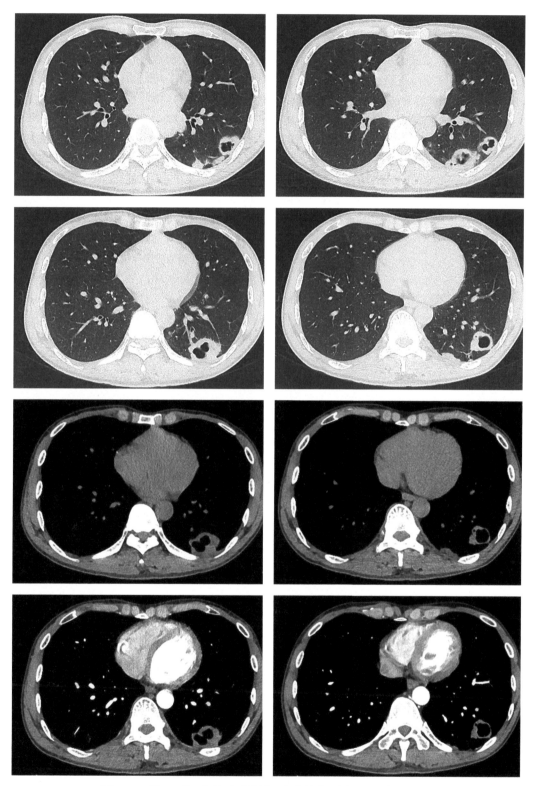

图3-51　男，34岁。左肺下叶胸膜下多发结节、空洞影，强化不明显

（福州肺科医院影像科　王　洁　提供）

肺隐球菌病影像学的多样性与病程及机体的免疫状况相关。急性早期病变以炎性渗出、脓肿形成及凝固性坏死为主,CT表现为片状、斑片状或大片实变影,可伴空洞。随着病程的迁延,其炎性渗出及凝固性坏死病灶部分胶样变并逐步发展为非干酪性肉芽肿,在CT上表现为结节和(或)肿块影。免疫功能健全者在影像学上表现为边界清楚的结节或肿块,病变的大小与病人就诊时间有关。而免疫缺陷者,病变在中晚期胶样变后不易形成肉芽肿,多为肺内播散的渗出性病灶。实变和结节影经治疗后可演变为空洞影、纤维化病灶或支气管扩张,这种特殊的影像学变化反映了肺隐球菌病病灶从炎性渗出、肉芽肿性增生到坏死液化的病理演变过程。

十二、病理

病理检查是诊断隐球菌病的金标准。常见的组织标本有肺组织、淋巴结、皮肤及消化道组织等。典型的病理学特征为:可见小脓肿和凝固性坏死的非干酪性肉芽肿形

成或形成趋势,或胶样病变。肺隐球菌病病理改变取决于机体免疫状况,常见的病理改变类型有3种:孤立性肉芽肿型、粟粒性肉芽肿型及肺炎型。免疫功能健全者常形成孤立性肉芽肿,即非干酪性肉芽肿性病变,病变早期产生的大量荚膜物质具有抑制中性粒细胞趋化作用和吞噬作用,故浸润的炎症细胞是单核细胞、淋巴细胞和浆细胞。早期病理变化主要是菌落的积聚并形成凝胶样物质,周围肺组织炎症反应轻,病灶内可见聚集成堆的大量隐球菌菌体(图3-52),后期病理改变以形成肉芽肿为主,主要由单核细胞、上皮细胞和多核巨细胞等构成,可见巨噬细胞和多核巨细胞胞质内含有大量被吞噬的隐球菌(图3-53)。免疫缺陷者粟粒性肉芽肿型及肺炎型多见,在病原体周围发生炎症反应、肺泡实变,在肺泡腔内充满隐球菌孢子,不易见到肉芽肿。对肺隐球菌感染的HIV病人的尸检研究显示,在扩张的肺泡、黏膜下层和支气管周围组织中存在大量活性隐球菌,没有任何炎症反应的迹象,而典型的肉芽肿和其他炎症细胞则构成了免疫功能健全病人的大部分组织病理发现。

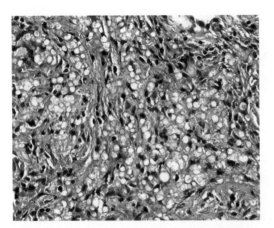

图3-52　病灶内可见聚集成堆的大量隐球菌菌体(绿箭)

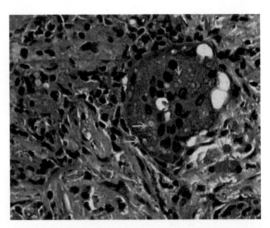

图3-53　多核巨细胞内含有大量被吞噬的隐球菌(绿箭)

新生隐球菌菌体呈圆形或卵圆形,大小差异较大。菌体周围有一层宽阔的具有折光性的胶质样荚膜包绕,荚膜厚3～5μm,为酸性黏多糖物质组成。在肉芽肿或胶冻样病灶中见到典型的有荚膜、窄颈、芽生但无菌丝的酵母型菌有确诊意义。在10%的肺隐球菌病病例中鉴定出泰坦细胞。常规HE染色中大部分真菌着色不良,需用特殊染色方法显示。HE染色下见巨噬细胞和多核巨细胞胞质、小血管及细支气管壁内有明显圆形或椭圆形隐球菌菌体,周围可见因甲醛固定致使菌体荚膜收缩而形成空晕,病灶内PAS、六铵银(GMS)等特殊染色阳性,并以找到隐球菌菌体为确诊依据。新生隐球菌HE染色呈淡

蓝或淡红色的圆形小体,有时不显色,荚膜多不着色或稍呈隐约的淡粉红色(图3-54);吉姆萨染色紫蓝色,仅能染到部分生物体,因此并非常用;PAS染色见菌体红色,荚膜呈紫红色,胞质浅红(图3-55);六胺银染色可与真菌菌壁上的醛基结合,可见黑色圆形或卵圆形隐球菌菌体,荚膜不染色;黏液卡红或阿尔辛蓝染色可将含黏多糖的荚膜分别染成红色或蓝色,而其他真菌无含黏多糖的荚膜,因此具有特征性诊断意义。目前认为六胺银染色法显示的新生隐球菌最为清晰,其他依次是PAS、阿尔辛蓝及HE法。黏液卡红染色法可更清晰地显示荚膜成分。

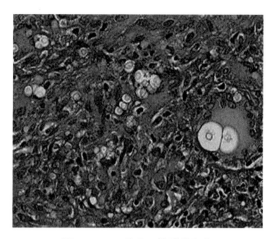

图3-54 HE染色，荚膜浅红色

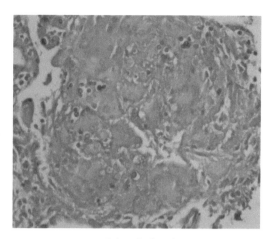

图3-55 PAS染色，荚膜呈紫红色（绿箭）

（上海衡道医学病理中心 王兆宇 提供）

十三、诊断

肺隐球菌病的诊断通常基于临床、放射学和实验室确认的结合。用于确认感染的方法是病原学涂片和培养、血清学、组织病理学和分子生物学等。确诊主要依靠组织病理检查和病灶内脓液穿刺标本的病原学涂片和培养。阳性组织病理学并不总是与培养结果相关。阴性培养可能是由样品中失活的微生物引起的。肺部的免疫反应，特别是肉芽肿的形成，可能使隐球菌无法存活。通常，取自无菌部位如经皮肺组织穿刺活检标本等真菌涂片、培养阳性，有确诊意义；取自痰、咽拭子或支气管肺泡灌洗液的标本涂片或培养阳性，以及血清隐球菌荚膜多糖抗原乳胶凝集试验阳性有临床疑似诊断价值。

1.病原学涂片、培养和鉴定 检测方法简单，常用于疾病筛查，标本相对容易收集。标本主要包括痰（图3-56～图3-61）、肺泡灌洗液（图3-62，图3-63）、胸腔积液、血液、脑脊液（图3-64，图3-65）、尿液、皮肤（图3-66，图3-67）和骨髓等。通过痰液或支气管肺泡灌洗液分离出隐球菌有助于诊断，但由于隐球菌可以寄居于正常人群，因此临床医师需要结合病人的病史、症状及影像学特点等情况综合判断病人是否感染了隐球菌。

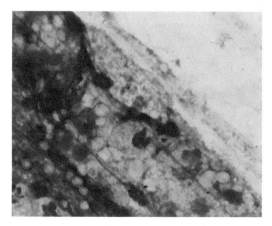

图3-56 革兰染色，×1000，不着色的圆形空泡为隐球菌，类似于"肥皂泡"样

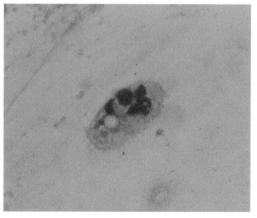

图3-57 革兰染色，×1000，中性粒细胞内圆形空泡为吞噬的隐球菌

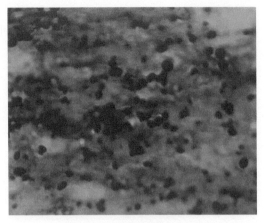

图3-58　六胺银染色，×400

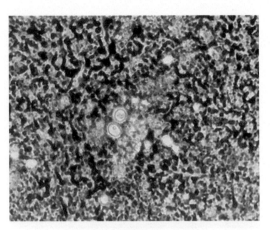

图3-59　墨汁染色，×400

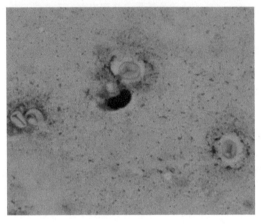

图3-60　瑞姬染色，×1000

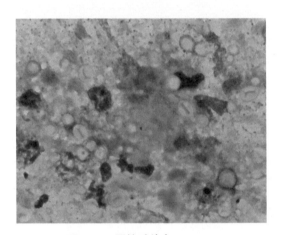

图3-61　弱抗酸染色，×1000

（南方医科大学珠江医院检验科　付　亮　提供）

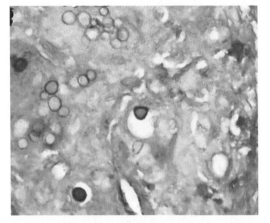

图3-62　PAS染色，×1000

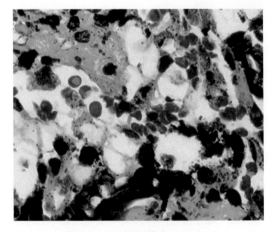

图3-63　六胺银染色，×1000

（浙江省人民医院细菌室　李　曦　提供）

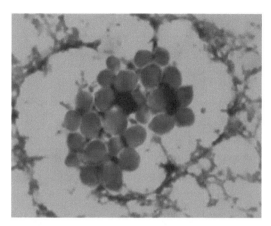

图3-64　脑脊液标本，直接涂片，强酸染色

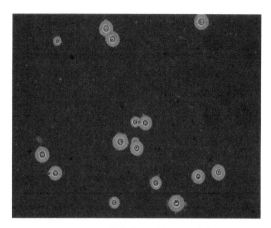

图3-65　脑脊液标本，墨汁染色

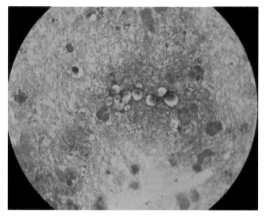

图3-66　皮肤标本，HE染色

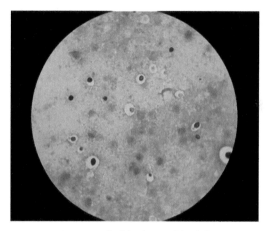

图3-67　皮肤标本，六胺银染色

（上海市复旦大学附属华山医院　检验医学中心　刘　红　提供）

隐球菌很容易生长在血琼脂培养基、标准真菌培养基如沙保弱琼脂培养基、海藻糖琼脂培养基和脑心浸液琼脂培养基上。在固体培养基上，一般30～35℃需氧环境培养48～72小时可观察到明显的菌落，已接受抗真菌治疗的病人可能需要更长（＞1周）的时间，另外会因抗真菌治疗后出现墨汁染色阳性而培养阴性的情况。有的血培养系统会因为血液中隐球菌数量少而出现阴性结果，故建议将高危病人的血培养瓶进行两次培养。一些慢性隐球菌性脑膜炎病例，可能因为隐球菌数量少，而使脑脊液培养呈阴性，有研究建议将脑脊液或其他体液离心后取沉渣物接种固体培养基培养以提高阳性率。单次培养阳性并不能区分污染、定植和感染，对怀疑隐球菌肺感染者，应反复多次多途径培养，只有多次培养阳性才有参考价值。此外，若AIDS病人痰培养新生隐球菌阳性，应提高警惕，其可能存在播散性感染。

脑脊液墨汁染色涂片是诊断隐球菌性脑膜炎最简单、快速的检测方法，其灵敏度与是否感染HIV密切相关，感染HIV的隐球菌性脑膜炎者灵敏度更高。对脑脊液进行离心后镜检可以增加灵敏度，但淋巴细胞、脂肪小滴、组织细胞及其他酵母形式易导致假阳性，且该检测方法不能判断临床治疗效果。脑脊液培养阳性可见乳白色奶油菌落生长，长时间孵育后可能变成橙黄色或棕色菌落，可确诊中枢神经系统隐球菌感染。HIV感染者培养阳性率高于非感染者，可达90%，而隐球菌脑炎或脑膜炎病人的血培养阳性率仅为70%。

隐球菌在临床实验室的鉴定主要依靠API20C系统、Vitek全自动微生物鉴定仪或MicroScan全自动微生物鉴定与药物敏感性分析系统等，上述方法目前尚无法区分新生隐球菌及格特隐球菌。基质辅助激光解析电离飞行时间质谱（matrix-assisted laser desorption/ionization time-of-flight mass spectrometry, MALDI-TOF MS）近年来在微生物鉴定等方面发展迅速，在短短几分钟内就能将绝大多数微生物快速、准确地鉴定到种的水平，德国布鲁克公司的MALDITOF MS不仅能准确区分格特隐球菌和新生隐球菌，还可进行分子分型。

2.隐球菌抗原检测　隐球菌的致病物质为菌体外包裹

的荚膜,荚膜的主要成分荚膜多糖是确定血清型特异性的抗原基础,并与其毒力、致病性及免疫性密切相关。非致病性隐球菌无荚膜。抗原检测是临床诊断隐球菌病常用方法,可用于多种标本检测,其灵敏性和特异性都较高,但不能区分基因型及隐球菌种类,且尚未对呼吸道标本如肺泡灌洗液、胸腔积液或痰液进行标准化。血清和脑脊液隐球菌抗原检测是诊断隐球菌病的重要手段。隐球菌荚膜多糖抗原阳性提示隐球菌感染,滴度的高低提示疾病的严重程度。未经抗真菌治疗的病人脑脊液或血清阳性滴度达1:4往往提示新生隐球菌感染,当大于1:8时提示其病情在发展或病情活动;但在艾滋病或者严重免疫抑制的病人中,血清抗原滴度与隐球菌感染的预后并无明显关联。有研究显示,HIV阳性病人肺泡灌洗液检测隐球菌抗原敏感性、特异性分别为100%和98%。Senghor等回顾了2007—2013年在支气管肺泡灌洗液中常规进行的隐球菌抗原检测的表现。4650例肺泡灌洗液分析中,12例隐球菌抗原检测阳性,9例肺泡灌洗液培养阳性。其敏感性、特异性、阳性和阴性预测值分别为0.44、0.80、0.99、0.36和0.99。该结果不支持肺泡灌洗液中常规检测隐球菌抗原。2018年Oshima等一项针对23例HIV阴性肺隐球菌病病人的研究结果显示,肺泡灌洗液中隐球菌葡萄糖醛酸木糖甘露聚糖(GXM)抗原检测的敏感性为82.6%,而血清GXM抗原检测的敏感性仅为73.9%,在肺泡灌洗液标本中检测隐球菌GXM抗原可能有助于肺部隐球菌病的早期诊断。

目前隐球菌抗原检测常用3种方法是:乳胶凝集试验(latex agglutination test, LAT)、胶体金免疫层析及酶联免疫吸附测定试验(enzyme-linked immunosorbent assay, ELISA)。

LAT是以人工合成的聚苯乙烯乳胶颗粒为载体,连接抗隐球菌荚膜多糖抗体,产生肉眼可见的凝集反应,可对隐球菌的荚膜多糖抗原进行定量或半定量检测。LAT具有快速、简便、有效、并且优于镜检法和培养法的优点,但免疫功能正常者阳性率和滴度明显低于免疫缺陷者。有研究证实,LAT灵敏度和特异度分别为93%~100%和93%~98%,其诊断价值高,但也存在假阳性和假阴性。有文献报道,一些技术性问题(洗涤反应板被清洁剂及滑石粉污染标本)和一些感染问题(类风湿因子、肺炎克雷伯菌、黏滑口腔菌、巨球蛋白、毛孢子菌属、曲霉和抗酸杆菌等的抗原易被误检测为荚膜多糖抗原)可导致试验假阳性,但假阳性率较低,约为1%。毛孢子菌属感染病人LAT抗原滴度可达1:1000,其余假阳性反应滴度一般不超过1:8。有研究显示,标本经链霉蛋白酶和二硫苏糖醇处理后,可以消除类风湿因子和其他免疫复合物的影响,减少干扰,提高试验特异性。而钩状效应(指免疫检测中由于抗原、抗体浓度比例不合适而致检测结果呈假阴性的现象)和体内一些非特异性蛋白可掩盖隐球菌抗原反应,导致出

现假阴性。所以当只有单一的LAT阳性结果时,需结合临床表现及其他实验室检查以诊断隐球菌感染。

胶体金免疫层析法即侧流免疫层析法(lateral flow assay, LFA),是一种夹心免疫层析试纸条试验。该法利用免疫层析技术,用胶体金标记单克隆抗体,检测特异性隐球菌抗原。若待测标本中存在隐球菌荚膜多糖抗原,则抗原抗体结合,并可在试纸表面迁移层析,检测线和质控线均显红色,则为阳性。LFA具有标本处理简单、检测方法快速(<15分钟)、结果易读等特点,可用于隐球菌感染高危者及HIV病人预防性抗真菌治疗前的筛查。LFA、LAT及ELISA等的灵敏度及特异度高度一致,还可检测到一些其他血清学方法检测为阴性的格特隐球菌。但LFA检测也存在假阴性和假阳性,例如疾病早期、血清抗原较少、溶血的血清样本、极高浓度的抗原(>0.14mg/ml)等均可出现假阴性结果。隐球菌与曲霉存在交叉反应,可导致假阳性结果,将标本稀释后检测可降低假阳性率。此外,LAF的灵敏度和特异度与检测标本关系密切,血清和脑脊液标本灵敏度可达100%,特异度高达98%,但尿液标本灵敏度为70.7%~92%。

ELISA以检测隐球菌抗原和抗体滴度进行诊断,其灵敏度及特异度与前两种抗原检测相当,并也存在假阳性和假阴性。既往隐球菌感染、隐球菌呼吸道定植均可导致假阳性。有研究显示,ELISA检测不同的标本阳性差异较大,尿液标本比血清或血浆阳性率低22倍。对于隐球菌感染肺部孤立性病灶者,外周血或血清抗原检测常为阴性,但检测出高滴度阳性结果时,常意味着深部组织侵袭或存在播散的可能。

隐球菌抗原检测对判断药物疗效、检测病情转归和预后有提示作用。起病初期,病人抗原滴度越高提示菌量负荷越大,是重要的死亡风险预测因子。当治疗有效时,抗原滴度会随着病情改善而下降;治疗不彻底及复发者通常伴有连续几次标本滴度不变或升高,因而可用于疗效评价和院外随访。虽然血清抗原滴度通常随着抗真菌治疗而下降,但它可以在开始抗真菌治疗后瞬时上升并且长时间保持升高。而且,隐球菌抗原可能在成功治疗后持续数月,其原因可能是死亡的新生隐球菌在组织中清除缓慢,继续释放荚膜多糖抗原的缘故。2015年Kohno等一项回顾性研究中,治疗结束后抗原滴度变为阴性的平均时间在有基础疾病和无基础疾病的病人中分别为13.1个月和10.7个月。因此,血清隐球菌抗原检测不能单独用作预后工具或评估对肺隐球菌病治疗的反应。由于免疫功能正常肺隐球菌病病人血清荚膜多糖抗原的阳性率并不高,故检测结果阴性并不能作为排除隐球菌病诊断的依据。对于免疫功能正常的病人如果血清隐球菌抗原阳性则提示有肺外播散的可能,需要高度重视。隐球菌荚膜多糖抗原在人体内的代谢机制至今尚未阐明,因而单纯通过抗原滴度变化指导临床治疗

仍应慎重,须与临床实际相结合。

隐球菌细胞壁中含有的1,3-β-D-葡聚糖较念珠菌和曲霉菌少,且其外面包裹较厚的荚膜,很难将1,3-β-D-葡聚糖释放到血液中,所以G试验阳性率低。血半乳甘露聚糖试验(GM试验)阳性率也很低,只有在隐球菌抗原滴度很高时,才易被检出。

3.分子生物技术　近年来,分子生物技术在隐球菌分类、基因分型和诊断等研究中发展迅速,如染色体脉冲电泳、核酸探针技术、DNA指纹分类、聚合酶链反应(PCR)以及PCR结合其他技术等方法。用于隐球菌属物种鉴别的常规方法是CGB试验。然而,Cordeiro等研究表明,在4.58%的样本中,CGB检测在区分隐球菌种类方面不如PCR。目前,PCR技术运用较多,因其具有简便、准确、灵敏的特点,但特异性较低,而实时荧光定量PCR技术可弥补这一不足,但其扩增效率的高低会直接影响结果的准确性。DNA探针技术可以对菌株变种分型,并进行DNA指纹分类,可运用核酸定位追踪以进行流行病学调查,但其不能区分活菌与死菌。PCR指纹和多位点序列分型(MLST)可以鉴定隐球菌基因分型,而且多位点微卫星分型(MLMT)可以进一步区分MLST鉴定为基因分型相同的菌株。对流行病学调查研究和开发针对不同基因型进行特异性治疗以及隐球菌耐药与基因型是否相关等研究具有重要意义。

十四、治疗

隐球菌感染的治疗方案包括药物和手术治疗,需要根据宿主免疫状况及病变累及范围来制定。即使在免疫功能正常的病人中,肺部隐球菌病情仍可以很严重而且进展迅速,因此需要系统性抗真菌治疗。不管选择何种方案,所有肺部感染(除无症状、非弥漫性病变的免疫正常宿主,且血清隐球菌抗原阴性或低滴度者外)及肺外隐球菌病的病人均建议进行腰穿检查以排除伴发中枢神经系统感染的可能。

2010年美国感染病学会制定了肺隐球菌病治疗指南:①免疫功能正常、无症状、肺组织隐球菌培养阳性者,可不用药,密切观察;或氟康唑200～400mg/d治疗3～6个月。②免疫功能正常、症状轻到中度,可使用氟康唑或伊曲康唑200～400mg/d治疗6～12个月;免疫缺陷病人、无症状或症状轻至中度病人,首选氟康唑至少400mg/d治疗6～12个月。血清隐球菌抗原持续阳性不能作为维持治疗指标。③无论免疫功能正常与否,对于重症或合并中枢神经系统感染的肺隐球菌病病人,采用隐球菌性脑膜炎的治疗方案,首选药物为两性霉素B联合5-氟胞嘧啶,病变好转后,使用氟康唑序贯治疗。④无论病人免疫功能正常与否,若肺部病灶经内科规范抗真菌治疗3～6个月后,症状、影像学表现无改善或进行性增大者,有必要行手术治疗。术

后仍需辅以抗真菌药治疗,以免出现术后播散。近年亦有研究将伏立康唑或泊沙康唑作为替代药物。此外,糖皮质激素仅推荐用于免疫重建炎症综合征(IRIS)或格特隐球菌所致的脑膜炎。IRIS应和病情未得到控制(耐药或并发症)仔细鉴别。IRIS时的糖皮质激素用量为40～60mg/d或0.5～1.0mg/(kg·d),1～2周,也有主张用到6周。对于内科疗效不确切的隐球菌病灶可考虑采取外科手术切除的方法,以迅速、彻底地解决病灶。

隐球菌耐药问题同样引起临床关注,在体内高浓度氟康唑血药浓度的环境下,隐球菌可通过基因变异改变麦角固醇作用位点或外排泵机制对氟康唑产生耐药,但当临床株分离到体外环境下培养,能恢复对氟康唑的敏感性,因而在体外药敏试验中无法确定唑类药物耐药的准确折点。隐球菌的药敏试验主要采用美国临床和实验室标准协会(CLSI)M27-A3的方案,但CLSI目前尚没有制定抗真菌药对隐球菌的相关折点标准,现主要参照念珠菌的相关折点:氟康唑≥8～64mg/L,伊曲康唑及伏立康唑≥1mg/L,两性霉素B≥2mg/L均判定为耐药。

综上所述,免疫功能正常肺隐球菌病病人的临床诊治与免疫抑制者有一定的差别,不能因免疫功能正常或血清隐球菌荚膜多糖抗原阴性而放松对肺隐球菌病的警惕,导致误诊或延迟诊断,影响治疗效果。早期积极开展经皮肺穿刺活检是此类病人及时诊断的重要方法。同时,抗真菌治疗中给予充分的剂量和足够的疗程对提高治愈率、降低复发率极为重要。

十五、管理原则

任何诊断为肺隐球菌病的病人都应接受播散疾病和潜在的免疫缺陷的调查。常规推荐血培养、血清隐球菌抗原检测和腰椎穿刺(包括测量脑脊液开放压力、细胞计数、生物化学、培养和脑脊液隐球菌荚膜抗原检测),并根据临床表现进行额外的检查。Kohno等研究发现,在接受腰椎穿刺的122例非HIV感染肺隐球菌病病人中,约9.3%被诊断为隐球菌性脑膜炎。Chen等对澳大利亚格特隐球菌的一项研究发现,85%的病人同时出现肺部和神经系统症状。血培养阳性提示播散性疾病和中枢神经系统受累的风险增加。反过来,隐球菌性脑膜炎或脑脊液隐球菌的存在能显著改变治疗时间,包括抗真菌治疗的时间延长和药物的升级。

参 考 文 献

Abadi J, Pirofski La. Antibodies reactive with the cryptococcal capsular polysaccharide glucuronoxylomannan are present in sera from children with and without human immunodeficiency virus infection. J Infect Dis, 1999,

180（3）：915-919.

Abdulkareem AF, Lee HH, Ahmadi M, et al. Fungal serotype-specific differences in bacterial-yeast interactions. Virulence, 2015, 6（6）：652-657.

Abou-Gabal M, Atia M. Study of the role of pigeons in the dissemination of Cryptococcus neoformans in nature. Sabouraudia, 1978, 16（1）：63-68.

Aghazadeh K, Nadji SA, Shokouhi S, et al, Concurrent presence of Cryptococcal meningitis and neoplastic meningitis in a recipient of hematopoietic stem cell transplantation: a case report. Arch Clin Infect Dis, 2016, 11（2）：e31067.

Akilimali NA, Chang CC, Muema DM, et al. Plasma but not cerebrospinal fluid interleukin 7 and interleukin 5 levels pre·antiretroviral therapy commencement predict cryptococcosis-associated immune reconstitution inflammatory syndrome. Clin Infect Dis, 2017, 65（9）：1555-1559.

Ashbee HR, Evans EG, Viviani MA, et al. Histoplasmosis in Europe: report on an epidemiological survey from the European Confederation of Medical Mycology Working Group. Med Mycol, 2008, 46（1）：57-65.

Averbuch D, Boekhoutt T, Falk R, et al. Fungemia in a cancer patient caused by fluconazole-resistant Cryptococcus laurentii. Med Mycol, 2002, 40（5）：479-484.

Baddley JW, Forrest GN. Cryptococcosis in solid organ transplantation. Am J Transplant, 2013, 13（Suppl. 4）：242-249.

Barber DL, Andrade BB, Sereti I, et al. Immune reconstitution inflammatory syndrome: the trouble with immunity when you had none. Nat Rev Microbiol, 2012, 10（2）：150.

Bauer M, Wickenhauser C, Haak A, et al. Case report: A fatal case of cryptococcosis in an immunocompetent patient due to（AFLP6/VGⅡ）. JMM Case Rep, 2018, 23; 5（10）：e005168.

Baughman RP, Lower EE. Fungal infections as a complication of therapy for sarcoidosis. QJM, 2005, 98：451-456.

Benham RW. Cryptococcosis and blastomycosis. Ann NY Acad Sci, 1950, 50：1299-1314.

Bernard C, Maucort-Boulch D, arron L, et al. Cryptococcosis in sarcoidosis: cryptOsarc, a comparative study of 18 cases. QJM, 2013, 106（6）：523-539.

Boulware DR, Meya DB, Muzoora C, et al. Timing of antiretroviral therapy after diagnosis of cryptococcal meningitis. N Engl J Med, 2014, 370：2487-2498.

Bratton EW, El Husseini N, Chastain CA, et al. Comparison and temporal trends of three groups with cryptococcosis: HIV-infected, solid organ transplant, and HIV-negative/non-transplant. PLoS One, 2012, 7（8）：e43582.

Brunet K, Alanio A, Lortholary O, et al. Reactivation of dormant/latent fungal infection. J Infect, 2018, 77（6）：463-468.

Camargo JF, Simkins J, Schain DC, et al. A cluster of donor-derived Cryptococcus neoformans infection affecting lung, liver, and kidney transplant recipients: Case report and review of literature. Transpl Infect Dis, 2018, 20（2）：e12836.

Chaaban S, Wheat LJ, Assi M. Cryptococcal meningitis post autologous stem cell transplantation. Transpl Infect Dis, 2014, 16（3）：473-476.

Chang CC, Sheikh V, Sereti I, et al. Immune reconstitution disorders in patients with HIV infection: from pathogenesis to prevention and treatment. Curr HIV/AIDS Rep, 2014, 11（3）：223-232.

Chau TT, Mai NH, Phu NH, et al. A prospective descriptive study of cryptococcal meningitis in HIV uninfected patients in Vietnam-High prevalence of Cryptococcus neoformans var grubii in the absence of underlying disease. BMC Infect Dis, 2010, 10：199.

Chen S, Sorrell T, Nimmo G, et al. Epidemiology and Host- and Variety-Dependent Characteristics of Infection Due to Cryptococcus neoformans in Australia and New Zealand. Australasian Cryptococcal Study Group. Clin Infect Dis, 2000, 31：499-508.

Chen SC, Meyer W, Sorrell TC. Cryptococcus gattii infections. Clin Microbiol Rev, 2014, 27（4）：980-1024.

Chen SC, Slavin MA, Heath CH, et al. Clinical manifestations of Cryptococcus gattii infection: determinants of neurological sequelae and death. Clin Infect Dis, 2012, 55（6）：789-798.

Cheng MF, Chiou CC, Liu YC, et al. Cryptococcus laurentii fungemia in a premature neonate. J Clin Microbiol, 2001, 39（4）：1608-1611.

Chikumoto A, Oishi K, Hamada K, et al. Cryptococcosis as a cause of organizing pneumonia. Respir Med Case Rep, 2019, 27：100851.

Christianson JC, Engber W, Andes D. Primary cutaneous cryptococcosis in immunocompetent and immunocompromised hosts. Med Mycol, 2003, 41：177-188.

Cordeiro RA, Costa AKF, Brilhante RSN et al. PCR-REA as an important tool for the identification of Cryptococcus neoformans and Cryptococcus gattii from human and veterinary sources. Vet Microbiol, 2011, 154：180-184.

Dambuza IM, Drake T, Chapuis A, et al. The Cryptococcus neoformans Titan cell is an inducible and regulated morphotype underlying pathogenesis. PLoS Pathog, 2018, 14（5）：e1006978.

de Almeida SM, de Souza CV, Pletsch L, et al. Diagnostic importance of eosinophilic meningitis in HIV-positive and HIV-negative patients. J Neurovirol, 2019, 25（3）.

Denham ST, Verma S, Reynolds RC, et al. Regulated

Release of Cryptococcal Polysaccharide Drives Virulence and Suppresses Immune Cell Infiltration into the Central Nervous System. Infect Immun, 2018, 86 (3).

Deok-jong Yoo S, Worodria W, Davis JL, et al. The prevalence and clinical course of HIV-associated pulmonary cryptococcosis in Uganda. J Acquir Immune Defic Syndr, 2010, 54 (3): 269 -274.

Duréault A, Chapelon C, Biard L, et al. Severe infections in sarcoidosis: Incidence, predictors and long-term outcome in a cohort of 585 patients. Medicine, 2017, 96 (49): e8846.

Ellis DH, Pfeiffer TJ. Natural habitat of Cryptococcus neoformans var. gattii. J Clin Microbiol, 1990, 28: 1642-1644.

Emmons CW. Isolation of Cryptococcus neoformans from soil. J Bacteriol, 1951, 62: 685-690.

Emmons CW. Saprophytic sources of Cryptococcus neoformans associated with the pigeon (Columba livia). Am J Hyg, 1955, 62: 227-232.

Epler GR. Bronchiolitis obliterans organizing pneumonia, 25 years: a variety of causes, but what are the treatment options? Expert Rev Respir Med, 2011, 5 (3): 353-361.

Evans EE. The antigenic composition of Cryptococcus neoformans: A serologic classification by means of the capsular and agglutination reactions. J Immunol, 1950, 64: 423-430.

Fang W, Chen M, Liu J, et al. Cryptococcal meningitis in systemic lupus erythematosus patients: pooled analysis and systematic review. Emerg Microbes Infect, 2016, 5 (9): e95.

Feng X, Yao Z, Ren D, et al. Genotype and mating type analysis of Cryptococcus neoformans and Cryptococcus gattii isolates from China that mainly originated from non-HIV-infected patients. FEMs Yeast Res, 2008, 8 (6): 930-938.

Fisher AM. Inhibition of growth of Cryptococcus neoformans by cultures of Pseudomonas aeruginosa. Bull Johns Hopkins Hosp, 1954, 95, 157-161.

Fitchett MS, Weidman FD. Generalized Torulosis associated with Hodgkin's disease. Arch Path, 1934, 18: 225-244.

Forrest GN, Bhalla P, DeBess EE, et al. Cryptococcus gattii infection in solid organ transplant recipients: description of Oregon outbreak cases. Transpl Infect Dis, 2015, 17 (3): 467-476.

Fraser JA, Giles SS, Wenink EC, et al. Same-sex mating and the origin of the Vancouver Island Cryptococcus gattii outbreak. Nature, 2005, 437 (7063): 1360-1364.

Frases S, Chaskes S, Dadachova E, et al. Induction by Klebsiella aerogenes of a melanin-like pigment in Cryptococcus neoformans. Appl Environ Microbiol, 2006, 72 (2): 1542-1550.

Freeman W, Weidman FD. Cystic blastomycosis of the cerebral gray matter caused by Torula histolytica. Arch Neurol Psych, 1923, 9: 589-603.

French N, Gray K, Watera C, et al. Cryptococcal infection in a cohort of HIV-1-infected Ugandan adults. AIDS, 2002, 16: 1031-1038.

Furman-Kuklińska K, Naumnik B, Myśliwiec M. Fungaemia due to Cryptococcus laurentii as a complication of immunosuppressive therapy-a case report. Adv Med Sci, 2009, 54 (1): 116-119.

Galanis E, Macdougall L, Kidd S. Epidemiology of Cryptococcus gattii, British Columbia, Canada, 1999-2007. Emerging Infect Dis, 2010, 16 (2): 251-257.

Ganiem AR, Indrati AR, Wisaksana R, et al. Asymptomatic cryptococcal antigenemia is associated with mortality among HIV-positive patients in Indonesia. J Int AIDS Soc, 2014, 17: 18821.

Garcia-Hermoso D, Janbon G, Dromer F. Epidemiological evidence for dormant Cryptococcus neoformans infection. J Clin Microbiol, 1999, 37 (10): 3204-3209.

Garelnabi M, Taylor-Smith LM, Bielska E, et al. Quantifying donor-to-donor variation in macrophage responses to the human fungal pathogen Cryptococcus neoformans. PLoS ONE, 2018, 13 (3): e0194615.

George IA, Santos CAQ, Olsen MA, et al. Epidemiology of Cryptococcosis and Cryptococcal Meningitis in a Large Retrospective Cohort of Patients After Solid Organ Transplantation. Open Forum Infect Dis, 2017, 4 (1): ofx004.

George IA, Spec A, Powderly WG, et al. Comparative Epidemiology and Outcomes of Human Immunodeficiency virus (HIV), Non-HIV Non-transplant, and Solid Organ Transplant Associated Cryptococcosis: A Population-Based Study. Clin Infect Dis, 2018, 66 (4): 608-611.

George V, Harrison L, Roach M, et al. Associations of plasma cytokine and microbial translocation biomarkers with immune reconstitution inflammatory syndrome. J Infect Dis, 2017, 216 (9): 1159-1163.

Girard N, Cottin V, Hot A, et al. Opportunistic infections and sarcoidosis. Rev Mal Respir, 2004, 21 (6): 1083-1090.

Goldman DL, Davis J, Bommarito F, et al. Enhanced allergic inflammation and airway responsiveness in rats with chronic Cryptococcus neoformans infection: potential role for fungal pulmonary infection in the pathogenesis of asthma. J Infect Dis, 2006, 193: 1178-1186.

Goldman DL, Khine H, Abadi J, et al. Serologic evidence for Cryptococcus neoformans infection in early childhood. Pediatrics, 2001, 107 (5): e66.

Grahnert A, Muller U, Von Buttlar H, et al. Analysis of asthma patients for cryptococcal seroreactivity in an urban German area. Med Mycol, 2015, 53: 576-586.

Hagen F, Ceresini PC, Polacheck I, et al. Ancient dispersal

of the human fungal pathogen Cryptococcus gattii from the Amazon rainforest. PLoS ONE, 2013, 8(8): e71148.

Hagen F, Colom MF, Swinne D, et al. Autochthonous and dormant Cryptococcus gattii infections in Europe. Emerg Infect Dis, 2012, 18(10): 1618-1624.

Hevey MA, George IA, Raval K, et al. Presentation and Mortality of Cryptococcal Infection Varies by Predisposing Illness: A Retrospective Cohort Study. Am J Med, 2019, 132(8): 977-983.

Hou X, Kou L, Han X, et al. Pulmonary cryptococcosis characteristics in immunocompetent patients-A 20-year clinical retrospective analysis in China. Mycoses, 2019, 62(10): 937-944.

Hu XP, Wu JQ, Zhu LP, et al. Association of Fcg receptor IIB polymorphism with cryptococcal meningitis in HIV-uninfected Chinese patients. 2012. , PLoS One 7: e42439.

Hu Z, Chen J, Wang J, et al. Radiological characteristics of pulmonary cryptococcosis in HIV-infected patients. Plos One, 2017, 12(3): e0173858.

Husain S, Wagener MM, Singh N. Cryptococcus neoformans infection in organ transplant recipients: variables influencing clinical characteristics and outcome. Emerg Infect Dis, 2001, 7(3): 375-381.

Inada T, Imamura H, Kawamoto M, et al. Cryptococcus Neoformans Var. Gattii meningoencephalitis with cryptococcoma in an immunocompetent patient successfully treated by surgical resection. No Shinkei Geka, 2014, 42(2): 123-127.

Janbon G, Ormerod KL, Paulet D, et al. Analysis of the genome and transcriptome of Cryptococcus neoformans var. grubii reveals complex RNA expression and microevolution leading to virulence attenuation. PLoS Genet, 2014, 10(4): e1004261.

Kano R, Kitagawat M, Oota S, et al. First case of feline systemic Cryptococcus albidus infection. Med Mycol, 2008, 46(1): 75-77.

Kawamoto K, Miyoshi H, Suzuki T, et al. Clinicopathological features of cryptococcal lymphadenitis and a review of literature. J Clin Exp Hematop, 2017, 57(1): 26-30.

Kessler AT, Al Kharrat T, Kourtis AP. Cryptococcus neoformans as a cause of bronchiolitis obliterans organizing pneumonia. J Infect Chemother, 2010, 16(3): 206-209.

Khayhan K, Hagen F, Pan W et al. Geographically structured populations of Cryptococcus neoformans variety grubii in Asia correlate with HIV status and show a clonal population structure. PLoS One, 2013, 8: 1-14.

Kidd SE, Bach PJ, Hingston AO, et al. Cryptococcus gattii dispersal mechanisms, British Columbia, Canada. Emerg Infect Dis, 2007, 13(1): 51-57.

Kidd SE, Hagen F, Tseharke RL, et al. A rare genotype of Cryptococcus gattii caused the cryptococcosis outbreak on Vancouver Island(British Columbia, Canada). Proc Natl Acad Sci USA, 2004, 101(49): 17258-17263.

Kitaura T, Takahashi M, Umeyama T, et al. Cryptococcus gattii genotype VGⅡa infection imported from Vancouver Island to Japan. J Infect Chemother, 2018, 24(7): 573-575.

Kligerman SJ, Franks TJ, Galvin JR. From the radiologic pathology archives: organization and fibrosis as a response to lung injury in diffuse alveolar damage, organizing pneumonia, and acute fibrinous and organizing pneumonia. Radiographics, 2013, 33(7): 1951-1975.

Kohno S, Kakeya H, Izumikawa K, et al. Clinical features of pulmonary cryptococcosis in non-HIV patients in Japan. J Infect Chemother, 2015, 21(1): 23-30.

Kontoyiannis DP, Lewis RE, Alexander BD, et al. Calcineurin inhibitor agents interact synergistically with antifungal agents in vitro against Cryptococcus neoformans isolates: correlation with outcome in solid organ transplant recipients with cryptococcosis. Antimicrob Agents Chemother, 2008, 52(2): 735-738.

Kwon-Chung KJ. A new genus, Filobasidiella, the perfect state of Cryptococcus neoformans. Mycologia, 1975, 67: 1197-1200.

Kwon-Chung KJ, Bennett JE. Epidemiologic differences between the two varieties of Cryptococcus neoformans. Am J Epidemiol, 1984, 120(1): 123-130.

Kwon-Chung KJ, Boekhout T, Fell JW, et al. Proposal to conserve the name Cryptococcus gattii against C. hondrianus and C. bacillisporus(Basidiomycota, Hymenomycetes, Tremellomycetidae). Taxon, 2002, 51: 804-806.

Kwon-Chung KJ, Polacheck I, Popkin TJ. Melanin-lacking mutants of Cryptococcus neoformans and their virulence for mice. J Bacteriol, 1982, 150: 1414-1421.

Lahiri S, Manjunath N, Bhat M, et al. Clinical insights and epidemiology of central nervous system infection due to Cryptococcus neoformans/gattii species complexes: A prospective study from South India. Med Mycol, 2019.

Lao M, Wang X, Ding M, et al. Invasive fungal disease in patients with systemic lupus erythematosus from Southern China: a retrospective study. Lupus, 2019: 28(1).

Leite DP Jr, Amadio JV, Martins ER, et al. Cryptococcus spp isolated from dust microhabitat in Brazilian libraries. J Occup Med Toxicol, 2012, 7(1): 11.

Li M, ChenZ, Xu Let al. A Comparison of the Clinical Characteristics and Outcomes of Cryptococcal Meningitis in HIV-negative Individuals with and without Immunosuppression. J Neurol, 2019, 24: 1-5.

Li Y, Fang W, Jiang W, et al. Cryptococcosis in patients with diabetes mellitus II in mainland China: 1993-2015. Mycoses, 2017, 60: 706-713.

Liao TL, Chen YM, Chen DY. Risk factors for cryptococcal infection among patients with rheumatoid arthritis receiving different immunosuppressive medications. Clin Microbiol Infect, 2016, 22（9）：815.

Lin KH, Chen CM, Chen TL, et al. Diabetes mellitus is associated with acquisition and increased mortality in HIV-uninfected patients with cryptococcosis：A population-based study. J Infect, 2016, 72：608-614.

Lin X, Hull CM, Heitman J. Sexual reproduction between partners of the same mating type in Cryptococcus neoformans. Nature, 2005, 434（7036）：1017- 1021.

Liu K, Ding H, Xu B, et al. Clinical analysis of non-AIDS patients pathologically diagnosed with pulmonary cryptococcosis. J Thorac Dis, 2016, 8：2813-2821.

Mayer FL, Kronstad JW. Disarming Fungal Pathogens：Inhibits Virulence Factor Production and Biofilm Formation by Cryptococcus neoformans and Candida albicans. MBio, 2017, 8（5）.

Mayer FL, Kronstad JW. The Spectrum of Interactions between and Bacteria. J Fungi（Basel）, 2019：5（2）.

McFadden DC, Freis BC, Wang F, et al. Capsule structural heterogeneity and antigenic variation in Cryptococcus neoformans. Eukaryot Cell, 2007, 6（8）：1464-1473.

Mcleland S, Duncan C, Spraker T, et al. Cryptococcus albidus infection in a California sea lion（Zalophus californianus）. J Wildl Dis, 2012, 48（4）：1030-1034.

Meletiadis J, Walsh TJ, Choi EH, et al. Study of common functional genetic polymorphisms of FCGR2A, 3A and 3B genes and the risk for cryptococcosis in HIV-uninfected patients. Med. Mycol, 2007, 45：513-518.

Mendpara SD, Ustun C, Kallab AM. Cryptococcal meningitis following autologous stem cell transplantation in a patient with multiple myeloma. Bone Marrow Transplant, 2002, 30（4）：259-260.

Meyer W, Kaocharoen S, Trills L, et al. Global molecular epidemiology of Cryptococcus gattii VGⅡ isolates traces the origin of the Vancouver Island outbreak to Latin America. The 24th Fungal Genetics Conference, Pacific Grove, CA, March 20-25, 2007.

Miniero R, Nesi F, Vai S, et al. Cryptococcal meningitis following a thrombotic microangiopathy in an unrelated donor bone marrow transplant recipient. Pediatr Hematol Oncol, 1997, 14（5）：469-474.

Mitchell H, Sorrell C, Allworth M, et al. Cryptococcal disease of the CNS in immunocompetent hosts：influence of cryptococcal variety on clinical manifestations and outcome. Clin Infect Dis, 1995, 20（3）：611-616.

Morgan J, Mccarthy M, Gould S, et al. Cryptococcus gattii infection：characteristics and epidemiology of cases identified in a South African province with high HIV seroprevalence, 2002-2004. Clin Infect Dis, 2006, 43（8）：1077-1080.

Nakamura S, Izumikawa K, Seki M, et al. Pulmonary cryptococcosis in late pregnancy and review of published literature. Mycopathologia, 2009, 167（3）：125-131.

Ngamskulrungroj P, Chang Y, Sionov E, et al. The primary target organ of Cryptococcus gattii is different from that of Cryptococcus neoformans in a murine model. MBio, 2012, 3（3）：e00103-00112.

Nielsen K, De Obaldia AL, Heitman J. Cryptococcus neoformans mates on pigeon guano：implications for the realized ecological niche and globalization. Eukaryot Cell, 2007, 6（6）：949-959.

Okagaki LH, Strain AK, Nielsen JN, et al. Cryptococcal cell morphology affects host cell interactions and pathogenicity. PLoS Pathog, 2010, 6（6）：e1000953.

Oliver N, Luong T, Tchakarov A, et al. Disseminated cryptococcal infection in allogeneic stem cell transplant patients：a rare cause of acute kidney injury. Bone Marrow Transplant, 2016, 51（10）：1301-1304.

Oshima K, Takazono T, Saijo T, et al. Examination of cryptococcal glucuronoxylomannan antigen in bronchoalveolar lavage fluid for diagnosing pulmonary cryptococcosis in HIV-negative patients. Med Mycol, 2018, 56：88-94.

Pan W, Khayhan K, Hagen F et al. Resistance of Asian Cryptococcus neoformans serotype A is confined to few microsatellite genotypes. PLoS One, 2012, 7：e32868.

Pappas PG, Alexander BD, Andes DR, et al. Invasive fungal infections among organ transplant recipients：results of the Transplant-Associated Infection Surveillance Network（TRANSNET）. Clin Infect Dis, 2010, 50（8）：1101-1111.

Park BJ, Wannemuehler KA, Marston BJ, et al. Estimation of the current global burden of cryptococcal meningitis among persons living with HIV/AIDS. AIDS, 2009, 23：525-530.

Park SS, Lee H, Park WS, et al. A case of disseminated in fection with skin manifestation due to non-neoformans and non-gattii Cryptococcus in a patient with refractory acute myeloid leukemia. Infect Chemother, 2017, 49（2）：142-145.

Ponzio V, Fernando L, Jos′e C, et al. Outcomes of cryptococcosis in renal transplant recipients in a less-resourced health care system. Transpl Infect Dis, 2018, 20：e12910.

Rajasingham R, Smith RM, Park BJ, et al. Global burden of disease of HIV-associated cryptococcal meningitis：an updated analysis. Lancet Infect Dis, 2017, 17（8）：873-881.

Rateni L, Lupo S, Racca L, et al. Assessing endocrine and immune parameters in human immunodeficiency virus-infected patients before and after the immune reconstitution inflammatory syndrome. Arch Endocrinol Metab, 2018, 62（1）：64-71.

Reber H. Cerebrospinal fluid data compilation and knowledge based interpretation of bacterial, viral, parasitic, on cological, chronicinflammatory and demyelinating diseases. Diagnostic patterns not to be missed in neurology and psychiatry. Arq

Neuropsiquiatr, 2016, 74 (4): 337-350.

Reeves DL, Butt EM, Hammack RW. Torula infection of the lungs and central nervous system: reports of six cases with three autopsies. Arch Intern Med, 1941, 68: 57-79.

Rella A, Yang MW, Gruber J, et al. Pseudomonas aeruginosa inhibits the growth of Cryptococcus species. Mycopathologia, 2012, 173 (5-6): 451-461.

Rimek D, Haase G, Lück A, et al. First report of a case of meningitis caused by Cryptococcus adeliensis in a patient with acute myeloid leukemia. J Clin Microbiol, 2004, 42 (1): 481-483.

Rohatgi S, Gohil S, Kuniholm MH, et al. Fc gamma receptor 3A polymorphism and risk for HIV-associated cryptococcal disease. MBio, 2013, 4 (5): e00573-13.

Rohatgi S, Nakouzi A, Carreño LJ, et al. Antibody and B Cell Subset Perturbations in Human Immunodeficiency Virus-Uninfected Patients With Cryptococcosis. Open Forum Infect Dis, 2017, 5 (1): ofx255.

Rosen LB, Freeman AF, Yang LM, et al. Anti -GM-CSF Autoantibodies in Patients with Cryptococcal Meningitis. J Immunol, 2013, 190 (8): 3959-3966.

Rubinstein I, Baum GL, Rosenthal T. Fungal infections complicating pulmonary sarcoidosis. J Infect Dis, 1985, 152: 1360.

Ruiz A, Neilson JB, Bulmer GS. Control of Cryptococcus neoformans in nature by biotic factors. Sabouraudia, 1982, 20 (1): 21-29.

Saha DC, Goldman DL, Shao X, et al. Serologic evidence for reactivation of cryptococcosis in solid-organ transplant recipients. Clin Vaccine Immunol, 2007, 14 (12): 1550-1554.

Saijo T, Chen J, Chen SC, et al. Anti-granulocyte-macrophage colony-stimulating factor autoantibodies are a risk factor for central nervous system infection by Cryptococcus gattii in otherwise immunocompetent patients. MBio, 2014, 18, 5 (2): 00912-00914.

Saito F, Ikeda R. Killing of Cryptococcus neoformans by Staphylococcus aureus: The role of cryptococcal capsular polysaccharide in the fungal-bacteria interaction. Med Mycol, 2005, 43 (7): 603-612.

Salahuddin M, Karanth S, Ocazionez D, et al. Clinical Characteristics and Etiologies of Miliary Nodules in the US: A Single-Center Study. Am J Med, 2019, 132 (6).

Santos WR, Meyer W, Wanke B, et al. Primary endemic Cryptococcosis gattii by molecular type VGII in the state of Pard, Brazil. Mere hast Oswaldo Cruz, 2008, 103 (8): 813-818.

Schmalzle SA, Buchwald UK, Gilliam BL, et al. Cryptococcus neoformans infection in malignancy. Mycoses, 2016, 59: 542-552.

Senghor Y, Guitard J, Angoulvant A, et al. Cryptococcal antigen detection in broncho-alveolar lavage fluid. Med Mycol, 2018, 56: 774-777.

Shankar EM, Kumarasamy N, Bella D, et al. Pneumoniaandpleuraleffusion due to Cryptococcus laurentii in a clinically proven case of AIDS. Can Respir J, 2006, 13 (5): 275-278.

Silveira FP, Husain S, Kwak EJ, et al. Cryptococcosis in liver and kidney transplant recipients receiving anti-thymocyte globulin or alemtuzumab. Transpl Infect Dis, 2007, 9 (1): 22-27.

Simwami SP, Khayhan K, Henk DA, et al. Low diversity Cryptococcus neoformans variety grubii multilocus sequence types from Thailand are consistent with an ancestral African origin. PLoS Pathog, 2011, 7: e1001343.

Singer LM, Meyer W, Firacative C, et al. Antifungal drug susceptibility and phylogenetic diversity among Cryptococcus isolates from dogs and cats in North America. J Clin Microbiol, 2014, 52 (6): 2061-2070.

Singh N. How I treat cryptococcosis in organ transplant recipients. Transplantation, 2012, 93: 17-21.

Singh N, Alexander BD, Lortholary O, et al. Cryptococcus neoformans in organ transplant recipients: impact of calcineurin-inhibitor agents on mortality. J Infect Dis, 2007, 195 (5): 756-764.

Smith LM, Dixon EF, May RC, et al. The fungal pathogen Cryptococcus neoformans manipulates macrophage phagosome maturation. Cell Microbiol, 2015, 17 (5): 702-713.

Song KD, Lee KS, ChungMP, et al. Pulmonary cryptococcosis: imaging findings in 23 non-AIDS patients. KoreanJRadiol, 2010, 11 (4): 407-416.

Speed B, Dunt D. Clinical and host differences between infections with the two varieties of Cryptococcus neoformans. Clin Infect Dis, 1995, 21 (1): 28-34.

Steele KT, Thakur R, Nthobatsang R, et al. In-hospital mortality of HIV-infected cryptococcal meningitis patients with C. gattii and C. neoformans infection in Gaborone, Botswana. Med Mycol, 2010, 48 (8): 1112-1115.

Sukroongreung S, Kitiniyom K, Nilakul C, et al. Pathogenicity of basidiospores of Filobasidiella neoformans var. neoformans. Med Mycol, 1998, 36 (6): 419-424.

Sun HY, Wagener MM, Singh N. Cryptococcosis in solid-organ, hematopoietic stem cell, and tissue transplant recipients: evidencebased evolving trends. Clin Infect Dis, 2009, 48 (11): 1566-1576.

Teoh-Chan H, Chau PY, Ng MH, et al. Inhibition of Cryptococcus neoformans by Pseudomonas aeruginosa. J Med Microbiol, 1975, 8 (1): 77-81.

Walsh NM, Botts MR, McDermott AJ, et al. Infectious particle identity determines dissemination and disease outcome for the inhaled human fungal pathogen Cryptococcus. PLoS Pathog, 2019, 27, 15 (6): e1007777.

Wang D, Wu C, Gao J, et al. Comparative study of primary pulmonary cryptococcosis with multiple nodules or masses by CT and pathology. Exp Ther Med, 2018, 16 (6): 4437-4444.

Wang J, Hong JJ, Zhang PP, et al. Cryptococcal pleuritis with pleural effusion as the only clinical presentation in a patient with hepatic cirrhosis: A case report and literature review. Medicine (Baltimore), 2019, 98 (28): e16354.

Wang J, Ju HZ, Yang MF. Pulmonary cryptococcosis and cryptococcal osteomyelitis mimicking primary and metastatic lung cancer in (18) F-FDG PET/CT. Int J Infect Dis, 2014, 18: 101-103.

Wang RY, Chen YQ, Wu JQ, et al. Cryptococcosis in patients with hematological diseases: a 14-year retrospective clinical analysis in a Chinese tertiary hospital. BMC Infect Dis, 2017, 17 (1): 463.

Wickes BL, Mayorga ME, Edman U, et al. Dimorphism and haploid fruiting in Cryptococcus neoformans: association with the alpha-mating type. Proc Natl Acad Sci U S A, 1996, 93 (14): 7327-7331.

Wilson DE, Bennett JE, Bailey JW. Serologic grouping of Cryptococcus neoformans. Proc Soc Exp Biol Med, 1968, 127: 820-823.

Wilson E MP, Sereti I. Immune restoration after antiretroviral therapy: the pitfalls of hasty or incomplete repairs. Immunological Reviews, 2013, 254 (1): 343.

Wong ML, Back P, Candy G, et al. Cryptococcal pneumonia in African miners at autopsy. Int J Tuberc Lung Dis, 2007, 11: 528-533.

Yang B, Lee H, Lee T, et al. The use of surgery in a real-world clinic to diagnose and treat pulmonary cryptococcosis in immunocompetent patients. J Thorac Dis, 2019, 11 (4): 1251-1260.

Yang R, Yan Y, Wang Y, et al. Plain and contrast-enhanced chest computed tomography scan findings of pulmonary cryptococcosis in immunocompetent patients. Exp Ther Med, 2017, 14 (5): 4417-4424.

Young EJ, Hirsh DD, Fainstein V, Williams TW. Pleural effusions due to Cryptococcus neoformans: a review of the literature and report of two cases with cryptococcal antigen determinations. Am Rev Respir Dis, 1980, 121: 743-747.

Yuchong C, Fubin C, Jianghan C, et al. Cryptococcosis in China (1985-2010): review of cases from Chinese database. Mycopathologia, 2012, 173 (5-6): 329-335.

Zaragoza O, García-Rodas R, Nosanchuk JD, et al. Fungal cell gigantism during mammalian infection. PLoS Pathog, 2010, 6 (6): e1000945.

Zhang Y, Zhang SX, Trivedi J, et al. Pleural fluid secondary to pulmonary cryptococcal infection: a case report and review of the literature. BMC Infect Dis, 2019, 19 (1): 710.

病例解析

1.病例1：男，50岁。查体发现肺部结节。

胸部CT（2018-04-05）：左肺下叶胸膜下结节影（图3-68）。

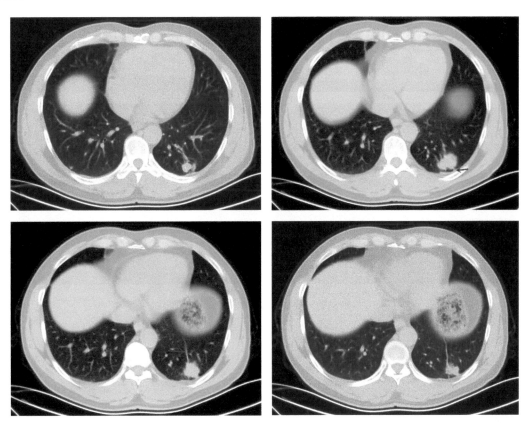

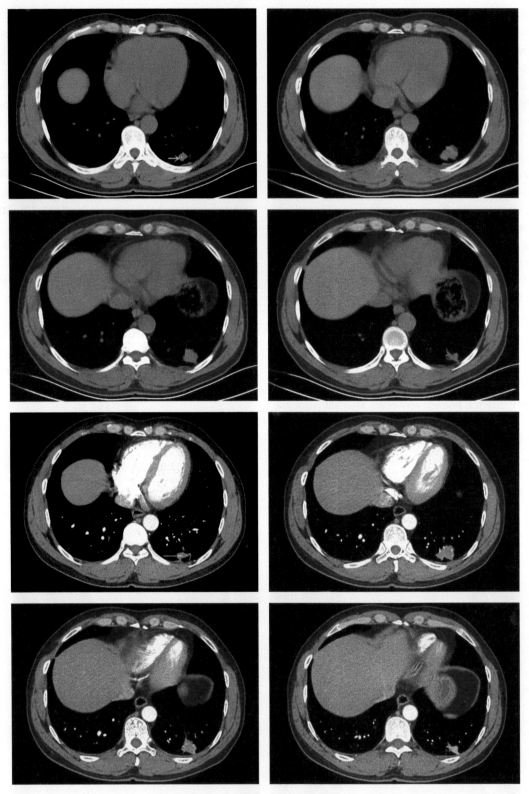

图3-68　胸部CT（2018-04-05）

【诊断】肺隐球菌病。

【诊断依据】中年男性，既往体健，查体发现肺部病变，急性感染性疾病暂不考虑。病变邻近胸膜，可见分叶、胸膜凹陷征（红箭），肿瘤性疾病需考虑，但病变内见点状钙化（绿箭），向心侧见索条影相连（蓝箭），走行柔软，不支持肿瘤性疾病，首先考虑良性疾病可能。病变不同层面形状变化较大，首先考虑感染性疾病。增强扫描强化明显，内见较多血管影，不支持结核诊断，首先考虑肺隐球菌病可能。病人行经皮肺穿刺活检，病理：隐球菌性肉芽肿。口服氟康唑治疗3个月，复查胸部CT（2018-07-27）：病变明显吸收（图3-69）。

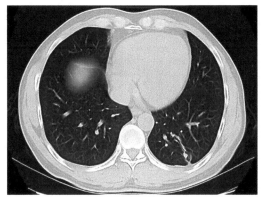
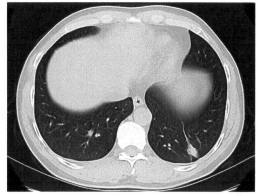

图3-69 病变较前吸收（2018-07-27）

【分析】免疫功能正常的肺隐球菌病病人多见于中青年男性，临床症状多较轻，影像学多表现孤立性结节，常易与周围型肺癌及肺结核球混淆。病灶的位置、肿块边缘形态（分叶、毛刺、胸膜凹陷征、血管集束征等）、内部结构（支气管充气征或穿行）、邻近肺野的变化（晕征）对于其鉴别具有一定的意义。

人体呼吸系统与包括真菌在内的空气传播的微生物持续接触，每次呼吸都吸入1～10个真菌孢子。人体隐球菌最重要的感染途径是吸入含隐球菌的气溶胶，进入到肺外围，随之发生胸膜下感染。由于右主支气管较左支气管粗、短、直，故易吸入右肺而引起感染，因此孤立性结节性肺隐球菌病以胸膜下，特别是右肺下叶分布多见。

结节周边的分叶、毛刺、胸膜凹陷征、血管集束征等征象多出现在恶性病变中，对良、恶性疾病有鉴别意义。毛刺征是指影像学上表现为病灶周边或部分边缘的放射状的条索或线状影，不与胸膜相连，远端无分支。有学者将长度>5mm者称为长毛刺，≤5mm者称为短毛刺，以宽度2mm为界将其分为粗毛刺或细毛刺。毛刺征多见于恶性肿瘤，亦可见于纤维化和肉芽肿性病变。肺隐球菌病与结核球病灶周围的毛刺为炎性浸润所致的反应性改变，由增生的结缔组织组成，以长毛刺及索条为主，较柔软。周围型肺癌典型的毛刺征表现为肿瘤周围呈放射状排列的无分支的细短毛刺，周围可见到不同程度的气肿带。病理基础可能系肿瘤细胞沿肺泡、腺泡或小叶间隔向各个方向浸润性生长、蔓延形成，或肿瘤刺激引起周围结缔组织增生及肿瘤周围的毛细淋巴管炎所致。也有学者认为毛刺征是肿瘤内部纤维化（上皮间质转化）对周围肺组织牵拉所致。

胸膜凹陷征的主要病理基础是病变方向的牵拉和局部胸膜无增厚粘连。肿瘤牵拉的动力来自肿瘤组织内部炭末沉积和胶原纤维增生引起的瘢痕收缩，通过肺的纤维支架结构传导到游离的脏层胸膜而引起凹陷。肺癌病灶边缘的典型胸膜凹陷征表现为"兔耳"状或"喇叭口"状，支架结构为肿瘤与胸膜凹陷之间连线的主要构成，走行僵直，边缘清晰。肺隐球菌病属于急性或慢性感染性病变，炎症刺激邻近胸膜，使之反应性增生，故邻近胸膜增厚较常见，但发生胸膜凹陷征者少见，多表现为不典型胸膜凹陷征，与胸膜间多呈条状牵拉改变。

血管集束征指肺内病灶周围可见一支或多支血管结构，受病灶的牵拉向病灶方向集中，或通过病灶，或在病灶边缘截断，主要由肺动脉和（或）肺静脉构成。血管集束征并非肿瘤的供血血管或肿瘤血管，而是肿瘤瘤体内纤维化和肿瘤增殖破坏致使肺支架结构的塌陷皱缩对周围血管的牵拉，或肿瘤对穿过血管的包绕。对于良性和浸润前病变，血管多在其内穿行或在其旁边绕行，不伴有形态学改变。

CT增强扫描病灶密度差别亦能为鉴别诊断提供帮助。结节性肺隐球菌病病灶多呈轻-中度不均匀强化，内见斑片状低密度区，可伴有分隔状强化稍高密度影，可能与其病理改变呈慢性肉芽肿、以凝固性坏死为主有关。

总之，肺内孤立结节位于下叶胸膜下、邻近胸膜增厚、CT增强扫描呈轻-中度强化、病灶周围出现晕征时，即使病人无免疫力低下等基础疾病，亦应考虑到肺隐球菌病的可能。分叶、毛刺、胸膜凹陷征、血管集束征等征象虽具有提示作用，但与结核球、周围型肺癌等仍有重叠之处，需密切结合临床及相关检查，必要时积极行穿刺活检，以达到最后确诊的目的。

（宁国市人民医院呼吸科　周敏敏　提供）

2.病例2：男，27岁。咳嗽、咳痰20余天。有慢性乙型肝炎病史。

胸部CT（2019-05-07）：右肺下叶多发结节影（图3-70）。

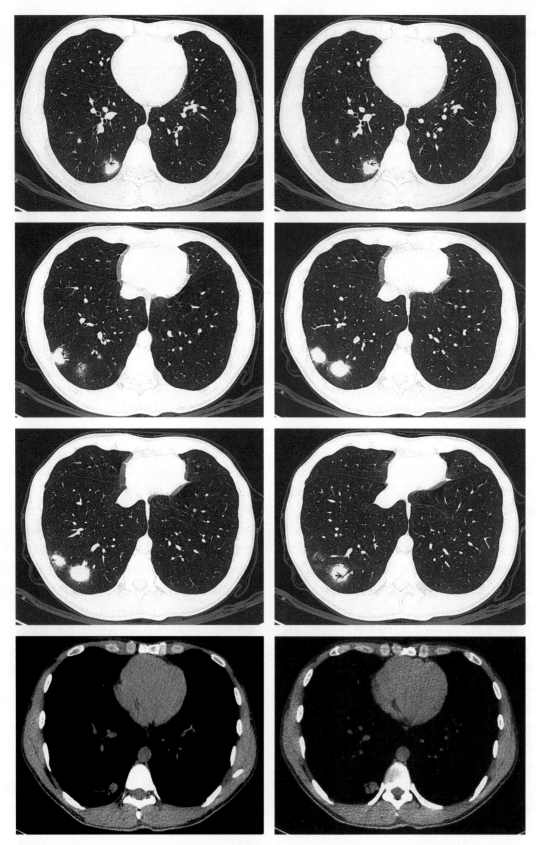

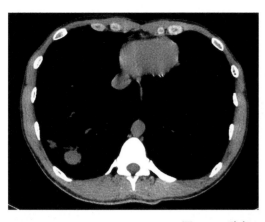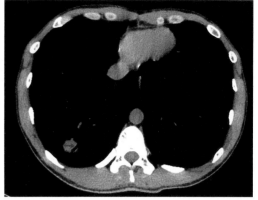

图3-70 胸部CT（2019-05-07）

【诊断】肺隐球菌病。

【诊断依据】青年男性，右肺下叶多发结节影，胸膜下分布为主，可见支气管充气征（红箭）和血管进入（蓝箭），周围晕征明显，首先考虑肺隐球菌病。2019-05-24复查胸部CT：右肺下叶病灶均较前增大，右肺下叶后基底段两个病灶内新见空洞形成（图3-71）。病人行CT引导下经皮肺穿刺活检，病理：肺组织慢性炎并活动性炎，伴炎性肉芽肿形成，结合特殊染色符合隐球菌感染。特殊染色：抗酸（-）、PAS（隐球菌＋）。给予氟康唑治疗，2个月后复查胸部CT（2019-08-01）示肺部病灶吸收（图3-72）。

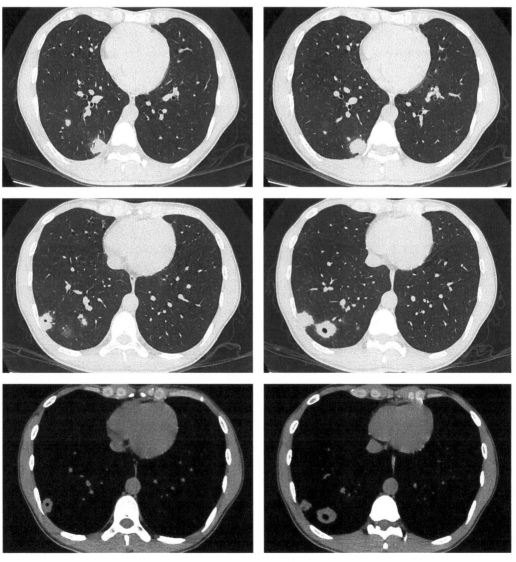

图3-71 病变较前进展，部分病灶见新发空洞（2019-05-24）

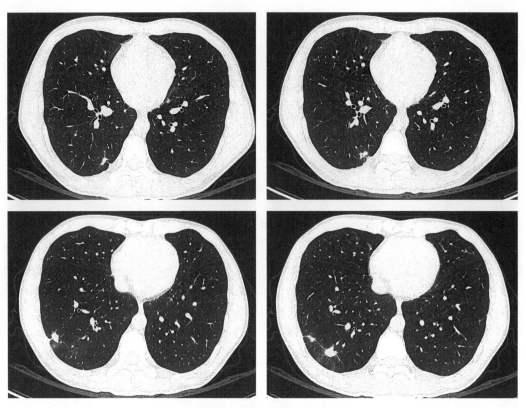

图3-72　病变较前明显吸收（2019-08-01）

【分析】支气管充气征提示病灶近段的气道通畅、无阻塞，病变区肺泡内的空气被替代（炎性渗出或肿瘤组织）或肺泡塌陷（肺不张）。该征象主要见于肺炎、肺水肿和非阻塞性肺不张，但在少数病例中，亦可见于肺腺癌和淋巴瘤。CT影像上结节内支气管充气征是结节内含气的支气管走行，其原因是由于周围组织的气体含量减少或缺如对比使得通常不可见的支气管变得可见。支气管充气征可分为四种形态：正常、扭曲、扩张和截断，其中扭曲、扩张和截断多见于恶性病变。肺隐球菌病支气管充气征较常见，这可能与其很少引起支气管内阻塞有关。肺隐球菌病结节内支气管多走行自然，未见明显管腔狭窄、扩张、中断等，部分可穿过结节，可见分叉。结核球及肺癌病灶内支气管充气征较少全程穿过病灶，结核球支气管充气征均与空洞及近端引流支气管相连，局部稍显扩张。周围型肺癌的实性结节中很少伴有支气管充气征，且末端未达病灶中心点即出现管腔狭窄并阻塞截断，为癌性组织充填浸润所致。

晕征是指胸部CT上表现为围绕结节或肿块周围的略低于肿块密度而又高于肺实质密度的环形磨玻璃影。任何使肺实变、远端气腔内空气含量减少而又不使肺泡全部闭塞的因素都可产生磨玻璃影。晕征中磨玻璃影通常和结节出血相关，这些结节出血的机制包括：出血性梗死、血管炎、新生血管脆性增加、支气管动脉瘘及坏死等。磨玻璃影还可由肿瘤或炎症成分浸润周围肺实质引起。肺隐球菌病结节周围晕征的出现多是肉芽肿周围炎性浸润的表现，亦可是多种原因造成的肺泡出血所致。由于隐球菌荚膜物质能够抑制中性粒细胞的趋化性和吞噬作用，因此，这种炎性反应出现较少，导致晕征在肺隐球菌病中的出现率较低。对应的临床症状较轻，甚至可无任何临床症状。结节伴晕征可代表肿瘤细胞浸润，多见于肺腺癌、其他原发肺癌、淋巴瘤和转移性肺肿瘤。早期肺腺癌常表现为单发结节伴晕征，其形成是由于肿瘤细胞呈伏壁式生长，肿瘤通过肺泡壁扩散到远端气腔，肺泡壁增厚，但肺泡腔未完全闭塞，被黏液和细胞碎片充填。肺腺癌的晕征也可由出血所致。淋巴瘤或移植后淋巴细胞增生性疾病的晕征代表周围间质被较低密度的肿瘤细胞浸润。肿块性病变周围的晕征以及支气管充气征有助于肺淋巴瘤与其他肺内肿块的鉴别。来自于富血管肿瘤的转移瘤如血管肉瘤、绒毛膜癌、Kaposi肉瘤、骨肉瘤和黑素瘤等亦能显示晕征，主要是由于肿瘤周围的新生组织的脆性增加所导致的出血。肺血管肉瘤原发罕见，转移性多见，多数表现为咯血症状，少数可出现自发性气胸、纵隔积气或肺出血。原发性肿瘤可以是孤立性单结节，也可是多结节性病变，转移性肺血管肉瘤最常见的CT表现为多结节性实性病变，病灶中央密度高，边缘呈磨玻璃样改变，病变大小不定，可以呈较小的结节，也可以见到较大的结节累及纵隔或胸壁。

结节型肺隐球菌病与肺癌较难鉴别，但发病部位、支气管充气征、晕征对于其鉴别诊断可提供一定的参考意义。

（佛山市顺德区第一人民医院呼吸科　刘　斌　提供）

3.病例3：男，46岁。发现结肠息肉2个月余，查体发现肺部结节。

胸部CT：右肺中叶外侧段结节灶（图3-73）。

【诊断】肺隐球菌病。

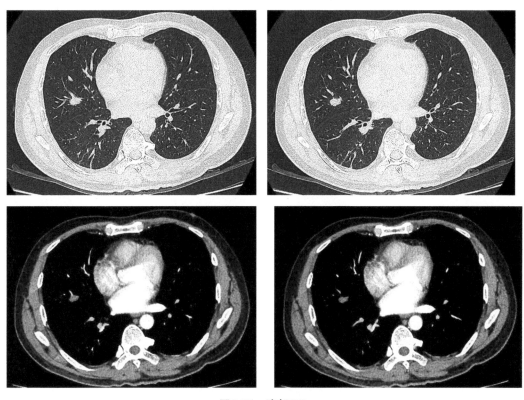

图3-73 胸部CT

【诊断依据】病人全身麻醉下行胸腔镜下右中肺楔形切除术，术中冷冻：慢性肉芽肿性炎。术后病理："右中肺肿物"慢性肉芽肿性炎（1cm×1cm），符合肺隐球菌感染。免疫组化：CK（上皮+）、TTF-1（上皮+）。特殊染色：抗酸染色（-）、PAS（+）、六胺银（+）。

【分析】在免疫能力正常的宿主中，肺隐球菌病通常模仿肺部恶性肿瘤、慢性炎性或传染性疾病，例如结核病。宿主对隐球菌的反应主要是肉芽肿性炎症或肉芽肿，并伴有不同程度的纤维化和坏死。在影像学检查中，常见单个或多个结节或肿块样病变，较难诊断。Yang等评估了外科手术在肺隐球菌病诊断和治疗中的作用以及肺隐球菌病手术切除后是否需要使用抗真菌药物治疗。他们回顾性研究了2000年1月—2016年12月在韩国首尔某医疗中心经病理诊断为肺隐球菌病的53例免疫功能正常病人的病例资料。53例病人中，有30例（57%）通过非手术方式获得诊断，包括经皮肺穿刺活检（29例）和支气管镜下肺活检（1例）；23例（43%）通过手术方式诊断，包括电视胸腔镜楔形切除术（22例）和肺叶切除术（1例）。最初临床疑诊为肺部恶性肿瘤的病例与选择手术治疗有关。影像学表现为簇状结节（多个大小不同的结节位于同一叶段）、空洞、支气管充气

征和周围病变与使用非手术诊断方法有关。在30例未经手术诊断的病人中，有21例（70%）接受了抗真菌治疗，中位时间为6.3个月，有9例（30%）单纯随访。既往少数报道发现无症状免疫功能正常的病人肺隐球菌病呈惰性并可自发消退。但是，9例未经特殊治疗的病人随访结果显示，只有1例病变消退，7例没有明显变化，1例进展。因此，即使是以前健康的病人也应接受治疗，而不是简单地进行观察。在接受手术治疗的23例病人中，有8例接受了抗真菌治疗，中位时间为5.6个月。在外科诊断的病人中，放射学改善的病人比例显著高于非外科诊断的病人。所有接受手术切除的病人均无术后并发症。另外，单纯手术切除病人与术后额外接受抗真菌药物治疗的病人在疾病进展方面没有显著性差异。手术切除不仅可以提供可靠的诊断，而且可以有效治疗肺隐球菌病。完全手术切除后无须额外的抗真菌治疗。

（佛山市顺德区第一人民医院呼吸科 刘 斌 提供）

4.病例4：女，38岁。查体发现肺部结节。

胸部CT（2016-09-19）：右肺下叶多发结节影（红箭）（图3-74）。

胸部CT（2017-12-13）：病变较前增大（图3-75）。

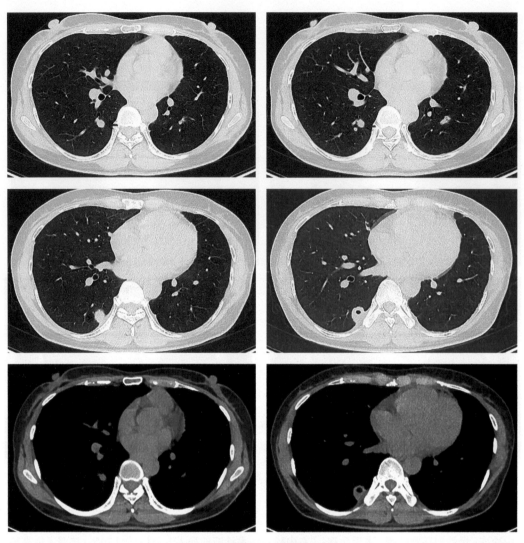

图3-74 胸部CT(2016-09-19)

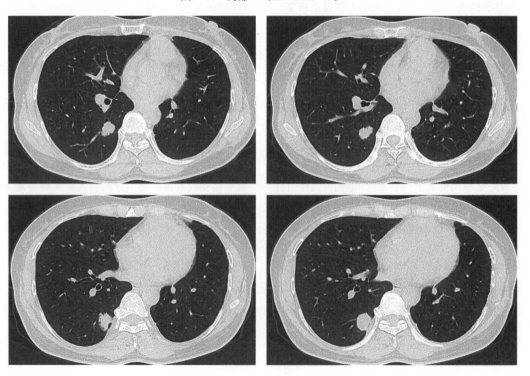

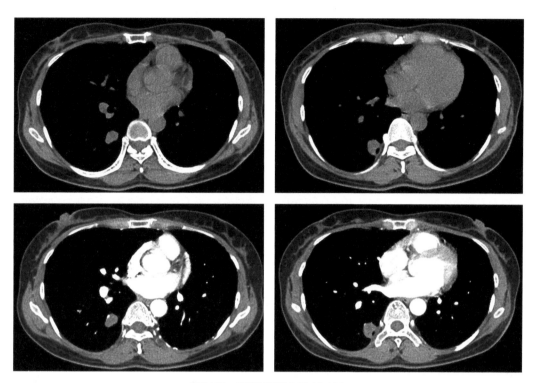

图3-75　胸部CT（2017-12-13）

【诊断】肺隐球菌病。

【诊断依据】青年女性，查体发现右肺下叶3个大小不等结节影（红箭），结节边缘光滑，胸膜下结节内见空洞，内壁光滑，邻近胸膜增厚。15个月后病变较前增大，非胸膜下结节融合，胸膜下结节空洞闭合，边缘平直、内收，结节周围均见柔软毛刺，首先考虑炎性病变。增强扫描显示病变轻度强化，可见血管影，不符合结核的特点，首先考虑肺隐球菌病。病人行经皮肺穿刺，病理：隐球菌肉芽肿（图3-76）。特染：PAS（+）（图3-77）。

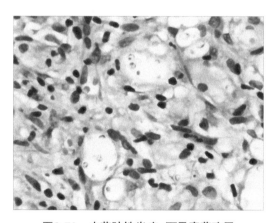

图3-76　肉芽肿性炎症，可见真菌孢子

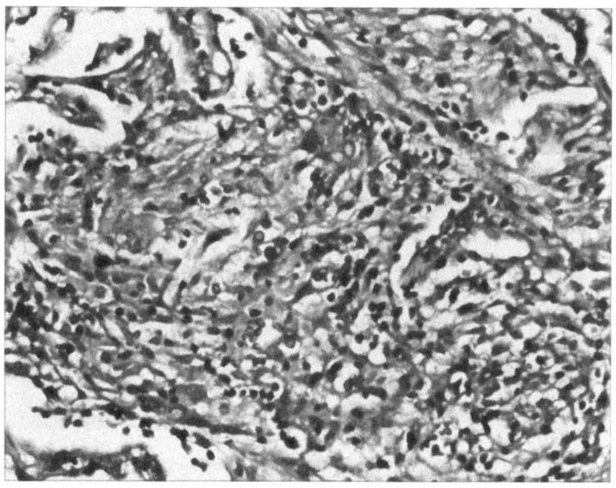

图3-77　PAS染色阳性

【分析】结节/肿块型肺隐球菌病多见于免疫功能正常者，可单发或多发，多发者以双侧多见，少数可为单侧。结节/肿块边界较清楚，形态不规整，可出现空洞、分叶、毛刺等，较大病灶内可见支气管充气征，胸膜下病变易发生胸膜反应，但发生胸膜凹陷征者少见，病灶周边出现晕征。增强扫描大多数可强化，与周围型肺癌的强化特征有较大重叠。

结节/肿块型肺隐球菌病病理结果可以解释某些影像学征象。由于新生隐球菌的孢子直径较小（1~2μm），故很容易被吸入，到达末端细支气管和肺泡，并被大量巨噬细胞所吞噬，巨噬细胞周围有大量浸润的淋巴细胞和纤维组织，在胸膜下方形成多核巨噬细胞或肉芽肿。因此，多发结节/肿块型肺隐球菌病典型的CT表现为病变大部分位于胸膜下方2cm之内。圆形的卫星结节沿支气管分布，可有空洞和钙化。新生隐球菌最初被吸入肺部时，可在肺部的多个部位栖息,导致沿支气管分布的多发病变。新生隐球菌进入人体后,其荚膜迅速增大,直径达到4～10μm,以抵抗巨噬细胞的吞噬作用。其在肺泡和末端细支气管中自由传播,并可能在呼吸过程中以流动空气的形式到达肺的其他部位,从而引起支气管播散。此外,新生隐球菌被巨噬细胞吞噬后,形成炎性肉芽肿和纤维组织,纤维组织具有收缩力,因此病变在CT上呈圆形,由于不均匀的收缩力,结节可呈分叶状。新生隐球菌可以形成荚膜来逃逸巨噬细胞的吞噬作用,渗出性炎症反应轻微,在感染过程中可能不会产生任何物质(包括黏液)来阻塞细支气管,因此,在CT上"树芽征"罕见,临床症状隐匿。隐球菌感染导致血管周围大量炎症细胞聚集,其浸润导致血管炎,最终导致凝固性坏死,因此,在CT上可以观察到空洞形成。

结节/肿块型肺隐球菌病与周围型肺癌、肺结核、转移瘤的鉴别较困难。CT提示结节/肿块位于下肺,分布以肺外周及邻近胸膜为主者;病灶边缘清楚,无典型分叶征、毛刺征、血管集束征、胸膜凹陷征但伴有胸膜反应者;肺血管纹理局限性增粗,深入病灶者;病灶周围出现晕征或近端支气管充气征者,在病变的鉴别诊断方面应考虑到肺隐球菌病的可能,诊断困难时应及早行肺穿刺病理活检以明确诊断。

5.病例5:女,43岁。咳嗽20余天,胸闷、气急1周。病人于20天前无明显诱因出现咳嗽,阵发性、干咳为主,当地医院就诊,胸片示左肺下叶背段肺炎。先后给予头孢呋辛、左氧氟沙星口服,后给予左氧氟沙星静脉滴注等抗感染治疗后,症状未见明显缓解,1周前病人咳嗽加重,伴有胸闷、气急,活动后较明显,感咽痒,辅助检查:血常规示白细胞9.8×10⁹/L、中性粒细胞0.705、血红蛋白132g/L、血小板255×10⁹/L;超敏C反应蛋白17mg/L。胸部CT示左肺下叶感染。给予头孢噻肟、左氧氟沙星等抗生素静脉滴注治疗3天,上述症状无好转,夜间咳嗽加剧,伴上腹部不适,于2018-04-19入院诊治。

胸部CT(2018-04-15):左肺下叶实变、结节影(图3-78)。

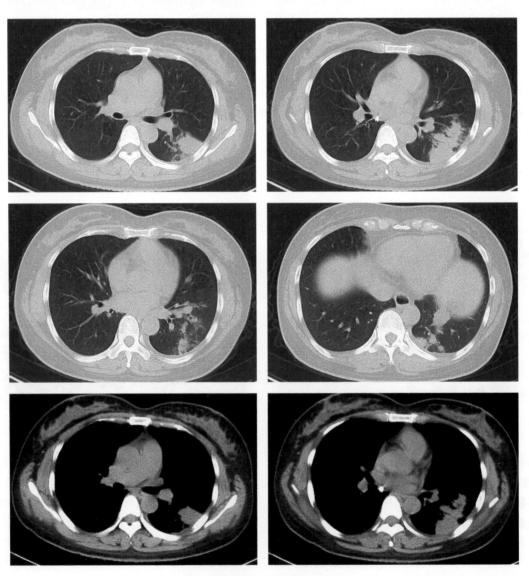

图3-78 胸部CT(2018-04-15)

【诊断】肺隐球菌病。

【诊断依据】中年女性，既往体健，咳嗽20余天，胸部CT示左下肺炎表现，抗生素治疗疗效差，白细胞、C反应蛋白等炎性指标正常，社区获得性细菌性肺炎暂不考虑。病变以结节、实变为主，可见近端支气管充气征，周围无卫星灶和树芽征，结核暂不考虑，首先考虑肺隐球菌病。入院后肿瘤标志物、甲状腺功能、抗核抗体系列均在正常范围，肺炎支原体抗体阴性，HIV阴性，脑脊液墨汁染色阴性，隐球菌荚膜抗原检测阳性。复查胸部CT（2018-04-27）示病变较前略有吸收（图3-79）。2018-05-01肺穿刺病理回报：（左下肺背段穿刺）肺组织局灶机化，多量急慢性炎症细胞浸润，局部肉芽肿性炎伴坏死，结合临床及特殊染色，符合真菌感染，首先考虑肺隐球菌病。给予氟康唑0.4g每日1次，静脉滴注12天，复查胸部CT（2018-05-12）：病变较前吸收（图3-80）。给予氟康唑0.4g每日1次口服，4个月后复查（2018-09-10）：病变明显吸收（图3-81）。

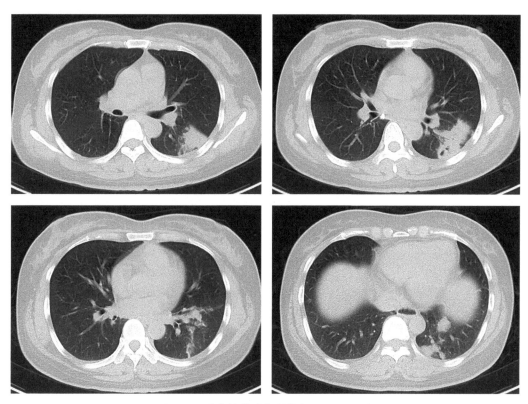

图3-79　病变较前略有吸收（2018-04-27）

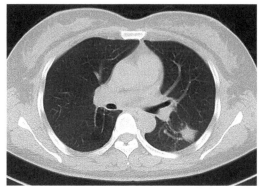
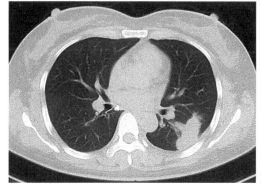

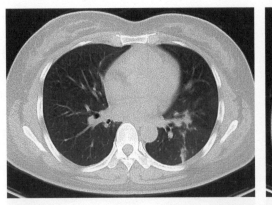
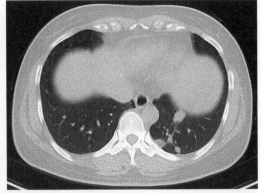

图3-80 病变较前吸收（2018-05-12）

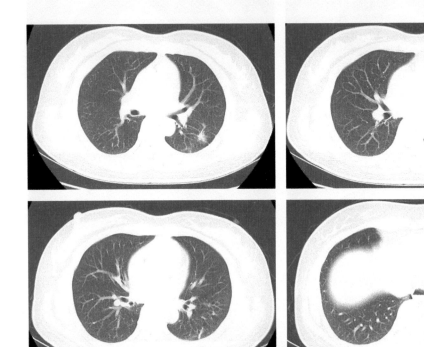

图3-81 病变明显吸收（2018-09-10）

【分析】目前认为人类隐球菌感染主要是由于吸入含有隐球菌菌体或孢子的空气所致。支持点包括：可以从被污染地点上方的空气中分离到与肺泡沉积物大小一致的传染性病原体致病性颗粒；隐球菌性脑膜炎病人的肺部损害常以肉芽肿形式出现，多见于无症状病人尸检的胸膜下结节中，与肺结核或组织胞浆菌病的原发损害相似；隐球菌可从痰液和肺泡灌洗液中分离出来，提示存在定植的可能；隐球菌肺炎可能发展成隐球菌性脑膜炎；实验动物鼠的原发隐球菌肺炎会引起隐球菌的肺外扩散。总的说来，隐球菌主要经呼吸系统感染的证据较多，但在感染发生周围环境的空气中发现致病颗粒病原体并不意味着这些颗粒能够到达肺泡和（或）引起肺部感染。同样，播散性隐球菌病病人存在肺部损害也不能说明感染由呼吸道途径而来，因为血源性感染同样可以引起肺内感染。

除了肺部感染的途径，有关其他感染途径的证据相对较少。然而，不同食物包括水果和牛奶中能分离出隐球菌，提示隐球菌病可能存在胃肠道感染途径。动物研究亦支持经胃肠道感染的可能，给猴喂食含高浓度隐球菌的食物会使其出现播散性隐球菌病，同样的结果也可在小鼠实验中观察到。拥有宽大荚膜的隐球菌菌体可黏附于消化道上皮细胞。直肠溃疡被认为是播散性感染病人的一个入口。这些结果提示胃肠道可能是隐球菌的门户之一。人体鼻咽部的感染也有报道，有报道在合并AIDS感染的1例血友病病人出现鼻赘样隐球菌感染，在某些AIDS病人的口疮中也分离到隐球菌。咽喉部的原发性隐球菌感染也有报道。另外，皮肤也可能是起始感染部位，皮肤受累通常表现为各种非特异性表现

（丘疹、脓疱、结节、脓肿、水肿、蜂窝织炎、脂膜炎和溃疡等）。一些文献也报道了可能的皮肤原发性隐球菌病。在对患有原发性皮肤隐球菌病病人进行的大量回顾中，大多数病人有职业或娱乐爱好，使他们有遭受皮肤损伤的风险，并且大多数病人曾暴露于土壤、木屑或鸟粪。然而，诊断明确的皮肤原发隐球菌感染十分罕见，通常认为皮肤感染是播散性感染的症状之一。鉴于在多达15%的弥漫性隐球菌病病人中可以看到隐球菌的皮肤病变，因此对有皮肤受累的病人进行脑膜炎和其他脏器受累评估至关重要。

（浙江省立同德医院呼吸科 李国平 提供）

6.病例6：男，39岁。咳嗽2周。病人2周前无明显诱因出现咳嗽（干咳），咳嗽剧烈时有胸痛，偶有胸闷气急，自服"清咽滴丸"，效果欠佳。后咳嗽逐渐加重，咳少许黄痰，伴胸闷气急，行胸部CT检查提示左肺感染，于2019-03-22入院诊治。查体：T 37.1℃，P 76次/分，R 20次/分，BP 129/89mmHg。双肺呼吸音粗，左下肺可闻及少许湿啰音。辅助检查：血常规示白细胞7.9×10^9/L、中性粒细胞0.732、血红蛋白130g/L、血小板373×10^9/L；C反应蛋白49.88mg/L；肿瘤标志物系列、肺炎支原体抗体均阴性。

胸部CT（2019-03-22）：左肺下叶实变影（图3-82）。

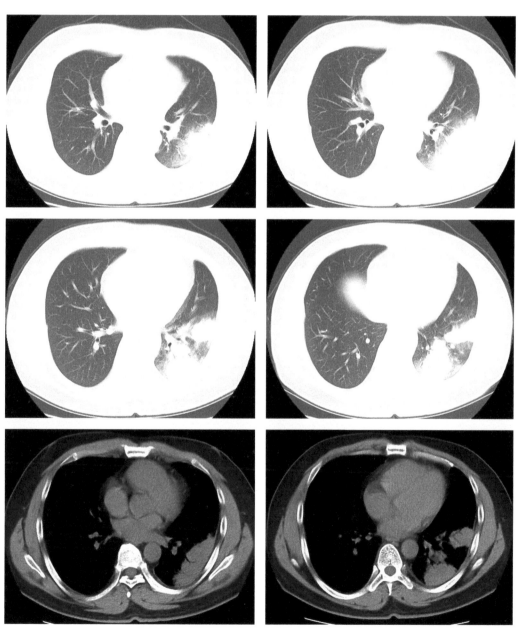

图3-82 胸部CT（2019-03-22）

【诊断】肺隐球菌病。

【诊断依据】青年男性，既往体健。右肺下叶实变影，周围晕征明显，内见支气管充气征，首先考虑感染性疾病。病人无发热，临床症状仅为咳嗽，影像重，症状轻，结合辅助检查，暂不考虑细菌性肺炎和非典型肺炎，需考虑肺隐球菌病可能。追问病史，邻居饲养鸽子。血清隐球菌荚膜抗原检测阳性，脑脊液：墨汁染色未找到新生隐球菌、抗酸染色未找到抗酸杆菌。行经皮肺活检，病理：（左下肺穿刺标本）肉芽肿性炎（图3-83），结合临床及特殊染色（图3-84），符合真菌感染，首先考虑隐球菌病。于2019-03-29应用氟康唑0.4g每日1次，静脉滴注2周，复查胸部CT（2019-04-12）：病变较前吸收（图3-85）。改用氟康唑胶囊0.4g每日1次口服，2个月后复查（2019-06-07），病变明显吸收（图3-86）。

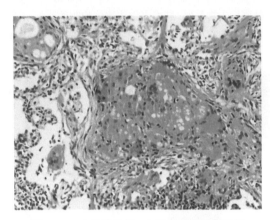

图3-83 肉芽肿性炎，内见大量隐球菌孢子

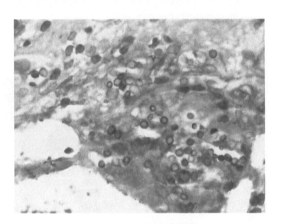

图3-84 PAS染色阳性

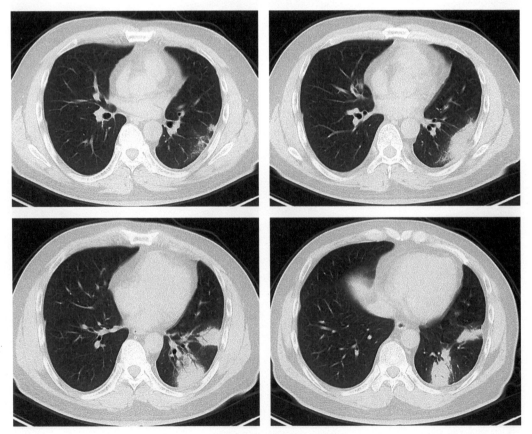

图3-85 病变较前吸收（2019-04-12）

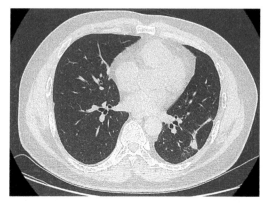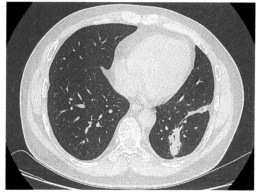

图3-86 病变较前明显吸收（2019-06-07）

【分析】隐球菌广泛存在于自然环境中，其生长与土壤、鸽粪密切相关，城市广场上鸽子、掉落在窗台的鸽粪以及将鸽子粪便磨成粉末做成的土壤肥料常成为城市病人的传染源，但近几年的研究显示越来越多的肺隐球菌病病人没有鸟粪、土壤及各种发霉物品相关接触史。频繁的人类活动加剧了隐球菌的播散，污染的供暖、通风和空调系统也扩大了隐球菌的流行范围。这提醒我们应警惕公共卫生问题，即使在隐球菌不流行的地区，也应提防隐球菌感染。

环境中的新生隐球菌直径<10μm，易随空气吸入呼吸道，当其沉积在呼吸道中，在较高浓度的二氧化碳诱导下，形成荚膜多糖。荚膜多糖是主要致病物质，有抑制吞噬、诱使宿主免疫无反应性、降低机体抵抗力作用。健康人群感染可自愈或局限于肺部病变，但在免疫功能受损者，新生隐球菌能够快速繁殖，易引起严重肺部感染甚至全身血行播散。

隐球菌属于无菌丝的单细胞芽生的酵母型真菌，孢子无子囊，孢子位于细胞内和间质中。肺隐球菌病病理特点为胶样病变或非干酪性肉芽肿，可见凝固性坏死和小脓肿。病原学检查依然是隐球菌病的主要诊断依据。隐球菌荚膜多糖经特殊染色容易识别，如阿尔辛蓝、PAS、六胺银染色均可显示菌体，黏液卡红染色是隐球菌最具特异性的染色方法，可与其他酵母类真菌区别。由于肺隐球菌病变多位于肺周边和肺下部，且亦可气管内寄居，直接痰检或纤维支气管镜检或气道冲洗液检查，阳性率较低且诊断价值有限。血清乳胶凝集试验检测新生隐球菌特异性高，创伤小，是检测新生隐球菌荚膜抗原的有效手段。荚膜多糖抗原检测在感染早期经常会呈假阴性，但通常会在培养阳性出现前就出现抗原检测阳性，因此可将其作为肺隐球菌病的初筛手段。用于初筛的隐球菌荚膜抗原检测，除了血清这一标本外，还可以行肺泡灌洗液荚膜抗原检测，因此对多次血清检测隐球菌荚膜抗原阴性病人，也可积极尝试行支气管镜检查，行肺泡灌洗液隐球菌荚膜抗原检测，提高阳性率。CT引导下的肺穿刺活检，虽为有创性检查，但确诊率较高，是目前有价值的确诊手段。

免疫功能正常人群感染肺隐球菌病多数症状较轻，并且相当一部分为慢性隐匿起病的无症状病人，仅在体检胸部影像学检查时发现。临床症状以咳嗽最多见，可见于50%～80%的病人，其次为咳痰、发热、胸痛、呼吸困难、消瘦等。肺隐球菌病的CT表现无特异性，病变大小、数量、形态等均无特征性改变；可单发，也可多发；可为实变影，也可以表现为肺部肿块或结节，或者二者混合存在；实变影可为小条片状，也可表现为团片状。免疫功能正常的肺隐球菌病病人病变多数局限于肺部，很少播散至其他器官。此类病人中最常见的影像学表现为结节影，多为单发，少数可呈多发，部分结节周围可见晕征。部分结节可见分叶改变，但多数无短毛刺、胸膜牵拉改变，可与肺癌相鉴别。经外科手术或氟康唑治疗预后良好，部分无症状病人未经治疗也可自愈。肺炎样浸润型病灶常见伴有中心性支气管充气征改变，是其特征性CT征象。两肺（下肺，周边）多发团块或实变影伴典型支气管充气征和血管造影征时，应考虑肺隐球菌病可能性。在HIV阳性免疫抑制的肺隐球菌病病人中往往有多种症状同时存在，病情较重，隐匿起病、无症状的病人较少。影像学表现以结节/团块影、片状浸润影最常见，但与免疫功能正常者相比，出现结节内空洞的病人增多，部分片状实变影中也可见空洞表现。HIV阴性免疫抑制肺隐球菌病病人进展为播散性感染的风险很高，预后差，因此所有发生于免疫抑制病人的肺隐球菌病均需治疗。

（浙江省立同德医院呼吸科 李国平 提供）

7.病例7：女，43岁。气促4天。病人4天前活动后气促，偶有右侧胸痛，与呼吸无关。辅助检查：血常规示白细胞$6.4×10^9/L$、中性粒细胞0.657；C反应蛋白3mg/L；红细胞沉降率20mm/h。

胸部CT（2015-01-11）：两肺多发结节伴部分空洞形成，平扫CT值22～35HU，增强后洞壁部分明显强化，CT值77～105HU（图3-87）。

【诊断】肺隐球菌病。

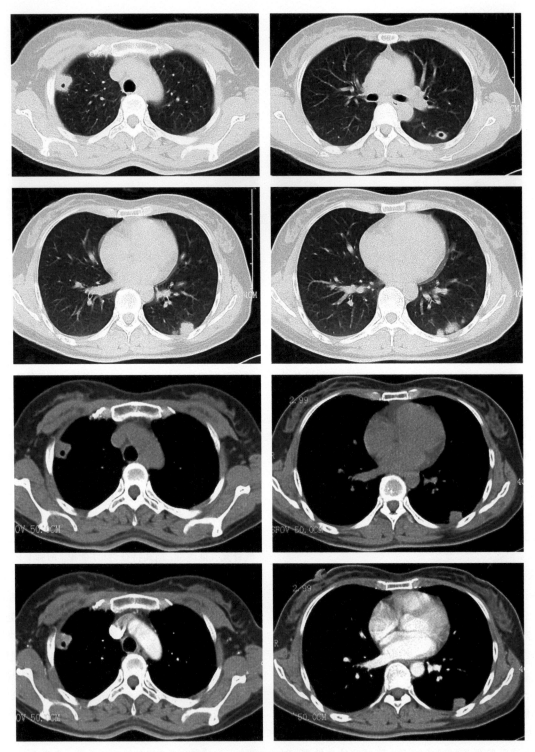

图3-87　胸部CT（2015-01-11）

【诊断依据】青年男性，既往体健，胸部CT示双肺多发结节、空洞影，空洞影边缘平直、内收、内壁光滑，首先考虑良性病变。病人无发热、咳嗽、咳痰等急性感染症状，血常规、红细胞沉降率和C反应蛋白均正常，细菌感染可除外。病变强化明显，肺结核诊断可除外。病变以外周、胸膜下分布为主，左下肺结节有融合趋势，可见血管进入，病变周围可见晕征，空洞内无液平，首先考虑隐球菌感染的可能。入院后查隐球菌乳胶凝集试验阳性，T-spot阴性，抗中性粒抗体阴性，G试验阴性。行肺穿刺活检，病理：（左肺）少许肺组织慢性炎，局部纤维增生。给予氟康唑0.2g每日2次口服，2个月后复查胸部CT（2015-03-14）：结节吸收缩小，空洞闭合（图3-88）。

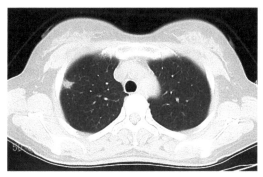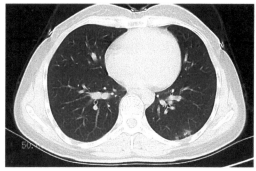

图3-88　病变较前吸收（2015-03-14）

【分析】地球上大多数微生物不是孤立存在的，而是与其他微生物相互作用。真菌和细菌可以通过多种方式相互作用。新生隐球菌可在鸽子粪便中发现，这表明鸽子胃肠道至少暂时被这种真菌定植。有趣的是，鸽子及其他鸟类对隐球菌感染不敏感，真菌在4周内完全从排泄物中清除。该观察结果表明胃肠道内具有杀灭真菌的物质。为了研究鸽肠道微生物群对隐球菌影响，Abou-Gabal等在20世纪70年代后期从健康鸽的肠内容物中分离出细菌，并研究了它们对新生隐球菌活力的影响。分离出7种不同的细菌物种，包括枯草芽孢杆菌、大肠埃希菌、产气克雷伯菌、奇异变形杆菌、铜绿假单胞菌、白色葡萄球菌和粪肠球菌。引人注目的是，这7种细菌的混合物完全抑制了新生隐球菌细胞悬浮液的生长，表明细菌混合物具有有效的抗隐球菌活性。因此，人们得出结论：除了升高的禽类体温外，专门的禽类微生物菌群可以保护鸟类免受新生隐球菌感染。实际上，Ruiz等20世纪80年代早期的一项研究重新分析了上述细菌-隐球菌共培养物中的大多数细菌，并发现对隐球菌的生长抑制主要由铜绿假单胞菌和枯草芽孢杆菌完成。

早在20世纪50年代中期，Fisher等就观察到铜绿假单胞菌具有通过未知机制抑制新生隐球菌生长的能力。20世纪70年代中期Teoh-Chan等的一项后续研究分析了44株不同的铜绿假单胞菌临床菌株对14株不同的临床新生隐球菌菌株的抑制能力。值得注意的是，所有的假单胞菌菌株都抑制了14株新生隐球菌菌株在固体培养基上的生长，尽管它们的效率各不相同。作者指出，黏液样真菌菌株的增多，对铜绿假单胞菌介导的抑制作用的敏感性增加。通常，新生隐球菌中的黏液性表明正常的多糖荚膜形成，而具有干燥菌落外观的菌株具有较少的荚膜。该观察结果提出了铜绿假单胞菌可能优先靶向有荚膜的隐球菌细胞的可能。虽然在分离导致抗真菌活性的精确细菌因子方面不成功，但作者排除了假单胞菌绿脓素参与的可能性。与上述研究结果相反，Rella等2012年对铜绿假单胞菌与新生隐球菌相互作用的研究表明，直接的细菌和真菌细胞之间的接触会引发绿脓素和其他因子的产生，从而抑制隐球菌生长。关于

绿脓素作用的两项研究中的差异可能是由于用于培养的培养基不同所致。铜绿假单胞菌对新生隐球菌的杀灭作用依赖于铜绿假单胞菌的浓度和真菌与细菌的相对比例。由于外源性绿脓素仅对新生隐球菌具有抑菌作用，其他细菌因子（如蛋白酶和鼠李糖脂）也可能具有抗真菌活性。值得注意的是，新生隐球菌不会影响铜绿假单胞菌的生长，表明细菌具有抗真菌活性，而真菌在这种相互作用过程中保持中立。

与铜绿假单胞菌相似，金黄色葡萄球菌与新生隐球菌共培养时也显示出对新生隐球菌的杀灭活性。同样，细菌生长不受新生隐球菌的影响，表现为单向相互作用。有趣的是，另一个对照实验显示白念珠菌的生长和存活不受金黄色葡萄球菌的影响。这表明隐球菌存在细菌靶向作用的特异性蛋白质或因子。金黄色葡萄球菌优先附着于具有形成荚膜能力的新生隐球菌，不附着于无荚膜的新生隐球菌。金黄色葡萄球菌对荚膜多糖的附着可能性非常高，因为外源添加的荚膜多糖减少了细菌与新生隐球菌的结合和杀灭。

Abdulkareem等研究发现，鲍曼不动杆菌与新生隐球菌共培养时可诱导隐球菌荚膜和生物膜形成。这种相互作用的确切分子机制仍有待确定，然而，笔者发现，至少对于生物膜诱导而言，二者不需要相互接触。这表明鲍曼不动杆菌可能分泌特定因子，在细胞表面或细胞内影响真菌。两种生物之间的相互作用也导致了相互杀灭。共培养实验表明，40%～75%的新生隐球菌细胞被鲍曼不动杆菌杀死，而约65%的细菌细胞被新生隐球菌杀死。然而，正如其他研究人员所指出的，鲍曼不动杆菌不是一种常见的土壤细菌，尚不清楚观察到的影响是否具有临床或生物学意义。

Mayer等研究发现无处不在的土壤细菌沙福芽孢杆菌（bacillus safensis）具有强大的抗荚膜活性，部分是细菌壳多糖酶对真菌细胞壁甲壳质（几丁质）作用所致。沙福芽孢杆菌是一种革兰阳性细菌，首先从美国喷气推进实验室的航天器装配设施中分离出来，并从该地点获得了它的名字（SAFensis）。沙福芽孢杆菌也被证明依赖壳多糖酶活性抑制新生隐球菌的黑色素形成。抗毒力因子活动

需要物理接触,该学者假设细菌细胞在与真菌接触时可能产生与细胞表面相关的壳多糖酶,或者这种接触可能引发酶的近距离分泌。细菌蛋白酶和脂肽可能是沙福芽孢杆菌与新生隐球菌相互作用过程中涉及的其他因素。该细菌还抑制隐球菌生物膜的形成,但对已形成的生物膜或浮游细胞生长只有有限的抑制作用。沙福芽孢杆菌特异性地抑制了隐球菌毒力因子的产生而没有显著影响整体真菌生长,因此,推测该细菌或类似杆菌可能具有开发为抗真菌益生菌的潜力。令人鼓舞的是,一些芽孢杆菌属,包括枯草芽孢杆菌和短小芽孢杆菌,后者与沙福芽孢杆菌密切相关,已被证明具有有效的抗病原体活性,并已在某些国家用于益生菌。

虽然沙福芽孢杆菌抑制隐球菌黑色素的产生,但Frases等的研究证实,机会性细菌病原体产气克雷伯菌显示在共培养期间促进新生隐球菌细胞黑色素的产生。通过对产气克雷伯菌上清液的分析,发现了多巴胺的存在,可作为新生隐球菌合成黑色素的底物。Frases等的另一项研究证实,细菌尿黑酸(homogentisic acid)是酪氨酸和苯丙氨酸分解代谢的中间产物,可以作为细菌和新生隐球菌相互作用形成黑色素的前体。

Dambuza等研究表明,小鼠微生物群具有诱导新生隐球菌形成泰坦细胞的能力。泰坦细胞具有巨大的尺寸,抑制人体免疫细胞的吞噬作用。微生物群在促进泰坦细胞形成中的体内意义通过以下发现确定:与无抗生素预处理小鼠相比,在新生隐球菌感染之前用抗生素预处理的小鼠具有更少的具有泰坦形态的真菌细胞。对泰坦细胞诱导机制的进一步分析表明,大肠埃希菌和肺炎链球菌等细菌通过细菌细胞壁成分肽聚糖的脱落引发隐球菌泰坦化。

上述研究表明,不同的细菌对新生隐球菌可能有不同的影响,可促进或阻止其生长和存活,亦可增强或阻止其毒性因子的产生。细胞间的直接接触对于细菌间的相互作用是非常重要的。例如,大肠埃希菌具有依赖于接触的抑制系统,以阻止竞争细菌的生长。细菌与真菌之间的直接细胞与细胞之间的接触在相互作用过程中是常见的,真菌与细菌之间相互作用的研究可能为发现新的抗真菌药物靶标和新的抗真菌化合物开辟道路。

8.病例8:女,31岁。发现肺部阴影3周。病人3周前(产后1周)因"发热3天"在感染科门诊就诊,行胸部CT检查示右肺下叶炎症,静脉滴注头孢类药物联合阿奇霉素抗感染治疗后,症状好转。复查胸部CT发现右肺下叶病灶较前增大,于2019-05-06收入院。

胸部CT(2019-04-14):右肺下叶结节、磨玻璃影(图3-89)。

胸部CT(2019-04-24):右肺下叶结节较前增大、磨玻璃影进展为实变影,内见支气管充气征(图3-90)。

胸部CT(2019-05-06):病变较前进展,周围晕征明显(图3-91)。

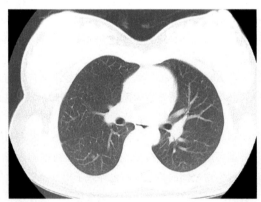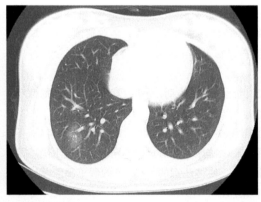

图3-89　胸部CT(2019-04-14)

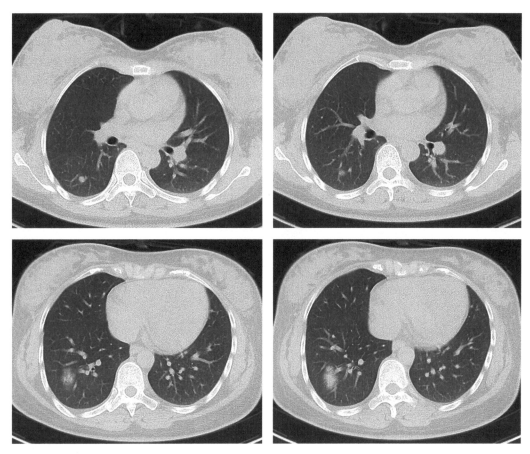

图3-90 胸部CT（2019-04-24）

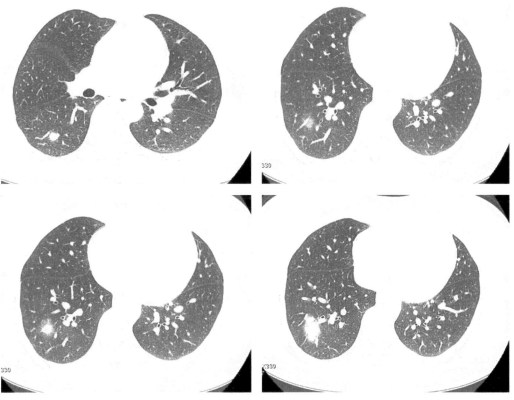

图3-91 胸部CT（2019-05-06）

【诊断】肺隐球菌病。

【诊断依据】青年女性,产后1周发热,查体发现右肺下叶结节、磨玻璃影,抗感染治疗后症状缓解。10天后复查胸部CT示右肺下叶结节较前增大,磨玻璃影进展为实变影,内见支气管充气征。12天后再次复查,病变继续进展,内见血管穿行和支气管充气征,但病人无临床表现,影像重,症状轻,首先考虑肺隐球菌病。入院后抗核抗体系列、生化、免疫球蛋白、补体、血常规、降钙素原、HIV、梅毒等检查均正常。行新生隐球菌荚膜抗原检测阳性,脑脊

液检查:潘氏试验弱阳性,墨汁染色未找到新生隐球菌;脑脊液生化正常。穿刺病理:(右肺下叶)增生的纤维组织中见上皮样细胞、泡沫细胞及多核巨细胞,符合肉芽肿性病变,结合特殊染色,首先考虑为隐球菌病;穿刺组织培养:新生隐球菌,为敏感菌株。氟康唑治疗2周后复查胸部CT(2019-05-22):实变影有所吸收,结节缩小为空洞影(图3-92)。继续治疗2个月,结节闭合,实变影吸收为小空洞影(图3-93)。

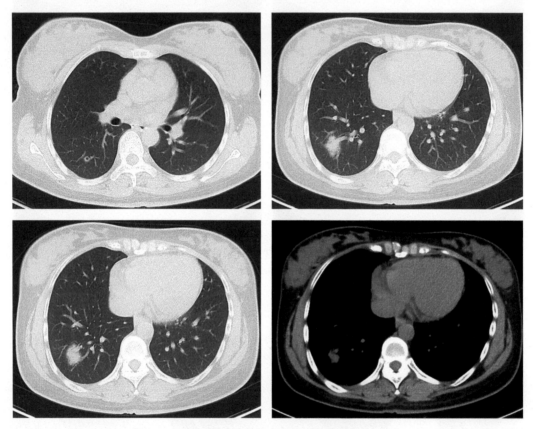

图3-92 病变吸收,结节缩小为空洞影(2019-05-22)

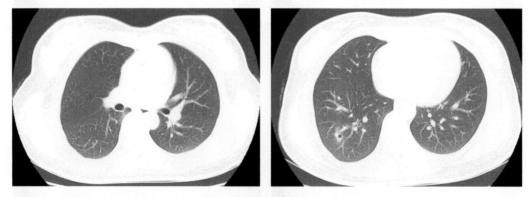

图3-93 原有空洞影闭合、吸收,实变影明显吸收,残存小空洞影(2019-07-20)

【分析】有证据表明，正常妊娠可能伴随着免疫应答的改变，妊娠期间的免疫抑制已有详细记录。妊娠的宿主进行了几种生理免疫系统调节，这些调节主要是为了防止抗原性不同的胎儿排斥。可以检测到从Th1应答到Th2应答的比例增加的微妙变化。这些反应尚未得到明确解释，但很可能是由于细胞因子的产生发生了变化，削弱了对某些感染的防御。妊娠时的重要激素变化（例如，人绒毛膜促性腺激素、孕激素、雌激素、皮质类固醇、甲胎蛋白、催乳素和α-球蛋白的分泌增加）也可能导致抵抗力下降。自然发生的母体免疫抑制增加了妊娠期和产后感染各种病原体的风险。虽然很难发现明显的免疫缺陷，但一些病毒感染的增加已被记录在案，这可能表明一种温和形式的免疫抑制反应。此外，这种生理补偿会导致其他需要保护性Th1反应的感染（例如肺结核、疟疾、美国锥虫病、利什曼病、弓形虫病和肺孢子菌肺炎）的发病和死亡增加。

妊娠期肺部隐球菌病相对少见。隐球菌和其他感染的最重要的诱发因素是母亲T细胞活性的改变。据报道，妊娠期间CD4[+]T淋巴细胞的绝对数量和CD4/CD8比值均降低，自然杀伤细胞介导的细胞毒性也有所降低。而且，IgG水平下降，多形核白细胞在妊娠期间表现出降低的趋化反应。Nakamura等报道2例妊娠期和产褥期肺部隐球菌病。两例均在分娩后口服氟康唑成功避免了胎儿毒性。对这两名病人的胎盘进行了检查，发现病理正常，两名婴儿的隐球菌血清抗原均为阴性。总之，由于母体免疫抑制引起的肺隐球菌病可能是导致孕妇胸部阴影异常的原因。为了获得成功的母体和胎儿结局，应在妊娠期间仔细观察隐球菌病，并可将抗真菌治疗推迟至分娩后。

隐球菌的隐性感染在人类中普遍存在。来自美国纽约的研究显示，几乎所有生活在纽约市的成人抗隐球菌抗体均为阳性，这一现象提示健康人群暴露于隐球菌并感染非常普遍，但是鲜有发病，提示人类隐球菌病可能是隐球菌潜伏感染后的再次激活所致。而且，来自热带地区的病人在离开本国很久之后仍可被诊断为格特隐球菌感染。

Garcia-Hermoso等通过随机扩增多态性DNA（RAPD）和限制性片段长度多态性（RFLP），分别对来自不同地理来源的新生隐球菌格鲁比变种环境分离株的对照样品进行了重组。然后使用这两种分型技术分析了来自法国29例诊断为隐球菌病病人的103株分离株。29例病人中，17例出生在欧洲，9例出生在非洲。在诊断出隐球菌病之前，这些非洲病人在法国平均生活了110个月，并且至少13年没有接触过非洲环境。该研究发现在法国诊断为隐球菌病的9例非洲病人的临床分离株与17例欧洲病人的临床分离株的分布存在显著性差异，感染是由非洲表型而不是法国表型所致。这些病人存在较长时间隐球菌的潜伏感染，隐球菌在体内一直处于休眠状态。隐球菌可以在体内持续数年而没有临床症状，当发生免疫功能减退时，如实体器官移植或艾滋病，休眠的隐球菌可能会被重新激活、繁殖、传播并引起感染。

从呼吸道中分离出的隐球菌不一定都需要抗真菌治疗。在某些个体，隐球菌可能只是在气道中定植，而病人仍无症状。有时，如果受累轻微且病人没有症状，隐球菌性肺结节也可能不需要治疗。但是，某些具有免疫能力的个体将来可能会削弱免疫力，因此，必须对具有先前诊断的隐球菌的病人进行仔细随访，以发现其重新激活和主动感染的迹象。

（浙江省立同德医院呼吸科　李国平　提供）

9.病例9：女，30岁。干咳20余天。于2019-10-11入院。产后1个月，哺乳期。产后第1天出现"水痘"，现已愈。辅助检查：血常规示白细胞10.04×10⁹/L、中性粒细胞0.78；C反应蛋白4.64 mg/L；降钙素原0.06 ng/ml；红细胞沉降率16 mm/h；肺炎支原体IgM抗体阴性、肺炎支原体核酸检测阴性；曲霉菌抗原阴性、G试验<10 pg/ml；百日咳杆菌核酸、呼吸道腺病毒、呼吸道合胞病毒、鼻病毒、甲型流感病毒RNA定量、乙型流感病毒RNA定量阴性。

胸部CT（2019-10-11）：左肺下叶结节、实变影（图3-94）。

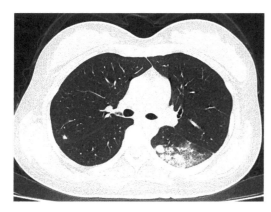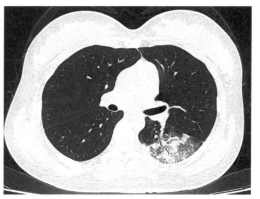

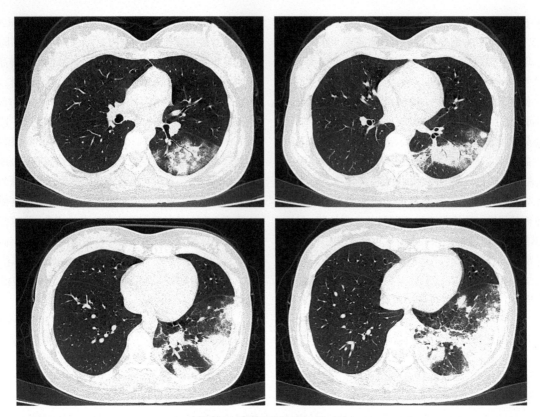

图3-94 胸部CT（2019-10-11）

【诊断】肺隐球菌病。

【诊断依据】青年女性，产后1个月，干咳20余天。胸部CT示左肺下叶结节、实变影，病变周围可见磨玻璃影，实变内见支气管充气征，首先考虑感染性疾病。鉴于病人病史较长，无发热，炎性指标不高，细菌或病毒感染暂不考虑。病变胸膜下分布为主，部分实变边界清楚，提示肉芽肿性疾病的可能，首先考虑肺隐球菌病的可能。入院后给予哌拉西林/舒巴坦抗感染治疗，症状无明显缓解，5天后复查，病变较前略有进展（图3-95）。辅助检查（2019-

10-17）：血常规示白细胞10.96×10⁹/L、中性粒细胞0.815；C反应蛋白34.38 mg/L；降钙素原0.03 ng/ml。行气管镜检查，病理：肺组织慢性炎。改用莫西沙星治疗8天，症状仍无改善。病人于2019-10-24行经皮肺活检，病理示慢性肉芽肿性炎，特殊染色查见隐球菌。NGS检测回报查到新生隐球菌。新生隐球菌荚膜多糖抗原检测阳性。给予氟康唑抗真菌治疗。半个月后复查（2019-11-15），病变有所吸收（图3-96）。继续治疗1个月（2019-12-16），病变明显吸收（图3-97）。

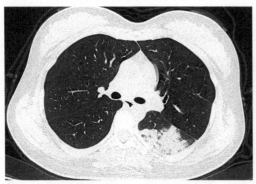

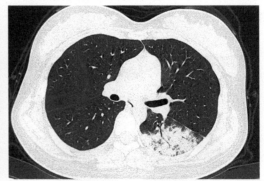

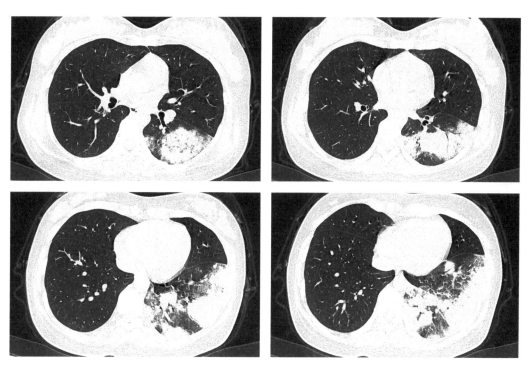

图3-95　病变较前进展（2019-10-16）

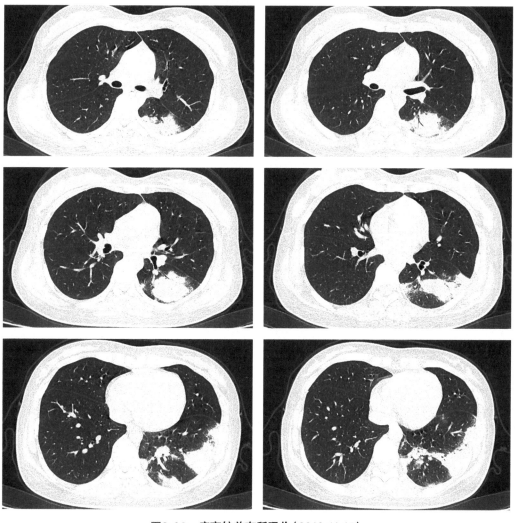

图3-96　病变较前有所吸收（2019-11-15）

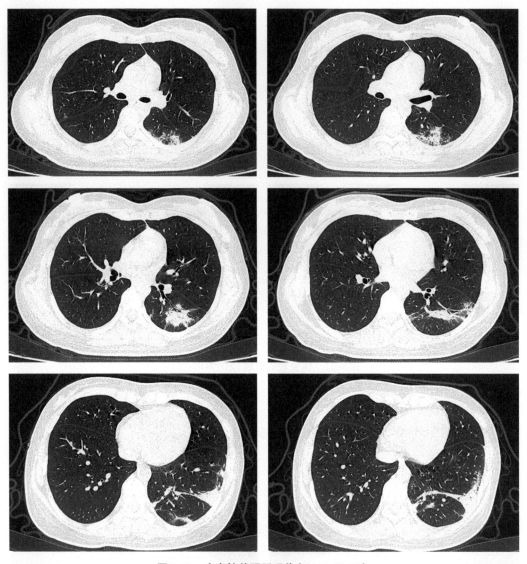

图3-97　病变较前明显吸收（2019-12-16）

【分析】人类自身免疫功能即使是细微的异常，尤其是细胞介导的免疫异常，也会影响免疫细胞对隐球菌的清除能力。新近研究结果显示，所谓免疫功能正常的病人可能存在潜在的免疫遗传功能缺陷。粒细胞-巨噬细胞集落刺激因子（GM-CSF）对血液系统中的中性粒细胞、单核-巨噬细胞及树突状细胞的增殖、分化有很强的刺激作用，也是激活肺泡巨噬细胞清除肺泡表面活性物质所必需的。因其调节吞噬细胞和肺泡巨噬细胞的功能，故是控制隐球菌感染的关键因素。Rosen等报道免疫功能正常的隐球菌性脑膜炎病人检测出大量抗GM-CSF自身抗体，影响GM-CSF对吞噬细胞和肺泡巨噬细胞的调节作用，从而对人体免疫产生微扰。Saijo等在格特隐球菌病人的血浆中检测到抗GM-CSF自身抗体，可造成病人免疫功能紊乱，使本来具有免疫能力的个体更容易患上由格特隐球菌引起的脑膜炎。GM-CSF可能在宿主对格特隐球菌的防御中发挥特殊作用，从而提高了测定抗GM-CSF自身抗体水平的重要性，进而影响临床管理。

人类免疫基因变异会影响细胞免疫，减弱免疫细胞对隐球菌的清除能力。Fcγ受体（Fc gamma receptor，FCGR）广泛表达于多种免疫细胞，该受体与已经结合于免疫复合物或者病原菌表面的IgG的Fc段结合后，可诱导固有免疫细胞发挥清除病原体的各种功能。已有研究证实，FCGR基因多态性与多种感染性疾病的易感及疾病严重程度相关。2007年，Meletiadis等发表的一项以白种人、非洲裔美国人、西班牙人和印第安人为研究对象的报道，该研究共收集隐球菌病病人103例，健康对照者395例。研究发现，FCGR2A 131R/R和FCGR3A 158V/V基因型在隐球菌病病人中表达明显增多，而FCGR3B NA2/NA2基因型则在隐球菌病病人中表达明显减少。FCGR3A 158V等位基因仅在白种人中表达明显升高，我国学者Hu等在中国人群中未发现FCGR3A 158V多态性与隐球菌病之间存在关联，而隐球菌病病人中的颅内感染与FCGR2A 131H/R、FCGR2B 232I/T基因多态性存在相关，进一步说明人种的差异很有可能导致结果的不同。Rohatgi等研究进一步发现高亲和力吞噬细胞FCGR3A 158V等位基因与HIV感染者隐球菌病的易感相关，而FCGR2A 131 H/R多态性与隐球菌病无关联。Rohatgi等对12例既往健康的隐球菌病病人和21例对照组（未患隐球菌病的健康人）的血清新生隐球菌特异性抗体、总抗体水平和外周血B细胞亚群进行测量，隐球菌荚膜多糖免疫球蛋白G在病人中更高，而总B细胞和记忆B细胞水平低于对照组。这些发现与HIV病人感染隐球菌病的发现一致，提示B细胞亚群水平波动可能与免疫正常人群患肺隐球菌病有关。因此，免疫功能正常的隐球菌病病人建议进一步查明有无潜在的免疫受损因素。

（郑州市中心医院影像科　赵湘红　提供）

10.病例10：女，65岁。间断咳嗽伴发热7个月余，再发1天。病人7个月前无明显诱因出现发热，最高体温超过39℃，咳嗽，干咳。抗感染、对症治疗后好转。1个月前再次出现发热，具体温度不详。行胸部CT检查示右肺下叶感染，尿培养大肠埃希菌阳性，当地医院给予头孢唑肟、美卓乐、左氧氟沙星等对症治疗后好转。2017-11-29再次出现发热，体温38.4℃，入院诊治。既往有干燥综合征病史8年，曾服用糖皮质激素治疗，好转后停用。有糖尿病病史1个月余，目前使用门冬胰岛素早餐前12U，午餐前10U控制血糖。

胸部CT（2017-11-29）：右肺下叶实变、条索影，强化明显（图3-98）。

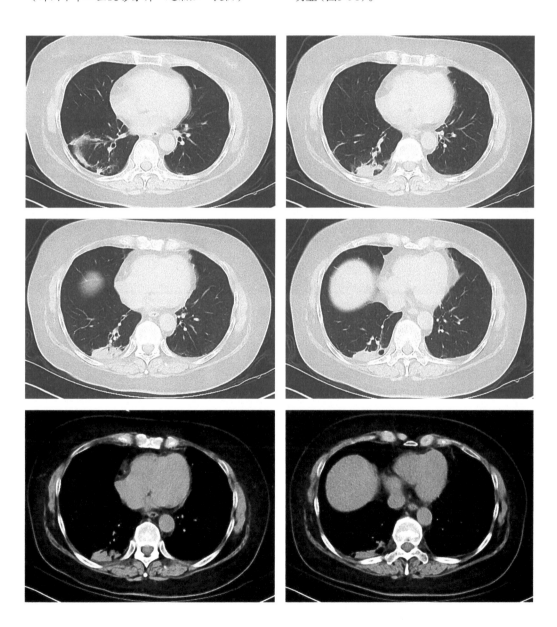

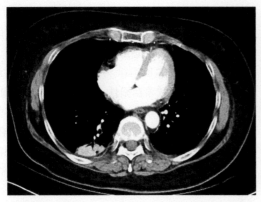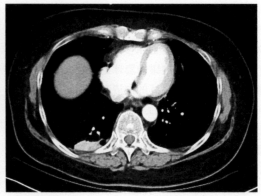

图3-98　胸部CT（2017-11-29）

【诊断】肺隐球菌病。

【诊断依据】老年女性，有干燥综合征、糖尿病病史，存在免疫功能低下，胸部CT示右肺下叶炎性病变，可见近端支气管充气征和多发坏死、小空洞影，增强扫描强化明显，首先考虑肺隐球菌病的可能。入院后查隐球菌乳胶凝集试验（定量）：1∶5（阳性），脑脊液检查阴性，给予氟康唑治疗3个月（2018-02-28），病变明显吸收（图3-99）。

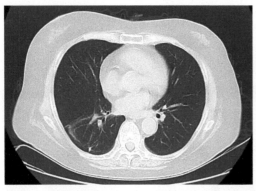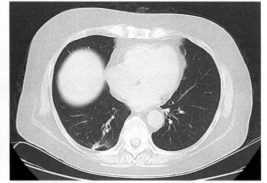

图3-99　右肺下叶条索影（2018-02-28）

【分析】接受免疫抑制治疗的风湿性疾病病人增加了隐球菌感染的风险。大多数报道都集中在患有系统性红斑狼疮（SLE）或类风湿关节炎（RA）的病人身上。Li等研究发现，164例免疫缺陷HIV阴性隐球菌性脑膜炎病人中，易感因素为肝病（42.1%）、长期应用类固醇（23.2%）、呼吸系统疾病（18.9%）、自身免疫性疾病（12.8%）、2型糖尿病（12.2%）、慢性肾病（7.3%）、实体瘤（4.9%）、神经系统疾病（4.3%）、器官移植（1.8%）或其他疾病（1.2%）。21例自身免疫性疾病包括13例SLE和3例RA。两项美国研究中，风湿性疾病占研究队列的9.2%～15.9%（主要是SLE）。Fang等对SLE病人隐球菌性脑膜炎的流行病学和临床资料进行了汇总分析和系统综述后发现，隐球菌性脑膜炎的患病率为0.5%，36.8%～38.9%的病人在发生隐球菌感染时表现出较低的狼疮活动。此外，38.2%的病人被误诊。病死率约为23.6%，泼尼松的使用与死亡率较高相关。Lao等对中山大学附属第一医院2007年1月1日—2017年12月31日45例SLE伴侵袭性真菌病病例（发病率1.1%）进行了回顾性分析。其中，23例（51.1%）为霉菌感染，22例（48.9%）为酵母菌感染。曲霉属（44.4%，20/45）和隐球菌属（33.3%，15/45）感染最为常见。曲霉病主要发生在肺部。隐球菌病发生于肺（40.0%）、脑膜（46.7%）和血液（13.3%）。与酵母菌感染相比，活动性SLE病人易发生霉菌感染，死亡率较高（20.0% vs 0）。多因素Logistic回归分析表明，SLE病人淋巴细胞减少和糖皮质激素累积剂量与侵袭性真菌病相关。SLE病人易患隐球菌感染，除与激素和免疫抑制剂应用有关外，红斑狼疮本身造成的免疫功能受损亦起很大作用，特别是CD4+T细胞和自然杀伤细胞的数量明显减少也增加了感染风险，这些细胞在针对隐球菌感染最初的免疫反应中起着重要作用。

在RA病人中，疾病相关和医源性免疫功能障碍都存在隐球菌感染的风险，尤其是皮质类固醇和TNF-α抑制剂的使用。皮质类固醇是RA病人严重感染的众所周知的危险因素。由于TNF-α的产生对于隐球菌感染的免疫反应至关重要，因此用生物制剂消耗TNF-α可能有助于隐球菌病的发展。Liao等调查了2001—2014年在某医疗中心的RA病人隐球菌病的流行病学。在9132例新诊断的RA病人中，20例（0.22%）在确诊RA合并隐球菌感染。所有隐球菌感染病例在感染前均接受过一段时间（3.9年±3.3年）的类固醇治疗。慢性肾病是RA病人发生隐球菌病的重要危险因素。暴露于阿达木单抗（adalimumab），一种与TNF-α高效特异结合的完全人源化单克隆抗体，与隐球菌病风险增加显著相关。接受抗TNF-α生物制剂治疗的RA病人的隐球菌病诊断时间比未接受抗TNF-α生物制剂治疗的病人短（1.5年±1.2年 vs 8.4年±5.5年）。

风湿性疾病合并肺隐球菌病的影像学表现多样，单发/多发结节，范围不定的肺实变以及混合性改变都可以出现，伴随症状中支气管充气征最常见，较少出现淋巴结肿大和胸腔积液。当临床上风湿性疾病病人的肺部病变原因不明或经验性抗细菌治疗无效时，应考虑肺隐球菌病的可能，应尽早进行病原学检查或穿刺活检。在肺隐球菌病治疗期间应将免疫抑制治疗降至最低程度，氟康唑单药治疗肺隐球菌病效果佳，总疗程比风湿性疾病合并隐球菌性脑膜炎短。

（杭州树兰医院呼吸科 陆 明 提供）

11.病例11：女，35岁。咳嗽2个月。有糖尿病病史，血糖控制不佳。

胸部CT：双肺多发实变、结节、空洞影，增强扫描强化不明显（图3-100）。

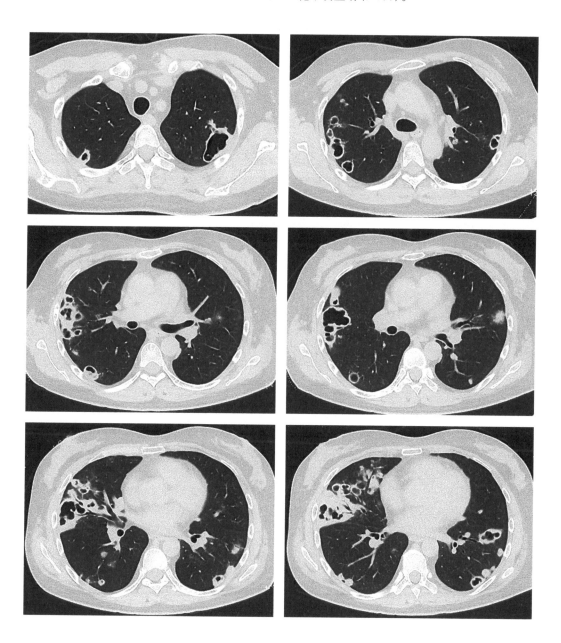

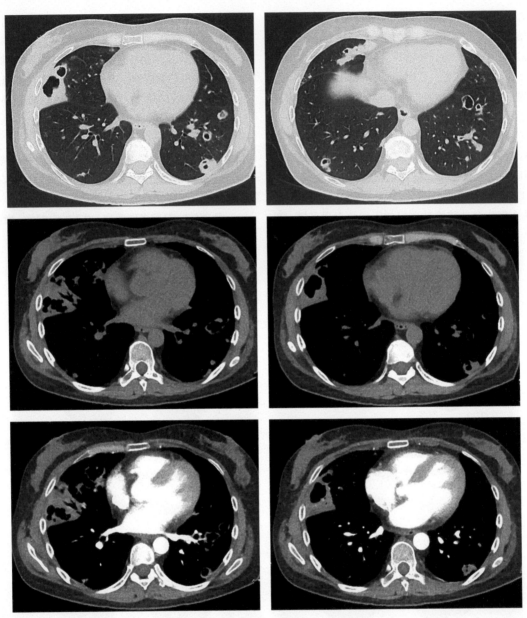

图3-100 胸部CT

【诊断】肺隐球菌病。

【诊断依据】青年女性,有糖尿病病史,双肺多发实变、结节、空洞影,首先考虑感染性疾病。病人病史较长,无发热等症状,常规细菌感染暂不考虑。空洞形态多样,壁光滑,内无液平,考虑系凝固性坏死所致,结核或隐球菌感染的可能性大。病变周围无明显树芽征和卫星灶,不支持结核的诊断;症状轻、影像重,病变胸膜下分布为主,结节有聚合趋势,首先考虑肺隐球菌病。病人行气管镜下右中叶TBLB,病理:隐球菌性肉芽肿。特染:抗酸(-),PAS(+),六胺银(+)。

【分析】糖尿病病人免疫功能受损,细胞免疫中趋化性、黏附、吞噬和细胞内杀菌作用等均受到高血糖影响,血管损伤和炎症反应所致组织缺氧会进一步对损害产生免疫反应。糖尿病通常被认为是隐球菌病的危险因素。但是澳大利亚2000年的一项研究发现两者之间没有关联,Chau等报道中枢神经系统隐球菌病病人的糖尿病发病率非常低,这与其他研究结果形成鲜明对比。中国台湾学者Lin等以2000—2010年台湾居民健康保险研究资料库资料为基础,对HIV阴性隐球菌病及隐球菌性脑膜炎病例进行分析,隐球菌病病人患糖尿病的可能性高于匹配对照组。糖尿病与隐球菌性脑膜炎的1年和总死亡率增加有关。Li等对1993—2015年中国大陆发生的30例隐球菌病合并糖尿病的病例进行了分析。在住院病人中,2型糖尿病中隐球菌病的患病率为0.21%,62%的病人在感染前血糖未经治疗或控制不良。69%的肺隐球菌病病人经历了误诊和治疗延误。60%的隐球菌性脑膜炎病人接受了不正确的抗真菌治疗。

总死亡率为33%。考虑到我国糖尿病病人人群规模较大，其隐球菌病的高发生率应引起重视。研究表明，生活不规律、暴饮暴食、缺乏体育锻炼的人可能无基础疾病，但长期处于亚健康状态也有可能导致肺隐球菌感染。

肺隐球菌病的影像学表现因其免疫功能和病理表现不同而多种多样。空洞的形成多是由于病变组织发生坏死后经引流支气管排除所致。肺隐球菌感染所致空洞在免疫功能低下病人中更常见，空洞形成以病变中间液化坏死为主，坏死物咳出后出现厚壁偏心空洞，亦可表现为薄壁空洞、虫蚀样空洞，内壁可光滑或不光滑，多无钙化。肺癌空洞内壁多不光滑，可有壁结节。肺转移癌亦可出现坏死性空洞，但形态多较一致。肺结核空洞形态多变，可有钙化和卫星灶。多发性结节病灶、无症状的实变影中出现空洞有利于肺隐球菌病与转移瘤、结核、肺炎相鉴别。

（福州肺科医院影像科　王　洁　提供）

12.病例12：女，70岁。咳嗽1个月。既往有骨髓瘤病史6年。2014年曾拍胸片，显示正常。

胸部CT（2017-10-24）：左肺上叶后段团块影，增强扫描内见坏死，边缘强化明显（图3-101）。

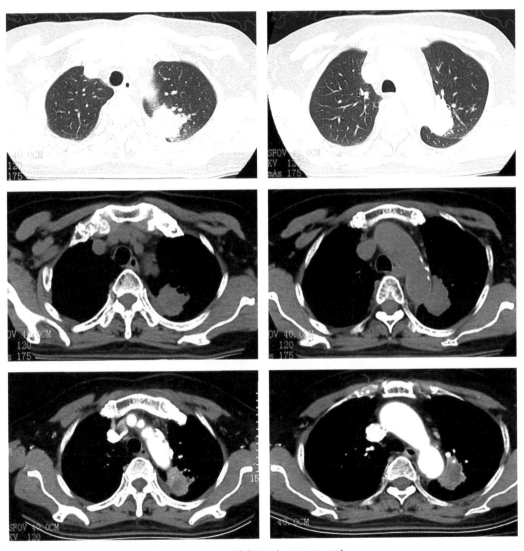

图3-101　胸部CT（2017-10-24）

【诊断】肺隐球菌病。

【诊断依据】老年女性，既往有骨髓瘤病史，咳嗽1个月，胸部CT左肺上叶后段降主动脉旁团块影，边缘平直、内收，邻近胸膜增厚，增强扫描内见坏死，边缘强化明显，结合病史较长，首先考虑慢性感染性疾病，急性细菌感染、结核、化脓性感染暂不考虑。入院后隐球菌荚膜试验（＋），给予氟康唑抗真菌治疗，1个月后复查（2017-11-27）病变吸收，厚壁、偏心空洞影（图3-102）。继续治疗3个月（2018-02-21），空洞吸收，闭合（图3-103）。

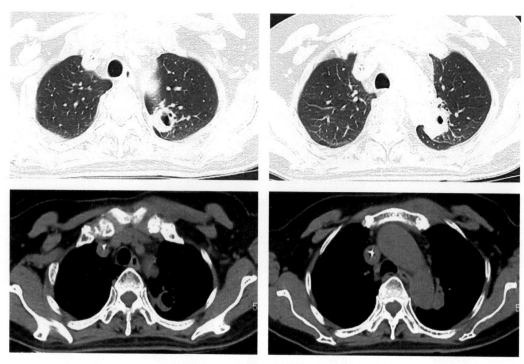

图3-102　病变吸收，厚壁空洞影（2017-11-27）

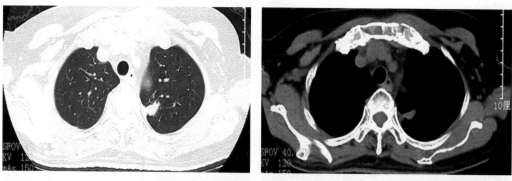

图3-103　空洞吸收、闭合（2018-02-21）

【分析】恶性肿瘤越来越被认为是隐球菌病的诱发因素。隐球菌感染和癌症相关联的最早报道可以追溯到20世纪20年代和30年代。在40年代，人们认识到隐球菌病与霍奇金淋巴瘤有显著关联。近年来，一些学者建议使用更多剂量密集型和消耗淋巴细胞的化疗方案，如利妥昔单抗、阿仑单抗、氟达拉滨、环磷酰胺和皮质类固醇，进一步增加了恶性肿瘤病人患隐球菌病的风险。

Kaplan回顾了1952—1972年Memorial Sloan-Kettering癌症中心的隐球菌病病例，慢性淋巴细胞白血病、霍奇金病、慢性髓系白血病和多发性骨髓瘤病人隐球菌感染的发生率分别为24.3%、13.3%、10.9%、6.9%。与之形成对比的是，隐球菌病在实质性肿瘤病人中极少发生。隐球菌病和恶性淋巴组织增生症之间的联系往往出现在免疫抑制性化疗之前，这可能是伴有淋巴组织增生性疾病的免疫功能紊乱增加了病人对隐球菌的易感性。澳大利亚

和新西兰1994—1997年的一项人口研究显示，所有隐球菌病病人中，9.1%患有癌症，而在HIV阴性病人中比例达到16%，其中大多数患有白血病或淋巴瘤。随后的研究显示17%～19%的隐球菌病病人有恶性肿瘤病史，大多数为血液系统恶性肿瘤。Schmalzle等对1970—2014年英文文献中所发表的所有成人中同时发生新生隐球菌感染和恶性肿瘤的459例病例进行了回顾性分析。其中，血液恶性肿瘤占82%（377例），206例（45%）为淋巴瘤，92例（20%）是白血病。血液恶性肿瘤病人更可能有中枢神经系统或播散性疾病，报道的死亡率高于实体肿瘤病人。美国国家癌症统计数据（2008—2012年）显示，淋巴瘤占血液系统恶性肿瘤的53%，白血病占32%，骨髓瘤15%。与隐球菌感染相关的最常见的血液系统恶性肿瘤是淋巴瘤，占66%，白血病占29%，骨髓瘤占4%。每种恶性肿瘤相关的免疫功能障碍和所用的特定化疗方案都可能在这种偏态分布中起作用。淋

巴组织中的肿瘤细胞可能影响局部的淋巴组织结构，并削弱了它们清除淋巴结中隐球菌的能力。

在亚洲，恶性肿瘤作为隐球菌病的一个风险因素在中国和越南非常罕见（＜1%），但在其他国家达到16%～28.6%，且大多数是实体肿瘤。值得注意的是，我国学者Wang等对2001年1月—2014年12月华山医院收治的合并血液病的HIV阴性的33例隐球菌病病例的回顾性分析发现，肺部是血液系统恶性肿瘤隐球菌感染的常见部位，非恶性血液病病人（64%）的中枢神经系统疾病发生率高于血液系统恶性肿瘤病人（36%）。

（浙江省舟山医院影像科 曹捍波 提供）

13.病例13：男，61岁。肝癌术后15个月，查体发现肺部结节6天。病人于2015-02-08因"右上腹胀痛不适1个月"入院，胀痛呈间断性，与饮食无明显关系，行增强CT检查示肝右前叶血管瘤可能，肝右后叶病灶，左肾囊肿。2015-02-05在全身麻醉下行"肝右叶肿瘤切除＋肝8段血管瘤切除

术"，术后病理：（肝右叶肿瘤）肝细胞癌、（肝8段肿块）血管瘤。病人术后第2次入院后完善各项辅助检查，无明显介入禁忌证，于2015-03-13在局部麻醉下行肝癌术后TACE术，术中DSA造影未发现肿瘤染色，给予碘化油3ml灌注无明显碘油沉积，术后给予保肝、抑酸治疗，恢复顺利，出院。病人于2016-07-14行术后复查，CT诊断意见：①肝癌术后改变，较前变化不著；②左肾囊肿；③右肺尖小结节灶，较前变化不著，双肺门磨玻璃灶，左肺下叶结节灶，较前大部分变化不著，部分密度增高，转移可能性大，建议继续观察。行PET/CT检查，诊断意见：①肝癌术后改变，肝内未见明显异常代谢灶。②右肺尖小结节，考虑为陈旧结节；右下肺背段磨玻璃密度结节，未见异常代谢，考虑早期肺癌的可能性大，左下肺后基底段略高代谢结节，考虑转移；左下肺前内基底段磨玻璃密度灶，定性困难，建议观察。

胸部CT：双肺下叶多发磨玻璃、结节影（图3-104）。

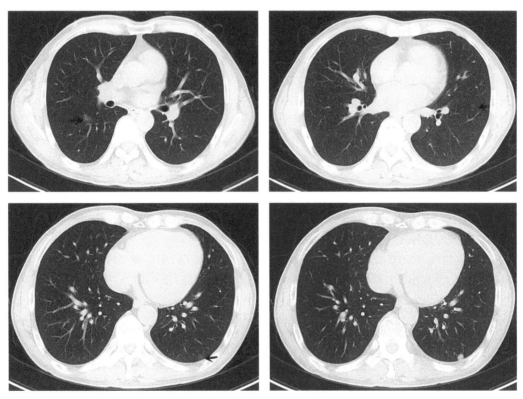

图3-104 胸部CT（2016-07-14）

【诊断】肺隐球菌病。

【诊断依据】老年男性，肝癌术后15个月，未见复发。胸部CT示双肺多发磨玻璃、结节影（红箭），较前变化不显著，PET/CT检查病变摄取不明显，综合考虑良性感染性疾病可能性大，隐球菌感染首先考虑。病人行手术切

除左肺下叶病变，切面见一灰白结节，直径0.8cm。病理：（左肺下叶肿块）肉芽肿性炎，有较多多核巨细胞，倾向新生隐球菌感染（图3-105）。组织标本培养：新生隐球菌（图3-106）。

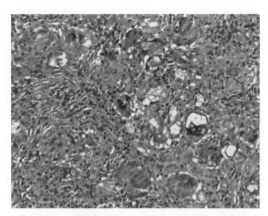

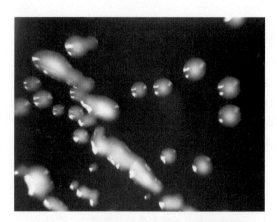

图3-105　隐球菌肉芽肿,其中散在呈空泡状的隐　　　图3-106　血平板,35℃,5天,黏液状菌落
　　　　　球菌孢子

【分析】肺隐球菌病的放射学表现可能模仿其他临床疾病,如恶性肿瘤和由细菌、分枝杆菌、寄生虫或病毒引起的肺部感染等,结节性肺隐球菌病经常被误诊为肺癌。CT是最广泛用于肺部疾病放射检查的方法。尽管HRCT可用于肺实质肉芽肿感染的鉴别诊断,但有时很难将肺隐球菌病与肺结核、普通肺炎或肺癌区分开。目前,FDG-PET被广泛用于肿瘤的诊断和分期。然而,有时很难将癌症与活动性感染区分开。18F-FDG PET/CT检查中FDG摄取增高常见于肺结核、急慢性肺炎、肺脓肿、真菌感染及寄生虫感染等。隐球菌多呈肉芽肿样改变,细胞代谢旺盛,因其富血供肉芽肿的病理学本质而表现为类似恶性结节。Song等的研究发现,在PET/CT检查中表现为高摄取的肺隐球菌病病例占60%,表现为低摄取肺隐球菌病病例占40%。国外研究显示肺隐球菌病病人18F-FDG PET/CT下肺部病灶的SUV值可在一定范围内波动(0.93~11.6),延迟显像后最高可达15.1,这种高摄取表现与肺癌高度相似;而在无异常高摄取量时,提示病灶可能由坏死或纤维组织组成。SUV值为2.5常被用作判断良、恶性病变的分界值,然而在隐球菌感染时,SUV值变化范围较广泛,因此18F-FDG PET/CT检查在明确病因或肿瘤进展评估中参考价值较低,临床不可过度依赖18F-FDG PET/CT检查,否则可能导致病人错过最佳治疗时机和方案。高FDG摄取量可疑为活动性炎症,而正常FDG摄取量则无活动性炎症。这些发现对于指导治疗计划和选择活检位置非常重要。

（山东省肿瘤医院影像科　黄勇　提供）

14.病例14:男,38岁。反复乏力、尿黄18年,发现肝占位20余天。病人18年前因乏力、尿黄入院,诊断为"乙肝肝硬化失代偿期",应用拉米夫定、恩替卡韦片抗病毒治疗。于门诊常规复查,行腹部彩超示肝内回声不均质团,完善CT示:①肝S5/6占位性病变,考虑为原发性肝癌;肝门区多发淋巴结,考虑淋巴结转移可能;右肺下叶多发结节及斑片影,考虑肺转移瘤。②肝硬化。于2018-08-21入院诊治。

胸部CT(2018-08-24):右肺下叶结节实变影,增强扫描强化明显(图3-107)。

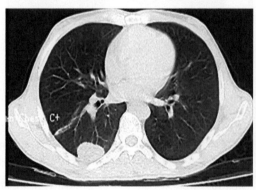

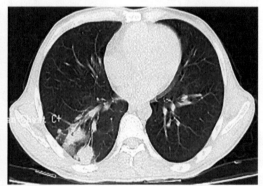

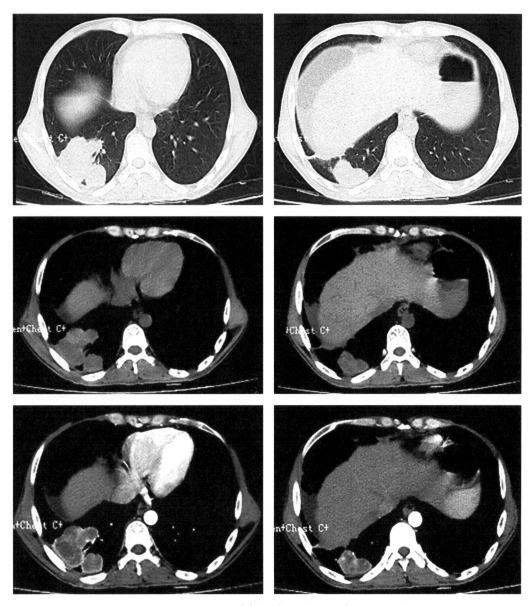

图3-107　胸部CT（2018-08-24）

【诊断】肺隐球菌病。

【诊断依据】青年男性，既往有乙肝肝硬化病史18年，存在免疫功能低下，本次复查示右肺下叶胸膜下多发结节、实变影，实变影内见支气管充气征，首先考虑感染性疾病的可能。增强扫描病变内坏死明显，病变边缘强化明显，无空洞、液平，结合病人无发热等呼吸系统症状，症状轻、影像重，首先考虑慢性特殊感染，结核或隐球菌可能性大，病变周围无树芽征，首先考虑肺隐球菌病。病人行经皮肺穿刺活检，病理：（右下叶后基底段）黏膜慢性炎症伴

坏死，纤维组织增生，PAS染色见真菌，形态符合隐球菌。给予氟康唑抗真菌治疗。2018-09-07于局部麻醉下行"经套管肝动脉化疗栓塞术"，术后病人恢复良好，于2018-09-19出院，出院后规律口服氟康唑分散片0.4g每日2次、恩替卡韦分散片0.5mg每日1次及护肝药物治疗。2018-09-17复查胸部CT：病变较前吸收，结节内见空洞影（红箭）（图3-108）。

2019-01-04复查胸部CT：病变较前进一步吸收（图3-109）。

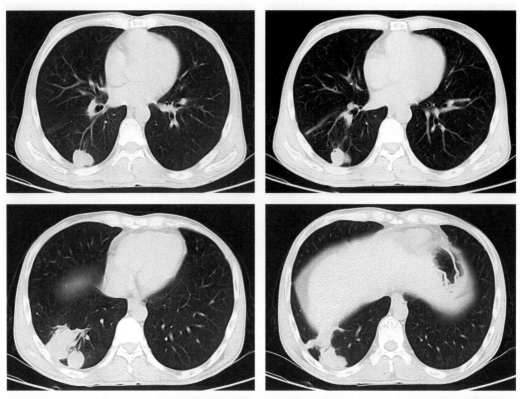

图3-108　病变较前吸收（2018-09-17）

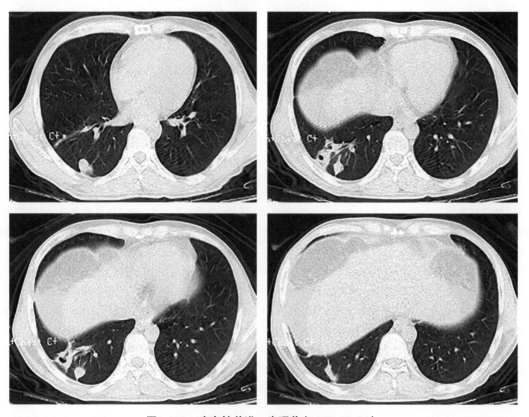

图3-109　病变较前进一步吸收（2019-01-04）

【分析】在我国，肺隐球菌病的流行病学研究相对较少。近几十年来，我国肺隐球菌病的发病率不断上升。Yuchong等系统总结了1985—2010年中国大陆8769例肺隐球菌病中的1032例报道。发病率与中国台湾报道的比率相似，台湾的年平均发病率从2000年的4.0/100万增加到2007年的5.5/100万。在中国和日本，隐球菌感染主要发生在HIV阴性人群中。免疫抑制程度较轻的个体（如脾切除、肝硬化、糖尿病和妊娠）感染隐球菌的风险较高。Liu等对中国病理诊断为肺隐球菌病的非艾滋病病人的回顾性分析显示，有60%的肺隐球菌病病例是在具有免疫能力的非HIV病人中诊断的。Yang等进一步回顾性分析了27例临床确诊的免疫功能正常肺隐球菌病病人的临床资料。就病史而言，8例（29.63%）病人是健康的，7例（25.93%）有慢性肺病病史，6例（22.22%）有糖尿病病史，5例（18.52%）有高血压病史和1例（3.70%）有恶性肿瘤病史。关于环境因素，8例（29.63%）病人无接触史，9例（33.33%）病人有直接接触鸽粪史。其余10例（37.04%）病人有饲养猫、犬或家禽的历史。最常见的CT表现是肺结节（40.74%），与单个结节（14.81%）相比，多发结节（25.93%）更为常见。其他表现包括实变（25.93%）、磨玻璃影（22.22%）和肿块（11.11%）。空泡征、晕征、支气管充气征、空洞和钙化的比率分别为33.33%、22.22%、18.52%、14.81%和3.7%。肺部病变主要分布在下肺叶和周围区域，分别为55.55%和74.07%。Hou等回顾性研究了1998年1月—2017年12月在北京协和医院诊断的99例肺隐球菌病病人的临床资料。在这99例病人中，具有免疫功能、轻度免疫功能低下和严重免疫功能低下的比例分别为40.4%（40/99）、17.2%（17/99）和42.4%（42/99）。糖尿病作为主要的潜在疾病占11.1%（11/99）。最常见的症状是咳嗽（55.6%，

55/99）、咳痰（37.4%，37/99）、胸痛（8.1%，8/99）、发热（25.3%，25/99）及无症状（28.3%，28/99）。免疫功能正常组和轻度免疫功能低下组（39/57，68.4%）的男性比例明显高于严重免疫功能低下组（19/42，45.2%）的男性比例。有免疫能力的病人中27.5%（11/40）有每周饮酒史，明显高于轻度（5.9%，1/17）或重度（7.1%，3/42）免疫功能低下病人。有趣的是，它也远远高于中国大陆普通人群的酒精使用障碍（alcohol use disorder，AUD）10.1%的发病率。长期饮酒会减少肺泡腔内的抗氧化剂谷胱甘肽水平，减少肺泡上皮表面活性物质的产生，损害气道屏障完整性，减少肺泡巨噬细胞吞噬，并使肺部易感染病原体。总的来说，在无严重免疫缺陷病人中，性别和饮酒可能是肺隐球菌病的危险因素。此外，一些研究报道了中国人群隐球菌的遗传易感性，许多潜在危险因素可能与免疫力正常的隐球菌感染有关。在99例病人中，最常见的胸部CT表现为肺结节（74.7%，74/99）、浸润（40.4%，40/99）和空洞（24.2%，24/99）。大多数（71.7%，71/99）显示多种病变模式。不同免疫状态病人的症状及影像学特征无显著性差异。

（湖南省人民医院呼吸科　柳　威　提供）

15.病例15：男，69岁。咳嗽、胸闷20余天。病人20天前无明显诱因出现咳嗽、无痰，伴胸闷，活动后气短，用力、登楼、持物后均感喘憋，就诊于当地市立医院，胸部CT检查（2017-11-23）示右侧包裹性胸腔积液，左下肺片条状致密影。给予胸腔置管引流，引流出深黄色、微浑胸腔积液，胸腔积液常规检查示渗出液，黏蛋白定性（＋），有核细胞计数67×10^6/L，细胞分类单核91%。于2017-12-05入院诊治。

胸部CT（2017-12-14）：右肺下叶斑片、结节影，右侧胸腔积液（图3-110）。

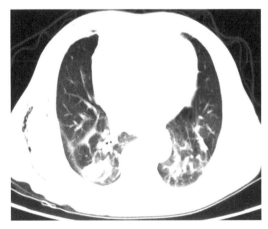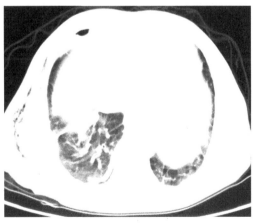

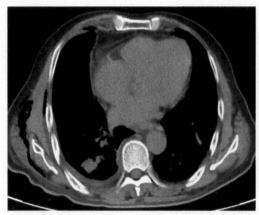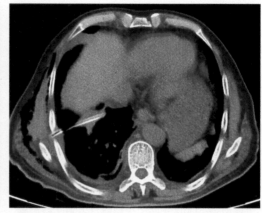

图3-110　胸部CT（2017-12-14）

【诊断】隐球菌性胸膜炎。

【诊断依据】病人行经皮肺穿刺活检，胸膜、肺结节活检病理：坏死性肉芽肿性炎，结合PAS染色，符合隐球菌病。给予氟康唑抗真菌治疗，1个月后复查（2018-01-15），病变有所吸收（图3-111）。

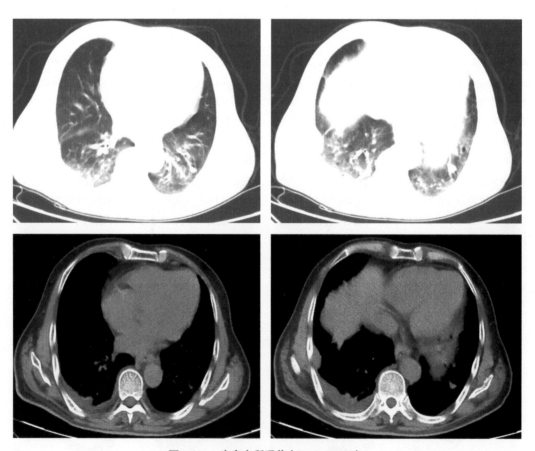

图3-111　病变有所吸收（2018-01-15）

【分析】隐球菌感染胸膜的报道较少见。Reeves等1941年首次报道了由新生隐球菌感染引起的胸腔积液，1980年Young等报道了2例，并对文献报道的28例相关病例进行了回顾性分析，隐球菌胸腔积液培养阳性率为42.31%（11/26）。我国学者Zhang等报道1例隐球菌胸膜感染病例。该病人为77岁男性，患有晚期非小细胞肺癌，采用放、化疗联合治疗后，出现进行性呼吸困难，PET/CT检查示左肺下叶肿块和双侧胸腔积液。诊断性胸腔穿刺和支气管镜检查未发现肿瘤细胞，左肺下叶肿块经支气管活检发现隐球菌生长。随后，胸腔积液培养物显示新生隐球菌生长，胸腔积液侧流免疫层析法（LFA）检测隐球菌抗原（crytococcal antigen, CrAg）阳性，ELISA检测阴性。血清隐球菌抗原检测阴性。病人经氟康唑口服治疗10个月，病变逐渐消退。他们同时对76例中国隐球菌感染病人进行分析，只有5例（6.58%，5/76）伴有胸腔积液，在免疫功能正常和免疫功能低下的病人中几乎相等（2 vs 3）。本例病人既往体健，免疫功能正常。如果需要，胸腔积液的评估应包括敏感的隐球菌抗原检测和真菌培养。

隐球菌性胸膜炎以胸腔积液为唯一临床表现的报道很少。我国学者Wang等报道1例64岁慢性中度乙型肝炎合并肝硬化病人因持续发热3个月，右侧胸痛1周而入院。胸部CT显示右侧大量胸腔积液，无肺实质异常。入院时血液培养阴性，HIV检测阴性，CD4+T细胞计数正常。入院第7天复查胸部CT，右侧胸腔积液加重。进行右胸穿刺引流，显示淋巴细胞性为主的渗出性胸腔积液。经抗结核治疗，胸腔积液和发热没有得到控制。入院第14天胸腔积液培养出新生隐球菌，此后从胸腔积液中4次分离出新生隐球菌。采用多位点序列分型（MLST）技术和分子生物学方法分类，该分离株属于ST5型和分子型VNⅠ。腰椎穿刺，脑脊液检查没有显示任何隐球菌性脑膜炎的证据。给予两性霉素B和氟康唑静脉滴注治疗，入院第23天病情好转出院。他们对以胸腔积液为唯一临床表现的隐球菌性胸膜炎的文献进行检索，共有11项研究（11例）符合纳入标准。7例研究来自亚洲，包括日本（5例）、新加坡（1例）和印度（1例）。11例病人均免疫功能低下，基础疾病包括HIV、人T淋巴细胞白血病病毒1型（HTLV-1）携带者、肾衰竭、移植、急性髓系白血病（AML）、淋巴瘤和类风湿关节炎，均使用皮质类固醇治疗。与艾滋病毒感染、血液疾病、癌症和皮质类固醇治疗相关的细胞免疫功能受损是隐球菌病包括隐球菌性胸膜炎的危险因素。该例病人有肝硬化，亦存在免疫功能低下，失代偿性肝硬化被证实为侵袭性新生隐球菌病的危险因素之一。在肝硬化病人中，常报道隐球菌性脑膜炎，同时报道数例隐球菌性腹膜炎，很少报道隐球菌性

胸膜炎。以胸腔积液为唯一临床表现的隐球菌性胸膜炎的预后优于隐球菌性脑膜炎或播散性隐球菌病。11例隐球菌性胸膜炎病人经抗真菌治疗后，10例存活，1例出院后5个月因吸入性肺炎死亡。11例病人中有10例胸腔积液培养隐球菌阳性，其中9例感染新生隐球菌，1例感染罗伦特隐球菌（C.laurentii）。胸腔积液检查6例以淋巴细胞为主。隐球菌性胸膜炎胸膜液中腺苷脱氨酶（ADA）含量较高，与结核性胸膜炎胸膜液特征相似。因此，仅根据胸腔积液的特点，隐球菌和结核性胸膜炎难以鉴别。隐球菌性胸膜炎甚少与肺结核同时发生。

由于隐球菌抗原检测对播散性疾病的敏感性高于血液培养的敏感性，因此欧洲白血病感染会议推荐血清和脑脊液抗原检测用于诊断播散性或隐球菌性脑膜炎。相比之下，在非HIV感染肺隐球菌病病人中，血清隐球菌抗原检测的敏感性仅为56%。单纯隐球菌性胸膜炎病人血清隐球菌抗原检测的敏感性尚不明确。Zhang等回顾性分析了1978年以来发表的10例隐球菌性胸膜炎病例。10例中有8例在胸腔积液中显示出隐球菌抗原阳性，6例显示胸腔积液隐球菌培养阳性。2例胸腔积液隐球菌抗原和培养均阴性，2例培养阴性，但隐球菌抗原检测阳性。胸腔积液隐球菌抗原阳性本身并不与更差的预后相关。Wang等亦回顾性分析了既往报道中血清或胸腔积液隐球菌抗原检测的结果。11例病人中有3例血清隐球菌抗原检测阴性，但3例病人中有2例胸腔积液隐球菌抗原检测阳性。这些结果提示，胸腔积液隐球菌抗原检测的敏感性高于血清隐球菌抗原检测。由于胸腔积液培养物对球菌和结核性胸膜炎均具有较低的敏感性，临床诊断隐球菌性胸膜炎应推荐应用胸腔积液隐球菌抗原检测。减少误诊和早期应用对隐球菌有活性的抗真菌药物有助于预防隐球菌病的传播。

16.病例16：女，32岁，查体发现右肺下叶病变。

胸部CT（2017-04-28）：右肺下叶结节影，晕征明显（图3-112）。

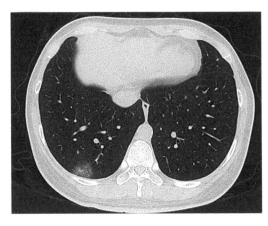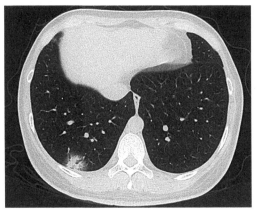

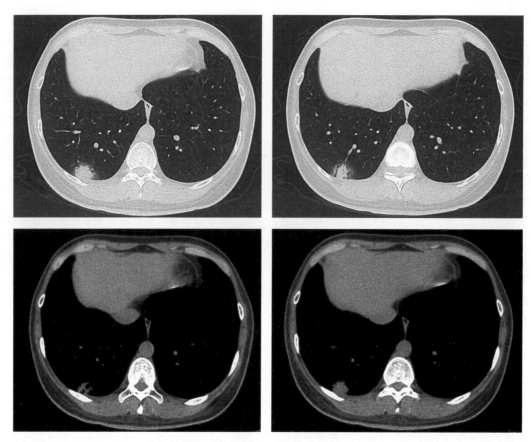

图3-112　胸部CT（2017-04-28）

【诊断】肺隐球菌病。

【诊断依据】右肺下叶胸膜下单发类圆形结节影，可见血管进入，周围晕征明显，病变内见支气管充气征和多发小空洞影，首先考虑肺隐球菌病。病人行经皮肺穿刺活检，病理：送检肺组织间质水肿、纤维组织增生伴较多量淋巴细胞、少量中性粒细胞等炎症细胞浸润，Ⅱ型肺泡上皮细胞增生、水肿，肺泡腔内较多量水肿样纤维素样渗出并机化物形成，少量红细胞外渗，形态学呈机化性肺炎改变（图3-113）。穿刺液培养：新生隐球菌（＋＋＋）（图3-114）。给予氟康唑治疗3个月后（2017-07-17），病变明显吸收（图3-115）。

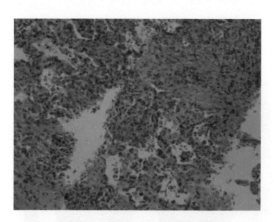

图3-113　病理示机化性肺炎改变

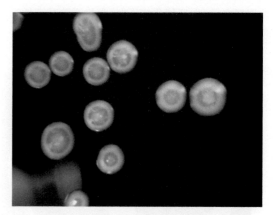

图3-114　新生隐球菌，血平板，8天

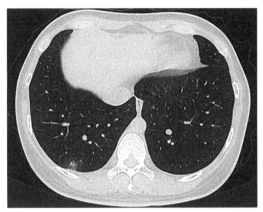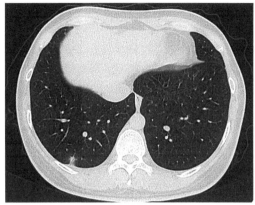

图3-115 病变明显吸收（2017-07-17）

【分析】坏死组织、血栓、脓液或异物等不能完全溶解吸收或分离排出，由新生的肉芽组织吸收取代的过程称为机化（organization）。机化往往以成纤维细胞增殖为特征，无论病变是局灶性还是弥漫性，都是肺损伤常见的反应，是肺泡空气-血流屏障受损的结果。损伤后的肺修复是一把双刃剑，病变可能吸收并恢复正常的肺结构，或者进展到不可逆纤维化伴肺泡结构完全破坏，表现为肺泡上皮细胞、基底膜和毛细血管内皮的损伤，大部分严重损伤可表现为肺泡壁胶原和弹性支架的塌陷。损伤的常见结果是富含蛋白质的渗出液从屏障渗入肺泡腔，并与成纤维细胞从间质迁移，某些成纤维细胞分化为成肌纤维细胞以及与机化的形成有关。肺泡上皮和内皮基底膜的完整性是决定肺损伤是恢复正常还是被纤维组织所替代的关键因素。如果去除损伤的刺激并且基底膜完整，则发生再上皮化和再内皮化，腔内成纤维细胞可被重塑为肺间质或被纤溶系统清除，并且重建正常肺泡结构。如果损伤持续存在且基底膜的完整性丧失，则肺泡塌陷，基底膜融合，成纤维细胞持续激活，最终进展为不可逆纤维化。

机化性肺炎（organizing pneumonia, OP）指肺部的炎症由于多种原因未得到彻底治疗，而导致病变不吸收或吸收延迟，是多原因导致的肺组织损伤后的一种非特异性的病理反应。OP是一种肺组织修复过程，可能与间质性炎症浸润有关，这就是为什么OP被归类为间质性肺病的原因。

OP组织学发现的临床意义不同。有时，该发现可能没有什么临床意义，例如围绕肉芽肿或恶性肿瘤的局灶性OP。此外，OP可能是弥漫性肺病的次要组成部分，如过敏性肺炎、嗜酸性粒细胞性肺炎或肺朗格汉斯细胞组织细胞增生症。另一方面，该模式可能广泛存在，并且可能是潜在临床疾病的原因。

该病可以为特发性、病因不明，也可有很多病因，如感染（病毒、细菌、寄生虫等）、有毒烟雾、药物反应、过敏反应、肺梗死、胸膜病变、肿瘤放化疗、结缔组织病、骨髓移植及器官移植等，前者称为隐源性机化性肺炎（cryptogenic organizing pneumonia, COP），后者称为继发性机化性肺炎（secondary organizing pneumonia, SOP）。感染后OP主要指经抗感染治疗后，病原微生物得到清除，但持续的炎症反应导致肺泡腔内纤维蛋白渗出。药物引起的OP，停用相关可疑药物后肺部病灶吸收好转是确诊的最佳手段。放疗后OP在乳腺癌病人放疗后多见，对糖皮质激素敏感，但容易复发，与一般的放射性肺炎的显著差别在于肺部浸润发生于或移行到照射野之外。SOP预后相对不如COP，SOP除用糖皮质激素治疗，同时还要进行病因治疗。

OP的诊断依赖典型的病理学和临床放射学特征，病理学改变表现为肺泡腔内肉芽组织形成（也称为Masson小体），肉芽组织由成纤维细胞、肌纤维母细胞和疏松结缔组织构成。肉芽组织中可存在炎症细胞，尤其疾病早期。肉芽组织可通过肺泡间孔从一个肺泡延伸到另一个肺泡。在空的肺泡腔内有大量泡沫巨噬细胞。间质淋巴细胞、浆细胞轻到中度浸润。细支气管受累时，管腔内有相似的肉芽组织栓，并与肺泡的肉芽组织相连，细支气管壁炎症反应轻微。低倍镜下，病变呈斑片状分布，形态一致，以细支气管为中心延伸到邻近的肺实质，无明显纤维化或肺泡重构，缺乏肉芽肿、坏死、透明膜或明显气腔内纤维素性渗出、中性粒细胞浸润和明显的嗜酸性粒细胞浸润，无血管炎，具备OP特征性病理改变>10%（或20%）。COP与SOP在病理上有一定的差异。COP病变性质较SOP单一，SOP容易出现其他病理改变。一旦主要病理表现为OP，同时又有肉芽肿或坏死，则首先考虑为SOP，需积极寻找病因。

肺隐球菌病被归类为在免疫功能正常的病人中发展的原发性隐球菌病和在免疫功能低下的病人中发展的继发性隐球菌病。原发性隐球菌病中最常见的HRCT表现是单发结节。继发性隐球菌病有各种放射学检查结果，如浸润性阴影、多发结节等。McDonnell对肺隐球菌病的病理分类，观察到4种基本形态学模式：周围性肺肉芽肿、肉芽肿性肺炎、毛细血管/间质受累及、大范围肺受累。隐球菌感染作为OP原因的机制尚不清楚。到目前为止仅报告了少数病例。Chikumoto等报道了2例免疫功能低下病人的肺隐球菌病，这些病人具有OP的影像学表现和病理学依据，接受皮质类固醇治疗后病情加重。

即使获得了病理性OP诊断，除非进行详细检查，否则我们仍无法明确潜在的原因或疾病。为了明确诊断，有必要通过活组织检查或真菌培养确认可能的病因。Grocott六胺银染色法很容易掌握真菌的特征结构，对于真菌物种的鉴定是必不可少的。此外，黏蛋白染色有助于区分隐球菌与其他真菌。由于组织病理学诊断和培养需要时间，因此可以首先进行血清隐球菌荚膜抗原检测。

由于OP是针对不同损伤的非常特殊的肺修复模式，因此，在显示OP的病例中，必须在特发性、胶原病、感染、恶性肿瘤和药物诱导的OP的原因之间进行区分，因为适当的治疗方法不同。如果由特发性、胶原性疾病或药物诱导所致，类固醇治疗会产生有益的效果。类固醇对感染后期的OP有疗效。Epler的研究表明，类固醇治疗是OP的最佳治疗方案，高达80%的病人得到治愈。然而，到目前为止还不知道激素治疗是否对急性期感染所致OP有效。事实上，在迄今发表的隐球菌感染导致OP的病例报道中，尚未尝试用单一类固醇治疗，因此其效果未知。在真菌感染急性期OP发作时，类固醇治疗是有害的，应优先采用抗真菌药物治疗原发病。

（福州肺科医院影像科　王　洁　提供）

17.病例17：男，41岁。咳嗽、咳痰9个月余。病人9个月前剧烈运动后出现咳嗽、咳痰，咳白色泡沫痰，量不多，伴胸闷、气短，活动后加重，伴盗汗、畏寒，遂至当地医院就诊，2017-02-13行胸部增强CT检查提示纵隔及双肺门淋巴结增多、增大，左侧胸腔少量积液，双侧胸膜肥厚（图3-116）。2017-02-15支气管镜检查提示双侧支气管黏膜弥漫性肿胀，管腔变窄，左侧为甚，左下叶刷片：少量纤毛柱状上皮细胞，少许巨噬细胞；淋巴细胞亚群测定：CD4$^+$/CD8 2.16%，给予抗感染（头孢西丁）、激素（甲泼尼龙、美卓乐、布地奈德）等对症支持治疗，咳嗽及气喘症状缓解后出院。2017-02-24至某医院住院治疗，2017-03-01胸部CT提示纵隔、双肺门多发增大淋巴结，其中较大者短径约1.8cm，上述淋巴结内部较均匀，增强扫描呈较均匀强化，结节病不除外。2017-03-06气管镜下淋巴结穿刺病理：镜下主要为血凝块样物，其内夹杂少许上皮样细胞团，免疫组化：P40（+）、TTF-1（弱+）、CK7（+）、CEA（-）、WT-1（-）、TdT（+）、Ki-67（低增殖），免疫表型提示可能为支气管上皮，送检组织中未见淋巴结结构。给予抗感染（头孢曲松）、激素（美卓乐）等对症治疗后出院。2017-05-09复查胸部CT：纵隔淋巴结较前明显缩小（图3-117）。病人长期口服激素（美卓乐）治疗，于2017-10-05停用激素，停用当天因受凉后出现咳嗽加重，咳少量白痰，偶有盗汗，遂至当地医院就诊，行胸部CT检查示右肺新发感染，给予抗感染（哌拉西林/他唑巴坦、头孢他啶）等治疗后于2017-10-17复查胸部CT示右肺感染性病变（图3-118）。病人抗感染治疗后右肺病灶无吸收，查GM试验、G试验阴性，于2017-10-17至当地医院住院治疗，给予抗结核（利福平、异烟肼、乙胺丁醇、吡嗪酰胺）治疗1个月后咳嗽咳痰症状缓解，为求进一步诊治于2017-11-20入院诊治。

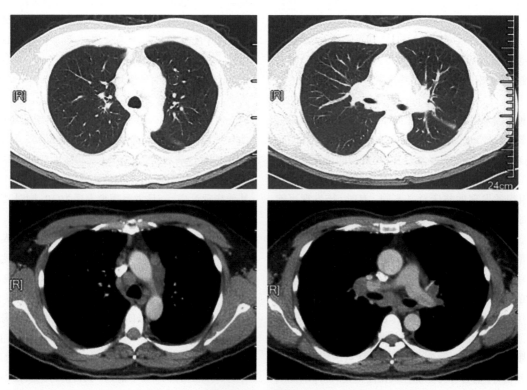

图3-116　纵隔多发淋巴结肿大（2017-02-13）

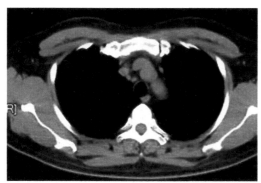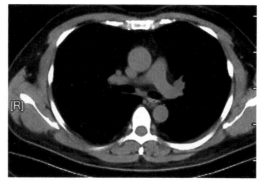

图3-117 纵隔淋巴结较前明显缩小（2017-05-09）

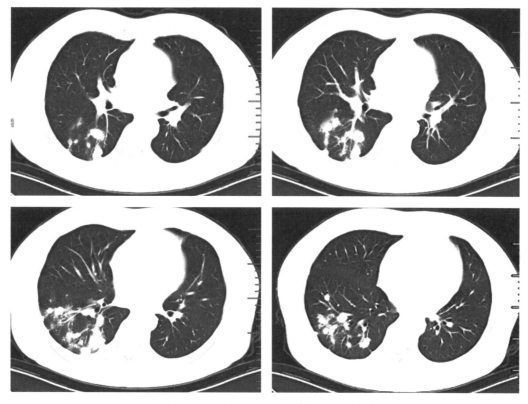

图3-118 右肺下叶多发结节影（2017-10-17）

【诊断】结节病合并肺隐球菌病。

【诊断依据】青年男性，8个月前诊断为结节病，激素治疗有效。病人停用激素后复查胸部CT示右肺下叶多发结节影，沿支气管分布，周围略有渗出，邻近胸膜结节可见胸膜牵拉，结节有融合趋势，首先考虑肺隐球菌病的可能。病人于2017-11-21行胸部增强CT检查：考虑右肺感染性病变，较前有所吸收（图3-119），2017-11-22行CT引导下经皮肺穿刺，病理："右下肺"活检组织，镜下见肉芽肿性炎改变，伴坏死，多核巨细胞内见大量大小不一的透明圆形小体结构，考虑为特殊真菌感染，隐球菌感染

可能性大。特殊染色：PAS（＋）、淀粉酶（＋）、抗酸染色（－），网状纤维（＋）。送检右下肺穿液基标本，行超薄液基制片并染色，镜下见少量变性坏死物，少量细胞核增大、具轻度核异质。结合临床资料、镜下所见及特殊染色结果，考虑为"右下肺"隐球菌病。2017-11-24隐球菌荚膜抗原检测阳性（＋）。给予氟康唑抗真菌治疗。2017-12-08复查胸部CT示右肺感染性病变较前稍吸收。病人一般情况可，于2017-12-14出院，院外口服氟康唑胶囊200mg每日2次。3个月后（2018-02-22）复查，病变明显吸收（图3-120）。

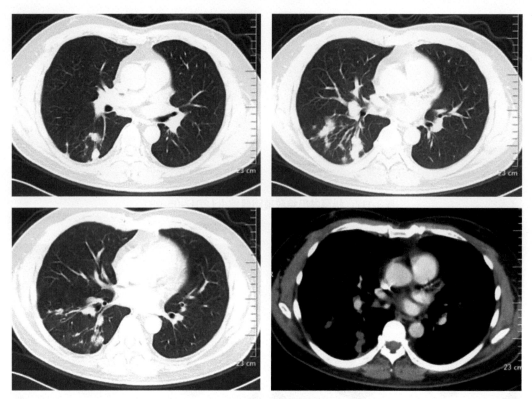

图3-119　病变较前吸收（2017-11-21）

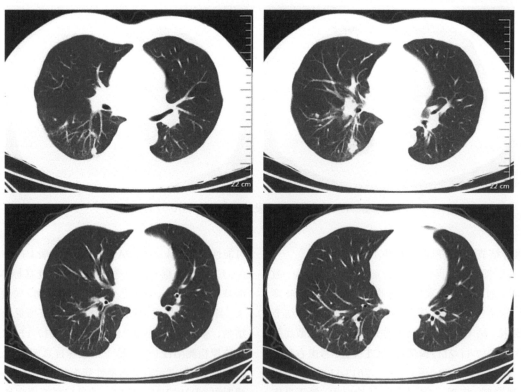

图3-120　病变较前明显吸收（2018-02-22）

【分析】结节病是一种病因不明、多系统受累的以非干酪样坏死性肉芽肿性病变为病理特征的疾病，主要表现为两肺门淋巴结肿大、肺部浸润、眼部和皮肤病变，肝、脾、淋巴结、唾液腺、心脏、神经系统、肌肉和骨骼等器官也可以累及，肺和淋巴系统最常受累。结节病和隐球菌病作为两种独立的疾病，可在同一个体出现。

自20世纪50年代以来，皮质类固醇疗法一直是结节病病人的首选治疗药物。推荐用于治疗症状性结节病的其他药物包括细胞毒性药物，如甲氨蝶呤和硫唑嘌呤。目前，还提出了各种各样的免疫抑制药物作为可能的药物。免疫抑制药物的使用与感染风险增加有关，特别是在肺部。1%～10%的结节病病人会出现机会性感染，最常见的机会性感染是曲霉病、隐球菌病和分枝杆菌感染。糖皮质激素治疗是结节病病人发生机会性感染的最常见危险因素，免疫抑制药物和抗TNF-α生物制剂也是机会性感染发生的危险因素。

Girard等报道了5例结节病病人合并机会性感染，2例合并慢性坏死性肺曲霉病，1例合并鸟型分枝杆菌肺炎，1例合并孢子菌肺炎，1例合并隐球菌性脑膜炎。4名病人在诊断时正在接受皮质激素治疗。4例病人CD4$^+$T淋巴细胞减少。结节病病人外周血中的淋巴细胞计数通常较低，淋巴细胞减少症与疾病严重程度相关。他们同时回顾了1966—2004年的65例结节病合并机会性感染病人，隐球菌感染率最高（59%），其次是分枝杆菌感染（13%）、诺卡菌病（11%）、组织胞浆菌病（9%）、肺孢子菌肺炎（9%）和曲霉病（7%）。在感染诊断时，36例病人正在接受皮质类固醇治疗。Baughman和Lower对美国辛辛那提大学医学中心753例结节病病人随访18个月，发现7例合并真菌感染（0.9%），当地地方病播散性荚膜组织胞浆菌病和肺芽生菌病各2例，3例为新生隐球菌感染（2例肺隐球菌病、1例隐球菌性脑膜炎），未发现侵袭性肺曲霉病或结核病例。Rubinstein等对197例结节病病人随访了7.2年，其中，36%的病人接受激素治疗，但无隐球菌感染病人。Bernard等对1985—2010年在法国巴黎巴斯德研究所的国家侵袭性真菌和抗真菌参考中心（National Reference Center for Invasive Mycoses and Antifungal，NRCMA）登记的包括614例HIV阴性病人在内的共2749例隐球菌病病人进行了回顾性分析。共鉴定出18例合并结节病者（男13例，女5例），占隐球菌病病人的0.6%（18/2749）。占HIV阴性隐球菌病病人的2.9%（18/614）。在隐球菌病确诊前，18例病人中有14例（77%）已经诊断出结节病，包括12例（67%）接受类固醇治疗的病人。此外，两名病人在确诊隐球菌病时接受免疫抑制剂，1例应用环磷酰胺，另1例应用甲氨蝶呤和英利昔单抗。在其余4例病人（22%）中，同时诊断为隐球

菌病和结节病。18例隐球菌病病人中，中枢神经系统受累13例（72%），皮肤或软组织感染4例（22%），骨关节炎3例（17%），肝脏受累2例（11%），肺隐球病1例（6%），播散性感染4例（22%）。16例病人（89%）对抗真菌治疗反应良好。平均随访6年后，无1例因隐球菌病死亡。根据病人性别调整的Logistic回归模型中，肺外结节病和类固醇治疗是隐球菌病发生的独立危险因素。2017年，Duréault等回顾性研究了585例病理活检确诊为结节病的病人，仅有2例诊断为合并隐球菌感染。其中，第1例为28岁男性病人，结节病累及纵隔、肺、心和中枢神经系统，在诊断结节病120个月时诊断为新生隐球菌性脑膜炎，使用氟康唑治疗好转；第2例为41岁男性病人，同时接受甲氨蝶呤、抗TNF-α生物制剂治疗，在诊断为结节病72个月时，发现隐球菌血症和关节炎，经氟康唑联合两性霉素B治疗好转。

结节病合并隐球菌病的发病机制尚不清楚。目前研究认为主要与结节病病人自身存在免疫缺陷、或未知的免疫缺陷和长期使用糖皮质激素或免疫抑制剂相关，是否存在导致2种疾病共同的免疫或环境诱发因素需进一步研究。T细胞介导的免疫缺陷和长期糖皮质激素治疗是结节病病人发生机会性感染的主要危险因素。T细胞介导的免疫受损，抑制性T细胞（CD8$^+$）数量增加，而辅助性T细胞（CD4$^+$）数量降低，出现外周血中CD4/CD8比值降低的现象。Th1免疫缺乏的基因敲除小鼠对新生隐球菌的抵抗性明显降低。结节病合并严重感染时，CD4$^+$T淋巴细胞的中值水平为204/mm^3；在结节病合并隐球菌感染中，CD4$^+$T淋巴细胞平均计数为145/mm^3（55～1300/mm^3），明显低于其他病原体的严重感染。据报道，多达40%的结节病病人有周围CD4$^+$T细胞减少症，后者与结节病病情严重程度相关。但Duréault等研究认为CD4$^+$T淋巴细胞减少症不是隐球菌病的独立危险因素，两者相关的证据不足，他们发现所有淋巴细胞减少症病人在抗感染治疗后病情均有改善、结局良好。总体而言，在一些病人中存在罕见和不明原因的免疫缺陷，这将有利于结节病和隐球菌病的发生。

结节病合并隐球菌病病人较为少见，发病机制不明，极易漏诊和误诊。组织病理检查和隐球菌抗原检测、隐球菌培养等有助于疾病确诊；多部位或多次腰穿有助于降低漏诊和误诊，也同时为结节病合并隐球菌病的治疗提供更多重要依据。

（宜昌市中心医院呼吸科　熊晓琦　提供）

18.病例18：男，40岁。发热、头痛3天。病人3天前无明显诱因出现发热，体温波动于38.5℃左右，头痛明显，当地应用头孢类抗生素治疗无效而入院。

胸部CT：左肺上叶不规则结节影，有分叶、毛刺、胸膜牵拉，周围可见磨玻璃影（图3-121）。

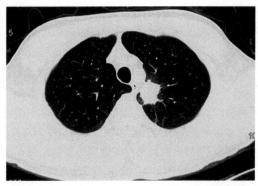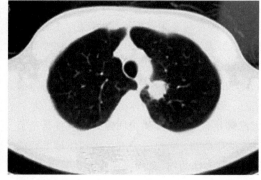

图3-121　胸部CT

【诊断】格特隐球菌病。

【诊断依据】中年男性，既往体健，胸部CT示左肺上叶孤立性结节影，头痛明显，考虑肺隐球菌病、隐球菌性脑膜炎可能。入院查体：颈项强直，克氏征阳性。脑脊液检查：白细胞377×10⁶/L、葡萄糖0.5mmol/L、氯化物111mmol/L、蛋白157mg/L、颅内压260mmH₂O、墨汁染色阳性、新生隐球菌抗原阳性（1∶2）；血清G试验阴性，新生隐球菌抗原1∶1024。播散型隐球菌病诊断明确，给予氟康唑和两性霉素B治疗84天，脑脊液检查：白细胞30×10⁶/L、葡萄糖2.3mmol/L、氯化物120mmol/L、蛋白883mg/L、颅内压130mmH₂O、墨汁染色阴性、新生隐球菌抗原阳性

（1∶1）；血清新生隐球菌抗原1∶512。复查胸部CT病变无明显吸收，行肺叶切除术，病变大小3.3cm×2.6cm×3cm，切面灰粉、灰黑、实性、质硬，病理示肺组织呈慢性炎伴大片坏死，局灶肉芽肿形成，纤维组织增生，可见大量隐球菌（图3-122）；淋巴结慢性炎（肺门0/4，支气管周0/4）。特殊染色：PAS染色（＋）、抗酸-TB（－）、六胺银（＋）（图3-123）、黏液卡红（＋）（图3-124）。继续治疗3个月后血清和脑脊液抗原均阴性。菌株经CGB培养基培养，培养基变为蓝色（图3-125），考虑为格特隐球菌，经免疫电泳和基因对比，证实为格特隐球菌VGⅡ基因型。

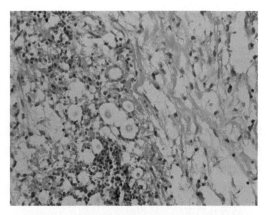

图3-122　局灶性肉芽肿，见大量隐球菌孢子

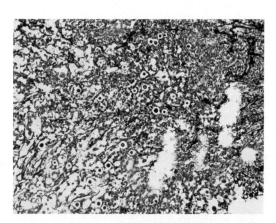

图3-123　六胺银染色阳性

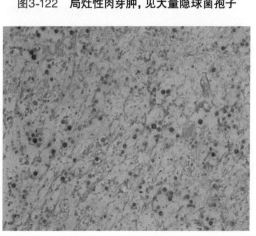

图3-124　PAS染色阳性

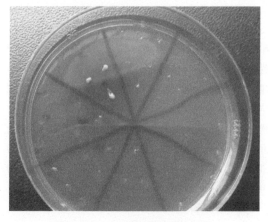

图3-125　CGB显色反应为阳性

【分析】格特隐球菌较常见的是VGⅠ和VGⅡ基因型，前者几乎呈全球分布，后者的分布范围在逐步扩大。近10年来，国内外学术界公认利用经典的PCR指纹图谱、限制性片段长度多态性分析（RFLP）及扩增性片段长度多态性（AFLP）等分子标记技术可将全球格特隐球菌划分为VGⅠ、VGⅡ、VGⅢ、VGⅣ 4种基因型，且各分子标记的分型结果相互吻合，其中VGⅠ型菌株全球优势分布，VGⅡ、VGⅢ、VGⅣ型菌株则主要分布于澳洲、美洲及非洲。2009年，由国际人与动物真菌学会（International Society for Human and Animal Mycology, ISHAM）推荐的基于CAP59、GPD1、IGS1、LAC1、PLB1、SOD1及URA5 7个管家基因的多位点序列分型（MLST）及数目可变串联重复序列（variable number tandem repeat, VNTR）等区分度更高的分子标记技术先后应用于追溯北美格特隐球菌VGⅡ型高毒力菌株的自然"生态点"及传播途径的研究，并将该地域的VGⅡ基因型菌株划分为3个进化关系紧密相连的基因亚型：VGⅡa型、VGⅡb型及VGⅡc型菌株，其中，VGⅡa型菌株占绝大部分（约90%），其次为VGⅡb型菌株（约10%），VGⅡc型菌株较少。研究显示，随着全球气候变暖及国际间交流的增加，包括格特隐球菌在内的许多病原真菌的毒力、生态学特性及传播机制已悄然发生了深刻的变化。为适应周围环境的变化，隐球菌基因组结构可发生变异，导致菌株毒力发生变化，并发现某些特定基因型菌株可能与临床预后关系密切。目前可通过CGB培养基区分新生隐球菌和格特隐球菌，并通过基因测序进行菌种和基因型的鉴定，现多采用MLST对二者进行区分。

在隐球菌属中，以往认为格特隐球菌发病率较低，毒力较弱，症状较轻，病死率较低。但是，1999年始蔓延至今

的加拿大哥伦比亚省温哥华岛的格特隐球菌暴发流行事件却深刻地改变了人们对格特隐球菌的传统认识，并使其迅速成为国际医学真菌学研究的热点。

格特隐球菌在流行病学和所致感染的临床特点上都与新生隐球菌有明显差异。格特隐球菌多感染免疫力正常人群，所致感染多形成肉芽肿病变，需要较长的治疗周期，甚至手术清除病灶，病死率高于新生隐球菌所致感染，且格特隐球菌对多种抗真菌药物敏感性较新生隐球菌低。另外，格特隐球菌常与隐球菌病的暴发流行有关。

我国有约1/4的区域属于亚热带地区，适合格特隐球菌生存。基于多基因及全基因组序列数据的系统发育学研究表明，我国华东地区格特隐球菌种群结构以VGⅠ基因型为主，华南地区以VGⅠ及VGⅡb型为主，连锁不平衡测试及等位基因兼容性测试均显示两个地区内部及之间的菌株都未发生过基因重组等现象，提示我国格特隐球菌种群目前以克隆性无性繁殖方式进行种群扩张，与引起北美暴发流行所必需的基因组重组不同。基于全基因组数据的系统发育学研究进一步提示，分离自我国的VGⅠ型格特隐球菌菌株内部存在2个亚群，可能由2个来源奠基者菌株进化而来。而且分离自我国的格特隐球菌遗传多态性低于澳洲、北美等国家，但与分离自印度等亚洲国家的格特隐球菌相互之间存在较紧密亲缘关系，提示中国乃至全球的格特隐球菌都可能随着桉树在全球的引种经历过一次播散过程。

（北京世纪坛医院呼吸科 薛新颖 提供）

19.病例19：男，57岁。肝移植术后3个月，查体发现肺部新发结节。

胸部CT（2019-01-02）：右肺下叶多发结节影（图3-126）。

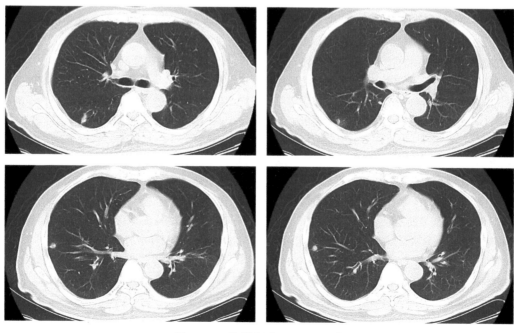

图3-126　胸部CT（2019-01-02）

【诊断】肺隐球菌病。

【诊断依据】中年男性，因"肝癌、乙肝肝硬化"于2018-09-27行肝移植术，移植前胸部CT检查未见异常。3个月后复查胸部CT见右肺下叶3个新发小结节影，胸膜下分布，可见胸膜牵拉和晕征，首先考虑肺隐球菌病可能。行血清隐球菌乳胶凝集试验（阳性）：1∶1，给予氟康唑400mg每日1次口服抗真菌治疗4个月，复查胸部CT（2019-04-28）：病变吸收，残存条索影（图3-127）。

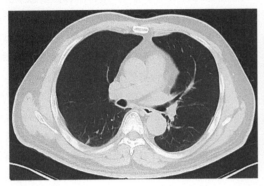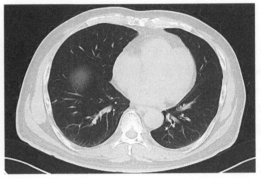

图3-127　病变吸收（2019-04-28）

【分析】许多实体器官移植（solid organ transplant，SOT）病人需要服用相对长期和中等强度的免疫抑制药物，这使他们处于侵袭性真菌感染的高风险中。SOT受者中，隐球菌病的发生率为0.2%～5%，占SOT后侵袭性真菌感染的7%～10%，仅次于念珠菌和曲霉，病死率显著高于非感染者（26.0% vs 9.1%），以肺移植受者隐球菌病的死亡风险最高，其次为肝移植、心脏移植和肾移植受者。

在所有SOT病人中，肾移植术后病人最易合并隐球菌病，其次为肝移植术后、心脏移植术后、肺移植术后。与肾移植形成对比的是，其他器官移植的受体尽管也接受类似的免疫抑制治疗，但其发生隐球菌病的危险性要小得多。大部分研究表明，肝移植病人发生隐球菌感染的危险比肾移植病人小。1996年，Jabbour等在对肝移植的回顾性研究中指出，3767个病例中仅有10例发生隐球菌性脑膜炎，发病率为0.26%，诊断出隐球菌病的平均时间是肝移植术后3.5个月，隐球菌性脑膜炎较常见，死亡率达50%。Singh报道，宾夕法尼亚州匹兹堡一家医院连续102例接受肝移植的病人有6例（6%）出现隐球菌感染，最常见的表现为皮肤和骨的损害。Drummer等发现42例心肺移植受者中有1例（2.3%）发生隐球菌病。George等对美国42 634例成人SOT病人的研究表明，隐球菌病的发病率为0.37%（158例），44%伴有脑膜炎（69例），肺移植受者的发病风险最高。总之，SOT是隐球菌病的危险因素之一，但这种危险因移植种类的不同而呈现出明显的差异。

美国移植相关感染监测网络（TRANSNET）2010年研究估计，在SOT受者中，隐球菌病的终身发病率为12%，12个月累积发病率为0.2%，90天和12个月死亡率分别为15%和27%。然而，脑膜脑炎病人的死亡率接近50%。移植类型对隐球菌病的临床表现和死亡率有影响。已确定肝硬化病人患隐球菌病的风险较高，归因于内在的免疫缺陷，包括趋化性和肝铁负荷受损。值得注意的是，尽管移植数量增加，但在过去的20年中，隐球菌病的发病率几乎没有变化。美国报道的SOT受者隐球菌病比例最高（18%～42%），澳大利亚比例较低（5%），亚洲报道的发病率非常低（<1%），可能反映了移植手术的差异。

SOT受者中隐球菌病的大多数病例是由新生隐球菌引起。在对138例未感染艾滋病毒者进行的一项研究中，只有5人被证实感染了格特隐球菌。格特隐球菌发病率较低的原因可能与大多数实验室无法有效鉴定格特隐球菌有关。然而，在澳大利亚，大多数实验室能区分新生隐球菌和格特隐球菌，但格特隐球菌仍是SOT受者中隐球菌病的罕见原因。

SOT后隐球菌感染通常是一种晚发性感染（移植后第1年之后），中位发病时间通常为移植后16～21个月，但也可能有早发性感染（移植后30天内），与接受肾移植的病人相比，更容易发生在接受肝或肺移植的病人，这可能与免疫抑制治疗强度较高或移植前存在未识别的感染或供体衍生的感染有关。一个经常被问到的问题是，在等待器官时发生隐球菌病的病人是否仍然可以进行移植。共识意见表明，如果感染得到良好控制，移植通常是安全的。最佳时机仍然不确定，需要大量研究来回答这个问题。

SOT受者隐球菌感染往往临床表现不典型，更多表现为肺隐球菌病，其次为隐球菌性脑膜脑炎、播散性隐球菌病及皮肤损害。在肺部感染病人中，表现范围从无症状的定植或感染到伴有呼吸衰竭的重症肺炎。影像学常是孤立性病变（33%）或多发性结节，较不常见的表现包括肿块、肺叶实变或胸腔积液。肝移植后持续发热、咳嗽等感染症状经常规治疗无效，合并头痛、恶心、呕吐、视力恶化等症状，需要警惕隐球菌感染的可能。结合头颅、胸腹部CT或MRI等影像学检查及经验性抗真菌治疗可做出临床诊断。

　　肺部和中枢神经系统（CNS）是隐球菌感染最常见的部位，高达61%的肝移植病人表现为播散性疾病，75%的病人有肺外受累。肝移植受者与其他类型的SOT受者相比，患播散性疾病的风险高出6倍。这种风险与免疫抑制剂类型无关。6%～12%的病人存在少见部位感染，包括皮肤（结节、丘疹、溃疡、脓肿、蜂窝织炎和脂膜炎）、软组织和骨关节系统。肝脏、肾脏和前列腺较少累及。皮肤是继CNS和肺之后隐球菌最常侵犯的部位，大多数病灶位于下肢，在器官移植术后隐球菌病中约占18%。皮肤病变的出现通常意味着感染播散，而原发性皮肤隐球菌病极为少见，多因皮肤破损直接感染隐球菌所致。播散性疾病的死亡率为17%，中枢神经系统受累的死亡率接近50%。隐球菌血症、器官衰竭、高颅内压、肺外受累和对抗真菌治疗无效是死亡率的预测指标。

　　氟康唑是无症状或轻度至中度肺隐球菌病的首选疗法。该例病人仅肺部受累，治疗及时，预后较好。

（杭州树兰医院呼吸科　陆　明　提供）

　　20.病例20：男，41岁。肝移植术后2年余，咳嗽1周。病人1年前因"肝豆状核变性、肝硬化"于2017-05-26行肝移植术，术后病理示：（病肝）小叶结构消失，假小叶形成，肝细胞浊肿，双核肝细胞数目增多，可见Mallory小体及50%的混合性脂肪变性，纤维间隔形成，伴胶原化，另见多量慢性炎细胞浸润。结合病史首先考虑肝豆状核变性、肝硬化（G2.S4）。术后恢复可。1周前病人无明显诱因出现咳嗽，偶有咳痰。胸部CT（2019-07-09）：右肺上叶多发感染灶。附见：肝移植术后改变，脾大。于2019-07-11入院诊治。

　　胸部CT（2019-07-09）：右肺上叶结节、实变影（图3-128）。

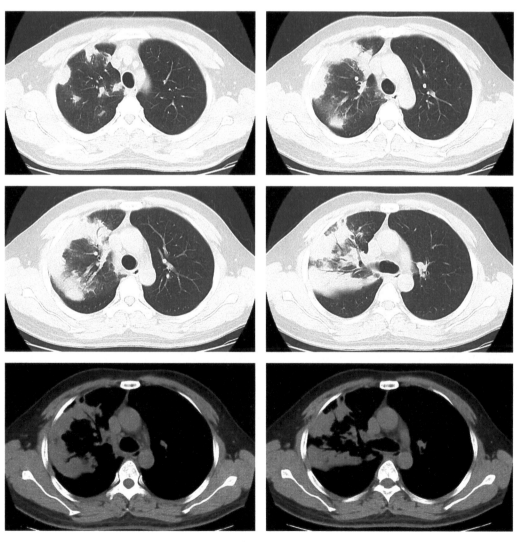

图3-128　胸部CT（2019-07-09）

【诊断】肺隐球菌病。

【诊断依据】青年男性，右肺上叶结节、实变影，胸膜下分布为主，结节周围可见晕征，实变内可见支气管充气征，结合病人肝移植术后2年，服用免疫抑制药物，存在免疫缺陷，首先考虑肺隐球菌病。入院后行隐球菌乳胶凝集试验（定量）检查：1∶320（阳性），给予氟康唑治疗10天后复查，病变有所吸收（图3-129）。

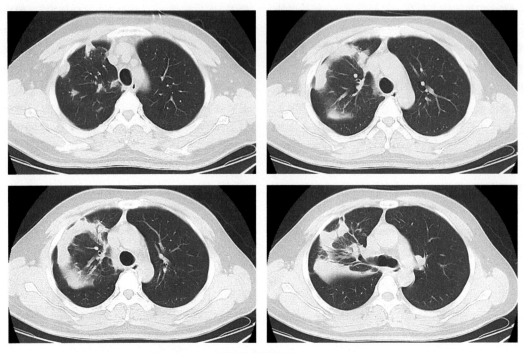

图3-129　病变较前略有吸收（2019-07-22）

【分析】肝移植是急、慢性肝病病人的一种治疗选择，由于病人的选择、改进的手术技术和围手术期护理，以及开发更有效的免疫抑制药物，肝移植具有良好的短期和长期效果。然而，机会性感染经常发生在这类病人中，并且是死亡的主要原因之一。肝移植中隐球菌的发生率高达5.3%。

器官移植术后应用大量免疫抑制药物导致免疫功能降低，是发生隐球菌病的高危因素。在所有非艾滋病病毒感染的宿主中，皮质类固醇与隐球菌病的风险增加有关。如病人病情允许，应首先减少激素的使用。然而，SOT受者中导致风险增加的每日剂量仍然未知。目前，钙调磷酸酶抑制剂（calcineurin inhibitor, CNI）仍然是SOT受者免疫抑制的主要支柱。钙调磷酸酶抑制剂主要有环孢素（cyclosporin A, CsA）和他克莫司（Tacrolimus, Tac）。环孢素A是1969年从真菌培养液中提取出来的一种含11个氨基酸的环状多肽。1978年英国首次将环孢素A应用于临床肾移植，此后在胰腺、肝、心脏、骨髓、肺等的移植手术中，环孢素A的应用使得病人存活率明显提高。他克莫司1984年首次在日本从土壤真菌的肉汤培养基中提取出来，实验室命名为FK506，其化学结构属23元大环内酯类抗生素。Kino等于1987年发现了他克莫司无论在体外实验还是在移植物（皮肤、心脏、肾）实验模型上均表现出了强烈的免疫抑制活性，自1988年起他克莫司在临床上广泛推广。环孢素与靶细胞内环孢素亲和素（cyclophilin, Cyp）结合形成CsA-Cyp复合体以及他克莫司与T淋巴细胞内的FK506受体结合蛋白-12（FKBP-12）结合，形成Tac-FKBP-12复合体，均能与钙调磷酸酶结合并抑制其活性，通过抑制活化T细胞核因子活性，在分子水平上干扰、抑制IL-2等基因的转录，进而抑制细胞毒性T淋巴细胞向移植物的浸润，产生免疫抑制作用，从而达到预防和（或）治疗排斥反应的目的。他克莫司全面抑制T淋巴细胞的作用，作用较环孢素强100倍。他克莫司通过血脑屏障的能力强于环孢素。两者的不良反应比较类似，应用他克莫司或环孢素的病人应该定期监测血药谷浓度。

移植术后发生隐球菌感染，首先应该考虑减少免疫抑制药物的应用。但有研究认为钙调磷酸酶抑制剂对于隐球菌感染病人具有一定的保护作用。钙调磷酸酶（calcinurin）是受Ca^{2+}和钙调蛋白（Calmodulin, CaM）调节的丝/苏氨酸蛋白磷酸酶。近年来的研究发现，钙调磷酸酶是多种病原真菌调节细胞内钙离子稳态的重要调节蛋白，Ca^{2+}/钙调磷酸酶信号途径调节酵母菌和丝状真菌的多种重要细胞内应答反应。对病原真菌的基础研究发现，钙调磷酸酶在细胞生长、形态转换、阳离子稳态和应激应答中发挥重要作用。钙调磷酸酶抑制剂通过与该信号通路蛋白的相互作用，从而抑制细胞内钙调磷酸酶活性，例如：环孢素A与亲环蛋白A结合后，抑制CaM与钙调磷酸酶的作用，从而阻断该信号通路。此外，抗真菌耐药性也与钙和钙调磷酸酶的信号级联有关。Kontoyiannis等在有关SOT受者中隐球菌感染的临床研究中，同时接受抗真菌药物和钙调磷酸酶抑制剂治疗的受者的90天生存率（91%）明显高于仅接受抗真菌药物治疗的受者（61.5%）。Husain等的一项研究表明，与接受非基于他克莫司治疗方案的病人相比，接受基于他克莫司治疗的病人中枢神经系统感染风险显著降低（78% vs 11%），并且更可能患有局部形式的疾病（66% vs 21%）。在钙调磷酸酶抑制剂中，与环孢素相比，具有更好的血脑屏障渗透性的他克莫司与中枢神经系统隐球菌病的风险降低相关。Singh等进一步表明，使用基于钙调磷酸酶抑制剂的方案与较低的死亡率独立相关。钙调磷酸酶对于真菌胞壁的完整性、毒力及真菌对抗真菌药物耐受都具有重要作用。他克莫司或环孢素对新生隐球菌具有毒性并抑制其生长，其应用不会减少隐球菌感染率，但可以降低病死率，减少细菌播散及中枢神经系统感染风险，可能是药物和隐球菌钙调磷酸酶相互作用导致。同时，钙调磷酸酶抑制剂体外实验表现出与氟康唑协同抗新生隐球菌的作用。他克莫司可将氟康唑对新生隐球菌的平均抑制浓度降低至1/4。隐球菌可以通过多重耐药泵机制主动将胞内唑类药物泵出胞外，产生药物抵抗，而钙调磷酸酶抑制剂具有抑制泵功能的作用，从而具有协同抗菌能力。根据这些结果，钙调神经磷酸酶抑制剂可以抑制包括隐球菌在内的真菌的生长和毒力。因此，移植术后采用非钙调磷酸酶抑制剂进行抗排斥治疗者，更易发生隐球菌感染。此外，环孢素或他克莫司主要通过肝脏细胞色素P450酶系（CYP）中的CYP3A4和CYP3A5代谢，氟康唑、伏立康唑等作为较强的CYP3A4抑制剂，可增加移植术后环孢素或他克莫司血药浓度，联用期间要适当下调两者剂量。大环内酯类抗菌药（红霉素、克拉霉素）、钙拮抗剂（地尔硫䓬）等肝药酶抑制剂均可显著升高他克莫司的血药浓度；而利福平、糖皮质激素等肝药酶诱导剂则会使他克莫司的血药浓度明显降低。雷帕霉素靶蛋白（mammalian target of rapamycin, mTOR）抑制剂也具有一定抗菌作用。隐球菌的TOR激酶在细胞增殖过程中起重要作用，而mTOR抑制剂有潜在的酶抑制能力。需要指出的是，如果过于快速地减少或停用上述免疫抑制药物，有可能出现免疫重建炎症综合征，导致中枢神经系统症状恶化。

阿仑单抗（一种用于肾或其他实体移植物诱导方案的抗CD52抗体）和抗胸腺细胞球蛋白等T细胞耗损抗体可导致CD4$^+$T细胞淋巴细胞大量耗损，与隐球菌病风险增加有关。Silveira等研究表明，未接受阿仑单抗或抗胸腺细胞球蛋白治疗的SOT受者隐球菌病的累积发生率为0.3%，接受单次剂量治疗的病人为1.2%，接受超过1个剂量治疗的病人为3.5%。与诱导治疗相比，接受阿仑单抗抗排斥治疗的SOT受者发生侵袭性真菌感染的频率更高。

2017年，George等评估了美国42 634名SOT受者中隐球菌病的危险因素。在多变量分析中，年龄较大、糖尿病或医疗补助/自费病人增加隐球菌感染的风险。与其他器官类型相比，接受肺移植术与隐球菌病的风险增加独立相关。一般而言，男性被认为是一个风险因素，可能与接触鸟粪和腐烂的木材和土壤导致更高的环境暴露有关。一项针对美国东南部州（田纳西州、佐治亚州和南卡罗来纳州）非HIV相关性隐球菌性脑膜炎住院病人的回顾性研究发现，与其他地区相比，住院率更高，突出了地理环境暴露的重要性。其他影响因素包括贫血、低蛋白血症、高胆红素血症、肝脏疾病（病毒性肝炎、肝衰竭、肝硬化）、粒细胞减少、广谱抗菌药物的使用、肾功能不全或肾衰竭等。

（杭州树兰医院呼吸科 陆 明 提供）

21.病例21：男，42岁。肝移植术后4个月，发现肺部病变1天。病人4个月前因"肝衰竭"入院，于2018-04-09行肝移植术，术后病理示：全肝切除标本，肝小叶结构消失，假小叶形成，汇管区多量淋巴细胞、浆细胞及少量中性粒细胞浸润，纤维组织及小胆管增生，纤维间隔形成；肝细胞浊肿、气球样变，重度淤胆，可见桥接坏死及融合性坏死。（病肝）重度慢性乙型肝炎，肝硬化（G4.S4）。2018-08-13复查胸部CT示左肺下叶多发结节灶及斑片影，收入院。

胸部CT（2018-08-13）：左肺下叶多发结节灶及斑片影（图3-130）。

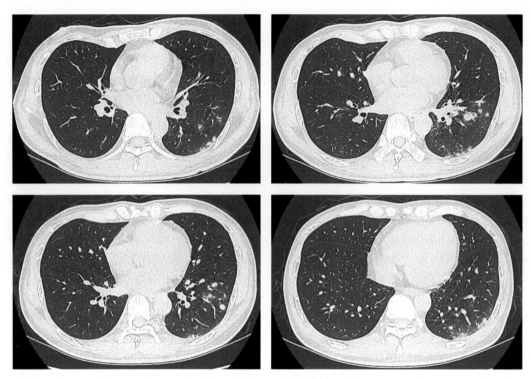

图3-130　胸部CT（2018-08-13）

【诊断】肺隐球菌病。

【诊断依据】青年男性，肝移植术后4个月，查体发现肺部病变。病人无发热、咳嗽、咳痰等呼吸道症状，不支持细菌感染，病变无树芽征，不支持结核感染。肺部病变局限于左肺下叶，表现为多发结节灶及斑片影，胸膜下分布为主，结节周围可见晕征，无空洞形成，首先考虑肺隐球菌病可能。辅助检查：脑脊液检测正常、墨汁染色未找到新生隐球菌；肝肾功能、生化、电解质正常；C反应蛋白正常；隐球菌乳胶凝集试验（定量）检查：1:40（阳性），给予氟康唑治疗20天后（2018-09-03），病变明显吸收（图3-131）。

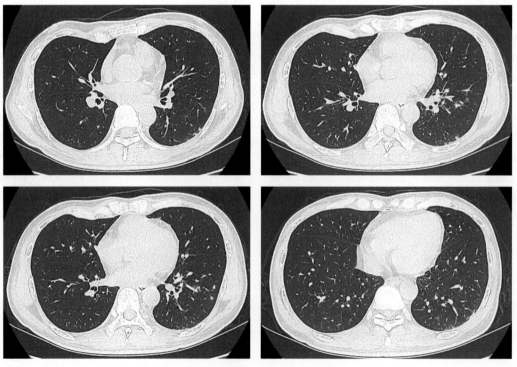

图3-131　病变明显吸收（2018-09-03）

【分析】新生隐球菌格鲁比变种（血清型A）没有特定的地理偏好，并且导致SOT受者中的大多数感染。新生隐球菌新生变种（血清型D）在北欧普遍存在。格特隐球菌主要感染非免疫功能低下的宿主，并且可能需要长时间的抗真菌治疗。目前，患有隐球菌病的SOT受者的总体死亡率为5%～20%。尽管使用基于现行指南的治疗，SOT受者中的某些地区格特隐球菌感染的死亡率较高，俄勒冈亚型（VGⅡc）与SOT受者的70%死亡率相关，并且可能具有较高的氟康唑最低抑制浓度。

Singh等研究表明，感染隐球菌的SOT受者25%～54%出现肺部病变，只有6%～33%的病人病灶局限于肺，大多数同时伴有中枢神经系统侵犯，因此所有肺隐球菌病的病人都应行腰椎穿刺以排除中枢神经系统感染。表现为结节或肿块的肺隐球菌病病人中很大一部分是无症状的，而胸腔积液或肺部浸润通常是有症状的。隐球菌可定植于肺移植受者的气道，并可在此环境中引起支气管内真菌感染。最常见的症状是咳嗽，可出现在高达83%的病人中。可有发热和呼吸短促，合并肺外器官侵犯时可出现急性呼吸衰竭，病死率较高。文献报道，肺隐球菌病的CT表现按出现频率的高低依次为肺部单发或多发结节状肿块、斑片状实变、空洞、磨玻璃样变、网格状改变。一般说来，SOT受者肺隐球菌病逐渐呈现肺广泛侵犯和浸润的影像学征象，例如肺实变、肺结节内空洞形成等；极少数病人缺乏临床症状，在偶然行胸部影像学检查时发现患有肺隐球菌病；发热、肺间质浸润、胸腔积液征象常提示疾病播散。当病人免疫功能严重抑制时感染有可能侵犯多个器官。在具有孤立性肺隐球菌病的SOT受者中，肺移植受者隐球菌抗原检测大多阴性。

隐球菌病的临床治疗效果与感染部位、感染程度、诊断时机、抗真菌治疗方案以及个体差异有关。针对移植术后隐球菌病的抗真菌药物主要包括两性霉素B（amphotericin B，AmB）、5-氟胞嘧啶（5-fluorocytosine，5-FC）和唑类药物。5-FC是首个被发现具有抗隐球菌活性的药物，但易产生耐药，不建议单独应用。同时5-FC具有骨髓毒性，能使中性粒细胞及全血细胞减少，需要监测和维持5-FC水平（给药后2小时水平为30～80μg/ml）。AmB很少产生耐药，但不良反应较大，特别是肾毒性显著，两性霉素B脂质体（amphotericin B liposomes，L-AmB）能一定程度减轻不良反应，但仍易继发低钾和低镁血症。AmB难以透过血脑屏障，但隐球菌性脑膜炎病人血脑屏障出现损伤，药物可以在局部达到有效治疗浓度。三唑类抗真菌药物如氟康唑、伊曲康唑、伏立康唑等，具有良好的抗真菌活性，对于不能耐受AmB及5-FC耐药的病人可以考虑使用。

新生隐球菌的抗真菌治疗主要分为3个阶段：诱导期、巩固期和维持期。由于中断诱导治疗会影响临床疗效，L-AmB的肾毒性较AmB小，在器官移植尤其是肾移植受者中较为适用。此外，与AmB相比，使用L-AmB时，中枢神经系统隐球菌病的SOT受者的90天死亡率较低。L-AmB（每日3～5mg/kg）静脉输入联合5-FC（每日100mg/kg）分4次口服，优选作为中枢神经系统疾病、播散性疾病或中度至重度肺病的诱导疗法，疗程2周。诱导治疗2周后若脑脊液培养仍阳性者，因被报道感染后6个月内的病死率较高，故应再延长诱导治疗2周。缺乏5-FC作为诱导治疗是SOT病人第2周治疗失败的独立危险因素。在缺少5-FC或其耐药情况下，推荐AmB联合氟康唑800mg/d进行替代治疗。应用AmB联合治疗方案仍有困难者，可采取氟康唑单药治疗。美国传染病协会及世界卫生组织（World Health Organization，WHO）指南建议口服氟康唑的单药治疗方案为1200mg/d持续10～12周。伏立康唑可替代氟康唑进行诱导期治疗，具有和氟康唑800～1200 mg/d相同的效果，可用于氟康唑耐药等情况。

巩固期治疗方案为口服氟康唑（400～800mg/d）至少8周。经过诱导期和巩固期治疗后，脑脊液培养无菌的病人可口服氟康唑200～400mg/d维持治疗6～12个月。对于无症状病人或轻至中度病人的建议是氟康唑400mg/d，持续6～12个月。当隐球菌病复发时，在完成诱导治疗并进行药敏测定后，补救的巩固治疗可以选择口服氟康唑800～1200mg/d；或口服伏立康唑200～400mg，每日2次；或口服泊沙康唑200mg，每日4次（或400mg，每日2次），持续治疗10～12周。伏立康唑、泊沙康唑的效果并不优于氟康唑，价格更昂贵，安全性更低，并且可能与免疫抑制剂具有更多潜在的药物相互作用。但是，这些药物可能在一些对氟康唑敏感性降低的格特隐球菌基因型的治疗中起一定作用。体外数据表明，这些超广谱唑类具有针对该物种的效力，并且可以在从诱导治疗转变为维持治疗时提供口服替代药。棘白菌素类抗真菌药对隐球菌无效。

颅内压增高是影响隐球菌性脑膜炎预后的重要因素。美国传染病协会2010版隐球菌感染治疗指南提示，腰穿间断引流脑脊液是目前最有效、快速的降颅内压方法，而药物降颅内压的长期效果不明确。腰穿引流无法降低的高颅内压可采用脑室腹腔分流术。乙酰唑胺、甘露醇及激素不作为常规的降颅内压治疗方案。

肝移植术后隐球菌病病死率较高，早期临床症状不典型，需要临床工作者提高警惕，采取必要措施及早确诊，早期联合用药、规范用药、积极纠正合并症，以期提高病人生存率，改善生活质量。

（杭州树兰医院呼吸科　陆　明　提供）

22.病例22：男，64岁。肾移植术后2个月，发热1天。病人7年前体检发现血肌酐升高，口服"肾康宁"治疗，肌酐恢复正常。2年前当地医院复查血肌酐＞600μmol/L，遂行左前臂动静脉内瘘成形术，术后行血液透析治疗。排除禁忌后于2017-12-01行同种异体肾移植，术后腹部切口恢复欠佳,切口渗液量大。既往有高血压病史40年,规律用药,血压控制不佳。有糖尿病病史18年,应用胰岛素治疗,血糖控制可。2018-02-15病人出现发热,体温最高37.8℃,查体

无阳性体征。

胸部CT(2018-02-15):左肺上叶斑片、结节影(图3-132)。

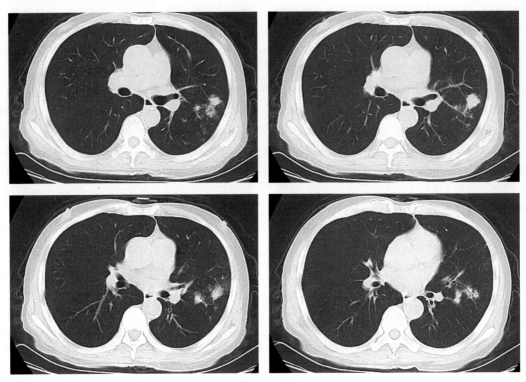

图3-132 胸部CT(2018-02-15)

【诊断】肺隐球菌病。

【诊断依据】老年男性,肾移植术后2个月,服用抗排异药物,突起发热,胸部CT示左肺上叶多发斑片、结节影,周围可见渗出,无明显树芽征,首先考虑肺隐球菌病。隐球菌乳胶凝集(定性)试验阳性,脑脊液检查未见异常,给予氟康唑200mg每日1次口服。1周后复查胸部CT(2018-02-24):结节融合,实变明显(图3-133)。3个月后复查(2018-

05-16)病变较前吸收(图3-134)。继续治疗1个月,隐球菌乳胶凝集(定量)试验:1:80(阳性),复查胸部CT(2018-06-19):病变吸收,残存空洞影(图3-135)。5个月后复查,隐球菌乳胶凝集(定量)试验:1:20(阳性),复查胸部CT(2018-11-30):病变进一步吸收(图3-136)。3个月后复查,隐球菌乳胶凝集(定量)试验:1:5(阳性),复查胸部CT(2019-03-05):空洞闭合(图3-137)。

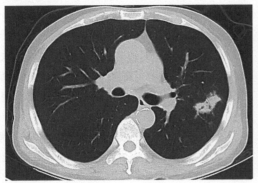
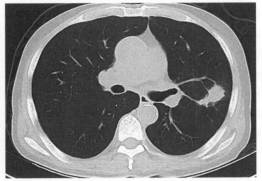

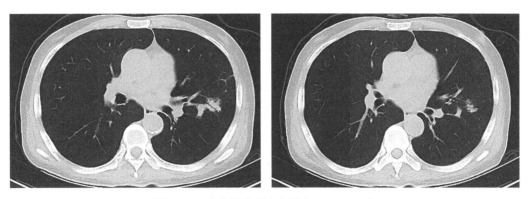

图3-133　病变融合成实变影（2018-02-24）

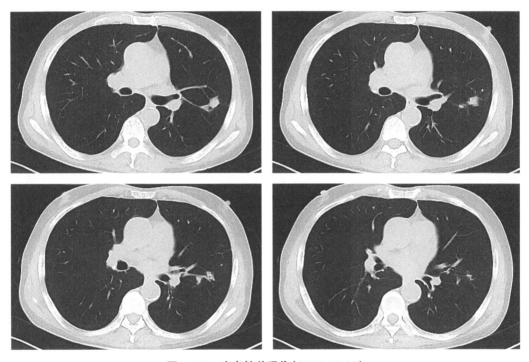

图3-134　病变较前吸收（2018-05-16）

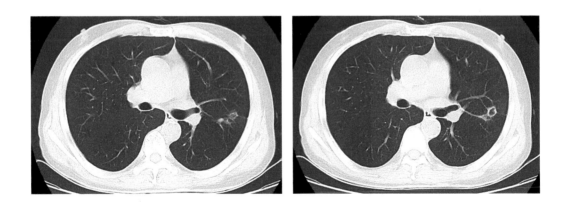

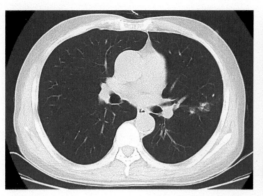
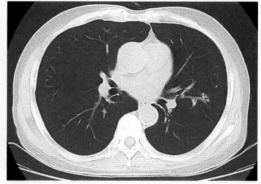

图3-135 病变吸收，残存空洞影（2018-06-19）

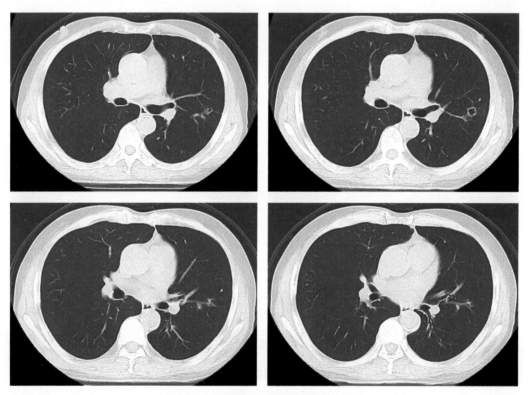

图3-136 病变进一步吸收（2018-11-30）

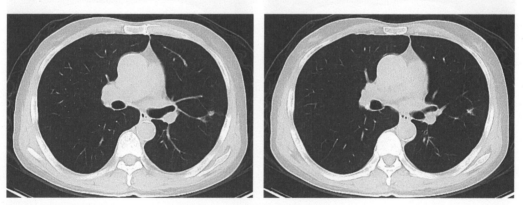

图3-137 空洞闭合（2019-03-05）

【分析】对于实体器官移植受者，从移植到疾病发作的中位时间为21个月；68%的病人发生于移植后1年以上。经证实，52%～61%的隐球菌感染病人有中枢神经系统受累和播散性感染，伴新生隐球菌病的移植受者中约25%有真菌血症。

在肾移植病人中，隐球菌病是第二常见的侵袭性真菌感染形式，30天死亡率为19.2%，整体死亡率为31%～76%。肾移植术后隐球菌病一般发生于肾移植术后6个月，中位发病时间为肾移植后16～21个月。在所有实质性器官移植中肾移植的真菌感染率是最低的，但隐球菌病是肾移植病人的常见感染，这提示病人发生隐球菌病的诱因可能是治疗性的免疫抑制药物和潜在疾病的双重作用。长期应用激素和免疫抑制剂，导致机体免疫功能低下，这是肾移植术后感染隐球菌的最重要因素。除此之外，病人移植肾功能不全、贫血、营养不良，并合并基础疾病（糖尿病、高血压等），也是发生新生隐球菌感染的重要原因。尿毒症可降低隐球菌感染鼠的淋巴细胞转化。接受肾移植的病人也可能因肾衰竭早已接受过透析治疗。透析是否为隐球菌病的危险因素还不清楚，但已有报道腹膜透析病人中出现隐球菌性腹膜炎的病例。

在大多数情况下，感染是由于免疫抑制状态引发的宿主体内潜伏感染的重新激活，亦可以是移植后的原发感染或术前未发现的隐球菌病。极少数情况下，可通过移植供体感染受者。当存在以下任何一点时，需排除供体来源的隐球菌病：①微生物学或组织学检查证实手术部位或移植物存在隐球菌。②移植术后30天内发生的隐球菌病，尤其是在肺、中枢神经系统以外的不典型感染部位，优先发生在肝移植受者中。③接受同一供体捐献器官的不同移植受者均发生隐球菌病。虽然供者衍生感染通常被描述为在移植后早期（＜30天）发生，但亦有例外。Camargo等2018年报道了一组经证实的单一捐赠者来源的隐球菌感染发生在肾脏、肝脏和肺部的病例。捐赠者是一名55岁的男性，患有糖尿病，酗酒，伴有恶心和呕吐，因精神状况迅速恶化，发展至脑死亡。颅脑CT显示数个亚急性双侧小脑梗死。胸部CT示右下叶浸润，左上叶浸润程度较轻。在器官获取方面，肺、肝和肾功能正常。采血时培养均为阴性。然而，两种血液培养物中有一种在培养5天后对酵母呈阳性反应；在器官移植约8天后，这种酵母被鉴定为新生隐球菌。在培养5天后，支气管肺泡灌洗（BAL）供体培养物也培养出新生隐球菌。值得注意的是，肾和肝受者的隐球菌感染发生在移植后8～12周或以上，超过了此前报道的供者来源的隐球菌病的潜伏期。因此，从移植到出现症状性疾病的时间是可变的，在一些情况下，潜伏期可能比先前描述的更长。早期识别潜在的供体衍生感染可以治疗/预防同一捐赠者的其他受者。一旦获得阳性血培养结果，应立即将此信息传达给所涉及的移植团队，以便对移植器官受者进行适当的管理。

鉴于SOT术后隐球菌病的临床表现并不典型，通常很难根据症状表现而对隐球菌病进行确诊，因此实验室检查和辅助检查对其早期诊断尤为重要。常用的辅助诊断方法主要包括影像学检查、真菌学镜检和培养、血清学检查、组织病理学检查及分子生物学检查等。

影像学检查在肺隐球菌病和中枢神经系统隐球菌病的诊断中较为常用。隐球菌脑病头颅CT早期多无明显改变，或仅可发现隐球菌性肉芽肿及软化病灶，低于MRI对隐球菌病灶的检出率。

墨汁染色是最常用的一类隐球菌检查，可检测血液、脑脊液等样本。虽然血液标本易收集，但其检出率显著低于脑脊液。一般认为，脑脊液墨汁染色涂片镜检是诊断隐球菌脑病最直接、经济而快速的诊断方法，具有较为理想的灵敏度。显微镜下可见到被染色的有荚膜菌体呈球形，直径5～20μm，有或无出芽。印度墨汁染色的灵敏度和特异度不一，常依赖于隐球菌滴度和观察者的经验，文献报道在非获得性免疫缺陷综合征相关的隐球菌病病人中，印度墨汁染色灵敏度为30%～50%。取样时应避开血管和坏死组织，裂解的白细胞、其他组织细胞、无致病性的酵母菌可造成染色结果的假阳性，在一定程度上限制了印度墨汁染色的临床应用。过碘酸-雪夫（PAS）染色、阿尔辛蓝染色法、Grocott-Gomorri乌洛托品银染色亦是隐球菌染色的常用方法，隐球菌在Grocott-Gomorri乌洛托品银染色下呈黑褐色、中央留白，极易辨认，较印度墨汁染色敏感，是近年来显示新生隐球菌的最佳染色方法。

真菌培养和鉴定依然是诊断隐球菌病的金标准，其局限性在于对样品采集要求较高。组织病理学检查有助于补充病原学诊断，提高治疗质量，是深部真菌感染诊断的重要方法之一。对于SOT术后合并隐球菌感染的病人，组织病理检查通过染色可查见带有荚膜的隐球菌，离心后的样本比墨汁涂片具有更高的灵敏度。

近年来将DNA探针、聚合酶链反应（PCR）探针以及实时荧光定量反转录聚合酶链反应（RT-PCR）技术应用于隐球菌检测中。研究显示，RT-PCR法具有较高的灵敏度和特异度，2～3天可以完成，而且能区别隐球菌变种，可用于隐球菌感染的早期诊断，尤其适用于痰液、支气管肺泡灌洗液以及经支气管吸出物中隐球菌的检测，缺点是对仪器和操作人员有一定要求。

血清或脑脊液隐球菌荚膜抗原检测近年来被推荐作为隐球菌病的常用检测方法，尤其适用于隐球菌性脑膜炎的诊断。资料显示，单纯肺隐球菌病病人的血清抗原检测阳性率低于隐球菌脑病及感染播散的病人。乳胶凝集试验和酶联免疫吸附试验是目前应用最为广泛的对隐球菌抗原定性或半定量的检测方法，其灵敏度和特异度分别在93%～100%和93%～98%。病程极早期真菌负载量过低、检测标本储存不当，有可能造成假阴性。商品化的乳胶凝集反应试剂盒操作简单，反应迅速。该技术采用免疫凝集原理，用有色乳胶颗粒包被抗隐球菌可溶性抗原单克隆抗体，定性或半定量测定病人体液（包括血清、脑脊液、尿液、支气管肺泡灌洗液等）中的隐球菌可溶性抗原。侧流免疫层析法（又称胶体金免疫层析法）是继乳胶凝集试验和酶联免疫吸附试验之后流行起来的方法，文献报道其在血清和脑脊液标本检测中的灵敏度和特异度均超过98%，在尿液标本检测中的灵敏度为85%。这几种抗原滴度的半定量检测法尤其是侧流免疫层析法，目前已有试剂盒流通，因其检测迅速（15分钟左右）、操作简便、对实验室配置要求不高、在室温下稳定、费用经济、对格特隐球菌检测敏感，已成为诸多临床检测机构甚至资源溃乏地区作为隐球菌感染的即时检测手段，但由于抗原清除较为缓慢，以抗原滴度评价治疗效果的应用价值有待进一步评估。

是否常规对供体进行血清隐球菌抗原检测目前仍无定论，但接受未治愈的隐球菌病病人捐献器官，术后感染率较高。故而对一些不明病因的脑炎、肺部结节以及发热的潜在供体，若具有隐球菌病危险因素（长时间使用激素等免疫抑制剂、血液系统肿瘤、细胞免疫功能抑制），应行血清隐球菌抗原检测，不明病因的脑炎病人还应进行脑脊液检查、抗原检测、真菌培养、影像学检查等，排除隐球菌感染。若在捐献后才发现供体存在隐球菌感染，应及时报告并对受者进行预防性治疗。

在移植术后机体免疫抑制状态下Th1细胞反应较Th2细胞反应更易被抑制，而新生隐球菌能诱导Th2反应。临床上对于器官移植术后严重感染的抗真菌治疗过程中，一项重要举措就是减轻机体的免疫抑制，产生向Th1促炎症

反应的偏移。这种状态有利于感染的控制，但可能会引发移植物排斥反应或免疫重建炎症综合征（IRIS）。文献报道IRIS在实体器官移植中的发生率为5%～11%，多在抗真菌治疗开始后的4～6周、免疫抑制剂减量时发生，病死率可高达36%。IRIS被认为是一种过度或失调控的抗原诱导的炎症反应，临床症状和隐球菌活动性感染相似，在隐球菌脑病的病人中发生较多。当合理抗真菌治疗、微生物学检查阴性、临床症状好转的情况下突然病情加重，出现脑水肿、新出现或加重的中枢神经系统病变、淋巴结炎、脊髓蛛网膜炎、肺结节、无菌性或复发性脑膜炎时，需要考虑IRIS的可能，易被误诊为抗真菌治疗失败并增加排斥反应风险。尽管诸多炎症因子参与了IRIS的发病机制，但并没有可靠的IRIS标志物，因此临床诊断起来比较困难。关于IRIS治疗的最佳方案目前尚无公论。首先是保证充分、有效的抗真菌治疗。若无证据显示感染复发或抗真菌药物耐药，即便发生IRIS，亦不建议调整抗真菌治疗方案。其次要谨慎、逐步、序贯减少免疫抑制剂用量，避免机体免疫系统过快恢复从而引发IRIS。通常主张首先对激素减量，随后逐步减少钙调磷酸酶抑制剂（环孢素或他克莫司）剂量，切勿骤然停药。尽管曾有报道激素在病情严重、危及生命的IRIS（例如并发ARDS）时有效，但并不主张用激素预防IRIS或控制颅内压。抗TNF-α单克隆抗体、他汀类药物曾被报道治疗这种病例有效，但仍需进一步验证。

（杭州树兰医院呼吸科　陆　明　提供）

23.病例23：男，49岁。反复咳嗽咳痰4个月余。肾移植术后2年，期间服用泼尼松（7.5mg每日1次）和他克莫司（早1.0mg，晚1.0mg、0.5mg交替使用）。

胸部CT：双肺多发结节、空洞影（图3-138）。

【诊断】肺隐球菌病。

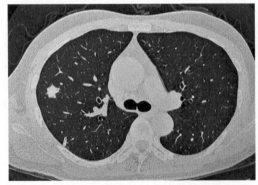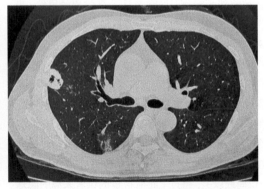

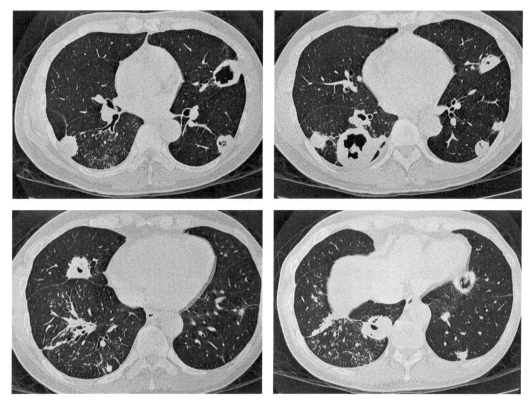

图3-138 胸部CT

【诊断依据】中年男性，肾移植病史2年，期间服用激素和他克莫司，存在免疫抑制，病史较长，无发热症状，仅有咳嗽、咳痰，双肺胸膜下分布多发大小不等的结节、空洞影，首先考虑肺隐球菌病。病人行经皮肺穿刺活检，病理：送检组织大部分为坏死组织，伴灶性泡沫细胞反应，其内见大量圆形物，结合HE形态、免疫组化及特殊染色结果，病变符合隐球菌感染。给予氟康唑0.4g每日1次治疗1个月后复查，病变有所吸收，部分空洞闭合（图3-139）。

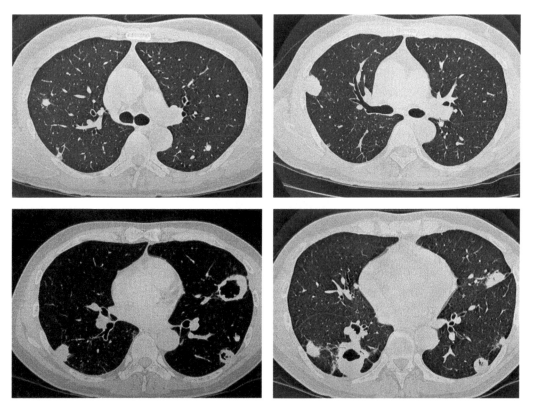

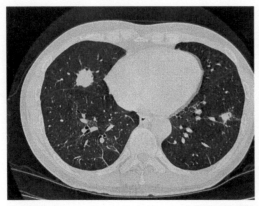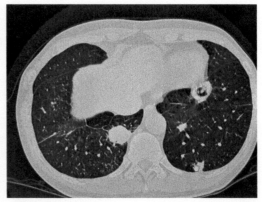

图3-139　病变较前略有吸收

【分析】侵袭性真菌感染仍然是实体器官移植（SOT）受者发病率和死亡率的主要原因。根据美国移植相关感染监测网络联盟15个移植中心提供的5年监测数据，在1063例器官移植受者中确定了1208种真菌感染。SOT受者第一次侵袭性真菌感染的1年累积发生率为小肠（11.6%）、肺（8.6%）、肝（4.7%）、心脏（4.0%）、胰腺（3.4%）和肾。最常见的侵袭性真菌感染是侵袭性念珠菌病，占53%，其次是侵袭性曲霉病（19%）、隐球菌病（8%）、非曲霉霉菌病（8%）、地方性真菌病（5%）和毛霉病（2%）。

隐球菌感染是SOT受者中常见的真菌感染之一，但在同种异基因造血干细胞移植（allo-HSCT）受者中极为罕见，原因尚不确定。血液系统肿瘤病人行HSCT后继发隐球菌感染的病例报道在10例左右，其治疗方法及预后各自不一。Sun等报道，根据美国移植中心的数据，2001—2005年，进行了相似数量的SOT和HSCT，17 226例SOT病人中隐球菌感染率占9%，而16 390例HSCT病人中仅有9例发生隐球菌感染，发生率为0.05%。尽管同种异体移植的频率比自体移植的频率高（1991年至2007年为134 746对122 795例），但大多数隐球菌病例涉及自体受者。隐球菌对中枢神经系统的亲和力最高，且临床可存在无症状中枢神经系统隐球菌感染。Mendpara等报道了1例多发性骨髓瘤（MM）病人在自体HSCT后4个月，发生隐球菌性脑膜炎。Miniero等报道了1例急性淋巴细胞白血病（ALL）病人在自体HSCT术后60余天发生隐球菌性脑膜炎而死亡。Rimek等报道了1例急性髓系白血病（AML）病人在自体造血HSCT后发生隐球菌性脑膜炎而死亡。Chaaban等报道1例T细胞淋巴瘤病人自体HSCT后发生隐球菌脑炎，给予两性霉素B（AmpB）、5-氟胞嘧啶（5-FC）治疗后好转。Oliver等报道了1例B-ALL病人接受Allo-HSCT术后1年发生肾隐球菌感染、肾衰竭，经AmpB、氟康唑治疗后好转。Aghazadeh等报道了1例64岁老年AML-M3男性病人，经HSCT术后6个月后意识丧失，经检查为隐球菌感染引起的脑膜炎，经AmpB治疗后无效，因呼吸衰竭而死亡。Park等报道了1例47岁AML女性病人，行HSCT治疗后，再次复发，且发生皮肤播散性隐球菌感染，经AmpB治疗后好转。

HSCT受者的胸腺再生可以使T细胞更有效地对抗隐球菌。另外，以促炎症细胞因子（例如干扰素-γ）的产生为特征的Th1细胞反应可预防隐球菌病，而与IL-10的诱导相关的Th2细胞反应与疾病进展相关。在HSCT受者中，预处理方案导致宿主组织特别是肠黏膜的损伤，并刺激炎症细胞因子的分泌。在同种异体移植受者中，这些细胞因子进一步激活抗原递呈细胞，最终激活供体T细胞，导致Th1细胞增殖。尽管诱导Th1反应会引起急性移植物抗宿主病的风险，但可能会使他们不易受到隐球菌感染。另一方面，在自体HSCT受者中，Th1细胞因子的产生和信使RNA表达受到严重损害，而Th2细胞因子的水平在移植后的前100天内相对较高。强大的Th1反应可能在异基因HSCT受者中预防隐球菌病，而显性Th2表型可能解释自体HSCT受者对隐球菌病的易感性。由于Th2反应在自体移植后的早期占主导地位，并逐渐消失，因此，这种情况也解释了为什么自体HSCT受者中隐球菌病的发生早于SOT受者（12天～4个月vs移植后18个月）。最后，对于异基因HSCT受者而言，氟康唑预防性的广泛使用有助于减少隐球菌感染，这可能与异基因HSCT受者中的隐球菌病发生率低有关。

（柘城县人民医院临床药师　许兰波　提供）

24.病例24：女，40岁。头痛3天，胡言乱语2天。病人3天前出现头痛，主要位于前额顶部，胀痛为主，2天前出现胡言乱语，2小时前反应淡漠，于2018-03-30入院诊治。既往有慢性肾病、IgA肾病病史，长期服用激素治疗，有2型糖尿病、高血压病史2个月。

胸部CT（2018-03-30）：双肺弥漫分布小结节影（图3-140）。

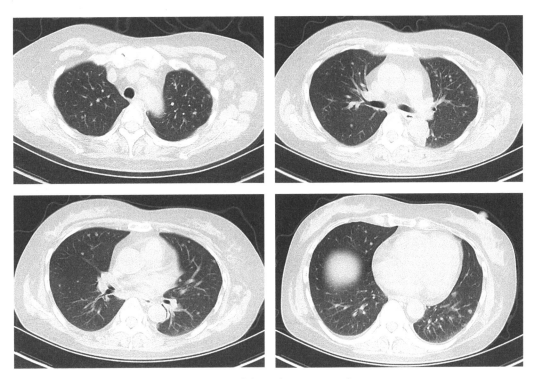

图3-140　胸部CT（2018-03-30）

【诊断】肺隐球菌病并隐球菌性脑膜炎。

【诊断依据】青年女性，既往有慢性肾病、糖尿病病史，长期服用激素治疗，存在免疫低下。突发神经系统症状，胸部CT示双肺多发小结节影，提示肺、脑受累，病人无肿瘤病史，首先考虑感染性疾病。感染性疾病同时累及肺、脑者以结核、诺卡菌、隐球菌感染多见。结核感染多有低热、盗汗等结核中毒症状，本例暂不支持；诺卡菌感染多导致急、慢性化脓性炎症，血行播散性病变多以结节、空洞为主，本例均为结节影，暂不支持该诊断；病人神经系统症状以头痛为主，呼吸系统症状不明显，首先考虑肺隐球菌病并隐球菌性脑膜炎诊断。查体：神志不清，BP 155/105mmHg，颈强。入院后行颅脑CT检查未见异常，超敏C反应蛋白119.1mg/L，行腰椎穿刺，见清亮的脊液流出，测压190mmH$_2$O，血糖4.4mmol/L。脑脊液常规：有核细胞计数5.0个/μl、潘氏试验弱阳性；脑脊液生化：蛋白定量67.0mg/dl（正常值12～60）、糖定量1.0mmol/L（正常值2.52～5.04）、氯化物116.2 mmol/L（正常值120～132 mmol/L）。脑脊液涂片找到新生隐球菌（图3-141），未找到抗酸杆菌；脑脊液培养：新生隐球菌（图3-142）。病人肺隐球菌病并隐球菌性脑膜炎诊断明确，自动出院。

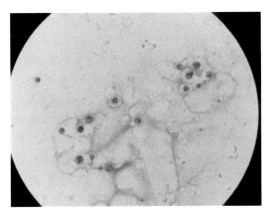

图3-141　新生隐球菌，抗酸染色

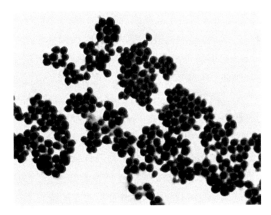

图3-142　菌落直接涂片，革兰染色

【分析】隐球菌有强烈的嗜中枢特点，能利用多种方式侵袭血脑屏障，逃脱和麻痹宿主免疫监视，进入中枢神经系统(central nervous system, CNS)，引发严重和致命的隐球菌性脑膜炎。Rajasingham等研究发现，每年全球约新发生22万例隐球菌性脑膜炎病例，其中大多数(73%)发生在撒哈拉以南非洲，约18万例死亡。与欧美国家隐球菌性脑膜炎多以获得性免疫缺陷综合征相关不同，我国日益增多的病例报道主要以无基础疾病的免疫功能正常者为主。

隐球菌在侵入宿主的过程中，隐球菌和宿主两方面的多重因素参与了该过程的发生：隐球菌自身结构的荚膜多糖、黑色素、脲酶、磷脂酶B$_1$、透明质酸等毒力因子都能够共同促进隐球菌对中枢神经系统的感染；跨内皮细胞途径（即内皮细胞胞吞胞吐）、特洛伊木马机制、细胞旁途径等在隐球菌侵袭宿主过程中起重要作用。此外，脑脊液中缺少可溶性抗隐球菌因子，易导致严重的中枢神经系统感染。哺乳动物脑组织特殊营养微环境有利于隐球菌的生长及毒性增强，促进其穿过血脑屏障，也是隐球菌具有较强嗜中枢性的重要原因。

隐球菌主要经无症状的肺部感染后穿越肺泡毛细血管屏障进入血循环播散至CNS。隐球菌侵入肺泡-毛细血管屏障的分子机制与隐球菌在吞噬细胞内生存和肺微血管内皮细胞的黏附及宿主细胞破坏有关。大量研究证明，隐球菌引起CNS感染的关键在于顺利通过血脑屏障。血脑屏障是介于血液和脑组织之间的对物质通过有选择性的动态界面，由脑微血管内皮细胞及其细胞间紧密连接、毛细血管基底膜及嵌入其中的周细胞、星形胶质细胞足突和极狭小的细胞外隙共同组成的细胞复合体，将血液循环与CNS分开，使CNS保持一个动态平衡的环境。隐球菌可依赖3种不同的途径，包括跨内皮细胞途径、特洛伊木马机制及细胞旁途径穿越血脑屏障引发隐球菌性脑膜炎。

跨内皮细胞途径：隐球菌可通过对脑微血管内皮细胞的黏附、融合，进而穿越微血管内皮细胞进入中枢神经系统。Chang等利用透射电子显微镜观察到了隐球菌能够被吞噬进入内皮细胞，且胞内被吞噬的隐球菌由膜性小泡状结构包裹，6小时后隐球菌穿出内皮细胞，到达体外血脑屏障模型的基膜侧。隐球菌存在特异性的配体，能与仅在神经细胞和（或）脉络丛细胞上才有的受体结合。隐球菌与血管内皮细胞相互作用过程中，内皮细胞表面可观察到微绒毛样突起，这一内皮细胞的肌动蛋白骨架结构的改变，需要宿主细胞膜表面受体CD44分子与隐球菌表面配体透明质酸特异性结合，导致脑血管内皮细胞骨架重组，形成伪足吞没隐球菌。CD44是属于黏附因子家族的跨膜糖蛋白，定位于脑血管内皮细胞脂筏(lipid rafts)，可以在细胞膜和胞质间流动，这种流动的膜结构可能是其信号转导机制的基础。脂筏是质膜上富含胆固醇和鞘磷脂的微结构域(microdomain)。在黏附过程中，脂筏结构是多种分子相

互作用的平台，富集CD44受体分子和信号转导分子以及骨架蛋白，发挥"脚手架"作用。新生隐球菌感染脑微血管内皮细胞后，CD44分子再分配于脂筏中，由胞质向细胞膜再聚集，经过一系列信号转导使细胞骨架肌动蛋白重排，使新生隐球菌进入宿主细胞。透明质酸由隐球菌的*CPSI*基因编码，突变株CPSl△会引起隐球菌细胞壁及荚膜超微结构改变，与脑微血管内皮细胞的黏附率较野生株下降2/3。有研究表明，透明质酸酶能够抑制隐球菌与血管内皮细胞的黏附能力，并且不同菌株与内皮细胞的黏附能力与其细胞壁透明质酸含量相关。若用CD44分子特异性中和抗体，也能够有效阻断隐球菌同内皮细胞的黏附。另一种存在于脑微血管内皮细胞上，与透明质酸结合的受体为透明质酸介导的运动性受体(receptor for hyaluronic acid-mediated motility, RHAMM)，与CD44一样定位于脂筏。体外实验证实，CD44和*RHAMM*基因敲除的脑血管内皮细胞不易受侵袭。脂筏抑制剂辛伐他汀使脑内菌量降低约6倍。HIV-1gp41～190可以诱导脑微血管内皮细胞膜脂筏和CD44重新分布和高表达，从而促进新生隐球菌对血管内皮的黏附侵袭。S100A10蛋白是钙结合蛋白家族中S100蛋白家族中的一员，存在于很多细胞的胞质和胞核中，与细胞的胞吞胞吐、物质转运等密切相关。有学者发现，在抑制S100A10蛋白表达后，微血管内皮细胞内Ca^{2+}浓度明显下降，细胞对隐球菌的内吞作用降低，从而减少内皮细胞与隐球菌的融合及内吞；而当隐球菌与正常内皮细胞接触及融合时，通过光谱技术可以观察到S100A10蛋白明显上调，成为跨细胞膜转运机制的又一佐证。

特洛伊木马机制：隐球菌侵入人体后，单核巨噬细胞主动识别外来微生物病原体后进行吞噬，但是隐球菌能够在巨噬细胞中存活和复制。隐球菌利用单核巨噬细胞作为一种载体和伪装的工具，让免疫系统无法监测，从而穿过血脑屏障引发中枢神经系统的感染。

细胞旁途径：指病原微生物通过细胞连接间隙渗透通过血脑屏障，该过程中可伴随或不伴随细胞间的紧密连接的破坏。有证据表明，脲酶能够促进隐球菌侵入脑血管内皮细胞，机制可能是尿素或其他含氮物质分解后，血氨浓度增加，促进隐球菌与血管内皮细胞的黏附，影响血管内皮细胞与星形胶质细胞的连接，破坏血脑屏障的完整性。隐球菌还可利用宿主血液中的蛋白水解酶破坏血管完整性，利用纤溶酶系统增强其侵袭宿主血脑屏障的能力。将隐球菌与小鼠血浆共孵化后，血浆中富含的纤维蛋白溶解酶原可与隐球菌细胞壁蛋白酪氨酸残基结合，覆盖在菌体表面，通过信号转导活化成纤维蛋白溶解酶，有效降解胶原蛋白、纤维蛋白等结构蛋白，激活其他蛋白水解酶，如基质金属蛋白酶(matrix metallopmteinases, MMPs)，通过降解微血管内皮细胞间的紧密连接蛋白，使内皮细胞间隙疏松，从而增加隐球菌旁路途径入侵，增强其对血脑屏障的

侵袭性。此外，隐球菌可与脑微血管内皮基底膜层粘连蛋白受体识别并结合，从而破坏层粘连蛋白的组分，导致神经纤维网水肿，改变内皮细胞间的紧密连接，促进隐球菌通过紧密连接入侵CNS。细胞旁途径是隐球菌破坏血脑屏障的完整性、顺利通过宿主血脑屏障的重要补充途径。

除了已经发现隐球菌侵袭中枢的致病因子的作用以及隐球菌突破血脑屏障的3条公认途径之外，隐球菌还可能利用其他机制侵犯血脑屏障。未来有必要进一步进行深入研究，获取有效治愈隐球菌脑膜炎的新手段。

（浙江省人民医院呼吸科　朱　祈　提供）

25.病例25：男，43岁。干咳1个月余。门诊胸片示右肺及左下肺感染，于2018-07-20入院诊治。

胸部CT（2018-07-21）：双肺多发结节、斑片、实变影（图3-143）。

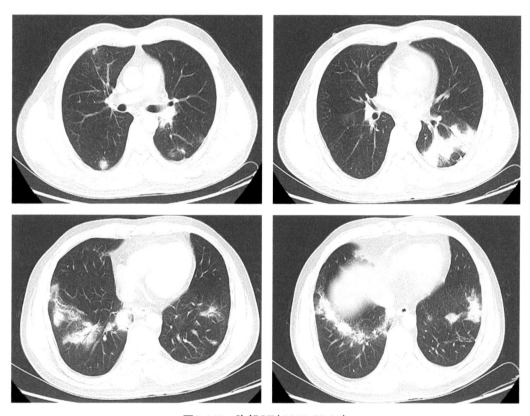

图3-143　胸部CT（2018-07-21）

【诊断】肺隐球菌病

【诊断依据】青年男性，既往体健。胸部CT双肺多发结节、斑片、实变影，支气管充气征明显。病人仅有干咳症状，病史较长，影像较重，首先需除外隐球菌感染可能。入院查体无阳性体征，辅助检查：血常规示白细胞$8.0×10^9$/L、中性粒细胞0.717；红细胞沉降率68mm/h；C反应蛋白43.0mg/L；随机血糖5.8mmol/L；出凝血时间、D-二聚体、PCT、ADA、甲状腺功能、CEA、肝功能、肾功能、肺炎支原体、肺炎衣原体、呼吸道病毒七项、HIV阴性。心电图：提示窦性心动过速，电轴不偏。入院后给予头孢米诺抗感染，病人诉咳嗽减轻，偶伴气促。2018-07-24行支气管镜检查：双下肺支气管黏膜稍充血、肿胀，管腔通畅。灌洗液、刷片等均未见异常。2018-07-26出现发热，体温37.5℃。复查胸部CT（2018-07-27）：病变较前进展，实变明显，增强扫描可见强化（图3-144）。改用哌拉西林/他唑巴坦联用左氧氟沙星抗感染治疗，发热缓解。γ-干扰素释放实验阴性；G试验阴性；GM试验：0.88↑；隐球菌荚膜抗原检查阳性。复查胸部CT（2018-08-03）：病变较前进展（图3-145），考虑隐球菌感染，转上级医院诊治。2018-08-10行经皮肺活检，病理：肺隐球菌病，给予氟康唑400mg每日1次静脉滴注治疗。1个月后复查（2018-09-28），病变吸收，实变内见空洞形成（图3-146）。继续治疗3个月（2019-01-12），病变明显吸收（图3-147）。

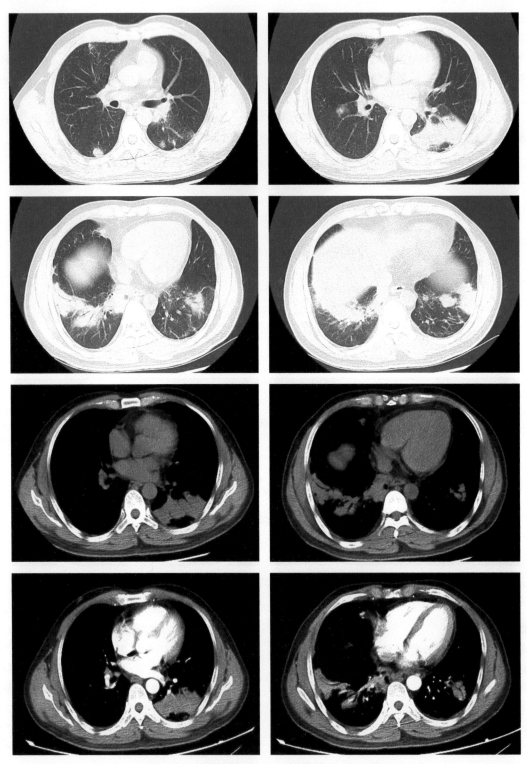

图3-144 病变较前进展,实变明显(2018-07-27)

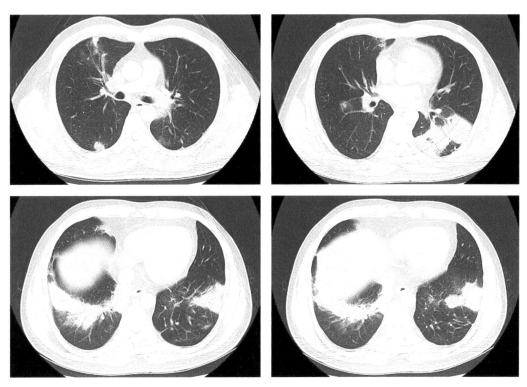

图3-145 病变较前进展（2018-08-03）

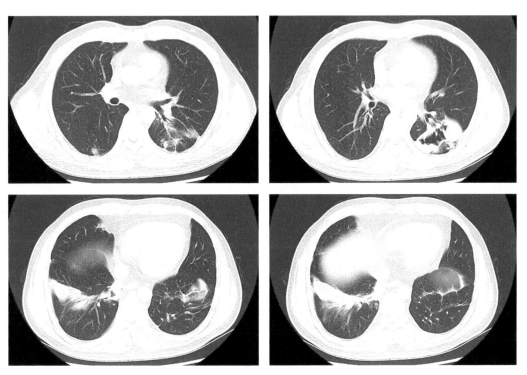

图3-146 病变吸收（2018-09-28）

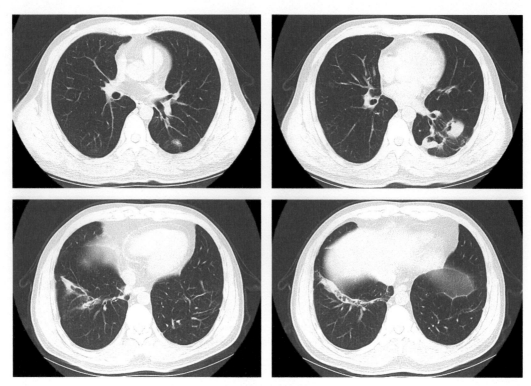

图3-147　病变较前明显吸收（2019-01-12）

【分析】尽管可能存在着消化道和皮肤感染途径，隐球菌病绝大多数因吸入感染性繁殖体导致，例如吸入荚膜发育不良的酵母细胞或在自然环境中有性繁殖产生的1~2 μm的孢子。隐球菌繁殖体到达并沉积于肺泡，在肺泡巨噬细胞的防御作用下可能产生3种结局：①完全清除病原体且不引起宿主反应。②形成肺-淋巴小结节，隐球菌可在其中存活但呈休眠状态，形成一种无临床表现的潜在感染状态；当机体免疫功能受损时，存活于肺-淋巴小结节中的隐球菌即开始复制，并向肺-淋巴小结节以外的组织或器官播散，这种病原菌的再激活可能是实体器官移植受者隐球菌病最重要的发病形式。③形成肺实质或其他组织的侵袭性隐球菌病，这可能源于隐球菌初始感染或病原体的再激活。

人类隐球菌病的传染性颗粒是酵母（其营养生长形式）和孢子（性发育的产物）。由于与分离大量纯孢子相关的技术挑战，绝大多数隐球菌发病机制的研究都采用了易处理的酵母形式。在没有调理作用的情况下，酵母不能被吞噬细胞有效地吞噬，这主要是由于其细胞表面上存在多糖荚膜，有效地掩盖免疫反应性表位，从而阻止有效宿主免疫细胞的吞噬作用。然而，一旦被吞噬，隐球菌酵母可以在酸化的吞噬溶酶体内存在并生长，可能会避免额外的免疫监视。最后，酵母可以通过引起吞噬细胞破裂或通过胞吐作用通过非溶解性出口逃逸吞噬细胞。这些特征（吞噬作用抗性、细胞内存活和有效逃逸）都与隐球菌引起疾病的能力有关。孢子也被证明在小鼠鼻内感染模型中

引起小鼠疾病。然而，与酵母不同，孢子在没有调理作用的情况下在体外快速有效地被吞噬。孢子表面含有暴露的1,3-β-D-葡聚糖、甘露糖、壳多糖和其他免疫反应性糖类，可能促进吞噬细胞的识别和摄取。一旦进入吞噬细胞，孢子就会萌发成酵母并无性繁殖。这些孢子衍生的酵母复制，存在于吞噬溶酶体内，并以与吞噬酵母无法区分的方式逃逸吞噬细胞。

许多通过肺部进入的致病微生物如细菌和真菌已经形成了逃避清除的策略，使它们能够在肺部定植、逃逸并传播到其他组织。关于人类真菌病原体吸入的孢子是如何引起感染并扩散到身体其他部位的机制知之甚少。为了确定隐球菌的不同传染性颗粒引起播散性疾病的机制，Walsh等将无毒酵母菌株与有性繁殖期间产生的孢子后代进行比较。虽然来自几种菌株的酵母和孢子都会导致致命疾病，但是孢子感染小鼠大脑中的真菌负荷却一直较高。为了确定这种差异的基础，研究者比较了无毒酵母菌株和来自其有性繁殖的孢子后代的发病机制。研究发现，由无毒酵母产生的孢子在小鼠吸入感染模型中引起了致命的疾病，这种结果差异与孢子优先传播到淋巴系统有关。具体而言，感染孢子的小鼠早在感染后一天就在其肺引流淋巴结中携带隐球菌，而感染酵母的小鼠则没有。此外，当感染肺部缺乏免疫细胞的小鼠时，其淋巴中没有发现孢子。这表明免疫细胞不是保护小鼠免受孢子感染，而是将孢子从肺部移到淋巴系统，然后孢子可以扩散到大脑。吞噬细胞耗竭实验表明，在感染早期，这种向淋巴结的传播

依赖于CD11c⁺吞噬细胞，且这些相关性主要与肺泡巨噬细胞（而非肺树突状细胞）有关，表明宿主免疫细胞在优先孢子运输中的关键作用。增加的CD11c⁺吞噬细胞吞噬孢子并传播到淋巴结为特洛伊木马传播模型提供了强有力的支持。研究者认为，感染肺的孢子被CD11c⁺吞噬细胞吞噬，并在吞噬细胞内存活，且被运输到肺的引流淋巴结。一旦它们到达淋巴结，孢子就可以进入血液，此时它们可以进入其他组织，包括大脑。总之，这些数据支持一种模型，孢子利用免疫细胞的吞噬作用逃离肺并进入其他组织，例如中枢神经系统，从而导致致命疾病。

（广汉市人民医院呼吸科　颜小艳　提供）

26.病例26：男，56岁。头晕、复视8小时。病人入院前8小时出现头晕、复视，步态不稳，恶心未呕吐。自测血压157/83mmHg，自服厄贝沙坦片1片，头晕症状好转。1小时前上述症状加重，恶心、呕吐一次，呕吐物为胃内容物，遂来我院，门诊查颅脑CT提示多发腔隙性脑梗死，于2019-04-25以"急性脑血管病"收入院。吸烟史40年，平均每日15支；饮酒史25年，每天约半斤白酒。煤矿一线工作（采煤、掘进）1年。查体：T 35.8℃、P 66次/分、R 20次/分、BP 141/93mmHg。神清语利，自主体位，查体合作。神经系统查体：双侧巴氏征阳性，余无异常。辅助检查：血常规示白细胞6.38×10⁹/L、嗜酸性粒细胞0.68×10⁹/L、中性粒细胞0.53、嗜酸性粒细胞0.107、HGB 141g/L、PLT 197×10⁹/L；尿常规、肝肾功能、电解质、血糖、血脂正常。颈部血管超声：双侧颈动脉内中膜增厚并多发斑块形成，双侧椎动脉走行弯曲，右侧锁骨下动脉起始段斑块形成。心脏超声：左心室舒张功能减低。腹部超声：脂肪肝，胆囊壁充盈不良，前列腺稍大伴钙化，胃肠道胀气。头部MRA扫描未见明显异常。

颅脑磁共振（2019-04-28）：左侧小脑异常强化病灶（红箭）（图3-148）。

胸部CT（2019-04-29）：右肺下叶可见团块影，大小约为2.9cm×3.2cm，CT值约为14HU，其内可见气体密度影，增强扫描未见明显异常强化，双肺可见多发斑片影，边界欠清，纵隔内可见增大淋巴结影，双侧局部胸膜增厚（图3-149）。

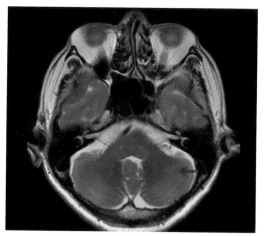
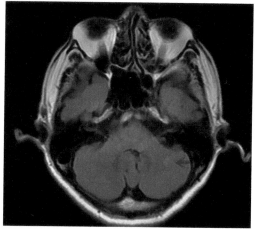

图3-148　颅脑磁共振（2019-04-28）

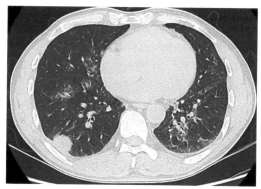
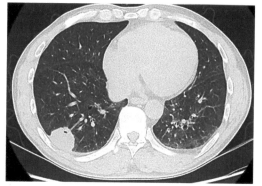

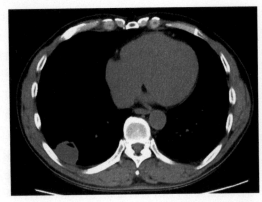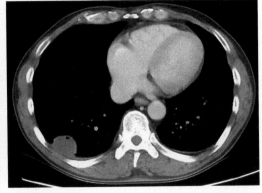

图3-149　胸部CT（2019-04-29）

【诊断】肺隐球菌病并隐球菌性脑膜炎。

【诊断依据】中年男性，既往体健，突发头晕、复视、恶心、呕吐，颅脑磁共振示左侧小脑异常强化病灶，胸部CT示右肺下叶团块影，邻近胸膜增厚，向心端小空洞影，增强扫描未见明显异常强化，首先考虑感染性疾病，隐球菌、诺卡菌、结核感染可能。病人无免疫功能缺陷，肺部、颅脑病变局限，提示肉芽肿病变可能性大，暂不考虑诺卡菌感染。隐球菌性脑膜炎通常亚急性或慢性起病，临床上更容易出现头痛、视力及听力的损害，结核性脑膜炎病人常呈急性或亚急性起病，更易出现发热、咳嗽及意识障碍。本例症状主要表现为头晕、复视，符合肺隐球菌病并隐球菌性脑膜炎诊断。病人头晕、复视、走路不稳等症状无好转，且呈进行性加重，2019-05-03出院，去上级医院就诊。2019-05-23行肺肿块穿刺，病理：纤维组织增生，炭末沉着伴坏死，坏死组织内可见真菌荚膜样病变，考虑隐球菌病。2019-05-24病人再次入院，给予氟康唑400mg/d静脉滴注。辅助检查：血常规示白细胞8.34×10⁹/L，嗜酸性粒细胞计数0.63×10⁹/L、中性粒细胞0.644、嗜酸性粒细胞0.076、HGB 143g/L、PLT 199×10⁹/L；C反应蛋白4mg/L；红细胞沉降率16mm/h；PCT 0.09ng/ml；乙肝、丙肝、HIV、梅毒阴性。痰涂片（细菌、真菌、抗酸杆菌）未见异常；痰培养：正常菌群。复查颅脑MRI（2019-05-27）：左侧小脑斑点状异常强化病灶，较前缩小（图3-150）；胸部CT：较前无明显变化。2019-05-29行腰穿，脑脊液常规：无色透明、压力150mmH₂O、有核细胞总数322×10⁶/L（0～20）、白细胞312×10⁶/L（0～10）、多核细胞比例18%、单核细胞比例62%；脑脊液生化：葡萄糖0.79mmol/L（2.5～4.1）、氯116.1mmol/L（120～130）、ADA 8.5U/L（0～8）、LDH 84.8U/L（0～40）、总蛋白2.16g/L（0.16～0.40）、白蛋白795.50mg/L（80～250）；脑脊液免疫球蛋白：IgA

0.12g/L（0～0.06）、IgG 1.22g/L（0.1～0.4）、IgM 0.22g/L（0～0.13）；未检出抗酸杆菌；未检出肿瘤细胞；墨汁染色未检出新生隐球菌。2019-05-31出现一过性胡言乱语，左侧肢体肌力减低，左侧肌力查体Ⅴˉ，病理征阴性，给予甘露醇125ml每日2次静脉滴注治疗。病人脑部症状仍无改善，呼吸道症状不明显，鉴于医院无两性霉素，2019-06-01转往上级医院治疗。入院后给予氟康唑0.2g静脉滴注联合氟胞嘧啶1g 6小时1次口服治疗。2019-06-02行腰穿，脑脊液常规：淡红色微浑、有核细胞总数2000×10⁶/L、白细胞320×10⁶/L、多核细胞比例40%、单核细胞比例60%；脑脊液生化：葡萄糖1.36mmol/L、氯117.1mmol/L、蛋白1.84g/L。血新生隐球菌荚膜多糖抗原72.24μg/L（<5.00）；脑脊液新生隐球菌荚膜多糖抗原>100μg/L（<6.00）、新生隐球菌抗原阳性。2019-06-05给予两性霉素B 5mg泵入，逐渐加量5mg/d，2019-06-11加量至35mg/d。复查血新生隐球菌荚膜多糖抗原27.29μg/L（<5.00）；脑脊液新生隐球菌荚膜多糖抗原100μg/L（<6.00）、新生隐球菌抗原阳性。2019-06-25行腰穿，脑脊液常规：无色透明、有核细胞总数100×10⁶/L、白细胞26×10⁶/L、多核细胞比例10%、单核细胞比例90%；脑脊液生化：氯124.1mmol/L、蛋白1.17g/L。复查血新生隐球菌荚膜多糖抗原39.94μg/L（<5.00）；脑脊液新生隐球菌荚膜多糖抗原>100μg/L（<6.00）、新生隐球菌抗原阳性。2019-07-01复查血常规：嗜酸性粒细胞计数1.16×10⁹/L、嗜酸性粒细胞百分比16.7%。病人头晕、头痛、走路不稳症状明显改善，2019-07-04出院，给予氟康唑200mg每日2次口服治疗。复查颅脑MRI（2019-09-02）：病变完全吸收（图3-151）；胸部CT：较前略有吸收。辅助检查：血常规示白细胞7.93×10⁹/L、嗜酸性粒细胞0.09×10⁹/L、中性粒细胞68%、红细胞沉降率4mm/h。

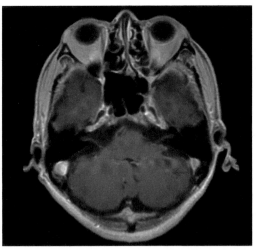
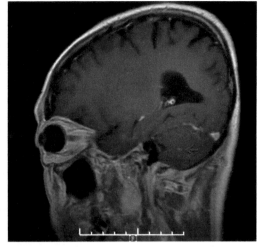

图3-150　病变较前缩小（2019-05-27）

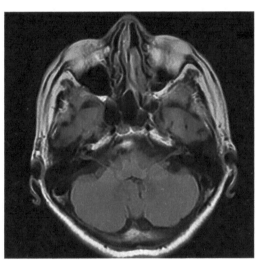
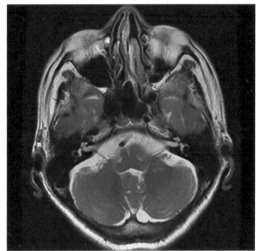

图3-151　病变完全吸收（2019-09-02）

【分析】非HIV感染病人隐球菌性脑膜炎的临床表现多种多样。大部分病人呈慢性发病，在诊断前已有症状，可长达数月，常见临床表现为亚急性或慢性脑膜炎的症状和体征；约50%的病人可见发热。典型情况下，2～4周出现头痛、嗜睡、人格改变和记忆丧失。临床表现主要包括发热（低热和中等度发热）、渐进性头痛、精神和神经症状（精神错乱、易激动、定向力障碍、行为改变、嗜睡等）。颅内压增高往往比较明显，头痛、恶心呕吐较剧烈；病情进展可能累及脑神经（动眼神经、展神经、视神经等），出现脑神经麻痹（表现为听觉异常或失聪、复视或视物模糊、眼球外展受限等）和视盘水肿，脑实质受累可出现运动、感觉障碍，脑功能障碍，癫痫发作和痴呆等临床表现。查体可有脑膜刺激征。中枢神经系统感染可同时伴发肺部或其他部位播散性感染，但大多数不伴有其他感染的临床表现。与非HIV/AIDS的隐球菌性脑膜炎病人相比，HIV感染病人隐球菌性脑膜炎的临床症状无明显差异，但HIV病人症状持续时间较非HIV感染者长，且更不典型。

由于隐球菌性脑膜炎的亚急性发作及非特异性表现，及时诊断可能会有困难。对于任何伴有发热、头痛及中枢神经系统相关体征或症状的免疫功能受损病人，或表现出亚急性或慢性脑膜炎的免疫功能正常个体，均应考虑新生隐球菌性脑膜炎的可能。进一步行腰椎穿刺检查，若存在神经系统定位体征、视盘水肿或精神状态受损的情况，应行放射影像学检查。通过脑脊液培养、印度墨汁染色和（或）隐球菌抗原检测来对脑脊液仔细评估，以明确诊断。

本例脑脊液免疫球蛋白IgA、IgG、IgM结果均升高，通常情况下IgA、IgG、IgM均升高可见于脑外伤合并蛛网膜下腔出血及颅内感染等。Reber等研究表明，对脑脊液IgA、IgG和IgM水平进行测定，并结合脑脊液流速、细胞学、乳酸、抗体等结果综合分析，可对中枢神经系统疾病的不同模式进行区别（如细菌性、病毒性、寄生虫性、肿瘤性或脱髓鞘性等），使此类疾病在神经系统学和神经病学诊断中不被遗漏。

目前有三类抗真菌药用于治疗隐球菌性脑膜炎：多

烯类（如两性霉素B），唑类（如氟康唑）及核酸抑制剂（如5-氟胞嘧啶）。在20世纪50年代两性霉素B出现之前，隐球菌性脑膜炎死亡率极高。随着越来越多抗真菌药物的出现，新生隐球菌性脑膜炎的治愈率较前升高，为50%～80%。近年来对于包括免疫功能正常病人在内的非HIV/AIDS相关隐球菌性脑膜炎治疗仍存在一定的争议。2010年美国感染病学会（Infectious Diseases Society of America, IDSA）更新的隐球菌病治疗指南中推荐参照HIV/AIDS相关隐球菌性脑膜炎的治疗方案，即诱导期首选两性霉素B[0.7～1.0mg/（kg·d）]；或两性霉素B脂质体[3～4mg/（kg·d）]联合5-氟胞嘧啶[100mg/（kg·d）]，疗程在4周以上，病情稳定后改用氟康唑治疗。有研究表明，诱导期低剂量两性霉素B联合氟胞嘧啶治疗方案，在非HIV/AIDS相关隐球菌性脑膜炎中可取得较好疗效，对于病情危重病人疗程适当延长（＞10周）可提高其疗效。因此，我国2018年发布的隐球菌性脑膜炎诊治专家共识建议，诱导期推荐首选低剂量两性霉素B[0.5～0.7mg（kg·d）]治疗非HIV/AIDS相关隐球菌性脑膜炎，具有较好的疗效和安全性。但由于两性霉素B的不良反应相对较多，尤其是肾毒性，且其不良反应与累积剂量相关，故宜密切监测血常规、肾功能、电解质。在隐球菌性脑膜炎治疗期间，预防急性肾损伤是基石。在治疗期间，约42%的病人会发生急性肾损伤。在感染HIV的病人中，尿蛋白阳性可能预示着两性霉素相关性急性肾损伤。基于两性霉素B的疗法仍然是治疗肾透析中HIV阴性病人隐球菌病的常见选择。对于肾衰竭，需要通过肾脏调整两性霉素、5-氟胞嘧啶和氟康唑等药物的剂量。如果没有禁忌证，必须联合5-氟胞嘧啶[100mg/（kg·d），分4次服用]治疗，也可以联合氟康唑治疗；而对于有肾功能不全等基础疾病或两性霉素B治疗失败者，国内初步临床研究显示，低剂量氟康唑（400mg/d）效果不佳，建议采用高剂量氟康唑（600～800mg/d）治疗；也可选用伊曲康唑（第1～2天负荷剂量200mg，12小时1次；第3天起维持剂量200mg/d静脉滴注），但对于肾功能不全病人（内生肌酐清除率＜30ml/min）不推荐使用静脉滴注；或选用伏立康唑静脉滴注（第1天负荷剂量每次6mg/kg，12小时1次；第2天起维持剂量每次4mg/kg，12小时1次），但肾功能不全病人（内生肌酐清除率＜50ml/min）也不推荐使用静脉滴注。此外，2016年德国血液病学会在中枢神经系统感染指南中建议，血液系统疾病病人并发隐球菌性脑膜炎治疗首选两性霉素B脂质制剂，主要是考虑到两性霉素B在血液病人应用的不良反应会更大，但国内临床研究显示低剂量两性霉素B也有较好耐受性，故仍推荐首选两性霉素B治疗，并密切监测其不良反应。

当诱导期治疗4周以上，且病情稳定后，可进入巩固期治疗。2000年IDSA隐球菌病治疗指南推荐巩固期选用氟康唑（400mg/d），2010年修订版推荐氟康唑（600～800mg/d），口服治疗至少8周，并指出病人若肾功能正常，氟康唑剂量推荐800mg/d；肾功能不全病人，氟康唑推荐剂量为400mg/d。此后200mg/d维持治疗6～12个月。隐球菌性脑膜炎疗程较长，具体疗程判定宜个体化，结合病人症状、体征消失，脑脊液常规、生化恢复正常，脑脊液涂片、培养阴性，可考虑停药，此外，免疫功能低下基础疾病病人、脑脊液隐球菌涂片持续阳性、隐球菌特异性多糖荚膜抗原检测持续高滴度，以及颅脑磁共振成像示脑实质有异常病灶者疗程均宜相应延长，通常10周以上，长者可达1～2年甚至更长，后期可口服氟康唑治疗。

目前对于难治性隐球菌性脑膜炎没有明确的定义，多指治疗后脑脊液培养持续阳性，临床症状和体征持续无改善，或者尽管抗真菌治疗病人仍因疾病进展而死亡。2010年IDSA指南对隐球菌性脑膜炎持续感染和复发做了大致定义：持续感染指在给予有效抗真菌药物及有效剂量抗真菌治疗4周后脑脊液培养持续阳性；感染复发是指经过治疗脑脊液培养已经转阴性，再次出现培养阳性，且感染的症状和体征在消失后又再次出现。根据这个定义，难治性隐球菌性脑膜炎和持续感染的概念相似。但也有许多文献把持续感染、复发及HIV阳性病人治疗过程中出现免疫重建炎症综合征（IRIS）都归为难治性隐球菌性脑膜炎。

持续感染常见于初始治疗不足、氟康唑耐药、抗真菌药物不能穿透到感染部位（脑实质炎症、隐球菌瘤）；复发常见于氟康唑治疗中耐药性增高、抗真菌治疗依从性不好、新的中枢神经系统隐球菌感染（新的获得性感染、身体其他部位感染播散）。其中，氟康唑耐药性问题引起了临床关注，诱导期单药使用低剂量氟康唑是氟康唑耐药性产生的最主要危险因素，且易导致复发率增高。对复发病人系列菌株的研究发现，存在隐球菌微进化而改变其耐药表型及毒力。

无论是持续感染还是复发病人，一旦诊断，均需立即重新开始更长时间（4～10周）的诱导治疗，推荐联合抗真菌治疗，且药物剂量需加大。联合治疗仍首选两性霉素B和氟胞嘧啶，在资源缺乏或两性霉素B不能耐受时，可选择高剂量氟康唑联合氟胞嘧啶，氟康唑剂量800～1200 mg/d。也有报道采用高剂量氟康唑、氟胞嘧啶和两性霉素B三药联用。应测定持续感染和复发菌株的最小抑菌浓度（MIC），如果氟康唑MIC＞16mg/L或氟胞嘧啶MIC≥32mg/L，或者治疗过程中出现MIC较前升高至少3个稀释度，需考虑更换其他药物治疗。有推荐新的三唑类药物与两性霉素B或氟胞嘧啶联合，如伊曲康唑、伏立康唑、泊沙康唑。鞘内或脑室内给予两性霉素B脱氧胆酸盐（AmBd）并不作为常规推荐，但仍有文献报道，鞘内或脑室内注射两性霉素B联合静脉抗真菌疗效高于仅用静脉治疗，因此针对难治性病例，全身静脉抗真菌治疗失败时，鞘内或脑室内注射可用于补救治疗，但需注意避免并发症的发生。

完成再次诱导治疗后，考虑使用高剂量氟康唑（800～1200mg/d）或伏立康唑（200～400mg，每日2次）或泊沙康唑（200mg，每日4次或400mg，每日2次）补救性巩固治疗10～12周。

近年来发现抗抑郁药舍曲林是治疗隐球菌性脑膜炎的辅助治疗药物，舍曲林是选择性5-羟色胺再摄取抑制剂，通过干扰真菌蛋白质合成而发挥抗隐球菌活性，但具体的作用靶点尚有待阐明。该药和氟康唑具有协同作用，具有时间依赖性。其他的新型抗真菌药物有他莫昔芬（tamoxifen）、INF-γ和粒细胞-巨噬细胞集落刺激因子（GM-CSF）。对于难治性隐球菌性脑膜炎，在抗真菌治疗同时可考虑采用免疫调节辅助治疗，据报道重组IFN-γ的辅助治疗可用于存在细胞免疫缺陷病人。2010年IDSA指南推荐体重≥50 kg的成年病人使用重组IFN-γ100μg/m²（体重＜50kg时，给予50μg/m²），每周3次，共10周。

既往的队列研究显示，隐球菌性脑膜炎后长期神经功能缺损的发生率高达45%，包括认知障碍、视力丧失、共济失调、耳聋和癫痫发作。卒中是隐球菌性脑膜炎相关血管病的罕见并发症，是造成后遗症的原因。早期物理和职业疗法在内的多学科方法是治疗隐球菌性脑膜炎并发症的基石。

（鸡西鸡矿医院呼吸科 张春红 提供）

27.病例27：男，78岁。腹胀、咳嗽半个月。病人半个月前无明显诱因出现腹胀、咳嗽，伴左侧胸部针扎样疼痛，于2014-12-07行胸部CT检查示左肺上叶主动脉弓旁肺不张，增强扫描强化明显，内见血管影（图3-152）。40天后，病人因视物模糊、四肢无力、头晕10余天行颅脑MRI：右顶叶皮髓区花环样异常强化灶伴周边水肿，中心无强化，呈长T_1长T_2信号（图3-153）。

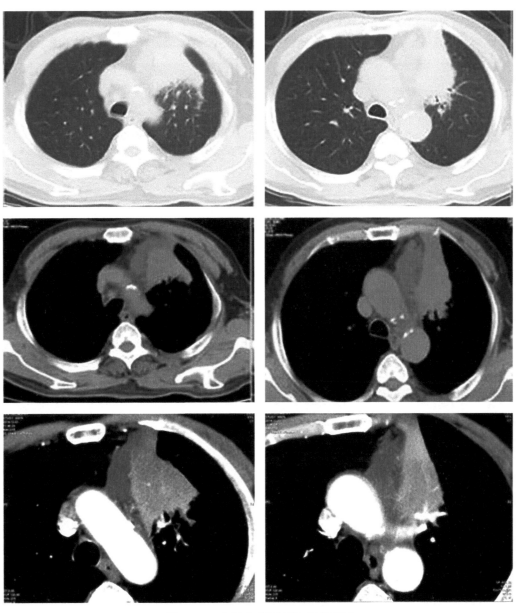

图3-152 左肺上叶肺不张，强化明显

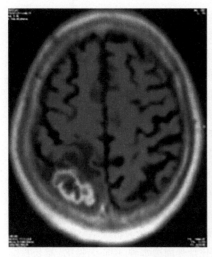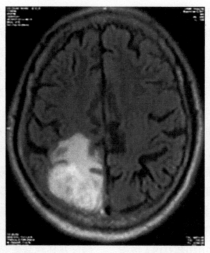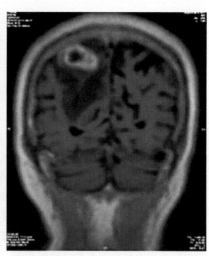

图3-153 颅脑MRI示右顶叶皮髓区花环样异常强化灶伴周边水肿

【诊断】隐球菌性脑膜炎并肺隐球菌病。

【诊断依据】病人为脑内单一病灶,故决定行开颅手术切除脑内病灶,术中发现病灶系一脓肿,切面呈灰黄色,切开后有脓液流出。病理:脑组织灶性坏死,炎症细胞浸润,部分可见隐球菌。病人诊断明确后给予氟康唑抗真菌治疗40天后复查胸部CT,病变明显吸收(图3-154)。

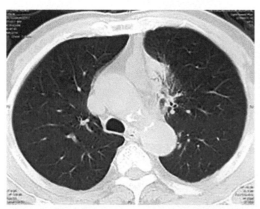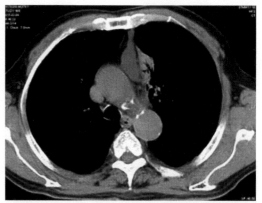

图3-154 病变明显吸收

【分析】隐球菌病是一种真菌感染,主要侵袭肺部和中枢神经系统。隐球菌性脑膜炎起病缓慢,初期症状不典型,更易误诊。头痛、精神改变、恶心、呕吐、视力下降和外展神经麻痹(通常由于脑脊液压力升高导致)是隐球菌性脑膜炎的常见体征和症状。如病人出现上述症状需警惕隐球菌性脑膜炎发生的可能。对可疑病人行明确诊断的检查方法包括真菌镜检、真菌培养、免疫学检查、组织病理及影像学检查等。脑脊液墨汁染色涂片和真菌培养仍是中枢隐球菌病的主要诊断方法。墨汁染色是目前临床上简单、快速的检测方法,但其阳性率较低,需反复多次检测。培养准确性高,但其耗时长,3~14天,不利于临床及时诊断从而耽误治疗。除上述检查方法外,一些非特异性真菌感染标志物的出现也有助于明确诊断。如免疫学检查,在脑脊液、血清、血浆中检测隐球菌荚膜抗原是重要的诊断方法之一。乳胶凝集试验检测新生隐球菌荚膜多糖抗原灵敏度和特异度高,耗时短,目前世界卫生组织推荐使用该检测方法作为诊断隐球菌性脑膜炎的首选筛查和诊断措施。

隐球菌性脑膜炎的颅脑CT或MRI表现缺乏特异性,可作为辅助诊断措施。颅脑MRI可表现为血管周围间隙扩大、脑积水、脑萎缩、脑膜强化、假性囊肿、肉芽肿等,与病程及感染部位有关。MRI比CT更适合识别隐球菌引起的病变,脑内损伤病灶或结节是最常见的影像学变化。

中枢神经系统隐球菌感染病理分型分为3型,即脑膜脑炎型、脑膜炎型和肉芽肿型,其中大多为脑膜脑炎型和脑膜炎型,肉芽肿型十分少见。Inada等2014年报道1例难治性脑隐球菌性肉芽肿,手术成功地切除病变。一名没有病史的33岁男子主诉头痛、听力障碍和易怒。胸部CT示左肺结节性病变。用印度墨汁染色检查脑脊液显示隐球菌性脑膜炎,PCR证实感染了格特隐球菌。格特隐球菌多见于热带和亚热带,由于该病人从国外进口树木和土壤来喂养锹形虫(stag beetles),因此怀疑存在寄生虫或真菌感染。虽然他接受了两年的静脉和脑室内注射抗真菌治疗,但该病人颅内隐球菌性肉芽肿(cryptococcoma)形成并逐渐增多。由于难治性的临床病程,病人接受了脑部病灶的手术切除。术后继续使用抗真菌药物6个月，脑脊液培养未检出隐球菌，MRI图像未见损伤。如果脑隐球菌病对抗真菌药物反应较差，应考虑手术治疗颅脑损伤。

本例术后给予抗真菌治疗，肺内病灶明显吸收，提示隐球菌性脑膜炎和肺隐球菌病诊断明确，病人预后较好与病人无基础疾病、病变局限、治疗及时有关。

（甘肃省金昌市中心医院影像科　曹德生　提供）

28.病例28：女，16岁。咳嗽、发热10天。病人10天前无明显诱因出现阵发性咳嗽，咳少量黄白痰，伴发热，体温波动于38℃左右，就诊于当地医院，拍胸片示"双肺斑片影，考虑双肺炎症"，给予头孢哌酮/舒巴坦抗感染治疗1周后仍反复低热，于2012-10-29入院。5年前因"卵黄囊瘤"行子宫、卵巢切除，化疗4个疗程。辅助检查：血常规示白细胞13.67×10⁹/L、中性粒细胞0.899；痰找抗酸杆菌阴性；支气管镜检查未见异常，灌洗液找抗酸杆菌阴性；肿瘤标志物、自身免疫抗体、抗中性粒细胞胞质抗体、补体C3和C4、抗"O"、类风湿因子均正常；C反应蛋白43.3mg/L。

胸部CT（2012-10-29）：双肺弥漫分布结节、空洞影，纵隔淋巴结肿大（图3-155）。

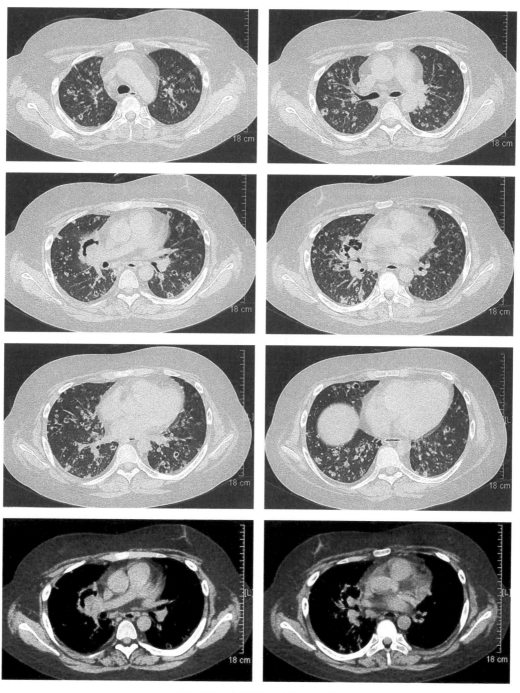

图3-155　胸部CT（2012-10-29）

【诊断】隐球菌性脑膜炎并肺隐球菌病。

【诊断依据】青少年女性，有手术和化疗史。咳嗽、发热，抗生素治疗无效，双肺多发结节、空洞影，空洞内可见细小分隔，右肺门处可见较大坏死空洞，壁不光滑，内有结节样病变，部分层面分别可见空气新月征和纤细网格影，纵隔淋巴结肿大，结合实验室检查未找到抗酸杆菌，肿瘤标志物正常，支气管镜检查未见异常，首先考虑侵袭性肺真菌病，曲霉或隐球菌感染可能性大。入院后行腰椎穿刺，脑脊液常规：无色透明、白细胞计数32×10^6/L、N 41%、L 44%、隐球菌计数5×10^6/L，2%处于分裂状态（图3-156，图3-157）。血培养、骨髓穿刺培养亦为隐球菌。最终诊断为隐球菌性脑膜炎、肺隐球菌病，抗真菌治疗2个月后病变有所吸收（图3-158）。

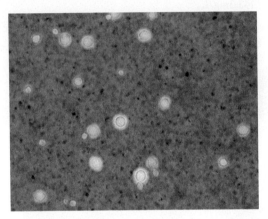

图3-156　墨汁染色

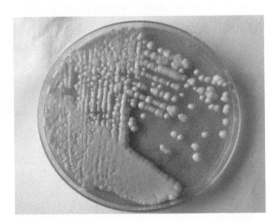

图3-157　SDA 5天

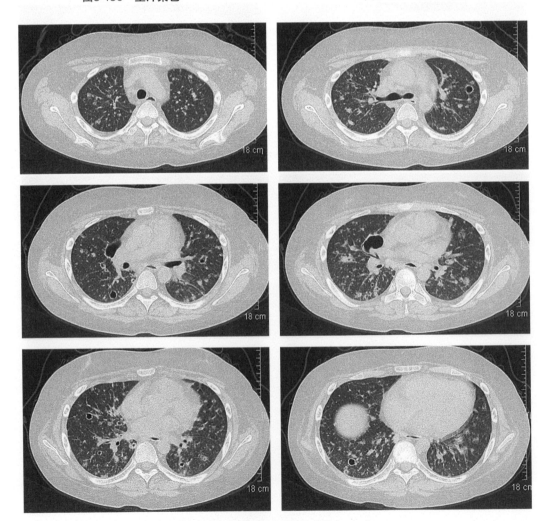

图3-158　病变有所吸收（2013-01-14）

【分析】脑膜炎（meningitis）是脑膜或脑脊膜（头骨与脑组织之间的几层膜状结构）被病原体感染的疾病，通常伴有身体其他部位的感染，如中耳炎、鼻窦炎或上呼吸道感染等。根据不同的病原体，脑膜炎分为比较常见的细菌、结核、病毒、隐球菌等导致的脑膜炎，比较少见的有螺旋体、原虫、立克次体、梅毒感染等导致的脑膜炎，少数由刺激性化学药品（如普鲁卡因、甲氨蝶呤）引起。脑膜炎可累及硬脑膜、蛛网膜和软脑膜。硬脑膜炎多继发于颅骨感染，自从抗生素广泛应用以来，硬脑膜炎发病率已大大减少。软脑膜炎颇为常见，包括蛛网膜和软脑膜炎症。因此，目前脑膜炎实际上是指软脑膜炎而言。长期劳累辛苦、免疫力下降、有免疫异常基础疾病的人群相对易患脑膜炎。

脑膜脑炎和脑膜炎均是中枢神经系统感染性疾病，有一定的临床相似之处，但其实是两种性质不同的疾病。脑膜脑炎以脑实质损害为主，大多来自一些病毒感染，如乙型脑炎病毒、腮腺炎病毒、单纯疱疹病毒、腺病毒等。脑膜炎可以来自病毒、细菌的感染，如常见的脑膜炎奈瑟菌等，主要引起脑脊髓膜的炎症病变。两者的临床表现也有区别。脑膜脑炎发病初期大多有一些呼吸道感染的症状，主要表现为高热、嗜睡、昏迷、惊厥、抽搐、呼吸衰竭等。脑膜炎主要症状为头痛、呕吐、烦躁不安等，严重者可出现抽搐、意识障碍等。相关的辅助检查也有区别。血常规检查在脑炎中一般是正常的，脑膜炎病人却有明显升高的情况。脑积液检查是比较重要的区别方法，脑炎的脑积液比较清亮，脑膜炎外观却是浑浊的。在病毒分离上，脑炎病人可以分离到相关的致病病毒，但脑膜炎一般分离不出来病毒。

细菌性脑膜炎是一种特别严重的疾病，需及时治疗，如果治疗不及时，可能会在数小时内死亡或造成永久性的脑损伤。由化脓菌引起的脑膜炎是细菌性脑膜炎中的一大类。通常，化脓性脑膜炎与脑脓肿并存。最常见致病菌为3种：脑膜炎双球菌、流感嗜血杆菌B型和肺炎链球菌。一小部分健康人的鼻内或体表携带这些病菌，但并不侵害人体，通过咳嗽或打喷嚏传播。人们最易在患感冒时被病菌传染，因为鼻炎使细菌进入颅内变得极为容易。脑膜炎双球菌引起的流行性脑脊髓膜炎（简称流脑）是最常见的化脓性脑膜炎，致病菌来源于鼻咽部，经呼吸道传播所发生。它发生在冬、春季，主要表现是突发高热、剧烈头痛、频繁呕吐、皮肤黏膜瘀点和脑膜刺激征（颈项强直），严重的还会有菌血症、休克及脑实质损害。婴幼儿流脑的临床表现不典型，可有咳嗽等呼吸道症状及拒食、呕吐、腹泻等消化道症状；有烦躁不安、尖声哭叫、惊厥及囟门隆起，脑膜刺激征多不明显。化脓性脑膜炎脑脊液外观浑浊，压力升高，潘氏试验阳性。潘氏试验又称Pandy试验，是指脑脊液中的蛋白测定，也称球蛋白定性试验，其原因是脑脊液在病变时，蛋白有不同程度的增加，多为球蛋白增加，在潘氏试验中球蛋白遇酚而变性，出现沉淀而成阳性。正常脑脊液含

有极微量的蛋白质，其中以白蛋白为主，潘氏试验为阴性反应。化脓性脑膜炎、结核性脑膜炎及颅内出血等，均见蛋白质增加，且多为球蛋白增加，潘氏试验呈阳性反应。化脓性脑膜炎脑脊液白细胞升高，可高于1000×10⁶/L，分类以中性粒细胞为主，蛋白质增高，糖、氯化物减低，涂片染色和培养可发现致病菌。

病毒性脑膜炎虽比较严重，但大多数人能完全恢复，少数遗留后遗症。常引起脑膜炎的病毒有虫媒病毒、肠道病毒、埃可病毒、脊髓灰质炎病毒、柯萨奇病毒、黏病毒和副黏病毒、疱疹病毒等。很多病毒与呼吸道感染或腹泻有关。病毒往往侵犯脑实质呈脑膜脑炎表现。病毒性脑脊液细胞数及分类与结脑不易鉴别，但生化改变不相同，病毒性脑膜脑炎脑脊液外观清亮，压力升高，潘氏试验阳性，淋巴细胞升高为主，糖及氯化物正常或稍高，蛋白增高不明显或正常，多低于1g/L（100mg/dl），特异性抗体阳性或病毒培养可能阳性。

结核性脑膜炎是由结核杆菌引起的非化脓性脑膜炎症。约占全身性结核病的6%，是最常见的中枢神经系统结核病，不仅是结核病中最严重的病型，也是小儿结核病死亡的最主要原因。结核杆菌感染经血行播散后在脑膜下种植形成结核结节，结节破溃后大量结核菌进入脑膜腔隙。近年来，结核性脑膜炎的发病率及死亡率都有增高趋势。早期诊断和治疗可明显提高疗效，减少死亡率。结核性脑膜炎脑脊液外观呈磨玻璃样，压力升高，潘氏试验阳性，淋巴细胞升高为主，蛋白质增高，糖、氯化物减低，涂片染色和培养可发现致病菌。

隐球菌性脑膜炎是中枢神经系统最常见的深部真菌感染，虽发病率低，但病情严重，死亡率高，易误诊。健康人不易患与真菌有关的脑膜炎，但艾滋病病毒感染、恶性肿瘤、糖尿病、血液病、长期使用激素或免疫抑制剂或抗生素的病人易感。根据其侵犯中枢神经系统的不同部位，临床表现各异。新生隐球菌感染蛛网膜下腔，临床表现为脑膜炎的症状和体征，如头痛、发热、恶心、呕吐，颈项强直，查体可见视盘水肿，脑膜刺激征阳性等。新生隐球菌感染脑实质，临床表现为癫痫发作、精神障碍、偏瘫及意识障碍等。新生隐球菌性脑膜炎最常见的表现是脑膜炎症状，脑炎症状少见。新生隐球菌性脑膜炎常见的并发症是颅内压增高，可导致病人视、听神经功能丧失。因梗阻性脑积水所致的认知功能障碍、共济失调步态较为少见。

结核性脑膜炎和新生隐球菌性脑膜炎是我国常见的两种慢性颅内感染性疾病，两者在疾病早期临床表现相似，加之脑脊液中结核分枝杆菌检出率低，误诊误治率较高。详细询问病人流行病史，有助于鉴别诊断。由于新生隐球菌为条件致病菌，因此对于有长期接触土壤、家禽及植物环境，存在器官移植、长期服用糖皮质激素、免疫抑制剂及并发HIV感染的病人，需提高隐球菌感染的警惕，而有活动性肺结核及活动性肺结核接触史者，应重点考虑结核

性脑膜炎。在临床症状中，隐球菌性脑膜炎的初始症状为轻度阵发性头痛，部位多位于双颞侧，多伴恶心、喷射性呕吐，头痛进行性加重，部分有视力损害，脑膜刺激征明显，以颈强直最常见；而结核性脑膜炎神经系统查体颈抵抗亦可明显，此点易与隐球菌性脑膜炎混淆。但隐球菌性脑膜炎病程中期头痛症状持续并加重，多伴有喷射性呕吐，此外常可见肌肉震颤及皮肤红色划痕。而且，结核性脑膜炎病人呼吸道症状的发生率高、抽搐发生率明显高于新生隐球菌性脑膜炎病人。因此，并发明显呼吸道症状、抽搐，尤其是并发活动性肺结核，需考虑结核性脑膜炎。另外，在早期结核性脑膜炎和新生隐球菌性脑膜炎改变中，二者脑脊液多表现为压力增高，白细胞数轻、中度增多，以淋巴细胞为主，糖及氯化物定量大多明显下降，蛋白含量轻、中度增高，极为相似。隐球菌性脑膜炎病人脑脊液压力多>300mmH$_2$O，但细胞数、葡萄糖、蛋白含量均低于结核性脑膜炎病人。隐球菌性脑膜炎的脑脊液葡萄糖下降水平较结核性脑膜炎更明显，脑脊液糖含量明显降低往往是预后不良的标志，这可能与隐球菌造成糖大量酵解有关。脑脊液病原学检查是鉴别结核性脑膜炎和隐球菌性脑膜炎的金标准。结核性脑膜炎脑脊液涂片可找到抗酸杆菌。隐球菌性脑膜炎的脑脊液墨汁染色和真菌培养中找到透明、宽阔、有荚膜的圆形孢子即为隐球菌，有时可见芽孢，但无菌丝；经有效治疗后，随着疾病的转归，脑脊液细胞学检查可以观察到中性粒细胞比例减少、淋巴细胞比例增多、白细胞对隐球菌的吞噬情况，以及象征慢性炎症反应的嗜酸性粒细胞和隐球菌数目减少，直至消失。影像学上两者的颅脑MRI表现相似，但结核性脑膜炎多早期出现脑积水且程

度重，隐球菌性脑膜炎的脑积水多在1个月后出现。结核性脑膜炎病人脑膜增厚、强化更明显，脑池闭塞程度更重。

总之，对于结核性脑膜炎和隐球菌性脑膜炎的诊断及鉴别诊断，病原学检查是最重要的诊断依据，并结合病人是否并发有免疫功能低下等基础疾病及接触史，临床表现上有无明显呼吸道症状及抽搐，结合脑脊液压力、细胞数、蛋白、葡萄糖含量及颅脑CT等检查进行综合分析，避免延误病情。

（福州肺科医院影像科 王 洁 提供）

29.病例29：男，11岁。发热、头痛、咳嗽、咳痰20天。病人20天前无明显诱因出现发热，体温最高39℃，咳嗽，咳少许白黏痰，并感头痛，就诊于当地县级医院和市级医院，各治疗3天症状无好转，胸部CT（2009-10-27）：双肺广泛点片状高密度灶，以中下肺野为著，纵隔内见肿大淋巴结。行腰椎穿刺，脑脊液检查：糖2.2～2.8mmol/L、氯化物119mmol/L、蛋白374mg/L、细胞分类中多核细胞80%。于2009-10-29上级医院住院诊治。查体：体温39.1℃，神志恍惚，精神差，面颊潮红，呼吸急促，颈部抵抗感。辅助检查（2009-10-30）：血常规示白细胞26.63×10^9/L、中性粒细胞0.902。脑脊液检查：颅内压300mmH$_2$O、糖1.66mmol/L、氯化物110mmol/L、蛋白201mg/L，多核80%、TB-PCR（-）。考虑结核性脑膜炎合并血行播散型肺结核不能除外，给予抗结核治疗。治疗3天后效果不理想，病情逐渐加重，出现抽搐、昏迷、低氧血症。血气分析（FiO$_2$ 21%）（2009-11-03）：pH 7.49、PO$_2$ 51mmHg、PCO$_2$ 30mmHg，转入ICU进一步检查和机械通气辅助治疗。

胸部CT（2009-11-03）：双肺弥漫性分布结节样高密度灶，以中下肺野为著，纵隔内见肿大淋巴结（图3-159）。

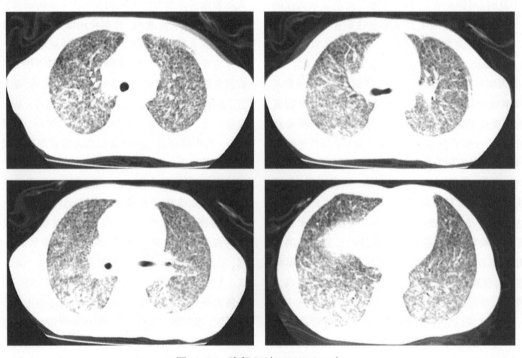

图3-159 胸部CT（2009-11-03）

【诊断】隐球菌性脑膜炎并肺隐球病。

【诊断依据】儿童，病史较短，有呼吸系统和颅脑症状。脑脊液检查葡萄糖和氯化物含量降低，可除外病毒性脑炎诊断；脑脊液压力增高，白细胞增多，蛋白质含量增高，符合结核性脑膜炎或隐球菌性脑膜炎诊断。病人肺部表现为粟粒样结节，亦需考虑二者感染可能。病人行经验性抗结核治疗无效，而隐球菌肺部感染出现粟粒样改变多见于儿童，且极易播散至其他脏器，该例肺、脑受累，需考虑隐球菌所致。2009-11-03脑脊液培养见新生隐球菌（图3-160）。追问家长病史，患儿家中近几个月曾饲养鸽子。给予氟康唑0.2g每日1次静脉滴注。2009-11-04复查脑脊液：颅内压220mmH$_2$O、糖2.11mmol/ L、氯化物118mmol/ L、蛋白457mg/ L、细胞分类多核80%。墨汁染色找到隐球菌（图3-161）。患儿仍昏迷，2009-11-05加用两性霉素B脂质体100mg每日1次微泵。2009-11-08患儿清醒，2009-11-09复查脑脊液：颅内压450mmH$_2$O、

糖1.85mmol/L、氯化物108mmol/L、蛋白531mg/L、细胞分类以单核粒细胞为主。墨汁染色找到隐球菌。血培养、痰培养、脑脊液培养均为隐球菌。隐球菌性脑膜炎并肺隐球病诊断明确，排除结核性脑膜炎，停用抗结核药物。2009-11-15停机械通气治疗，复查胸部CT（2009-11-16）病变有所吸收（图3-162），但患儿仍高热、寒战，2009-11-17停用氟康唑和两性霉素B脂质体，改用伏立康唑0.2g 12小时1次静脉滴注1天后，转普通病房，继续伏立康唑0.1g 12小时1次静脉滴注。复查胸部CT（2009-11-26）病变较前吸收（图3-163），应用伏立康唑治疗2周后脑脊液检查（2009-12-01）：颅内压150mmH$_2$O、糖2.91mmol/L、氯化物119mmol/L、蛋白155mg/L、细胞分类以单核粒细胞为主。多次脑脊液和痰培养均未找到隐球菌。静脉应用伏立康唑20天后，2009-12-07改为氟康唑0.2g每日1次口服，出院。1个月后复查胸部CT（2010-01-08）：病变明显吸收（图3-164）。

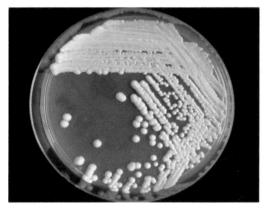

图3-160 SDA，72小时

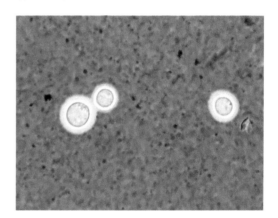

图3-161 墨汁染色

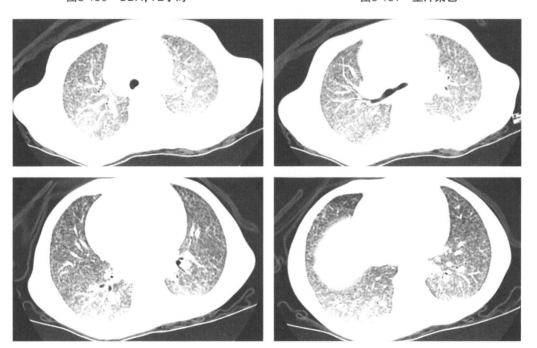

图3-162 病变较前有所吸收（2009-11-16）

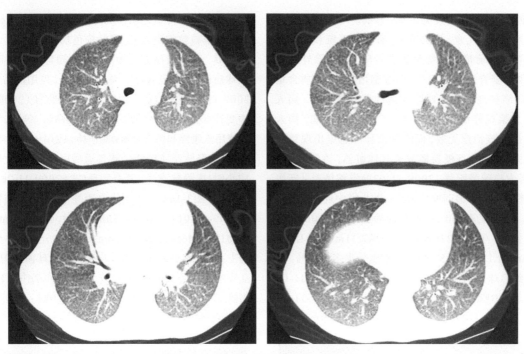

图3-163　病变较前吸收（2009-11-26）

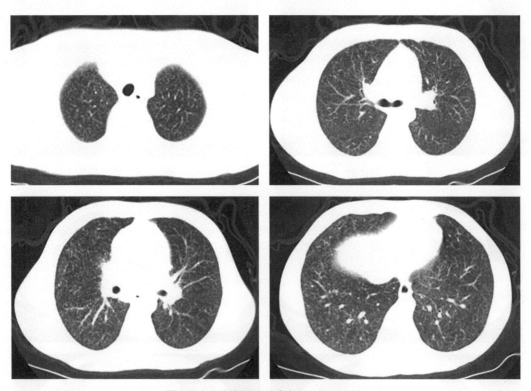

图3-164　病变明显吸收（2010-01-08）

【分析】粟粒性结节被定义为随机分布的微小结节，大小为1～4mm，在胸部CT上占肺容积的至少2/3。粟粒性结节通常被描述为播散性肺结核的影像学表现，但其他疾病亦常见。Salahuddin等对美国休斯顿Lyndon B Johnson医院2008—2017年符合粟粒性结节诊断标准的53例病人进行回顾性分析。其中，肺结核15例（28.3%）、结节病12例（22.6%）、矽肺7例（13.2%）、肺外恶性肿瘤肺转移5例（9.4%）、组织胞浆菌病4例（7.6%）。9例HIV病人中有4例感染了组织胞浆菌病。过敏性肺炎、肺孢子菌肺炎、鸟型分枝杆菌感染、EB病毒肺炎、隐球菌病、曲霉病、原发性肺癌各1例。痰中抗酸杆菌阳性4例（28%），支气管镜检查对粟粒性肺结节的检出率为57%。

儿童隐球菌性脑膜炎多起病隐匿，高发于6～12岁儿童。国外报道多见于免疫功能低下患儿，国内儿童隐球菌脑膜脑炎高危人群包括有基础疾病或长期应用免疫抑制剂、抗生素的患儿（如恶性肿瘤、糖尿病、结核、白血病、系统性红斑狼疮、实质器官移植、重大手术或外伤、患有肝肾衰竭等慢性疾病）及正常儿童。正常患儿多有与家禽接触史或生活在农场。

隐球菌以孢子形态被宿主由呼吸道吸入，通常会在肺部处于潜伏或冬眠状态，在呼吸系统中可存在数月甚至数年。当宿主抵抗力下降时，休眠的隐球菌被激活、入血，引起相关器官感染。基于隐球菌的嗜中枢性，易穿透血脑屏障致中枢神经系统感染。该患儿有鸽子接触史，导致隐球菌进入体内，经肺部感染后播散入血，进而侵入中枢神经系统。隐球菌亦可经消化道或皮肤破损处侵入人体，经血液循环及淋巴系统蔓延，在肝、脾、淋巴结、皮肤、骨骼等处形成相应病变。少数病人也可经鼻黏膜直接进入中枢神经系统。对于新生儿，可能在分娩时经过带有该菌的产道而受感染。

隐球菌性脑膜炎起病隐匿，初期症状不甚明显或表现为轻度间歇性头痛，易被误诊为结核性脑膜炎、病毒性脑膜炎，从而延误病情，导致预后不佳，遗留后遗症。后来则逐渐加重，仍可缓解，头痛可持续数月至数月，经常反复发作。头痛和发热是儿童隐球菌性脑膜炎最常见的症状。文献报道隐球菌性脑膜炎多呈亚急性或慢性起病，隐球菌侵入中枢神经系统后主要沿血管周围间隙繁殖并聚集在蛛网膜绒毛和蛛网膜下隙处，造成脑淋巴液引流障碍，导致脑实质肿胀，颅内压增高。慢性颅内压增高常引起视盘水肿、眼底出血、甚至视盘萎缩、视力完全性丧失；急性颅内压增高导致脑疝，危及生命。有报道指出隐球菌性脑膜炎的病死率与颅内压显著升高有关，降低颅内压是早期降低病死率及致残率的关键。当脑脊液压力>250 mmH$_2$O时，建议可每天进行腰椎穿刺，放出20～30ml，当反复的腰椎穿刺不能控制压力和病情恶化时，可考虑脑室外引流或放置腰椎穿刺引流管。

当肺隐球菌病胸部CT以肺内多发小结节伴胸腹部多组淋巴结肿大为主时，类似急性粟粒性肺结核，但密度、大小、分布不均，部分伴有网状影或支气管壁增厚，可伴有肺部小片状实变或伴有纵隔或肺门淋巴结轻度肿大，易合并肺外器官播散，以上特点可以和粟粒性肺结核鉴别。

新生隐球菌性脑膜炎一经确诊，应立即抗真菌治疗。抗真菌治疗的用药途径及治疗疗程应个体化，常用的抗真菌药物有两性霉素B、氟康唑、5-氟胞嘧啶。两性霉素B可选择性地与细胞膜上的麦角固醇结合，增加细胞膜的通透性，使菌体内物质外渗而导致真菌死亡，其毒副作用大，血脑屏障透过率低，不利于早期病情的控制。氟康唑可通过抑制细胞膜麦角固醇的生物合成，从而发挥杀菌作用，该药易透过血脑屏障，毒副作用小，利用率高。5-氟胞嘧啶通过感染真菌DNA的合成起到治疗效果，其容易透过血脑屏障，但单独用药易产生耐药性。研究指出，抗真菌药物联合使用可延缓耐药性的产生、减少单药剂量、降低毒性反应。两性霉素B可破坏隐球菌的细胞膜，利于5-氟胞嘧啶的渗入，继而抑制隐球菌的核酸合成，达到杀灭隐球菌的目的，两药合用有协同杀菌的作用，可减少两性霉素B的用量以减少其严重的毒副作用，防止5-氟胞嘧啶耐药菌株的产生。两性霉素B联合5-氟胞嘧啶在脑脊液中的杀菌速度更快，为治疗隐球菌性脑膜炎的首选方案。高剂量的氟康唑（800～1200mg/d）联合5-氟胞嘧啶、短程两性霉素B去氧胆酸盐联合5-氟胞嘧啶、小剂量两性霉素B去氧胆酸盐（或脂质体）联合伏立康唑等诱导治疗方案也在临床中应用。伏立康唑作为一种强效抗真菌的治疗药物，尚未列入一线推荐诱导方案，目前的报道中多作为难治性隐球菌的补救治疗措施。本例应用两性霉素B联合氟康唑疗效较差，改用伏立康唑治疗疗效可，提示个体化治疗的重要性。

（山东省胸科医院ICU　孙文青　提供）

30.病例30：男，4岁。发热伴腹痛18天，咳嗽12天。患儿18天前无明显诱因出现发热，体温37.5℃，伴腹痛，给予"臣功再欣、尼美舒利、头孢克洛、磺胺敏"等药物治疗3天，给予"头孢哌酮/舒巴坦、利巴韦林、维生素C、维生素B$_6$"等药物治疗6天，仍发热伴腹痛，12天前出现咳嗽，咳白色痰。查血常规示（2016-03-28）：白细胞33.62×10^9/L、嗜酸性粒细胞0.195、淋巴细胞0.213、中性粒细胞0.184、嗜酸性粒细胞0.579、HB 121g/L、PLT 273×10^9/L；CRP 4.0mg/L。遂来我院，复查血常规（2016-04-01）：白细胞60.5×10^9/L、嗜酸性粒细胞0.475、淋巴细胞0.076、中性粒细胞0.127、嗜酸性粒细胞0.786、PLT 277×10^9/L；C反应蛋白8.87mg/L；细胞形态示：白细胞分布明显增高，嗜酸性粒细胞比值明显增高，形态大致正常。腹部超声示胆囊泥沙样结石、肝脾大、肠系膜区多发淋巴结肿大；骨髓穿刺：嗜酸性粒细胞增多。门诊给予"头孢唑肟、维生素C、溴己新、阿沙吉尔、熊去氧胆酸片"等药物治疗，患儿仍发热，体温达39.3℃。复查血常规（2016-04-03）：白细胞53.51×10^9/L、嗜酸性粒细胞39.54×10^9/L、淋巴细胞0.051、中性粒细胞0.2、嗜酸性粒细胞0.739、PLT 254×10^9/L，细胞形态示白细胞分布明显增高，嗜酸性粒细胞比值明显增高，部分嗜酸性粒细胞胞质可见空泡变性；C反应蛋白20.57mg/L；血清IgE 1510 U/ml（0～60），于当日入院治疗。入院后体温最高达40.6℃，伴腹痛，为痉挛性疼痛，精神差，仍咳嗽，咳白痰，反复出现全身散在大片红色斑丘疹，高出皮面，痒感明显。G试验和GM试验、结核杆菌T细胞检测阴性。

胸部、上腹部CT（2016-04-07）：双肺弥漫粟粒结节；纵隔及腹腔内、腹膜后淋巴结肿大；肝脏、脾脏体积增大（图3-165）。

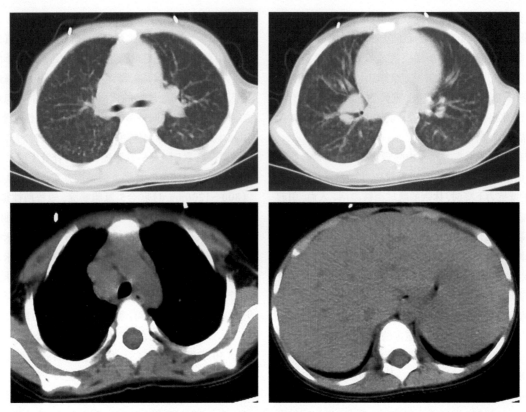

图3-165　胸部、上腹部CT（2016-04-07）

【诊断】播散性隐球菌病。

【诊断依据】免疫正常儿童，发热、咳嗽、咳痰、腹痛，抗生素治疗无效；CT示双肺弥漫分布磨玻璃样改变，可见微小结节、纵隔、腹腔内、腹膜后多发肿大淋巴结；肝脾大；皮肤损害，首先考虑系统性、播散性疾病。患儿血嗜酸性粒细胞和血清IgE升高明显。嗜酸性粒细胞增多见于寄生虫病、过敏性疾病、皮肤病、血液病、某些恶性肿瘤、猩红热等疾病。患儿无上述疾病病史，且儿童播散性隐球菌病可伴血清IgE和外周血嗜酸性粒细胞增多，故首先考虑该诊断。2016-04-13患儿体温最高39.3℃，阵发性咳嗽，仍反复出现全身散在大片红色斑丘疹，高出皮面，伴痒感明显。双侧血培养：新生隐球菌，对氟胞嘧啶、氟康唑、伊曲康唑、伏立康唑敏感。脑脊液常规：有核细胞计数$10×10^6$/L、单核细胞0.70、潘氏试验阴性；脑脊液生化：糖3.45mmol/L、氯化物120mmol/L、蛋白200mg/L；墨汁染色：检出新生隐球菌。隐球菌荚膜抗原凝集试验：阳性。播散性隐球菌感染诊断成立。追问病史，患儿居住环境潮湿。诊断明确后予两性霉素B及5-氟胞嘧啶抗真菌治疗，甘露醇降颅压对症支持治疗。治疗20天后，血常规（2016-04-27）：WBC $18.83×10^9$/L、E $0.04×10^9$/L、E% 0.2%、PLT $495×10^9$/L；血清IgE水平正常。复查胸部CT（2016-04-29）未见明显变化。颅脑MRI平扫（2016-05-01）：脑炎治疗后改变。脑脊液墨汁染色阴性；细菌培养少量隐球菌生长（2个菌落）；

隐球菌荚膜抗体阳性。患儿病情明显好转，无不良主诉，皮肤散在少许皮疹破溃后结痂，颈软，浅表淋巴结无肿大，出院后继续口服伏立康唑联合5-氟胞嘧啶抗真菌治疗。

【分析】相对于成人，儿童隐球菌感染较少见，1961年Emanuel等统计文献中儿童隐球菌病仅为23例。即使在HIV感染或AIDS人群中，儿童隐球菌感染率仍<1%，明显低于成人5%～10%的感染率。1982—1985年，307例AIDS儿童中仅有4例被诊断为隐球菌病。另一项研究发现在2786例HIV阳性的13岁以下儿童中，仅有31例（1%）有隐球菌病。HIV感染儿童中隐球菌病发生率相对较少的原因尚不清楚，有可能与HIV感染所致的免疫缺陷的微小差异和（或）环境暴露的差异有关。新生隐球菌在人类无症状感染常见，儿童发生新生隐球菌感染大多为亚临床型感染或在未察觉的情况下发生了感染。1999年，美国学者Abadi等采用ELISA方法，检测了27例未感染HIV患儿和34例HIV感染患儿的血清新生隐球菌荚膜葡萄糖醛酸木糖甘露聚糖（glucuronoxylomannan, GXM）抗原的抗体，发现两组患儿血清IgG和IgM抗体均呈阳性，且未感染艾滋病毒的儿童的滴度明显较高，提示这些患儿在早期已经接触过新生隐球菌或发生过亚临床型感染。Goldman等研究发现，2～5岁免疫功能正常的儿童新生隐球菌荚膜多糖抗体的阳性率>56%，>5岁儿童抗体阳性率>70%，表明在免疫功能正常儿童中，特别是>2岁的儿童中，大多数已经感染过新生隐球菌。

隐球菌属土壤真菌，寄生于鸟类，特别是鸽子。故长期居住潮湿环境和或接触鸽子及其排泄物为隐球菌病的高危因素，本例发病即与居住环境有关。近年来不少隐球菌病个例报道提到外周血嗜酸性粒细胞增多和血清IgE水平增高。嗜酸性粒细胞具有吞噬和趋化作用，能消灭寄生虫和吞噬抗原-抗体复合物，亦可通过抗体依赖的细胞毒性作用直接攻击寄生虫，是参与免疫反应的一种效应细胞，能控制、调节变态反应，对杀伤蠕虫（成虫及幼虫）具有重要作用。该例血清寄生虫抗体检测阴性，可除外寄生虫感染，患儿无过敏性疾病、皮肤病、血液病、恶性肿瘤、猩红热等可导致外周血嗜酸性粒细胞升高疾病病史和临床表现，在接受系统性抗真菌治疗后，随着临床症状的好转，外周血嗜酸性粒细胞计数均恢复正常，提示血嗜酸性粒细胞增多和血清IgE水平增高由隐球菌感染所致。

嗜酸性粒细胞脑膜炎定义为脑脊液嗜酸性粒细胞计数超过10个/mm³或嗜酸性粒细胞占脑脊液白细胞的10%以上。正常脑脊液中通常不会出现嗜酸性粒细胞，它的存在被认为是异常的。嗜酸性粒细胞脆性较大，并在腰椎穿刺后2小时内被破坏。当脑脊液中嗜酸性粒细胞的比例低于1%时，其存在通常被认为不具有临床意义。嗜酸性粒细胞性脑膜炎主要病因是寄生虫感染，其次是真菌，较少发生细菌或病毒感染。病原体及其发生率与流行病学分布直接相关。与脑脊液中嗜酸性粒细胞相关的非感染性原因是血液肿瘤和脑室腹腔分流。

de Almeida等探讨了HIV阳性和HIV阴性病人脑脊液嗜酸性粒细胞增多的原因。他们对1996—2015年巴西南部库里提巴一家医院20 008份脑脊液报告进行了分析，共有1024份样本嗜酸性粒细胞升高，占总数的5.12%。经筛查，共入选511例标本，共有12%（61/511）的样本出现嗜酸性粒细胞性脑膜炎（脑脊液嗜酸性粒细胞≥10%），HIV阳性和HIV阴性组的频率相当，脑脊液嗜酸性粒细胞的最大百分比达到58%。主要病因为感染性疾病：脑囊虫病、隐球菌性脑膜炎、急性细菌性脑膜炎。在艾滋病病毒阳性病例中，因免疫抑制，所有病例均由感染性疾病引起，主要病原体是隐球菌。在HIV阴性病例中，病因主要是急性细菌性脑膜炎，其次是脑囊虫病。感染性疾病是所有HIV阳性病例和60%的HIV阴性病例脑脊液出现嗜酸性粒细胞最常见的原因。来自流行地区的艾滋病毒阴性且脑脊液嗜酸性粒细胞超过10%的病人发生脑囊虫病的可能性是没有嗜酸性脑膜炎病人的5倍。脑脊液嗜酸性粒细胞与血清嗜酸性粒细胞增加呈弱正相关。根据先前的报道，在HIV阴性病例中，最

常见的非感染性原因是蛛网膜下腔出血和肿瘤。在HIV阳性组，无非感染性脑病发生。脑脊液嗜酸性粒细胞升高需考虑到该地区最流行的传染病，还要调查以前的旅行、生活地点和娱乐活动，比如，嗜酸性粒细胞性脑膜炎在东南亚和我国南方地区较多见，最常见的原因是广州管圆线虫感染。

隐球菌病致嗜酸性粒细胞升高的具体机制尚不清楚，可能与以下因素有关：新生隐球菌荚膜某些特定成分（如荚膜多糖、吡喃甘露糖等）引起变态反应，致使淋巴细胞产生嗜酸性粒细胞集落形成因子、IL-5使骨髓中嗜酸性粒细胞分化增加，从而使外周嗜酸性粒细胞增加；Th2辅助性T细胞介导的免疫反应与隐球菌感染引起的嗜酸性粒细胞增多、严重肺损伤、血清IgE水平升高及播散至中枢神经系统有关；嗜酸性粒细胞可能是抵抗新生隐球菌的效应细胞；嗜酸性粒细胞能增强机体对新生隐球菌感染的保护性免疫反应。血清高IgE水平和明显升高的外周血嗜酸性粒细胞计数是播散性隐球菌病的显著特点。外周血嗜酸性粒细胞增多可能是免疫功能正常宿主感染新生隐球菌病（儿童或全身播散者）的早期或急性期特点，且可作为隐球菌病好转与反复的一个提示。若临床上遇到发热、肝脾和（或）淋巴结肿大患儿同时伴有升高的外周血嗜酸性粒细胞计数及高血清IgE水平时，应考虑可能存在隐球菌感染，应进行隐球菌相关检测协助诊断。

（山东省立医院微生物科 王月玲 提供）

31.病例31：男，31岁。头痛伴发热6天，加重1天。病人6天前出现颞枕部头痛，伴发热，体温高达37.5℃，未给予特殊处理，1天前头痛较前加重，伴恶心、呕吐，当地医院急诊行腰穿检查，脑脊液：压力420mmH₂O、蛋白质0.68g/L、葡萄糖2.10mmol/L；白细胞计数8×10⁶/L、淋巴细胞0.94。于2015-10-05入院诊治。

【诊断】隐球菌性脑膜炎。

【诊断依据】青年男性，突发头痛、发热，脑脊液检查提示感染，脑膜炎诊断成立。查体：T 37.7℃、P 80次/分、R 18次/分、BP 120/85mmHg。查体无明显阳性体征。颅脑CT检查未见明显异常。入院后改善脑细胞代谢、抗感染等治疗，病人病情无好转。脑脊液涂片找到隐球菌，墨汁染色找到隐球菌（图3-166），培养见隐球菌生长（图3-167），质谱分析为格特隐球菌。隐球菌荚膜抗原检测阳性。胸部CT：双侧腋窝淋巴结增大。HIV检查示阳性，追问病史，病人诉2年前已经得知患艾滋病，在市疾控中心已报案。结合病人病史、查体及辅助检查，确诊为格特隐球菌性脑膜炎。病人自动出院。

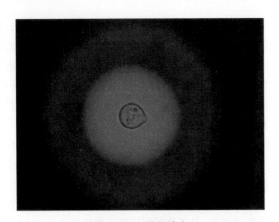

图3-166　墨汁染色

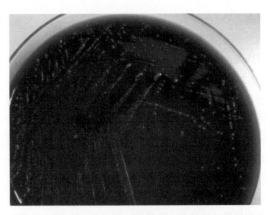

图3-167　血平板，35℃，2天

【分析】格特隐球菌之前被认为是新生隐球菌的格特变种（血清型B和C），2002年基于遗传分类学、生物学和表形学上的差异，Kwon-Chung等将其确立为一个独立的物种。格特隐球菌最常见的感染部位是中枢神经系统和肺。Chen等研究表明，在澳大利亚和新西兰，86例格特隐球菌感染病人中有85%累及中枢神经系统。而在北美的暴发流行病例中有76.6%累及肺部，57.0%有肺炎表现，75.4%有局限性肺隐球菌肉芽肿。格特隐球菌肺部感染最常见的临床症状为咳嗽、呼吸困难和胸痛，偶尔病人可能无明显的临床症状。胸部影像学检查可发现肺结节或隐球菌瘤，可引起Pancoast综合征等阻塞性病变，也常表现为大的肺部和（或）脑隐球菌瘤。与新生隐球菌一样，格特隐球菌亦主要通过担孢子或隐球菌酵母细胞被呼吸道吸入，透过肺泡间隙进入循环系统，逃逸机体免疫识别及巨噬细胞吞噬杀伤后，再穿过血脑屏障进入中枢神经系统，引起致命的隐球菌性脑膜炎。格特隐球菌性脑膜炎以头痛、发热、脑膜刺激征为典型临床特点，在某些部位以及宿主因素不同情况下，与新生隐球菌相比，格特隐球菌感染往往合并顽固的超高颅内压（>400mmH$_2$O）且持续存在，且更易合并眼、耳等器官功能障碍，故其较新生隐球菌的病死率及后遗症发生率高，治疗周期也较前者长。一项基于86例格特隐球菌感染病人的单因素分析表明，免疫抑制会增加死亡风险，脑脊液隐球菌抗原滴度≥1∶256是死亡或神经系统后遗症的独立危险因素。亦有研究报道，脑脊液隐球菌抗原滴度的变化可以作为预后评估的重要指标。除了中枢神经系统和肺部，格特隐球菌感染还可累及皮肤、骨、关节、喉淋巴结、腹腔、前列腺、眼睛、尿路和循环系统等部位。免疫重建炎症综合征（IRIS）也是隐球菌感染常见的并发症，在HIV阳性的新生隐球菌感染病人中报道较多，IRIS的发展与免疫重建和治疗过程中疾病恶化或复发相关。而格特隐球菌感染治疗后，鲜有IRIS发生。

基因型不同的格特隐球菌感染的临床症状也存在差异，临床分离株中VGⅠ、VGⅡ型较常见，而关于VGⅢ和VGⅣ型的报道较少。有临床研究表明，VGⅠ型感染较少累

及肺部，但中枢神经系统症状重于VGⅡ型感染；VGⅡb型更容易感染男性，VGⅡa型感染常见的临床表现为恶心，而且VGⅡa、VGⅡb型比VGⅠ更多见于50岁以上病人。关于不同基因型与预后关系的报道较少，有报道VGⅠ型感染的预后比VGⅡ型差，而VGⅡb型虽然毒力弱于VGⅡa型，但却与高致死率相关。

新生隐球菌和格特隐球菌感染之间临床特征的大多数差异可以通过宿主群体的差异来解释。1995年，Speed等发表了一篇为期10年的澳大利亚新生隐球菌和格特隐球菌感染住院病人临床特点比较报道，发现新生隐球菌感染病人中只有不到10%的为健康人群，而格特隐球菌感染全部发生在健康人群。格特隐球菌感染相对于新生隐球菌感染更频繁累及大脑和脑膜。新生隐球菌新生变种感染病人的死亡率很高，而格特隐球菌病人虽然没有死亡，但格特隐球菌感染治疗需要新生隐球菌治疗的近3倍长时间，这与格特隐球菌瘤很难缩小以及感染很难迅速控制有关。同年，Mitchell等对1985—1992年在澳大利亚12所教学医院收治的脑隐球菌病病例进行回顾性分析。在118例确诊病例中，有35例发生在免疫功能正常的宿主中。研究发现，格特隐球菌多发生在健康宿主，他们的住所或工作地点多位于农村地区。肺和脑部隐球菌瘤在格特隐球菌感染中更常见。格特隐球菌感染与新生隐球菌相比预后明显不良，这可能与颅内大量病变有关，但在影像正常的病人中两种隐球菌感染结局没有不同。Chen等比较澳大利亚和新西兰地区免疫功能正常和免疫功能不全人群的隐球菌感染情况，指出不论感染哪种隐球菌，免疫功能不全人群容易肺部感染，同时，格特隐球菌更易导致颅内感染以及隐球菌瘤，这与格特隐球菌的特点及免疫活性相关。Chau等对越南胡志明市热带病医院57例HIV阴性隐球菌性脑膜炎病人进行前瞻性描述性研究。隐球菌性脑膜炎主要发生在没有明确易感因素的人群中（81%）。新生隐球菌格鲁比变种分子型VNⅠ感染占70%，其余为格特隐球菌感染。致死率和视力丧失率很高，且与感染物种无关。32%的新生隐球菌和20%的格特隐球菌感染的胸部X线异常，尽管格特隐球菌

感染的数量很少,但差异无统计学意义。

　　数篇文章分析了HIV阳性病人新生隐球菌和格特隐球菌感染之间的差异。Steel等比较了在博茨瓦纳艾滋病病人感染两种隐球菌后的脑膜炎,96例病人中有29例(30%)感染了格特隐球菌,但物种的类型与住院死亡率无关。Morgan等在南非对46例隐球菌感染病人的研究发现了类似的结果,大多数格特隐球菌感染病人表现为脑膜炎。住院期间死亡率为36%。另外,在免疫系统严重受损的晚期艾滋病病人对感染反应力低,与感染的菌种不相关,而轻至中度免疫抑制病人和无潜在疾病病人感染中,菌种对临床症状有更强的影响力。Lahiri等分析了印度160例临床分离的隐球菌性脑膜炎病例,其中,128例(80%)HIV阳性,32例(20%)HIV阴性。新生隐球菌主要影响HIV阳性病人,而格特隐球菌既影响HIV感染者又影响非HIV感染者。细胞计数、葡萄糖和蛋白质水平在统计学上与感染的物种无关。在160株临床分离株中,有142株(88.75%)是新生隐球菌(血清型A),其中包括128株(80%)基因型AFLP1/VN I 和14株(8.75%)AFLP1B/VN II。在18株(11.25%)格特隐球菌中,有14株(8.75%)是 *C. tetragattii*(基因型AFLP7 /VG IV,血清型C)和4株(2.5%)*C.gattii sensu stricto*(基因型AFLP4/VG I,血清型B)。所有分离株均为交配型α。

　　目前关于格特隐球菌感染治疗缺乏足够的临床指南。格特隐球菌感染治疗的目的是根除感染,因为在足够的抗真菌和辅助治疗条件下,格特隐球菌感染是可以治愈的,特别是在没有免疫抑制的情况下,与新生隐球菌感染获得性免疫缺陷综合征病人的治疗目的不同。为根除

感染,需要采用比新生隐球菌更长时间的抗真菌治疗。感染的部位是治疗方案选择的主要影响因素,对于中枢神经系统感染和较为严重的肺病,充分的诱导治疗(两性霉素B结合5-氟胞嘧啶)是必要的,建议诱导治疗至少6周,总疗程为18～24个月。对于孤立的肺部疾病,应该提供诱导治疗2周,总疗程约12个月,氟康唑依然是维持治疗首选的三唑类药物。中枢神经系统并发症需要更积极的处理,包括解决颅内压增高和在某些情况下早期使用地塞米松。目前建议每日腰椎穿刺以减轻颅内压力,直到压力<250 mmH_2O和体征(即头痛、癫痫、认知或其他症状改善)连续稳定2天;如果颅内压持续升高,推荐脑室分流术。现有文献建议类固醇应用于格特隐球菌引起的颅内压增高治疗,尤其是在严重脑膜脑炎病例及检验参数(抗原滴度和脑脊液无菌)有所下降但症状持续或恶化的病例。

　　32.病例32:男,48岁。发热、咳嗽20余天。病人20天前无明诱因出现发热,体温最高达39.9℃,伴畏寒,无明显寒战,发热无明显规律性,咳嗽,咳少量白痰,偶咳少许血痰,咳嗽明显时感憋喘。当地医院行胸部CT检查示肺炎、肺空洞,未给予特殊治疗,后于2016-09-27就诊于市人民医院,给予"头孢西丁"等药物治疗静脉滴注2天,效果欠佳,于2016-09-30入院诊治。近半年体重下降约15kg。既往有"反复口腔溃疡"病史2年,未系统诊治;"声音嘶哑"病史2年。辅助检查:血常规、C反应蛋白、肝肾功能、电解质、心肌酶谱、肿瘤标志物等均无特殊异常;HIV抗体阳性;CD4+T淋巴细胞绝对计数100/μl。

　　胸部CT(2016-09-30):左肺上叶空洞影(图3-168)。

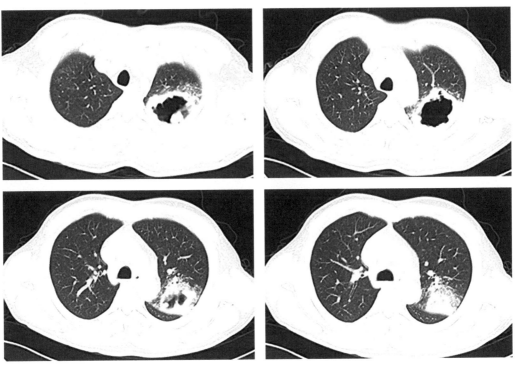

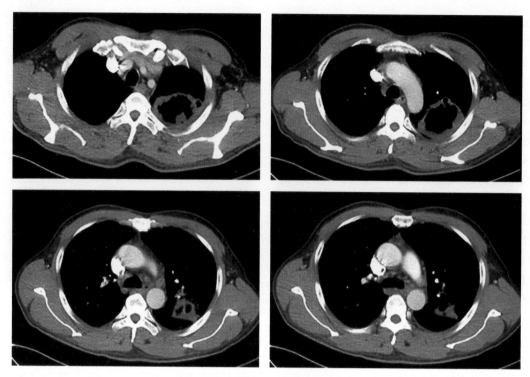

图3-168　胸部CT（2016-09-30）

【诊断】肺隐球菌病。

【诊断依据】中年男性，HIV抗体阳性，左肺上叶后段空洞影，周围可见晕征，洞壁可见小空洞影，内见坏死、分隔，首先考虑感染性疾病。抗生素治疗无效，细菌感染暂不考虑；病变周围无卫星灶，结核不考虑；病变影像学特点支持真菌感染，隐球菌感染可能性大。入院后行经皮肺穿

刺，病理：（左肺）肺组织增生伴周围肉芽组织形成并淋巴细胞浸润，局部坏死组织内查见真菌，考虑为隐球菌。给予氟康唑口服治疗，1个月后复查（2016-11-02）：病变吸收，空洞壁变薄（图3-169）。继续治疗半年（2017-03-18）：空洞吸收、缩小（图3-170）。

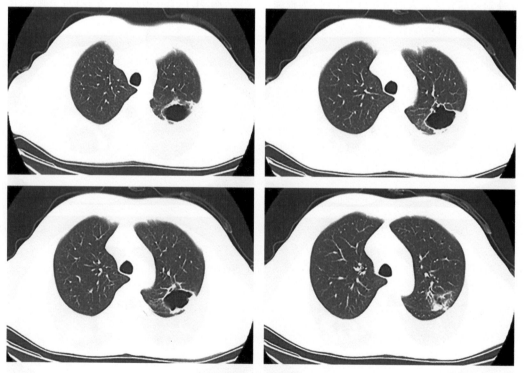

图3-169　病变较前吸收，薄壁空洞影（2016-11-02）

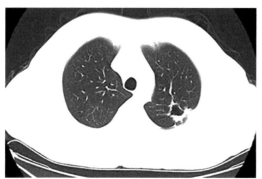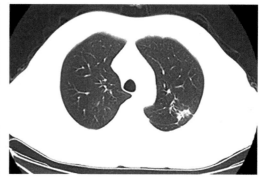

图3-170　空洞吸收、缩小（2017-03-18）

【分析】近年来，人类免疫缺陷病毒（HIV）感染者逐年增加。根据联合国艾滋病规划署统计，至2017年，全球HIV感染者约3690万（3011万～4039万），2017年艾滋病相关死亡人数约为94万（67万～130万）。随着HIV的流行，HIV相关性隐球菌病的发病率和死亡率逐渐增加，尤其是在撒哈拉以南非洲、亚洲和拉丁美洲。HIV感染者中，7.1%～19%伴有隐球菌感染。在HIV感染高峰期每年多达60万名艾滋病病人死于隐球菌病。Rajasingham等估计，新生隐球菌占全球所有艾滋病相关死亡人数的15%。自1996年以来，随着高效抗逆转录病毒治疗（highly active antiretroviral therapy，HAART）在欧美等医学发达国家的推广，因隐球菌病死亡的艾滋病病例数有所下降。由于在绝大多数HIV高流行地区的医疗技术落后及设施缺乏，HIV相关的肺隐球菌病的确诊存在明显不足。Deok-jong Yoo等对撒哈拉以南非洲国家乌干达HIV相关肺隐球菌病患病率进行了调查。研究对象为2007年9月—2008年7月在乌干达坎帕拉的Mulago医院住院的132例咳嗽超过2周的成年HIV感染者，在开始时均不考虑存在肺隐球菌病，痰涂片抗酸杆菌均阴性，行支气管肺泡灌洗（BAL），检查BALF中是否有支原体、肺孢子菌和真菌。结果，15例（11%）BALF培养出新生隐球菌。在其余病人中，肺结核占39%，细菌性肺炎占23%，肺卡波西肉瘤占5%，耶氏肺孢子菌肺炎占3%。肺隐球菌病病人最常见的症状是发热（93%）和体重减轻（93%），大多数病人出现呼吸急促，但只有3例病人的室内空气条件下氧饱和度低于93%。15例肺隐球菌病病人中有14例行胸片检查。最常见类型分别为肺间质浸润（4例，29%）、肺叶实变（3例，21%）和混合表现（3例，21%）。在6例患有肺隐球菌病和隐球菌性脑膜炎的病人中，有3例先用两性霉素B（每日50mg，持续2周）治疗，然后用氟康唑（每日400 mg，持续8周）治疗。仅使用氟康唑（每日400mg，共10周）治疗了3例病人。在9例孤立的无脑膜炎的肺隐球菌病病人中，有2例口服氟康唑（每日200mg，共2周）治疗，另外7例未使用任何抗真菌药物。所有15例病人的临床状况均得到改善，并出院。在完成6个月随访的13例病人中，4例死亡，9例好转。在出院时未使用抗真菌药物

的7例病人中，有5例幸存，1例失访，1例在6个月的随访中死亡。在出院后6个月仍无症状的所有5例幸存者均已开始抗逆转录病毒治疗，但死亡的1例病人未开始抗逆转录病毒治疗。该研究表明，在乌干达，HIV感染的疑似结核病的病人中普遍存在肺隐球菌病。对于孤立的肺部感染病人，尽早开始HAART可能会改善结局，即使没有抗真菌治疗也是如此。在长达6个月的随访中，没有进行抗真菌治疗的肺隐球菌病病人中有33%有所改善。这一发现表明一些HIV感染病人从呼吸样本中分离出新生隐球菌可能存在定植或局限性感染。

最引人注目的证据来自Wong等对南非1996—2000年8421例死亡矿工的尸检研究。结果发现589例肺隐球菌病（发病率7%），其中，97例（16.5%）伴有呼吸道感染，最常见的是肺孢子菌肺炎（51.5%），其次是分枝杆菌感染（42.3%）。46.9%病人生前诊断隐球菌性脑膜炎，意味着超过50%的肺隐球菌病死者在生前没有得到确诊，而隐球菌肺炎的确诊率仅为2.7%，大多数漏诊病例被误诊为肺结核。Park等根据联合国艾滋病毒/获得性免疫缺陷综合征（艾滋病）2007年计划的全球数据进行的一项研究估计，55%的隐球菌性脑膜炎病人也患有肺隐球菌病。

许多研究提供了HIV病人肺隐球菌病未被诊断的证据，需要进一步了解HIV相关肺隐球菌病流行病学，以便优先考虑预防、诊断和治疗策略。

（济宁医学院附属医院呼吸科　吕高超　提供）

33.病例33：男，65岁。间断咳嗽、咳痰、喘息伴发热5天。于2019-05-31入院诊治。既往有高血压病史20年，血压控制不详；冠心病、室性期前收缩病史20年；脑梗死溶栓病史5年。查体：T 37.6℃，双肺呼吸音粗，未闻及干、湿啰音。辅助检查：血常规示白细胞5.70×10^9/L、中性粒细胞0.737、血红蛋白129g/L、血小板335×10^9/L；微生物真菌动态检测125.60pg/ml；梅毒血清反应素实验1:1阳性、梅毒确证试验阳性；免疫细胞：自然杀伤细胞（NK）29.4%、B细胞43.3%、辅助性/诱导性T细胞1.0%、细胞毒/抑制性T细胞14.2%，CD4与CD8比值0.07。

胸部CT（2019-05-28）：双肺散在斑片、磨玻璃影，左肺上叶结节、空洞影（图3-171）。

胸部CT（2019-06-05）：双肺斑片、磨玻璃影，左肺上叶空洞影（图3-172）。

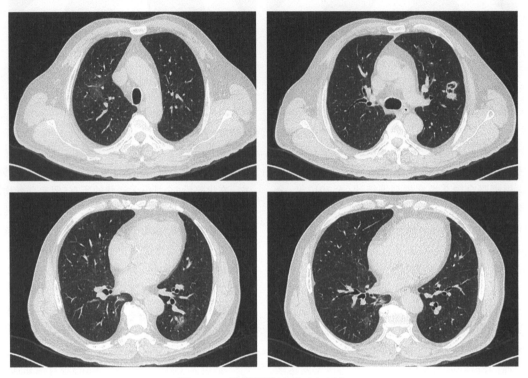

图3-171　胸部CT（2019-05-28）

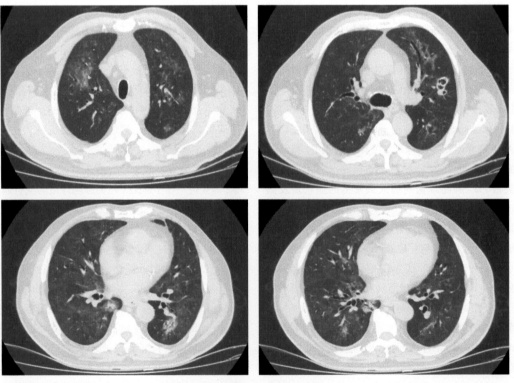

图3-172　胸部CT（2019-06-05）

【诊断】播散性隐球菌病。

【诊断依据】老年男性，病史较短，胸部CT示双肺散在斑片、磨玻璃影，左肺上叶结节、空洞影，9天后复查胸部CT，磨玻璃影较前明显增多，结合辅助性T细胞明显减少，提示AIDS、肺孢子菌肺炎的可能。斑片影较前增大，结节内出现空洞，结合病人入院后出现头痛症状，需考虑播散性隐球菌病可能。病人入院后给予抗感染、平喘、止咳、营养心肌、控制血压等对症支持治疗后，病人咳喘症状稍好转，血培养：新生隐球菌，隐球菌荚膜抗原试验阳性，疾控中心回报病人HIV阳性，转入专科医院进行诊治。外院腰穿查到隐球菌，播散性隐球菌病，即肺隐球菌病、隐球菌性脑膜炎、隐球菌血症诊断明确。

【分析】隐球菌病已成为艾滋病病人的主要并发症和死亡原因之一。CD4$^+$T淋巴细胞是HIV感染最主要的靶细胞，HIV感染人体后，出现CD4$^+$T淋巴细胞进行性减少，损害了原本可控制隐球菌感染的免疫应答功能。HIV感染可导致Th1细胞因子表型转变为以Th2表型为主，加剧了隐球菌病的播散。此外，HIV可侵袭肺泡巨噬细胞，削弱了它们控制隐球菌感染的能力。同时，隐球菌抗原减弱了细胞介导的免疫作用，使得隐球菌病在艾滋病病人中的发病率显著上升。当CD4$^+$T淋巴细胞计数<100个/μl时，隐球菌性脑膜炎的发病明显增加。故艾滋病病人中隐球菌的发病率远高于普通人群。艾滋病病人并发隐球菌病时全身性症状较非艾滋病病人更明显，而呼吸道症状则相对较轻，更易出现肺外尤其是中枢神经系统感染，部分病人甚至无任何呼吸道症状。

肺隐球菌病病人肺部影像学表现多样，通常分为结节肿块影、片状浸润影和混合病变三种类型。有研究显示结节肿块影最多，然后是片状浸润影，混合病变最少见。Hu等回顾性分析东南大学第二附属医院2010年9月—2016年5月胸部CT检查中发现的具有隐球菌感染和肺部异常的60例HIV病人。分析排除了确诊的肿瘤、分枝杆菌感染和其他真菌感染的病例。胸部CT扫描显示，93.3%的病人显示结节性病变，结节性病变通常可见空洞，孤立结节最常见。胸腔积液和肺部炎性浸润分别发生在11.6%和31.7%的病例中，这些病变通常有并存的结节性病变。病因分析表明，有76.8%的结节性病变与肺隐球菌病相关，肺隐球菌病例占胸腔积液的85.7%。至少38.5%的弥漫性肺炎浸润可在临床上归因于肺孢子菌肺炎。这项研究表明，肺结节而不是弥漫性肺炎是HIV相关的肺隐球菌病最常见的放射学特征。胸部CT上有HIV感染的肺结节病人应特别筛查隐球菌感染。艾滋病合并肺隐球菌病时肺内结节为最常见CT表现，而结节内空洞病灶是肺隐球菌病常见的特征性影像表现，空洞壁相对较薄，这种差别可能与艾滋病的免疫受损

状态有关。艾滋病人群出现肺部气囊样空洞性结节时需要高度警惕肺隐球菌病。在既往研究中，HIV相关的肺隐球菌病引起的弥漫性间质浸润的频率很高。值得注意的是，那些弥漫性磨玻璃影中至少有一些可能与肺孢子菌肺炎有关。本例影像学特点不能除外肺孢子菌肺炎可能。少数病例可见胸腔积液或心包积液。需要引起注意的是，当艾滋病病人出现肺部空洞性结节和（或）胸腔积液，特别是肺空洞位于结核好发部位时，较容易被误诊为菌阴肺结核和（或）结核性胸膜炎。若同时合并肺外病变，如脑膜炎、淋巴结炎以及心包炎则容易被误诊为播散性结核分枝杆菌感染。因此，对于合并空洞性结节和（或）胸腔积液的艾滋病病人，若未能找到抗酸杆菌，不可轻易诊断为菌阴肺结核，需要排除肺隐球菌病的可能。

新生隐球菌主要引起HIV病人中枢神经系统感染，同时也能够血行散播，并且在同时送脑脊液和血培养情况下，脑脊液报阳性时间更早，原因可能是脑脊液中菌量更多。墨汁染色镜检显示，所有菌株可见完整较厚荚膜，可以帮助菌体逃避宿主免疫细胞的吞噬。新生隐球菌性脑膜炎病人的脑脊液常规检查往往提示白细胞轻度升高，一般为（10～500）×10^6/L，但在艾滋病病人中，因其细胞免疫功能受损，脑脊液中的白细胞升高多不明显，甚至有部分白细胞测值为0的报道，这可能与HIV进展期病人的免疫状态差，表现为温和的炎症反应有关。所以在HIV感染病人中，脑脊液常规、生化结果正常并不能排除隐球菌性脑膜炎。

艾滋病合并隐球菌性脑膜炎的治疗主要包括抗真菌治疗、HAART、颅内高压处理及一般支持治疗。抗真菌治疗后（2～10周），感染基本得到控制，病人病情稳定时可开始HAART。如果进行HAART的病人CD4$^+$T细胞计数>100个/μl并且连续3个月HIV病毒载量低于检测下限，可以停止维持治疗（抗真菌疗程至少12个月）；如果CD4$^+$T细胞计数<100个/μl，需重新开始维持治疗。对于无症状的隐球菌抗原检测阳性病人，进行腰椎穿刺检查脑脊液和血培养。如果结果阳性，可按症状性脑膜脑炎治疗。如果没有脑膜脑炎的依据，采取维持治疗，如氟康唑（400mg/d口服），直到免疫功能恢复。在HAART尚未普及、病毒耐药水平高或HIV感染发病率高的地区，需常规进行隐球菌的抗原检测，以便尽早对无症状抗原检测阳性的病人进行治疗。

（天津市第三中心医院呼吸科　张森森　提供）

34.病例34：女，32岁。出疹3个月余，发热2周。抗-HIV阳性。查体：T 38.1℃，颜面部可见散在分布皮疹，部分疹尖结黑痂。口腔可见黏膜白斑，颈软，双肺呼吸音粗，无明显干、湿啰音。

胸部CT（2015-06-04）：右肺上叶多发空洞影（图3-173）。

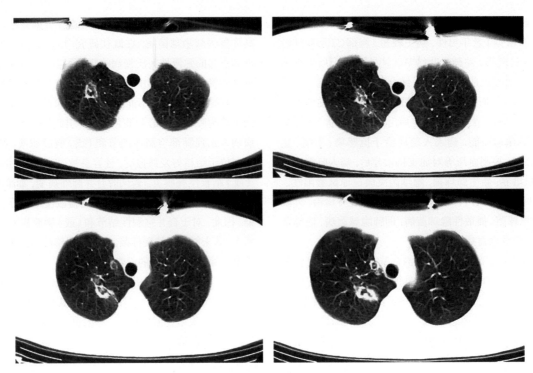

图3-173　胸部CT（2015-06-04）

【诊断】艾滋病合并播散性隐球菌病。

【诊断依据】青年女性，HIV阳性，颜面部皮疹，右肺上叶多发空洞影，内壁欠光滑，可见分隔，洞丝征明显，首先考虑真菌感染，隐球菌感染可能性大。病人入院后给予伊曲康唑、氟康唑预防性抗真菌治疗。2015-06-08病人神志清楚但出现颈抵抗，血培养：新生隐球菌（＋），脑脊液培养发现隐球菌，诊断为艾滋病合并隐球菌性脑膜炎、肺隐球菌病，改用两性霉素B联合氟康唑治疗后症状好转，体温正常。2015-06-21复查胸部CT未见明显好转，病人再次出现发热，体温波动于37.3～38.5℃。2015-07-02病人出现意识障碍，脑疝，血培养阴性，脑脊液培养仍见隐球菌，最终临床死亡。

【分析】1905年，von Hansemann首先描述了隐球菌所致脑膜脑炎的病例。在获得性免疫缺陷综合征（AIDS）流行之前，隐球菌较少引起严重的人类疾病。隐球菌性脑膜炎是AIDS最常见的机会感染之一，起病隐匿，表现慢性或亚急性过程，隐球菌可沿着血管周围间隙侵入脑实质，形成胶状假囊、脑脓肿或炎性肉芽肿改变，头颅MRI显示明显脑膜强化，部分显示脑实质肉芽肿，表现为T_1等信号或略低信号，T_2明显高信号。皮肤和肺是隐球菌进入机体的最可能的途径。感染隐球菌的艾滋病病人中约60%有皮肤损害，其中部分艾滋病病人的皮肤隐球菌感染发生在播散性隐球菌病之前2～8个月，本例即在皮疹后3个月出现肺部和颅脑症状。隐球菌性脑膜炎起病隐匿，主要临床表现为头痛、发热、呕吐、精神障碍、癫痫发作，脑膜刺激征等。体征方面以颈抵抗最为常见，为颅内高压的常见体征，较高的

脑脊液开放压与较差的临床结局相关，急性颅内高压可导致脑疝，病人可因脑疝而死亡，本例即如此。其他局灶性神经功能缺损、肢体功能障碍、视力听力减退虽少见，但为艾滋病合并隐球菌性脑膜炎的重要体征，部分体征与预后密切相关。总之，隐球菌病仍然是资源有限地区HIV感染者发病或死亡的一个重要原因。表现脑膜炎、肺炎、皮肤病变的免疫功能缺陷病人，应想到隐球菌感染的可能，早期诊断、早期治疗可以降低死亡率。

既往研究表明，艾滋病病人并发隐球菌性脑膜炎的病死率为9%～55%，非HIV感染者病死率为15%～44%。在现代抗逆转录病毒时代，隐球菌流行病学正在发生变化，免疫状态决定了结局。Hevey等对2002—2017年诊断为隐球菌病的病人进行了单中心回顾性队列研究。数据包括人口统计学、临床特征、诊断和死亡率。在304例隐球菌感染病人中，105例（35%）HIV阳性，41例（13%）有移植史，158例（52%）为非HIV非移植（NHNT）病人。年龄分析显示，HIV感染者的平均年龄（40岁）比移植（53岁）和NHNT（61岁）病人年轻。HIV感染者发热和头痛症状（70% vs 57%）比移植（49% vs 29%）和NHNT（49% vs 38%）病人更为常见。携带艾滋病毒者（68%）比接受移植（32%）或NHNT（39%）病人更容易患脑膜炎。与移植（66%）或NHNT（73%）病人相比，播散性隐球菌病在HIV感染中更常见（97%）。与HIV感染者相比，NHNT病人90天死亡的风险更高。同样，Bratton等发现，与HIV感染者（平均19天）和移植受者（平均24天）相比，NHNT（平均44天）的症状和死亡率持续时间增加。

目前，大多数隐球菌病发生在NHNT病人中。与感染艾滋病毒或接受移植的人相比，NHNT个体更可能患有潜在的肺部疾病，更有可能延迟诊断，并且死亡率更高。

（长沙市第一医院呼吸科　周志国　提供）

35.病例35：女，30岁。因"发热伴淋巴肿大，发现HIV阳性10天"于2019-02-05入院诊治。辅助检查：CD4$^+$T淋巴细胞计数32个/μl，脑脊液常规、生化指标无明显异常，墨汁染色阴性。胸部CT检查未见异常。予HAART，方案为替诺福韦（TDF）＋拉米夫定（3TC）＋依非韦伦（EFV）。2019-03-20查CD4$^+$T淋巴细胞计数250个/μl，HIV RNA＜50拷贝/ml。病人于2019-04-05因"胸闷伴发热10天"再次入院。

胸部CT（2019-04-05）：左肺下叶后基底段占位性病变（图3-174）。

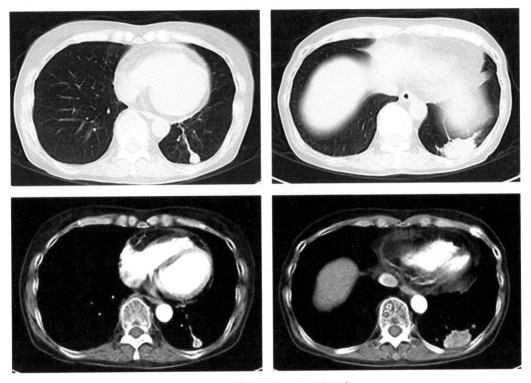

图3-174　胸部CT（2019-04-05）

【诊断】肺隐球菌病；隐球菌相关免疫重建炎症综合征。

【诊断依据】青年女性，HIV阳性，常规检查无脑膜炎和肺部感染，经HAART后，CD4$^+$T淋巴细胞计数升高明显，病人免疫状态有所恢复，但出现胸闷伴发热，胸部CT检查示左肺下叶后基底段病变，向心端有长纤维条索相连，首先考虑感染性疾病。病变局限，内坏死明显，边缘强化，首先考虑肉芽肿性疾病。病变周围无明显卫星灶和树芽征，不支持结核诊断，首先考虑肺隐球菌病；隐球菌相关免疫重建炎症综合征。行经皮肺穿刺活检，病理：（左下肺组织）镜下见少许肺组织及较多泡沫状组织细胞，其中见散在圆形厚壁孢子，结合临床及特染结果，形态符合隐球菌感染。行腰穿，脑脊液无明显异常，墨汁染色阴性。入院后继续替诺福韦＋拉米夫定＋依非韦伦抗病毒、氟康唑抗隐球菌、地塞米松5mg/d等对症治疗，病人病情缓解，复查胸部CT（2019-05-06）：病变较前吸收（图3-175），好转出院，院外继续治疗。

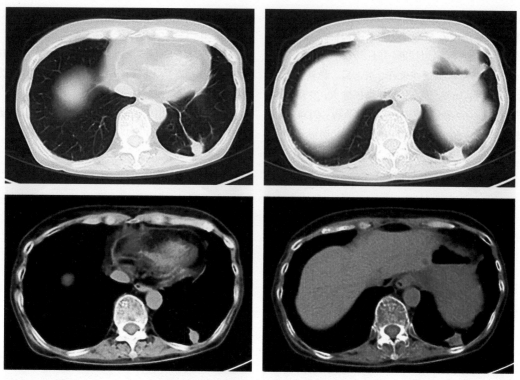

图3-175　病变较前吸收（2019-05-06）

【分析】人类免疫缺陷病毒（human immunodeficiency virus, HIV）是人类健康的重大威胁，如缺乏及时有效的治疗会导致病毒持续复制，CD4⁺T淋巴细胞逐步减少并最终发展成为AIDS。抗逆转录病毒治疗（antiretroviral therapy, ART）的引入已使HIV感染从致命疾病转变为慢性疾病，HIV病毒复制受到抑制，宿主免疫功能得到部分恢复，从而改善了正在进行的感染并降低了对新感染的易感性。但10%～20%的AIDS病人接受ART后，在病毒载量明显下降和CD4⁺T细胞数上升的情况下，由于严重的免疫紊乱导致病情反常恶化，表现为已愈机会性感染复发或出现新的感染，甚至死亡的现象，称为免疫重建炎症综合征（IRIS）。高发时间一般在ART后的2～3个月。

IRIS首次报道于1992年，当时一例AIDS病人在仅使用齐多夫定ART后发生了严重的鸟分枝杆菌复合体疾病，伴随严重高热。IRIS发生的相关危险因素主要有ART相关与病原体相关两方面。ART相关的危险因素包括：ART开始时较低的CD4⁺T细胞计数（＜50个/μl）、ART之后CD4⁺T细胞较大幅度的上升、较低的血红蛋白基线以及使用蛋白酶抑制剂等。病原体相关因素主要是治疗前存在机会性感染，有较高的基线病毒载量，例如ART与抗结核或抗隐球菌治疗间隔较短、肺外或弥散性结核、隐球菌密度过高、血浆疱疹病毒载量过高和治疗前多重机会性感染等。

根据不同临床表现，IRIS分为治疗矛盾型IRIS（paradoxical IRIS）与暴露型IRIS（unmasking IRIS）。在治疗矛盾型IRIS中，尽管之前机会性感染已得到控制，但在

ART治疗后机会性感染出现复发或恶化，故也称反常恶化型IRIS。治疗矛盾型IRIS的发病率差异很大，在ART发生后的4天～6年，发病率在8%～49%，死亡率为0～36%。暴露型IRIS是指之前未发现的机会性感染在ART之后出现，可能是之前隐匿的感染出现了活化。本例属于暴露型IRIS。

IRIS根据病原体的不同具有不同的特性。相关病原体包括隐球菌、结核分枝杆菌、巨细胞病毒、乙型肝炎病毒和丙型肝炎病毒感染等。自身免疫应答紊乱也是IRIS的一种表现，ART治疗后有少数病人出现包括结节病、Graves病、系统性红斑狼疮、类风湿关节炎和自身免疫性甲状腺炎等自身免疫性疾病。IRIS的死亡率受机会性感染的严重程度和免疫紊乱程度的影响，总体死亡率为0～15%。IRIS影响中枢神经系统情况下死亡率极高，例如结核病脑膜炎病人具有很高的IRIS发病风险（47%），IRIS发生后死亡率高达30%。虽然IRIS症状因不同的机会性感染而异，但都具有急性发作并伴随炎症（例如发热或淋巴结炎等急性炎症）的共同特征。

过度炎症反应是IRIS主要特征，而促炎症细胞因子级联反应可能是IRIS引发炎症的重要途径。目前，IRIS发生机制尚未明确，可能解释为：①免疫缺陷病人感染时天然免疫反应与获得性免疫反应协调功能失衡。Barber等通过建立IRIS小鼠模型，认为由于CD4⁺T细胞缺乏，免疫移植后病人感染病原菌后，巨噬细胞因CD4⁺T细胞产生的IFN-γ不足而无法完全活化，导致病原菌大量繁殖。免疫重建后，抗原的积累和天然免疫细胞（巨噬细胞）的过度激

活就会引发过度的炎症反应和加剧的组织损伤。George等研究发现，单核细胞活化和病原体流动引发系统性炎症是IRIS重要发病机制。在T细胞受体α敲除小鼠中，鸟分枝杆菌在缺少适应性免疫的情况下感染，在接受CD4[+]T细胞后引发巨噬细胞的暴发性活化。②与抗原特异性CD4[+]T细胞有关。Wilson等认为IRIS发生与T细胞针对特异性抗原扩增和失调导致的免疫反应有关。③免疫调节功能失常。1项针对HIV/AIDS在ART中发生IRIS的免疫机制前瞻性队列研究发现，发生IRIS的病人调节性T(Treg)细胞数低于非IRIS病人，提示IRIS的发生可能与免疫抑制受损有关。④病人体内辅助T细胞(Th)分型的偏移。Th细胞分Th1型与Th2型，分别参与细胞免疫和体液免疫。有报道指出HIV感染者在ART后对分枝杆菌抗原的CD4[+]Th1细胞应答增加。Rateni等发现IRIS病人ART前后IL-6、IL-18水平出现大幅下降，IL-18可驱动Th细胞向促炎表型Th1分化。此外，也有学者从基因层面考虑，IRIS发生与部分携带特殊人类白细胞抗原的等位基因有关。

关于隐球菌相关IRIS的诊断仍缺乏特异性指标，较为普遍认可的诊断标准包括前提条件和临床标准。前提条件：抗病毒治疗前有典型临床特征，以及通过培养、墨汁染色、荚膜抗原检测明确诊断隐球菌病，经抗真菌治疗后部分或完全消除症状或体征，或脑脊液病原体检查隐球菌抗原滴度、定量培养下降，并启动ART。临床标准：接受ART 12个月以内出现下列任一临床症状：①脑膜炎，约占70%；②占位性中枢神经系统病变；③淋巴结病，通常坏死；④肺炎；⑤软组织或皮下肿块，通常为化脓。排除标准：需排除已知的机会性感染、新的机会性感染、药物的不良反应、治疗失败及完全无依从性。

IRIS的典型病理特征是感染组织的病理学检查发现隐球菌，伴有化脓、坏死的肉芽肿性炎症。世界卫生组织指南中，强烈建议对于CD4[+]T淋巴细胞<100个/μl的HIV感染者在未启动HAART前进行隐球菌抗原筛查。尽管有抗真菌治疗和使用了ART，但隐球菌性脑膜炎仍然是HIV感染病人尤其是发展IRIS的病人死亡的重要原因。2014年Boulware等对乌干达和南非的177例AIDS合并隐球菌性脑膜炎的成年人进行了生存期26周的评估。他们随机分配研究参与者接受早期ART启动(诊断后1～2周)或延迟ART启动(诊断后5周)。参与者接受两性霉素B[0.7～1.0mg/(kg·d)]和氟康唑(800mg/d)治疗14天，然后用氟康唑进行巩固治疗。研究发现，较早接受ART者26周的死亡率(45%，40/88)明显高于延迟接受ART者(30%，27/89)，死亡率高出15%，特别是在脑脊液中白细胞缺乏的病人中。较早开始ART可能导致中枢神经系统炎症反应增加，对较早开始ART的病人的生存率产生负面影响。建议在持续的临床反应后和有效的基于两性霉素的治疗4～6周后开始ART。研究表明IL-6、IL-8等指标的增加与IRIS相关，但

IFN-γ在IRIS中的相关性存在争议。Akilimali等发现ART治疗前血浆高水平IL-7、IL-5是隐球菌性脑膜炎IRIS的预测因素，提示病人的炎症反应是全身性的。

预防IRIS的原则包括：①对于HIV感染者，应遵循发现即治疗的原则，将CD4[+]T细胞数控制在较高水平；②在ART前对机会性感染进行细致排查，并进行有效的治疗，降低病原体负荷；③根据不同机会性感染确定ART启动的最佳时机，需要与免疫重建相权衡从而避免出现其他机会性感染；④严格监控病人可能出现的免疫功能紊乱，尤其是ART 3个月内的晚期病人。IRIS的治疗，往往根据病人情况，采用ART、抗感染与对症治疗相结合的方法，针对炎症未缓解病人考虑使用非甾体抗炎药和皮质类固醇。注意不应贸然停止ART，通常只有病人在严重的中枢神经系统IRIS、意识障碍的情况下，才会考虑暂停ART。停止ART有较高风险，包括更高机会性感染风险与抗HIV药物耐药性的出现等。IRIS的治疗应首先针对病原体，尽量降低机会性感染的抗原负荷，减轻致病原引起的免疫反应。

非甾体抗炎药和皮质类固醇等抗炎制剂已被用于IRIS的治疗。非甾体抗炎药用于病情相对较轻的IRIS，使用中需注意其慢性胃肠道刺激和肾毒性副作用，但其疗效尚未通过临床试验测试。使用系统性皮质类固醇可能诱发AIDS病人出现潜在不良反应，如疱疹病毒复发、皮肤念珠菌病等感染性并发症。此外，口服皮质类固醇可能引发非感染性慢性病症，包括高血压、高血糖、骨质疏松症和胃肠道溃疡。因此，系统性皮质类固醇更多使用于较为严重的分枝杆菌和真菌相关IRIS。皮质类固醇已用于治疗眼部或玻璃体内免疫恢复性葡萄膜炎。Weiss等报道了1例失明的隐球菌性脑膜炎病人使用类固醇治疗后视力得到恢复。在IRIS中使用类固醇的最佳持续时间尚不清楚。IDSA指南建议使用2～6周的类固醇激素治疗，并伴以抗真菌药。据报道，使用TNF-α抑制剂沙利度胺和阿达木单抗可改善神经功能。

36.病例36：男，40岁。发现HIV抗体阳性7年，乏力、食欲缺乏1周，发热2天。病人7年前因"发热伴淋巴肿大，发现HIV阳性10天"于2011-06-05—2011-06-21第1次入院，入院后给予相关处理，并给予HAART，病情好转后出院。出院后病人继续HAART治疗，方案为替诺福韦(TDF)＋拉米夫定(3TC)＋依非韦伦(EFV)，诉2011—2015年9月前规律服药，以后自行停药。因"发热、气促4天"于2017-04-24—2017-05-24第2次入院，诊断：①艾滋病(获得性免疫缺陷综合征)；②真菌性肺炎并感染；③梅毒；④慢性轻度乙型肝炎；⑤轻度贫血；⑥口腔念珠菌病(鹅口疮)。入院后予以抗真菌、抗感染、驱梅、护胃、护肝、HAART(TDF＋3TC＋艾生特)、营养支持等对症支持治疗后，病情好转出院。出院后病人继续HAART治疗，方案为TDF＋3TC＋多替拉韦(DTG)，自行将药物改为印度代购药物，自诉每日规律服药，但未定期复查，自觉无明

显不适。2018-10-17因"乏力、食欲缺乏1周"入院，给予继续HAART、氟康唑抗真菌、护肝、调节免疫等对症支持治疗，并给予头孢曲松驱梅，病人输液后出现发热、皮疹，考虑药疹、药物热，予停止该药，抗过敏治疗后好转，2018-10-27出院。出院后病人继续HAART治疗，方案为TDF＋3TC＋DTG。1周前病人无明显诱因再次乏力，并感食欲缺乏，伴发热，最高体温39℃，为求治疗，于2018-12-12再次入院。

【诊断】隐球菌血症；骨髓隐球菌病。

【诊断依据】病人入院后完善相关检查：血常规、肾功能、血糖、降钙素原、甲功正常；梅毒螺旋体抗体阳性（＋）；快速血清反应素试验阳性（滴度1:2）；乙肝表面抗原阳性（＋）、乙肝e抗原阳性（＋）；结核感染T细胞检测阴性；辅助T细胞绝对计数10个/μl；HIV-RNA载量261 000copies/ml。腹部B超示脾大，全腹部肠腔胀气明显，腹腔大血管旁多发肿大淋巴结。胸部CT：左舌段小结节，对比2018-10-18片，大致同前，考虑增殖病灶可能。脑脊液染色、生化、常规正常。脑脊液培养：阴性。血真菌培养：新生隐球菌生长。骨髓培养：新生隐球菌生长。给予ART、两性霉素B脂质体和氟康唑抗真菌、护肝、护胃等对症支持治疗后，病人病情较前好转，出院。

【分析】隐球菌病仍然是全世界艾滋病病人中第二常见的死亡原因，仅次于结核病。在严重免疫抑制的个体中，新生隐球菌几乎可以感染任何人体器官，包括骨髓。在HIV阳性的散发性隐球菌病病人中，有13%～42%的病例观察到骨髓受累。在HIV感染的发热和血细胞减少症病人中应进行骨髓隐球菌病的鉴别诊断，尤其是当CD4$^+$T淋巴细胞计数<100个/μl时。在极端情况下，隐球菌病可以模仿再生障碍性贫血，在播散性疾病的背景下，骨髓活检显示几乎完全无细胞。

近年来，随着隐球菌抗原（cryptococcal antigen，CrAg）筛查技术的研究、推广和应用，发现部分隐球菌感染者并无任何临床或影像学表现，血液、脑脊液、肺泡灌洗液及其他体液或组织的隐球菌涂片和培养均为阴性，仅表现为血清隐球菌荚膜多糖抗原检测阳性，此即隐球菌抗原血症，这种现象在CD4$^+$T淋巴细胞计数<100个/μl的HIV感染者中并不少见。需要注意的是，隐球菌显性感染者血清隐球菌荚膜多糖抗原检测结果亦多呈阳性，这种情况并不诊断为隐球菌抗原血症，仅诊断为相应疾病。例如，明确的隐球菌性脑膜炎病人，尽管血清中隐球菌荚膜多糖抗原检测呈阳性，其临床诊断仍为隐球菌性脑膜炎，而不诊断为隐球菌性脑膜炎、隐球菌抗原血症。本质上，隐球菌抗原血症是隐球菌感染的早期阶段或隐性感染阶段，在未经干预的情况下多数可发展为有临床表现的显性感染，约1/3无症状的隐球菌抗原血症病人可同时出现无症状的隐球菌性脑膜炎，而无症状的隐球菌抗原血症发展为有临床表现的

HIV相关隐球菌性脑膜炎的中位数时间约为22天。隐球菌抗原阳性的HIV感染者1年内病死率约为39.7%，隐球菌抗原阴性的HIV感染者病死率约为13.9%。此外，艾滋病合并隐球菌感染在启动HAART后可出现免疫重建炎症反应综合征，无症状的隐球菌抗原血症病人在未抗隐球菌治疗的情况下启动HAART，最初3个月的病死率增加18%。因此，尽早筛查出这些无症状隐球菌抗原血症病人，进行抗隐球菌治疗，可大幅减少HIV感染者的病死率。临床试验显示，对CD4$^+$T淋巴细胞计数≤200个/μl的HIV感染者需要筛查隐球菌抗原，对于结果阳性而无临床表现的隐球菌抗原血症病人给予氟康唑抗真菌治疗，可将病死率降低28%。推荐的治疗方案为氟康唑800mg/d或12mg/（kg·d）2周，随后进行巩固期与维持期的治疗。对于那些无法进行隐球菌抗原筛查的地区，需用氟康唑进行初级预防。然而，在多项随机对照试验中，氟康唑初级预防的持续时间略有不同。肯尼亚、马拉维、乌干达和津巴布韦进行的临床试验结果显示，氟康唑（100mg/d）需12周后停止。而另一项在乌干达进行的试验显示，氟康唑（200mg，每周3次）需HIV感染者CD4$^+$T淋巴细胞计数达到200个/μl时才可停用。因此，氟康唑初级预防的持续时间需根据指南推荐再结合现有情况因地制宜的确定最佳预防时限。

由于血液、脑脊液中隐球菌抗原会持续阳性数月甚至数年，因此对于有隐球菌性脑膜炎病史的病人不需要进行常规隐球菌抗原筛查。若既往有隐球菌性脑膜炎病史的病人，出现了新的脑膜炎症状，需再次进行腰穿，进行脑脊液隐球菌培养，并进行药敏试验，全面评估是否出现隐球菌的复发。隐球菌抗原阳性的育龄期妇女在氟康唑治疗前应进行妊娠试验。对于隐球菌抗原阳性的孕妇需进行腰穿，如脑脊液隐球菌抗原阳性，需进行两性霉素B治疗。如脑脊液隐球菌抗原阴性，则权衡氟康唑抗隐球菌治疗的利弊，由经验丰富的艾滋病专家制定方案。无症状的隐球菌抗原血症的艾滋病病人建议进行抢先的氟康唑抗隐球菌治疗。血隐球菌抗原阳性，同时脑脊液隐球菌抗原阳性、隐球菌败血症、肺隐球菌病和其他部位隐球菌病的艾滋病病人，按相关指南进行规范抗隐球菌治疗。

37.病例37：男，44岁。咳嗽、咳痰1个月，发热2周。病人1个月前无明显诱因出现咳嗽、咳白痰，自服抗炎、化痰药物后无明显缓解。2周前出现发热，最高体温达39.5℃，以午后为主，辅助检查：血常规示白细胞$12.1×10^9$/L、中性粒细胞0.754；超敏C反应蛋白262.3mg；结核抗体：IgG阳性，IgM阴性。PET：右侧锁骨上窝、纵隔、右侧肺门区放射性摄取明显增高淋巴结，首先考虑淋巴瘤；两肺内多发结节伴放射性摄取轻度增高，左侧第10肋后缘局部放射性摄取增高，考虑淋巴瘤累及。查体：右侧锁骨上窝触及一肿大淋巴结。

胸部CT：右肺门及纵隔内多发肿大淋巴结影，两肺气肿，肺内多发小结节（图3-176）。

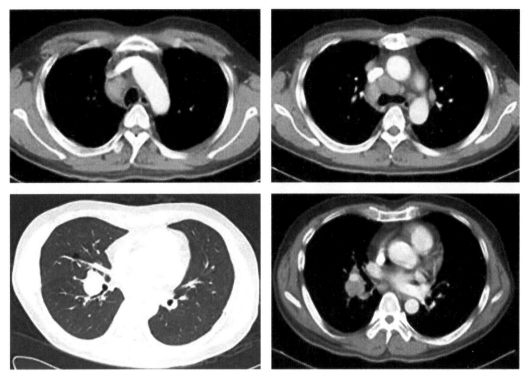

图3-176 胸部CT

【诊断】淋巴结隐球菌病。

【诊断依据】青年男性，右肺门、纵隔淋巴结肿大，纵隔淋巴结无明显融合趋势，周围组织间隙无侵及，首先可除外淋巴瘤或纵隔肿瘤、淋巴结转移。淋巴结内未见坏死或环形强化，不符合结核诊断。该例影像首先考虑结节病的可能，但其影像缺乏典型结节病淋巴结对称性分布特点，且右侧锁骨上窝触及肿大淋巴结，不除外其他感染可能。病人行右锁骨上淋巴结活检，常规送检灰黄灰红组织一块，3.5cm×2.5cm×1.5cm，剖面灰白灰黄质中，偏硬，镜下示肉芽肿性炎，肉芽肿由大量多核巨细胞及大量慢性炎症细胞构成伴淋巴滤泡形成，部分肉芽肿内见坏死，多核巨细胞内见球形有荚膜菌体，大小不一。PAS染色菌体荚膜阳性。抗酸染色（-），结核分枝杆菌DNA（-）。AF（-）。病理诊断淋巴结隐球菌病。

【分析】隐球菌属于机会性致病菌，主要通过呼吸道感染，也可经皮肤或消化道侵入，引起局部感染，肺、脑、皮肤多见，以淋巴结受累为首发表现者较少见。本例无任何基础疾病，无免疫抑制剂使用史，属原发性感染，可能是免疫系统微缺陷导致机体对隐球菌易感，机体单核-巨噬细胞系统激活，淋巴系统反应强烈，同时隐球菌随血行、淋巴道播散，从而直接侵及淋巴结。病人临床多表现为不明原因的发热，全身浅表或深部淋巴结肿大，中性粒细胞或嗜酸性粒细胞可以升高。以不明原因发热并淋巴结肿大为首发症状时，易误诊为结核、结节病或恶性肿瘤等。

隐球菌病可以出现组织细胞增生和肉芽肿形成，在组织细胞和多核巨细胞的胞质内、外可以检出隐球菌，HE染色菌体胞壁呈淡蓝色，PAS、六胺银染色等阳性。胞壁外围有3～5μm厚的荚膜。组织经福尔马林固定后，荚膜收缩与相邻组织间出现空晕。隐球菌累及淋巴结的组织学资料多为个案报道，主要发生在HIV阳性个体中。Kawamoto等分析了3例隐球菌性淋巴结炎的病例，并与以往的报道进行了比较。2例为HIV携带者，1例为人类T细胞白血病病毒1型（HTLV-1）携带者。所有病人组织培养均检出新生隐球菌。虽然在两例HIV病人中观察到凝胶性病变和大量的真菌孢子，但肉芽肿的形成很小。在HTLV-1携带者中观察到凝胶形成和肉芽肿形成。所有病例均出现坏死。在以前的报道中，肉芽肿形成、上皮样细胞和坏死病变在大多数隐球菌病例中被观察到。HTLV-1携带者的淋巴结病可能提示隐球菌性淋巴结炎的存在。HTLV-1携带者发生隐球菌病的频率可能随着HTLV-1携带者生存率的增加而增加。本例经淋巴结活检、PAS染色而确诊，抗酸染色和结核分枝杆菌DNA检查阴性除外了结核诊断。

隐球菌需与其他可引起深部组织细胞内感染的真菌病相鉴别。①马尔尼菲篮状菌病：我国南方地区多见，其生长方式为分裂繁殖，PAS染色示菌体呈腊肠状并形成横膈分裂为两部分。②组织胞浆菌病：病人常有北美地区旅居史，其生长方式为芽孢繁殖，PAS染色示菌体为单个窄颈芽孢，病原菌培养阳性是诊断的金标准。③念珠菌病：HE染色芽生孢子和假菌丝呈淡蓝色，PAS染色呈品红色。

④肺孢子菌肺炎：菌体六胺银染色呈棕黑色，囊壁厚，囊内可见直径1~2μm的滋养体（营养型），在吉姆萨染色中容易见到。

（浙江大学附属邵逸夫医院　马国峰　提供）

38.病例38：男，28岁。反复咳嗽、咳痰5个月余，再发伴加重1周。查体：无明显阳性体征。

胸部CT（2018-07-24）：双肺多发结节影，增强扫描强化不明显（图3-177）。

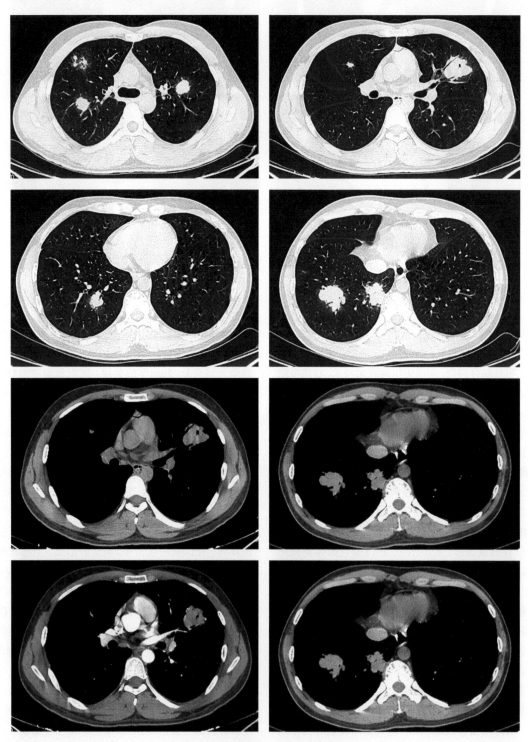

图3-177　胸部CT（2018-07-24）

【诊断】肺隐球菌病。

【诊断依据】青年男性，既往体健，病史较长，双肺多发结节，部分可见支气管充气征和空洞，首先考虑肉芽肿性疾病。病变周围无卫星灶，结核暂不考虑，周围可见晕征，首先考虑真菌性疾病，隐球菌感染可能性大。病人血清隐球菌荚膜抗原检测阳性，经皮穿刺肺活检，病理（2018-08-02）：（右肺穿刺物）真菌感染，考虑隐球菌。特殊染色：PAS（＋）、GSM（＋）、抗酸（－）。给予氟康唑治疗，3个月后复查（2018-11-05）：病变明显吸收，部分为空洞影（图3-178）。

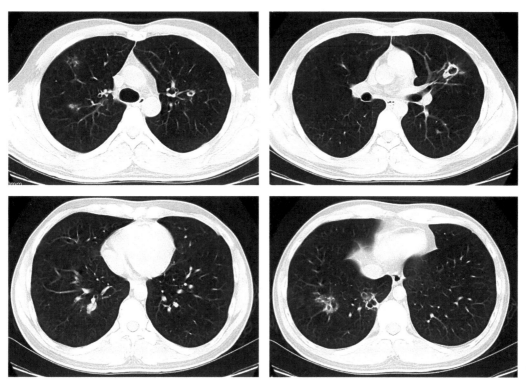

图3-178　病变明显吸收（2018-11-05）

【分析】一些病原微生物具有逃避宿主免疫反应的潜能。如果出现严重的免疫缺陷，这些病原体可能会被重新激活，导致症状。这种机制对于细菌（如结核分枝杆菌）、寄生虫（如弓形虫或利什曼原虫）和病毒（如疱疹病毒）是众所周知的。该机制也见于一些真菌。与潜伏性结核定义相关，潜伏性真菌感染可以定义为个体感染真菌但目前没有活动性疾病的状况。潜伏感染意味着有重新激活的风险。重新激活的定义是在有症状或无症状的原发性感染在数周、数月或数年之后发生，并且可能已经得到治疗或有未得到治疗的新出现的症状。重新激活与复发的区别在于：①感染和复发之间的时间间隔通常较短。②复发通常是由于治疗失败造成的，复发并不特别涉及病人基础疾病的改变，例如发生免疫反应受损的发生。

由于在癌症或自身免疫性疾病的治疗中使用了有效的免疫抑制疗法，以及实体器官或造血干细胞移植的发病率不断上升，所以侵袭性真菌病（IFD）的发病率正在增加。由于感染的地理区域可能与发生临床表现的区域（即活动性疾病）不同，因此很容易证明双相真菌会重新激活。Ashbee等系统地收集欧洲5年期间（1995年1月—1999年12月）组织胞浆菌病病人的数据，包括感染发生的地点和方式、病人的危险因素、病原体、如何诊断感染以及病人接受的治疗等信息。共报告118例，其中，播散性疾病62例，急性肺部感染31例，慢性肺部感染6例，局限性疾病2例，另外17例偶然确诊，通常继发于肺癌的调查。大多数病人前往已知的流行地区，但8例病人（来自意大利、德国和土耳其）表示他们不在原籍国之外，因此这些病例似乎是本地感染。在调查期间，在一些病人初次感染后50年内，该疾病重新出现，并通过移植肝传播感染，该部分病人一直没有返回流行国家。免疫功能低下病人中的芽生菌属、球孢子菌属和马尔尼菲篮状菌也被描述为重新激活，一些暗色真菌也表现出类似的趋势。例如，一名阿富汗妇女被诊断为麦氏喙枝孢霉（*Rhinocladiella mackenziei*）感染，她在20年内没有回到自己的出生国。对于某些世界性/普遍存在的真菌，例如隐球菌、曲霉或毛霉，存在重新激活的临床证据，并使用实验动物模型得到证实。

对于新生隐球菌，其分型已显示出基于病人的地理起源的明显分离的亚型聚类，因此一些学者使用分子分型作为其重新激活的流行病学证据。在非洲出现的各种新生可能会在移民离开其出生国数年后导致活动性疾病。此外，一些研究表明，流行国家健康儿童的隐球菌血清阳性率很高，这种情况表明在儿童时期受到感染，如果发生免疫抑制，可重新激活该疾病。Saha等研究发现，52%发生隐球菌病的移植受者在移植前有隐球菌感染的血清学证据，其移植后发病时间较早（5.6个月±3.4个月vs 40.6个月±63.8个月），表明移植相关隐球菌病病人中很大一部分是由潜伏感染的重新激活引起的。与新生隐球菌相反，格特隐球菌主要影响非免疫抑制病人，流行病学数据和分子分型也证实其存在感染再激活。格特隐球菌感染主要发生在热带和亚热带气候区。然而，自1995年以来，欧洲就报道了格特隐球菌感染的病例。为了确定欧洲的感染是从本地来源获得的还是与旅行有关，Hagen等使用多位点序列分型法对100个欧洲分离株（57株来自40例人类病人，22株来自环境，21株来自动物）和191个来自世界各地的分离株进行了比较。在40例病人中，24例（60%）可能在欧洲以外的地方感染了格特隐球菌，其余16例（40%）可能在欧洲境内感染了格特隐球菌。来自地中海欧洲的人类病人分离株与动物和环境分离株聚集成一个不同的基因型。这些结果表明，在其他地方获得的格特隐球菌多年后可能会重新激活。

真菌能引起肉芽肿的形成。肉芽肿是宿主和病原体之间的一种局部结构，是由于先天免疫系统和适应性免疫系统无法清除病原体造成的。肉芽肿包含炎症细胞和被细胞外基质包围的病原体。有些真菌利用肉芽肿慢性感染真皮、眼睛、鼻窦或骨骼。在这些病例中，肉芽肿增强了慢性活动性疾病，病人有临床症状，因此与再激活现象完全不同。在再激活过程中，肉芽肿的主要作用是局限感染，但矛盾的是，它们也提供了病原体休眠的保护环境。在组织胞浆菌感染模型中，Th1最直接导致肉芽肿形成。T细胞和巨噬细胞分别产生高水平IFN-γ和TNF-α。这些细胞因子对于维持肉芽肿结构完整性至关重要。在肉芽肿的环境中也大量发现IL-1和IL-6。T细胞通过IFN-γ激活巨噬细胞以控制感染。Th2通路被激活通过产生IL-5调节炎症。在肉芽肿中发现高水平的抗炎症细胞因子IL-10和TGF-β。此外，高水平的Il-17信号表明Th17途径参与了组织胞浆菌肉芽肿形成。隐球菌动物模型也得出了相同的结论。已经确定，具有被Th2途径平衡的Th1途径在肉芽肿的形成和维持中起主要作用。巨噬细胞、组织细胞和巨大的多形核细胞代表隐球菌肉芽肿的主要成分，其炎症反应低于分枝杆菌肉芽肿，并可能导致免疫反应差，与休眠感染一致。组织病理学数据表明，与肉芽肿中的结核分枝杆菌相比，隐球菌产生的坏死少。中性粒细胞反应低下和无化脓性疾病导致炎症反应减少。肉芽肿中存在的巨噬细胞可增强隐球菌的持久性。当宿主的免疫反应受损时，巨噬细胞将不再能够使隐球菌内化或处于休眠状态，可能导致疾病发生。除肉芽肿形成外，巨噬细胞或其他吞噬细胞内的存活可能有助于解释真菌的持久性。巨噬细胞在隐球菌病中起着自相矛盾的作用。尽管它们能够通过吞噬作用杀死隐球菌，但它们也可加剧隐球菌的毒力和持久性，并成为隐球菌传播的载体。与其他病原体相反，隐球菌不妨碍吞噬溶酶体酸化。隐球菌多糖荚膜和漆酶活性/黑色素生成增加了对活性氧和抗菌肽的抵抗力。此外，大量酶、蛋白质或糖类（包括超氧化物歧化酶、磷脂酶和鞘脂）有助于避免酸化、亚硝基活性和氧化应激，并防止降解。最后，膜相关的营养物，铁和铜的转运蛋白和获取系统可能会被上调，从而使真菌能够在巨噬细胞内存活。

重新激活和休眠清楚地描述了隐球菌和某些双相真菌的致病机制。尽管肉芽肿与慢性病密切相关，但它可能会增加潜伏期。目前，越来越多的证据表明巨噬细胞内部的生存和休眠是真菌逃避免疫系统的策略。基于重新激活的概念，应从降低真菌感染发生率的角度研究高度免疫受损病人的抗真菌药物预防的适应证和时机。

（吉安市第一人民医院呼吸科　邓年根　提供）

第4章

毛孢子菌属

毛孢子菌（*Trichosporon*）广泛分布于自然界，特别是热带及亚热带地区的土壤、河流、湖泊、污水及动物粪便；医院环境中也有分离到该类真菌的报道。毛孢子菌也可存在于人体的皮肤、胃肠道、口腔及呼吸道黏膜，成为宿主皮肤黏膜表面的正常定植菌群。

一、分类

毛孢子菌是一种酵母样真菌，属于真菌界（Fungi）、双核菌亚界（Dikarya）、担子菌门（Basidiomycota）、伞菌亚门（Agaricomycotina）、银耳纲（Tremellomycetes）、丝孢酵母目（Trichosporonales）、丝孢酵母科（Trichosporonaceae）、毛孢子菌（Trichosporon），系统发生与隐球菌属相近。

毛孢子菌属的形成和发展具有漫长而复杂的历史。早在1865年，Hermann Beigel发现某种真菌引起的良性毛发感染，在身体和头部的毛发上会形成不规则的结节，故将这种真菌用希腊语命名为*Trichosporon*，Trichos代表毛发，sporon（spores）表示种子，后引申为细菌的芽孢或真菌的孢子，即毛孢子菌，意指胡须（毛发）中的一种酵母样真菌，其进一步特征是导致白毛结节病（white piedra）（西班牙语中的"石头"意思）。1867年，Rabenhorst将这种白毛结节病的病原错误地归类为*Pleurococcus beigelii*。1890年，Behrend详细描述了导致在人的胡须上发现白毛结节病（white piedra，Trichomycosis nodosa）的病原体，因为*Pleurococcus*是藻类的一个属，但Behrend清楚地认识到该微生物是一种真菌，故将其命名为卵圆形毛孢子菌（*Trichosporon ovoides*）。从那时起，其他的毛孢子菌属物种被不断报道。1896年，Unna从白毛结节病中又发现了两种毛孢子菌。*T.ovale*起源于一个欧洲病例，其特征是细胞相对较小，而哥伦比亚白毛结节病（columbian white piedra）的巨毛孢子菌（*T.giganteum*）细胞较大。目前还没有发现这两个物种的任何材料被保存下来。1902年，Jean Paul Vuillemin提出毛孢子菌是一种可以产生关节孢子的酵母菌，并将所有毛孢子菌统称为白吉利毛孢子菌（*Trichosporon beigelii*）。1909年，de Beurmann等

从1例瘙痒性皮肤病病人伤口培养出真菌，并命名为皮样粉孢子（*Oidium cutaneum*），并于1910年对该物种进行了更详细地描述。1926年，Ota将其命名为皮肤毛孢子菌（*Trichosporon cutaneum*）。1942年，Diddens和Lodder认为白吉利毛孢子菌和皮肤毛孢子菌是同一物种。1945年，Langeron对这一决定提出了质疑，他认为白吉利毛孢子菌和皮肤毛孢子菌的临床照片差别太大，不可能是同一种真菌引起的。尽管如此，Diddens和Lodder的观点还是被长期接受，这导致对这种真菌使用了两个与临床相关的名称：被医生采用的白吉利毛孢子菌和被环境真菌学家首选的皮肤毛孢子菌。

1982年，Yamada等发现一些属于白吉利毛孢子菌的菌株具有辅酶Q10系统，而另一些则含有辅酶Q9系统。从那以后，一些学者报道了白吉利毛孢子菌分离株之间基于生理、形态和遗传特征的明显差异。1991年，Kemker等通过限制性片段长度多态性（RFLP）技术分析了核糖体DNA（rDNA），清楚地证实了从环境和临床来源的毛孢子菌之间存在遗传多样性。1992年，Guého等明确指出，在既往文献中以白吉利毛孢子菌和皮肤毛孢子菌组合的菌株在其泛醌（辅酶Q）体系和DNA摩尔百分比G＋C上明显不同，并建议废弃白吉利毛孢子菌这一命名。在对101个菌株进行分析后，该学者描述了一个新物种（*Trichosporon mucoides*）和19个分类群。同年，Guého等对毛孢子菌属的分类学提出了新的见解。认为该属仅由少数、多变和普遍存在的物种组成的观点不再得到支持。相反，应该认识到一大系列具有明显生态偏好的物种，菌株因其分离来源（土壤、水、人或动物疾病）、表型和分子特性而不同。1994年，Guého等根据常规鉴定、流行病学和临床起源的标准，描述了6种人类致病性毛孢子菌：卵形毛孢子菌（*T.ovoides*）、皮瘤毛孢子菌（*T.inkin*）、阿萨希毛孢子菌（*T.asahii*）、星形毛孢子菌（*T.asteroides*）、皮肤毛孢子菌（*T.cutaneum*）和黏液毛孢子菌（*T.mucoides*）。这些物种是白毛结节病和皮肤感染的病原体，并与全身、局部或播散性真菌病有关，特别是与潜在的血液恶性肿瘤病人有关，并提供了体外抗真菌药物敏感性的数据。

1994年和1995年，Sugita等对毛孢子菌属进行了综述，提出了新的分类方法，包括17个种和5个变种。2002年，Sugita等提出了毛孢子菌属的25个物种，并建议应将8个物种视为潜在的人类病原体，包括两个新出现的物种*T. domesticum*和圆形毛孢子菌（*T.montevideense*）。此后，同一小组于2004年发表了一份报道，承认36个毛孢子菌属物种，其中包括Middlehoven等提出的5个新物种：*T.vadense*、*T.smithiae*、*T.dehoogii*、*T.scarabaeorum*和*T.gamsii*。2004年，Middlehoven等也将毛孢子菌分成4类，分别为gracile、porosum、cutanium和ovoides。同年，Sugita等将brassicae进化支归入丝孢酵母目，其中包括一些被Middlehoven等认为属于gracile进化支的物种，即gracile/brassicae、porosum、cutanium和ovoides。同年，Molnar等报道了从达尔文澳白蚁（*mastotermes darwiniensis*）后肠分离到的一种新的毛孢子菌，它被认为是一种重要的真菌毒素解毒剂，命名为解毒毛孢子菌（*T.mycotoxinivorans*），隶属于gracile进化支。2005年，Sugita等一项针对日本蝙蝠洞穴鸟粪样本中酵母菌的分离和鉴定的研究确定了7种新的毛孢子菌物种。2008年，Fuentefria等从巴拿马昆虫肠道和巴西手工干酪中分离出一种新的毛孢子菌，新种被归入Ovoides进化支。2009年，Taj-Aldeen等在对27种从免疫抑制病人获得的毛孢子菌属临床分离株进行了调查之后，在卡塔尔发现一种新的毛孢子菌属物种，并将其命名为*T.dohaense*。3株*T.dohaense*分别来自甲真菌病（onychomycosis）、导管相关感染和足癣病人。该新物种与*T.coremiiforme*密切相关，属于Ovoides进化支。2010年，Pagnocca等在巴西从一个隐切叶蚁属（*Myrmicocrypta*）的野外巢穴中发现39株酵母菌株，在对34株与*T.scarabaeorum*紧密相关的毛孢子菌菌株的D1/D2和ITS区域进行了分析后，描述了一种新的毛孢子菌物种，命名为*T.chiarelli*。该新物种被认为属于cutaneum进化支。

综上所述，随着现代分子生物学技术的发展，越来越多的毛孢子菌种陆续被阐明、鉴定和命名，毛孢子菌属的分类被重新修订，白吉利毛孢子菌是一个无效的名称，已经不再使用。毛孢子菌属目前包含来自全球不同地区的4个进化支，至少50个种，其中16个种对人类有致病意义，即阿萨希毛孢子菌、星形毛孢子菌、皮肤毛孢子菌、皮瘤毛孢子菌、黏液毛孢子菌、卵形毛孢子菌、圆形毛孢子菌、解毒毛孢子菌、真皮毛孢子菌（*T.dermatis*）、日本毛孢子菌（*T.japonicum*）、耶氏毛孢子菌（*T.jirovecii*）、*T.coremiiforme*、*T.domesticum*、*T.faecale*、*T.loubieri*和*T.dohaense*。阿萨希毛孢子菌是引起深部毛孢子菌病的主要病原菌。先前公认的分类群，在1942年被Diddens和Lodder认为属于毛孢子菌属的*T.Pullulans*，现在被重新分配给一个新属，命名为*Guehomyces pullulans*。2017年，Sugita等基于多基因序列分析，对毛孢子菌属的分类进行了重新评估，将皮肤毛孢子菌（*T.cutaneum*）转入一个新属，即*Cutaneotrichosporon*属，本书仍按皮肤毛孢子菌描述。

过去，芽裂殖菌属（*Blastoschizomyces*）包含一个独特的物种，名为头状芽裂殖菌（*B.capitatus*），也被认为属于毛孢子菌属。它被公认为是一种罕见的但引起播散性感染的新病原，特别是在白血病病人中。此后，头状芽裂殖菌被重新分配到地霉属（*Geotrichum*）中，即头状地霉菌（*Geotrichum capitatum*）。但自1985年以来，该物种与子囊菌（*Ascomycetes*）有着更紧密的联系，尽管它像毛孢子菌一样产生芽生孢子和节孢子。头状芽裂殖菌有一个描述得很清楚的有性型，称为头状双足囊菌（*Dipodascus capitatus*），它会产生子囊和子囊孢子。此外，它还产生环痕孢子（annelloconidia），具有独特的细胞壁组成和隔膜孔（septal pores），使其不同于毛孢子菌属和地霉属。

二、培养

毛孢子菌属在常规实验室培养基上均能较好生长，25～37℃均可生长，45℃不生长。不发酵糖类，可以同化多种糖类，脲酶阳性。在固体培养基上，1周菌落通常生长良好，呈有色素的奶油状，菌落光滑。随着生长，菌落可形成干燥、湿润、有光泽、褶皱状、脑回状或隆起状的形态，伴或不伴边缘年轮样的生长。通常会产生各种形态的分生孢子、生长良好的菌丝、假菌丝、关节孢子（图4-1）。本属典型特征是产生关节孢子，关节孢子单细胞，形态呈立方体或桶状，大多数种无附着孢。

阿萨希毛孢子菌在沙氏培养基（SDA）上27℃孵育3～7天，菌落似酵母样，奶油状或蜡状，乳白色、淡黄色至奶油色（图4-2）。菌落早期较湿润，后渐干燥、灰暗，表面皱褶更加明显。菌落有时呈脑回状，表面附有粉末状物，边缘有宽而深的裂隙，菌落堆积很高（图4-3）。在科马嘉显色培养基上呈蓝色、突起、脑回状菌落（图4-4）。

与同样具有关节孢子的地霉属和头状芽裂殖菌的鉴别点：毛孢子菌尿素酶阳性，后两者阴性。地霉属不产生芽生孢子；毛孢子菌无环痕孢子，可与同样产生芽生孢子的芽裂殖菌相鉴别。

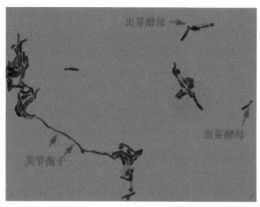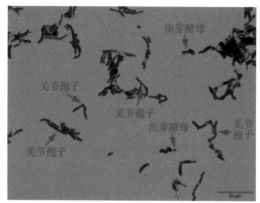

图4-1　可见菌丝、关节孢子和芽生孢子，菌丝分枝粗细不等，关节孢子长短不一

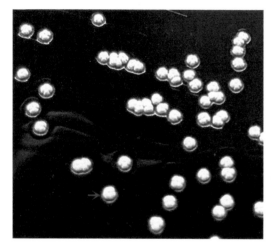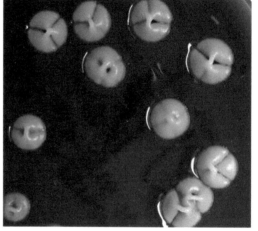

图4-2　血平板，35℃，4天，表面可见气生菌丝（蓝箭，菌落表面的微绒毛）

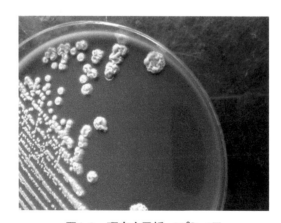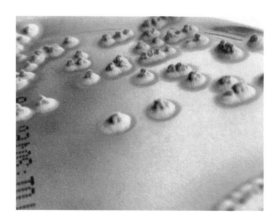

图4-3　巧克力平板，35℃，4天　　　　　图4-4　科马嘉显色平板，35℃，4天

（厦门大学附属第一医院检验科　徐和平　提供）

三、致病机制

毛孢子菌的毒力因子及致病机制主要包括形态学转换、黏附能力、耐热性、形成生物膜、分泌多种酶及细胞壁组分等。

1.形态学转换　依生长环境的不同，阿萨希毛孢子菌可有以下几种生长形式：关节孢子、芽生孢子和真菌丝。早在2002年，Karashima等通过小鼠模型对3株阿萨希毛孢子菌环境菌株和14株从尸检肺、血液、尿液、痰和导管中分离的临床菌株（来自深部感染）进行对比。研究发现，所有环境分离株的菌落呈皱褶状（rugose），而大多数临床分离株在SDA上生长时呈粉末状（powdery）。临床分离株由90%的芽生孢子和关节孢子组成，而环境分离株由99%的菌丝组成。有趣的是，环境菌株在经过小鼠体内培养后发生了形态转变，所有从小鼠肾脏中分离的环境菌株在SDA上其宏观形态均转变为粉末状菌落，以分生孢子为主要细胞类型。

病原体常通过呼吸道和胃肠道进入人体，肺部是最常见的感染器官。肺泡巨噬细胞可以吞噬并杀灭吸入肺泡的孢子，以防止其产生菌丝，同时循环中的吞噬细胞（多核白细胞和单核细胞）游走到感染部位，参与宿主的抗真菌防御。在感染的早期阶段单核细胞吞噬酵母，但真菌可以通过转变为菌丝形式而迅速逃避吞噬作用，继而感染其他器官。因为菌丝体积太大不能被单核细胞所吞噬，它们可能被细胞外机制所杀灭。在由抗肿瘤化疗或初次骨髓移植失败引起的粒细胞减少症的持续期，菌丝可以逃避防御，引发播散性毛孢子菌病。

2. 生物膜形成　侵袭性毛孢子菌感染通常与中心静脉导管、膀胱导管和腹膜导管等留置医疗器械相关。毛孢子菌在植入设备上的黏附和形成生物膜的能力是造成侵袭性毛孢子病的重要因素，并能够促进毛孢子菌逃脱抗真菌药物的杀伤作用和宿主的免疫应答。阿萨希毛孢子菌是毛孢子菌属最常见的致病菌，生物膜的研究主要集中在该菌种。Di Bonaventura等最早使用电子显微镜分析聚苯乙烯表面生物膜形成和发展的动力学。研究发现：阿萨希毛孢子菌生物膜形成经历4个发展阶段：酵母细胞的初始黏附（0～2小时）、出芽和微菌落的形成（2～4小时）、菌丝形成（4～6小时）以及增殖和成熟（24～72小时）。通过扫描电镜观察，成熟的阿萨希毛孢子菌生物膜呈现复杂、异质性的三维结构，代谢活跃的酵母细胞和完全嵌入植入设备中的菌丝组成致密的网络。对整个生物膜进行共聚焦成像的分析表明，成熟生物膜的厚度在25～40μm。抗真菌药敏试验表明，与浮游细胞相比，具有生物膜的阿萨希毛孢子菌对临床使用的两性霉素B、卡泊芬净、伏立康唑和氟康唑均耐药（MIC>1024μg/ml），对抗真菌药物的MIC值明显高于浮游细胞，尤其对最有效的伏立康唑的耐药性是浮游细胞（0.06μg/ml）的16 000倍。Sun等对2008年1月—2012年1月中国某医院ICU的23株尿路感染相关阿萨希毛孢子菌进行了分析。所有临床分离株均能形成生物膜。与两性霉素B、5-氟胞嘧啶、氟康唑、伊曲康唑和伏立康唑对浮游阿萨希毛孢子菌的敏感性不同，这些抗真菌药物对具有生物膜的阿萨希毛孢子菌的MIC显著升高。基因型4是中国阿萨希毛孢子菌分离株中最普遍的基因型。溶血素和生物膜可能有助于阿萨希毛孢子菌相关尿路感染的致病性和复发。Montoya等对墨西哥49株阿萨希毛孢子菌进行研究，所有临床菌株均能形成生物膜，且具有种内变

异性。当黏附期培养时间从2小时延长到4小时时，生物膜的产生量增加，生物膜的形成与基因型和临床来源之间没有相关性，生物膜细胞对抗真菌药物敏感性大幅度下降。de Aguiar Cordeiro等报道了皮瘤毛孢子菌生物膜的生长动力学，成熟的生物膜是由不同形态的芽生孢子、关节孢子和菌丝以菌株特异的方式形成的。相较于浮游细胞，生物膜细胞产生更多的蛋白酶，且对抗真菌药物具有更高的耐受性。

3. 酶的分泌　毛孢子菌的另外一个毒力因子是分泌的各种酶，包括磷脂酶、蛋白酶、脂肪酶、溶血素和DNA酶等，可通过降解宿主组织的各种组分以提高其致病能力，具体取决于它们的表达水平和宿主免疫反应。Cafarchia等2008年对从鸟类肠道和排泄物中分离的13种163株酵母菌的磷脂酶活性进行了研究。其中，14株为白吉利毛孢子菌。从肠道中分离的10个菌株中，有2个在孵育2天和5天后在卵黄培养基中表现出磷脂酶活性，而从排泄物中分离的4个菌株都表现出磷脂酶活性。这是首次报道在毛孢子菌中显示磷脂酶活性，并表明野生鸟类不仅可以作为载体，而且可以在环境中传播产磷脂酶的酵母菌。2014年，Demir等对阿萨希毛孢子菌和皮瘤毛孢子菌等12个种、40株毛孢子菌的体外酶活性展开了调查，发现所有菌株均不具有蛋白酶和磷脂酶活性，但酯酶活性均为阳性，15株（37.5%）具有溶血素活性。Bentubo等报道了44株不同种毛孢子菌的酶活性分布，产生各种酶的样本比例如下：脂肪酶（95.5%）、磷脂酶（56.8%）、蛋白酶（50.0%）和DNA酶（38.6%）。孵育温度是影响酶活性表达的重要因素，蛋白酶和磷脂酶更易在37℃表达，而室温有利于脂肪酶和DNA酶的表达。Kumari等从阿萨希MSR54毛孢子菌中分离到一个新的脂肪酶基因TAlipC，并在毕赤酵母（pichia pastoris）中功能表达。序列比较显示与隐球菌脂肪酶高度同源，与耶氏解脂酵母（yarrowia lipolytica）脂肪酶相似。该酶在pH 8和50℃时具有最佳活性，对对硝基苯酚酯和三酰甘油的长链脂肪酸基团具有特异性，表现出区域和定向选择性。Montoya等通过对39株阿萨希毛孢子菌临床分离株的IGS1区（intergenic spacer 1）进行测序，所有菌株均产生酯酶，84.62%和23%的菌株具有DNA酶和天冬氨酸蛋白酶活性，只有1株产生溶血素，全部菌株均无磷脂酶活性。溶血素介导溶血活动，破坏血红蛋白，是机会致病真菌获取铁元素的主要机制。红细胞凝集能力和溶血活动是阿萨希毛孢子菌的致病机制之一。Hazirolan等收集2011—2016年住院病人的尿液标本，分离出68株阿萨希毛孢子菌临床分离株，97%的菌株能产生溶血素，所有菌株均不显示蛋白酶和磷脂酶活性，均为酯酶阳性，生物膜产生率为23.5%。Montoya等进一步构建了一个免疫小鼠播散性毛孢子菌病的小鼠模型，除了蛋白酶和生物膜的表达量在肾脏、肝脏和脑部更高外，其他酶在系统性毛孢子菌病的免疫缺陷鼠模

型体内的分布未发现显著差异。这些研究表明,阿萨希毛孢子菌胞外分泌酶是非一致性的,菌株会基于外界环境进行适应性改变。

4.细胞壁组分　与新生隐球菌类似,毛孢子菌的细胞壁中也表达葡聚糖醛酸木糖甘露聚糖(glucuronoxylomannan, GXM),是由甘露糖、木糖、葡萄糖醛酸组成的多糖,能减弱中性粒细胞和单核细胞在体内的吞噬能力。2002年,Karashima等研究发现,所有的毛孢子菌临床菌株GXM的抗体滴度明显高于环境菌株,而与原代环境菌株相比,所有在小鼠中传代后的环境菌株的GXM抗体滴度显著升高。环境分离株中1,3-β-D-葡聚糖滴度在传代前后有微小变化,但无统计学意义。小鼠传代后环境分离株的表型变化似乎是对宿主内适应的一种规律性反应,GXM在体内能够减弱中性粒细胞和单核细胞的吞噬能力,帮助真菌逃避宿主免疫系统的杀伤作用。2009年,Fonseca等阐明了阿萨希毛孢子菌细胞壁中GXM的结构和功能。阿萨希毛孢子菌GXM的主要成分是甘露糖(60%),其次是木糖(24%)和葡萄糖(8%),这与新生隐球菌不同,其第3个最常见的分离成分是葡萄糖醛酸(10%)。阿萨希毛孢子菌和新生隐球菌的GXM具有相同的抗原决定簇及抗吞噬特性,但是阿萨希毛孢子菌多糖(polysaccharide)的表达量较低、有效直径较小、负电荷更少,这种差异可直接影响多糖在真菌表面的结构排列,从而影响致病性。GXM锚定在细胞壁上会受到二甲基亚砜的干扰,并且需要壳多糖衍生的寡聚物与多糖相互作用。来自阿萨希毛孢子菌上清液的GXM被新生隐球菌的无荚膜突变体并入,使得这些细胞对小鼠巨噬细胞的吞噬作用更具抵抗力,而且不同来源的GXM在细胞吞噬作用中的保护作用并无差别。总之,尽管在细胞壁锚定、抗原性和抗吞噬等方面有相似之处,但毛孢子菌和隐球菌GXM显示出明显的结构差异,可能直接影响真菌表面多糖的组装。总的来说,细胞壁多糖组成的变化可能会改变阿萨希毛孢子菌对环境压力和抗真菌药物的敏感性。更重要的是,这些变化可能改变先天免疫系统容易识别的关键病原体相关分子模式(PAMPs)的表达和呈现,并对与宿主的相互作用产生深远的影响。另外,阿萨希毛孢子菌的真菌细胞壁含有半乳糖胺半乳聚糖(galactosaminogalactan, GAG),这是一种免疫抑制多糖,能够抑制中性粒细胞浸润并促进真菌发育,部分原因是通过掩蔽β-葡聚糖,使其无法被dectin-1识别。

黑色素是另一种真菌细胞壁成分,是一组具多样性和复杂性的高分子量聚合物,由酚类或吲哚类化合物氧化聚合而成,其特点是呈负电荷和疏水性,可显著增强许多重要的人类致病真菌的毒性。Figueiredo-Carvalho等在含有或不含有L-二羟基苯丙氨酸(L-DOPA)的培养基中,从4种不同种类毛孢子菌(阿萨希毛孢子菌、星形毛孢子菌、皮瘤毛孢子菌、黏液毛孢子菌)中培养了6株菌株,包括两个临床分离株。每个菌株在左旋多巴存在下培养时都产生一种与黑色素相容的褐色色素,这表明这些物种能够产生真黑色素(eumelanin)。酪氨酸不能在培养基上引起任何类型的色素产生。由于真黑色素是由几种真菌在寄生过程中产生的,这种色素有助于增强毛孢子菌的毒力。

四、感染途径

毛孢子菌是临床重要的条件致病菌,可定植于人体的消化道、呼吸道、皮肤和生殖道等部位。Messias Silvestre等研究发现,在1004名健康的男性志愿者中,有11%被毛孢子菌属菌种定植在其正常的生殖器皮肤(阴囊、肛周和腹股沟部位)上。类似的研究发现约14%的女性外阴以及阴道部位有毛孢子菌的定植。毛孢子菌可引起浅表感染、夏季型过敏性肺炎(summer-type hypersensitivity pneumonitis, SHP)及免疫功能低下病人的侵袭性感染。

浅表型毛孢子菌病的传播方式仍不清楚,但不良的卫生习惯、在污染的水中洗澡和性传播都可能起作用。虽然在人类感染途径上还没有达成共识,但与病人的密切接触、头发湿度和头发长度都被认为是白毛结节病的危险因素。

关于深部感染,胃肠道定植和整个肠道的进一步易位被认为是癌症病人中记录的相当多的毛孢子菌病发作的感染源。Walsh等建立第一个侵袭性毛孢子菌病的动物模型,感染类型与临床相似,包括皮肤病变、脉络膜视网膜炎、肾脏感染、肺部感染和与隐球菌荚膜多糖交叉反应的抗原血症。抗原血症是播散性毛孢子菌感染的早期表现,起源于体内的纤维细胞外基质。免疫抑制后,毛孢子菌能够从肠道传播到家兔的血液和其他器官,而正常兔的胃肠道则没有播散。

除了从肠道获得内源性感染外,有证据表明大量的毛孢子菌感染病例可能是外源性获得的。经定植皮肤插入血管内导管后,毛孢子菌可能进入血液。Kontoyiannis等评估了17例有毛孢子菌病的癌症病人,最常见的症状是菌血症(10例)和肺或软组织感染(3例)。中心静脉导管相关菌血症占所有病例的70%(7/10)。对血液系统疾病病人使用氟康唑进行预防,可能会预防毛孢子菌的肠道易位。

另外,尽管极低的出生体重(VLBW)是新生儿败血症的罕见原因,但它可能会发展成毛孢子菌病。这些病人可能发生酵母菌胃肠道易位或导管相关性真菌病。新生儿毛孢子菌皮肤定植可以从卫生保健工作者或在阴道分娩后获得,因为多达14%的女性可能在外阴阴道区域携带这种微生物。

五、流行病学

毛孢子菌病(trichosprosis)是由毛孢子菌感染引起的

一种局部或系统播散性真菌病。侵袭性毛孢子菌病多见于血液系统恶性肿瘤和其他与免疫抑制有关的病人，而浅表感染和过敏性肺炎主要见于具有免疫能力的宿主。该属是免疫抑制病人人群中播散性酵母感染的第二大最重要原因，但如果同时计算隐球菌和念珠菌，则可能降至第3位。

阿萨希毛孢子菌、皮肤毛孢子菌、卵形毛孢子菌和T.loubieri被认为是造成浅部毛孢子菌病的主要致病菌。毛孢子菌引起的浅部感染主要是白毛结节病，可累及头发、胡须、眉毛、腋下或阴部毛发，受损的毛发会出现白色或灰白色不规则的结节，松散地附着在发梢。白毛结节病多发于热带和亚热带地区，潮湿、多汗和不良卫生习惯是重要的风险因素，报道多发生在儿童和年轻人，尤其是长发、佩戴头巾的年轻女性。早期认为白吉利毛孢子菌是引起白毛结节病的病原体，然而，分离得到的白吉利毛孢子菌的形态学、生态学和生理特性常会发生变化。随后，研究人员对毛孢子菌进行了重新分类，皮瘤毛孢子菌（阴毛）和卵形毛孢子菌（头发）是导致白毛结节病的主要病原体，皮肤毛孢子菌、阿萨希毛孢子菌和黏液毛孢子菌也均有造成白毛结节病的报道。此外，毛孢子菌还会导致皮肤、指甲等其他部位的浅部感染。一些墨西哥学者记录了从足癣和甲真菌病中分离到的毛孢子菌在2.81%～42.8%，皮肤毛孢子菌是甲真菌病最常见毛孢子属致病菌。

在日本，有报道毛孢子菌可以引起夏季型过敏性肺炎（SHP），是由反复吸入毛孢子菌属的关节孢子引起的Ⅲ型或Ⅳ型过敏反应，其发病机制涉及最初的免疫复合物介导的肺损伤，然后是细胞介导的组织损伤，以及大量淋巴细胞浸润到肺中。1984年，Shimazu等首先报道了SHP是由毛孢子菌诱导，认为皮肤毛孢子菌是引起SHP的抗原，并确定了4种血清型，即Ⅰ、Ⅱ、Ⅲ或Ⅰ-Ⅲ型。SHP病人对从家中分离的相同血清型的皮肤毛孢子菌抗原的吸入激发反应呈阳性，表明病人在居家环境中暴露于优势的毛孢子菌菌种会致敏。此后，SHP的病人人数一直在稳定增长。Ando等采用全国性问卷对日本过敏性肺炎进行调查。1980—1989年，共发现835例过敏性肺炎，其中，SHP共621例（74.4%）。病人的居住地主要在该国西部和南部，发病率最北的是北纬40°的秋田县。86%的病人在6～9月出现初始症状，7月出现高峰。女性病人的数量是男性病人的2.0倍，这可能是由于在家中接触了更多的致病抗原，因为39.8%的病人是没有外来职业的女性家庭主妇。家系发病率为23.8%。病人居住的房屋的平均年限为建成后的20.5年。50%以上的人居住在不卫生的环境中，例如背阴、潮湿或通风不良的房间。在进行抗体检测的262例病人中，260例（99.2%）血清抗毛孢子菌抗体阳性。总之，SHP多发于日本西部和南部炎热、潮湿和多雨的夏季，这种情况有利于毛孢子菌生长，并且大多数病人最初在夏季经历症状。Mizobe等进一步将SHP中涉及的抗原成分定性为

GXM。由于毛孢子菌属的重新修订，Sugita等对诱导SHP的毛孢子菌菌株进行了重新鉴定。他们通过对36例SHP病人家系中26S和5S rRNA基因间隔1区（IGS1）的分析，共鉴定出105株SHP病人家系的IGS基因型。从血清学上看，毛孢子菌属分为Ⅰ、Ⅱ、Ⅲ或Ⅰ-Ⅲ型，105株中，Ⅰ、Ⅱ、Ⅲ型分别为43株（41.1%）、53株（50.5%）和9株（8.6%）。在36例SHP病人中，血清型Ⅰ、Ⅱ和Ⅲ分别为19例（52.8%）、29例（80.6%）和4例（11.1%）。没有从房屋中分离出血清型Ⅰ-Ⅲ菌株。43株Ⅰ型菌株中，有42株（97.7%）被鉴定为真皮毛孢子菌（T.dermatis），另一株为T.terricola。在53株Ⅱ型菌株中，37株（69.8%）被鉴定为阿萨希毛孢子菌，其余分别为T.aquatile（1.9%）、T.coremiiforme（7.5%）、T.faecale（1.9%）、日本毛孢子菌（15.1%）和卵形毛孢子菌（3.8%）。9株Ⅲ型菌株中分别为圆形毛孢子菌（77.8%）和T.domesticum（22.2%）。代表血清型Ⅰ型、Ⅱ型和Ⅲ型的真皮毛孢子菌、阿萨希毛孢子菌（IGS基因型3）和圆形毛孢子菌在SHP的发生发展中起着重要作用。种内多样性只在阿萨希毛孢子菌中发现。在日本，引起毛孢子菌病的阿萨希毛孢子菌株为基因型1，而SHP家系为基因型3。Yoshioka等报道一例55岁女性在8月份因咳嗽和发热入院。根据放射学、血清学和病理学诊断为SHP。在病人和无症状室友中检测血清抗毛孢子菌抗体和HLA表型，她的室友与病人没有血缘关系。尽管两者都是免疫致敏的，但在病人中检出了HLA-DQ3，而在室友中并未发现HLA-DQ3。有学者认为HLA在SHP的发展中起作用。

1970年，Watson和Kallichurum描述了第1例因皮肤毛孢子菌引起的侵袭性毛孢子菌病作为脑脓肿病因的报道。毛孢子菌血症病例（最常见感染类型）则由Rivera等在1975年被首次报道。从那时起，侵袭性毛孢子菌病被不断报道，从北美洲和欧洲逐渐扩展至亚洲和南美洲，累及人群从成年人扩展至新生儿、儿童和老年人。1982年，Manzella等报道了一例白血病病人由于毛孢子菌引起的皮肤播散性真菌病，并最终死亡。1988年，Reinhart等报道了一例既往患有风湿病的病人由毛孢子菌引起的心内膜炎。1997年，Lopes等报道了一例持续性不卧床腹膜透析（CAPD）病人因感染皮瘤毛孢子菌引起腹膜炎的病例。该例为45岁男性白种人，患有糖尿病和高血压，并最终发展为慢性肾衰竭，经拔除Tenckoff腹膜透析导管，并给予氟康唑（100 mg/d）治疗2个月后，病人痊愈。2001年，Moretti-Branchini等报道了2例毛孢子菌侵袭性感染病例，均为在巴西圣保罗坎皮纳斯大学（Unicamp）临床医院住院的骨髓移植病人。其中一名病人的血管内导管尖端和肛拭子培养为皮瘤毛孢子菌，氟康唑治疗后痊愈。另一名病人由于化疗而出现严重的中性粒细胞减少症，并发生了真菌血症。起初，酵母分离株被误认为念珠菌属。随后，它被正确地鉴定为阿萨希毛孢子菌。尽管用两性霉素B治疗，病人仍

死亡。同年，杨蓉娅等报道了国内首例播散性毛孢子菌病，病人皮肤、黏膜、肝、脾、肾、肠道等系统均有损害。2002年，Meyer等报道了一例白血病儿童因阿萨希毛孢子菌感染导致慢性播散性多发性肝脓肿。两性霉素B脂质复合物的应用可迅速控制和改善初发感染，但未能阻止慢性播散性疾病的发展，伊曲康唑治疗20个月后痊愈。该例报道显示，毛孢子菌可引起慢性播散性疾病，其模式与念珠菌引起的疾病相似。2005年，Abdala等报道一例非中性粒细胞减少症病人，在原位肝移植术后发生阿萨希毛孢子菌感染，虽然接受了两性霉素B治疗，仍死亡。

近年来，毛孢子菌病的发病率呈明显上升趋势，国内外有关皮肤、毛发、指甲等局部感染及系统性感染的报道不断增多，这主要和恶性肿瘤的增加、器官移植的广泛开展、免疫抑制疗法、化学疗法、广谱抗生素、侵入性医疗操作的大量应用以及临床检测及诊断水平的提高等因素有关。毛孢子菌病主要发生在各种原因造成的免疫功能低下的病人，如严重且持久的中性粒细胞减少症、恶性肿瘤（尤其是血液系统肿瘤）、器官移植、AIDS等，也可见于非免疫功能低下的白内障摘除术者、人工心脏瓣膜、静脉药瘾者、长期腹膜透析及外用糖皮质激素治疗的病人。尽管经过抗真菌治疗，其病死率仍高达50%～80%。

2004年，Kontoyiannis等回顾了17例侵袭性毛孢子菌病病人的资料，65%的病人有急性白血病，11例（65%）有中性粒细胞减少，9例（53%）接受了大剂量皮质类固醇治疗。大多数病人（59%）以真菌血症为真菌感染的唯一表现。10例病人在经两性霉素B、氟康唑、伊曲康唑和伏立康唑治疗过程中出现了突破性毛孢子菌病。30天粗死亡率为53%。单因素分析的死亡率预测因素包括：高APACHE Ⅱ评分、大剂量皮质类固醇的使用和入住重症监护病房。侵袭性毛孢子菌病与癌症病人的高死亡率相关。

2005年，Girmenia等回顾性分析了1983年1月—2002年12月在意大利15个中心的血液系统恶性肿瘤病人中观察到的侵袭性毛孢子菌病或头状地霉菌病病例，在52例确诊病例中，17例为毛孢子菌感染，35例为头状地霉菌感染。65.4%的基础疾病为急性髓系白血病。急性白血病病人头状地霉菌和毛孢子菌感染率分别为0.5%和0.4%。血培养阳性率为76.9%。26.9%的病例有肺部受累。头状地霉菌感染的死亡率为57.1%，毛孢子菌感染的死亡率为64.7%。Girmenia等进一步对Medline上1965—2004年发表的287例侵袭性毛孢子菌和99例地霉菌感染的全部病例进行了综述。在此期间，血液系统恶性肿瘤（特别是急性髓系白血病）是毛孢子菌病最常见的基础疾病（62.8%），其次是腹膜透析（8.3%）和实体肿瘤（6.8%），其他危险因素还包括AIDS、大面积烧伤、静脉导管、皮质激素的使用及心脏瓣膜置换术后等，病死率高达77%。毛孢子菌血症发生在74.7%（115/154）的病人中，播散性感染发生在50.6%

（78/154）的病人中。从地理分布上来看，毛孢子菌病在欧洲、美洲和亚洲的分布没有明显差异。

2009年，Ruan等分析2000年5月—2008年5月在台湾大学医院记录的19例侵袭性毛孢子菌病病例。其中，16例（84%）由阿萨希毛孢子菌引起，其余3例分别由真皮毛孢子菌、星形毛孢子菌和圆形毛孢子菌引起。真菌血症14例（74%），肺部感染3例（16%），软组织感染和脑膜炎各1例（5%）。大多数侵袭性感染与先前的抗生素治疗（95%）、中心静脉导管的使用（90%）、恶性肿瘤（58%）和入住重症监护病房（47%）有关。在诊断时只有4例（21%）患有中性粒细胞减少。唑类药物具有良好的体外活性，而两性霉素B和棘白菌素对毛孢子菌不具有活性。感染后30天的总死亡率为42%。恶性肿瘤病人死亡率（55%）高于非恶性肿瘤病人（25%），但无统计学意义。

2010年，Suzuki等回顾性评估了1992—2007年日本5家医院血液系统恶性肿瘤病人中33例毛孢子菌血症的临床资料。绝大多数病人有急性白血病（82%）、中性粒细胞减少（85%）和化疗史（91%）。91%（30例）的急性白血病病人已经接受了至少5天的全身抗真菌治疗（突破性感染），其中18例接受了米卡芬净治疗。12例病人出现皮肤病变，19例病人发生了肺炎。25例病人（76%）死于这种感染，归因于真菌的死亡率为76%，67%的死亡发生在入院后10天内。感染的缓解与中性粒细胞恢复、无高血糖和唑类药物治疗有关。接受含唑类抗真菌药物治疗的病人比未接受唑类抗真菌药物治疗的病人存活时间明显延长。

2012年，美国安德森癌症中心的回顾性研究发现：住院病人少见侵袭性酵母菌感染（非念珠菌属/非隐球菌属）的发病率有明显上升趋势，从1998—2004年的1.8/10万上升到2005—2010年的2.35/10万。其中，20%的病原菌是毛孢子菌属，侵袭性毛孢子菌病的病死率为50%。

2016年，巴西学者de Almeida Júnior等对1994—2015年侵袭性毛孢子菌感染的文献进行了综述。该研究纳入了203个病例，按照基础疾病划分为4组：血液病组（79例）、其他免疫缺陷性疾病组（41例）、新生儿组（25例）和其他疾病组（58例）。阿萨希毛孢子菌是最主要的致病菌（46.7%），显示出对不同类型抗真菌药物的交叉耐药。侵袭性毛孢子菌感染的不良预后率为44.3%，由于毛孢子菌对棘白菌素和多烯类药物的天然耐药，常会发生突破性感染。通过多变量分析，突破性感染与不良结局相关，而使用唑类药物治疗可改善预后。以伏立康唑为基础的治疗与血液病病人的良好预后相关。

2019年，Francisco等对1997年1月—2018年6月巴西24所三级保健医院358株临床分离的毛孢子菌的种类分布及药敏结果进行分析。分离株主要来自尿液（155/358，43.3%）和血液（82/358，23%）。最常见的是阿萨希毛孢子菌（273/358，76.3%），其次是皮瘤毛孢子菌（35/358，

9.7%）。在过去11年中，非阿萨希毛孢子菌物种的分离率大幅上升，1997—2007年为14.2%（11/77），2008—2018年为26.3%（74/281）。抗真菌药敏试验表明，两性霉素B对毛孢子菌的最低抑菌浓度较高，对T.faecale的最低抑菌浓度更高。伏立康唑体外抗毛孢子菌活性最强。同年，Lin等对中国（包括香港和台湾）、印度、新加坡、泰国25家医院血液或骨髓培养的酵母菌进行分析。2155株酵母中，非白念珠菌175株（8.1%），83.4%（146/175）对棘白菌素类药物耐药。其他菌株为隐球菌（109株）、毛孢子菌（23株）、红酵母（10株）和马拉色菌（4株）。非念珠菌种类中，隐球菌占大多数，毛孢子菌占第3位。

六、临床表现

毛孢子菌感染的表现包括：浅表毛发、胡须和阴毛的感染，即白毛结节病；过敏性肺炎；侵袭性毛孢子菌病（主要见于免疫缺陷病人）。侵袭性感染可分为播散性和局限性，播散性最常见。

播散性毛孢子菌感染的临床表现在许多方面与念珠菌病相似，呈急性或慢性感染过程。急性毛孢子菌病发病急骤，进展迅速，主要表现为真菌血症及皮肤、脏器的播散性感染。重者血压下降，出现昏迷、休克，在发病数天或1个月左右死亡。慢性病人病程可长达数月至数年，出现间断或持续性发热、肝脾大、肝功能异常或进行性器官衰竭等表现。主要侵犯肝、肺、肾、脾、心脏及脑组织等。累及肾脏时，表现为血尿、尿中出现红细胞及管型，甚至引起肾衰竭，尿液培养可检出病原菌。累及肺部时，则有咳嗽、咳痰、痰中带血。累及消化道，可出现厌食、腹痛、腹胀、稀便、腹泻等。中枢神经系统很少发生此类感染，这可能与血脑屏障的保护功能有关。感染后可有脑膜炎或脑炎症状，出现头痛、脑膜刺激症状、失语、偏瘫等。皮肤受累的特征是躯干和四肢出现红斑丘疹，可能会发展出具有坏死中心的水疱。有文献报道，紫红色皮损为毛孢子菌特征性皮损。实验动物感染和人类感染病例的组织病理学发现表明，毛孢子菌病的病因是由于真菌的血管入侵所引起的栓塞。因此，在受影响的器官中也观察到了多灶性梗死区域。感染亦可局限于单个器官，包括心脏瓣膜、中枢神经系统、腹膜和外科切口。绝大多数心内膜炎由人工瓣膜引起，也有因注射毒品而引起，通常表现为大且厚的瓣膜赘生物，易发生栓塞，特别是下肢。

七、诊断

毛孢子菌病主要根据真菌培养、菌落形态、镜下形态、组织病理、血清学及分子生物学等方法进行诊断。

毛孢子菌感染经典的实验诊断方法主要依赖于真菌培养，然后通过观察真菌的镜下结构和形态完成鉴定，包括真假菌丝、关节孢子和芽生孢子等。毛孢子菌属沙氏培

养基上呈酵母样菌落，奶油色、光滑，通常呈脑回状或放射状，中央隆起，表面附有粉状物，部分有边缘菌丝；随着培养时间延长，菌落逐渐变得干燥或形成膜状物。表型鉴定特点是一般不发酵糖类，但是能同化多种糖类，脲酶试验阳性。尽管培养的方法被认为是确定侵袭性感染的"金标准"，但是该方法存在耗时长、敏感性低和依赖鉴定人员经验等缺点，故亟须开展准确、快速的实验诊断方法。

组织病理学方面，肉眼观，感染组织可形成微结节，有时可见到周围红色边缘。病理改变主要表现为感染性肉芽肿，镜下可见一坏死中心，真菌成分在周围呈星状或更疏松的排列，可观察到真菌侵犯脉管系统。组织切片中看到关节孢子，芽生孢子、菌丝和假菌丝支持侵袭性毛孢子菌感染的诊断。真菌成分周围可有炎细胞浸润，伴出血。

葡聚糖醛酸木糖甘露聚糖（GXM）是新生隐球菌和毛孢子菌细胞壁的重要组成成分，尚未在其他病原真菌中发现。侵袭性毛孢子菌病病人血清中的GXM可以和新型隐球菌抗原产生交叉反应，因此抗隐球菌交叉反应抗原水平的检测是毛孢子菌感染早期诊断的有力工具。

分子生物学方法在毛孢子菌病的诊断方面具有灵敏性高、特异性强等特点，但易受实验室条件等因素的影响。目前常用PCR、巢式PCR、实时荧光定量PCR法检测rRNA的IGS1、ITS、D1/D2区基因序列对毛孢子菌病进行诊断。

八、治疗

由于毛孢子菌对很多常规抗真菌药物耐药，目前该病治疗困难，免疫功能受损病人感染的死亡率较高。目前主要以抗真菌药物、免疫因子及联合治疗等方法为主。抗真菌药物主要包括三唑类、两性霉素B等。

两性霉素B于1975年首先被用于毛孢子菌血症的系统治疗，早期侵袭性毛孢子菌病的临床报道中主要是系统使用两性霉素B单药进行治疗，但后期的体外药敏实验和体内动物实验均证实两性霉素B对毛孢子菌属的抗真菌活性有限。Girmellia等对55例接受两性霉素B治疗的播散性毛孢子菌病病人进行的研究发现，仅有24%（13/55）的病人对治疗有较好反应。后期的临床研究逐渐发现，三唑类抗真菌药具有良好的体外和体内抗毛孢子菌活性，效果优于两性霉素B。Pfaller等分析了全球10年间（1997—2007年）非念珠菌酵母菌的体外药敏试验的文献，2005—2007年阿萨希毛孢子菌对氟康唑的敏感性明显下降。

基于既往临床数据，2014年欧洲临床微生物与感染性疾病学会与欧洲医学真菌联盟联合发表了《少见侵袭性酵母菌感染性疾病诊疗指南》，它是目前全球唯一涉及毛孢子菌病的诊疗指南，推荐三唑类抗真菌药物治疗侵袭性毛

孢子菌病，其中伏立康唑为治疗毛孢子菌病的首选治疗方案，二线治疗方案推荐选择氟康唑。棘白菌素类对毛孢子菌属的活性很低，不推荐用于治疗毛孢子菌病。另有报道显示，棘白菌素对毛孢子菌的活性有限，而且已有关于预防性应用棘白菌素类药物的病人出现突破性毛孢子菌病的报道。

Liao等回顾了1975—2014年英文文献中报道的185例毛孢子菌血症病例，研究发现，全球前30年（1975—2004年）治疗毛孢子菌病的主要抗真菌药物是两性霉素B或两性霉素B脂质体，2005—2014年最常用药物是三唑类药物（尤其是伏立康唑），显著改善了报道病例的预后。de Almeida等系统回顾21年（1994—2015年）间发表的侵袭性毛孢子菌感染的文献，相对基于两性霉素B的治疗方案（不良临床结局率为49.11%）和基于棘白菌素类的治疗方案（不良临床结局率为69.23%），基于三唑类抗真菌药物的治疗方案能获得更好的临床结局（不良临床结局率为28.71%），基于伏立康唑治疗的临床结局最好（不良临床结局率为27.27%）。不少结果显示阿萨希毛孢子菌的氟康唑MIC值高达32μg/ml，而伏立康唑MIC值仍低于1μg/ml。上述临床研究结果提示，长期使用三唑类药物（如氟康唑和伊曲康唑）可对毛孢子菌属产生选择性压力，使其药物敏感性下降，但是对新一代三唑类药物（如伏立康唑）依然敏感。

2012年，Kushima等首先报道阿萨希毛孢子菌的*ERG11*基因与氟康唑耐药性相关。对氟康唑敏感株进行体外氟康唑诱导培养，氟康唑浓度为16mg/ml时，阿萨希毛孢子菌的*ERG11*基因出现点突变（G1357C），进而导致羊毛甾醇-14α-脱甲基酶出现单一氨基酸置换（G453R），因此，该研究团队推测*ERG11*基因和三唑类抗真菌药物的高耐药性相关。2017年，Kushima等收集了6株耐多种三唑类抗真菌药物（包括氟康唑、伊曲康唑和伏立康唑）的阿萨希毛孢子菌临床分离株，DNA测序发现所有分离株的*ERG11*基因出现点突变（G448A），进而导致*ERG11*基因编码蛋白（羊毛甾醇-14α-脱甲基酶）出现单一氨基酸置换（G150S）。Kushima等的研究表明，*ERG11*基因突变与三唑类抗真菌药物获得性耐药相关。

阿萨希毛孢子菌对唑类抗真菌药物的敏感性优于非阿萨希毛孢子菌，特别是伏立康唑和泊沙康唑。治疗中，结合药敏试验合理选择用药，早期、足量、联合用药以及足够疗程可以达到理想的治疗效果。

参 考 文 献

杨蓉娅, 敖俊红, 王文岭, 等. 阿萨希丝孢酵母引起播散性毛孢子菌病国内首例报道. 中华皮肤科杂志, 2001, 34（5）: 329-332.

Abdala E, Lopes RI, Chaves CN, et al. Trichosporon asahii fatal infection in a non-neutropenic patient after orthotopic liver transplantation. Transpl Infect Dis, 2005, 7（3-4）: 162-165.

Ando M, Arima K, Yoneda R, et al. Japanese summer-type hypersensitivity pneumonitis. Geographic distribution, home environment, and clinical characteristics of 621 cases. Am Rev Respir Dis, 1991, 144（4）: 765-769.

Arendrup MC, Boekhout T, Akova M, et al. ESCMID and ECMM joint clinical guidelines for the diagnosis and management of rare invasive yeast infections. Clin Microbiol Infect, 2014, 20 Suppl 3: 76-98.

Bentubo HD, Gompertz OF. Effects of temperature and incubation time on the in vitro expression of proteases, phospholipases, lipases and DNases by different species of Trichosporon. Springer Plus, 2014, 3: 377.

Cafarchia C, Romito D, Coccioli C, et al. Phospholipase activity of yeasts from wild birds and possible implications for human disease. Med Mycol, 2008, 46（5）: 429-434.

Chagas-Neto TC, Chaves GM, Colombo AL. Update on the genus Trichosporon. Mycopathologia, 2008, 166（3）: 121-132.

Chagas-Neto TC, Chaves GM, Melo AS, et al. Bloodstream infections due to Trichosporon spp. species distribution, Trichosporon asahii genotypes determined on the basis of ribosomal dna intergenic spacer I sequencing, and antifungal susceptibility testing. J Clin Microbiol, 2009, 47（4）: 1074-1081.

Colombo AL, Padovan AC, Chaves GM. Current knowledge of Trichosporon spp. And Trichosporonosis. Clin Microbiol Rev, 2011; 24: 682-700.

de Aguiar Cordeiro R, Serpa R, Flavia Uchoa Alexandre C, et al. Trichosporon inkin biofilms produce extracellular proteases and exhibit resistance to antifungals. J Med Microbiol, 2015, 64（11）: 1277-1286.

de Almeida Júnior JN, Hennequin C. Invasive Trichosporon Infection: a Systematic Review on a Re-emerging Fungal Pathogen. Front Microbiol, 2016, 7: 1629.

Demir F, Kustimur S. Investigation of Some Virulence Factors in Trichosporon spp. Strains. Mikrobiyoloji Bulteni, 2014, 48（4）: 628-638.

Di Bonaventura G, Pompilio A, Picciani C, et al. Biofilm formation by the emerging fungal pathogen Trichosporon asahii: development, architecture, and antifungal resistance. Antimicrob Agents Chemother, 2006, 50（10）: 3269-3276.

Figueiredo-Carvalho MH, Dos Santos FB, Nosanchuk JD, et al. L-Dihydroxyphenylalanine induces melanin production by members of the genus Trichosporon. FEMS Yeast Res, 2014, 14（6）: 988-991.

Fonseca FL, Frases S, Casadevall A, et al. Structural

and functional properties of the Trichosporon asahii glucuronoxylomannan. Fungal Genet Biol, 2009, 46(6-7): 496-505.

Francisco EC, de Almeida Junior JN, de Queiroz Telles F, et al. Species distribution and antifungal susceptibility of 358 Trichosporon clinical isolates collected in 24 medical centres. Clin Microbiol Infect, 2019, 25(7): 909. e1-909. e5.

Fuentefria AM, Suh SO, Landell MF, et al. Trichosporon insectorum sp. nov. , a new anamorphic basidiomycetous killer yeast. Mycol Res, 2008, 112: 93-99.

Girmenia C, Pagano L, Martino B, et al. Invasive infections caused by Trichosporon species and Geotrichum capitatum in patients with hematological malignancies: a retrospective multicenter study from Italy and review of the literature. J Clin Microbiol, 2005, 43(4): 1818-1828.

Guého E, de Hoog GS, Smith MT. Neotypification of the genus Trichosporon. Antonie Van Leeuwenhoek, 1992, 61(4): 285-288.

Guého E, Improvisi L, de Hoog GS, et al. Trichosporon on humans: a practical account. Mycoses, 1994, 37: 3-10.

Guého E, Smith MT, de Hoog GS, et al. Contributions to a revision of the genus Trichosporon. Antonie Van Leeuwenhoek, 1992, 61(4): 289-316.

Hazirolan G, Koçak N, Karagöz A. Sequence-based identification, genotyping and virulence factors of Trichosporon asahii strains isolated from urine samples of hospitalized patients(2011-2016). J Mycol Med, 2018, 28(3): 452-456.

Kalkanci A, Sugita T, Arikan S, et al. Molecular identification, genotyping, and drug susceptibility of the basidiomycetous yeast pathogen Trichosporon isolated from Turkish patients. Med Mycol, 2010, 48(1): 141-146.

Karashima R, Yamakami Y, Yamagata E, et al. Increased release of glucuronoxylomannan antigen and induced phenotypic changes in Trichosporon asahii by repeated passage in mice. J Med Microbiol, 2002, 51(5): 423-432.

Kemker BJ, Lehmann PF, Lee JW, et al. Distinction of deep versus superficial clinical and nonclinical isolates of Trichosporon beigelii by isoenzymes and restriction fragment length polymorphisms of rDNA generated by polymerase chain reaction. J Clin Microbiol, 1991, 29: 1677-1683.

Kontoyiannis DP, Torres HA, Chagua M, et al. Trichosporonosis in a tertiary care cancer center: risk factors, changing spectrum and determinants of outcome. Scand J Infect Dis, 2004, 36(8): 564-569.

Kumari A, Gupta R. Functional characterization of a novel aspartic acid rich lipase, TALipC, from Trichosporon asahii MSR54: solvent-dependent enantio inversion during esterification of 1-phenylethanol. Biotechnol Lett, 2015,

37(1): 121-130.

Kushima H, Tokimatsu I, Ishii H, et al. Cloning of the lanosterol 14-alpha-demethylase(ERG1 1)gene in Trichosporon asahii: a possible association between G453R amino acid substitution and azole resistance in T. asahii. FEMS Yeast Res, 2012, 12(6): 662-667.

Kushima H, Tokimatsu I, Ishii H, et al. A New Amino Acid Substitution at G150S in Lanosterol 14-alpha Demethylase (Erg1 1 protein) in Multi-azole-resistant Trichosporon asahii. Med Mycol J, 2017, 58(1): E23-E28.

Liao Y, Lu X, Yang S, et al. Epidemiology and Outcome of Trichosporon Fungemia: A Review of 185 Reported Cases From 1975 to 2014. Open Forum Infect Dis, 2015, 2(4): ofv141.

Lin SY, Lu PL, Tan BH, et al. The epidemiology of non-Candida yeast isolated from blood: The Asia Surveillance Study. Mycoses, 2019, 62(2): 112-120.

Lopes JO, Alves SH, Klock C, et al. Trichosporon inkin peritonitis during continuous ambulatory peritoneal dialysis with bibliography review. Mycopathologia, 1997, 139(1): 15-18.

Manzella JP, Berman IJ, Kukrika MD. Trichosporon beigelii fungemia and cutaneous dissemination. Arch Dermatol. 1982, 118(5): 343-345.

Mekha N, Sugita T, Ikeda R, et al. Genotyping and antifungal drug susceptibility of the pathogenic yeast Trichosporon asahii isolated from Thai patients. Mycopathologia, 2010, 169(1): 67-70.

Messias Silvestre AJ, Alexandre Bandeira Rampazzo Miranda M, Pires de Camargo Z. Trichosporon species isolated from the perigenital region, urine and catheters of a Brazilian population. Braz J Microbiol, 2010, 41(3): 628-634.

Meyer MH, Letscher-Bru V, Waller J, et al. Chronic disseminated Trichosporon asahii infection in a leukemic child. Clin Infect Dis, 2002, 35(2): e22-25.

Middelhoven W, Scorzetti JG, Fell JW, et al. Systematics of the anamorphic basidiomycetous yeast genus Trichosporon Behrend with the description of five novel species: Trichosporon vadense, T. smithiae, T. dehoogii, T. scarabaeorum and T. gamsii. Int J Syst Evol Microbiol, 2004, 54: 975-986.

Mizobe T, Ando M, Yamasaki H, et al. Purification and characterization of the serotype-specific polysaccharide antigen of Trichosporon cutaneum serotype II: a disease-related antigen of Japanese summer-type hypersensitivity pneumonitis. Clin Exp Allergy, 1995, 25(3): 265-272.

Molnar O, Schatzmayr G, Fuchs E, et al. Trichosporon mycotoxinivorans sp. nov. , a new yeast species useful in biological detoxification of various mycotoxins. Syst Appl Microbiol, 2004, 27: 661-671.

Montoya AM, Elizondo-Zertuche M, Trevino-Rangel RJ,

et al. Biofilm formation and antifungal susceptibility of Trichosporon asahii isolates from Mexican patients. Rev Iberoam Micol, 2018, 35（1）: 22-26.

Montoya AM, Luna-Rodriguez CE, Trevino-Rangel RJ, et al. In vivo pathogenicity of Trichosporon asahii isolates with different in vitro enzymatic profiles in an immunocompetent murine model of systemic trichosporonosis. Med Mycol, 2018, 56（4）: 434-441.

Montoya AM, Sanchez Gonzalez A, Palma-Nicolas JP, et al. Genotyping, extracellular compounds, and antifungal susceptibility testing of Trichosporon asahii isolated from Mexican patients. Med Mycol, 2015, 53（5）: 505-511.

Moretti-Branchini ML, Fukushima K, Schreiber AZ, et al. Trichosporon species infection in bone marrow transplanted patients. Diagn Microbiol Infect Dis, 2001, 39（3）: 161-164.

Pagnocca FC, Legaspe MF, Rodrigues A, et al. Yeasts isolated from a fungus-growing ant nest, including the description of Trichosporon chiarellii sp. nov. , an anamorphic basidiomycetous yeast. Int J Syst Evol Microbiol, 2010, 60: 1454-1459.

Pfaller MA, Diekema DJ, Gibbs DL, et al. Results From the ARTEMIS DISK Global Antifungal Surveillance Study, 1997 to 2007: A 10. 5-year Analysis of Susceptibilities of Candida Species to Fluconazole and Voriconazole as Determined by CLSI Standardized Disk Diffusion. J Clin Microbiol, 48（4）: 1366-1377.

Reinhart HH, Urbanski DM, Harrington SD, et al. Prosthetic valve endocarditis caused by Trichosporon beigelii. Am J Med, 1988, 84（2）: 355-358.

Rivera R, Cangir A. Trichosporon sepsis and leukemia. Cancer, 1975, 36: 1106-1110.

Rodriguez-Tudela JL, Gomez-Lopez A, Alastruey-Izquierdo A, et al. Genotype distribution of clinical isolates of Trichosporon asahii based on sequencing of intergenic spacer 1. Diagn Microbiol Infect Dis, 2007, 58（4）: 435-440.

Ruan SY, Chien JY, Hsueh PR. Invasive Trichosporonosis Caused by Trichosporon asahii and Other Unusual Trichosporon Species at a Medical Center in Taiwan. Clin Infect Dis, 2009, 49: e11-e17.

Shimazu K, Ando M, Sakata T, et al. Hypersensitivity pneumonitis induced by Trichosporon cutaneum. Am Rev Respir Dis, 1984, 130: 407-411.

Sugita T, Cho O, Takashima M. Current status of taxonomy of pathogenic yeasts. Med Mycol J, 2017, 58（3）: J77-81.

Sugita T, Ikeda R, Nishikawa A. Analysis of Trichosporon isolates obtained from the houses of patients with summer-type hypersensitivity pneumonitis. J Clin Microbiol, 2004,

42（12）: 5467-5471.

Sugita T, Ikeda R, Nishikawa A. Analysis of Trichosporon isolates obtained from the houses of patients with summer-type hypersensitivity pneumonitis. J Clin Microbiol, 2004, 42: 5467-5471.

Sugita T, Kikuchi K, Makimura K, et al. Trichosporon species isolated from guano samples obtained from bat-inhabited caves in Japan. Appl Environ Microbiol, 2005, 71（11）: 7626-7629.

Sugita T, Nakajima M, Ikeda R, et al. Sequence analysis of the ribosomal DNA intergenic spacer 1 regions of Trichosporon species. J Clin Microbiol, 2002, 40（5）: 1826-1830.

Sugita T, Nishikawa A, Shinoda T. Reclassification of Trichosporon cutaneum by DNA relatedness by using the spectrophotometric method and chemiluminometric method. J Gen Appl Microbiol, 1994, 40: 397-408.

Sugita T, Nishikawa A, Shinoda T, et al. Taxonomic position of deep-seated, mucosa-associated, and superficial isolates of Trichosporon cutaneum from trichosporonosis patients. J Clin Microbiol, 1995, 33: 1368-1370.

Sun W, Su J, Xu S, et al. Trichosporon asahii causing nosocomial urinary tract infections in intensive care unit patients: genotypes, virulence factors and antifungal susceptibility testing. J Med Microbiol, 2012, 61（Pt 12）: 1750-1757.

Suzuki K, Nakase K, Kyo T, et al. Fatal Trichosporon fungemia in patients with hematologic malignancies. Eur J Haematol, 2010, 84（4）: 441-447.

Taj-Aldeen SJ, Al-Ansari N, El Shafei S, et al. Molecular identification and susceptibility of Trichosporon species isolated from clinical specimens in Qatar: isolation of Trichosporon dohaense Taj-Aldeen, Meis & Boekhout sp. nov. J Clin Microbiol, 2009, 47（6）: 1791-1799.

Walsh TJ, Lee JW, Melcher GP, et al. Experimental Trichosporon infection in persistently granulocytopenic rabbits: implications for pathogenesis, diagnosis, and treatment of an emerging opportunistic mycosis. J Infect Dis, 1992, 166（1）: 121-133.

Watson KC, Kallichurum S. Brain abscess due to Trichosporon cutaneum. J Med Microbiol, 1970, 3: 191-193.

Yamada Y, Nakazawa E, Kondo K. The coenzyme Q system in strains of Trichosporon species and related organisms. J Gen Appl Microbiol, 1982, 28: 355-358.

Yoshioka H, Tomioka H, Ohnishi H, et al. A case of Japanese summer-type hypersensitivity pneumonitis: monitoring with serum KL-6 and examination of the phenotype of HLA. Nihon Kokyuki Gakkai Zasshi, 2002, 40（9）: 766-770.

病例解析

病例：男，50岁。反复咳嗽、咳痰、发热、气促20余天。病人20天前受凉后出现咳嗽，咳少量白黏痰，不易咳出，发热，体温最高达40.5℃，伴畏冷、寒战、气促，休息时亦明显，胸痛、咳嗽和深呼吸时加重。行胸部CT检查示双肺弥漫性磨玻璃、斑片、粟粒状密度增高影，小叶间隔增厚、纵隔淋巴结肿大并钙化、双侧胸腔少量积液。给予无创呼吸机辅助呼吸，先后给予拉氧头孢、哌拉西林/他唑巴坦、米卡芬净、莫西沙星、美罗培南、奥司他韦抗感染及平喘、化痰、甲泼尼龙抗炎、胸腔闭式引流等治疗，症状无好转。4天前气促再次加重，给予气管插管呼吸机辅助通气，气促好转，但仍发热，体温波动于37.5～39.5℃。复查胸部CT（2014-12-08）示双肺病灶较前增多。病人行支气管镜检查（2014-12-10）：右肺上中叶灌洗液呈均匀血性，双下肺灌洗液呈棕黄色奶状，静置分层。左肺下叶灌洗液涂片

见嗜伊红蛋白样物过碘酸雪夫染色（PAS）染色呈红色，灌洗液中多量吞噬细胞（65%），中量淋巴细胞（30%），少量中性粒细胞（5%），未找到含铁血黄素细胞。痰和灌洗液培养均为毛孢子菌属。为进一步诊治，于2014-12-11转院。既往从事石雕工作20余年，长期接触粉尘，有2型糖尿病病史。查体：T 37.4℃，双下肺闻及少许湿啰音。辅助检查：血气分析（FiO_2 70%）：pH 7.59、PO_2 116 mmHg、PCO_2 24 mmHg、BE 1.9 mmol/L、SO_2 84%、氧合指数（PO_2/FiO_2）166 mmHg；降钙素原0.984 ng/ml；ESR 17 mm/h；尿常规：葡萄糖（＋＋＋）、隐血（＋＋）、蛋白（＋）；生化：谷丙转氨酶116 U/L、谷草转氨酶59 U/L、血糖13.63mmol/L、钠124 mmol/L；灌洗液GM试验阳性；血G试验阴性；ANCA、ANA、dsDNA、抗肾小球基底膜抗体阴性。

胸部CT（2014-12-12）：双肺弥漫性磨玻璃状、小结节状密度增高影，小叶间隔明显增厚，纵隔淋巴结肿大并钙化，双侧胸腔少量积液，病灶较前增多（图4-5）。

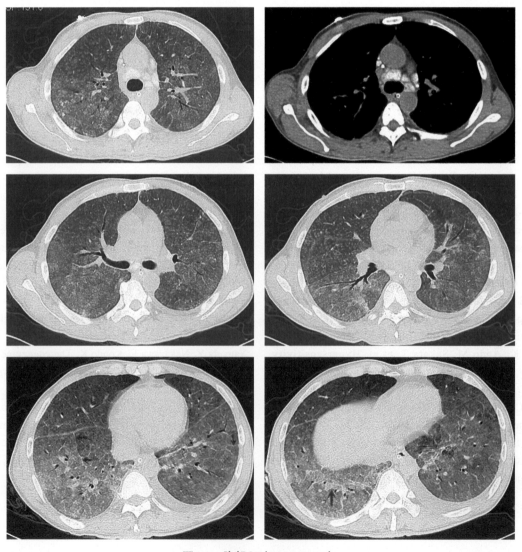

图4-5　胸部CT（2014-12-12）

【诊断】尘肺并继发性肺泡蛋白沉积症、肺部侵袭性毛孢子菌病。

【诊断依据】中年男性，从事石雕工作20余年，胸部CT示双肺弥漫分布腺泡结节影，中上肺野为主，纵隔淋巴结钙化明显，以上特征支持尘肺诊断。双肺弥漫性分布磨玻璃影，下肺明显，可见小叶间隔增厚（红箭）和铺路石征（蓝箭），双下肺灌洗液呈棕黄色奶状，静置分层，左肺下叶灌洗液涂片PAS染色阳性，肺泡蛋白沉积症诊断明确。结合痰和灌洗液培养均为毛孢子菌属，考虑尘肺并继发性肺泡蛋白沉积症、肺部侵袭性毛孢子菌病诊断。病人行气管镜检查，右肺下叶基底段盲检病理：支气管黏膜下肺组织内多灶性尘结节形成，周围部分肺泡腔内较多量嗜伊红无定型物质沉积，PAS染色阳性，考虑尘肺并肺泡蛋白沉积症（图4-6，图4-7）。痰和各支气管灌洗液培养：阿萨希毛孢子菌（图4-8，图4-9），对5-氟胞嘧啶（MIC<4μg/ml）、伏立康唑（MIC<0.125μg/ml）、氟康唑（MIC<8μg/ml）、伊曲康唑（MIC<0.25μg/ml）、两性霉素B（MIC<0.5μg/ml）敏感。诊断明确后将米卡芬净改为两性霉素B脂质体抗真菌治疗，继续有创呼吸机辅助通气，激素序贯治疗并缓慢减量，保肝、平喘、化痰、胸腺素免疫治疗等辅助治疗，入院后第3天病人体温下降，入院后第6天给予右肺下叶1000 ml生理盐水局部肺泡灌洗，气促好转，氧合改善，复查血气（FiO$_2$ 30%）：pH 7.49、PO$_2$ 80 mmHg、PCO$_2$ 34 mmHg、SO$_2$ 97%、氧合指数260mmHg；尿常规：葡萄糖（＋）、隐血（＋＋）、蛋白微量；PCT 0.335ng/ml。病情好转，入院后第7天拔除气管插管。复查胸部CT（2014-12-25）：双上肺磨玻璃影较前减少，小叶间隔增厚较前减轻，胸腔积液消失，中下肺野斑片、磨玻璃影较前增多（图4-10）。28天后再行支气管镜检查，行右肺中叶及左舌叶灌洗，灌洗液呈白色浑浊状，培养结果均未发现致病菌。2015-01-17病人再次出现发热，复查胸部CT（2015-01-19）：双肺多发实变影，双下肺磨玻璃影较前减少（图4-11）。考虑院内感染，予氟康唑抗真菌，头孢哌酮/舒巴坦抗感染治疗，病情缓解。入院50天后复查胸部CT（2015-01-31）：双肺病灶较前吸收，停抗真菌药物和激素，好转出院。1个月后复查胸部CT（2015-03-02）：病灶明显吸收（图4-12），病人无明显不适，定期门诊随诊。

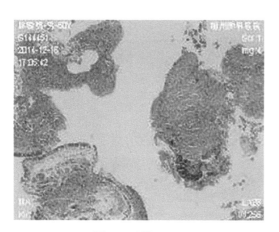

图4-6 HE，×50

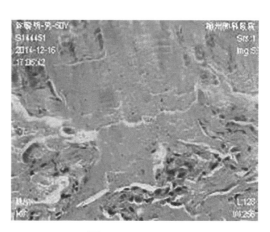

图4-7 HE，×200

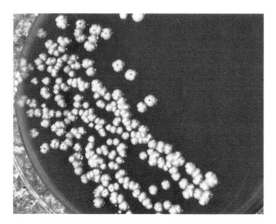

图4-8 血平板48小时，奶白状菌落

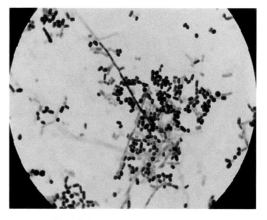

图4-9 革兰染色，×1000，可见有隔菌丝、关节孢子和芽生孢子

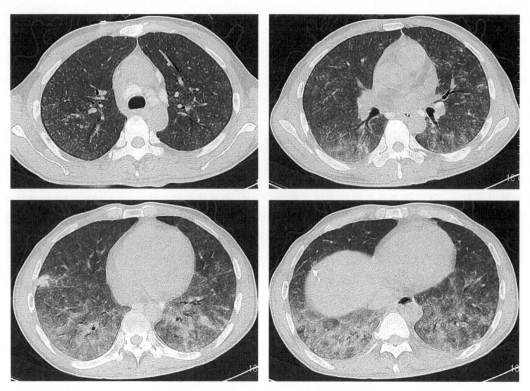

图4-10　上肺磨玻璃影较前减轻，双下肺斑片、磨玻璃影较前增多（2014-12-25）

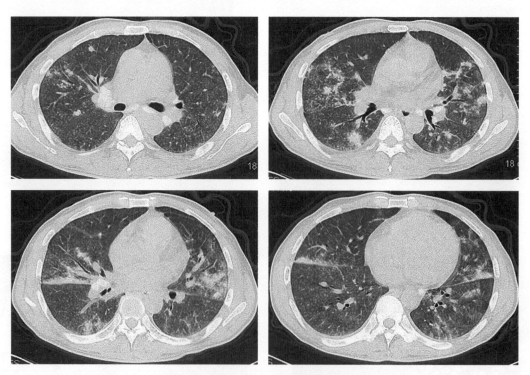

图4-11　双肺多发实变影，双下肺病变较前好转（2015-01-19）

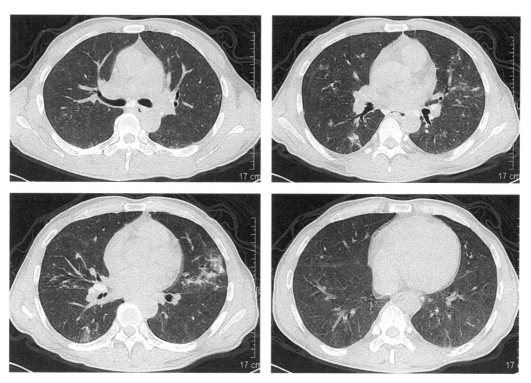

图4-12　病变较前明显吸收（2015-03-02）

【分析】阿萨希毛孢子菌是一种重要的酵母样真菌，广泛存在于自然环境和定植于人体的部分组织器官中。镜下观察主要为大量关节菌丝，完全或不完全断裂后形成的关节孢子，多呈筒状。该菌具有多种出芽方式，可形成芽孢、假菌丝或菌丝，偶见棒状大分生孢子、巨细胞、八叠球菌样结构。在农业上，阿萨希毛孢子菌是一些发酵食物发酵过程中的重要酵母菌，如乌干达酥油、中国大曲酒、非洲和巴西的一些木薯发酵食物、西非的可可豆、加纳的可可粉、意大利奶酪等。在工业上，由阿萨希毛孢子菌产生或从阿萨希毛孢子菌分离的一些酶可作为工业用酶、工业废水的处理、清洗油渍的洗涤剂、烟草香气的产生等。在医学上，阿萨希毛孢子菌是该属内临床最常见的病原菌（占比达到75%），可通过吸入、破损皮肤、污染食物或水源等途径进入人体内或在人体内易位而使人类致病，特别是肿瘤和人免疫缺陷病毒感染晚期病人、器官移植、免疫抑制、免疫缺陷或免疫低下宿主更易感。近年来在免疫正常人群也开始不断有该菌播散性感染的报道。体外药敏试验和临床治疗显示，除了唑类药物外，该菌对大多数一线抗真菌药均耐药，一旦在机体造成了播散性、系统性的深部感染，治疗难度大，病死率较高。

日前全球已知的阿萨希毛孢子菌共有12种基因分型。不同基因型的阿萨希毛孢子菌分布存在着地区差异。Sugita等2002年对从日本、美国、巴西临床分离得到的阿萨希毛孢子菌进行了IGS1区基因序列的分析，发现其IGS1区基因序列呈现多态性，首次提出了阿萨希毛孢子菌5种不同

的基因分型。这项研究还发现从日本分离得到的大部分阿萨希毛孢子菌（87%）是基因型1或基因型3，其余少数为基因型2和基因型4；从美国分离得到的13株阿萨希毛孢子菌则是基因型3或基因型5；从巴西分离得到的阿萨希毛孢子菌全部是基因型3。Sugita等的研究还发现从日本夏季型过敏性肺炎病人标本中分离得到的阿萨希毛孢子菌大部分是基因型1，该研究还从菌血症病人标本中分离出基因型6和基因型7的阿萨希毛孢子菌。Rodriguez-Tudela等对从阿根廷、巴西、西班牙临床病人的标本中分离得到的阿萨希毛孢子菌进行了IGS1区基因序列的分析，发现收集到的18株阿萨希毛孢子菌一共呈现6种不同的基因型，主要是基因型1和基因型5。从西班牙临床病人标本中分离出的阿萨希毛孢子菌呈现出除基因型2以外的其他5种不同的基因型；从巴西临床病人标本中分离出的阿萨希毛孢子菌主要是为基因型1和基因型6。Chagas-Neto等分析了从巴西病人的血液标本中分离得到的15株阿萨希毛孢子菌的基因型分布，发现大部分菌株是基因型1，占所有菌株的86.7%，基因型3和基因型4的阿萨希毛孢子菌分别仅有1株。Kalkanci等的研究显示87株从土耳其临床分离到的阿萨希毛孢子菌中，69株是基因型1，占所有菌株的79.3%；7株是基因型5，占所有菌株的81%；6株是基因型3，占所有菌株的69%；3株是基因型6，占所有菌株的3.4%；1株是基因型4，占所有菌株的1.1%。Mekha等分析了101株从中国台湾分离得到的阿萨希毛孢子菌基因型分布情况，45株是基因型1，占所有菌株的44.5%；35株是基因型3，占所有菌株的34.7%；18株是基

因型6，占所有菌株的17.8%。2008年，夏志宽等对国内5株临床分离的阿萨希毛孢子菌进行基因型分析，4株是基因型1，1株是基因型4。2012年，夏志宽等在另外一项研究中，采用IGS1区基因序列分析技术分析了国内不同地区、不同病人临床分离出的8株阿萨希毛孢子菌的基因型，结果显示8株阿萨希毛孢子菌共呈现5个基因型，其中有3株是国际上首次发现的阿萨希毛孢子菌基因型，分别命名为基因型10、11、12，3株是基因型1，占所有菌株的37.5%，2株是基因型4。综合全球各地区阿萨希毛孢子菌基因型的分析，研究者们发现基因型1是全球各地区（除美国以外）最多见的阿萨希毛孢子菌基因型，为45%～80%。基因型7仅分布在日本，基因型9仅在土耳其分布，美国以基因型3和基因型5为主。我国的阿萨希毛孢子菌具有不同于其他国家和地区的多种基因型。不同基因型的阿萨希毛孢子菌在致病性、药物敏感性等方面可能存在差异。

该例病人有尘肺和糖尿病病史，免疫力低下和粉尘均可诱发PAP，PAP也与机会性感染有关。典型的PAP胸部CT表现为弥漫性磨玻璃、斑片状阴影，小叶间隔增厚，呈铺路石样改变，该例双下肺有此种表现，双上肺表现不典型，单纯抗真菌治疗后，双肺病灶明显吸收，不除外PAP继发于侵袭性阿萨希毛孢子菌感染可能。

卡泊芬净是棘白菌素类抗真菌药物，对毛孢子菌属的活性很低，不推荐用于治疗毛孢子菌病。虽然两性霉素B是经典的经验性治疗酵母菌感染的首选药物，但毛孢子菌特别是阿萨希毛孢子菌对两性霉素B的敏感性较差。临床上经验使用两性霉素B治疗毛孢子菌感染失败的例子不在少数。与两性霉素B比较，三唑类药物在体外表现出更好的活性，单独应用三唑类或与其他药物联合治疗，可能是毛孢子菌病的最佳疗法。该例外院予米卡芬净治疗失败，体外药敏试验显示对两性霉素B敏感（MIC<0.5µg/ml），选择两性霉素B脂质体治疗初期效果一般，病变有所进展，加用氟康唑联合治疗后病变明显吸收，治疗成功。

（福州肺科医院呼吸内科　潘建光　李红艳　提供）

第 5 章

肺孢子菌属

肺孢子菌（pneumocystis）是一种普遍存在的单细胞酵母样真菌，分布于世界各地。最初被认为是一种感染多种哺乳类动物宿主的原生动物物种，现已被认为是真菌的一个属。尽管曾有过肺外临床表现的报道，通常认为局限于哺乳类动物的肺部组织。肺孢子菌曾经被统称为单一种属的"卡氏肺孢子菌"，现在已经明确不同种的肺孢子菌会感染不同类型的哺乳类动物宿主。所有肺孢子菌均不能在哺乳类动物的肺外传代培养，这也阻碍了人们对其的诊断能力和基础科学研究。

一、分类

肺孢子菌的发现最早源于对狨猴和豚鼠等多种哺乳类动物体内锥虫感染的研究。Carlos Chagas于1908年首先描述了来自狨猴（marmosets）的血源原生动物寄生虫 trypanosoma minasense chagas，并考虑其为未命名的锥虫，具有更有趣的生命周期。在1909年的一份临时报道中，Chagas再次介绍了他在黑羽绒猴（callithrix penicillata）中发现的两种新的锥虫，其中一种，trypanosoma minasense，在他看来是原生的（indigenous）。另一种克氏锥虫（trypanosoma cruzi），由一种在巴西通常被称为"barbeiro"的未命名的昆虫媒介锥蝽（triatomid bug）传播给绒猴。除了绒猴，Chagas还通过实验感染了犬、兔子和豚鼠。尽管其对克氏锥虫的粗略描述缺乏很多细节，也没有图片说明，但对肺孢子菌的观察结果是其描述的一部分，并在哺乳类动物宿主的肺组织中发现了含有8个孢子的包囊。随后，Chagas报道在猫体内发现了真正的锥虫，在豚鼠和黑羽绒猴的肺中发现了八细胞的"schizogónicas"（pneumocystis），认为这是锥虫生活史中的一种形态。Chagas专注于这种独特的八细胞形式，在1909年随后的几篇文章中详细地、图文并茂地描述了哺乳类动物宿主和昆虫媒介中克氏锥虫和肺中的"Schizogonie"的生命周期。正是这种涉及裂配生殖阶段（the schizogonie stage）的奇异生命周期，使他创造了一个新的属，即Schizotrypanum cruzi，并以肺孢子虫细胞形式（pneumocystis cell forms）命名，比肺孢子虫名称正式公布的时间早了3年。

1910年，意大利学者Antonio Carinii研究锥虫另一宿主褐家鼠（norway rat），自发感染第2种锥虫——路氏锥虫（trypanosoma lewisi），并注意到Chaga在肺组织中描述的"eschizogonia"（肺孢子虫包囊）的存在，对包囊和克氏锥虫之间的特殊联系提出怀疑，并对寄生于大鼠肺组织中的虫体做了基本描述，认为这些是寄生于鼠体的一种新寄生虫。1912年，巴黎巴斯德研究所的Delanoë夫妇证实了Carini的观察结果，但进一步指出，未感染路氏锥虫的幼鼠也感染了包囊，并认为这些是寄生于鼠体与"球虫"相关的新种寄生虫，该类生物获得了独立的身份并赋予了学名，属名为pneumocystis，"pneumo"体现了其嗜肺的特性，"cyst"体现了其典型的形态学（pneumo＝lung, cyst＝cyst-like structures）。为纪念Carinii的发现，该病原体种名被命名为卡氏肺孢子虫（pneumocystis Carinii），归为原生动物门、单孢子虫纲、弓形虫目。1913年，Chagas引用了Delanoë夫妇的研究，承认了自己的错误，并同样开始将卡氏肺孢子虫视为一种不同于克氏锥虫的有机体。他特别修改了克氏锥虫的生命周期以排除卡氏肺孢子虫。通过排除"schizogonie"，Chagas不再认为他的schizotrypanum属有别于锥虫。Chagas随后在兔子、大鼠、豚鼠、负鼠、山羊、绵羊和人身上发现了卡氏肺孢子虫。然而，他从未提供过卡氏肺孢子虫的独立描述，也没有为克氏锥虫命名过一种类型。1914年，Delanoë夫妇在巴黎报道了在豚鼠身上发现卡氏肺孢子虫，并提供了一个简短的描述，将该生物体描述为局限于肺的包囊（cyst）。

20世纪20～60年代，间质性肺炎在德国和邻近的欧洲国家流行，主要累及早产儿，可能与第二次世界大战及其直接后果导致普遍存在的营养不良有关。1942年，Van Der Meer和Brug在英国儿童保健院首次在2名死于间质性浆细胞肺炎的荷兰婴儿的肺组织中发现肺孢子菌，但不确定是否是致病菌。1952年，病理学家Vanck和Jirovec在捷克斯洛伐克报道这种间质性浆细胞肺炎与早产和营养不良有关，证明该菌对人有致病力，并首次从人类肺炎病人尸检的肺组织中分离到该病原体，并将该疾病命名为卡氏肺孢子虫肺炎（Pneumocystis carinii pneumonia, PCP）。

1954年，Giese报道了类似结果，进一步确定肺孢子虫可引起人的PCP。之后的几十年里，PCP一直是一种很少见的疾病。长期以来一直认为肺孢子虫仅此一种，并可寄生于多种动物体内，但1970年Vavra等通过相差显微镜和电子显微镜发现，感染鼠和人的肺孢子虫形态特点不同。1976年Frenkel等报道感染人与鼠的肺孢子虫在形态和免疫原性等方面均有所不同。为与感染鼠的肺孢子虫相区分，Frenkel提议将导致人类肺炎的肺孢子虫命名为耶氏肺孢子虫（*Pneumocystis jeroveci*），以纪念首次发现人体感染肺孢子虫肺炎的捷克寄生虫病学家Otto jerovec，当时其观点并未引起广泛的认可。直到20世纪80年代艾滋病（AIDS）流行之前，它一直是相对较少的致病原因，到1973年报道了80例，包括15例患有PCP和先天性免疫缺陷的儿童。1981年以来，PCP被发现是AIDS的标志性疾病之后，临床病例报告不断增多，从而引起广泛重视。

肺孢子菌在分类学上兼有原虫和真菌二者的特点，长期以来其分类地位一直存在争议。1988年以前，由于其形态和生活史与原虫相似；生活周期有包囊和滋养体这两种虫体形态；滋养体具有类似原虫伪足结构及其活动方式；胞膜上富含胆固醇，缺乏真菌胞膜上普遍存在的麦角固醇，广谱抗真菌药物对其无效；在真菌培养基上不能连续生长；对治疗原虫的药物如喷他脒（戊烷脒）、磺胺类药物敏感等特点，将其归属于一种致病力较弱的孢子虫纲原虫。随着现代分子生物学技术的不断发展和应用，人们对肺孢子菌的认识不断深化。1988年，Edman等对肺孢子菌16*S* *rRNA*基因序列分析表明其与酿酒酵母（*saccharomyces cerevisiae*）具有很高的相似性，远大于任何一种已知原虫，故将其归为不典型真菌。1989年，Stringer等关于*rRNA*基因序列的研究进一步证明肺孢子菌与真菌（酿酒酵母、链孢霉、白念珠菌和隐球菌）关系密切。同年，Edman等的基因定位研究结果显示，肺孢子菌的二氢叶酸还原酶（dihydrofolate reductase，DHFR）基因和胸腺嘧啶合成酶（thymidylate synthetase，TS）基因分别位于2条不同染色体上，这与真菌相符，而在原虫中这两者由同一基因即*DHFR*基因编码。并且，其TS与其他生物体的TS相似，与酿酒酵母的TS关系最为密切，同源性为65%。1992年，Ypma-wong等报道卡氏肺孢子菌和真菌一样，均具有合成蛋白质必需的转录延伸因子-3（elongation factor，EF-3），卡氏肺孢子菌该基因的蛋白产物与酿酒酵母有57%的序列同源性，而原虫则缺乏此种因子。该因子是真菌蛋白质合成所必需的可溶性翻译组分，在其他真核生物中不需要。Dyer和Edlind等的研究显示，卡氏肺孢子菌含有一个编码β-微管蛋白的基因，与丝状真菌的同源性为89%～91%。Banerji等1993年从卡氏肺孢子菌中克隆了*arom*基因，该基因编码一个单一的多肽，可催化芳香族氨基酸生物合成途径的第2步到第6步5个连续步骤。所有真菌AROM蛋白高

度同源，该研究支持卡氏肺孢子菌是一种真菌的观点。肌动蛋白、β-微管蛋白和钙调素是生物进化中最保守的一类蛋白质，Fletcher等1994年将肺孢子菌肌动蛋白基因与其他30多种生物的序列进行比对，表明其与多数真菌相近，且与粟酒裂殖酵母（*schizosaccharomyces pombe*）最为接近。随后的研究表明，肺孢子菌胞膜富含1,3-β-D-葡聚糖等真菌中存在的特异物质，某些超微结构与真菌也相似。上述一系列研究结果从囊壁超微结构、基因序列、蛋白质功能等层面均证实肺孢子菌应归为真菌范畴。

基于Hibbett等的研究和分类系统，肺孢子菌归类为真菌界（*fungi*）、双核菌亚界（*dikarya*）、子囊菌门（*ascomycota*）、外囊菌亚门（*taphrinomycotina*）、肺孢子菌纲（*pneumocystidomycetes*）、肺孢子菌目（*pneumocystidales*）、肺孢子菌科（*pneumocystidaceae*）、肺孢子菌属（*pneumocystis*）。外囊菌亚门是单系的（monophyletic），主要包括与植物相关或在土壤中生活的真菌，目前包括7个高度异质的属（纲），具体包括外囊菌属（*taphrina*）、粒毛盘菌纲（*neolecta*）、肺孢子菌属、裂殖酵母属（*schizosaccharomyces*）、原囊菌属（*protomyces*）、*saitoella*和*archaeorhizomyces*。肺孢子菌的近亲是粟酒裂殖酵母和畸形外囊菌（*taphrina deformans*），它们的共同祖先约在4.67亿年前已经与其他外囊菌亚门成员分开。尽管从不同物种的肺中发现的肺孢子菌有不同的外形和大小，但肺孢子菌属均有相似的生命周期。

最开始人们认为感染不同动物的肺孢子菌是同一种，引起PCP的病原菌是卡氏肺孢子菌，但是后来发现感染不同动物的肺孢子菌有不同的特点，并且具有较严格的宿主物种特异性，这可能由于肺孢子菌和宿主长期共同进化适应相关。1976年，Frenkel正确描述了人源肺孢子菌和鼠源肺孢子菌的血清学差异，并认为它们属于不同的种。现在已经明确最早被鉴定为卡氏肺孢子菌的微生物实际上是肺孢子菌属内许多不同种的集合。迄今为止，几乎所有被检测的哺乳类动物身上都寄生至少一种在其他哺乳类动物中不存在的肺孢子菌菌种。因此，在1997年召开的肺孢子菌国际研讨会上，根据其宿主特异性特征，决定予以新的命名，但鉴于各肺孢子菌之间是否存在遗传差异性还未得到最后证实，故各种肺孢子菌暂定为型间差异，将其归属于卡氏肺孢子菌，并根据宿主的拉丁名字，采用三项式命名法命名，如感染人的肺孢子菌称为*P.carinii f.sp.hominis*，感染大鼠的肺孢子菌为*P.carinii f.sp.carinii*，感染小鼠的肺孢子菌为*P.carinii f.sp.muris*，感染马的肺孢子菌为*P.carinii f.sp.equi*等。其中，*f.sp.*（formae specialis）为型的含义。至此，正式确定了致病的肺孢子菌不仅仅是一个，而是一组。随后数年的研究进一步证实，各种肺孢子菌基因型和表型特征的确存在生物学多样性：即存在宿主特异性、抗

原差异性,各种肺孢子菌间基因组、核型、同工酶和形态学也都存在显著差异性,即肺孢子菌具有种间的遗传特性。根据生物学概念,如果各种肺孢子菌存在种间差异,那么肺孢子菌分类上应归为属。因此,Frenkel等1999年建议将其定义为独立物种,由三名制改为两名制,并再次提议将寄生于人体的肺孢子菌定名为耶氏肺孢子菌,以代替卡氏肺孢子菌这一名称,得到很多学者的赞同。2001年,在美国机会性原生生物国际研讨会上,学者们一致认为应该对肺孢子菌属内特殊虫种重新命名,将寄生于人体的肺孢子菌命名为耶氏肺孢子菌,将寄生于大鼠(rattus norvegicus)的肺孢子菌命名为卡氏肺孢子菌(pneumocystis carinii)。Keeply等2004年对小鼠源肺孢子菌rRNA基因序列的分析结果表明,该序列与其他肺孢子菌之间存在基因差异,彼此之间没有基因流动。由此说明该菌种应是肺孢子菌系统发育中的一个"种",并建议将小鼠源肺孢子菌命名为pneumocystis murina。根据圣·路易斯法规(国际植物命名法规),肺孢子菌和卡氏肺孢子菌这两个命名本来无效,但它们在更具宽容性的国际动物命名法规中是可以使用的。根据在维也纳对植物命名法修订后的第45.4条,这些名称可以接受并成为有效命名。迄今为止,根据国际植物命名法规,有5种肺孢子菌已被正式命名:寄生于人体的耶氏肺孢子菌(pneumocystis jiroveci Frenkel),寄生于大鼠的卡氏肺孢子菌(pneumocystis carinii Delanoë and Delanoë)和瓦氏肺孢子菌(pneumocystis wakefieldiae Cushion),寄生于小鼠的鼠肺孢子菌(pneumocystis murina Keely)和寄生于兔的兔肺孢子菌(pneumocystis oryctolagi Dei-Cas)。这样就更明确地区分了感染人体和其他哺乳类动物的肺孢子菌。通过单基因和多基因分析确定,两个感染啮齿类动物的物种卡氏肺孢子菌和鼠肺孢子菌的种系在进化上彼此之间的距离比耶氏肺孢子菌更接近。来自其他动物的肺孢子菌没有明确的可感染人体的证据,有少量研究报道了卡氏肺孢子菌可感染人类。耶氏肺孢子菌这个名字最初虽然被一些群体反对,但最终取得了科研和临床学术界的广泛认可。更名后最大的问题是,名称改变可能导致医学文献的混乱,即由耶氏肺孢子菌导致的疾病是否仍称为PCP,还是称为耶氏肺孢子菌肺炎(pneumocystis jirovecii pneumonia, PJP)。在原名中去掉种名(pneumocystis pneumonia, PCP)可避免此问题。此时PCP应泛指肺孢子菌肺炎,而不仅仅是由卡氏肺孢子菌引起的肺炎。

根据少量基因估算了几种肺孢子菌物种分化时间。根据这些估计,鼠肺孢子菌和卡氏肺孢子菌在5100万～7100万年前发生了分化,似乎早于大鼠和小鼠之间的分化时间(1200万～2400万年前)。卡氏肺孢子菌和耶氏肺孢子菌在9000万年到1亿年前彼此分开,类似于人类和啮齿类动物之间的分化时间(8000万年前)。卡氏肺孢子菌和瓦氏肺孢子菌在1200万～2200万年前发生了分化。系统发育分析扩展

了我们对肺孢子菌寄主宿主特异性的认识。在对20个不同的灵长类物种或亚种(包括人类)的多个肺孢子菌基因序列分析的基础上,从每个灵长类物种或亚种获得了所有基因的唯一的肺孢子菌序列,尽管这些宿主物种之间具有高度的遗传相似性。例如,中国恒河猴(M.mulatta)和食蟹猕猴(M.fascicularis)的肺孢子菌在mtLSU序列中的差异为3.5%,但这两种猕猴物种的基因组差异仅为0.34%,进一步突出了寄主物种特异性的异常高水平。多个肺孢子菌物种的系统发育树与它们各自宿主的系统发育树的有序叠加,支持了这些有机体的共同进化。这一共同进化假说进一步得到了来自更广泛的哺乳类动物分类群的支持,包括灵长类、啮齿类动物、食肉动物、蝙蝠、兔形目、有袋类动物和有蹄动物。因此,一种可能的共同物种形成情景是,每一个物种在根本上与其他物种分离,宿主充当屏障,导致遗传差异的累积和随着时间的推移逐渐形成的生殖隔离。根据与远古生殖隔离一致的连锁不平衡分析,推测不同物种之间没有基因流动或交配。此外,即使同时感染同一只大鼠,卡氏肺孢子菌和瓦氏肺孢子菌之间也没有杂交的迹象。然而,这些估计值应谨慎解释,因为它们仅依赖于从少数几个基因计算得出的核苷酸变异,而这些基因可能没有足够的信息来估计物种形成的时机。多个肺孢子菌菌种和菌株的全基因组序列的可用性,以及新的、先进的生物信息学工具,将有可能改善这些估计。

二、生命周期

由于研究人员无法在肺外长期培养肺孢子菌,目前对肺孢子菌的生命周期仍知之甚少,组织化学和超微结构研究构成了目前对肺孢子菌生命周期认知的基础。因此,在可以进行明确的动态分析研究之前,现有的任何一个生命周期都应当被认为是假定的。尽管由于宿主对感染的反应,经常可以在巨噬细胞中观察到该微生物,但目前仍没有其在细胞内生长的证据。寻找肺孢子菌的环境循环或者外部储存地经过无数次尝试均未成功。越来越多的证据表明,肺孢子菌的储存地就是它的哺乳类动物宿主,与其他宿主依赖型的病原体类似,如痢疾阿米巴或结核分枝杆菌。对人和动物模型的研究证实,新生儿和免疫健全的宿主都有可能成为肺孢子菌一过性或长期定植的潜在储存地。

肺孢子菌的不同生命周期阶段通常可观察到大的互相黏附的聚集,类似体内的生物膜。鼠肺孢子菌和卡氏肺孢子菌在体外形成的生物膜证实了这种结构的存在,并可能与对现有疗法不敏感的顽固感染有关。通常提出的生命周期包括无性生命周期和有性生命周期,并且不同的肺孢子菌种类之间没有差异。尽管已经认识到许多中间阶段,在感染过程中发现了两种主要的细胞形式:营养型(滋养体)和子囊型(包囊)。作为胞外寄生菌,肺孢子菌几乎只在哺乳类动物的肺泡腔中发现,仅在细胞外存在,很少有细胞

内定位(intracellular localization)的报道。实际上,包囊(cyst)或滋养体(trophozoite)均未用于描述其他真菌的任何阶段。由于原本被归类为原生动物,因此两者都用于肺孢子虫。滋养体(希腊语为"喂食的动物")是宿主中活跃的复制阶段,通常与发病有关,而包囊通常是指休眠阶段,带有厚厚的保护性细胞壁,使寄生生物能够在外部环境中生存,是其在宿主间传播的感染形式。由于认识到肺孢子菌是真菌,因此营养型(the trophic form)被认为等同于酵母,而包囊等同于子囊菌真菌的子囊(asci)。

营养型大小为1~10μm,具有薄而灵活的细胞壁(20~30nm),为可变多形体,类似阿米巴,并且是生命周期中最丰富的形式(90%~98%)。每个营养型都包含单个核,其周围被胞质细胞器包围,包括线粒体、粗糙且光滑的内质网、高尔基囊泡和胞质液泡。在营养型的表面有许多突起,称为管状延伸或丝状伪足,它们通常朝宿主细胞突出或内陷入宿主细胞。这些结构的功能仍是未知的,但推测它们通过与宿主细胞膜相互交叉(嵌合)而在养分吸收中发挥作用。营养型在电子显微镜下显示出阿米巴样的结构,但其在新鲜标本中是椭圆形的,并且通常会与其他营养型或其他发育阶段的微生物形成群落。标本经快速瑞氏-吉姆萨染色后,可通过光学显微镜观察到细胞核和线粒体。利用与细胞壁形成络合物实现染色的真菌染色剂如六胺银无法对营养型进行染色。囊前期成熟的子囊要小,大小为5~6μm,而且通常呈卵形。这一阶段肺孢子菌具有营养型时期不具有的坚硬的细胞壁,因此,可以被六胺银以及其他真菌壁染色液染色。在囊前期阶段细胞核的数目随着细胞核分裂的不同阶段而变化(2~8个细胞核),但是仍然不能区分成单独的孢子结构。在该阶段,仍能观察到线粒体的聚集。子囊呈球形,直径为5~8μm,细胞壁厚而光滑(100~160nm),富含β-葡聚糖,通常丰度(abundance)较低(2%~10%)。囊壁内含有囊内小体(或称孢子),完全成熟的子囊内一般为8个,每个囊内小体均包含一个核、线粒体和丰富的内质网。与营养型相比,子囊型具有罕见的管状延伸,通常仅附着在细胞表面,而不会内陷到宿主细胞内。细胞壁在细胞壁络合物染色法如六胺银中可见,而某些染色法如瑞氏-吉姆萨染色法则无效。包囊/子囊结构被认为是特征的形态学结构。在临床标本中所有的发育阶段通常都呈现为大的、多层的、紧密黏附的聚集或簇,增加了鉴别区分各个阶段的难度。

肺孢子菌寄生于正常人的肺泡内,多通过吸入空气中子囊而感染,成熟子囊进入肺泡后破裂,囊内小体脱囊后发育为营养型并再次开始生命周期。囊内小体释放的机制是:内切1,3-β-葡聚糖酶水解子囊的致密层,使囊内小体"逸出",即溶解释放,而不是将囊内小体发散出囊。营养型通常聚集在一起或紧密附着在I型肺泡上皮上寄生、增殖,与子囊的比例通常为(10~20):1,子囊多位于肺泡腔

中。营养型被认为是肺孢子菌的生长期,与多数酵母菌的出芽生殖方式不同,它是通过二分裂方式繁殖(无性繁殖),为单倍体,部分营养型(单倍体配子)以接合方式形成双倍体(有性繁殖),后者经有丝分裂和减数分裂形成囊前体,进一步发育成内含4~8个单倍体孢子的成熟子囊,减数分裂时可发生同源重组,丰富子代肺孢子菌的表型多样性。

三、传播途径

在认识到肺孢子菌引起人类肺炎后,最初人们认为PCP是一种人畜共患病,这主要是因为该病原体在哺乳类动物中的形态相似且分布广泛。此外,一些研究表明,通过对大鼠和人的肺孢子菌进行呼吸道内接种,可对裸鼠或严重联合免疫缺陷鼠进行交叉感染,这种观点得到了支持。然而,越来越多的报道显示,无法通过实验方法在不同哺乳类动物物种之间传播肺孢子菌,以及不同动物物种的肺孢子菌之间存在显著的遗传差异,导致人们认识到肺孢子菌是宿主物种特异性的。在人类身上发现的耶氏肺孢子菌从未在任何其他哺乳动物物种中发现,包括非人类灵长类动物。动物的肺孢子菌从未在人类身上被可靠地发现;在病人样本中发现的卡氏肺孢子菌或瓦氏肺孢子菌DNA(通过PCR鉴定)的罕见报道可能代表实验性污染。综上所述,高宿主物种特异性和全基因组序列分析结果排除了人类肺孢子菌感染代表人畜共患病传播的可能性。

肺孢子菌是否存在于环境中(在哺乳类动物宿主之外)是值得关注的问题。已有20多项研究通过PCR技术检测肺孢子菌的DNA或RNA,解决了这个问题。这些研究中的绝大多数是在空气样本上进行的。Wakefield报道了在英格兰农村地区的室外空气中同时发现了耶氏肺孢子菌和卡氏肺孢子菌的DNA。在同一项研究和另外6项研究中,还从容纳有肺孢子菌感染的大鼠或兔子的动物设施中收集了室内空气,并在所有这些研究中通过PCR鉴定了肺孢子菌DNA。其中两项研究比较了空气样本和受感染动物肺部样本中发现的基因型,并发现了相同的基因型。Demanche等研究报道了在动物园猴子活动区附近的空气样本中检测到肺孢子菌DNA,在空气样本和感染的猴子肺部样本之间发现了相同的序列。另有12项研究都报道了在不同地点的室内空气样本中检出耶氏肺孢子菌DNA的情况,这些地点包括被PCP病人占用的房屋和医院房间以及没有PCP病人的医院房间和病房走廊。在其中的7项研究中,空气样本的基因型与同一房间的病人样本的基因型非常匹配。

美国学者Casanova-Cardiel等1997年的一项研究报道了在池塘水样中检出耶氏肺孢子菌DNA。水中耶氏肺孢子菌DNA是否代表来自空气或受感染人类的生物沉积,或者可能是PCR假象,尚不确定。此外,Hughes等1982年的一项针对免疫抑制大鼠的研究表明,水不是肺孢子菌感染的环境来源。水生真菌病原体非常少见,迄今仅报道了2种,

包括肠脑炎微孢子虫（encephalitozoon intestinalis）和比氏脑炎微孢子虫（encephalitozoon bieneusi），它们通过被污染的水引起胃肠道感染。

肺孢子菌的另一个潜在环境来源是土壤。许多人类的真菌病原体，例如，隐球菌、球孢子菌、芽生菌、曲霉、组织胞浆菌和孢子丝菌，通常生活在土壤或类似土壤的环境中，但在适当的条件下仍能够感染人类。日本学者Yazaki等2009年的一项研究报道显示，从医院地板拭子中检测到了耶氏肺孢子菌DNA，其基因型与PCP暴发株相匹配，可能代表其从空气中沉积。Navin等2000年的一项研究中，尽管某些土壤暴露（种植园丁和露营或徒步旅行）与人感染PCP的较高风险相关，但尚无描述土壤样品中肺孢子菌的报道。Hughes等研究发现，免疫抑制鼠在暴露于带有卡氏肺孢子菌子囊的土壤中后并没有发展成PCP，这与土壤是肺孢子菌感染的环境来源相反。这与来自全球14 600个土壤样品中真菌群落的NGS深度测序结果一致，其中鉴定出100 000个真菌操作分类单位，没有一个与肺孢子菌序列匹配。尽管在这些研究中未能检测到肺孢子菌序列，并不一定表明其在土壤中绝对不存在，但这些数据表明，与其他真菌病原体不同，土壤不是肺孢子菌的储存地。

早期的动物学研究显示，肺孢子菌感染可能通过空气途径传播。1982年，Hughes等对卡氏肺孢子菌在自然环境中的获得方式进行了鉴定。无菌隔离器中保存的无菌大鼠在地塞米松免疫抑制3个月后被发现没有感染卡氏肺孢子菌。以选择性的方式将无菌鼠暴露于潜在的卡氏肺孢子菌源，包括空气、水和食物。动物暴露在带有过滤（无菌）空气和常规（未灭菌）水和食物的隔离装置中，没有获得卡氏肺孢子菌。大鼠在开放的笼子里暴露在室内空气中，但保持在无菌的水和食物环境中，获得了感染。喂食受卡氏肺孢子菌感染的肺组织的动物没有感染。这些发现表明，无菌免疫抑制大鼠可因住在感染肺孢子菌大鼠的房间里或笼子里因空气传播自然获得感染。Choukri等对2008年1月9日—2009年7月21日登记的PCP病人进行分析。在PCP病人病房和室外采集空气对照样品。通过定量PCR对PCP病人周围的空气标本进行研究显示，距离病人头部1m内病原菌检出水平最高。尽管随着与病人距离的增加，病原菌浓度不断下降，但是在病人病房外的走廊中采集的空气标本依然呈阳性。更为重要的是，病人感染近期的耶氏肺孢子菌的基因型与病区外的病原菌基因型相同，证实这些病人就是潜在的传播源。院内PCP暴发在2010年初在悉尼医院首次被确认，但PCP暴发已经发生在澳大利亚东海岸几乎一半的肾移植单位。上述研究为肾脏移植病区暴发，以及其他病区病人与病人间传播的发生提供了证据。

根据对人和啮齿动物肺孢子菌菌种的基因组分析，肺孢子菌已经适应了作为专性肺部病原体的生长，依赖于肺来稳定地供应气体和营养，以及无压力的环境（包括稳定的pH、温度和渗透压）。这种病原体，特别是其营养型，似乎无法在二氧化碳浓度低和其他潜在有害因素的恶劣环境中生存。从这个角度来看，土壤、水和周围的空气都不利于肺孢子菌生长，因为存在着过多的压力，缺乏可利用的养分和足够的CO_2浓度（与肺中的5%相比，土壤中为0.25%、地表水中为0.001%和周围空气中为0.04%）。此外，肺孢子菌缺乏碳酸酐酶（carbonic anhydrase），碳酸酐酶能将CO_2和H_2O转换成碳酸氢根，也能逆向转换，是调节pH的关键酶。缺乏这种酶的酿酒酵母菌株能够在5%CO_2中正常生长，但在环境空气中显示出严重的生长限制，因此，推断肺孢子菌在宿主外很难进行营养生长。然而，考虑到存在相对较硬的含有β-葡聚糖的细胞壁，以及在空气中对DNA的一致检测，从呼气中呼出后，子囊很可能在空气中存活，至少是暂时的，或者在被感染宿主呼气后处于休眠状态。空气是传播的媒介，而不是储存地。

因此，目前的证据，包括对宿主的高度依赖、严格的宿主物种特异性，以及与宿主的潜在共同进化，都强烈地表明，肺孢子菌只能在其特定的哺乳类动物宿主体内繁殖，而哺乳类动物宿主也是其感染的天然宿主。这与通常居住在环境中而不需要特定哺乳类动物宿主进行繁殖和发育的其他真菌病原体的情况明显不同。哺乳类动物宿主的多层免疫系统在抑制和杀死真菌侵略者方面发挥着重要作用。然而，在真菌病原体中，肺孢子菌具有独特的多重机制，以避免宿主固有和获得性免疫防御，从而允许生物体在宿主体内生存和复制。

肺孢子菌的传播介质可能是子囊（包囊），因为子囊可能是唯一可以在哺乳类动物宿主外短暂存活的形式，小鼠动物实验表明营养型肺孢子菌不具有传染性。子囊（而不是营养型）表达1,3-β-D-葡聚糖合成酶，并含有丰富的1,3-β-D-葡聚糖。尽管至少从20世纪80年代起就已经假设了这种可能性，但直到2010年，对免疫抑制的大鼠和小鼠PCP模型的研究才支持这种可能性。Cushion等应用棘白菌素（抑制1,3-β-D-葡聚糖合成）治疗和预防PCP，在PCP的啮齿类动物模型中消除子囊，同时保留大量的营养型。棘白菌素治疗组小鼠的存活率增加，可能是由于治疗组小鼠和大鼠肺中1,3-β-D-葡聚糖含量降低，同时子囊数量减少，以及病原菌形态的显著重塑。经棘白菌素治疗的小鼠不能将肺孢子菌传播给共同饲养的免疫抑制的无肺孢子菌感染的小鼠，而未经治疗的受感染小鼠则能够传播感染，为子囊作为传播媒介提供了有力证据。使用裸鼠和细胞分选的肺孢子菌子囊型和营养型的一项研究进一步证实了这一发现。Martinez等通过建立一个新的裸鼠模型，试图描述哪种形式的肺孢子菌可以自然地从宿主到宿主传播。结果表明，在无菌培养条件下，子囊型可以分化为营养型，而营养型不能分化为子囊型。相比之下，接种纯营养型的裸鼠能够产生子囊形态，反之亦然。传代实验表明，接种12小时后，仅感染了子囊型的裸鼠能够将感染传播给受者，而单独感染了营养型的裸鼠则不能。

从理论上讲，子囊可以有效地引发感染，因为每个子囊包含8个孢子，据推测这些孢子被释放并发展为营养型，并附着在Ⅰ型肺泡上皮细胞上。此外，假设其以颗粒形式从受感染的肺中呼出，则子囊的大小（5～8μm）处于可在吸入后直接沉积在肺泡腔中的范围内。感染的宿主可能会通过喘息、咳嗽或打喷嚏排出含有子囊的感染性颗粒，随后这些颗粒会被易感宿主吸入。随着与PCP病人距离的增加，空气样本中肺孢子菌的发生率和生物负荷降低，这一发现表明，近距离的人与人接触（如在同一个房间内）可以促进传播。各种动物研究均证实，具有免疫能力和免疫缺陷的宿主都可以成为肺孢子菌的宿主，并通过空气传播。同笼饲养12～24小时足以在动物模型中传播。另有研究表明，只需要很少的微生物就可以启动肺孢子菌感染，而且传播效率非常高。少于10个卡氏肺孢子菌已经足够引起免疫抑制的大鼠感染。对于人类而言，在不同的环境下，包括实体器官移植室、血液科病房、儿科肿瘤科病房和其他医学专科病房出现的聚集性病例或PCP暴发表明存在空气传播。

肺孢子菌的传播机制具有重要的临床和公共卫生意义。例如，如果潜伏感染的再激活是PCP的主要原因，那么在医院中就没有理由将PCP病人隔离出来，因为人与人之间传播的风险很低。如果人与人之间的传播是疾病过程的关键组成部分，那么避免接触被感染的人，尤其是免疫缺陷病人尤其重要。同样，如果检测到了特定的肺孢子菌环境来源，则应建议高危病人避免这些暴露。

四、定植

在无免疫抑制人群中检测到耶氏肺孢子菌的报道越来越多，同时也有许多长期慢性疾病的病人存在耶氏肺孢子菌但不致病，这可能提示定植或宿主范围的扩张。定植、携带、无症状感染和亚临床感染等术语被用来描述未感染PCP时肺孢子菌微生物或DNA存在的情况。宿主携带少量肺孢子菌的后果尚不清楚，它在轻微呼吸道感染、慢性肺部疾病发展成PCP过程中起到的作用也是目前研究的一个热点。最常见的非HIV阳性人群携带耶氏肺孢子菌的可能情形包括哮喘、慢性阻塞性肺病、囊性纤维化、人类疱疹病毒感染、红斑狼疮、高剂量皮质类固醇治疗、抗肿瘤坏死因子-α治疗风湿性关节炎、甲状腺炎、溃疡性结肠炎及怀孕。

大多数人似乎暴露于肺孢子菌，并在生命早期对其产生抗体反应。儿童的定植率比成人更高。血清学研究表明，出生后的前几年就会发生暴露。Pifer等研究发现，抗肺孢子菌抗体可以在7个月大时检测到，随着年龄增长，血清中肺孢子菌抗体的获得是渐进的。到4岁时，83%的正常儿童被发现有1:16或更高滴度的肺孢子菌抗体。来自不同地理

区域的其他系列研究也报道了在健康儿童中肺孢子菌抗体的比率为70%～100%。Vargas等2001年在智利进行了一项为期2年的前瞻性队列研究，纳入107例正常健康婴儿，其中，74例（69%）在单独的呼吸道感染发作期间获得了178份鼻咽抽吸物样本进行DNA分析，32%（24/74）的鼻咽吸出物中鉴定出肺孢子菌定植。24例婴儿中有3例（12.5%）患有呼吸暂停，而50例耶氏肺孢子菌阴性婴儿中均无呼吸暂停。该研究小组提示定植可能与婴儿猝死综合征（sudden infant death syndrome, SIDS）有关。Morgan等对79例纽约州罗切斯特和康涅狄格死于SIDS的婴儿肺切片进行银染，检测出耶氏肺孢子菌感染率为14.0%。Vargas等2007年对126例SIDS病例组和24例死于意外或伤害的婴儿的对照组进行了比较。33%的SIDS组和29%的对照组中发现肺孢子菌。该研究的结论是，肺孢子菌不是SIDS的直接原因。Totet等通过二氢蝶酸合酶（dihydropteroate synthase, DHPS）位点分子分型研究表明，居住在同一地区的患有PCP的儿童和成人具有相同的DHPS基因型。这一发现清楚地表明了定植在病原体传播中的作用。一旦确认上述疾病的发病机制中有耶氏肺孢子菌存在的影响，针对其进行治疗将有助于提高病人的生存率。

在健康和患病个体中，定植发生率的变化都很大。在大多数研究中，健康成年人中对耶氏肺孢子菌定植的患病率为0～20%。Medrano等在西班牙进行了一项前瞻性研究，通过检测在研究前1年内未曾在医院环境中暴露过，未诊断或怀疑患有慢性肺病、肿瘤或免疫抑制的50例志愿者的口咽洗液样本中特异性肺孢子菌DNA，检查健康成人中是否存在肺孢子菌定植。在20%的病例中，通过巢式PCR检测肺孢子菌DNA，确定了肺孢子菌定植。所有携带者均无症状，未感染艾滋病毒且总淋巴细胞和CD4$^+$细胞计数正常。基因型分析显示不同的多态性，以85A/248C（40%）和85C/248C（30%）最常见。这项研究提供了第一个证据，证明耶氏肺孢子菌基因可在免疫能力正常的成人呼吸道中频繁检测到，这与一般人群可能是这种感染的宿主和来源的假设是一致的。Vargas等对110例具有免疫能力老年人（年龄>65岁）的口咽冲洗液和鼻拭子样本进行耶氏肺孢子菌DNA检测。在13%的口咽冲洗液和11%的鼻拭子样本中检测到了耶氏肺孢子菌DNA，将口咽冲洗液和鼻拭子样本一起采集，检出率上升到22%。有趣的是，随访显示，没有一个参与者在研究完成后1年内发展成PCP。

有证据表明，正常妊娠可能伴随着免疫应答的改变。Vargas对33例妊娠晚期、无症状的健康妇女和28例健康的妇女（月经期15天内）进行了一项前瞻性试验研究。33例孕妇中有5例（15.5%）的鼻拭子样本中含有耶氏肺孢子菌DNA，而28例未怀孕的对照组中均未发现。耶氏肺孢子菌阳性妇女均为多胎，既往妊娠次数分别为1（2例）、2（2例）或3（1例）次。这些结果表明，妊娠有利于无症状鼻腔

耶氏肺孢子菌定植。但是，PCR检测孕妇鼻腔中的耶氏肺孢子菌DNA不一定表明是轻度活动性肺部感染，或是活的或可传播的生物体。在动物模型中，鼻腔和口腔样品中卡氏肺孢子菌DNA的检测是PCP的良好指示。这些结果也支持这样的假设，即鼻腔携带耶氏肺孢子菌的孕妇可能是易感人群，特别是免疫功能不全的新生儿的传染源。原发性感染是在生命早期广泛获得的事实也似乎支持母婴传播可能。Montes Cano等分析了20例孕（28±8）周流产胎儿的胎盘和肺。从7例（35%）胎儿的肺组织样本和1例（5%）胎盘样品中观察到耶氏肺孢子菌，从而证实了人类经胎盘传播的可能性。Vera等根据对鼻咽拭子的PCR研究发现，健康孕妇的妊娠中晚期定植率为16.3%。其团队进一步对母亲和子女出生后17天、2个月、4个月和6个月4个不同时间段收集鼻咽拭子检测耶氏肺孢子菌的定植。分娩后母亲的定植率分别为16%、6%、16%和5%，其子女的定植率分别为28%、43%、42%和25%。在孕妇中，53%的人在整个随访过程中保持阴性，91%的子女在至少一个样本中呈阳性。母亲和儿童的定植是暂时的，然而，新生儿的母亲不一定是原发感染源。Rojas等研究了128例早产婴儿中耶氏肺孢子菌定植的情况及其可能与医学并发症的相关性。在25.7%的新生儿中发现了耶氏肺孢子菌DNA。即使校正了混杂因素，定植组的呼吸窘迫综合征也显著增加，提示耶氏肺孢子菌定植可能是早产儿发生呼吸窘迫综合征的危险因素。

Miller等研究发现，与PCP病人密切接触的医护人员（health care workers，HCW）与非接触HCW（1/9，11%）相比，具有较高的定植风险（4/27，24%）。该观察结果与接触型HCW比非接触型HCW具有更高的耶氏肺孢子菌抗体效价相符。Durand-Joly等调查了里尔两所大学医院3个部门的164例HCW（其中90例来自血液科，39例来自急诊儿科，35例来自肺科），10例（6%）耶氏肺孢子菌DNA阳性。在免疫力低下病人较多的血液病房（8%，7/90）和儿科病房（8%，3/39）的HCW定植率较高，与其病人多为儿童有关。相比之下，在肺科，未检测到耶氏肺孢子菌携带者（0/35），该科室病人多为有免疫能力的成年人。HCW带菌时间可长达10周。大多数耶氏肺孢子菌携带者具有特异性血清抗体。在70%的血液科工作人员中也检测到了抗耶氏肺孢子菌抗体滴度。传统科室（80%）比无菌科室（60%）多，差异显著。Nevez等在法国同一医院中比较6例定植者和11例PCP病人的基因型，鉴定出14个不同的基因型，1个基因型仅在定植者中发现，10个基因型仅在PCP病人中发现，3个基因型在2个群体中发现。6例定植病人中2例诊断为混合感染，11例PCP病人中6例诊断为混合感染。结果表明，相似的基因型可能与PCP和肺定植有关。定植病人和PCP病人的基因型具有高度的多样性，提示2个群体之间互相传播的可能，但是也不排除有其他传染源感染的可能。

与具有免疫能力的个体相比，免疫受损的病人通常

具有较高的定植率。据报道，HIV感染病人定植率存在显著性差异，为6%～68%，这种差异反映了研究人群、生物学样品和微生物学测试的差异。Gutiérrez等分析了20例年轻的HIV感染病人口咽洗液样本中耶氏肺孢子菌定植的普遍性，发现定植率为40%（8例），基因型85C/248C最常见。随访50周后，只有1例定植的晚期免疫抑制病人出现了PCP。在非HIV感染但患有其他免疫功能低下的疾病（包括癌症、免疫抑制剂治疗、自身免疫性疾病和慢性肺部疾病，尤其是慢性阻塞性肺病）的病人中也常见到定植。这些定植的病人可能是耶氏肺孢子菌向HCW和其他易感个体传播的来源。几项研究报道了在慢性肺部疾病（慢性阻塞性肺疾病、囊性纤维化、慢性支气管炎和哮喘）病人中肺孢子菌的定植。这些研究中的一些还发现了肺部疾病进展与肺孢子菌定植之间的关联。Morris等在一项研究中发现，应用巢式PCR，36.7%的极重度COPD（GOLD-Ⅳ）病人检测到肺孢子菌定植，而肺功能正常或较轻程度COPD的吸烟者为5.3%，对照组为9.1%。定植受试者表现出更严重的气道阻塞（中位FEV1为预测值的21%），而非定植受试者为预测值的62%。GOLD-Ⅳ是肺孢子菌定植的最强预测指标，并且与吸烟史无关。肺孢子菌定植与吸烟者气流阻塞的严重程度之间有很强的联系，与COPD进程可能存在致病联系。Sivam等检查了19例接受肺移植的非HIV感染的COPD病人肺中肺孢子菌的分布。42.1%的晚期COPD病人在肺组织中发现肺孢子菌定植；个别病人肺段之间的定植存在明显的区域差异。在下叶和中叶比上叶更常见地检测到定植。这些定植分布的差异可能是由于COPD病人上叶肺孢子菌的检测灵敏度较低，因为这种疾病发展到这些区域已经成为晚期，或者这些区域的组织含量较低。笔者还初步将肺下叶定植的相对倾向归因于肺下叶比肺上叶有更大的通气量。与肺孢子菌的特殊生长需求相关的其他因素也可能导致其倾向于下叶定植。这些发现表明，使用单个样本可能会低估肺孢子菌定植的发生率。Khodavaisy等的综述显示在COPD病人中耶氏肺孢子菌的定植率很高（10%～55%）。推测定植可能会导致某些肺部疾病（特别是COPD）的发展。对不同病人群体的研究表明，耶氏肺孢子菌定植与较高的气道阻塞风险和严重的COPD以及COPD的全身炎症反应增加有关。Patterson等前瞻性地对在北爱尔兰一家急诊医院就诊且已将呼吸道样本送至公共卫生局和区域病毒实验室的年龄≥18岁的病人进行了耶氏肺孢子菌PCR检测。共对961例个体进行了检测，其中49例（5.1%）检出耶氏肺孢子菌。36例（73%）患有PCP，13例（27%）考虑为定植。在这36例PCP病例中，有28例（78%）是非HIV感染病人，其中18例（64%，18/28）患有癌症。与耶氏肺孢子菌定植相比，PCP的概率在接受化疗的病人中高出8倍，在HIV阳性病人中高出16倍，在应用过其他免疫抑制药物的病人中高出12倍。然而，这是否代表因果关系

或是否表明受损的肺部为耶氏肺孢子菌定植提供了更好的环境，尚待确定。Maskell等对93例HIV阴性个体进行支气管镜检查，通过支气管肺泡灌洗（BAL）进行常规临床评估。17例（18%）含有耶氏肺孢子菌DNA。在被检测的潜在预测因子中，只有糖皮质激素的使用与可检测到的耶氏肺孢子菌DNA显著相关。18例病人在支气管镜检查时口服糖皮质激素（相当于每天20mg以上的泼尼松龙），其中8例（44%）检测到耶氏肺孢子菌DNA。相比之下，75例未接受糖皮质激素治疗的病人中，只有9例（12%）检测到耶氏肺孢子菌。这项研究表明，皮质类固醇激素的使用是耶氏肺孢子菌定植的独立危险因素。在这组病人中，潜在的呼吸道疾病的类型对耶氏肺孢子菌定植没有影响。Helweg-Larsen等应用PCR技术对367例疑似细菌性肺炎病人的呼吸道标本进行分析。16例（4.4%）检出肺孢子菌DNA。PCR阳性病人的中位年龄高于PCR阴性病人（74岁 vs 62岁）。PCR阳性者慢性或重度伴发疾病发生率（15例，94%）高于对照组（32例，50%）。16例PCR阳性病人中有12例（75%）接受了皮质类固醇治疗，而64例PCR阴性对照组中仅有8例（13%）接受了皮质类固醇治疗。7例（44%，7/16）PCR阳性病人在1个月内死亡，而对照组为9例（14%，9/64），提示肺孢子菌定植与预后不良相关。存活的9例PCR阳性病人在随访1年时均未发生PCP。这项研究表明，耶氏肺孢子菌定植与老年、合并症和类固醇治疗有关。

了解感染的来源、传播方式和宿主的易感性对实践和制订感染控制策略具有重要意义。除了艾滋病毒感染者外，没有明确的指导方针规定应无限期地检测耶氏肺孢子菌定植。无HIV感染的高危病人包括那些血液系统恶性肿瘤病人（霍奇金淋巴瘤、非霍奇金淋巴瘤、淋巴增生性疾病或骨髓瘤），这些病人经过严重预处理或复发，使用大剂量皮质类固醇，以及化疗。年龄和合并症也有助于病人发展为PCP的风险。建议对长期乳酸脱氢酶升高和（或）CD4$^+$淋巴细胞计数低的服用皮质类固醇治疗的病人进行筛查。其他可以筛查的包括那些接触过已知的PCP病人的免疫功能低下人群。

根据美国卫生与公共服务部和美国传染病学会（IDSA）在2017年发布的最新预防和治疗HIV感染的成年人和青少年机会感染的指南，PCP感染控制措施包括治疗PCP病人并预防易感人群（包括CD4$^+$计数<200/μl或CD4$^+$百分比<14%的HIV感染的成年人和青少年）；由于缺乏足够的数据，不建议将呼吸隔离作为标准做法。然而，自2007年以来，美国疾病控制与预防中心（CDC）建议，不应将PCP病人与免疫缺陷病人放在同一房间。

五、致病机制

该菌大多呈隐性感染，当机体免疫功能正常时可通过固有免疫（巨噬细胞、中性粒细胞）、适应性免疫（T淋巴细胞及其细胞因子）及体液免疫（B淋巴细胞）清除肺孢子菌，机体抵抗力下降时处于潜伏状态的菌体进行大量繁殖，才可能发生显性感染。

固有免疫参与了抗PCP作用，并以肺泡巨噬细胞作用最显著。巨噬细胞表面有多种受体主动吞噬、杀伤和消化病原微生物，是机体非特异性免疫的重要组成部分。激活后的巨噬细胞通过产生活性氧和活性氮来破坏肺孢子菌。肺泡巨噬细胞的耗竭会导致肺孢子菌清除受损。此外，逃避巨噬细胞杀伤增强了肺泡中肺孢子菌的生存。巨噬细胞反应类型似乎是清除的关键因素。巨噬细胞的激活状态分为经典型（M1）或替代型（M2）两种类型。M1型巨噬细胞是有效的杀真菌细胞，而M2型巨噬细胞起抗炎作用。在感染期间，M2型巨噬细胞可改善疾病的严重程度并保护宿主免受过度炎症反应的有害影响。Nandakumar等研究表明，在缺乏完整免疫系统的情况下（如在免疫抑制的大鼠中），M1型占主导地位，巨噬细胞产生一氧化氮的能力是有缺陷的，从而导致卡氏肺孢子菌积累和过度炎症。相比之下，具有有效免疫反应的大鼠具有更突出的M2型反应，这些巨噬细胞有效地引发了与肺孢子菌清除相关的氧化暴发。此外，在卡氏肺孢子菌感染期间，识别和清除卡氏肺孢子菌的关键受体Dectin-1在免疫正常动物的巨噬细胞中表达上调，而在免疫抑制动物中表达下调。在没有合适的细胞因子环境来进行M2型分化的情况下，肺孢子菌在体外和体内都诱导了M1型反应。卡氏肺孢子菌诱导的M1型反应本质上是可塑的，在适当的细胞因子刺激下是可逆的。用M1和M2型细胞进行处理均显著提高了卡氏肺孢子菌感染免疫缺陷宿主的存活率。但是，M2型治疗提供了最佳结果，可有效清除卡氏肺孢子菌并减少炎症。

肺泡巨噬细胞在肺孢子菌-宿主相互作用中的重要性是众所周知的，但对气道上皮的最初结合/定植却知之甚少。Kottom等的一项研究为气道上皮细胞在结合和识别肺孢子菌以启动相关信号通路方面的作用提供了证据。他们发现营养型的肺孢子菌与肺泡上皮细胞结合，有助于增殖，但子囊和营养型细胞都介导细胞因子反应，包括IL-8、IL-6、TNF-α和巨噬细胞炎性蛋白2（MIP-2）。利用亲和层析法，他们确认热休克蛋白5（HSPA5），也称为GRP78，是一种潜在的宿主受体，可能与肺孢子菌定植有关。卡氏肺孢子菌不仅在大鼠肺上皮细胞系上与HSPA5结合，而且在大鼠原代气道上皮细胞（AECs）上也与HSPA5结合。此外，卡氏肺孢子菌结合的CHO1细胞过度表达HSPA5，支持卡氏肺孢子菌-HSPA5蛋白相互作用在介导病原体黏附中的作用。这些结果为肺孢子菌与宿主肺上皮的相互作用提供了新的见解。

树突状细胞是专业抗原递呈细胞。活化的树突状细胞产生细胞因子并迁移至引流淋巴结，在那里激活T细胞对抗原的反应。这种激活在肺孢子菌的免疫中很重要。

Fas配体（FasL）在树突状细胞活化和调节树突状细胞产生IL-1β中起重要作用。Carmona等描述了FasL在由肺孢子菌来源的β-葡聚糖激活树突状细胞中的作用。他们证明β-葡聚糖可以通过FasL机制和Dectin-1受体激活树突状细胞，从而导致共刺激分子表达的增加和随后的Th1极化。为了进一步研究β-葡聚糖驱动的树突状细胞激活的作用，Carmona等发现由肺孢子菌来源的β-葡聚糖刺激的人树突状细胞与淋巴细胞相互作用产生IL-17。这是由下游信号分子糖鞘脂介导的。相反，主要表面糖蛋白（major surface glycoprotein, MSG）似乎不参与树突状细胞的激活。与脂多糖（LPS）刺激的对照组相比，Sassi等利用RNA表达、细胞因子产生（包括TNF-α和IFN-γ）和共刺激分子表达（如CD40、CD80和CD86）证明了这一点。总之，这些研究表明树突状细胞在启动针对肺孢子菌的免疫反应中起着重要作用，这些反应是由β-葡聚糖而不是MSG驱动的。

肺孢子菌子囊的细胞壁含有β-葡聚糖，可被肺泡巨噬细胞、树突状细胞和肺上皮细胞识别，并引发T细胞反应。这些细胞在识别、结合和启动宿主CD4+T细胞对肺孢子菌的反应中起着至关重要的作用。由于缺乏β-葡聚糖，营养型不能被吞噬细胞识别，从而导致CD4+T细胞反应不足。人们普遍认为，多种吞噬细胞参与了对肺孢子菌的T细胞启动反应。然而，越来越多的证据表明，肺孢子菌的生命周期形式也影响宿主的免疫反应。Evans等研究表明，子囊通过刺激CD4+T细胞产生IFN-γ，在诱导宿主免疫应答中起主要作用。而营养型则抑制细胞因子对多种病原体相关分子模式（PAMPs）的反应，包括β-葡聚糖。营养型的刺激降低了通常与感染反应相关的多个基因的表达，包括编码转录因子的基因。营养型还抑制与抗原处理和递呈相关的基因表达，包括编码主要组织相容性复合物（MHC）Ⅱ类反式激活因子CIITA的基因。单独感染营养型肺孢子菌小鼠的免疫应答比感染由子囊和营养型组成的正常生命周期肺孢子菌的免疫应答弱。而且，单纯感染营养型导致肺部CD11c＋先天免疫细胞数量减少，B细胞和T细胞的募集减少。在体外，营养型抑制由β-葡聚糖、酵母多糖、脂磷壁酸或脂多糖刺激的骨髓来源树突状细胞产生促炎细胞因子IL-1β、IL-6和TNF-α。另外，营养型刺激的骨髓树突状细胞未能刺激CD4+T细胞产生Th1型细胞因子IFN-γ。总之，肺孢子菌的营养型生命周期阶段通过降低MHCⅡ、共刺激分子和促炎细胞因子的表达，广泛地抑制树突状细胞发挥抗原递呈细胞作用的能力，限制了树突状细胞刺激CD4+T细胞极化和增殖的能力。营养型被证明能积极抑制由子囊引发的促炎症反应，从而有可能提高它们的存活率。该学者认为营养型对免疫反应的抑制促进了肺孢子菌在免疫活性宿主中的定植。对肺孢子菌营养型和子囊的这种差异性免疫反应，无疑是生物体作为人类病原体成功的主要原因。事实上，这种抑制作用可能对免疫受损的宿主有益，因

为与PCP相关的肺部病理学反应降低了。Evans等另一项研究表明，在营养型存在的情况下启动的T细胞免疫可以有效地介导营养型和子囊的清除，而不是进展为PCP。此外，原发性营养型感染足以激发B细胞记忆反应，从而清除CD4+T细胞缺失后继发性肺孢子菌感染。营养型的免疫逃避可能依赖于抑制固有免疫反应的启动。适应性免疫的发展可能代表了一个点，在这个点上，营养型不再能够逃脱清除。

CD4+T细胞并无直接杀伤肺孢子菌的作用，而是通过其分泌的细胞因子起调节作用。CD4+T细胞经抗原识别、活化和克隆增殖可合成和分泌各种免疫细胞因子，其中重要的有IL-1、IL-2、IL-6、IL-8、TNF-α和IFN-γ等。这些细胞因子在促进巨噬细胞及T细胞活化、调节其他细胞因子的产生及受体的表达、促进B细胞的增生和分化等方面发挥着重要作用。在小鼠中，肺孢子菌激活T辅助细胞，即Th1、Th2和Th17反应。Th17应答被认为在肺孢子菌清除中起作用，一些研究表明在感染动物的肺部募集了产生IL-17A的CD4+T细胞。此外，IL-17A或其对应的IL-23的中和作用在感染后期会导致肺孢子菌负荷的显著增加。此外，在肺上皮细胞内缺乏NF-κB信号传导的小鼠表现出真菌清除受损，这与减少的IL-17+CD4+T细胞有关。有趣的是，Th17细胞也被认为可以产生IL-9。Li等研究提示，尽管在野生型（WT）和IL-9缺陷型小鼠中清除了肺孢子菌，但在感染的早期，IL-9缺陷小鼠比WT小鼠表现出更强的Th17免疫应答。ELISA显示，IL-9缺陷小鼠支气管肺泡灌洗液中IL-17和IL-23水平高于WT小鼠。IL-9缺乏促进Th17与CD4+原始T细胞的分化。IL-17A的中和增加了IL-9缺陷小鼠肺孢子菌负荷。Th1和Th2也与宿主抗肺孢子菌的保护有关。Kolls等研究表明，在没有CD4+T细胞的情况下，人为激活IFN-γ可以恢复感染控制。这表明Th1应答在赋予针对肺孢子菌感染的保护中的作用。类似地，与Th2相关的反应和M2型巨噬细胞与针对肺孢子菌和杀真菌活性的保护有关。此外，Eddens等证明了嗜酸性粒细胞在肺孢子菌清除中的作用。在他们的研究中，用质粒来源的IL-5治疗的RAG-1缺陷型小鼠肺部嗜酸性粒细胞增多，肺孢子菌的负担减少，但对嗜酸性粒细胞缺乏的Gata1（tm6Sho）/J小鼠无明显影响。笔者提出，募集嗜酸性粒细胞是CD4+T细胞的早期反应。相反，对肺孢子菌的Th2免疫反应可诱发病理反应。也就是说，Th2反应在具有免疫能力的个体中导致哮喘样病理，类似于屋尘螨诱发的哮喘。同样，在啮齿类动物中，肺孢子菌可引起Th2型炎症反应和气道重塑。此外，在原发性肺孢子菌感染期间黏蛋白5AC（MUC5AC）的缓慢上升表明Th2型免疫反应与对该真菌的气道过敏有关。MUC5AC和MUC5B是主要的黏蛋白，MUC5B主要由黏膜下腺体分泌，MUC5AC主要由气道上皮杯状细胞分泌。MUC5AC是Th2型过敏性炎症的中枢效应器。MUC5B在健康和哮喘儿童和肺纤维化成人中的

含量远高于MUC5AC，对细菌性肺炎有重要的防御作用，缺乏MUC5B严重影响动物模型中与感染相关的存活率。Rojas等研究表明，在大鼠初次感染期间，黏蛋白MUC5B被证明比MUC5AC升高更早和更丰富，表明黏蛋白除了在MUC5AC介导Th2型变态反应性炎症中起核心作用外，还对肺孢子菌有急性防御反应。总之，这些研究表明CD4⁺T细胞介导的对肺孢子菌感染的应答起着基本作用，并且强调了宿主气道细胞参与了针对肺孢子菌的免疫应答。

CD8⁺T细胞也参与了肺孢子菌感染的防御，可以直接杀伤肺孢子菌，但也有研究发现CD8⁺T细胞亦可以引起肺组织炎症损伤，CD8⁺T细胞的双重特性可能部分解释了临床PCP感染程度的多样性。CD8⁺T细胞被认为与CD4⁺T细胞有协同工作，以引发针对肺孢子菌的有效免疫应答。在没有CD4⁺T细胞的情况下，CD8⁺T细胞可能提供有限的宿主防御。Kolls等研究结果表明，IFN-γ导致CD8⁺T细胞增加，在没有CD4⁺T细胞的情况下，增强了对肺孢子菌感染的有效清除。细胞因子IL-7的功能是促进淋巴细胞增殖、存活和免疫细胞向感染部位的募集。Ruan等的研究发现，内源性小鼠IL-7的产生是小鼠肺孢子菌正常宿主反应的一部分，重组人IL-7（rhIL-7）能显著提高CD4⁺T细胞耗竭小鼠肺孢子菌的清除率。此外，与未经治疗的小鼠相比，rhIL-7治疗的小鼠肺组织中CD8⁺淋巴细胞的募集增加，CD8⁺淋巴细胞的凋亡减少。rhIL-7的抗凋亡作用与T淋巴细胞Bcl-2蛋白水平升高有关。rhIL-7免疫治疗CD4⁺T细胞耗竭小鼠也增加了肺中IFN-γ＋CD8⁺记忆T淋巴细胞的数量。因此，rhIL-7对CD4⁺T细胞耗竭小鼠PCP有较好的治疗作用。这种治疗作用是通过增强CD8⁺T细胞的募集和减少肺T淋巴细胞的凋亡来介导的，对中枢记忆性CD8⁺T细胞有优先作用。Gigliotti等的研究提示，在重组的SCID小鼠模型中，CD8⁺T细胞和CD4⁺T细胞的耗竭与仅耗竭CD4⁺T细胞的小鼠相比，并没有导致卡氏肺孢子菌数量的增加。这表明CD8⁺T细胞在肺孢子菌清除中的作用值得怀疑。de la Rua等为了探讨CD8⁺T细胞和肺泡巨噬细胞在肺孢子菌免疫记忆反应中的作用，在再次感染之前，对肺孢子菌感染的小鼠进行CD8⁺T细胞或肺泡巨噬细胞的清除。与CD4⁺T细胞耗竭的小鼠相比，再次感染前CD8⁺T细胞和巨噬细胞的耗竭显著削弱了肺孢子菌的清除率。特别是，缺乏CD8⁺T细胞或肺泡巨噬细胞的小鼠，其肺部真菌负荷显著增加。此外，肺泡巨噬细胞的丢失显著地使肺CD8⁺T细胞反应向终末分化效应记忆群体倾斜，并增加IFN-γ⁺CD8⁺T细胞的百分比。最后，肺孢子菌感染动物在体外产生的骨髓浆细胞明显增多，肺孢子菌特异性IgG显著增加巨噬细胞介导的肺孢子菌杀伤作用。这些数据表明，肺孢子菌的二次免疫记忆反应在一定程度上是由CD8⁺T细胞、肺泡巨噬细胞和肺孢子菌特异性IgG的产生介导的。

体液免疫也参与肺孢子菌感染后的免疫，被感染的宿主血浆抗体滴度明显上升。肺孢子菌表面存在IgG、IgA和IgM抗体，但主要是IgG和IgM。IL-6、IL-2是调节体液免疫的重要细胞因子。受抗原刺激的B细胞表面IL-2受体与IL-2结合后可促进免疫球蛋白的分泌。B细胞在抗体产生和抗原递呈中起着双重作用。首先，在肺孢子菌感染的初期，B细胞在T细胞启动中很重要。Lund等发现同源的B-T细胞相互作用对于肺孢子菌感染中效应细胞和记忆性CD4⁺T细胞的产生都很重要。Opata等进一步证明这些B细胞在CD4⁺T细胞的早期启动中起着重要作用。两项研究都强调了B细胞中MHCⅡ表达的重要性，缺乏MHCⅡ会导致CD4⁺T细胞免疫缺陷和对肺孢子菌的敏感性降低。IgM是树突状细胞识别真菌、B细胞同型转换和Th2、Th17分化的关键。CD20是在B细胞上表达的膜结合表面分子，在B细胞发育和分化为浆细胞中很重要。缺乏IgM的小鼠和用抗CD20治疗的小鼠表现出CD4⁺T细胞启动缺陷。相反，患有B细胞疾病（例如，X连锁性丙种球蛋白血症和普通变异型免疫缺陷病）的病人很少出现PCP，这提示存在独立于B细胞的CD4⁺T细胞的启动机制。在抗体产生方面，免疫血清的被动传递避免了肺孢子菌感染。这些研究表明，B细胞在CD4⁺T细胞启动中起作用，并可作为效应细胞。

一般认为，机体吸入空气中的肺孢子菌子囊而感染，条件适宜时子囊转为营养型，后者寄生于Ⅰ型肺泡上皮细胞和肺泡间隔内，随肺泡中肺孢子菌的大量繁殖并在肺组织内扩散，纤维连接素在菌体和宿主细胞受体之间起桥梁作用，促使其附着在肺泡表面。黏附刺激宿主的免疫反应，这可能会导致免疫受损的宿主发生肺部损伤。在非免疫功能低下的宿主中，发生平衡的CD4⁺T细胞和CD8⁺T细胞反应，肺中的促炎症细胞因子、趋化因子和细胞浸润消除了感染，并伴有轻度炎症，对肺几乎没有过多损害。然而，在免疫功能低下的宿主中，由于缺乏CD4⁺T细胞，CD8⁺T细胞开始免疫反应，从而引起过度炎症反应，损害了肺部并且无法消除感染。Ⅰ型肺泡上皮细胞与肺泡毛细血管和肺泡腔之间的气体交换有关。对肺泡上皮的黏附也会损害气体交换，进一步加重病情。除了附着在Ⅰ型肺泡上皮细胞外，病原体在不同发育阶段的彼此黏附，形成大的聚集并向外扩展进入肺泡腔。在未经治疗的严重感染中肺泡几乎会被病原体占满。随着菌体增殖，释放氧自由基及炎症介质，肺泡毛细血管通透性增加、肺间质增宽、肺泡上皮细胞脱落，肺泡内出现以营养型、子囊和炎性细胞为主的渗出物，渗出物阻塞肺泡腔和细支气管造成肺换气功能障碍，且表面活性物质减少，肺弥散功能降低，导致肺泡-毛细血管血气交换功能障碍，进而引起低氧血症甚至出现呼吸衰竭而死亡。

近年来，关于肺孢子菌感染与宿主免疫应答、免疫调节及影响因素等方面的问题成为该领域的研究热点。为了更好地了解卡氏肺孢子菌从定植状态到致病状态的转变途径，Cushion等用芯片分析了显性感染期间卡氏肺孢子菌的基因转录过程。他们将70-mer cDNA单基因系列芯片的序列信息与代表真菌基因同源性的组合基因组序列进行比对。在携带3067个假定的开放阅读框架的芯片上对比卡氏肺孢子菌定植状态与显性感染状态下参与细胞周期和促进细胞壁生物合成的葡聚糖酶基因等调节基因的表达差异。结果表明，在免疫抑制宿主中，这些基因表达上调，使子囊的形成过程发生改变并使感染数量增加。营养型和子囊壁上含有多种抗原类物质，如主要表面糖蛋白（MSG）、P55蛋白、A12蛋白、PRT1蛋白、主要表面糖蛋白相关抗原（MSG-related，MSR）等，这些蛋白与机体感染PCP的过程密切相关，激发宿主产生特异性细胞免疫、体液免疫及非特异性免疫反应，产生包括TNF-α、IL-2、调理素和特异性抗体等一系列细胞和体液因子，使菌体迅速被活化的巨噬细胞吞噬杀灭。但是在免疫功能缺陷的宿主体内，菌体却能逃脱巨噬细胞的吞噬而不断繁殖并充满肺泡腔。

MSG是肺孢子菌细胞壁的重要组成部分，目前所能鉴定的编码MSG的基因在肺孢子菌端粒末端重复出现。不同种的肺孢子菌表面糖蛋白基因数量不同，卡氏肺孢子菌约有80个，鼠肺孢子菌约有40个，耶氏肺孢子菌编码MSG的基因数量尚不清楚。目前大多学者认为编码MSG的基因家族位于肺孢子菌17号染色体的末端，部分学者认为其位于14～15号染色体的末端。MSG基因家族的转录有其特殊的"表达位点"，MSG基因只有紧邻这一"表达位点"才可以被转录为mRNA，该"表达位点"被称为上游保守序列（upstream conserved sequence，UCS），存在于不同的MSG-mRNA序列的起始段，究其原因可能是UCS包含有MSG-mRNA的起始密码子。少部分的MSG基因远离UCS，它们可能是通过DNA的剪切、整合，靠近UCS后开始转录的。MSG大小为100～120kDa，占肺孢子菌总蛋白的3/4，MSG可以保护β-葡聚糖不被宿主识别，其主要功能有逃避免疫监视、黏附于宿主细胞、使子囊或营养型相互黏连及在肺泡腔内形成致密团等。针对MSG抗原决定簇位点产生的抗体仅能起部分保护作用，其原因在于MSG是由多种基因编码，且其表达受UCS限制，UCS的重组和基因转变可导致MSG抗原的变异，MSG通过抗原转换机制使得每一个有性繁殖的后代都可以使用不同的MSG，干扰宿主免疫识别，使宿主适应性免疫不断变化调整，才能有效识别变化中的MSG。因此，PCP治愈后不能产生保护性抗体，同时宿主免疫功能低下进一步增加了治疗难度。

Kovacs在1993年及Angus在1996年分别发现P55蛋白是由基因家族转录和翻译的，P55蛋白也存在着抗原的表型多样性。P55蛋白分子大小与肺孢子菌所属的类型密切相关，分为4型，其中，45～55kDa为大鼠型，35～55kDa为人型。P55蛋白分布的位置与MSG不同，它位于细胞壁的内侧。大鼠型P55蛋白有着多次重复的七肽，而且很多重复的谷氨酸位于肽链的C端，其作用机制目前尚不清楚。P55蛋

白的分子结构中，可以发现很多重复的氨基与羧基，当宿主发生体液免疫反应时，其所攻击的靶点主要是羧基的部分。当免疫低下或缺失的宿主感染肺孢子菌时，P55蛋白的抗原特异性能够促使宿主产生较强的细胞免疫和体液免疫，这些免疫反应可以使得机体在感染的早期受到保护，同时P55蛋白也通过某些氨基酸的大小及数目的重复，使其呈现多样性，导致宿主的免疫攻击无效。总之，P55蛋白既可以对宿主的早期免疫起保护作用，又可以对宿主的免疫攻击进行逃避。

A12蛋白与MSG和P55蛋白有着显著不同，不是由同源基因家族所编码。A12蛋白可以被动的预防宿主感染PCP，在宿主被感染时发挥着积极的免疫反应，表现为它可以促使宿主针对肺孢子菌发生一系列强烈的抗原反应，这或许可以加强T细胞的免疫功能及血清中调理素的大量释放，从而使得宿主可以较快的清除肺孢子菌。特别是在免疫缺失（CD4$^+$T细胞大量减少）宿主感染肺孢子菌时，可以较好的减轻肺部的炎症。

肺孢子菌有3大基因家族（PRT1、MSG、MSR）。PRT1基因与MSG基因紧密连接，PRT1基因位于UCS的下游，PRT1蛋白与MSG的表达具有同步性，它们或许是通过共同的起始密码子来完成转录和翻译的，PRT1蛋白或许负责剪切及修饰Pre-MSG的工作。PRT1蛋白的功能目前并未完全了解，有研究表明PRT1蛋白表达在肺孢子菌细胞壁表面，并且只有在一个特定的时间点才能表达，这些都说明PRT1蛋白有它独特的生物学活性。

主要表面糖蛋白相关抗原（MSR）也是由基因家族所编码，MSR基因主要位于肺孢子菌的第13号染色体的末端，与MSG基因相邻并且与MSG基因的编码区类似，但是MSR的翻译与UCS不相关，缺少保守的重组连接位点（conserved recombination iunction element，CRJE）。目前发现的MSR基因主要分2类，长的MSR基因和MSG基因大小相仿，约3kb，短的仅为2kb。MSR基因的编码区有小的单个的内含子，可能在MSR的编码过程中起重要作用。Keely及Stringer在2003年的研究中发现，在大鼠源性肺孢子菌中检测到了13种MSR的基因转录，并且它们大多与MSG基因的表达位于同样的位点，推测MSR蛋白和MSG蛋白一样表达于肺孢子菌细胞壁表面，但MSR的生物学功能尚不清楚。

六、流行病学

肺孢子菌呈世界性分布，第二次世界大战期间在欧洲的孤儿院中报道了第一批PCP临床病例。这些"浆细胞性肺炎"病例在营养不良的儿童中很常见，后来在伊朗孤儿院的儿童中亦有报道。1955年，Weller观察到皮质类固醇治疗易感大鼠会导致PCP。1966年，Frenkel等认识到啮齿类动物中广泛存在潜伏性肺部感染，因此确定了建立实验性感染的实验室参数。在20世纪70年代，Hughes等研究发

现，肺孢子菌感染是血液恶性肿瘤细胞毒性化疗方案的重要并发症。在该人群中，抗生素甲氧苄氨嘧啶-磺胺甲基异噁唑（TMP-SMX）的组合显示出预防和治疗的益处。此后不久，PCP被认为是各种医源性或天然疾病免疫抑制人群的机会病原体，包括恶性肿瘤（如淋巴瘤、慢性粒细胞性或淋巴细胞性白血病、实体瘤），风湿性疾病的皮质类固醇疗法，实体器官或骨髓移植之前由医源性诱导的免疫抑制，先天性免疫力下降（如低球蛋白血症），库欣综合征（皮质激素过多），营养不良（marasmus）和老年人等。

1981年，在与男性发生性关系的男性和静脉吸毒者中报道了首例预示着AIDS流行的PCP病例。1981年以来，作为AIDS最常见的并发症，在流行的最初阶段，在CD4$^+$T细胞计数<200/μl的病人中，PCP发病率高达20/（100人·年），有65%～80%的AIDS病人至少患一次PCP，PCP也成为AIDS病人最常见的机会性感染及致死的主要原因。在这些病人中，PCP的特征是肺孢子菌增殖水平显著，而炎症反应较弱。自1989年起，在艾滋病毒感染的CD4$^+$T细胞计数<200/μl的病人中引入了复方新诺明（TMP-SMX）进行预防后，PCP发病率首次出现实质性下降。尽管在1989—1992年，由于AIDS的发病率增加，PCP作为AIDS定义疾病的绝对病例数保持稳定，但AIDS病人患PCP的百分比从1989年的53%下降到了1990年的49%、1991年的46%和1992年的42%。美国疾病预防控制中心（CDC）的成人和青少年疾病谱（ASD）项目显示，采用高效抗逆转录病毒疗法（highly active antiretroviral therapy, HAART）明显降低了包括PCP在内的机会性感染的发病率和死亡率。1992—1995年，PCP每年减少3.4%；而从1996年到1998年，PCP的下降率增加到21.5%。在欧洲，EuroSIDA研究追踪了超过8500名HIV感染病人，调查了引入HAART前后定义AIDS的疾病发生率的变化，发现结果与北美相似。PCP发病率随着时间的推移而减少［1994—1998年，从1995年3月之前的4.9/（100人·年）下降到1998年3月之后的0.3/（100人·年）］。在美国，HIV门诊病人研究（HIV Outpatient Study, HOPS）报告显示，2003—2007年，PCP首次发作的发病为3.9/（1000人·年）。在美国对出院病人进行的一项大型研究发现，因PCP出院的HIV感染病人中所占的百分比从AIDS流行初期的31%下降到了引入HAART后的9%。虽然如此，在未接受HAART或对之不敏感的病人，PCP的危害仍然很严重。ASD调查了1999—2001年HIV阳性成人发生PCP的预防用药史。约44%的PCP病例发生在未接受医疗处理的病人中，其中大多数人可能不知道感染了HIV。41%的病人接受了预防性治疗，但未长期坚持，或尽管适当地服用了药物，但仍进展为PCP。"突破"组中PCP的可能解释包括产生耐药肺孢子菌或在低CD4$^+$细胞计数的病人中预防作用的降低。另有9.6%的病人接受了医疗护理，但其提供者没有预先规定预防措施。5%的病人正在接受护理，但未达到预防标

准。López-Sánchez等对2000—2013年西班牙巴塞罗那一所大学医院136例HIV阳性PCP病例进行了研究，PCP在HIV阳性病人中的年发生率从13.4/1000显著降低到3.3/1000。相反，病人的中位年龄从2000年的34岁增加到2013年的45岁。在将近50%的病例中，PCP先于HIV诊断。15例（11%）病人在PCP发作期间死亡。出院后5年总生存率为73%。在HAART时代，发达国家在诊断PCP时的平均年龄和未知HIV感染者的比例有所增加。尽管发病率有所下降，但住院死亡率保持稳定。HAART依从性好的病人的长期生存率很高。

CD4$^+$T细胞计数<200/μl是PCP的HAART前主要危险因素，并且在HAART时代仍然是重要的危险因素。当CD4$^+$T细胞计数<200/μl时，PCP的风险呈指数增加。当接受HAART的病人CD4$^+$T细胞计数持续增加>200/μl时，PCP的风险降低到足以安全终止一级和二级预防。在HAART时发生PCP的病人CD4$^+$T细胞处于较低水平。ASD项目发现，尽管在HAART时发生PCP的病人的CD4$^+$T细胞中位计数极低（29/μl），但高于未行HAART的病人（13/μl）。EuroSIDA研究报道显示，在HAART时发生PCP的病人的CD4$^+$T细胞中位计数为30/μl，与未接受HAART的PCP病人相同。尽管进行HAART，但CD4$^+$T细胞计数无改善的病人仍存在PCP风险，而CD4$^+$T细胞计数>200/μl的病人中很少发生PCP。其他临床因素，例如性别、人种（race）或种族（ethnicity），以及HIV传播类别已作为PCP的危险因素进行了调查。男性和女性患PCP的风险似乎相同。Morgello等尸检研究发现，静脉吸毒者中PCP的发病率低于其他风险人群。Kaplan等发现与男性发生性行为并经静脉吸毒的男性的风险略有增加，但在其他传播类型中风险相当。

在未接受PCP预防的HIV阳性婴儿中，PCP是一种常见的AIDS指示疾病，通常发生在出生后的前6个月，据报道存活率仅为38%～62%。在艾滋病流行早期，从婴儿期到青春期，HIV阳性儿童PCP发生率为1.3/（100人·年），出生1年内高达9.5/（100人·年）。20世纪90年代，儿童艾滋病毒感染率下降，主要是由于改进了产前艾滋病毒检测和利用艾滋病毒治疗来防止病毒垂直传播。儿科疾病谱（Pediatric Spectrum of Disease, PSD）研究发现，在HAART时代，HIV阳性儿童的大多数机会性感染率显著降低。1992—1997年，PCP的发病率显著下降，1995年以后下降的速率有所增加，大概是由HAART引起的。由于HAART在儿童中的使用较在成人中发生的时间更晚，因此HAART对儿科PCP的全部效果可能尚未实现。婴儿中PCP的出现似乎与CD4$^+$T细胞数量无关，尽管与CD4$^+$T细胞的百分比相关，而1岁以下患PCP的儿童的CD4$^+$T细胞数量低于正常水平。此外，Kovacs等的研究显示，PCP的最高发病率发生在3～6个月大的婴儿中，50%无法确定HIV状况。在HAART出现之前，在

HIV阳性母亲所生的婴儿中实施PCP预防措施的建议降低了小儿疾病的发病率。对于6岁以上的儿童，CD4$^+$T细胞计数以与成人相似的方式预测疾病，并且CD4$^+$T细胞计数<200/μl仍被认为对预防有指示作用。

尽管HAART降低了儿童PCP的发病率，但它仍未消除该疾病，主要是因为未能鉴别HIV阳性的母亲。PCP似乎在感染艾滋病毒的婴儿中生命早期出现，这表明暴露于肺孢子菌很常见。事实上，抗肺孢子菌抗体在生命的最初几年中在大多数非免疫功能低下的儿童中存在。Williams等对1989—1998年4月英国PCP儿童进行的一项研究发现，在531例围生期获得性HIV的儿童中有83例儿童以PCP作为第一个AIDS指示性疾病。这些婴儿中大多数不超过1岁，79%的婴儿出生时母亲未被诊断为HIV感染，并且与母乳喂养、非洲黑种人和巨细胞病毒感染之间存在独立且具有统计学意义的关联。鉴于母亲患有无法识别的HIV疾病，预计HAART对这一人群的疾病发生率几乎没有影响，改善孕产妇筛查对于疾病预防更为重要。

与发达国家不同，HIV阳性PCP在发展中国家的许多地方仍然经常发生。东南亚和撒哈拉以南非洲的大部分人口感染了AIDS，2000—2020年，撒哈拉以南非洲估计将有5500万人死于AIDS。在拉丁美洲、东欧和亚洲等地区，AIDS病人也在增加。尽管越来越多的努力为这些国家提供负担得起的治疗，但HAART并不广泛。PCP在非洲似乎很少见。Kyeyune等对乌干达穆拉戈医院收治的353例至少咳嗽2周的HIV感染者进行了前瞻性队列研究。在有随访数据的参与者中，112例（32%）在2个月内死亡。在早期死亡的病人中，74例（66%）确诊，包括肺结核（56%）、肺隐球菌病（1%）、PCP（3%）、肺卡波西肉瘤（4%）和由2个以上疾病引起的肺炎（3%）。非洲PCP的发病率较低，可能是由于感染率确实较低，或者是由于缺乏诊断工具或由于结核病和细菌性肺炎等疾病导致的高死亡率，这些疾病会导致个人在对PCP易感之前就已经死亡。Jensen等在撒哈拉以南非洲的一个艾滋病毒和结核病流行地区坦桑尼亚，通过聚合酶链反应（PCR）对结核病病人和健康人的口腔漱口样本中的耶氏孢子菌的流行性进行了评估。在384例病人和100例对照者中，只有1例HIV感染病人（0.3%）PCR阳性。非洲肺孢子菌定植率低可能与耶氏肺孢子菌在该地区不普遍有关，这可能是由于地理或气候因素造成的。相反，PCP在乌克兰和印度等其他资源有限的国家似乎更为频繁。Wasserman等对1995年1月1日—2015年6月1日文献报道的撒哈拉以南非洲18个国家的6884例HIV感染病人中PCP的患病率进行了系统回顾和荟萃分析。随着时间的推移，住院病人中的PCP患病率有下降趋势，从20世纪90年代的28%下降到2005年后的9%。病死率为18.8%，占研究人群死亡的6.5%。

近年来，HIV阳性PCP病人的死亡率有所下降。英国伦敦对1985—2006年PCP病例进行的一项研究发现，随着时间的推移，死亡率从早期的17%下降到了后期的10%。重症PCP病人的死亡率仍然很高，接受重症监护的PCP病人为29%～62%。PCP重症病人死亡风险增加的相关因素包括年龄增长、血清白蛋白降低、机械通气、气胸、肺泡动脉血氧分压差增加及血红蛋白降低。一些研究报道，较低的CD4细胞计数与较高的死亡率有关，但并非所有队列都重复了这一结果。

与HIV阳性人群相反，自2000年以来，因恶性肿瘤、器官移植、免疫抑制治疗（包括各种消耗免疫细胞的单克隆抗体）或先天性免疫缺陷等免疫受损的病人中PCP感染的数量一直在增加。

Fily等回顾性分析了2000年1月1日—2007年6月6日，法国鲁昂教学医院和癌症研究所非HIV感染者的肺孢子菌感染和定植情况。共报告54例（46例PCP，8例定植），研究期间发病率逐年上升。PCP的基础疾病是血液系统恶性肿瘤（25例，54%）、器官移植（8例，17.4%）、结缔组织病（6例，13%）和实体癌（5例，10.8%）。65%的病人长期接受类固醇治疗。总死亡率为21.4%。8例定植者有潜在的免疫抑制（6例）和肺部疾病（2例）。Azoulay等在2009年的一项单中心研究中，对448例HIV阴性的癌症治疗病人进行常规PCP染色，8.7%（39例）的病人患有PCP。Maini等分析了英国2000年1月—2010年12月的2258例PCP病例的数据，发现PCP的发病率有所增加，HIV阳性感染者中的耶氏肺孢子菌感染减少，而非HIV感染者中的耶氏肺孢子菌感染增加，特别是在血液系统恶性肿瘤或接受过移植的病人中，病例数从2000年的157例增加到2010年的352例，年均增长9%。作者将这种增加归因于研究期间诊断方法的改进和没有接受适当预防性治疗的潜在易感病人的数量增加。

作为一种传染源，肺孢子菌通常比许多其他人类病原体的致病性或毒性要小。然而，世界各地都有不同条件下的PCP暴发报道。在过去的20年中，已经报道了移植病人尤其是肾移植病人的多起暴发。Yiannakis等对1980—2015年3月PubMed和EMBASE的文献进行了搜索，以确定描述PCP暴发或群集的所有英文文章。在29篇文章中描述了30起疫情。25起（83%）发生在接受过实体器官移植（主要是肾移植）的病人。在儿童肿瘤（6%）、血液系统恶性肿瘤（6%）和类风湿关节炎（3%）病人中，有一小部分暴发。在进行基因型分析的16项研究中，有13项显示单一或主要的暴发菌株，表明了病人之间的传播。在大多数病人队列中，暴发是通过不合理化学预防开始的。在所有这些暴发中，受影响的病人均未接受PCP预防或未达到最佳预防水平。尚不清楚为什么这种暴发在肾脏移植受者中普遍存在，以及是否由于在移植环境中引入了特定的耶氏肺孢子菌菌株（如具有增强的毒力）或可能增加病人对感染的易感性的特定条件（如某些免疫抑制方案或排斥治疗方案）。在肾移植受者中，PCP暴发的潜在个体危险因素是：

频繁的住院接触、缺乏隔离预防措施、移植后第1年没有化学预防、巨细胞病毒感染和年龄。尽管如此，肾移植受者的危险因素对PCP一般也适用，即移植排斥反应和使用抗胸腺细胞球蛋白（antithymocyte globulin, ATG）或CD3单克隆抗体（OKT3）抗排斥治疗。Wang等在2001—2011年临床随访的1241例移植病人中（657例肾移植、44例肾/胰腺移植、436例肝移植、104例肺或心/肺移植），共发现14例PCP病人，其中肾移植2例，肾/胰腺移植1例，肝移植5例，单肺移植5例，心/肺移植1例。在PCP诊断时，大多数情况下，免疫抑制由泼尼松、他克莫司和吗替麦考酚酯（79%的病人）组成，在发病时没有接受PCP预防。

长期使用皮质类固醇激素也会增加PCP风险。PCP的发病与应用类固醇激素的疗程和剂量相关，应用剂量越大、疗程越长，发病率就越高，研究表明，大多数患有PCP的病人在超过1个月内每天接受的皮质类固醇等效剂量大于16～20mg泼尼松。

HIV阴性的PCP病人的死亡率通常高于HIV阳性病人。Enomoto等回顾性分析了1997—2007年35例PCP病人的情况。其中，HIV阳性18例，HIV阴性17例。HIV阴性病人的年龄明显大于HIV阳性病人。HIV阴性病人的死亡率（52.9%）高于HIV阳性病人（0%）。单因素分析显示，潜在的肺部疾病和HIV阴性是PCP死亡的危险因素。Monnet等在1993—2006年一项针对重症监护病房PCP病人的研究中，HIV阴性病人的死亡率为48%，HIV阳性病人的死亡率为17%。Festic等对1995—2002年重症监护病房30例非HIV相关性PCP和急性呼吸衰竭病人进行了回顾性研究，所有病人均未接受PCP预防。住院、6个月和1年的死亡率分别为67%、77%和80%。预后不良的因素包括APACHE II评分高、插管延迟、机械通气时间的延长和气胸的发生。2014年，Fillatre等发表了法国关于PCP发生率的研究。这项研究回顾性分析了1990—2010年记录的293例PCP病例，154例（52.6%）HIV阴性。与PCP相关的主要基础疾病为血液系统恶性肿瘤（32.5%）、实体瘤（18.2%）、炎症性疾病（14.9%）、实体器官移植（12.3%）和血管炎（9.7%）。根据基础疾病或发病率情况将PCP的风险和发生率分为3类：①高风险［＞45例/（10万·年）］：结节性多动脉炎、肉芽肿性多管炎、多发性肌炎/皮肌炎、急性白血病、慢性淋巴细胞白血病和非霍奇金淋巴瘤；②中等风险［25～45例/（10万·年）］：Waldenström巨球蛋白血症、多发性骨髓瘤和中枢神经系统癌症；③低风险［＜25例/（10万·年）］：其他实体瘤、炎症性疾病和霍奇金淋巴瘤。Liu等荟萃分析了2016年12月以前发表的13项研究，涉及867例非HIV相关性PCP病人。最常见的潜在疾病是血液系统恶性肿瘤（29.1%），其次是自身免疫性疾病（特别是系统性红斑狼疮和类风湿关节炎）（20.1%）、器官或骨髓移植（14.0%）和实体瘤（6.0%）。非HIV感染者PCP的总死亡率为30.6%，与死亡

率增高相关的危险因素有：老年人、女性、发病至确诊时间较长、呼吸衰竭、实体瘤、高乳酸脱氢酶、低血清白蛋白、混合细菌或真菌（特别是曲霉）感染等。辅助性皮质类固醇和PCP预防性治疗对非HIV病人PCP的预后无明显改善。Liu等检索并评估2015年10月—2016年10月在中国台湾一家医疗中心接受治疗的PCP病人的临床特征、治疗结果和预后因素。纳入研究的PCP病人中，非HIV感染者84例，HIV感染者25例。与HIV感染的病人相比，非HIV感染的PCP病人影像学发现与治疗的时间较长，院内PCP、低氧、呼吸衰竭和死亡的发生率更高。多因素Logistic回归分析显示，在非HIV感染的PCP病人中，淋巴细胞减少、类固醇辅助治疗和气胸与较高的60天死亡率显著相关。Schmidt等对德国汉诺威医学院2000年1月—2017年6月所有PCP病人进行了回顾性单中心分析。共有7504例病人的52 364份标本进行了微生物鉴定。240例确诊为PCP，约50%为HIV阳性（52%）。其余为实体器官移植受者（16.3%）、恶性肿瘤（15.8%）或自身免疫性疾病（11.7%）。值得注意的是，95%的PCP病人没有接受化学预防。总的住院死亡率为25.4%，如果需要入住ICU，则上升至58%。多变量回归分析表明乳酸脱氢酶是院内死亡率的预测因子，495U/L的临界值预测死亡率的敏感性和特异性为70%。在治疗方面，40%的病人接受低于推荐剂量的复方新诺明（TMP＜15mg/kg），这些病人的死亡率较高。

最初，人们认为当宿主免疫抑制时，PCP是潜伏感染的重新激活。根据再激活理论，在儿童时期，环境中经常会遇到肺孢子菌。该生物体不会引起临床疾病，但会在宿主体内定植，如果宿主的免疫功能下降，则可重新激活以引起PCP。健康儿童在生命早期阶段抗肺孢子菌抗体的血清阳性率较高、通过PCR检测到免疫功能正常的婴儿和新生大鼠中肺孢子菌的定植率很高、免疫缺陷或营养不良儿童的PCP患病率较高以及正常宿主中肺孢子菌的检测均支持该理论。尽管潜伏感染的重新激活可能是PCP感染的机制之一，但人类和动物研究表明，PCP主要来源于新的感染。例如，对患有PCP的免疫抑制啮齿动物的研究表明，大多数动物在免疫重建后没有通过PCR检测到肺孢子菌，在反复免疫抑制后也没有发生PCP。支持新发感染的其他证据是观察到感染后肺孢子菌得到清除；基于高度区分性的msg-RFLP或MLST，由一个或多个器官移植中心内的单一菌株引起的PCP暴发；在未事先接触过磺胺药物的病人中发生的与磺胺耐药相关的DHPS基因突变，多菌株合并感染的高流行进一步支持了最近的感染。这些合并感染，特别是涉及3～7个菌株的混合感染，可能代表随着时间的推移，不断从不同的感染或定植个体中获得新菌株；在PCP再次发作中存在基因型转换。Wakefield等在1990—2001年收集了16例HIV感染病人的47份BAL液样本（每例2～6份样本）来测试人类宿主中肺孢子菌感染的潜伏期模型。从单个病人获得的样本间隔

为2周至33个月不等。样本鉴定来自4个独立基因座的DNA序列多态性，47份样本中的35份（74.5%）检测的耶氏肺孢子菌DNA。在这35份样本中，有18份样本来自未患有PCP并已确诊为其他疾病的病人。7例病人在PCP发作后9.5个月内无症状携带耶氏肺孢子菌，并且在所有7例病人中均观察到耶氏肺孢子菌基因型与PCP急性发作期间确定的基因型不同。47份样本中有1/4没有耶氏肺孢子菌DNA，并且在无症状携带过程中观察到的基因型变化不支持潜伏感染再激活假说，而是支持再感染假说。

现有观点认为：PCP病人或者耶氏肺孢子菌携带者向环境中不断释放耶氏肺孢子菌，当免疫力低下人群，如癌症、器官移植和自身免疫性疾病病人，尤其是长期使用皮质类固醇药物或其他免疫抑制药物（如利妥昔单抗、依那西普、曲妥珠单抗、阿达木单抗等）病人接触到环境中耶氏肺孢子菌，由于存在免疫缺陷，个体免疫反应速度赶不上耶氏肺孢子菌表面抗原转换速度，免疫清除速度赶不上耶氏肺孢子菌繁殖速度，因而导致PCP的发生。

七、临床表现

PCP的临床特征因人而异。一方面取决于个体的免疫状态，另一方面取决于炎症反应情况。PCP的临床表现无特异性，主要症状包括发热、呼吸困难和咳嗽，咳嗽常为干咳。少见症状有咳痰、咯血、盗汗和胸痛等，脓痰很少见，如果存在，通常表示伴随细菌感染。查体通常显示呼吸加快、心动过速、肺部啰音较少，部分病人肺部体征正常。肺部体征少与呼吸窘迫症状的严重不成比例为本病特点之一。HIV阳性的病人通常表现为亚急性感染，症状持续时间较长（3周），病情较轻，多达7%的病人可能是无症状的，死亡率为15%。HIV阴性的的PCP病人病情往往起病急、症状持续时间较短（4~7天），进展更快，低氧血症更重，更可能需要入住ICU，死亡率为30%~60%。HIV阳性病人支气管肺泡灌洗（BAL）中的肺孢子菌通常明显多于非HIV感染病人，但与氧合不良无关，中性粒细胞和炎性细胞数量似乎与PCP期间的氧合程度相关。不同的临床表现与肺部真菌负荷无关，与肺炎的严重程度和肺炎炎症程度有关。

PCP病人往往因免疫功能损害可能还合并其他机会性感染，病人CD4$^+$T细胞计数越低，发生机会性感染概率就越大。尽管肺是感染或定植的主要部位，但肺外肺孢子菌病的罕见病例已被报道，通常累及的肺外部位包括眼、耳、淋巴结、肝、脾和骨髓，同时也有全身播散的报道，超过50%的病人合并PCP。

实验室检查白细胞计数多在正常范围或稍增高，约50%病例淋巴细胞减少，嗜酸性粒细胞轻度增高。对长期应用免疫抑制剂治疗者，白细胞计数常较低。血气分析示显著的低氧血症和肺泡动脉血氧分压差加大，肺功能测试可见进行性减退。血清乳酸脱氢酶（LDH）升高是一个提示性标志物，其水平>500ml/dl与PCP相关。细胞外LDH指示细胞损伤或细胞死亡，其水平升高与肺组织损伤相关，能够反映PCP病人肺部炎症的严重程度，与病人氧合指数的下降呈正相关，但并非肺孢子菌感染的特异性标志物，正常的LDH水平不能排除诊断。肺孢子菌子囊的细胞壁主要由1,3-β-D-葡聚糖构成，与念珠菌属和曲霉属相同，因此，检测血浆中1,3-β-D-葡聚糖对PCP虽无特异性，但有助于诊断，与肺损伤程度及肺孢子菌的携带量密切相关。

八、影像学表现

PCP的影像学表现形式多样，主要以两肺间质性和肺泡性改变为主，肺尖及肺底少有累及。

早期为渗出期，病变由肺门区向肺野辐射发展，表现为两肺多发对称性的弥漫斑点状、粟粒状阴影（图5-1），边界清楚。粟粒结节影系孢子菌破坏Ⅰ型肺泡上皮细胞，使细胞坏死及毛细血管通透性增加，液体渗出到肺泡腔所致。病情进展，可出现斑片磨玻璃密度影及腺泡结节影，形成以肺门为中心双侧对称的弥漫性磨玻璃样改变（图5-2，图5-3），与肺水肿相似，但心脏大小正常，积极的对症治疗后，大多数病变可吸收消失。部分病例可在磨玻璃影的基础上并发小叶间隔增厚或斑片状实变影（图5-4，图5-5）。磨玻璃影肺上叶分布多见，磨玻璃密度的形成机制一般有以下3种情况：肺泡腔的部分填充、肺间质成分增厚累及肺泡的充气状态、肺毛细血管床血流量增加。相应的病理基础为肺泡内泡沫样分泌物填充，包括表面活性物质、细胞残骸、纤维蛋白、病原体等；而小叶间隔增厚或小叶线状阴影病理基础为间质水肿或细胞渗出；结节影则提示肉芽肿性炎症的形成，由上皮样细胞和多核巨细胞组成。肉芽肿可继发坏死或空洞形成。肉芽肿性炎症发生在约5%的病人中，在HRCT中可表现为孤立性结节、多个结节或肿块影，大小从几毫米到1cm以上（图5-6，图5-7）。病灶自中肺向下肺发展，周围透亮度增加，两肺外周可呈典型的月弓征（图5-8，图5-9）。月弓征是由于病变处于进展期，外周胸膜下肺组织未受累，而形成新月形清晰区。在不到20%的病例中，PCP可表现为磨玻璃影的非典型分布，以局灶性或下叶分布为主。Fujii等一项涉及32例AIDS相关PCP病人的研究显示，41%的病人出现中心分布的磨玻璃影，周围相对正常，29%显示马赛征，24%弥漫性分布。磨玻璃影的伴随征象包括：伴气腔实变（21%），伴囊性形成（21%），伴线性网状影（18%），斑片状和不规则分布（15%），伴单发或多发结节（9%），伴实质空洞性病变（6%）。在非HIV病人中，磨玻璃样阴影范围往往更大。

中晚期为实变期，实变影以肺段、亚段分布，可见明显的支气管充气征（图5-10），反应病灶逐步进展，双肺散在分布或以下肺为主，可能与下肺通气不良有关。实变型病理基础为肺泡内炎性渗出增多、范围扩大，细胞坏死物等有形成分聚积, 对肺组织损害程度更重。肺实变在非HIV感染的病人中更为常见, 并且往往发展得更快, 反映了宿主免疫反应造成的肺损伤。晚期为肺纤维化期, 小叶间隔明显增厚, 肺叶呈纤维状、条索状、网格状改变 (图5-11～图5-13), HRCT病灶显示为铺路石征改变, 是PCP的特征表现之一, 该征象出现表示肺泡、肺间质同时受累, 是病变进展的重要表现。磨玻璃样影、网织结节影、斑片实变影、铺路征和小叶间隔增厚是PCP常见的影像学改变, 多表现为以一种影像为主、多种影像并存的弥漫性肺浸润 (图5-14)。

部分肺组织代偿性肺气肿, 甚至出现肺气囊 (图5-15), 囊壁薄而清晰, 内无气液平面。肺气囊是PCP较常见的影像学特征, 多见于晚期, 多分布于肺上叶或肺周边, 也可发展到整个肺实质, 其形成是由于炎性改变、纤维化等病理改变造成肺组织结构重塑的结果。在肺内磨玻璃密度影中出现大小不等、数量不一的肺气囊或气胸强烈提示PCP。肺气囊更常见于AIDS病人, 很少见于其他免疫功能不全的病人。Hardak等研究发现, 非AIDS病人胸部CT上肺气囊表现的发生率仅为3%左右, 低于AIDS病人56%的发生率。肺气囊需与肺大疱相区别: 肺大疱呈肺尖或胸膜下分布, 肺气囊偏向于随机分布; 肺大疱壁薄, 形态规则, 肺气囊形态及壁厚薄不一; 肺大疱一般孤立出现, 肺气囊多伴随磨玻璃影改变。当咳嗽等引起肺内压增高时, 肺气囊破裂引起自发性气胸, 引起纵隔及皮下气肿 (图5-16)。与普通人群相比, AIDS病人中气胸的发生频率高450倍。自1984年首次描述以来,

自发性气胸已被认为是PCP病人的并发症。Metersky等研究发现, 在1988年1月1日—1991年12月31日发生的35例AIDS伴自发性气胸病人中, 27例 (77.1%) 发生于PCP。吸烟史、雾化喷他脒、皮质类固醇全身应用及肺部伴肺气囊是自发性气胸的危险因素。曾接受过喷他脒干预的PCP病人, 出现气胸的风险最高。Chow等对100例PCP病人研究发现, 伴囊性病灶的病人约35%出现气胸, 而无囊性病灶的病人约7%出现气胸, 两者对比显示出明显的统计学差异。肺气囊最常发生在肺部的上部, 在感染的急性期后往往会缩小或消失。PCP自发性气胸的出现可能与胸膜下肺气囊病灶破裂有关。对于HIV阳性病人, 如果出现的肺气囊分布于胸膜下, 需要警惕自发性气胸的出现。纵隔气肿、心包气肿病例亦有报道, 产生的原因可能为肺泡与肺间质之间存在压力梯度, 导致肺泡破裂, 间隙中的空气沿着肺周围与纵隔之间的压力梯度流向纵隔。

部分病人可见单发或多发小结节或空洞影 (图5-17), 结节及团块影通常出现在HIV阳性PCP病人的相对早期阶段或见于非HIV感染病人, 此时病人有能力产生肉芽肿性炎症反应。小结节和树芽征在AIDS合并PCP病人中并不常见, 通常表明存在来自其他病原体感染性细支气管炎。亦可有胸腔积液及心包积液、肺门和纵隔淋巴结肿大等。PCP感染很少累及胸膜腔, 即使自发性气胸是PCP比较有特征性的并发症。胸腔积液的出现更常见于肿瘤、肾病、低蛋白血症或其他感染的情况下, 如细菌、结核等。

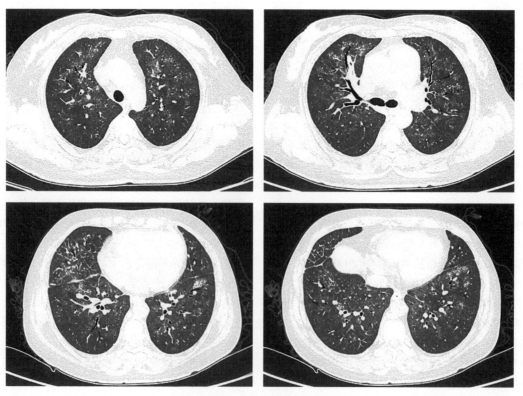

图5-1　女, 45岁。确诊弥漫大B细胞淋巴瘤4个月余, 化疗5个疗程。发热、咳嗽、呼吸困难3天。双肺见多发斑点、片状、结节状高密度灶, 可见小叶间隔增厚

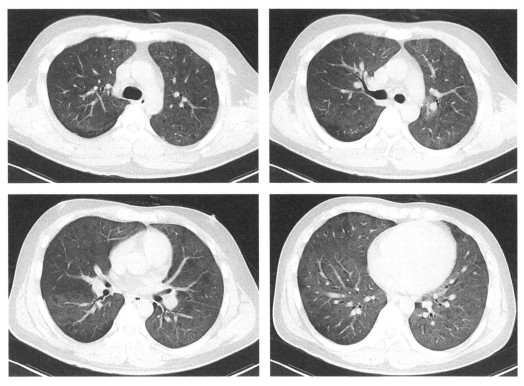

图5-2　男，32岁。发热1周。HIV（＋）。双肺弥漫性分布磨玻璃影（2019-06-07）

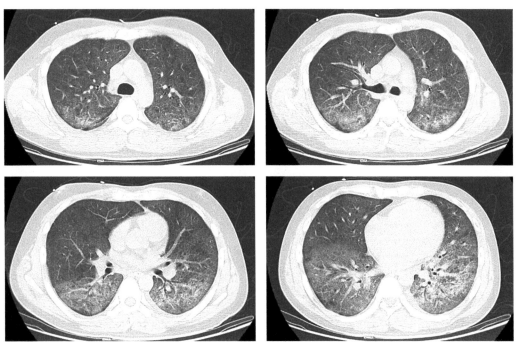

图5-3　3天后复查，病变较前进展，密度较前增高

（烟台毓璜顶医院影像科　王　萍　提供）

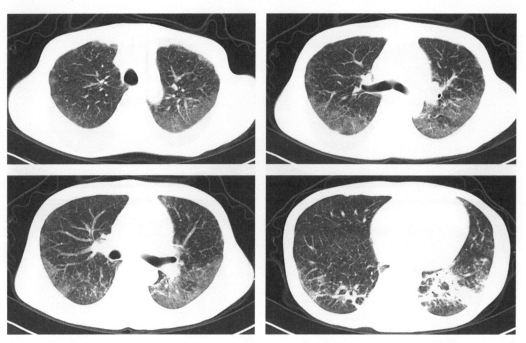

图5-4　男,32岁。肾移植术后8年余,胸闷、咳嗽3天。双肺外周分布磨玻璃影,小叶间隔增厚,双下肺实变影(2019-12-26)

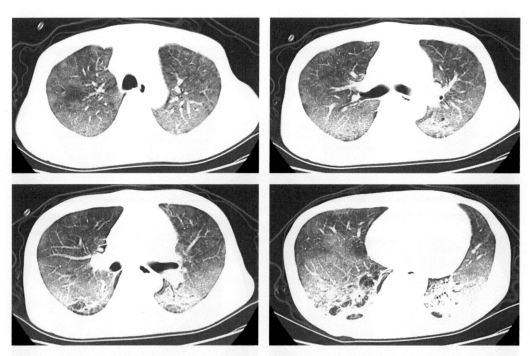

图5-5　4天后复查,病变较前进展(2019-12-30)。2020-01-02肺泡灌洗液查到耶氏肺孢子菌。2020-01-13临床死亡

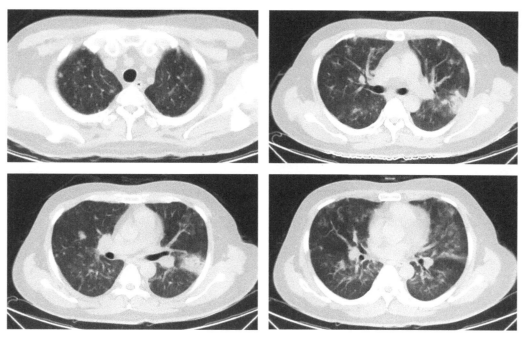

图5-6　男，30岁。发热6天。既往有慢性肾功能不全病史。双肺多发斑片、结节、实变、磨玻璃影（2019-07-12）

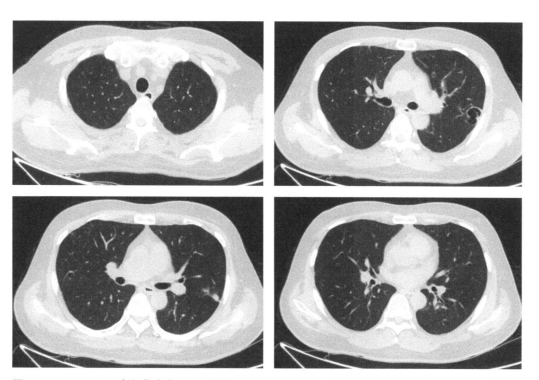

图5-7　2019-07-20肺泡灌洗液NGS回报查到耶氏肺孢子菌，给予复方新诺明治疗26天复查，病变基本吸收，右肺上叶薄壁空洞影（2019-08-15）

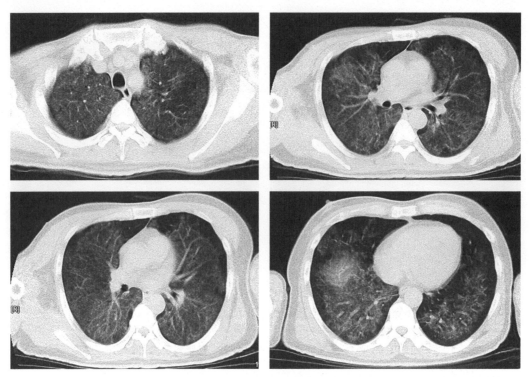

图5-8　男，42岁。HIV（＋）。双肺向心性分布磨玻璃影，"月弓征"明显（2017-08-29）

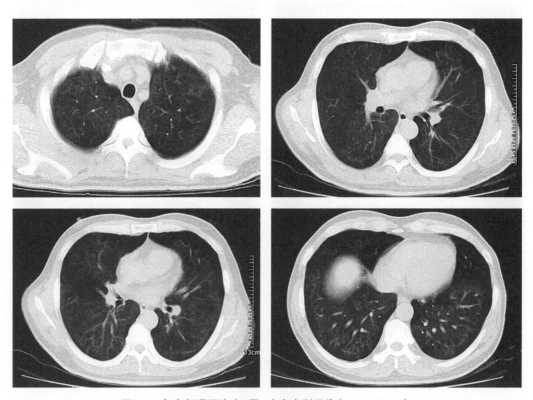

图5-9　复方新诺明治疗2周，病变有所吸收（2017-09-14）

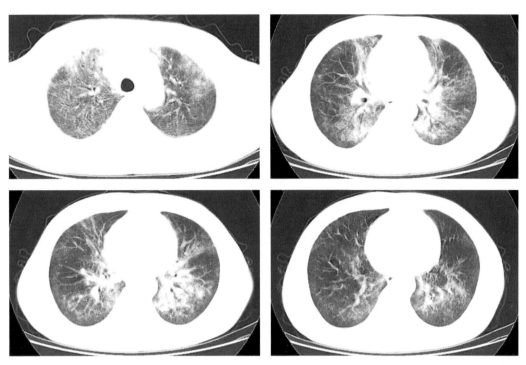

图5-10　男，31岁。咳嗽、咳痰2个月余，发热、胸闷8天。有肾病综合征病史半年。双肺向心性分布磨玻璃、实变影，可见支气管充气征，"月弓征"明显（2015-10-07）。2015-10-13肺泡灌洗液查到耶氏肺孢子菌，当天死亡

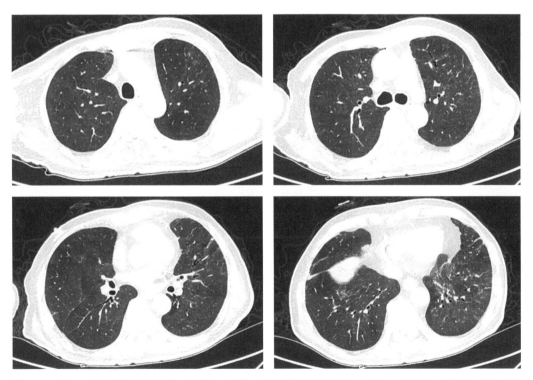

图5-11　男，65岁。肢体麻木无力3个月余。既往有视神经脊髓炎病史，长期应用激素、吗替麦考酚酯等免疫抑制剂治疗。双肺磨玻璃、结节影（2019-05-31）

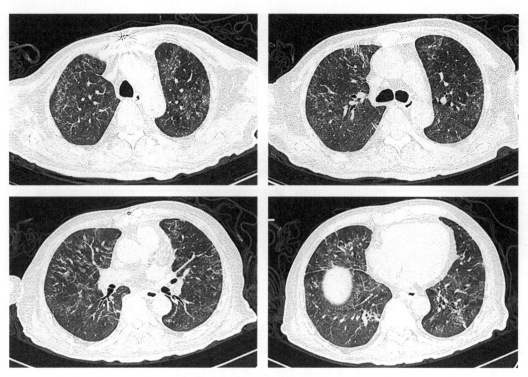

图5-12　病变较前进展,小叶间隔增厚(2019-06-10)

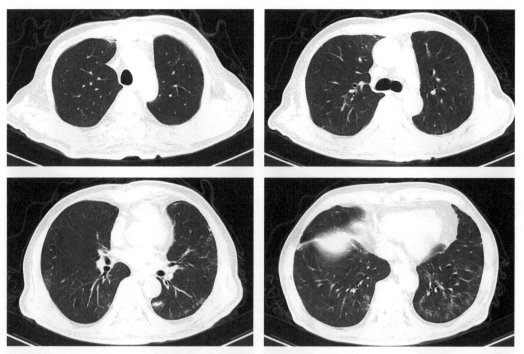

图5-13　2019-06-11支气管肺泡灌洗液NGS回报查见耶氏肺孢子菌,予以复方新诺明2片6小时1次治疗,1周后复查,病变吸收(2019-06-18)

(湘雅常德医院呼吸科　李儒鹏　提供)

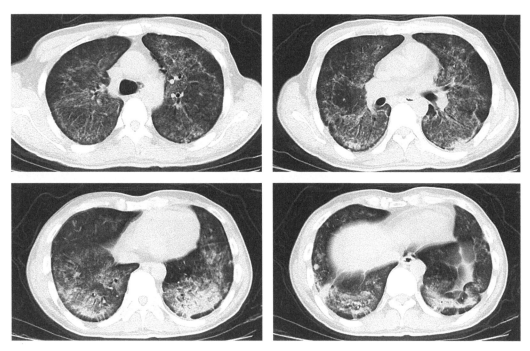

图5-14　男，47岁。HIV（＋）。双肺向心性分布磨玻璃、结节、实变、网格影，小叶间隔增厚，"月弓征"
明显

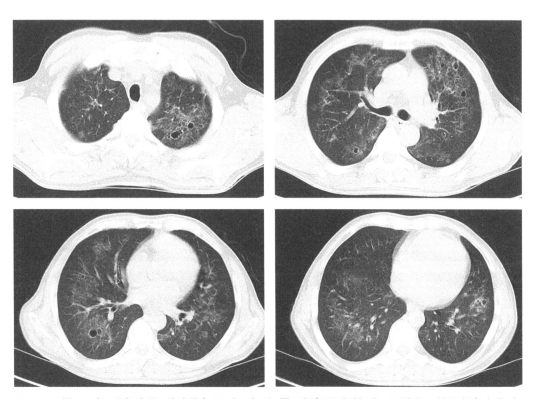

图5-15　男，47岁。反复咳嗽、咳痰伴气促2年，加重1周。确诊HIV阳性2年。双肺向心性分布磨玻璃、气
囊影

（石门县中医院CT室　赵延毫　提供）

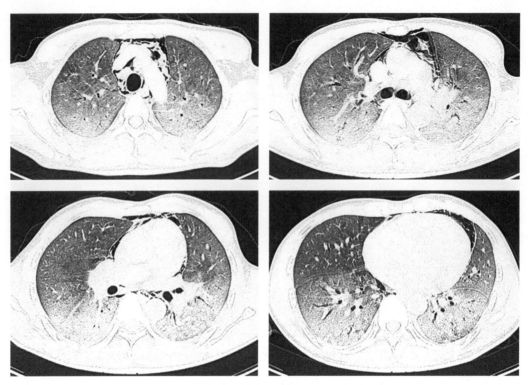

图5-16　男，30岁。咳嗽、咳痰20天，发热4天。双肺弥漫性分布磨玻璃、实变影，小叶内间质增厚，纵隔气肿

（东平县中医院内科　彭　平　提供）

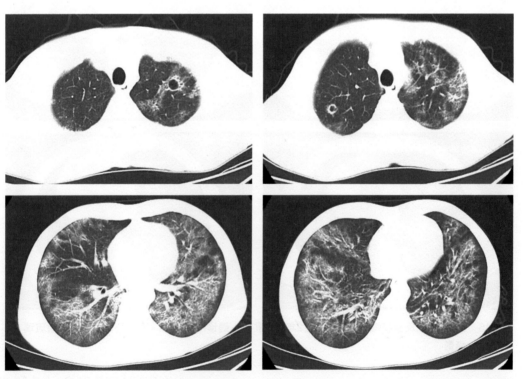

图5-17　男，46岁。发热伴咳嗽、呼吸困难1周。HIV（＋）。双肺向心性分布磨玻璃、实变、小叶内间质增厚，双上肺可见空洞影

九、诊断

目前肺孢子菌的体外培养技术尚不成熟，PCP诊断方法大致分3类：病原学染色、血清学检测及分子生物学诊断方法。由于绝大多数医院的检测水平有限，最常用的标本有痰、支气管肺泡灌洗液（BALF）、支气管刷检物及肺活检物。PCP病人咳嗽多为干咳，深部痰液少，通过痰液查到肺孢子菌的概率低，采用3%NaCl溶液超声雾化诱导痰能提高检出率。BALF或肺活检查到肺孢子菌的阳性率可高达90%。

病原学染色主要是利用特殊染色将肺孢子菌子囊及营养型着色，以鉴别出病原体。与其他真菌不同，耶氏肺孢子菌不会出芽，这一特征被用来区别其他在肺部发现的出芽真菌，比如荚膜组织胞浆菌。常用方法有：六胺银染色、吉姆萨染色、甲苯胺蓝染色。六胺银染色示肺泡内有黑色圆形、椭圆形或呈杯（头盔）状的子囊，与绿色的宿主细胞大不相同（图5-18）。子囊多呈塌陷形空壳或乒乓球样外观，囊内可见圆形的核状物。在某些染色反应中，子囊细胞壁增厚形成"双逗号"的形态。子囊内的次级形态无法通过此染色观察。其他通过与子囊细胞壁中的组分形成络合物的染色剂包括PAS染液、甲苯胺蓝、焦油紫和钙荧光白。PAS染色显示泡沫状物质呈玫瑰红色。甲苯胺蓝染色液主要成分是甲苯胺蓝，是一种人工合成染料。背景为淡蓝色，子囊壁被染成紫红色或深蓝色，镜下子囊呈圆形或椭圆形，囊内小体不着色，营养型不着色。此方法易于区分，操作简便、快速，但肺孢子菌内部结构看不清楚，且易受温度、时间因素影响，故现在很少应用此染色法。焦油紫与甲苯胺蓝的染色结果相似，缺点也相似，因为两种染色方式在染色前都需要加入硫酸和冰醋酸的混合物。钙荧光白是一种荧光增白剂，与细胞壁的纤维素有很强的亲和力，在紫外线的照射下，表现出很强的亮蓝荧光。钙荧光白检测肺孢子菌敏感性略逊，但可对肺孢子菌整层子囊壁染色，其厚度通常为5~6μm，有别于其他真菌。与子囊细胞壁染色不同，吉姆萨染色和快速类染色不会使子囊的细胞壁染色，而是会使所有生命循环阶段的细胞核染上紫红色，使细胞质染上蓝色。细胞壁排斥了染剂，在内部紫红色细胞核的周围形成了一圈清洁区。常规HE染色无法诊断肺孢子菌，吉姆萨染色最为简单迅速，且与周围组织对比性强，可用来筛选，用六胺银染色确证。

细胞学染色检测肺孢子菌的特异性可达90%~100%，是诊断PCP的金标准。但它们只能对肺孢子菌子囊或者营养型染色，很大程度影响了（特别是已接受针对肺孢子菌治疗的病人）检测的敏感性；另一方面，细胞学染色通常只检测到BAL或诱导痰等深部组织中的病原菌，这些标本的获取比较困难，且质量取决于操作医生水平的高低，限制

了其应用。免疫荧光染色利用针对肺孢子菌的抗体，如肺孢子菌的子囊、营养型及某些特殊的细胞成分，对病原菌染色。敏感性高于细胞学染色；但由于形态学特征不够明显，易造成假阳性。另外，免疫荧光染色可检测到咳出痰等相对易获得的标本中的病原菌，推荐有咳痰症状的免疫抑制病人常规行免疫荧光染色检查。

组织学上，PCP常表现为肺泡间隔增宽、纤维组织增生甚至纤维化，有淋巴细胞、单核细胞或浆细胞浸润。肺泡腔扩张，部分肺泡上皮增生，肺泡腔内充满泡沫状、无定形的粉红色蛋白水肿液样物质（图5-19）。在艾滋病病人中，这种泡沫状的渗出液是非常特征性的改变；在非艾滋病病人中，肺部病变很像弥漫性肺泡损伤伴透明膜形成。PCP偶见有肉芽肿、巨细胞反应。由于BAL的诊断率很高，因此很少需要进行活检来确认或排除PCP的诊断。

常见的血清学标记物包括1,3-β-D-葡聚糖（G试验）、Ⅱ型肺泡细胞表面抗原（KL-6）、S-腺苷甲硫氨酸（S-adenosylmethionine，SAM）和乳酸脱氢酶（LDH）等。1,3-β-D-葡聚糖是子囊壁的一部分，在感染PCP时会大量产生，是目前诊断肺孢子菌敏感性最高的血清学标志物。正常人血清包含有低浓度的1,3-β-D-葡聚糖，通常浓度在10~40pg/ml，推测来自于定植于消化道或胃肠道的真菌。因为真菌感染是一个动态的过程，因此重复检查（通常1周2~3次）可以提高敏感度。低于60pg/ml认为真菌感染阴性，60~79pg/ml认为可疑，大于80pg/ml认为真菌感染阳性。诊断耶氏肺孢子菌肺炎的临界值变化较小，研究推荐>80pg/ml。G试验数值的高低可鉴别肺孢子菌的定植和感染，数值越高，感染可能性越大。G试验数值高低对评估PCP的预后没有太大意义，但病程中数值下降，提示病情好转。KL-6为Ⅱ型肺泡细胞分泌的黏蛋白样糖蛋白，是间质性肺疾病和急性肺损伤的标记物。KL-6联合G试验是目前诊断免疫抑制病人肺孢子菌感染敏感性和特异性最高的血清学方法。LDH为糖酵解酶，是组织损伤敏感性高而特异性较低的指标，在肺孢子菌感染早期，LDH浓度就开始升高。SAM为参与甲基化反应和多胺合成的关键分子，肺孢子菌无法单独合成SAM，而大量消耗血浆内SAM。在HIV病人中，SAM水平下降诊断PCP敏感性和特异性均超过90%，但在判断非HIV病人有无肺孢子菌感染方面意义不大。血清生物学敏感性高，价格低廉，血清标本获取简单，适用于PCP筛查。但其特异性较低，诊断PCP时，需结合病人的基础情况、临床表现、病原学及影像学检查等，做综合判断。

自1990年Wakefield等首次采用PCR方法从病人肺泡灌洗液中检出肺孢子菌DNA以来，PCR方法因具备特异、敏感和简便等优势在肺孢子菌检测中具有广阔的应用前景。检测的标本可为支气管肺泡灌洗液、呼吸道分泌物、外周血单核细胞、血清、环境样本等。引物设计大多为针对

18S rRNA、16S rRNA、5S rRNA、二氢叶酸合成酶基因、线粒体大亚基rRNA基因、主要表面糖蛋白基因等进行设计，较常用的为线粒体大亚基rRNA基因，根据其序列设计的引物特异性和敏感性均很好，高于细胞学的无创性检测方法。PCR包括常规PCR（巢式或半巢式）和定量PCR。常规的PCR有较高的敏感度，但无法区分定植和感染，限制了它在临床中的应用。定量PCR技术根据肺孢子菌的负荷量可以从感染中区分定植，但也要结合临床来判断。二代测序（NGS）也称为高通量测序，该技术可以对DNA及RNA进行测序，相对于一代测序（Sanger测序），更加快捷、性

价比更高，彻底改变了现有研究对基因组和分子生物学的认识，同时也对疾病的诊断做出了巨大的贡献，可以用于遗传疾病、肿瘤，以及感染性疾病的诊断。

即往认为，肺孢子菌无法在体外培养。最近有文献报道肺孢子菌在CuFi-8细胞中培养成功。CuFi-8细胞系人分化的呼吸道上皮细胞，可在气-液界面空气侧生长。将PCP病人的肺泡灌洗液接种至CuFi-8，可培养出肺孢子菌。尽管肺孢子菌的体外培养目前仍处在起步阶段，但培养的成功无疑可将人们对肺孢子菌的认识上升到一个新的台阶。

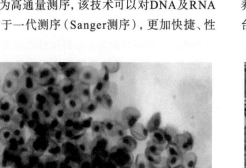

图5-18　六胺银染色

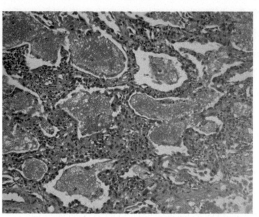

图5-19　肺泡结构完整，腔内充填粉红色渗出物。渗出物包含水肿液、蛋白质、肺孢子菌以及坏死的巨噬细胞

十、治疗

肺孢子菌独有的特征使其有别于其他真菌，其依赖宿主生存环境的共生形式是因其缺乏麦角固醇产物，但具有胆固醇生物合成的全部途径。羊毛甾醇是大多数常用抗真菌药物的靶点，由于肺孢子菌在常见唑类抑制结合部位有氨基酸突变因而产生耐药性，因此，现有的唑类药物不能用于PCP治疗。

复方新诺明（甲氧苄氨嘧啶-磺胺甲基异噁唑，TMP-SMX）是目前临床预防和治疗PCP的首选药物，SMX系二氢蝶酸合成酶（DHPS）抑制剂，TMP系二氢叶酸还原酶（dihydrofolate reductase，DHFR）抑制剂，可大幅度提高SMX抗菌作用，为SMX增敏剂，二者双重阻断叶酸合成，干扰蛋白质合成，从而起到杀灭病原体作用。TMP-SMX的优点在于抗菌活性高，耐药率低、副作用相对较小。标准剂量为TMP 15～20mg/（kg·d）和SMX 75～100mg/（kg·d）按1∶5固定剂量组合，分3次或4次静脉给药或口服给药，由于TMP-SMX具有极好的生物利用度，所以对于所有胃肠道功能正常病人口服给药是恰当的。对于轻度至中度感染，可以接受TMP-SMX的静脉或口服制剂。如果病

人患有严重的PCP（急性呼吸衰竭、血流动力学不稳定、需要呼吸机支持），则应使用静脉内TMP-SMX进行治疗，因为重症病人可能会减少药物的吸收。HIV合并PCP疗程为3周，非HIV病人为2周。在开始治疗之前，必须权衡对PCP病人服用TMP-SMX的风险与益处。TMP-SMX的使用可能受到不良反应的限制，这些不良反应包括皮疹、发热、转氨酶升高、肾炎、高钾血症和血细胞减少症。如果病人先前接受过TMP-SMX治疗时出现轻度皮疹，则应首先考虑脱敏。脱敏的一种选择是将市售片剂溶于水中制成口服溶液，然后在2周内逐渐将给药剂量增加至160/800mg。如果不能采用口服脱敏方法，也可以选择使用静脉制剂进行TMP-SMX脱敏的方法。

近年来，随着DHPS和DHFR基因突变使得TMP-SMX耐药的情况越来越多，但肺孢子菌对TMP-SMX耐药与治疗失败是否有关尚存在争议。对TMP-SMX耐药或过敏可选用喷他脒（戊烷脒）、氨苯砜、阿托伐醌或伯氨喹联合克林霉素治疗。喷他脒是最早用于治疗PCP的药物，其治疗机制尚不清楚，推测是通过抑制核苷酸合成脱氧核糖核酸和核糖核酸及抑制氧化磷酸化过程，干扰核苷酸代谢，4mg/（kg·d），静脉滴注，疗程为14～21天，因其不良

反应较严重且发生率高达50%，因而临床应用受限。氨苯砜作用于二氢叶酸合成酶，干扰叶酸代谢，对轻中度PCP病人有效，但对重度PCP无效。与乙胺嘧啶合用预防PCP的疗效与喷他脒相近但不如TMP-SMX，用量超过200mg/d有发生溶血性贫血的风险，其他副作用同TMP-SMX。其剂量为100mg/d，但葡萄糖-6-磷酸脱氢酶缺陷病人（G6PD缺乏症）禁用。阿托伐醌是一种羟萘萘醌，通过抑制肺孢子菌电子传递链及嘧啶合成等途径发挥抗菌作用。其剂量为750mg，每日2次口服，疗程21天，适用于轻中度病人，尤其是G6PD缺乏症（又称蚕豆病）病人。阿托伐醌不能与利福平、利福布汀、阿扎那韦和依非韦仑合用，因为这些药物可降低阿托伐醌血药浓度。克林霉素为林可霉素衍生物，对革兰阳性菌、革兰阴性厌氧菌有良好抗菌活性；伯氨喹主要用于根治间日疟和控制疟疾传播。伯氨喹30mg/d联合克林霉素900mg每日静脉滴注3次或600mg每日口服3次，可用于杀灭肺孢子菌。针对艾滋病合并PCP病人，克林霉素联合伯氨喹方案临床疗效同TMP-SMX相似，为所有替代治疗方案中的首选。针对非HIV感染PCP病人，该方案临床疗效似乎不如TMP-SMX，但仍可作为补救方案。

对病情重、缺氧明显的AIDS病人可给予激素治疗。尽管长期使用皮质类固醇激素会导致免疫抑制，并且是PCP的危险因素，但皮质类固醇与TMP-SMX联合使用可减少呼吸衰竭和死亡的可能性。其机制为皮质类固醇可以抑制与急性耶氏肺孢子菌感染相关的急性炎症过程。耶氏肺孢子菌的抗微生物降解可通过产生严重的炎症反应而在肺部产生炎症，使其呼吸困难。据推测，皮质类固醇可以减轻这种炎症，从而减少氧合的恶化并预防呼吸衰竭，且可减轻磺胺药物的不良反应，改善预后，可使中重度PCP的病死率降低近50%。目前普遍推荐在PaO$_2$<70mmHg、P(A-a)O$_2$>35mmHg或BALF中性粒细胞>10%时，均应使用激素作为辅助治疗，并主张在TMP-SMX前15～30分钟给药，应于诊断72小时内开始使用，在PaO$_2$>70mmHg的PCP病人应用激素亦可获益，但不主张常规使用。建议的给药方案为：40mg泼尼松（或等剂量的静脉用甲泼尼龙），每日2次，持续5天，然后40mg，每日1次，持续5天，20mg，每日1次，直至治疗结束。没有证据表明辅助性皮质类固醇对HIV阴性病人有益。因此，在非AIDS病人，不推荐常规使用激素治疗。对于合并严重呼吸衰竭，经磺胺及激素治疗症状无缓解需考虑呼吸支持治疗。Inoue等对2010年4月—2016年3月的成年HIV阴性PCP病人进行观察研究。共确诊1299例符合条件的HIV阴性PCP病人。737例为严重呼吸状态（PaO$_2$≤60mmHg），562例为中度（PaO$_2$>60mmHg）。在严重呼吸系统疾病病人中，辅助性皮质类固醇应用与降低60天死亡率相关，显著降低死亡率（24.7% vs 36.6%）。相比之下，中度呼吸状态病人无显著差异。

棘白菌素类抗真菌药物抑制真菌细胞壁主要成分1,3-β-D-葡聚糖的合成，从而清除宿主肺内的病原体。由于肺孢子菌只有子囊表达1,3-β-D-葡聚糖，而营养型不表达，因此棘白菌素类只能抑制子囊，但不能抑营养型的增殖，故不能根治PCP，其应用受到了限制。棘白菌素类药物可与磺胺类药物联合应用治疗PCP，两者作用机制不同，可起到协同作用，从而取得良好的治疗效果。推荐卡泊芬净的首剂量为70mg，维持量为50mg，静脉滴注，疗程14天。对TMP-SMX耐药或出现严重不良反应的PCP病人，可以用卡泊芬净为基础联合其他二线药物进行治疗。

ART可改善免疫功能，是HIV阳性PCP治疗的重要环节。常用方案为替诺福韦/齐多夫定＋拉米夫定＋依非韦仑。然而部分病人在免疫重建过程中发生免疫重建炎症综合征，加重了病情。HIV阳性PCP的ART时机并不明确，指南推荐在PCP治疗2周内开始ART。

通过治疗，HIV感染病人中PCP的总体死亡率约为15%。非HIV感染PCP预后较HIV感染者差，某些HIV未感染病人死亡率为50%。如果经过至少5天的治疗后临床症状仍无改善或进一步下降，则有可能发生治疗失败。基础疾病控制不理想、休克、出现ARDS、需要机械通气等提示预后不佳。当病人存在低蛋白血症、合并有巨细胞病毒或者单纯疱疹病毒感染时，可能增加死亡的风险。

十一、预防

HIV/AIDS病人CD4$^+$细胞计数<200/µl时预防性用药已成共识，PCP预防性化疗药物仍推荐使用低剂量TMP-SMX。每日1次2片（160mg TMP和800mg SMX）是一种选择方案，每日1次1片（80mg TMP和400mg SMX）也有效。另外，每周3次，每次2片亦是一种选择。也有学者认为预防性治疗可能导致肺孢子菌对磺胺耐药。在非HIV的免疫功能抑制病人预防性应用磺胺治疗尚缺乏临床经验。对于非HIV感染所致的免疫缺陷人群，桑福德热病指南推荐造血干细胞异体移植者，在术前2周左右开始应使用复方新诺明，其疗程不应少于半年。心、肾、肝等移植者预防性用药疗程至少1年甚至终身预防性用药。

如果由于不良反应而不能使用TMP-SMX，则其他预防方法包括每月1次雾化喷他脒300mg；氨苯砜100mg/d，每日1次；氨苯砜50mg，每日1次，乙胺嘧啶50mg，每周1次；阿托伐醌混悬液1500mg，每日1次。这些方案不如用TMP-SMX预防有效。

如果ART治疗后CD4$^+$T细胞计数≥200/µl至少3个月，或CD4计数为100～200/µl，HIV病毒负荷被抑制时，则可以停止PCP的一级预防。在HIV感染者中，当CD4计数从<200/µl增加到≥200/µl至少3个月，HIV病毒载量在3个月内检测不到时，应停止二级预防。尽管当CD4$^+$T细胞计数>

200/μl时可能会发生PCP，但是进行化学预防的益处有所减少，并且可能被药物毒性的风险增加所抵消。

参 考 文 献

Akiyama M, Kaneko Y, Takeuchi T. Ground Glass Opacity with Mixed Consolidation on Chest Computed Tomography Reflects the Severe Condition of Pneumocystis Pneumonia in Association with a Poor Prognosis in Patients with Connective Tissue Diseases. Intern Med, 2019, 58 (23): 3379-3383.

Alvarez-Martínez MJ, Miró JM, Valls ME, et al. Prevalence of dihydropteroate synthase genotypes before and after the introduction of combined antiretroviral therapy and their influence on the outcome of Pneumocystis pneumonia in HIV-1-infected patients. Diagn Microbiol Infect Dis, 2010, 68 (1): 60-65.

Azoulay E, Bergeron A, Chevret S, et al. Polymerase chain reaction for diagnosing Pneumocystis pneumonia in non-HIV immunocompromised patients with pulmonary infiltrates. Chest, 2009, 135 (3): 655-651.

Banerji S, Wakefield AE, Allen AG, et al. The cloning and characterization of the arom gene of Pneumocystis carinii. J Gen Microbiol, 1993, 139: 2901-2914.

Beck MJ, Cushion TM. Pneumocystis workshop: 10th anniversary summary. Eukaryotic Cell, 2009, 8 (4): 446-460.

Bondoc AY, White DA. Granulomatous pneumocystis carinii pneumonia in patients with malignancy. Thorax, 2002, 57 (5): 435-437.

Burke BA, Good RA. Pneumocystis carinii infection. Medicine, 1973, 52: 23-51.

Carmona EM, Kottom TJ, Hebrink DM, et al. Glycosphingo-lipids mediate pneumocystis cell wall β-glucan activation of the IL-23/IL-17 axis in human dendritic cells. Am J Respir Cell Mol Biol, 2012, 47: 50-59.

Carmona EM, Limper AH. Update on the diagnosis and treatment of Pneumocystis pneumonia. Ther Adv Respir Dis, 2011, 5: 41-59.

Carmona EM, Vassallo R, Vuk-Pavlovic Z, et al. Pneumocystis cell wall beta-glucans induce dendritic cell costimulatory molecule expression and inflammatory activation through a Fas-Fas ligand mechanism. J Immunol, 2006, 177: 459-467.

Casanova-Cardiel L, Leibowitz MJ. Presence of Pneumocystis carinii DNA in pond water. J Eukaryot Microbiol, 1997, 44: 28S.

Chagas C. Nova tripanozomiase humana: Estudos sobre a morfolojia e o ciclo evolutivo do Schizotrypanum cruzi n. gen., n. sp., ajente etiolojico de nova entidade morbida do homem. Mem. Inst. Oswaldo Cruz, 1909, 1: 159-218.

Chagas C. Trypanosoma minasense: Nota preliminar. BrazilMedico, 1908, 22: 471.

Chagas, C. Trabalho do Instituto Manguinhos sobre uma nova trypanosomiase humana, pelo dr. Carlos Chagas, assistente do Instituto. Ann. Acad. Med. Rio de Janeiro, 1909, 75: 188-190.

Chapman JR, Marriott DJ, Chen SC, et al. Post-transplant Pneumocystis jirovecii pneumonia--a re-emerged public health problem? Kidney Int, 2013, 84 (2): 240-243.

Choukri F, Menotti J, Sarfati C, et al. Quantification and spread of Pneumocystis jirovecii in the surrounding air of patients with Pneumocystis pneumonia. Clin Infect Dis, 2010, 51 (3): 259-265.

Chow C, Templeton PA, White CS. Lung cysts associated with Pneumocystis carinii pneumonia: radiographic characteristics, natural history, and complications. AJR Am J Roentgenol, 1993, 161 (3): 527-531.

Cohen OJ, Stoeckle MY. Extrapulmonary Pneumocystis carinii infections in the acquired immunodeficiency syndrome. Arch Intern Med, 1991, 151 (6): 1205-1214.

Cote RJ, Rosenblum M, Telzak EE, et al. Disseminated Pneumocystis carinii infection causing extrapulmonary organ failure: clinical, pathologic, and immunohistochemical analysis. Mod Pathol, 1990, 3 (1): 25-30.

Cushion MT, Keely SP, Stringer JR. Molecular and phenotypic description of Pneumocystis wakefieldiae sp. nov., a new species in rats. Mycologia, 2004, 96 (3): 429-438.

Cushion MT, Keely SP, Stringer JR. Validation of the name Pneumocystis wakefieldiae. Mycologia, 2005, 97 (1): 268.

Cushion MT, Linke MJ, Ashbaugh A, et al. Echinocandin treatment of pneumocystis pneumonia in rodent models depletes cysts leaving trophic burdens that cannot transmit the infection. PLoS One, 2010, 5 (1): e8524.

Cushion MT, Smulian AG, Slaven BE, et al. Transcriptome of Pneumocystis carinii during fulminate infection: carbohydrate metabolism and the concept of a compatible parasite. PLoS One, 2007, 2 (5): e423.

de la Rua NM, Samuelson DR, Charles TP, et al. CD4 (+) T-Cell-Independent Secondary Immune Responses to Pneumocystis Pneumonia. Front Immunol, 2016, 7: 178.

Dei-Cas E, Chabe M, Moukhlis R, et al. Pneumocystis oryctolagi sp. nov., an uncultured fungus causing pneumonia in rabbits at weaning: review of current knowledge, and description of a new taxon on genotypic, phylogenetic and phenotypic bases. FEMS Microbiol Rev, 2006, 30 (6): 853-871.

Delanoë P, Delanoë E. Sur les rapports des kytes de carinii du poumon des rats avec le Trypanosoma lewisi. CR Acad Sci, 1912, 155: 658-660.

Demanche C, Berthelemy M, Petit T, et al. Phylogeny of

Pneumocystis carinii from 18 primate species confirms host specificity and suggests coevolution. J Clin Microbiol, 2001, 39: 2126-2133.

Dini L, du Plessis M, Frean J, et al. High prevalence of dihydropteroate synthase mutations in Pneumocystis jirovecii isolated from patients with Pneumocystis pneumonia in South Africa. J Clin Microbiol, 2010, 48 (6): 2016-2021.

Dowd SE, Gerba CP, Pepper IL. Confirmation of the human-pathogenic microsporidia Enterocytozoon bieneusi, Encephalitozoon intestinalis, and Vittaforma corneae in water. Appl Environ Microbiol, 1998, 64: 3332-3335.

Durand-Joly I, Soula F, Chabé M, et al. Long-term colonization with Pneumocystis jirovecii in hospital staffs: a challenge to prevent nosocomial pneumocystosis. J Eukaryot Microbiol, 2003, 50 Suppl: 614-615.

Dyer M, Volpe F, Delves CJ, et al. Cloning and sequence of a beta-tubulin cDNA from Pneumocystis carinii: possible implications for drug therapy. Mol Microbiol, 1992, 6 (8): 991-1001.

Eddens T, Elsegeiny W, Nelson MP, et al. Eosinophils Contribute to Early Clearance of Pneumocystis murina Infection. J Immunol, 2015, 195: 185-193.

Edlind TD, Bartlett MS, Weinberg GA, et al. The beta-tubulin gene from rat and human isolates of Pneumocystis carinii. Mol Microbiol, 1992, 6 (22): 3365-3373.

Edman JC, Kovacs JA, Masur H, et al. Ribosomal RNA sequence shows Pneumocystis carinii to be a member of the fungi. Nature, 1988, 334 (6182): 519-522.

Edman U, Edman JC, Lundgren B, et al. Isolation and expression of the Pneumocystis carinii thymidylate synthase gene. Proc Natl Acad Sci U S A, 1989, 86 (17): 6503-6507.

Enomoto T, Azuma A, Kohno A, et al. Differences in the clinical characteristics of Pneumocystis jirovecii pneumonia in immunocompromised patients with and without HIV infection. Respirology, 2010, 15: 126-131.

Esteves F, Calé SS, Badura R, et al. Diagnosis of Pneumocystis pneumonia: evaluation of four serologic biomarkers. Clin Microbiol Infect, 2015, 21: 379. e1-10.

Evans HM, Garvy BA. The trophic life cycle stage of Pneumocystis species induces protective adaptive responses without inflammation-mediated progression to pneumonia. Med Mycol, 2018, 56: 994-1005.

Evans HM, Simpson A, Shen S, et al. The Trophic Life Cycle Stage of the Opportunistic Fungal Pathogen Pneumocystis murina Hinders the Ability of Dendritic Cells To Stimulate CD4＋T Cell Responses. Infect Immun, 2017, 85 (10).

Evernden C, Dowhan M, Dabas R, et al. High incidence of Pneumocystis jirovecii pneumonia in allogeneic hematopoietic cell transplant recipients in the modern era. Cytotherapy, 2020, 22 (1): 27-34.

Festic E, Gajic O, Limper AH, et al. Acute respiratory failure due to Pneumocystis pneumonia in patients without human immunodeficiency virus infection: outcome and associated features. Chest, 2005, 128: 573-579.

Fillatre P, Decaux O, Jouneau S, et al. Incidence of Pneumocystis jiroveci pneumonia among groups at risk in HIV-negative patients. Am J Med, 2014, 127 (12): 1242. e11-17.

Fily F, Lachkar S, Thiberville L, et al. Pneumocystis jirovecii colonization and infection among non HIV-infected patients. Med Mal Infect, 2011, 41 (10): 526-531.

Fischl MA, Dickinson GM, La Voie L. Safety and efficacy of sulfamethoxazole and trimethoprim chemoprophylaxis for Pneumocystis carinii pneumonia in AIDS. JAMA, 1988, 259: 1185-1189.

Fletcher LD, McDowell JM, Tidwell RR, et al. Structure, expression and phylogenetic analysis of the gene encoding actin I in Pneumocystis carinii. Genetics, 1994, 137 (3): 743-750.

Frenkel JK. Pneumocystis jeroveci n. sp. from man: morphology, physiology, and immunology in relation to pathology, Natl Cancer Inst Monogr, 1976, 43: 13-30.

Frenkel JK. Pneumocystis pneumonia, an immunodeficiency-dependent disease (IDD): a critical historical overview. J Eukaryot Microbiol, 1999, 46 (5): 89S-92S.

Frenkel JK, Good JT, Schultz JA. Latent pneumocystis infection of rats, relapse and chemotherapy. Lab Invest, 1966, 15: 1559-1577.

Fujii T, Nakamura T, Iwamoto A. Pneumocystis pneumonia in patients with HIV infection: clinical manifestations, laboratory findings, and radiological features. J Infect Chemother, 2007, 13 (1): 1-7.

Giese W. Bronchiolitis, bronchiectasis and pneumonia: a study in pathological anatomy. Dtsch Med J, 1954, 5 (11-12): 279-283.

Gigliotti F, Crow EL, Bhagwat SP, et al. Sensitized CD8+T cells fail to control organism burden but accelerate the onset of lung injury during Pneumocystis carinii pneumonia. Infect Immun, 2006, 74 (11): 6310-6316.

Godeau B, Coutant-Perronne V, Le Thi Huong D, et al. Pneumocystis carinii pneumonia in the course of connective tissue disease: report of 34 cases. J Rheumatol, 1994, 21: 246-251.

Gutiérrez S, Morilla R, León JA, et al. High prevalence of Pneumocystis jiroveci colonization among young HIV-infected patients. J Adolesc Health, 2011, 48: 103-105.

Hardak E, Brook O, Yigla M. Radiological features of Pneumocystis jirovecii Pneumonia in immunocompromised patients with and without AIDS. Lung, 2010, 188 (2): 159-163.

Hartel PH, Shilo K, Klassen-Fischer M, et al. Granulomatous reaction to pneumocystis jirovecii: clinicopathologic review of 20 cases. Am J Surg Pathol, 2010, 34（5）：730-734.

Hauser PM, Nahimana A, Taffe P, et al. Interhuman transmission as a potential key parameter for geographical variation in the prevalence of Pneumocystis jirovecii dihydropteroate synthase mutations. Clin Infect Dis, 2010, 51（4）：e28-33.

Hay JW, Osmond DH, Jacobson MA. Projecting the medical costs of AIDS and ARC in the United States. J Acquir Immune Defic Syndr, 1988, 1：466-485.

Helweg-Larsen J, Jensen JS, Dohn B, et al. Detection of Pneumocystis DNA in samples from patients suspected of bacterial pneumonia: a case-control study. BMC Infect Dis, 2002, 2：1-6.

Hibbett DS, Binder M, Bischoff JF, et al. A higher-level phylogenetic classification of the fungi. Mycol Res, 2007, 111（pt5）：509-547.

Hosseini-Moghaddam SM, Shokoohi M, Singh G, et al. A Multicenter Case-control Study of the Effect of Acute Rejection and Cytomegalovirus Infection on Pneumocystis Pneumonia in Solid Organ Transplant Recipients. Clin Infect Dis, 2019, 68（8）：1320-1326.

Hughes WT. Natural mode of acquisition for de novo infection with Pneumocystis carinii. J Infect Dis, 1982, 145（6）：842-848.

Hughes WT, Bartley DL, Smith BM. A natural source of infection due to Pneumocystis carinii. J Infect Dis, 1983, 147：595.

Hughes WT, McNabb PC, Makres TD, Feldman S. Efficacy of trimethoprim and sulfamethoxazole in the prevention and treatment of Pneumocystis carinii pneumonitis. Antimicrob Agents Chemother, 1974, 5：289-293.

Inoue N, Fushimi K. Adjunctive Corticosteroids decreased the risk of mortality of non-HIV Pneumocystis Pneumonia. Int J Infect Dis, 2019, 79：109-115.

Jensen L, Jensen AV, Praygod G, et al. Infrequent detection of Pneumocystis jirovecii by PCR in oral wash specimens from TB patients with or without HIV and healthy contacts in Tanzania. BMC Infect Dis, 2010, 10：140.

Kaplan JE, Hanson D, Dworkin MS, et al. Epidemiology of human immunodeficiency virus-associated opportunistic infections in the United States in the era of highly active antiretroviral therapy. Clin Infect Dis, 2000, 30Suppl 1：S5-14.

Kaplan JE, Hanson DL, Navin TR, et al. Risk factors for primary Pneumocystis carinii pneumonia in human immunodeficiency virus-infected adolescents and adults in the United States: reassessment of indications for chemoprophylaxis. J Infect Dis, 1998, 78：1126-1132.

Kazanjian PH, Fisk D, Armstrong W, et al. Increase in prevalence of Pneumocystis carinii mutations in patients with AIDS and P. carinii pneumonia, in the United States

and China. J Infect Dis, 2004, 189（9）：1684-1687.

Keely SP, Fischer JM, Cushion MT, et al. Phylogenetic identification of Pneumocystis murina sp. nov. , a new species in laboratory mice. Microbiology, 2004, 150（5）：1153-1165.

Khodavaisy S, Mortaz E, Mohammadi F, et al. Pneumocystis jirovecii colonization in chronic obstructive pulmonary disease（COPD）. Curr Med Mycol, 2015, 1（1）：42-48.

Ko RE, Na SJ, Huh K, et al. Association of time-to-treatment with outcomes of Pneumocystis pneumonia with respiratory failure in HIV-negative patients. Respir Res, 2019, 20（1）：213.

Kolls JK, Habetz S, Shean MK, et al. IFN-gamma and CD8[+]T cells restore host defenses against Pneumocystis carinii in mice depleted of CD4[+]T cells. J Immunol, 1999, 162（5）：2890-4289.

Kottom TJ, Hebrink DM, Limper AH. Binding of Pneumocystis carinii to the lung epithelial cell receptor HSPA5（GRP78）. J Med Microbiol, 2018, 67（12）：1772-1777.

Kovacs A, Frederick T, Church J, et al. CD4 T-lymphocyte counts and Pneumocystis carinii pneumonia in pediatric HIV infection. JAMA, 1991, 265：1698-1703.

Kumagai S, Arita M, Koyama T, et al. Prognostic significance of crazy paving ground grass opacities in non-HIV Pneumocystis jirovecii pneumonia: an observational cohort study. BMC Pulm Med, 2019, 19（1）：47.

Kunihiro Y, Tanaka N, Matsumoto T, et al. The usefulness of a diagnostic method combining high-resolution CT findings and serum markers for cytomegalovirus pneumonia and pneumocystis pneumonia in non-AIDS patients. Acta Radiol, 2015, 56（7）：806-813.

Kyeyune R, den Boon S, Cattamanchi A, et al. Causes of early mortality in HIV-infected TB suspects in an East African referral hospital. J Acquir Immune Defic Syndr, 2010, 55（4）：446-450.

Lahmer T, da Costa CP, Held J, et al. Usefulness of 1, 3 Beta-D-Glucan Detection in non-HIV Immunocompromised Mechanical Ventilated Critically Ill Patients with ARDS and Suspected Pneumocystis jirovecii Pneumonia. Mycopathologia, 2017, 182：701-708.

Latouche S, Olsson M, Polack B, et al. Detection of Pneumocystis carinii f. sp. in air samples collected in animal rooms. J Eukaryot Microbiol1997, 44（6）：46S-47S.

Le Gal S, Damiani C, Perrot M, et al. Circulation of Pneumocystis dihydropteroate synthase mutants in France. Diagn Microbiol Infect Dis, 2012, 74（2）：119-124.

Li J, Huang XM, Fang WG, et al. Pneumocystis carinii pneumonia in patients with connective tissue disease. J Clin Rheumatol, 2006, 12（3）：114-117.

Li T, Rong HM, Zhang C, et al. IL-9 Deficiency Promotes Pulmonary Th17 Response in Murine Model of

Pneumocystis Infection. Front Immunol, 2018, 9: 1118.

Li WJ, Guo YL, Liu TJ, et al. Diagnosis of pneumocystis pneumonia using serum (1-3)-β-D-Glucan: a bivariate meta-analysis and systematic review. J Thorac Dis, 2015, 7: 2214-2225.

Liu CJ, Lee TF, Ruan SY, et al. Pneumocystis Clinical characteristics, treatment outcomes, and prognostic factors of pneumonia in non-HIV-infected patients. Infect Drug Resist, 2019, 12: 1457-1467.

Liu Y, Su L, Jiang SJ, et al. Risk factors for mortality from pneumocystis carinii pneumonia (PCP) in non-HIV patients: a meta-analysis. Oncotarget, 2017, 8: 59729-59739.

López-Sánchez C, Falcó V, Burgos J, et al. Epidemiology and long-term survival in HIV-infected patients with Pneumocystis jirovecii pneumonia in the HAART era: experience in a university hospital and review of the literature. Medicine (Baltimore), 2015, 94: e681.

Lu JJ, Lee CH. Pneumocystis pneumonia. . J Formos Med Assoc, 2008, 107 (11): 830-842.

Lu PX, Deng YY, Liu ST, et al. Correlation between imaging features of Pneumocystis Jiroveci Pneumonitis (PCP), CD (4) (+) T lymphocyte count, and plasma HIV viral load: A study in 50 consecutive AIDS patients. Quant Imaging Med Surg, 2012, 2 (2): 124-129.

Lund FE, Hollifield M, Schuer K, et al. B cells are required for generation of protective effector and memory CD4 cells in response to Pneumocystis lung infection. J Immunol, 2006, 176: 6147-6154.

Ma L, Kutty G, Jia Q, et al. characterization of variants of the gene encoding the p55 antigen in Pneumocystis from rats and mice. J Medical Microbiol. 2003. 52 (11): 955-960.

Maini R, Henderson KL, Sheridan EA, et al. Increasing Pneumocystis pneumonia, England, UK, 2000-2010. Emerging Infect Dis, 2013, 19: 386-392.

Martinez A, Halliez MC, Aliouat EM, et al. Growth and airborne transmission of cell-sorted life cycle stages of Pneumocystis carinii. PLoS One, 2013, 8: e79958.

Maskell NA, Waine DJ, Lindley A, et al. Asymptomatic carriage of Pneumocystis jiroveci in subjects undergoing bronchoscopy: a prospective study. Thorax, 2003, 58: 594-597.

Medrano FJ, Montes-Cano M, Conde M, et al. Pneumocystis jirovecii in general population. Emerging Infect Dis, 2005, 11: 245-250.

Metersky ML, Colt HG, Olson LK, et al. AIDS-related spontaneous pneumothorax. Risk factors and treatment. Chest, 1995, 108 (4): 946-951.

Miller RF, Ambrose HE, Wakefield AE. Pneumocystis carinii f. sp. hominis DNA in immunocompetent health care workers in contact with patients with P. carinii pneumonia. J Clin Microbiol, 2001, 39 (11): 3877-3882.

Miller RF, Lindley AR, Ambrose HE, et al. Genotypes of Pneumocystis jiroveci isolates obtained in Harare, Zimbabwe, and London, United Kingdom. Antimicrob Agents Chemother, 2003, 47 (12): 3979-3981.

Monnet X, Vidal-Petiot E, Osman D, et al. Critical care management and outcome of severe Pneumocystis pneumonia in patients with and without HIV infection. Crit Care 2008, 12: R28.

Monroy-Vaca EX, de Armas Y, Illnait-Zaragozí MT, et al. Prevalence and genotype distribution of Pneumocystis jirovecii in Cuban infants and toddlers with whooping cough. J Clin Microbiol, 2014, 52 (1): 45-51.

Montes-Cano MA, Chabe M, Fontillon-Alberdi M, et al. Vertical transmission of Pneumocystis jirovecii in humans. Emerging Infect Dis, 2009, 15: 125-127.

Morgan DJ, Vargas SL, Reyes-Mugica M, et al. Identification of Pneumocystis carinii in the lungs of infants dying of sudden infant death syndrome. Pediatr Infect Dis J, 2001, 20 (3): 306-309.

Morgello S, Mahboob R, Yakoushina T, et al. Autopsy findings in a human immunodeficiency virus-infected population over 2 decades: influences of gender, ethnicity, risk factors, and time. Arch Pathol Lab Med, 2002, 126: 182-190.

Morris A, Sciurba FC, Lebedeva IP, et al. Association of chronic obstructive pulmonary disease severity and Pneumocystis colonization. Am J Respir Crit Care Med, 2004, 170: 408-413.

Nahimana A, Rabodonirina M, Bille J, et al. Mutations of Pneumocystis jirovecii dihydrofolate reductase associated with failure of prophylaxis. Antimicrob Agents Chemother, 2004, 48 (11): 4301-4305.

Nandakumar V, Hebrink D, Jenson P, et al. Differential Macrophage Polarization from Pneumocystis in Immunocompetent and Immunosuppressed Hosts: Potential Adjunctive Therapy during Pneumonia. Infect Immun, 2017, 85 (3).

Navin TR, Rimland D, Lennox JL, et al. Risk factors for community-acquired pneumonia among persons infected with human immunodeficiency virus. J Infect Dis, 2000, 181: 158-164.

Nevez G, Totet A, Jounieaux V, et al. Pneumocystis jiroveci internal transcribed spacer types in patients colonized by the fungus and in patients with pneumocystosis from the same French geographic region. J Clin Microbiol, 2003, 41 (1): 181-186.

Nwachcuku N, Gerba CP. Emerging waterborne pathogens: can we kill them all? Curr Opin Biotechnol, 2004, 15: 175-180.

Opata MM, Hollifield ML, Lund FE, et al. B Lymphocytes Are Required during the Early Priming of CD4+T Cells for

Clearance of Pneumocystis Infection in Mice. J Immunol, 2015, 195: 611-620.

Passos AIM, Dertkigil RP, Ramos M de C, et al. Serum markers as an aid in the diagnosis of pulmonary fungal infections in AIDS patients. Braz J Infect Dis, 2017, 21: 606-612.

Patterson L, Coyle P, Curran T, et al. Changing epidemiology of Pneumocystis pneumonia, Northern Ireland, UK and implications for prevention, 1 July 2011-31 July 2012. J Med Microbiol, 2017, 66(11): 1650-1655.

Phair J, Munoz A, Detels R, et al. The risk of Pneumocystis carinii pneumonia among men infected with human immunodeficiency virus type 1. Multicenter AIDS Cohort Study Group. N Engl J Med, 1990, 322: 161-165.

Philippe L, Rene C, Guillot J, et al. Impaction versus filtration for the detection of Pneumocystis carinii DNA in air. J Eukaryot Microbiol, 1999, 46: 94S.

Pifer LL, Hughes WT, Stagno S, et al. Pneumocystis carinii infection: evidence for high prevalence in normal and immunosuppressed children. Pediatrics, 1978, 61(1): 35-41.

Ponce CA, Chabé M, George C, et al. High Prevalence of Pneumocystis jirovecii Dihydropteroate Synthase Gene Mutations in Patients with a First Episode of Pneumocystis Pneumonia in Santiago, Chile, and Clinical Response to Trimethoprim-Sulfamethoxazole Therapy. Antimicrob Agents Chemother, 2017, 61(2).

Raviglione MC. Extrapulmonary pneumocystosis: the first 50 cases. Rev Infect Dis, 1990, 12(6): 1127-1138.

Rojas DA, Iturra PA, Méndez A, et al. Increase in secreted airway mucins and partial Muc5b STAT6/FoxA2 regulation during Pneumocystis primary infection. Sci Rep, 2019, 14; 9(1): 2078.

Rojas P, Friaza V, García E, et al. Early Acquisition of Pneumocystis jirovecii Colonization and Potential Association With Respiratory Distress Syndrome in Preterm Newborn Infants. Clin Infect Dis, 2017, 65: 976-981.

Ruan S, Samuelson DR, Assouline B, et al. Treatment with Interleukin-7 Restores Host Defense against Pneumocystis in CD4+T-Lymphocyte-Depleted Mice. Infect Immun, 2016, 84: 108-119.

Sassi M, Kutty G, Ferreyra GA, et al. The Major Surface Glycoprotein of Pneumocystis murina Does Not Activate Dendritic Cells. J Infect Dis, 2018, 218: 1631-1640.

Schmidt JJ, Lueck C, Ziesing S, et al. Clinical course, treatment and outcome of Pneumocystis pneumonia in immunocompromised adults: a retrospective analysis over 17 years. Crit Care, 2018, 22(1): 307.

Sheikholeslami MF, Sadraei J, Farnia P, et al. Dihydropteroate synthase gene mutation rates in Pneumocystis jirovecii strains obtained from Iranian HIV-positive and non-HIV-positive patients. Med Mycol, 2015, 53(4): 361-368.

Sivam S, Sciurba FC, Lucht LA, et al. Distribution of Pneumocystis jirovecii in lungs from colonized COPD patients. Diagn Microbiol Infect Dis, 2011, 71: 24-28.

Son H-J, Sung H, Park SY, et al. Diagnostic performance of the (1-3)-β-D-glucan assay in patients with Pneumocystis jirovecii compared with those with candidiasis, aspergillosis, mucormycosis, and tuberculosis, and healthy volunteers. PLoS ONE, 2017, 12(11): e0188860.

Stein CR, Poole C, Kazanjian P, et al. Sulfa use, dihydropteroate synthase mutations, and Pneumocystis jirovecii pneumonia. Emerging Infect Dis, 2004, 10(10): 1760-1765.

Stringer JR, Beard CB, Miller RF, et al. A new name (Pneumocystis jiroveci) for Pneumocystis from humans. Emerg Infect Dis, 2002, 8(9): 891-896.

Stringer SL, Stringer JR, Blase MA, et al. Pneumocystis carinii: sequence from ribosomal RNA implies a close relationship with fungi. Exp Parasitol, 1989, 8(4): 450-461.

Tasaka S, Tokuda H, Sakai F, et al. Comparison of clinical and radiological features of pneumocystis pneumonia between malignancy cases and acquired immunodeficiency syndrome cases: a multicenter study. Internal Med, 2010, 49(4): 273-281.

Totet A, Duwat H, Daste G, et al. Pneumocystis jirovecii genotypes and granulomatous pneumocystosis. Med Mal Infect, 2006, 36(4): 229-231.

Totet A, Latouche S, Lacube P, et al. Pneumocystis jirovecii dihydropteroate synthase genotypes in immunocompetent infants and immunosuppressed adults, Amiens, France. Emerg Infect Dis, 2004, 10(4): 667-673.

Travis WD, Pittaluga S, Lipschik GY, et al. Atypical pathologic manifestations of pneumocystis carinii pneumonia in the acquired immune deficiency syndrome: Review of 123 lung biopsies from 76 patients with emphasis on cysts, vascular invasion, vasculitis, and granulomas. Am J Surg Pathol, 1990, 14(7): 615-625.

van der Meer G, Brug SL. Infection par Pneumocystis chez l'homme et chez les animaux. Ann Soc Belge Med Trop, 1942, 22: 301-307.

Vanek J, Jirovec O. Parasitic pneumonia. Interstitial plasma cell pneumonia of premature infants, caused by Pneumocystis carinii. Zentralbl Bakteriol Parasitenkd Infektionskr Hyg, 1952, 158: 120-127.

Vargas SL, Hughes WT, Santolaya ME, et al. Search for primary infection by Pneumocystis carinii in a cohort of normal, healthy infants. Clin Infect Dis, 2001, 32(6): 855-861.

Vargas SL, Pizarro P, López-Vieyra M, et al. Pneumocystis colonization in older adults and diagnostic yield of single versus paired noninvasive respiratory sampling. Clin Infect Dis, 2010, 50: e19-21.

Vargas SL, Ponce CA, Gálvez P, et al. Pneumocystis is not a direct cause of sudden infant death syndrome. Pediatr Infect Dis J, 2007, 26 (1): 81-83.

Vargas SL, Ponce CA, Sanchez CA, et al. Pregnancy and asymptomatic carriage of Pneumocystis jiroveci. Emerg Infect Dis, 2003, 9 (5): 605-606.

Vera C, Aguilar YA, Velez LA, et al. High transient colonization by Pneumocystis jirovecii between mothers and newborn. Eur J Pediatr, 2017, 176 (12): 1619-1627.

Vogel MN, Brodoefel H, Hierl T, et al. Differences and similarities of cytomegalovirus and pneumocystis pneumonia in HIV-negative immunocompromised patients thin section CT morphology in the early phase of the disease. Br J Radiol, 2007, 80 (955): 516-523.

Vogel MN, Vatlach M, Weissgerber P, et al. HRCT-features of Pneumocystis jiroveci pneumonia and their evolution before and after treatment in non-HIV immunocompromised patients. Eur J Radiol, 2012, 81 (6): 1315-1320.

Wakefield AE. DNA sequences identical to Pneumocystis carinii f. sp. carinii and Pneumocystis carinii f. sp. hominis in samples of air spora. J Clin Microbiol, 1996, 34: 1754-1759.

Wakefield AE, Lindley AR, Ambrose HE, et al. Limited asymptomatic carriage of Pneumocystis jiroveci in human immunodeficiency virus-infected patients. J Infect Dis, 2003, 187: 901-908.

Wang EZ, Partovi N, Levy RD, et al. Pneumocystis pneumonia in solid organ transplant recipients: not yet an infection of the past. Transpl Infect Dis, 2012, 14 (5): 519-525.

Wasserman S, Engel ME, Griesel R, et al. Burden of pneumocystis pneumonia in HIV-infected adults in sub-Saharan Africa: a systematic review and meta-analysis. BMC Infect Dis, 2016, 16: 482.

Weller R. Zur erzeugung von Pneumocystosen im tierversuch. Z Kinderheilkd, 1955, 76: 366-378.

Weverling GJ, Mocroft A, Ledergerber B, et al. Discontinuation of Pneumocystis carinii pneumonia prophylaxis after start of highly active antiretroviral therapy in HIV-1 infection. EuroSIDA Study Group, Lancet, 1999, 353: 1293-1298.

Williams AJ, Duong T, McNally LM, et al. Pneumocystis carinii pneumonia and cytomegalovirus infection in children with vertically acquired HIV infection. AIDS, 2001, 15: 335-339.

Williams KM, Ahn KW, Chen M, et al. The incidence, mortality and timing of Pneumocystis jiroveci pneumonia after hematopoietic cell transplantation: a CIBMTR analysis. Bone Marrow Transplant, 2016, 51 (4): 573-580.

Yazaki H, Goto N, Uchida K, et al. Outbreak of Pneumocystis jiroveci pneumonia in renal transplant recipients: P. jiroveci is contagious to the susceptible host. Transplantation, 2009, 88: 380-385.

Yiannakis EP, Boswell TC. Systematic review of outbreaks of Pneumocystis jirovecii pneumonia: evidence that P. jirovecii is a transmissible organism and the implications for healthcare infection control. J Hosp Infect, 2016, 93: 1-8.

Ypma-Wong MF, Fonzi WA, Sypherd PS. Fungus-specific translation elongation factor 3 gene present in Pneumocystis carinii. Infect Immun, 1992, 60 (10): 4140-4145.

Yu Q, Jia P, Su L, et al. Outcomes and prognostic factors of non-HIV patients with pneumocystis jirovecii pneumonia and pulmonary CMV co-infection: a retrospective cohort study[J]. BMC Infect Dis, 2017, 17 (1): 392.

病例解析

1.病例1：男，40岁。咳嗽、发热4天。确证抗HIV抗体阳性1个月。

胸部CT（2019-06-13）：双肺向心性分布磨玻璃影（图5-20）。

【诊断】肺孢子菌肺炎。

【诊断依据】青年男性，确证抗HIV抗体阳性1个月。突起咳嗽、发热，干咳为主，查体无明显阳性体征，胸部CT示双肺向心性分布磨玻璃影，首先考虑肺孢子菌肺炎可能。行支气管镜检查，肺泡灌洗液查到耶氏肺孢子菌。给予复方新诺明治疗2周，复查胸部CT，病变明显吸收（图5-21）。

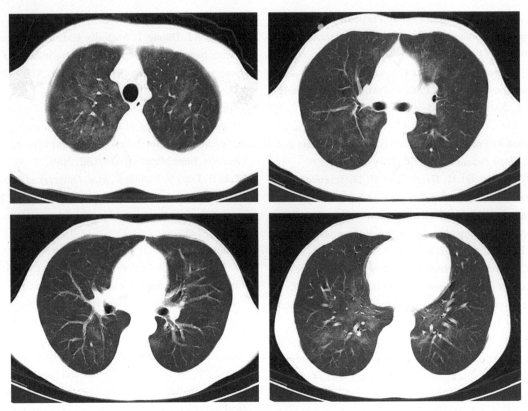

图5-20　胸部CT（2019-06-13）

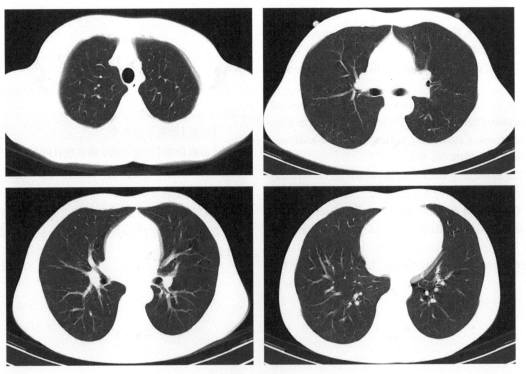

图5-21　病变明显吸收（2019-06-27）

【分析】肺孢子菌最初与原生动物一起归类，但它具有许多与真菌相同的特征。比如，肺孢子菌和真菌具有相似的囊壁超微结构，线粒体具有片状嵴（lamellar cristae）（原生动物线粒体具有管状嵴），并且其包囊包含类似于子囊菌的子囊孢子。根据压倒性的基因组证据和系统发育分析，现在明确地将其识别为真菌。对细胞壁组成和代谢途径的研究也支持这种分类。然而，尽管有许多共同的特征，但肺孢子菌经常被认为是一种非典型真菌，与其他真菌有很大的不同，其系统发育尚未确定。

在大多数真菌细胞壁中发现的麦角固醇在肺孢子菌中未检出。因为缺少麦角固醇，依赖于与麦角固醇结合（两性霉素B）或抑制麦角固醇合成（咪唑和三唑抗真菌剂）的常用抗真菌药物对肺孢子菌无效。胆固醇取代麦角固醇成为肺孢子菌的主要固醇，直到最近的肺孢子菌基因组测序，这两种固醇的代谢途径仍不清楚。根据基因组分析，肺孢子菌缺乏几个与麦角固醇生物合成有关的关键酶基因。此外，在人和啮齿类动物肺孢子菌中均缺失一种哺乳类动物胆固醇生物合成所必需的Dhcr24（24-脱氢胆固醇还原酶）同系物，推测肺孢子菌可能从宿主中分离胆固醇。

与典型真菌的坚硬细胞壁相反，肺孢子菌的另一个主要的不典型特征是营养型的多形性和脆弱的细胞壁。真菌细胞壁富含糖蛋白、甘露聚糖、葡聚糖、壳多糖和壳聚糖。肺孢子菌细胞壁中含有丰富的糖蛋白，并且仅在子囊中含有β-葡聚糖，包括1,3-β-葡聚糖和1,6-β-葡聚糖，1,3-β-葡聚糖含量最高，是主要的促炎症因子。营养型也表达MSG，但不表达葡聚糖。基因组分析实验表明，肺孢子菌中不存在其他真菌细胞壁的特征成分，包括外链N-甘露聚糖和壳多糖。因此，肺孢子菌是目前唯一在其细胞壁中缺乏壳多糖的真菌。肺孢子菌具有生物合成和降解1,3-β-葡聚糖和1,6-β-葡聚糖所需的所有酶，但丢失了在许多其他真菌中存在的α-葡聚糖生物合成和降解所需的基因。与其他真菌相比，肺孢子菌细胞壁的组成、厚度和刚度明显降低。这种减少反映了它对哺乳动物宿主环境的适应性。鉴于壳多糖、甘露聚糖和β-葡聚糖都是已知的病原体相关分子模式（PAMPs），它们通过包括DC-SIGN、dectin-1和dectin-2在内的宿主模式识别受体（PRRs）触发宿主先天免疫，其丢失或掩藏可能代表了肺孢子菌（尤其是营养型）适应的

一种有效机制，可以逃避宿主的先天免疫。这些PAMPs的缺失与肺孢子菌基因组中LysM效应基因的缺失是一致的，LysM效应基因在真菌中广泛保守并且具有抑制PAMPs触发的宿主固有免疫反应的功能。β-葡聚糖在子囊中的保留表明它们是生物体必不可少的，可能通过提供空气动力学有效的细胞壁，使其能够通过空气传播到其他宿主和（或）有助于形成保护性的带有MSG蛋白的生物膜。营养型很脆弱（呈"无壁"状态），细胞壁中既没有β-葡聚糖也没有壳多糖，可能无法承受宿主肺部环境以外的更苛刻的环境条件。这可能反映了肺孢子菌对宿主肺部稳定环境的适应。营养型β-葡聚糖和壳多糖的缺失也可能赋予肺孢子菌某些优势，包括具有更大可塑性的细胞壁，这可能允许其与宿主细胞更紧密地联系以获得营养。

肺孢子菌的第3个非典型特征是，尽管人们已经广泛地利用真菌培养基和其他培养系统，包括与哺乳类动物细胞共培养，但研究人员仍无法在体外繁殖该生物。全基因组分析对此提供了一些可能的见解。与其他真菌相比，肺孢子菌具有高度紧凑的基因组，因此丢失了许多生物途径，这可能使肺孢子菌高度依赖宿主来弥补这些损失。成功的培养将取决于更好地了解需要补充的特定营养素和肺孢子菌获取这些营养素的机制。肺孢子菌不能进行无菌培养，需要补饲细胞层来补充尚未确定的某些生物学过程。

肺孢子菌的另一个独特特征与宿主有关，是其适应宿主并与宿主物种共同进化的能力。每个肺孢子菌物种似乎只感染一种宿主，而无法感染另一种宿主。这与许多其他致病性真菌的情况截然不同，其他致病性真菌可以栖息在各种环境中，也可以感染不同的宿主。在基因组分析或其他研究中，尚未发现有关这种特异性的明显线索。

2.病例2：男，20岁。间断咳嗽3周。病人3周前无明显诱因出现咳嗽，干咳，自服中药治疗，无明显好转。1天前胸部正位X线片示右下肺野局限性高密度影。于2017-06-22入院诊治。辅助检查：血常规示白细胞8.93×10^9/L、中性粒细胞0.578、淋巴细胞0.329、血红蛋白165g/L、血小板247×10^9/L；血气分析：pH 7.414、PCO_2 37.6mmHg、PO_2 81.9mmHg；C反应蛋白5.8mg/L；HIV（-）。

胸部CT（2017-06-26）：右肺下叶实变、结节影（图5-22）。

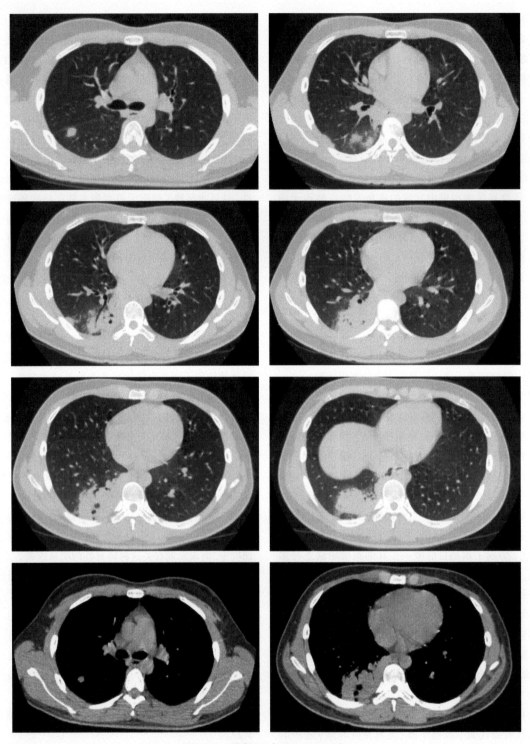

图5-22 胸部CT（2017-06-26）

【诊断】肺孢子菌肺炎。

【诊断依据】青年男性，既往体健。咳嗽，干咳为主，查体无阳性体征，胸部CT示右肺下叶实变、结节影，病变周围可见晕征，实变影中可见空洞影，内无液平，首先考虑肉芽肿性病变。鉴于病人病史3周，无发热，白细胞及CRP等炎性指标升高不明显，血气分析示低氧血症，暂不考虑常见细菌感染；病变周围无卫星灶，结核不考虑。病人影像重，体征轻，首先考虑真菌感染可能。入院后给予阿奇霉素、头孢美唑抗感染治疗2周，复查胸部CT（2017-07-06）：病变较前略有吸收（图5-23）。改用莫西沙星继续抗感染治疗，于2017-07-14行CT引导下穿刺活检，病理：（左肺下叶）肺组织内可见多核巨细胞肉芽肿性炎，部分多核巨细胞及肺间质内可见含薄膜的大小不等的透明小泡状结构，部分圆形，部分不规则，有折光性，结合组织化学染色，考虑肺孢子菌感染。特殊染色：PAS（＋），六胺银（＋），抗酸染色（－）。G试验154.2pg/ml。诊断明确后给予

复方新诺明治疗，2周后复查（2017-08-01）：病变较前明显吸收（图5-24），好转出院。

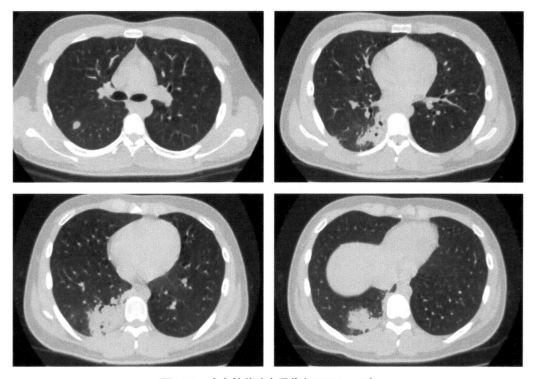

图5-23　病变较前略有吸收（2017-07-06）

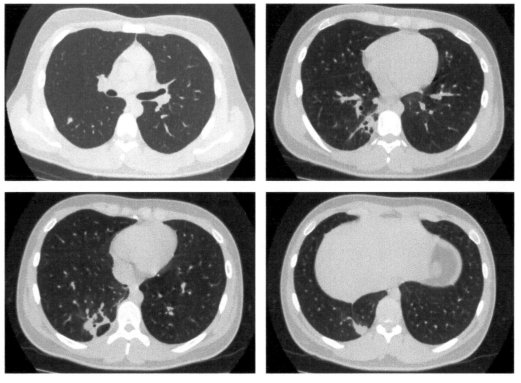

图5-24　病变较前明显吸收（2017-08-01）

【分析】典型的PCP在HRCT上表现为磨玻璃影伴或不伴气囊形成。一小部分PCP病人有非典型影像学表现，如肿块和结节，这些表现为肺孢子菌感染的肉芽肿反应，称为肉芽肿性PCP（GPCP）。Travis等对76例AIDS合并PCP的123例肺活检标本的非典型病理学表现进行了研究。观察到以下非典型特征：间质（63%）和腔内（36%）纤维化，肺泡渗出物缺失（19%），大量肺泡巨噬细胞（9%），肉芽肿性炎症（5%），透明膜（4%），明显间质性肺炎（3%），实质性空洞（2%），间质性微钙化（2%），最小组织学改变（2%）和血管侵犯伴血管炎（1%）。Hartel等回顾了20例GPCP的临床和病理特征。GPCP男性多见，最常见的症状是呼吸困难（5/14），基础疾病包括HIV/AIDS（7/20）、血液系统恶性肿瘤（6/20）和实体恶性肿瘤（4/20）。影像学表现包括结节（8/16）、弥漫性结节（5/16）和孤立性结节（3/16）。所有病例中均发现六胺银染色阳性的肺孢子菌，肉芽肿为多发（18/20）或单一性（2/20），可见巨细胞（11/20）、纤维化（8/20）和嗜酸性粒细胞（6/20）。泡沫状嗜酸性渗出物出现在一些肉芽肿的中央（5/20）。囊性间隙（1/20）和钙化（1/20）很少见。仅1例表现为典型的肺泡内泡沫样渗出物，内含肺孢子菌。Tasaka等比较了AIDS病人和恶性肿瘤病人中PCP的表现，结果表明，在17例AIDS病人中有1例（6%）结节性病变，在21例恶性肿瘤病人中有5例（24%）。Bondoc等研究发现，恶性肿瘤病人很少发生PCP肉芽肿性病理反应，GPCP发生率为3%。GPCP在停用皮质类固醇后2周至2个月和开始HAART后3～8周发生。Totet等研究显示，PCP肉芽肿反应的发生与宿主因素有关，包括恶性肿瘤、最近的皮质类固醇使用、免疫重建炎症综合征、预防应用喷他脒，而与PCP基因型无关。当结节是唯一表现时，HRCT和BAL均可能忽略了PCP的诊断，因此需要仔细检查活检标本中的微生物。

Hartel等报道，多达81%的GPCP病例在影像学上表现为肺结节，通常是多个并且随机分布。然而，孤立的肺结节和肿块影亦有报道。结节的范围从几毫米到1cm以上，有报道称肿块的大小可达7cm。两项研究报告显示结节可在几天内出现，表明这些肉芽肿可以迅速进展。多项研究显示，在未经充分治疗的病人中，结节可在数周至数月内增大。结节亦可以在几天内出现空洞。一些研究表明，经过治疗和症状缓解，结节会缩小或持续存在。

目前，GPCP形成的机制尚不清楚，诊断需要肉芽肿内存在肺孢子菌，并且不存在其他病原体，例如细菌、分枝杆菌或真菌。肉芽肿更常见为坏死性和多发性，其形成可能会影响传统诊断程序（如可能为阴性的支气管肺泡灌洗）检测肺孢子菌能力。据推测，这是肉芽肿包裹肺孢子菌的结果，与典型的肺孢子菌感染不同，后者在肺泡内发现大量的肺孢子菌。

电视胸腔镜手术和开胸肺活检是诊断GPCP更可靠的方法。其治疗通常是TMP-SMX，与典型的PCP相比，病人通常经历更长的疗程、更高的治疗失败率和需要多种药物联合治疗。

本例无基础疾病，影像学以实变和结节为主，抗生素治疗疗效差，经穿刺活检病理明确后给予TMP-SMX治疗，病变吸收明显，符合GPCP演变过程。

（首都医科大学附属北京安贞医院影像科
李　宇　提供）

3.病例3：男，50岁。咳嗽、憋喘半个月，加重8天，发热6天。病人半个月前无明显诱因出现咳嗽、憋喘，呈阵发性，干咳为主，遂前往当地社区医院经抗炎治疗（具体不详）后病情未见好转。8天前上述症状加重，前往市第一人民医院就诊，经抗感染治疗，上述症状缓解，6天前出现发热，最高温度39.3℃。为求进一步诊治，遂来我院急诊就诊，经莫西沙星、依替米星抗感染等治疗，病人体温降至正常，咳嗽、憋喘症状较前缓解，于2017-09-29收入我科。病来睡眠、饮食较差，体重减轻7kg。自述1年前患"肺炎"，与当地诊所经抗炎治疗后治愈。

胸部CT（2017-09-23）：双肺向心性分布高密度影，呈铺路石样改变，内见气囊影，外周肺野清晰，可见结节、空洞影（图5-25）。

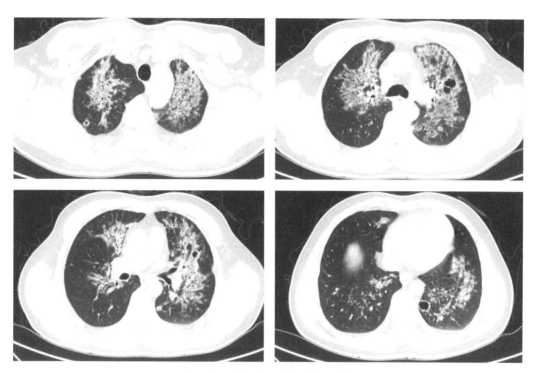

图5-25 胸部CT（2017-09-23）

【诊断】肺孢子菌肺炎。

【诊断依据】中年男性，1年前曾有"肺炎"病史，本次咳嗽、呼吸困难、发热、抗生素治疗疗效差，胸部CT示肺门为中心分布高密度影，"铺路石征"、气囊影和月弓征明显，首先考虑肺孢子菌肺炎。入院后给予复方新诺明联合激素治疗。辅助检查：血常规示白细胞7.44×10⁹/L、中性粒细胞0.805、血红蛋白130g/L、血小板309×10⁹/L；G试验255.40pg/ml；细胞免疫功能：CD3⁺62.82 %、CD3⁺CD4⁺5.24 %、CD3⁺CD8⁺51.84 %；红细胞沉降率20.00mm/h。支气管镜检查，肺泡灌洗液查见耶氏肺孢子菌。治疗10天后复查胸部CT（2017-10-09）：病变较前吸收，气囊影明显（图5-26）。2017-10-11 HIV抗体检测回报阳性。继续治疗1周，复查胸部CT（2017-11-17）：病变进一步吸收（图5-27），好转出院。

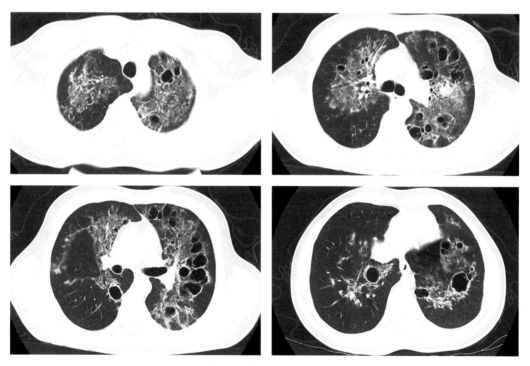

图5-26 病变吸收，气囊影明显（2017-10-09）

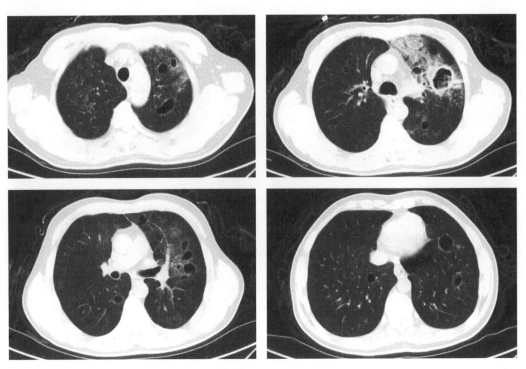

图5-27　病变进一步吸收（2017-11-17）

【分析】PCP的主要病理改变为弥漫性肺泡内炎性渗出、肺间质广泛增生以及肺泡壁的变性坏死，病程反复迁延可导致肺组织纤维化，引起低氧血症或呼吸衰竭。有学者根据PCP的发展进程分为早期（渗出）、中期（融合、实变）、晚期（吸收、纤维化）3个时期。磨玻璃影见于病变早期，表现为肺的密度升高，但没有掩盖肺血管的轮廓，代表肺泡及含气腔隙受累，病变以肺门为中心呈对称分布，磨玻璃影可与正常肺实质或过度充气肺组织交界存在，呈地图样改变或马赛克征。病理基础为肺泡腔内的渗出和相邻间质内淋巴细胞和浆细胞的浸润，间质和实质的累及都会形成磨玻璃密度影。随着病变的进一步发展，出现肺实变样密度，其病理基础为肺泡内炎性渗出明显增多、细胞坏死物等有形成分积聚，渗出性病变范围扩大。PCP中网格影最常见的就是小叶内间隔和肺泡间隔内炎细胞渗出引起的间隔增厚，当在弥漫的磨玻璃密度影基础上发生时则可能会形成"铺路石征"。网格影也可能是轻度扩张的支气管伴周围管壁的炎性渗出引起，扩张在不同层面相互融合形成网格样改变，双下肺多见，此表现会随着病变的吸收而缓解。肺气囊形成机制尚未明确，可能的理论为：急性炎症刺激巨噬细胞活化，使其释放使蛋白水解的弹性蛋白酶、肿瘤坏死因子和其他促使囊性病灶形成的毒素；由于局部缺血性坏死或肉芽肿性反应的形成，导致气囊形成；小气道、支气管狭窄、水肿，形成单向球阀的支气管阻塞，导致局部肺气肿；细支气管腔与间质相通，引起肺间质性肺气肿；在部分AIDS病人中，吸烟、静脉注射毒品、反复感染对于囊性病灶的形成也可能有一定作用。AIDS病人中肺气囊的出现，高度提示PCP。因此，磨玻璃影、实变、"铺路石征"和肺气囊既有共同的病理基础，又反映了肺组织不同程度的病理损害和影像学表现。

AIDS合并PCP的影像学表现与$CD4^+T$细胞计数、血浆HIV病毒载量有关。Lu等回顾性分析50例AIDS合并PCP病人的临床资料。胸部CT表现：磨玻璃影28例（28/50，56%），肺气囊10例（10/50，20%），实变6例（6/50，12%），间质性病变3例（3/50，6%），混合性病变3例（3/50，6%）。在这50例病人中，$CD4^+T$细胞计数为2～373/μl，血浆HIV病毒载量为500～$5.28×10^7$拷贝/ml，磨玻璃影病人的$CD4^+T$细胞计数高于肺气囊病人。以肺气囊为主的PCP病人血浆病毒载量高于以实变为主的病人。

磨玻璃影出现在AIDS的相对早期，其$CD4^+T$淋巴细胞计数也处于较高水平，说明机体对病原体具有较高的免疫能力，巨噬细胞的吞噬作用及T淋巴细胞的免疫反应对病原体的清除能力较强，肺部病理改变主要为肺泡水肿和炎症细胞渗出，CT表现也相对轻微。实变影和肺气囊则发生在较晚期，病人机体免疫功能低下，T细胞清除病原体的功能显著降低，肺孢子菌对肺组织的侵袭性增强，肺组织遭受到较严重的损害，引起广泛的肺泡内炎性渗出和间质增生、纤维化甚至肺组织重构。部分肺气囊因细支气管壁淋巴细胞、浆细胞浸润导致管腔部分阻塞，远端含气间隙过度膨胀所致，即与继发于细支气管狭窄的空气滞留有关，这种气囊大小和位置会随着病变发展而发生多种变化，部分可能随着间质病变的吸收而彻底吸收。部分气囊因肺泡破裂后融合形成，这些改变为不可逆性，肺气囊不能吸收。本例影像演变过程符合上述特点。

4.病例4：男，49岁。双下肢水肿5个月，发热3天。病人5个月前无明显诱因出现双下肢水肿，当地医院就诊，给予中药治疗（具体不详），病人水肿较前好转。3个月前病人双下肢水肿较前加重，遂于县人民医院住院治疗，诊断为肾病综合征，并于2019-07-18行肾穿刺活检，病理：膜增生性肾小球肾炎。诊断为肺部感染、肾病综合征，给予甲泼尼龙片（每日8片）、他克莫司（早1mg、晚0.5mg）调节免疫，抗感染、护肾、利尿消肿等对症支持治疗，病人双下肢水肿较前好转后出院，甲泼尼龙片应用8周后剂量调整为每日4片，规律随访。3天前病人无明显诱因出现发热、咳嗽、咳黄痰，到县人民医院就诊，胸部CT（2019-10-23）示双肺

感染，辅助检查：血常规示白细胞12.91×10^9/L、中性粒细胞0.907、血红蛋白91g/L；肾功能：肌酐175.6μmol/L、尿素25.38mmol/L、LDH 415IU/L、钾5.91 mmol/L；血气分析：pH 7.45、PCO$_2$ 27mmHg、PO$_2$ 66mmHg；CRP 3mg/L。给予哌拉西林/他唑巴坦及莫西沙星抗感染治疗，病人仍发热，为求进一步诊治于2019-10-25入院。既往有高血压病史5年，最高收缩压达160mmHg，现服用欣然控制血压，血压控制可。有痛风病史5个月余。查体：T 38.4℃，P 130次/分，R 20次/分，BP 139/88mmHg。双肺呼吸音粗，可闻及湿啰音。

胸部CT（2019-10-27）：双肺弥漫性分布磨玻璃影，"铺路石征"明显（图5-28）。

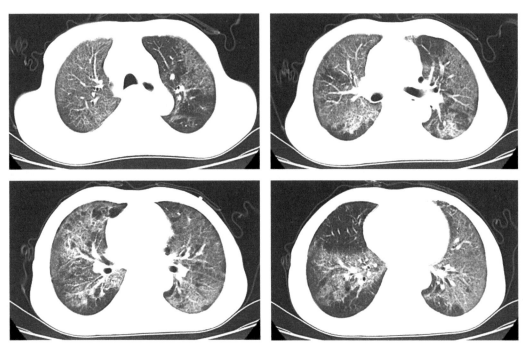

图5-28 胸部CT（2019-10-27）

【诊断】肺孢子菌肺炎。

【诊断依据】中年男性，有肾病综合征病史5个月，长期服用激素治疗。3天前病人出现发热、咳嗽、咳黄痰，查体双肺可闻及湿啰音，血气分析示低氧血症，2019-10-27胸部CT示双肺向心性分布磨玻璃影，"铺路石征""马赛克征""月弓征"明显，较前（2019-10-23）有明显进展，首先考虑肺孢子菌肺炎的可能。入院后给予舒普深联合复方新诺明抗感染治疗，病人仍发热，体温最高达39.2℃，指脉氧70%，血气分析示代谢性酸中毒，病情危重，给予美罗培南抗感染、纠酸、心电监护、无创呼吸机辅助呼吸。辅助检查（2019-10-27）：白蛋白18g/L；G试验342.40pg/ml。2019-10-29行气管镜检查，2019-11-03肺泡灌洗液NGS回报查到耶氏肺孢子菌和巨细胞病毒，加用激素治疗免疫性疾病、

更昔洛韦抗病毒治疗。淋巴细胞亚群检测：CD4$^+$T细胞计数101/μl。2019-11-07 2次痰涂片见真菌菌丝，给予伏立康唑抗真菌治疗。复查胸部CT（2019-11-12）：病变较前略有进展，左肺可见气囊影，双侧胸腔积液（图5-29）。病人病情相对稳定，因高血钾及尿少症状，行血液透析治疗。2019-11-22复查胸部CT左肺上叶病变较前进展，双侧胸腔积液较前增多。复方新诺明已应用3周，调整为预防剂量。2019-11-24再次出现呼吸困难加重，咳痰增多，2019-11-25气管镜肺泡灌洗液NGS回报查见粪肠球菌、棒状杆菌，加用利奈唑胺抗感染，病人仍呼吸困难加重，呼吸衰竭明显，2019-11-28加用多黏菌素抗感染治疗。2019-11-29病人神志不清，行气管插管，血细胞三系减少，血压下降，考虑脓毒性休克，急性肾衰竭，2019-12-01临床死亡。

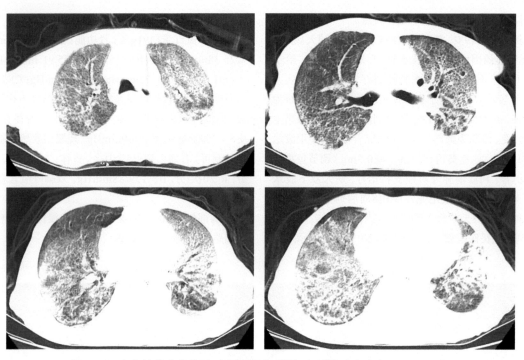

图5-29　病变较前略有进展，左肺可见气囊影，双侧胸腔积液（2019-11-12）

【分析】在非HIV感染者中，PCP正在成为一种重要的传染病。据估计，PCP的年发病率在全球超过100 000例，病死率约为50%，并且有50 000多例相关死亡。与PCP风险增加最常相关的状况是：①血液系统恶性肿瘤（尤其是白血病和淋巴瘤）。在该人群中，与PCP相关的危险因素包括使用皮质类固醇、单克隆抗体治疗或与基础疾病或治疗相关的T细胞功能障碍。②实体瘤（如脑、乳腺、肺和肾）。据报道，该人群的主要危险因素是大剂量化学疗法和骨髓移植以及长期使用皮质类固醇疗法。③器官移植。在该人群中，肺孢子菌感染的主要风险是CD4⁺淋巴细胞减少。④自身免疫性疾病（如类风湿关节炎、炎性肠病和强直性脊柱炎）。在该人群中，CD4⁺T细胞计数低以及使用抗TNF-α、利妥昔单抗或环磷酰胺可能会增加患病风险。⑤接受类固醇、免疫抑制或生物疗法（抗TNF-α、抗IL-6、抗IL-1、抗CD52或抗CD20）的病人也处于风险中。

在非HIV病人中，主要影像学特征是磨玻璃影（GGO），表现为肺泡炎，伴有肺泡内纤维蛋白、碎屑和病原体的积累。磨玻璃影的分布通常是对称的，主要分布在肺门周围区域，周围较少受累。Vogel等回顾性分析84例HIV阴性PCP病人的连续CT扫描，平均随访76天（37～506天）。在急性（初始）PCP期，最常见影像学表现是对称的、上叶分布的磨玻璃影，43%（36例）可见"月弓征"，57%（48例）可见"马赛克征"，只有9例病人不能完全治愈。针对性治疗（中位数13天）后复查胸部CT可见放射学快速改善。Kumagai等回顾了2006—2015年来自五家机构的HIV阴性PCP病人的HRCT。61例病人被纳入研究，19例在医院

死亡。所有病人在诊断为HIV阴性PCP时均在HRCT影像上显示磨玻璃影。HRCT结果包括"铺路石征"（29例，47.5%）、实变（23例，37.7%）、支气管扩张（14例，23.0%）和小叶中心结节（30例，49.2%）。在任何病人中均未观察到气囊影。多变量分析显示，"铺路石征"和低血清白蛋白水平是导致死亡的独立危险因素。

HIV阴性PCP病人中，呼吸衰竭的发生率不断增加。为了评估早期抗PCP治疗对HIV阴性重症PCP病人临床结局的影响，Ko等对2005年10月—2018年7月收治的51例HIV阴性PCP病人进行回顾性分析。所有病人均接受了适当的抗PCP治疗，主要应用复方新诺明治疗，抗PCP治疗的中位时间为58.0（28.0～97.8）小时。在多元Logistic回归模型中，抗PCP治疗的时间与死亡率的增加无关，年龄和初始治疗失败与死亡率增加独立相关。

巨细胞病毒对免疫系统具有抑制作用，患AIDS时间愈长，巨细胞病毒引起疾病进展的风险愈高，免疫抑制程度与疾病风险的相关性愈显著，这也提示PCP预后欠佳的病人应考虑PCP合并巨细胞病毒肺炎等混合感染的可能。发生感染时人体因血浆白蛋白的丢失引起低蛋白血症，进而病情加重。研究表明，白蛋白是评价疾病严重程度的重要指标，低蛋白血症与AIDS病情快速进展和死亡有关。本例即合并巨细胞病毒感染，且因肾病综合征出现低蛋白血症，影像进展迅速，表现为铺路石征，虽病情一度稳定，终因疾病进展而死亡。

5.病例5：男，38岁。确诊系统性红斑狼疮3个月，反复发热1周。病人3个月前因胸痛伴多关节疼痛就诊于当地医

院，查抗核抗体、抗DsDNA抗体阳性及低补体C3/C4后明确诊断为"系统性红斑狼疮"，给予甲泼尼龙、甲氨蝶呤、羟氯喹及对症支持治疗后好转。此后规律服用甲泼尼龙、甲氨蝶呤、羟氯喹等药物。1周前无明显诱因出现发热，体温最高达40.2℃，夜间为重。再次就诊于当地医院，行胸部CT检查提示感染，1天前给予甲泼尼龙500mg后未见发热，但呼吸困难仍重，于2019-11-09收入院。辅助检查：血常规示白细胞3.75×10⁹/L、中性粒细胞0.867、淋巴细胞

0.093、血红蛋白139g/L、血小板181×10⁹/L；PCT 0.12ng/ml；生化：乳酸脱氢酶619U/L、葡萄糖6.67mmol/L；1,3-β-葡聚糖308.2pg/ml；细胞免疫功能：CD3⁺196.67/μl（955～2860）、CD4⁺49.19/μl（550～1440）、CD8⁺148.33/μl（320～1250）；HIV（－）。

胸部CT（2019-11-09）：双肺弥漫性分布磨玻璃影，右肺下叶条索影（图5-30）。

【诊断】肺孢子菌肺炎。

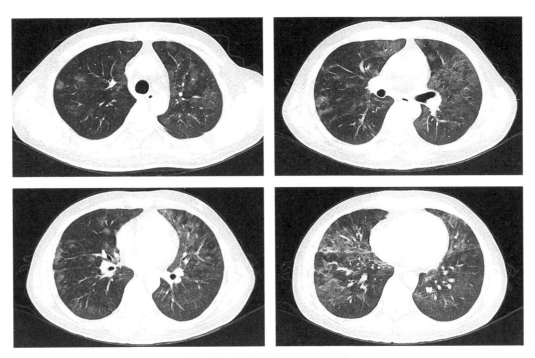

图5-30　胸部CT（2019-11-09）

【诊断依据】青年男性，有系统性红斑狼疮病史，长期服用甲泼尼龙、甲氨蝶呤、羟氯喹等药物，存在免疫抑制。1周前出现发热，有大量激素应用史，呼吸困难明显，查体无阳性体征，辅助检查乳酸脱氢酶升高，G试验数值明显升高，CD4⁺T细胞计数明显减少，结合胸部影像以肺部磨玻璃影为主，首先考虑肺孢子菌肺炎。入院后即行支气管镜下肺泡灌洗，取BALF送检NGS。给予复方新诺明1.44g，6

小时1次、丙种球蛋白20g每日1次、甲泼尼龙40mg每日2次等药物治疗。2019-11-14肺泡灌洗液NGS回报：查到耶氏肺孢子菌。诊断明确后给予复方新诺明0.96g 8小时1次、甲泼尼龙40mg每日1次治疗6天，甲泼尼龙减量为20mg每日1次治疗2天。病人自觉呼吸困难好转，于2019-11-22出院。出院后一直口服磺胺0.96g每日2次治疗。1个月后复查胸部CT（2019-12-21）：病变明显吸收（图5-31）。

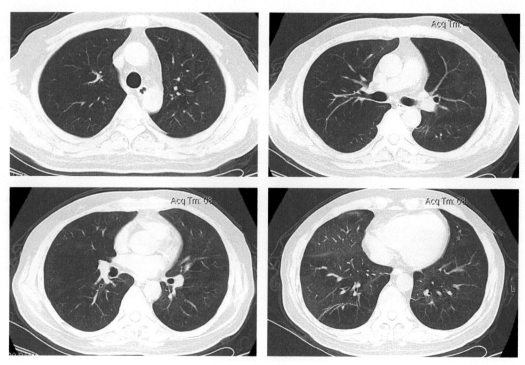

图5-31　病变明显吸收（2019-12-21）

【分析】PCP发病不仅是由于该菌在肺组织内生长发育和繁殖对肺组织的机械性损伤，而且炎症反应会发生于Ⅰ型肺泡上皮细胞膜，后者被耶氏肺孢子菌的营养型破坏，使含有营养型的嗜酸性渗出物、脱落的上皮细胞等充盈于肺泡内，同时Ⅱ型肺泡上皮细胞增殖修复受损导致间质改变，这是PCP发病的病理生理学基础。

PCP表现出非特异性的体征和症状，例如，发热、干咳和呼吸困难，分别高达86%、76%和81%。在某些情况下，感染可能诱发急性呼吸窘迫综合征（ARDS），需要机械通气。相对于HIV病人，非HIV病人肺孢子菌感染有如下特点：①病灶中病原菌的含菌量较低，实验室指标更加不敏感，增加了非HIV病人的误诊率。②早期症状更不典型，由于糖皮质激素等药物的使用，非HIV病人呼吸道症状易被掩盖。部分病人可仅表现为低氧血症，而无其他症状及影像学改变。③病情进展迅速，HIV病人潜伏期较长，而非HIV病人潜伏期较短。④总体死亡率更高，如果处理不当且不易治疗，可高达100%。

PCP好发于长期、大剂量应用免疫抑制剂的疾病，如免疫系统疾病（SLE、肉芽肿性多血管炎、结节性多动脉炎、类风湿关节炎、皮肌炎等）、肾脏疾病（IgA肾病、狼疮肾炎等）、实体器官移植术后（肾、肝、心脏、肺移植）、炎性肠病（溃疡性结肠炎、克罗恩病）、血液系统疾病（淋巴瘤、白血病、造血干细胞移植术后、骨髓移植术后等）。患有结缔组织病的病人发生PCP的风险有所不同。Godeau等针对34例PCP病人（肉芽肿性多血管炎12例、系统性红斑狼疮6例、结节性多动脉炎4例、多发性肌炎/皮肌炎5例、其他7例）的研

究估计，类风湿关节炎的PCP发病率为0.13%，系统性红斑狼疮为0.8%，肉芽肿性多血管炎为12%。大多数病人（25/34，74%）在结缔组织病诊断后的前8个月出现PCP。在诊断PCP时，大多数病人（32/34，94%）接受糖皮质激素治疗［平均泼尼松剂量1.2mg/（kg·d）］，其中，24例联合应用细胞毒性药物（19例应用环磷酰胺，9例应用甲氨蝶呤）。对于伴有发热、肺浸润、低氧血症和淋巴细胞减少的结缔组织病病人，须迅速进行支气管肺泡灌洗除外PCP可能。Li等研究发现，在2004年1月—2005年5月，北京协和医院共诊断出7例结缔组织病病人患有PCP，其中，系统性红斑狼疮2例、显微镜下多血管炎2例、皮肌炎2例、多发性肌炎1例。86%的病人在结缔组织病诊断后3个月内出现PCP。所有病人在接受PCP诊断前均接受糖皮质激素治疗和细胞毒性药物治疗。大多数病人在PCP发病时有发热、进行性加重的呼吸困难和干咳。PCP诊断前症状持续时间平均为7天。淋巴细胞绝对计数范围为126～528/μl。所有病人CD4淋巴细胞计数为（87±78）/μl。1例经诱导痰确诊，6例经支气管肺泡灌洗液确诊。7例PCP病人中4例合并真菌感染。所有病人均接受复方新诺明和皮质类固醇治疗。6例（86%）病人死亡，从诊断到死亡的平均持续时间为（14±4）天。口服高剂量糖皮质激素、口服甲氨蝶呤、双侧肺浸润、G试验阳性和无预防性使用抗PCP药物的病人更易患PCP。

皮质类固醇治疗是非HIV感染病人中PCP众所周知的危险因素，占已发表病例的55%～97%。皮质类固醇会干扰免疫系统内的许多途径，会减少不同细胞群体（如单核细胞和巨噬细胞）以及外周血CD4+T淋巴细胞的数量和功

能。使用抗TNF-α抗体或甲氨蝶呤联合皮质类固醇治疗是已经确定的另外两个危险因素。

Akiyama等回顾性分析1999年1月—2017年4月发生PCP的结缔组织病病例，评估HRCT上PCP的影像学类型与结缔组织病病人的临床特征和预后之间的关系。根据胸部HRCT表现，将病人分为3组：小叶间隔边界清楚的磨玻璃影（GGO）、边界不清的弥漫型GGO（弥漫型GGO）和混合实变的GGO（混合型GGO）。共确诊35例，8例边界清楚GGO（23%）、19例弥漫型GGO（54%）和8例混合型GGO（23%）。与边界清楚GGO和弥漫型GGO组相比，混合型GGO组血清C反应蛋白水平更高，淋巴细胞计数、血清白蛋白水平、氧合指数更低。混合型GGO组的死亡率明显高于边界清楚GGO和弥漫型GGO组（88% vs 7%）。胸部HRCT混合型GGO与结缔组织病病人PCP预后不良有关。

6.病例6：女，54岁。反复咳嗽、咳痰、发热伴气促3天。病人3天前无明显诱因出现咳嗽、咳痰，痰为白色黏痰，量少，不易咳出，发热，体温最高达39℃，伴气促，活动后加剧，休息后稍缓解，1天前就诊于当地医院，胸部CT示：双肺多发炎症伴双侧胸腔少量积液，给予抗感染、化痰、抗病毒、激素抗炎等治疗，上述症状未见好转，仍反复咳嗽、咳痰，热退后又再次出现发热，体温达39.2℃，伴气促，较前加剧，于2019-08-12入院诊治。既往有"类风湿关节炎"病史，不规律服用"甲泼尼龙"等药物治疗（具体不详），未定期随访。查体：T 38.6℃，P 114次/分，R 32次/分，BP 132/78mmHg。双肺呼吸音粗，可闻及散在干、湿啰音。辅助检查：血常规示白细胞$10.60×10^9$/L、中性粒细胞0.824、Hb 96.0g/L；血气分析（6L/min）：pH 7.436、PCO_2 24mmHg、PO_2 45mmHg、Lac 4.8mmol/L；生化：白蛋白30.6g/L、血糖11.30mmol/L、乳酸脱氢酶1150.9U/L、钾2.81mmol/L；CRP 132mg/L；G试验阳性。

胸部CT（2019-08-11）：双肺磨玻璃影，小叶间隔、小叶内间质增厚（图5-32）。

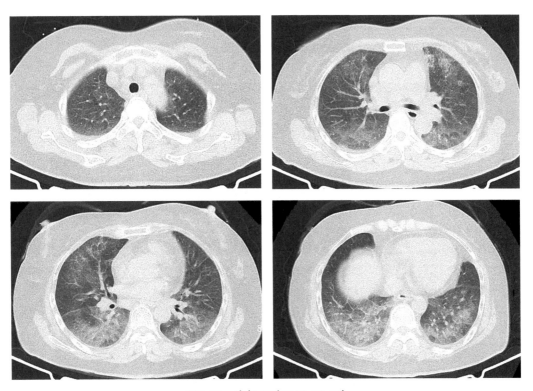

图5-32　胸部CT（2019-08-11）

【诊断】肺孢子菌肺炎。

【诊断依据】中年女性，既往有类风湿关节炎病史，不规律服用激素治疗，急性起病，发热、咳嗽、呼吸困难，血气分析示Ⅰ型呼吸衰竭，乳酸脱氢酶升高明显，G试验阳性，胸部CT示双肺向心性分布磨玻璃影，双下肺较重，小叶间隔、小叶内间质增厚，马赛克征明显，首先考虑肺孢子菌肺炎。入院后给予无创呼吸机辅助呼吸、莫西沙星0.4g每日1次静脉滴注抗感染、甲泼尼龙40mg每日2次抗炎等治疗。2天后给予气管插管，机械通气；气管镜检查，肺泡灌洗液送病原学及NGS。2019-08-17肺泡灌洗液NGS回报：查到耶氏肺孢子菌。给予复方新诺明3片6小时1次联合卡泊芬净（70mg首日，50mg每日1次）治疗。复查胸部CT（2019-08-22）：磨玻璃影吸收，双下肺实变影（图5-33）。病人病情缓解，2019-08-24拔除气管插管，2019-08-31复查胸部CT：病变明显吸收（图5-34），好转出院，院外继续口服复方新诺明治疗1周，复查胸部CT病变完全吸收。

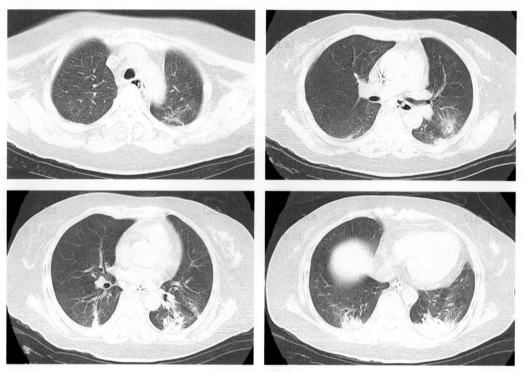

图5-33　磨玻璃影吸收，双下肺实变影（2019-08-22）

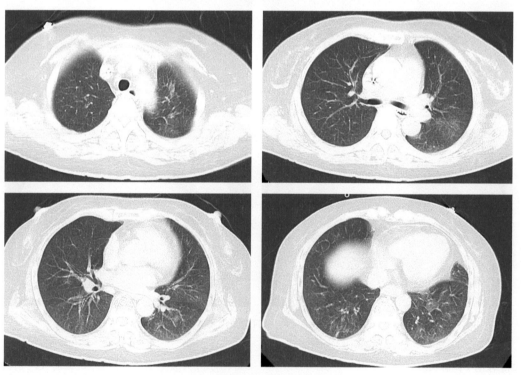

图5-34　病变明显吸收（2019-08-31）

【分析】血清学检测是临床上最为普遍的一种检测手段，目前已经有一些血清学生物指标用于辅助诊断PCP，1,3-β-D-葡聚糖（BG）就是其中之一。BG是一种具有生物活性的多糖，广泛存在于除隐球菌及毛霉目之外的真菌细胞壁中，占真菌细胞壁成分的50%以上，其他微生物及人体细胞均无BG成分。BG对热极为稳定，高压121℃并不能使其灭活。肺孢子菌作为一种不典型真菌，其细胞壁同样含有BG成分，BG不仅为细胞提供结构支持，也可介导免疫炎症反应。肺泡巨噬细胞表达的多种BG受体可与肺孢子菌细胞壁上的BG结合，激活机体产生一系列信号系统，进一步表达炎症细胞因子及趋化因子。同时，BG还可以通过Fas-FasL机制诱导树突状细胞共刺激分子表达和激活炎症反应。由此可见，BG参与了肺孢子菌的致病过程，BG合成酶抑制剂棘白菌素类药物治疗真菌效果良好，进一步证明BG在真菌致病过程中的重要作用。BG除了可诱导炎症反应，还具有免疫调节的生物活性，它在抗肿瘤、免疫调节等方面的作用越来越受到人们的重视，是医药行业关注的焦点。发生PCP时，肺孢子菌可进入人体的血液或深部组织，随后可被吞噬细胞（如中性粒细胞、巨噬细胞、单核细胞）吞噬，吞噬细胞试图利用溶酶体将肺孢子菌降解，BG抗原可从肺孢子菌胞壁中释放出来进入血液及其他体液，因此BG在血液及其他体液（胸腔积液、腹水、脑脊液、尿液）中的含量可增高，而在肺孢子菌定植状态或浅部肺孢子菌感染时BG未能从肺孢子菌细胞壁被释放出来，因此BG在血液或体液中的含量不高。

乳酸脱氢酶（LDH）可反映肺损伤的程度，有研究表明，在HIV阳性病人中当血清LDH＞450U/L时应考虑PCP可能性大，而当LDH正常时基本可排除PCP，提示LDH可为鉴别HIV阳性病人PCP提供一定的实验室依据。

Son等比较了PCP、念珠菌病、慢性播散性念珠菌病（CDC）、侵袭性曲霉病、毛霉病和肺结核病人以及健康志愿者的血BG水平。在临界值＞31.25pg/ml时，以牺牲特异性为代价，相对于结核病以及健康志愿者而言，对PCP高度敏感，BG检测的灵敏度为92%，特异性为55%。2015年Li等分析了33项关于血清BG在PCP诊断中作用的研究发现，在HIV感染病人中，血清BG阴性足以排除PCP。相反，对于非HIV病人，血清BG的结果应与临床和放射学结果并行解释。

尽管血清中BG检测具有较高特异性和灵敏度，但它并不是PCP的特异性生物标志物。由于缺乏标准化的检测方法，外部因素（如免疫球蛋白）可能导致假阳性结果以及高值无法区分不同真菌感染的事实，其使用受到了限制。由于这些原因，建议将BG与其他诊断测试结合使用。Lahmer等检测HIV阴性ARDS病人血清BG水平，并与

PCR结果进行相关性分析。血清BG检测的总体敏感性为92%，对PCP诊断的特异性为84%，具有较高的阴性预测价值。Passos等对2012—2016年因肺部感染住院的HIV病人肺部真菌感染情况进行评价。检测病人血清中BG、半乳甘露聚糖和乳酸脱氢酶。采用单变量和多变量回归分析方法，分析各变量之间的相关性。多因素分析显示，较高的BG水平（平均241pg/ml）和乳酸脱氢酶（平均762U/L）与肺孢子菌病的诊断有关。

S-腺苷甲硫氨酸（SAM）是耶氏肺孢子菌不能合成的分子，但对于其代谢是必需的。它是蛋白质和核酸甲基化、叶酸代谢和多胺合成的重要中间体。因此，耶氏肺孢子菌需要摄取外源性SAM。在对大鼠的研究中，发现血浆SAM浓度与耶氏肺孢子菌计数呈负相关。随后在人PCP中进行的测试还显示，感染期间血浆SAM浓度较低，治疗后恢复至正常值。

Esteves等研究了4种血清学生物标志物，即KL-6、BG、LDH和SAM在诊断PCP中的价值。他们发现BG是最可靠的生物标志物，其次是KL-6、LDH和SAM联用。BG和KL-6的组合具有最高的准确度，灵敏度为94.3%，特异性为89.6%。BG/KL-6联合试验应在临床背景下进行解释，可作为怀疑PCP病人的初步筛查试验，或作为呼吸衰竭病人或儿童的替代诊断程序，避免使用支气管镜引起并发症的相关风险。

（莆田学院附属医院呼吸科　王善钻　提供）

7.病例7：男，38岁。肾移植术后2年，咳嗽、发热、胸闷2天。病人2年前因肾性高血压、肾性贫血、高尿酸血症行肾移植，长期服用抗宿主免疫排斥药物。2天前出现干咳、胸闷，发热，体温波动于38℃左右，于2016-06-07入院诊治。既往有多囊肾、多囊肝病史。查体：T 38.1℃，P 96次/分，R 20次/分，BP 107/59mmHg。辅助检查：血常规示白细胞17.6×10^9/L、中性粒细胞0.9、血红蛋白106g/L、血小板201×10^9/L；乳酸脱氢酶401U/L；G试验阳性；血气分析提示Ⅰ型呼吸衰竭；HIV（-）。

胸部CT（2016-06-07）：双肺向心性分布磨玻璃、实变影（图5-35）。

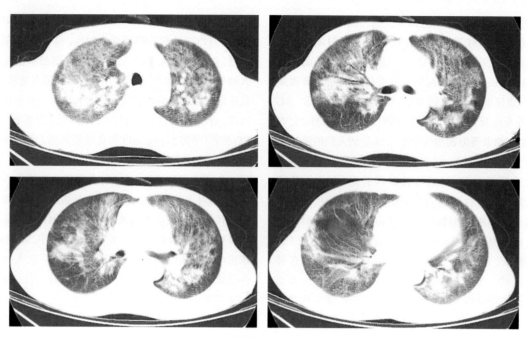

图5-35　胸部CT（2016-06-07）

【诊断】肺孢子菌肺炎。

【诊断依据】青年男性，右肾肾移植术后2年，突发干咳、发热、胸闷，查体无阳性征，乳酸脱氢酶升高，G试验阳性，血气分析提示Ⅰ型呼吸衰竭，胸部CT示向心性分布磨玻璃、实变影，结合病史、症状、体征、实验室检查和影像特点，首先考虑肺孢子菌肺炎可能。入院后虽经抗生素治疗，仍干咳、发热，明显气促和呼吸困难，2016-06-14痰涂片六胺银染色回报：查见耶氏肺孢子菌。给予复方新诺明和激素治疗2周，病变有所吸收（图5-36）。

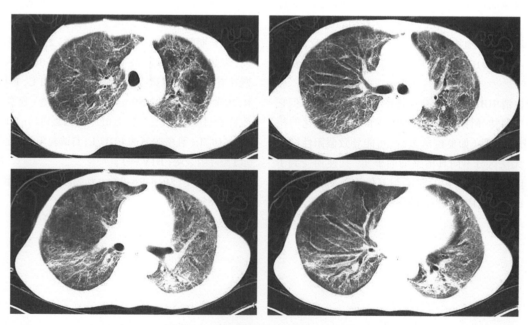

图5-36　病变较前吸收（2016-06-14）

【分析】自2000年代以来，免疫功能低下的HIV阴性病人中PCP的比例迅速增加。虽然HIV阴性的PCP病人体内肺孢子菌负荷量小于HIV阳性的PCP病人，但与HIV阳性的PCP病人相比，HIV阴性的PCP病人病情发展更为迅速，更容易出现呼吸衰竭危及生命，并且低病原体载量可降低肺孢子菌的检出率提高诊断难度。与HIV阳性的病人相比，HIV阴性病人中的PCP在BALF样本中表现出极低的耶氏肺孢子菌和中性粒细胞数量。痰液和BALF样品的聚合酶链反应（PCR）对生物的检测具有很高的敏感性和特异性，但在诊断PCP方面缺乏敏感性，因为PCR无法区分定植和感染。在HIV阳性病人中，$CD4^+T$细胞计数是有用的标记物，可以根据其发展为PCP的风险进行分类。但是，在HIV阴性病人中，没有有用的标记来监测免疫状态。

实体器官移植（SOT）受者患PCP的主要风险因素包括免疫抑制剂的使用、急性移植排斥反应、巨细胞病毒感染、老年人（＞65岁）和性别（女性），最常见的高危因素为免疫抑制剂的应用，包括非选择性免疫抑制剂：糖皮质激素、雷公藤多苷、甲氨蝶呤、环磷酰胺等，选择性免疫抑制剂：吗替麦考酚酯、他克莫司、环孢素等。由于长期使用免疫抑制剂，机体的细胞免疫功能和体液免疫功能均遭受了不同程度的损害，导致机体对肺孢子菌的清除能力减弱，从而导致PCP的发生。PCP的相对危险度随着排斥反应治疗次数的增加而增加。SOT受者合并PCP的病例主要发生在肾移植病人中，因为这是移植的主要类型。肺孢子菌感染率取决于移植类型，心脏移植、肺移植或心肺联合移植，PCP的发生率均高于肾脏或肝移植的受者，且与是否接受预防无关。这可能是因为接受心肺移植的病人接受了更强的免疫抑制疗法。

传统认为SOT受者发生PCP的风险在移植后12个月内最高，但在移植后的10年内均可发生。Hosseini-Moghaddam等对加拿大8个移植中心2010—2017年被诊断出的移植后PCP病人进行研究。总共鉴定出53例PCP病例以及209例对照病例。移植类型包括肾（198例）、心脏（30例）、肝（15例）、肾胰腺（14例）和肺（5例）。在移植后第1年（早发性疾病）发展为PCP的10例病人中，有7例没有接受预防性治疗，在移植后的前6个月中有6例（60%）发生了PCP。共有43例（81.1%）在术后1年发生PCP。在移植后第2年发展为PCP的9例病人中，有6例接受了至少6个月的预防性治疗（66.7%）。10例病人在移植后3～5年发生PCP。24例病人（45.3%）发生在移植后5年以上，其中10例超过10年以上。34例（64.1%）需要进入重症监护室，28例（52.8%）需要机械通气。尽管进行了治疗，但仍有20例（37.7%）PCP病人移植失败，包括15例肾、2例肝、2例肾胰腺和1例心脏移植受者。12例病人（60%）死亡，包括9例肾、2例肝和1例心脏移植病人。总体而言，PCP与26.9%（14例）的死亡率相关。CMV感染和同种异体移植排斥都与PCP的发展密切相关，6～12个月的PCP预防性治疗并不能显著预防PCP。

在美国，约1%的SOT受者患有PCP。SOT受者进行标准PCP预防之前，PCP总发生率接近5%～15%，死亡率可高达50%。在此基础上，许多指南建议PCP预防期为移植后3～12个月。美国移植学会的建议指出，应在移植后至少6～12个月进行预防。其他指南建议根据SOT的具体类型，缩短预防期。欧洲肾脏协会建议在肾移植后至少4个月进行PCP预防性治疗。指南中的共同点是在SOT后立即开始预防，因为最大程度的免疫抑制和发展为PCP的风险是在移植后的最初几个月内。有PCP或巨细胞病毒感染病史并接受SOT的病人应终身预防。在应用TMP-SMX对PCP进行早期移植后预防的研究中，所有类型移植受者PCP的发生率大大降低至0.3%～1.7%。据报道，肺移植受者的感染率为22/（1000人·年），心脏移植受者的感染率为0.14～7.3/（1000人·年），肾移植受者的感染率为0.4～2.7/（1000人·年），肝移植受者的感染率为10/（1000人·年）。

尽管如此，全世界已经出现了PCP暴发的报道，特别是在肾移植接受者中，导致了明显的发病率和死亡率。这可能与全世界免疫功能低下的肾SOT受者数量众多，且需要在医院内进行定期随访有关。结束PCP暴发的最有效方法是在移植受者中广泛采用预防措施。肾移植后PCP晚期发展的潜在危险因素包括低肾小球滤过率、巨细胞病毒感染和先前的急性排斥反应。其机制可能为在较低的肾小球滤过率或肾功能不全时免疫抑制加重，或者抗排异药物及其代谢产物清除时间延长，进而导致免疫抑制过度，但具体机制尚不清楚。由于晚期PCP发病率增加，一些中心选择将移植受者置于终身预防期。然而，所有SOT受者的终身预防可能导致成本增加和毒性增加。另一种预防策略是有针对性的预防。延长针对高风险受者的预防时间可能是降低晚期发病率的更具成本效益的策略。

8.病例8：女，17岁。肾移植术后9个月，咳嗽1个月，发热3天。病人2015年因少尿、水肿在当地就诊，诊断为尿毒症，行血液透析治疗半年后即在某院移植科行同种异体肾移植术，术后一直口服甲泼尼龙、环孢素及他克莫司免疫抑制治疗。1个月前无明显诱因出现咳嗽，咳黄脓痰，3天前出现畏寒、发热，体温最高达39℃，于2016-06-12入院诊治。查体：T 38.7℃，P 124次/分，R 20次/分，BP 100/70mmHg。两肺呼吸音粗，右肺可闻及湿啰音。辅助检查：血常规示白细胞$8.8×10^9$/L、中性粒细胞0.85、血红蛋白103g/L；血气分析：pH 7.40、PCO_2 33mmHg、PO_2 79mmHg；G试验阳性；乳酸脱氢酶634 U/L。

胸部CT（2016-06-14）：双肺磨玻璃影，小叶间隔和小叶内间质增厚，网格样、不规则细线影，"铺路石征"明显（图5-37）。

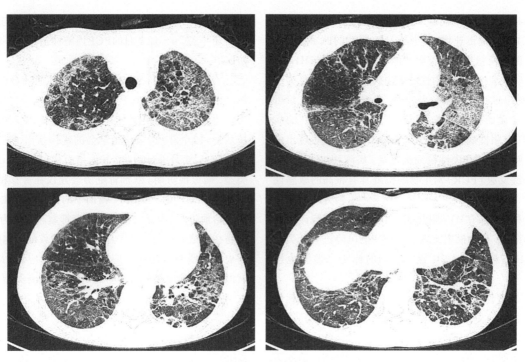

图5-37　胸部CT（2016-06-14）

【诊断】肺孢子菌肺炎。

【诊断依据】青少年女性，有肾移植病史，术后应用甲泼尼龙、环孢素及他克莫司等免疫抑制剂治疗。咳嗽、发热，血气分析提示低氧血症，乳酸脱氢酶升高，G试验阳性，影像学检查提示间质性肺炎，表现为双肺弥漫性分布磨玻璃、网格、条索影，"铺路石征"明显，首先考虑

肺孢子菌肺炎的可能。入院后将免疫抑制剂减量，给予复方新诺明治疗。行气管镜检查，肺泡灌洗液回报查到耶氏肺孢子菌，诊断明确。治疗2周后复查胸部CT（2016-06-28）：病变明显吸收（图5-38）。好转出院，院外口服复方新诺明治疗，复查胸部CT（2016-07-11）：病变基本吸收（图5-39）。

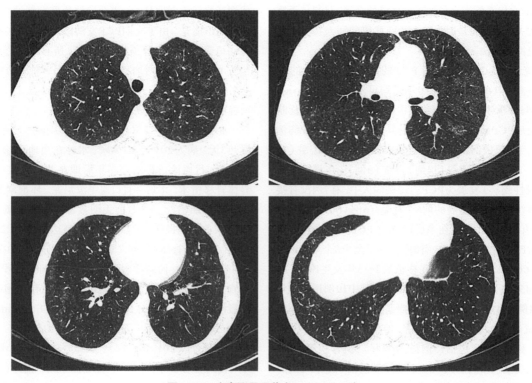

图5-38　病变明显吸收（2016-06-28）

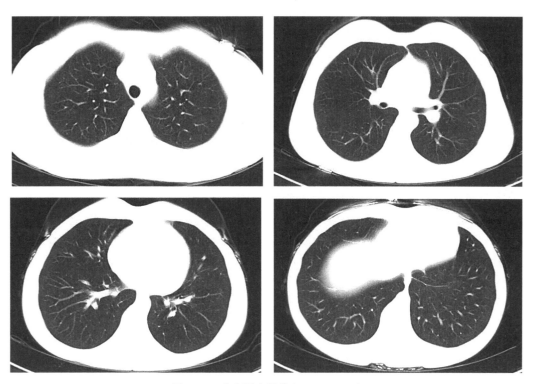

图5-39 病变基本吸收（2016-07-11）

【分析】近年来，磺胺类药物耐药性及其与基因突变的关系受到关注，大量证据表明，耶氏肺孢子菌对磺胺类药物耐药性增加与二氢蝶酸合酶（DHPS）基因和二氢叶酸还原酶（DHFR）基因突变有关。耶氏肺孢子菌DHPS基因突变最早报道于1998年，目前研究认为，其基因突变检出率增加与两个原因有关：一是预防性使用磺胺类药物，二是突变株的水平传播。

在发达国家，由于抗逆转录病毒治疗和预防性应用抗菌药物的双重干预，AIDS病人PCP的发病率显著下降。然而，在大量使用TMP-SMX进行预防性治疗的同时，肺孢子菌出现了DHPS基因突变的高度流行，提示TMP-SMX的使用可能增加了DHPS基因突变的发生率。基于对细菌的磺胺药物耐药机制的认识，通过用DNA扩增技术对PCP病人的呼吸道样本中肺孢子菌DHPS基因序列进行分析，最常见的DHPS基因突变发生在核苷酸位点165处和171处，即第55氨基酸残基的苏氨酸变为丙氨酸（Thr/Ala）（1型突变M1），57氨基酸残基的脯氨酸变为丝氨酸（Pro/Ser）（2型突变M2），有的为双突变（M3），没有取代的耶氏肺孢子菌DHPS序列被定义为野生型。根据这些不同，确定了4个不同的DHPS基因型，野生型序列应该是Thr55/Pro57，DHPS双突变Ala55/Ser57可能会影响底物结合，可能与耐药性有关。当有单个碱基突变的时候，倘若编码氨基酸没有发生改变，称之为同义突变。当单个碱基的突变导致编码氨基酸的不同，属于非同义突变。Stein等对2004年1月以前的关于磺胺药物使用与肺孢子菌DHPS基因突变的

13项相关研究进行了Meta分析发现，PCP病人接受磺胺类药物预防的DHPS突变的风险高于未接受磺胺预防的PCP病人。Kazanjian等应用PCR技术对1983—2001年美国145例和1998—2001年中国15例DHPS基因进行了扩增和序列测定。在美国，40%的病人有DHPS突变，38%的病人接受磺胺类药物预防。突变率从1994—1995年的25%上升到2000—2001年的70%。在中国，7%的病人有DHPS突变，没有一人接受过磺胺类药物预防。提示突变株存在地域差异。Hauser等对来自3个欧洲城市（里昂、洛桑和苏黎世）7家医院394例确诊为PCP的病人应用PCR进行突变株检测。在394例病人中，79例（20%）感染了含有一种或两种先前报道的DHPS突变的耶氏肺孢子菌菌株。在305例具有完整医学数据的病人中，34例接受磺胺类药物预防的病人中有24例（70.6%）携带DHPS突变株，271例未接受磺胺类药物预防的病人中仅45例（16.6%）携带DHPS突变基因，提示接受磺胺类药物预防的病人更易检出突变株。里昂的DHPS突变率明显高于瑞士洛桑（33.0% vs 7.5%）。在里昂，没有磺胺暴露证据的病人中，携带突变型DHPS基因型的比例明显高于瑞士（29.7% vs 3.0%）。苏黎世和洛桑医院之间突变株的患病率没有显著性差异。与瑞士医院相比，里昂的医院PCP的预防措施通常不被实施，并且大多数病人得到次优预防，其治疗失败与突变的耶氏肺孢子菌菌株严重相关。在没有隔离措施的情况下，人际传播，而不是由磺胺预防选择压力，可通过促进在预防应用磺胺药的压力下积累突变，从而加快临床上对磺胺药耐药

的菌株的选择。由于磺胺类药物广泛用于治疗许多细菌性疾病,这在发展中国家可能变得更加明显。Dini等研究发现,在南非接受磺胺类药物预防性治疗的病人中,56%(85/151)的病人检测到导致Thr55Ala和(或)Pro57Ser氨基酸替换的突变。有研究发现,DHPS突变株的产生与磺胺类药物应用的疗程相关,随着疗程的延长,DHPS突变的发生率上升。认为这可以用以下原因解释:首先,AIDS病人服用预防性药物可以预防肺孢子菌的野生株但却不能预防DHPS突变株,这种突变株可以通过其他已感染这种突变株的病人来传播;另外一种解释就是机体有可能会同时感染野生株和突变株,在预防性用药的作用下,突变株就被选择出来,在免疫抑制的情况下由突变株导致了肺炎,而且,在不同的地区,DHPS基因突变的发生率也有所不同,这种地理位置的差异反映了在不同的地区所选择的药物治疗的差异,没有发现DHPS突变的发生与药物剂量相关。Miller对来自英国伦敦和津巴布韦哈拉雷的磺胺暴露和未暴露病人的耶氏肺孢子菌分离株进行基因分型。限制使用TMP-SMX后,DHPS突变型和野生型的比例发生了明显的转换,同样支持了在TMP-SMX预防的选择性压力下会出现DHPS突变株这一理论。对于DHFR基因,Nahimana等研究表明,与不接受DHFR抑制剂预防的PCP病人相比,接受DHFR抑制剂乙胺嘧啶预防性治疗的PCP病人更可能感染具有非同义DHFR基因突变的肺孢子菌(9/15 vs 2/18),而且可导致预防失败。该学者认为,乙胺嘧啶是较强的DHFR抑制剂,而甲氧苄啶(TMP)是一个弱的DHFR抑制剂,长期应用乙胺嘧啶预防可能导致DHFR基因突变的发生。由上推测,耶氏肺孢子菌DHPS和DHFR基因突变的出现可能是磺胺类药物选择作用的结果。

2017年Ponce等回顾性分析了智利圣地亚哥地区2001—2010年56例PCP病人资料,结果发现,46例AIDS病人中22例存在DHPS基因突变,10例非AIDS病人中5例存在DHPS基因突变,但56例病人均未使用TMP-SMX预防性治疗,故认为病人携带突变株与个体间传播相关。病人携带突变株似乎并不能影响病死率。27例检出DHPS基因突变病例,2例死亡;29例未检测出DHPS基因突变病例,3例死亡。两组病例病死率相当,表明DHPS基因突变并未明显增加病死率。Monroy-Vaca等研究证明在没有经历任何磺胺类药物选择压力的婴儿和幼儿中也流行着肺孢子菌DHPS突变株(单突变体或双突变体),提示没有接受磺胺类药物治疗的群体也存在着肺孢子菌的突变流行。上述结果提示,并非所有DHPS和DHFR基因突变都与药物选择性压力相关,也可能是肺孢子菌基因多态性自然发展的结果。

Le等研究结果显示,与法国南部城市巴黎(18.5%)、里昂(33%)DHPS基因突变的流行率相比,法国西部布雷斯特地区的突变流行率只有3%(2/66),且这2例病人通常住在巴黎,在地理区域有效生活的病人中,突变的校正患病率为0%。可见不同城市中基因突变流行状况具有不同特点,同时可能存在突变体流行的地区差异。Alvarez-Martínez等对抗病毒治疗前后的西班牙AIDS病人的DHPS基因突变流行情况进行分析,结果表明,DHPS基因突变在抗病毒治疗之前更为常见(33% vs 5.5%),与之前的磺胺暴露和同性恋有关。Sheikholeslami等研究发现,伊朗DHPS基因的突变率为14.7%(5/34),其中接受抗病毒治疗的AIDS病人DHPS基因突变率最低(6.25%,1/16),慢性阻塞性肺病病人突变率中等(14.3%,1/7),恶性肿瘤病人突变率最高(27.3%,3/11),绝大多数为野生型(29/34;85.3%)。在恶性肿瘤病人中检测到DHPS的双突变,而在AIDS和COPD病人中分别检测到55和57密码子的单突变。在这项研究中,发现了两个新的和罕见的单倍型DHPS突变。综上所述,肺孢子菌DHPS基因突变流行状况存在明显差异,不仅仅受磺胺类药物预防治疗的影响,与地区差异、抗病毒治疗、疾病本身也有关。

DHFR基因突变在各地区都有较高的流行。据文献报道,在印度,DHFR基因突变率为42%;在曼谷,DHFR基因突变率为61.1%;在葡萄牙,DHFR基因突变率为27.3%;在日本的一项研究表明,从27例PCP病人中检测DHFR基因,发现59.25%具有核苷酸位点的改变。尽管DHFR有较高的流行突变率,但因其突变位点较为分散,相关研究相对较少。

TMP-SMX对PCP的预防性治疗虽然大大降低了患病率及病死率,但随之出现的相关耐药基因突变引起了研究者们的关注。报道指出,DHPS及DHFR的基因突变可以引起肺孢子菌对TMP-SMX的耐药进而影响TMP-SMX的疗效导致病人临床结局较差。然而,肺孢子菌基因突变引起耐药的机制目前依旧不明,基因位点突变与耐药关系以及不同的位点突变引起不同的临床预后结果需进一步研究。由于临床相关因素的复杂性,基因突变是否与基础疾病及疾病严重程度相关也需进一步明确。

9.病例9:男,53岁。发热伴咳嗽2周。既往有白血病(M5)骨髓移植术后1年病史。查体:T 38.7℃,P 106次/分,R 21次/分,BP 130/77mmHg。辅助检查:血气分析示pH 7.436、PCO_2 34.8mmHg、PO_2 69.1mmHg;血常规示白细胞$6.81×10^9$/L、中性粒细胞0.696、血红蛋白106g/L;红细胞沉降率113mm/h;C反应蛋白151.56mg/L。

胸部CT(2020-01-08):双肺斑片、磨玻璃影(图5-40)。

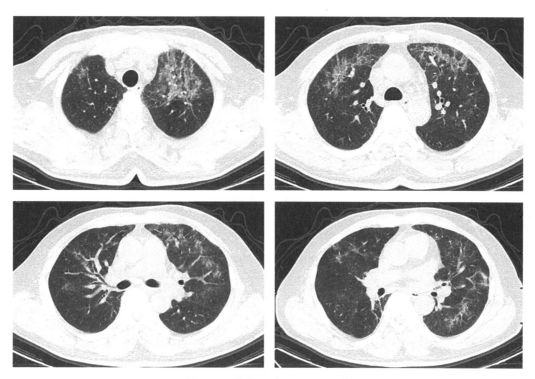

图5-40　胸部CT（2020-01-08）

【诊断】肺孢子菌肺炎。

【诊断依据】中年男性，既往有白血病（M5）骨髓移植史，存在免疫功能低下。本次急性起病，发热、干咳、呼吸困难，符合肺孢子菌肺炎典型临床表现，结合肺部影像学为斑片、磨玻璃影，可见小叶间隔增厚，上肺分布为主，

首先考虑该诊断。2020-01-09行支气管镜检查，2020-01-10左肺上叶尖后段毛刷及肺泡灌洗液NGS检测回报查到耶氏肺孢子菌。给予复方新诺明2片6小时1次抗真菌治疗。复查胸部CT（2020-01-18）：两肺病变吸收明显，左肺上叶少许炎性病变（图5-41）。

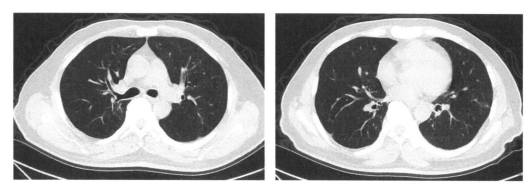

图5-41　病变基本吸收（2020-01-18）

【分析】PCP是造血干细胞移植（HSCT）的潜在致命性并发症。最重要的危险因素是移植物抗宿主病（GVHD）和（或）其免疫抑制治疗（immunosuppressive therapy，IST）。其他危险因素可能包括淋巴细胞减少症、非白人种族和含有阿仑单抗或抗胸腺细胞球蛋白（antithymocyte globulin，ATG）或外周血干细胞来源的GVHD预防。Williams等报道了国际血液和骨髓移植研究中心的结果，评估了自体和同种异体（异基因）造血干细胞移植（allo-

HSCT）后PCP的发生率、危险因素和死亡率。1995—2005年，首次接受HSCT的病人中，0.63%的同种异体受体和0.28%的自体受体出现了PCP，多发生于allo-HSCT后30天至1年以上。PCP感染的危险因素包括淋巴细胞减少和HSCT后的失配。同种异体或自体HSCT后，病人的总体生存率明显低于对照组。控制显著变量后，与对照组相比，PCP病例死亡的可能高6.87倍。PCP感染在HSCT后罕见，但与高死亡率相关。接受阿仑单抗或ATG的病人与其他预

防GVHD的病人（通常为甲氨蝶呤和钙调磷酸酶抑制剂）相比，PCP病例更为常见。与GVHD相关的因素和免疫重建不良是PCP的危险因素，提示高危HSCT受者对PCP的长期预防可能会改善预后。

口服复方新诺明是HSCT后预防PCP的首选药物，因为其疗效高、毒性低并且同时覆盖其他病原体，包括肺炎链球菌、弓形虫、流感嗜血杆菌和诺卡菌等。预防PCP的替代药物包括口服氨苯砜、吸入喷他脒和口服阿托伐醌等。PCP预防的临床实践指南因中心而异。国际血液和骨髓移植中心/欧洲血液和骨髓移植指南建议6个月，并且在继续接受IST的病人中时间"更长"。欧洲白血病感染会议指南建议6个月，并且继续接受IST和（或）患有慢性GVHD的病人中时间"更长"。澳大利亚指南更加普遍地集中于肿瘤病人（实体和血液恶性肿瘤），指出：在停止免疫抑制方案后，预防应持续一段时间。在含皮质类固醇的治疗方案中，应在类固醇停止后6周内继续预防。对于某些化疗方案（例如，阿仑单抗），PCP的发生病率较高，应考虑将PCP的预防期延长至12个月。

在实施常规复方新诺明预防之前，异基因HSCT后PCP的累积发生率估计为9%～16%。在没有GVHD的情况下通常预防至移植后6个月，而在存在GVHD的情况下进行预防的时间更长，其发生率已降至1%。此外，报道发生率为1%的研究（包括预防GVHD的病人）通常由钙调磷酸酶抑制剂联合甲氨蝶呤或吗替麦考酚酯组成。目前，许多中心已经在常规的GVHD预防中增加了ATG，因为随机研究表明，这种方法可以降低GVHD而不会增加血液系统恶性肿瘤的复发。

国际指南关于异基因HSCT的建议是基于没有常规接受ATG治疗的GVHD预防病人。Evernden等对2008年1月1日—2017年6月30日在加拿大艾伯塔省进行首次异基因HSCT的649例成年病人进行回顾性分析，GVHD预防包括ATG。在研究期间，有21例病人确诊为PCP，存活病人的中位随访时间为1648天。确诊的PCP在1、2、3和5年的累积发生率分别为1.16%、3.32%、3.52%和3.52%。在第180天之前没有发生明确的PCP病例。21例病人中有7例（33%）在重症监护病房接受治疗，3例（14%）死亡。具有GVHD（活动或不活动）和非GVHD病史病人的5年PCP累积发生率相似，分别为3.78%和3.35%。PCP发生在GVHD和非GVHD病人中的中位时间分别为465天和300天。这与患有

严重GVHD的病人预防PCP的时间更长有关。总体而言，GVHD病人HSCT后PCP预防的中位时间为419天，而非GVHD病人为187天。在进展为PCP的病人中，GVHD病人PCP预防中位时间为412天，而非GVHD病人为208天。在GVHD病人（237例）中，8例发展为PCP，1例死亡。8例病人中有6例在诊断为PCP之前未遵循PCP预防性治疗持续时间指南。在237例GVHD病人中，有97例在IST期间或IST停用后<90天时停止了PCP预防，其中，6例确诊为PCP。在IST停用后90天停用PCP预防的32例GVHD病人中，只有1例（3%）发展为PCP（不包括1名因喷他脒预防而发展为PCP的病人）。在非GVHD的病人中（412例），有13例发展为PCP，2例死亡。在13例确诊的PCP病例中，有2例发生在吸入喷他脒预防期间（HSCT后207天和337天），11例发生在移植后267～558天，终止预防用药后的中位时间为74～151天，PCP的发生部分归因于CD4$^+$T淋巴细胞计数低（<200/μl）。共有278例非GVHD的病人在6个月以上无复发、移植失败或新发恶性肿瘤。而且，在预防使用复方新诺明、氨苯砜或阿托伐醌的病人中未发现肺孢子菌感染，而吸入喷他脒者3例。总之，对于非GVHD病人接受含ATG的GVHD预防，6个月的PCP预防是不够的，特别是CD4$^+$T淋巴细胞计数<200/μl和社区中PCP的发生率很高时。对于GVHD病人接受含ATG的GVHD预防，PCP的预防时间应该直到终止IST后的3个月。复方新诺明、氨苯砜和阿托伐醌优于吸入喷他脒。

（绍兴市人民医院呼吸科　秦　城　提供）

10.病例10：男，66岁。肾移植术后11年半，腹泻伴发热1周。病人于2004-10-26因尿毒症行同种异体肾移植术，术后恢复理想，给予环孢素+吗替麦考酚酯+泼尼松抗排斥治疗，血肌酐稳定在正常范围，尿量理想。2年前渐出现颜面及头皮皮损，呈暗红色，逐渐增多。2014年1月就诊于南京某医院，行病理活检提示淋巴细胞增生性疾病，停用环孢素，改为西罗莫司局部外用，稍好转。1周前无明显诱因出现腹泻，间断发作，最多1天解大便7次，呈水样，并伴发热，最高体温达38.4℃，于2016-07-01入院诊治。辅助检查：血常规示白细胞4.9×10^9/L、中性粒细胞0.6、血红蛋白136g/L、血小板134×10^9/L；血气分析：pH 7.46、PCO$_2$ 28mmHg、PO$_2$ 105mmHg。

胸部CT（2016-07-02）：双肺多发斑片、条索影（图5-42）。

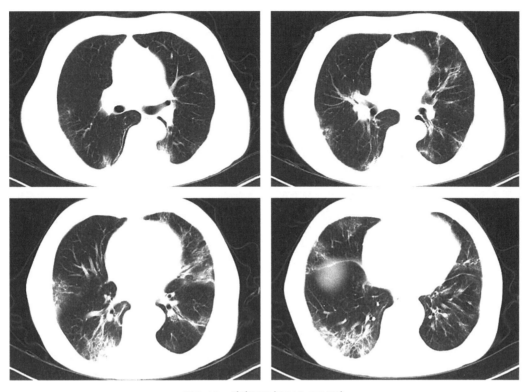

图5-42 胸部CT(2016-07-02)

【诊断】肺孢子菌感染。

【诊断依据】老年男性,有肾移植史,长期服用免疫抑制剂,提示免疫功能低下。急性起病,以腹泻为主,偶有发热,查体无明显阳性体征,血气分析示呼吸性碱中毒,胸部CT示双肺间质性肺炎表现,可除外细菌和曲霉、毛霉、隐球菌等常见真菌感染,不除外肺孢子菌肺炎可能。给予美

肠安改善肠道菌群失调等对症治疗。行气管镜检查,2016-07-04肺泡灌洗液见耶氏肺孢子菌,给予复方新诺明治疗。结肠黏膜组织病理学检查,查到耶氏肺孢子菌,复方新诺明治疗1周,腹泻好转,排便正常。1个月后(2016-08-03)复查胸部CT,病变明显吸收(图5-43)。

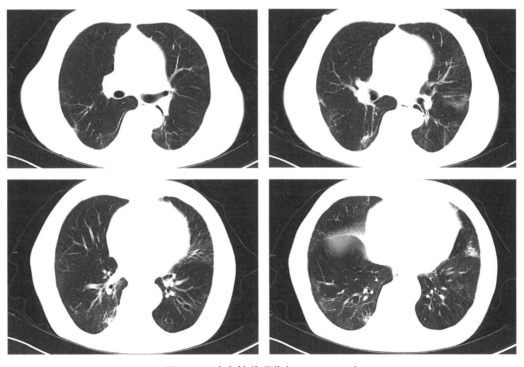

图5-43 病变较前吸收(2016-08-03)

【分析】肺外肺孢子菌病（extrapulmonary pneumocystosis）是一种较不常见的表现，尤其是在没有同时发生PCP的情况下。许多肺外肺孢子菌感染被认为是亚临床的，可能是肺部肺孢子菌感染的未充分诊断的并发症。肺外肺孢子菌病的发生率在文献中有所不同。据估计，HIV感染者中肺外肺孢子菌病的发生率为0.06%～2.5%。Cohen和Stoeckle在1991年的回顾中计算出0.06%的发病率，这是基于在80 000多例HIV阳性PCP病例中，仅发生不到50例肺外肺孢子菌病这一事实。Raviglione在其1990年的肺外肺孢子菌病综述中，基于他在诊断940例PCP发作的同一时期内发生的5例肺外肺孢子菌病的认识，计算出曼哈顿Cabrini医院的发生率为0.53%。Cote等报道了更高的发病率，他们在1980—1988年纽约纪念医院的161例HIV阳性PCP病人的尸检中，发现4例（2.5%）肺外肺孢子菌病。

Raviglione检索了1954—1990年报道的50例病例，HIV阴性病人有16例，美国7例，加拿大3例，法国2例，奥地利、澳大利亚、丹麦和捷克斯洛伐克各1例。小儿发生肺孢子菌感染的危险因素包括先天性低球蛋白血症（4例），胸腺淋巴组织发育不全（1例）和非特异性恶性肿瘤（1例）。其余2例没有已知的危险因素。尽管细胞免疫在预防PCP中起主要作用，但保留的体液免疫可能对预防传播至关重要，这可能与调理失调导致吞噬作用降低有关。在成人中，危险因素包括使用免疫抑制剂治疗恶性肿瘤（3例），低球蛋白血症（2例）和在肾移植后使用免疫抑制剂（1例）。其余2例未发现任何已知的危险因素。在16例病人中有15例在2天至8周后因PCP和（或）肺外肺孢子菌病而死亡。患有AIDS的病人有34例，其中有33例发生在1987—1990年的3年中。HIV感染的危险因素如下：同性恋（14例），静脉吸毒（8例），输血（3例），未知（1例），未报告（8例）。在34例病人中，有16例（47%）已被证实伴有PCP。在34例病人中，有18例接受雾化喷他脒作为预防PCP的唯一方法。所有这些病人在1989年被诊断出患有肺外肺孢子菌病。喷他脒作为AIDS病人预防PCP的用药广泛应用于20世纪80年代末和90年代初。有学者提出，雾化喷他脒的使用仅局部分布在肺中，肺部得到有效浓度而整体的血药浓度不足以预防全身播散性肺孢子菌感染。因此，从肺向远处扩散的少数肺孢子菌可能会被发现并不受干扰地生长，最终产生疾病。

Ng等文献检索发现，从1954年到1996年，共报道了16例非HIV感染者的肺外肺孢子菌病病例。其中，13例有基础疾病，6例是儿童（4例先天性低球蛋白血症、1例胸腺淋巴组织发育不全、1例恶性肿瘤），7例成年人（2例患有低丙种球蛋白血症、1例慢性粒细胞性白血病、1例霍奇金淋巴瘤、1例非霍奇金淋巴瘤、1例恶性肿瘤和1例肾移植）。在其余3例病人中，没有基础疾病。在16例病人中，

有13例出现或最近有PCP发作；在其余3例病人中，1例表现为疲劳，1例表现为全血细胞减少，另1例未提及临床表现。对于13例同时发生PCP的病人，5例仅限于肺门或气管淋巴结，其他8例广泛分布于2个或多个不连续器官或部位（脾、胸腺、血管腔、肝、骨髓、肾上腺、脑、肾、胃肠道、心脏、甲状腺、心包和硬腭）。以全血细胞减少为表现的病人有局限于骨髓的肺外肺孢子菌病。在16例肺外肺孢子菌病病人中，有10例在PCP治疗后2个月内死亡（平均22.3天，范围2～56天）。其余6例病人也死亡，但未报道其死亡时间和与诊断的关系。16例病人中至少有9例在死亡前没有肺外肺孢子菌病的临床表现或认识。在死亡之前临床上有播散性疾病的4例病人中，只有2例在死前被诊断出肺外肺孢子菌感染（2例病人的肺外疾病仅限于骨髓；1例病人患有PCP，另一名出现全血细胞减少症）。相比之下，自1982年以来，已有90例此类病例在HIV感染者中发生。

肺外肺孢子菌病最常见于淋巴结，其次是肝脏和脾脏，淋巴结受累的常见部位是肺门和纵隔淋巴结，一般表现为轻微肿大，受累的淋巴结病理表现为点状坏死、钙化，正常的淋巴结组织结构消失，代之以肺孢子菌。传播途径可以是血源性、淋巴性或母婴传播。在许多已发表的病例中，诊断都是偶然或尸检后做出的，其中有几例同时出现了其他感染或疾病（巨细胞病毒、新生隐球菌、鸟结核分枝杆菌复合体、结核分枝杆菌、念珠菌、卡波西肉瘤和乙型肝炎）。因此，难以估计致死性肺外肺孢子菌感染与致死率或预后的关系。

该例为肾移植术后，长期服用免疫抑制剂，且未对肺孢子菌进行任何预防。其肺外病理是作为免疫功能低下病人腹泻研究的一部分而获得。病人入院时没有明显的呼吸道症状，在病变演变过程中没有呼吸衰竭的迹象，影像学检查亦缺乏典型特点。由于影像学上的怀疑和随后的肺泡灌洗液细胞学检查的确诊，诊断为PCP。肺外肺孢子菌病是一种罕见的疾病，在非HIV感染个体中，病人通常死于其潜在疾病，对于感染HIV的个体，局限在眼（脉络膜层）或耳部的肺外肺孢子菌病的预后要好于多个不连续部位的播散性肺孢子菌病。后者通常临床表现明显，并且症状与受影响的器官有关。播散性肺孢子菌病通常发生在HIV相关疾病的终末期，CD4$^+$T细胞计数不能预测生存。

11. 病例11：男，20岁。咳嗽、胸闷12天，发热8天。病人12天前受凉后出现阵发性咳嗽，痰不易咳出，胸闷，活动后加重，胸痛，位于胸部正中，深吸气时明显，伴头痛、头晕，自服"银翘解毒丸"治疗，效果一般。8天前病人开始出现发热，体温最高达39.5℃，伴畏寒，自服"阿莫西林"治疗，效果差，遂于2019-07-02住院诊治，胸部CT（2019-07-02）检查提示双肺弥漫絮状磨玻璃影，双肺

上叶为著,给予哌拉西林/他唑巴坦联合复方新诺明抗感染、奥司他韦抗病毒、甲泼尼龙抑制免疫等治疗,仍有间断发热,复查胸部CT(2019-07-07)较前加重,2019-07-09上级医院住院诊治。既往有肾病综合征病史3个月,口服美卓乐(甲泼尼龙片)1日1次,1次14片治疗;有高血压病史3个月,血压最高达160/90mmHg,间断应用氯沙坦1次1粒,1日1次治疗,未监测血压;有糖尿病史3个月,应用瑞格列奈1次1粒,每日3次治疗。查体:T 37.7℃,P 126次/分,R 25次/分,BP 121/78mmHg。偏胖体型,满月脸。四肢及两侧下腹部皮肤可见皮肤紫纹,颈部及躯干皮肤可见散在红色粟粒状皮疹,凸起平面,压之可褪色。双肺呼吸音清,未闻及干、湿啰音。右下肢轻度凹陷性水肿。辅助检查:血常规示白细胞6.7×10⁹/L、中性粒细胞0.93、血红蛋白136g/L、血小板210×10⁹/L;细胞免疫功能:CD8⁺T Cells 34.5%、CD3⁺T Cells 50.9%;血气分析(未吸氧):pH 7.51、PCO₂ 26mmHg、PO₂ 37mmHg、SO₂ 77%;C反应蛋白57.30mg/L;肝功能生化:谷草转氨酶90.4U/L、乳酸脱氢酶1114.5U/L、白蛋白30.8g/L、葡萄糖6.18mmol/L、钠133.90mmol/L。

胸部CT(2019-07-02):双肺向心性分布磨玻璃影(图5-44)。

胸部CT(2019-07-07):病变较前加重(图5-45)。

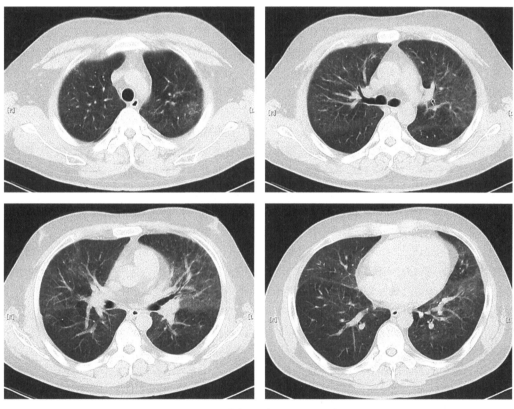

图5-44　胸部CT(2019-07-02)

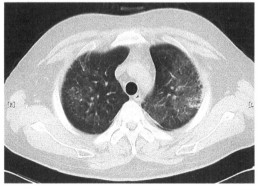
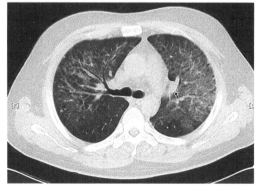

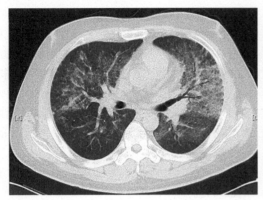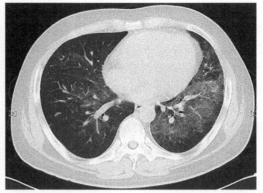

图5-45 胸部CT（2019-07-07）

【诊断】肺孢子菌肺炎。

【诊断依据】青年男性，既往有肾病综合征病史，大剂量应用激素治疗3个月，急性起病，发热、咳嗽（干咳为主）、呼吸困难，乳酸脱氢酶明显升高，血气分析示I型呼吸衰竭、呼吸性碱中毒，胸部CT示双肺弥漫性肺部磨玻璃影，双上肺为著，短期内进展明显，抗生素治疗无效，以上特点符合HIV阴性肺孢子菌肺炎。入院后给予无创呼吸机辅助呼吸、莫西沙星抗感染、甲泼尼龙40mg每日1次抑制免疫、复方新诺明（4片8小时1次）抗耶氏肺孢子菌感染等治疗。2019-07-10行气管镜检查，于左肺上叶舌段行刷检及肺泡灌洗，送病原学。病人胸闷、喘憋较重，左胸部阵发性疼痛，深吸气时尤著，伴阵发性咳嗽、咳少量白色黏痰。查体：双肺呼吸音粗，双肺底可闻及少许细湿啰音。双下肢中度凹陷性水肿。辅助检查（2019-07-12）：血气分析（FiO$_2$ 55%）：pH 7.46、PO$_2$ 67mmHg、PCO$_2$ 34mmHg；血常规示白细胞7.1×10^9/L、中性粒细胞0.896、血红蛋白124g/L、血小板220×10^9/L；红细胞沉降率74mm/h。病人病情较前加重，加用克林霉素和卡泊芬净继续抗肺孢子菌治疗。2019-07-13肺泡灌洗液回报：耶氏肺孢子菌核酸检测阳性，巨细胞病毒核酸检测阳性，特殊（六胺银）染色查见肺孢子菌。加用更昔洛韦抗病毒，将甲泼尼龙改为40mg每日2次治疗。

2019-07-14查体示右侧颈部皮下气肿，查床旁胸部X线片提示右侧少量气胸。复查胸部CT（2019-07-15）：右侧气胸，纵隔内积气，双肺感染性病变，双侧颈根部、右侧胸壁及前胸壁软组织区积气（图5-46）。病人出现纵隔气肿考虑于长期大剂量应用激素和呼吸机辅助通气有关，2019-07-17将甲泼尼龙改为40mg每日1次治疗，逐渐降低氧流量。病人偶有咳嗽，无咳痰，无明显胸闷、憋气，右侧颈根部、右侧前胸壁软组织皮下气肿范围较前减小，颈部及胸前皮肤皮疹较前减轻。2019-07-18将复方新诺明减量为3片6小时1次。2019-07-20查体颈根部未触及明显皮下气肿，辅助检查：血气分析（FiO$_2$ 35%）：pH 7.46、PCO$_2$ 39mmHg、PO$_2$ 130mmHg、SaO$_2$ 99%；生化：谷草转氨酶44.00U/L、谷丙转氨酶53.40U/L、白蛋白32.10g/L。复查胸部CT（2019-07-22）：气胸消失，双侧胸壁及纵隔积气明显减少，双肺炎症减少（图5-47）。病人病情缓解，2019-07-23将甲泼尼龙改为30mg每日1次，2019-07-24停用卡泊芬净。复查胸部CT（2019-07-30）：气胸完全吸收，双肺炎症较前明显好转（图5-48）。复方新诺明自入院已应用21天，给予减量至1片每日1次口服，更昔洛韦已应用3周，予以停用，将甲泼尼龙用量调整为28mg每日1次。病人病情稳定，2019-08-02出院。20天后复查，病变基本吸收（图5-49）。

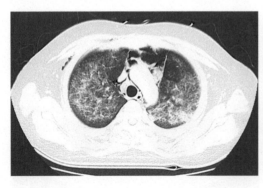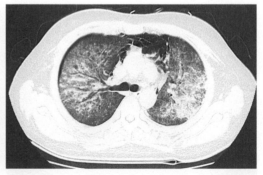

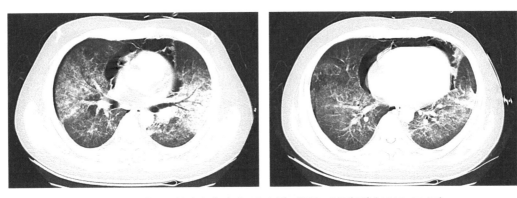

图5-46　双肺向心性分布磨玻璃、实变影,纵隔、皮下气肿(2019-07-15)

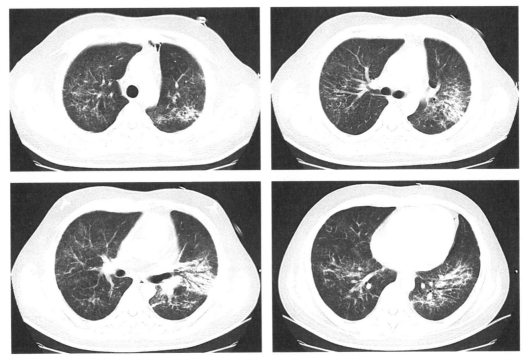

图5-47　病变吸收,纵隔少量气肿(2019-07-22)

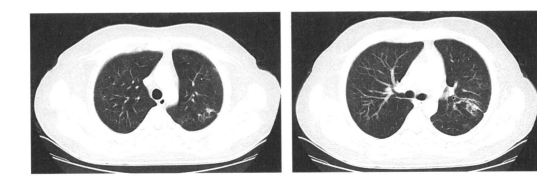

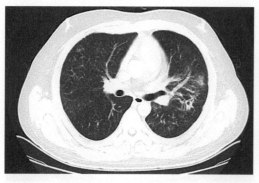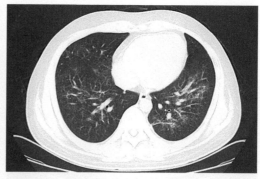

图5-48　病变吸收，气肿消失（2019-07-30）

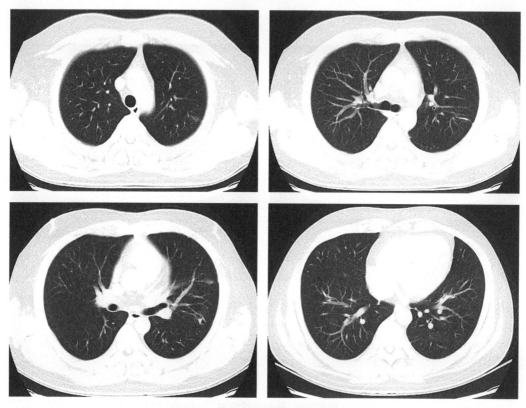

图5-49　病变基本吸收（2019-08-22）

【分析】PCP无特异临床表现，首发症状一般为发热，继而出现干咳、胸闷、气短、呼吸困难等，随着病情的进一步加重，胸闷、气短加重，引起血氧饱和度的持续下降，肺部体征少，与临床症状严重程度不成比例。PCP的影像学改变以两肺间质性和肺泡性病变为基础。肺间质渗出、水肿，主要表现为磨玻璃样病变，即云雾状密度增高影，且在此背景下可见支气管血管束，斑片状或地图状分布，趋于向心性，多位于肺门周围的中心肺区，有融合倾向，间质病变加重或伴纤维组织增生时可表现为细网格状改变；肺泡渗出主要表现为斑片状阴影，病变加重时出现斑片融合或大片实变。PCP的影像学表现可依病变发展而呈动态变化，病变表现可由最初的肺纹理增粗、肺透光度减低、小灶性渗出及磨玻璃影向弥漫性实变过渡，其原因可能为病原体

沿支气管走向发展所致。本例临床表现和影像学符合PCP诊断。

纵隔是两侧纵隔胸膜之间所有器官和组织的总称。纵隔气肿是指各种原因导致外界气体进入纵隔区域，以致纵隔内重要脏器，如大血管、气管、食管、心脏等被较高压力的气体包绕，引起皮下气肿甚至颜面部肿胀。纵隔气肿的的临床表现是良性的并且是自限性的，典型表现为突发胸痛或呼吸困难，胸痛通常是胸膜炎和胸骨后痛，有时伴有吞咽困难和声音嘶哑，可见面部和颈部水肿。自发性纵隔气肿病人的治疗是保守的，包括休息、镇痛药和密切观察，除非存在大量空气，大多数自发性纵隔气肿会在1～2周自行吸收。

纵隔气肿可分为自发性、外伤性、食管或气管破裂

胸部术后及其他原因。自发性纵隔气肿（spontaneous pneumomediastinum, SPM）临床罕见，好发于青少年，起病急，表现复杂，其发病与吸烟或环境因素无相关性。有学者认为，SPM不应包括继发于哮喘及肺部基础性疾病的纵隔气肿。目前认为SPM的发病机制为Macklin效应，由Macklin最早在1939年提出，即咳嗽、运动、屏气用力等导致肺过度充气，使肺泡压力增高，肺组织间隙压力降低，若肺泡内压力高于周围肺血管，则血管周围的肺泡破裂，气体沿血管鞘和结缔组织进入肺间质，导致肺间质气肿。由于纵隔的气压低于肺间质，气体将沿支气管、血管鞘通过肺门逐渐渗入纵隔，积聚而形成纵隔气肿。纵隔气肿也可能是由于活化巨噬细胞释放的蛋白酶引起的囊性病变（肺气囊）中的空气泄漏，以及由耶氏肺孢子菌感染引起的血管缺血性坏死。纵隔内的产气微生物以及食管或气管支气管树黏膜屏障的破裂被认为是纵隔气肿发生的可能机制。

PCP相关的自发性气胸和（或）纵隔气肿在非HIV病人中很少见，发病率为0.4%～4%。大剂量类固醇的应用诱发了PCP，无论是否使用机械通气，使用类固醇类药物和抑制细胞介导的免疫是非HIV病人PCP的重要危险因素。糖皮质激素的应用减弱了肺泡壁功能，从而诱发肺泡破裂导致纵隔气肿。而且糖皮质激素长期应用导致免疫功能低下，易合并肺部感染，此时，病原菌破坏坏黏膜，削弱肺泡黏膜的屏障，在此基础上如果出现肺泡压力增高，如咳嗽，即导致纵隔气肿的形成。此外，抑制细胞介导的免疫也导致潜伏的巨细胞病毒再激活，巨细胞病毒感染通常发生在免疫功能低下的宿主中，包括器官移植受者和接受自身免疫

性疾病化疗或免疫抑制治疗的病人。在需要机械通气的非HIV PCP病人中，29%和2.1%的呼吸道标本分别伴有巨细胞病毒或呼吸道合胞病毒合并感染。

该例病人入院后即针对PCP进行治疗，突发胸痛且呼吸衰竭无明显缓解不能仅用感染解释，积极寻找可能病因是治疗成功的关键。

（滨州医学院附属医院呼吸科　刘伟丽　提供）

12.病例12：女，33岁。间断性发热、咳嗽2个月余，活动后气喘4天。病人2.5年前确诊结节硬化型经典霍奇金淋巴瘤（Ⅲ期A），行化疗10周期，放疗20次，2个月前出现咳嗽、咳痰，咳嗽呈阵发性，痰少，为白色黏痰，发热，体温最高达38.9℃，当地医院就诊，2017-09-02行胸部CT检查考虑放射性肺炎，以右肺上叶为著，给予甲泼尼龙、头孢哌酮/舒巴坦等药物治疗50余天，病情反复，2017-09-12复查胸部CT较前好转，2017-09-23复查胸部CT较前进展，2017-09-30复查胸部CT病变较前好转。20余天前症状加重，间断发热，体温波动在38～39℃，阵发性咳嗽，痰少色白，4天前出现活动后气短，伴心慌、胸闷，偶有剑突后疼痛不适，给予氟康唑、加大甲泼尼龙剂量治疗后，发热及咳嗽症状减轻，3天前（2017-10-22）复查胸部CT病变较前进展，2天前当地医院行肺功能检查：轻度限制性通气功能障碍，G试验602.3pg/ml，为进一步诊治，于2017-10-25收入院。辅助检查：T 36.1℃，P 89次/分，R 18次/分，BP 111/76mmHg。照射野皮肤色素沉着，双肺呼吸音粗，双肺底可闻及少量湿啰音。

胸部CT（2017-10-29）：双肺斑片、磨玻璃、实变影，双下肺明显（图5-50）。

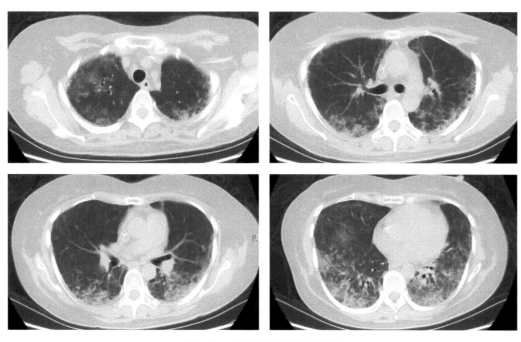

图5-50　胸部CT（2017-10-29）

【诊断】肺孢子菌肺炎并巨细胞病毒肺炎。

【诊断依据】青年女性，有结节硬化型经典霍奇金淋巴瘤（Ⅲ期A）病史，长期放化疗，因放射性肺炎大剂量应用激素治疗，存在免疫抑制，治疗期间病情反复，肺部病变吸收后进展，提示合并继发感染，病人症状以发热、咳嗽、呼吸困难为主，G试验阳性，胸部CT示双肺多发病变，以上特点支持肺孢子菌肺炎诊断。病变以双下肺、外周为主，不除外合并巨细胞病毒感染可能。入院完善相关检查：红细胞沉降率25mm/h；CMV-DNA：1.19E+05 copies/ml；细胞免疫功能：CD3$^+$CD4$^+$8.16 %、CD3$^+$CD8$^+$57.84 %。入

院后病人反复发热，给予复方新诺明2片每日2次抗肺孢子菌、美罗培南联合甲泼尼龙40mg每日1次抗炎治疗，病人巨细胞病毒感染诊断明确，给予更昔洛韦抗病毒治疗。2017-10-30病人仍发热，血气分析示Ⅰ型呼吸衰竭，肺泡灌洗液回报：查见耶氏肺孢子菌，遂将复方新诺明加至3片每日2次。治疗2周后，病人病情明显好转，复查胸部CT（2017-11-17）：病变吸收，双肺多发粟粒样结节影（图5-51）。病人出院，院外继续口服复方新诺明治疗，1个月后复查（2017-12-24）：病变基本吸收（图5-52）。

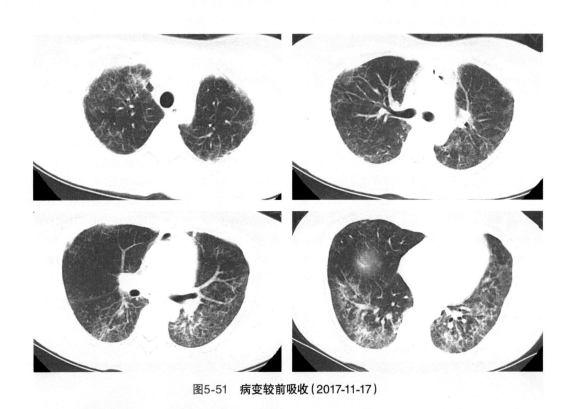

图5-51　病变较前吸收（2017-11-17）

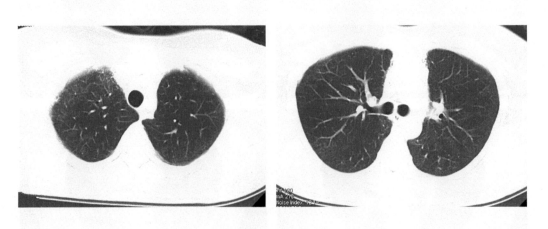

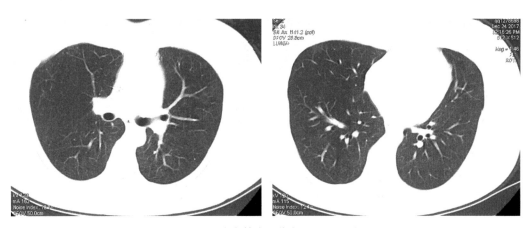

图5-52　病变基本吸收（2017-12-24）

【分析】耶氏肺孢子菌和巨细胞病毒（cytomegalovirus, CMV）是免疫抑制状态下最常见的两种机会性感染病原体。人巨细胞病毒是疱疹病毒科的一员，正式被国际病毒分类学委员会确定为人疱疹病毒5型（HHV5）。疱疹病毒科还包括单纯疱疹病毒1型（HHV1）和2型（HHV2）、水痘带状疱疹病毒（HHV3）、EB病毒（HHV4）和人疱疹病毒6、7和8型。跟其他动物种类的巨细胞病毒一起，CMV被归类于β疱疹病毒亚科，依据是其靶向作用于唾液腺，在细胞培养生长缓慢，以及严格的种属特异性。人巨细胞病毒是巨细胞病毒属的类型种，它的命名源自被该病毒感染的细胞变大（cyto＝细胞，mega＝大）。巨细胞病毒为双链DNA病毒，可通过体液传播，传播形式包括母婴垂直、性接触、输血、器官移植及院内交叉感染等。人巨细胞病毒只能感染人及在人纤维细胞中增殖，感染可累及肺、肾、肝、肠道、视网膜等组织器官。巨细胞病毒可以通过多种机制改变宿主的免疫反应，抑制辅助性T细胞和抗原递呈细胞的功能。巨细胞病毒感染既是免疫功能低下的标志，又具有免疫抑制作用。人群中巨细胞病毒感染率较高，健康成人血清巨细胞病毒IgG抗体阳性率可达50%以上，但大多呈无症状的隐性感染。初次感染后可终身携带，当机体免疫力低下时，巨细胞病毒可被激活从而导致严重疾病。

巨细胞病毒肺炎的主要病理表现为弥漫性肺泡损伤及局灶性间质性肺炎。弥漫性肺泡损伤时仅侵犯成纤维细胞，该细胞为肺泡壁结构的重要组成部分，病毒在其内生长可导致细胞巨化、变性，从而使肺泡壁结构的完整性破坏及通透性增加，肺泡透明膜形成及肺泡内出血。局灶性间质性肺炎为炎症沿支气管、细支气管壁分布，侵犯小叶间隔及肺泡间隔，导致肺泡间隔增宽，间质血管充血、水肿及炎细胞浸润。在巨细胞病毒肺炎的演变过程中，由于上述两种病变的分布与严重程度不同，而使巨细胞病毒肺炎的病理改变呈多样性，从而致使其影像学也呈多样化表现。

巨细胞病毒肺炎的CT表现主要包括磨玻璃影、多发性微小结节、气腔样实变等。磨玻璃影为巨细胞病毒肺炎最常见的CT表现，90%以上的巨细胞病毒肺炎胸部CT可表现为双肺多发、呈片状或弥漫分布的磨玻璃影，边界不清，可累及上、中、下肺野中至少2个肺野，多以下肺为著，因其密度介于正常肺组织与支气管血管束密度之间，故其内仍可见肺纹理。60%以上巨细胞病毒肺炎可出现多发性微小结节，结节直径通常＜10mm，以1～5mm者居多，边缘光滑或不规则，多位于两肺下野中内带，根据其分布特点可分为小叶中心型、支气管血管周围型、胸膜下型及随机型。气腔样实变发生率＞50%，下肺多见，范围大小不等，多呈小叶或亚段分布，小部分可呈肺段分布，其内可见支气管含气征。其他CT征象包括小叶间隔增厚、胸腔积液（少量）、胸膜增厚等，一般无肺门及纵隔淋巴结肿大。巨细胞病毒肺炎影像学表现主要以病理学改变为基础。磨玻璃及气腔样实变对应病理上的弥漫性肺泡损伤、肺泡腔内渗出及透明膜形成；而微小结节则为间质性肺炎的表现，主要为细支气管及其周围巨噬细胞、红细胞及纤维素积聚。

巨细胞病毒感染在非HIV免疫力低下的PCP病人中很常见。Yu等在70例非HIV感染的PCP病人中发现38例（54.3%）合并肺巨细胞病毒感染。两组死亡率无显著性差异。皮质类固醇和其他免疫抑制剂联合治疗可能是PCP病人并发肺部巨细胞病毒感染的危险因素。此外，在非HIV感染的PCP病人中观察到小叶中心结节和（或）严重低氧血症时，应考虑巨细胞病毒肺炎。对于BALF中CMV-DNA含量高的病人，应根据其不良预后，及时进行抗病毒治疗。

巨细胞病毒肺炎和PCP的临床和放射学发现相似。两者CT均存在磨玻璃影，但其进展的分布部位有所不同，PCP的磨玻璃影最初起源于肺门周围，而后逐渐扩展至全肺；而巨细胞病毒肺炎的磨玻璃影则多自中下肺向上肺蔓延从而最终累及全肺。此外，PCP可有气囊样病变、"马赛克征"及自发性气胸等相对特异的CT表现，而巨细胞病毒肺炎典型的微小结节样病变在PCP中则较为罕见。Vogel等对31例巨细胞病毒肺炎和27例PCP的CT形态学特征、相似性和差异性进行分析。所有巨细胞病毒肺炎病人均为血液恶性肿瘤病人,主要通过造血干细胞移植治疗(26例)。PCP病人中17例恶性血液病病人中有6例进行造血干细胞移植治疗,实体瘤5例,皮质类固醇治疗5例。PCP以肺尖分布、"马赛克征"和磨玻璃影多见,而巨细胞病毒肺炎以小结节或边界不清的磨玻璃影和实变为典型表现。Kunihiro回顾性分析21例巨细胞病毒肺炎和70例PCP的HRCT表现。8例巨细胞病毒肺炎病人和32例PCP病人根据病理学证据确诊,13例巨细胞病毒肺炎病人和38例PCP病人根据血清标志物确诊。巨细胞病毒肺炎组多见小结节、树芽型、晕征。在PCP组中,广泛的磨玻璃衰减、"马赛克征"和弥散分布更为常见。不同确诊方式的影像学无明显差异,提示HRCT和血清标志物的结合对巨细胞病毒肺炎和PCP的诊断具有重要的价值。

第6章

曲 霉 属

曲霉（*Aspergillus*）属于一种产孢丝状真菌，广泛分布于自然界，尤其在土壤、堆肥和腐败有机物等环境中常见。曲霉主要代表有模式真菌构巢曲霉，工业生产菌株米曲霉、黑曲霉，产黄曲霉毒素的黄曲霉，抗生素生产菌株土曲霉以及最常见的条件致病菌烟曲霉等。

一、分类

意大利牧师和生物学家Pier Antonio Micheli于1729年首次描述了曲霉。他根据曲霉分生孢子头的形状与圣水洒器（the holy water sprinkler）相似而将其命名为"曲霉（*Aspergillum*）"，并建立了曲霉属。von Haller在1768年首次有效发表相关文章。Fries于1832年正式确认了曲霉属的通用名称*Aspergillus*。曲霉隶属于真菌界（Fungi）、双核菌亚界（Dikarya）、子囊菌门（Aseomycota）、子囊菌亚门（Pezizomycotina）、散囊菌纲（Eurotiomycetes）、散囊菌目（Eurotiales）、曲霉科（Aspergillaceae）、曲霉属（*Aspergillus*）。曲霉属多数菌种为无性生殖，狭义的曲霉属无性型与狭义的青霉属无性型以及拟青霉属（*Paecilomyce*）在系统发生学上有关系。

目前对于曲霉的分类鉴定和对曲霉病的流行病学调查主要依靠传统的表型分型和以分子生物学为基础的基因分型两大类。

传统的分类学研究主要依赖于表型，包括形态学、血清学、杀伤毒素、耐药性及同工酶分型等。Raper和Fennel在1965年首次将曲霉属的132个种归类于18个亚群和18个基于形态学特征划分的变种。种（species）是具有相同的形态学、生理学特征和有一定自然分布区的居群。同一种内的许多个体具有相同的遗传性状，彼此间可以交配和产生后代。不同种间的个体不能交配，即使交配也不能产生有生育能力的后代，即生殖隔离。分类学家按照形态学标准划分的种，即分类学种（taxonomical species）或者形态学种（morphological species）。一个形态学种的不同居群（或个体）有不同的细胞型，彼此间存在生殖隔离，但无法通过形态变异加以鉴别。这些细胞型即隐形种（cryptic species）。18个亚群包括亮白曲霉（*A.candidus*）、

棒曲霉（*A.clavatus*）、鹿皮色曲霉（*A.cerinus*）、淡黄曲霉（*A.cremeus*）、黄柄曲霉（*A.flavipes*）、黄曲霉（*A.flavus*）、烟曲霉（*A.fumigatus*）、灰绿曲霉（*A.glaucus*）、构巢曲霉（*A.nidulans*）、黑曲霉（*A.niger*）、赭曲霉（*A.ochraceus*）、华丽曲霉（*A.ornatus*）、局限曲霉（*A.restrictus*）、稀疏曲霉（*A.sparsus*）、土曲霉（*A.terreus*）、焦曲霉（*A.ustus*）、杂色曲霉（*A.versicolor*）和温特曲霉（*A.wentii*）。1986年，Gams等根据微观形态特征如分生孢子头的形状、颜色，顶囊的形状及产孢细胞的排列方式等将曲霉属真菌分为6个亚属：曲霉亚属（*Aspergillus*）、烟色亚属（*Fumigati*）、棒状亚属（*Clavati*）、巢状亚属（*Nidulantes*）、环绕亚属（*Circumdati*）和华丽亚属（*Ornati*）。

近年来，医学真菌学的不断发展，越来越多的病原性丝状真菌被发现，并且很多环境性丝状真菌也相继被报道可引起某些人群发病。曲霉作为临床分离率最高的丝状真菌，其种类繁多，分类复杂，不同菌种间耐药谱多样；并且由于病人体内的免疫状态不同以及抗真菌药物的治疗作用，致使一些曲霉临床分离株形态不典型，甚至发生变异。因此，单纯形态学鉴定往往不能解决曲霉菌种鉴定的难题。

随着分子系统发生学的进展，菌种的分类学发生了改变，出现了新的亚门、亚属和组。通过多基因法的系统发育学分析，对核糖体rRNA基因内转录间隔区（internal transcribed spacer，ITS）和核糖体大亚基基因LSU rRNA、β-微管蛋白（β-tubulin）基因*BenA*、钙调节蛋白（calmodulin）基因*CaM*、核糖核酸聚合酶Ⅱ亚基（RNA polymerase Ⅱ second largest subunit，RPB2）等基因位点进行分型。ITS是位于真菌核糖体18S rDNA基因3'端与28S rDNA基因5'端之间的序列，具有"种间变异，种内保守"的特征，其通用引物ITS1和ITS4能够对绝大多数酵母菌和丝状真菌进行有效扩增及序列分析，已被广泛用作真菌分类鉴定的DNA靶标，但其鉴定能力略弱，多将待分析菌株鉴定至属水平或属内复合群水平，部分菌株经ITS可鉴定至种水平。β-微管蛋白和钙调蛋白均属于功能性蛋白质，

参与细胞的多种生物代谢途径，其编码基因*BenA*和*CaM*的DNA序列在不同种属微生物间差异较大，可对复合群内菌株进行准确种水平鉴定。*BenA*对曲霉的鉴定能力尚可，但对黄曲霉鉴定能力较差。*CaM*对曲霉鉴定能力最佳，能将曲霉常见种进行准确鉴定，也能对部分曲霉罕见种进行种水平鉴定。2014年，Samson等推荐*CaM*作为曲霉鉴定的第二分子标记（secondary identification marker）。

2008年Peterson将曲霉分为5个亚属（subgenera）：曲霉亚属、烟色亚属、环绕亚属、巢状亚属和华丽亚属，这5个亚属又分为16个组（section）：烟色组（*Fumigati*）、棒状组（*Clavati*）、局限组（*Restricti*）、曲霉组（*Aspergillus*）、亮白组（*Candidi*）、鹿皮色组（*Cervini*）、黑色组（*Nigri*）、环绕组（*Circumdati*）、黄色组（*Falvi*）、黄柄组（*Flavipedes*）、土生组（*Terrei*）、焦色组（*Usti*）、杂色组（*Versicolores*）、构巢组（*Nidulantes*）、Cremei组（*Cremei*）和稀疏组（*Sparsi*）。组由不同的种构成，过去使用的复合体（complex）的分类逐渐被更为准确的组和分枝（clade）所替代。

2012年，Samson和Varga在Peterson分类基础上将超过250个曲霉属菌种分于8个亚属：曲霉亚属、烟色亚属、环绕亚属、巢状亚属、亮白亚属（*Candidi*）、土生亚属（*Terrei*）、Warcupi亚属和华丽亚属。

2014年，Houbraken和Samson分别发表文章将原先的棒状亚属合并到烟色亚属，华丽亚属被移出曲霉属，故新分类的曲霉属中包括4个亚属（曲霉亚属、烟色亚属、巢状亚属和环绕亚属），超过366个种。

曲霉属中的一些种具有有性型，在复型真菌的概念下，这些种被归在有性型属中。已报道的曲霉有性型属有11个，包括散囊菌属（*Eurotium*）、毛萨托菌属（*Chaetosartorya*）、裸孢壳属（*Emericella*）、芬尼菌属（*Fennellia*）、半内果属（*Hemicarpenteles*）、新萨托菌属（*Neosartorya*）、石座菌属（*Petromyces*）、核闭壳属（*Sclerocleista*）、束梗丛霉属（*Stilbothamnium*）、新石座菌属（*Neopetromyces*）及新内果属（*Neocarpenteles*）。2011年于澳大利亚墨尔本举行的国际植物学大会在《国际藻类、真菌和植物命名法规》中制定了"一种真菌，一个名字"（one fungus, one name）的命名原则，且取消了对真菌有性型优先命名的原则，这使得曲霉属菌种的命名一直存在争论。2012年曲霉工作组同意保留曲霉属的命名，不再采用有性型的命名，曲霉的有性型属全部被处理为曲霉属的异名。

二、培养

曲霉为需氧真菌，在真菌培养基上生长迅速，形成粉末状的菌落。大部分曲霉生长要求不高，在血平板、巧克力平板、中国蓝平板、沙氏培养基（sabouraud dextrose agar，SDA）、马铃薯葡萄糖培养基（potato dextrose agar，PDA）均可以生长，而大部分曲霉在科玛嘉显色培养基上生长十分局限。不同培养基上曲霉生长成熟的速度相差较大，以SDA和PDA生长成熟最快。因此临床上为准确快速分离鉴定出曲霉，建议镜检阳性标本常规接种SDA和PDA，而不应使用科玛嘉显色培养基用于丝状真菌初代培养（图6-1）。

曲霉在25～37℃均可生长，生长速度的快慢不一，因此建议同时放置25℃和35℃ 2个温度培养（图6-2）。湿度对曲霉的生长影响较小，但为防止培养基长期培养干枯开裂而影响曲霉生长，仍需保持一定的湿度环境。

部分曲霉需要提供高渗培养条件才能促进其生长和产孢（如局限曲霉），可以把SDA和PDA的含糖量（葡萄糖或蔗糖）从20g/L提高到200g/L，可明显加快该类曲霉的生长速度。部分曲霉耐受高温，可以相应提高生长温度（45℃），以达到鉴别诊断目的。

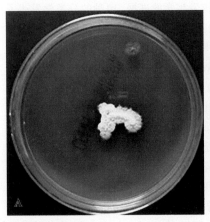
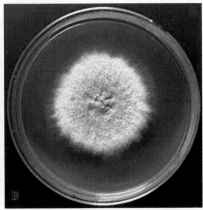
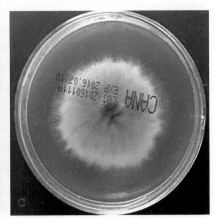

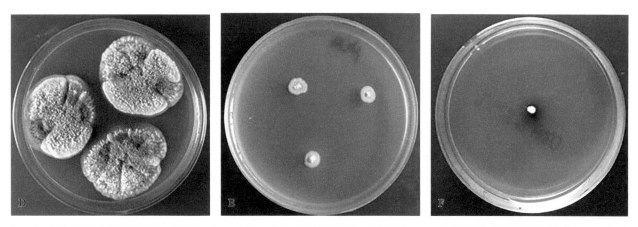

图6-1 不同培养条件下曲霉生长情况。A.土曲霉，科玛嘉显色培养基，35℃培养6天；B.烟曲霉，科玛嘉显色培养基，35℃培养6天；C.烟曲霉，科玛嘉显色培养基背面，35℃培养6天；D.杂色曲霉，PDA，28℃培养6天；E.杂色曲霉，PDA，35℃培养6天；F.杂色曲霉，科玛嘉显色培养基，35℃培养6天

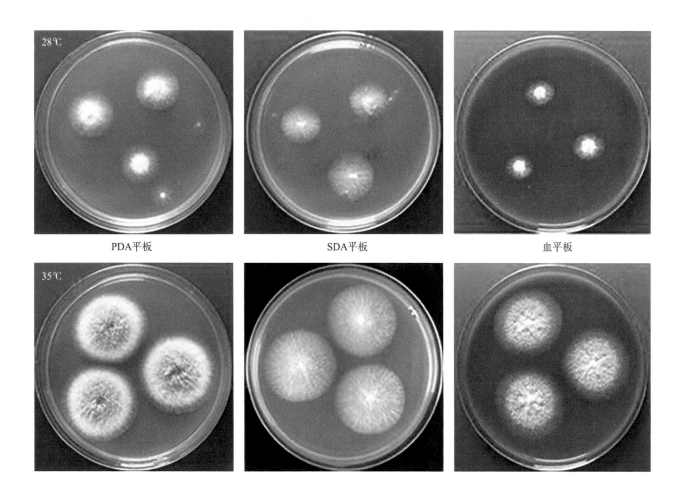

PDA平板 SDA平板 血平板

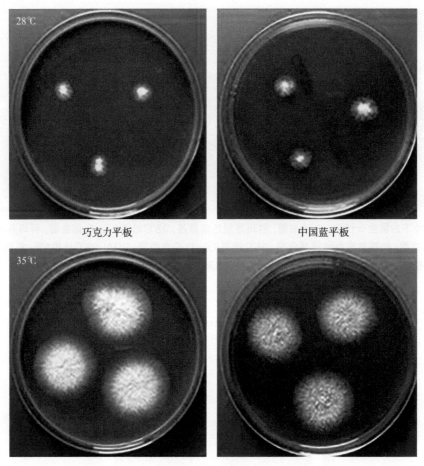

巧克力平板　　　　　　　　　　中国蓝平板

图6-2　曲霉在不同培养基和温度培养48小时生长对比

三、形态鉴定

曲霉的无性生命周期分为两个主要阶段，即菌丝生长阶段和分生孢子（无性孢子）形成阶段。在初始阶段，分生孢子萌发产生菌丝（hypha），菌丝通过顶端延伸而进行生长。随着菌丝的成熟，形成多细胞结构（分生孢子梗）以产生单细胞的分生孢子并再次开始新的循环。分生孢子的形成是曲霉最常见的繁殖方式，其过程有着精确的时序性及严格受基因调控的程序性，涉及细胞的分化、基因表达的顺序及细胞间的信号传递。

基于培养方法对曲霉进行鉴定仍然是很重要的。曲霉可以从菌落和镜下形态特征来鉴定。分离株通常点种于培养基的3个点上，在25℃条件下孵育，可使用PDA、SDA、察氏琼脂（Czapek Dox agar）（含或不含20%～30%的葡萄糖）或2%的麦芽浸汁琼脂（malt extract agar）。曲霉在SDA上往往为无性繁殖。多数菌种在7天内可产孢，但有性形式需更长的时间。

菌落可从生长速度、质地、沟纹、高度、边缘形态、正反面颜色、色素和渗出液等方面观察。曲霉的生长速度较快，一般72小时内成熟，但亦有部分菌株生长比较缓慢，

少数产生闭囊壳（cleistothecium）的菌种需要2～3周。菌落表面质地为天鹅绒状、絮状、颗粒状或条带状。不同种类有不同的菌落颜色，并受生长条件和其他因素影响，例如，是否存在营养菌丝、分生孢子头、有性结构。在菌落颜色上，暴露于空气中的部分可能与生长于培养基中的部分不同。菌落表面的颜色主要取决于孢子的颜色，而培养基背面的颜色来源于真菌所产生的可溶性色素。菌落初期通常为白色，之后，不同的菌种变成绿色、黄色、黑色或棕褐色，背面通常为白色或褐色。菌落边缘可锐利或逐渐变薄，可整体光滑或不规则开裂，可深入培养基中或在表面气生。

镜下形态主要从菌丝形态、足细胞、分生孢子头、分生孢子、壳细胞、菌核、闭囊壳等方面进行辨别（图6-3）。曲霉菌丝有隔膜，无色透明或呈明亮的颜色，但不呈暗色。在幼小而活力旺盛时，菌丝体产生大量的分生孢子梗（细胞壁）。分生孢子梗茎以大体垂直的方向从足细胞（特化的厚壁膨大的菌丝细胞）生出，一般不分支，多数不分隔，梗茎光滑或粗糙。其顶端膨大形成不同形状的顶囊（vesicle），一般呈球形。顶囊表面形成产孢细胞。产孢细胞有单层和双层之分，单层是自顶囊表面生出一层安瓿状瓶梗（小

梗），再在其上形成分生孢子；双层是自顶囊表面先生出一层上大下小的柱形细胞，成为梗基，由梗基上产生瓶梗，瓶梗上再形成分生孢子。曲霉通过分生孢子进行繁殖。分生孢子为单细胞，具有不同的形状和颜色，光滑或粗糙有棘，连接成不分支的链状。由顶囊到分生孢子链构成不同形状的分生孢子头，呈现不同颜色。分生孢子头又称分生孢子穗，由顶囊、瓶梗、梗基和分生孢子链组成，为曲霉的特征性结构，其颜色和形状可供鉴别到组或种。有的种可形成厚壁的壳细胞，形状因种而异；有的种则可以形成菌核或

类菌核结构；还有的种产生有性阶段，形成闭囊壳。闭囊壳是一个体积较大、圆形、封闭的多细胞结构的子实体，表面为紧密交织菌丝包裹，其内含子囊和子囊孢子，子囊孢子为在子囊的囊状结构内产生的有性孢子，大多透明或具有不同的颜色、形状和纹饰。菌核是由菌丝紧密连接交织而成的休眠体，内层是疏松组织，外层是拟薄壁组织，形成壁厚、色深、较坚硬菌丝体颗粒。菌核的功能主要是抵御不良环境，可耐高温，低温及干燥保存。当环境适宜时，菌核能萌发产生新的营养菌丝或从上面形成新的繁殖体。

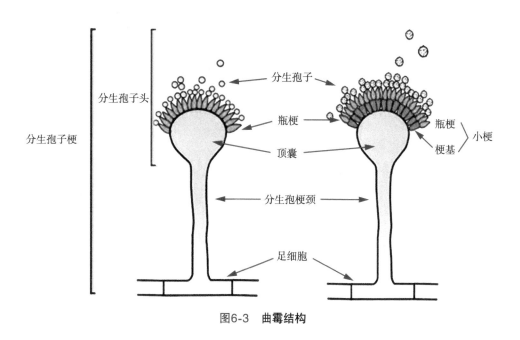

图6-3　曲霉结构

四、常见曲霉鉴定

烟曲霉（*A.fumigatus*）是一种最为常见的机会性致病曲霉，1850年Fresenius在分析大鸨肺泡和支气管时对烟曲霉进行了首次描述。其他常见的致病曲霉还有黄曲霉（*A.flavus*）、黑曲霉（*A.niger*）、土曲霉（*A.terreus*）、构巢曲霉（*A.nidulans*）和焦曲霉（*A.ustus*）等。

1.烟曲霉　烟曲霉在SDA和PDA上生长良好，最佳生长温度为35～37℃，发育较快，3天内成熟。菌落开始为白色、柔软有光泽，逐渐形成绒毛状，由于产生分生孢子，

2～3天后转为绿色，数日后变为深绿色，不育变种为白色，背面苍白色或淡黄色。35℃培养7天后，菌落直径可达6cm以上。

镜检：烟曲霉的菌丝为分支状、多细胞、有隔，直径2.5～8.0μm。接触培养基的菌丝部分可分化出厚壁而膨大的足细胞，并向上生长出直立的分生孢子梗，光滑，无色或绿色。孢子梗顶端膨大形成椭圆形的顶囊，在顶囊上以辐射方式长出单层杆状小梗，小梗顶端附着一串绿色的分生孢子。分生孢子头短柱状，长短不一。分生孢子近球形或球形，光滑或表面有细刺（图6-4）。

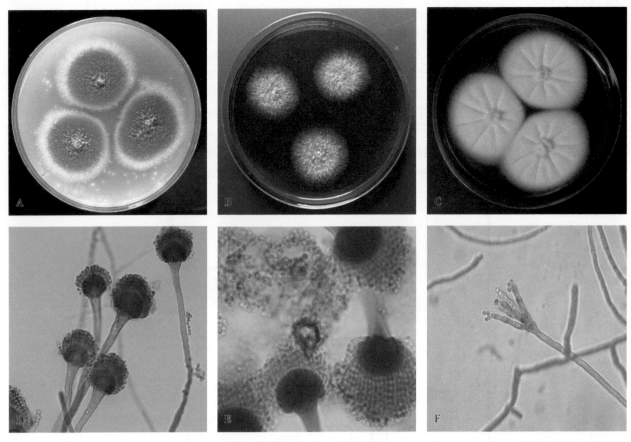

图6-4　烟曲霉。A.PDA，28℃，2天；B.血平板，28℃，2天；C.白色烟曲霉，PDA，28℃，10天；D、E.分生孢子头，乳酸酚棉蓝染色，×1000；F.分生孢子头，乳酸酚棉蓝染色，×400

　　2.黄曲霉　黄曲霉生长快，3天内成熟，37℃生长受抑制。菌落呈羊毛状或棉毛状，开始黄色，后为黄绿色或棕绿色，背面无色或淡黄色。

　　镜检：分生孢子梗壁厚粗糙，无色。顶囊呈球形或近球形，小梗可单层、双层或同时存在，以双层者居多，布满顶囊表面，排列呈放射状。分生孢子头开始呈放射状，逐渐成为疏松状。分生孢子球形或近球形，表面粗糙有刺，链状排列。有时可见棕色到黑色的菌核（图6-5）。产毒素。

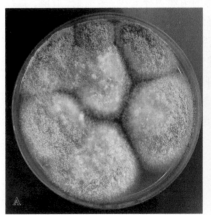
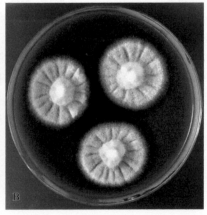
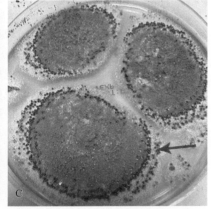

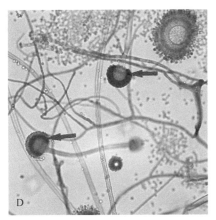
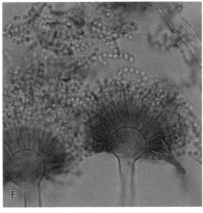
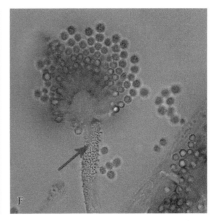

图6-5　黄曲霉。A.PDA，28℃，7天；B.血平板，28℃，5天；C.菌核（箭头所示黑色颗粒），SDA，28℃，21天；D.分生孢子头，单层小梗（箭头），乳酸酚棉蓝染色，×100；E.分生孢子头，双层小梗（箭头），乳酸酚棉蓝染色，×1000；F.分生孢子头，生理盐水镜检，×1000，箭头所示为粗糙有刺的分生孢子梗茎

　　3.黑曲霉　黑曲霉生长快，质地羊毛状或绒毛状，菌落白色，渐为淡黄色（稀疏黄色）最后变为黑色伴白色边缘，表面菌丝黄色，背面无色或淡黄色。

　　镜检：分生孢子梗壁光滑、较厚，一般无色，也可褐色。顶囊球形或近球形，小梗双层，密生于顶囊全部表面，梗基大，瓶梗小。分生孢子头呈放射状，成熟后分裂为柱状。分生孢子球形，壁厚，有褐色色素沉积在内壁和外壁之间，整个孢子粗糙有刺（图6-6）。

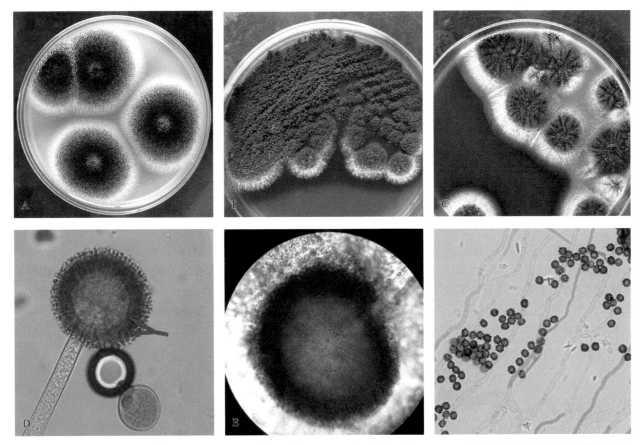

图6-6　黑曲霉。A.PDA，28℃，4天；B.中国蓝平板，28℃，4天；C.血平板，28℃，4天；D.分生孢子头，双层小梗（箭头），乳酸酚棉蓝染色，×400；E.分生孢子头，生理盐水镜检，×1000；F.分生孢子，乳酸酚棉蓝染色，×1000

4.土曲霉　土曲霉生长快，绒毛状，SDA上菌落开始为白色，边缘为稀疏淡黄色，反面为黄褐色；30℃培养7天，菌落直径9cm左右，中央为黄褐色，边缘为白色，有浅放射状沟纹，并有淡黄褐色液滴产生。PDA上，菌落生长较SDA上稍慢；30℃培养7天，菌落直径3cm左右，絮状，黄褐色。察氏培养基上，菌落肉桂色或土黄色，培养基可呈污褐色，反面黄至深污褐色。

镜检：分生孢子梗无色光滑，微弯曲，近顶囊处稍膨大。顶囊半球状，双层小梗，平行密生于顶囊2/3处，梗基与瓶梗等长。分生孢子头致密圆柱状。分生孢子小、光滑呈链状，球形或近球形，壁光滑，常在基质菌丝上形成固着的单孢生分生孢子（图6-7）。

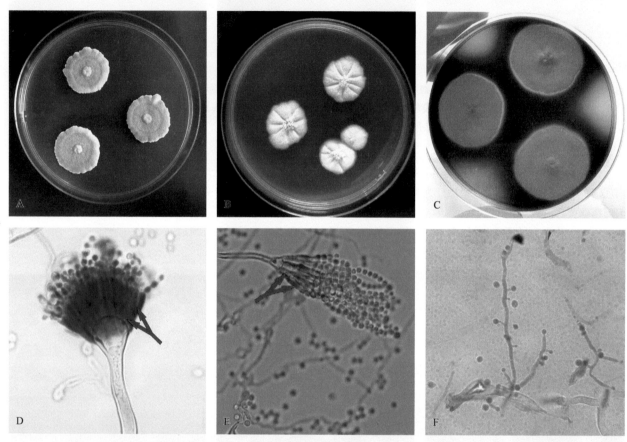

图6-7　土曲霉。A.PDA，28℃，7天；B.SDA，28℃，7天；C.SDA，28℃，4天，可见可溶性红色色素；D、E.分生孢子头，双层小梗（箭头），乳酸酚棉蓝染色，×400；F.粉孢子，乳酸酚棉蓝染色，×1000

5.构巢曲霉　构巢曲霉SDA上菌落为橄榄绿色，成熟后中心出现土黄色颗粒，四周光滑绒毛状，边缘为白色，反面为黄褐色。PDA上菌落为翠绿色，绒毛状；边缘白色，反面为土黄色。察氏培养基上，表面为淡绿色，闭囊壳形成时菌落为浅黄色至略带棕紫色，反面为深红色至紫红色。

镜检：分生孢子梗短，波状弯曲，壁光滑，棕色。顶囊呈半球形或烧瓶形，双层小梗，分布于顶囊上半部。分生孢子头呈密短圆柱形。分生孢子球形，表面粗糙，有小刺或小皱褶。可见红棕色闭囊壳，壳细胞较多（球形、膜厚较大）。子囊孢子扁豆状，有2个约5μm长的纵向脊突，紫红色（图6-8）。产毒素。

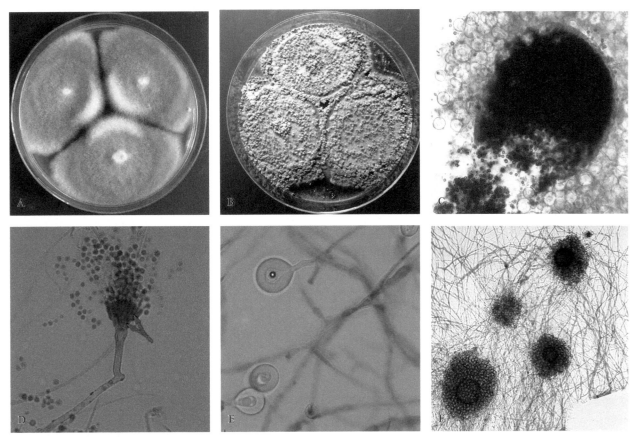

图6-8 构巢曲霉。A.PDA，28℃，7天；B.菌核，PDA，28℃，21天；C.闭囊壳，乳酸酚棉蓝染色，×1000；D.分生孢子头，
双层小梗（箭头），乳酸酚棉蓝染色，×400；E.壳细胞，乳酸酚棉蓝染色，×1000；F.分生孢子头，乳酸酚棉蓝染色，
×400

6. 棒曲霉　棒曲霉质地丝绒状至粉粒状，有环形及辐射形沟纹。菌丝体白色，分生孢子结构呈暗蓝绿色，近于艾绿色至百合绿色，有时分生孢子区中心部分现土黄色。渗出液有或无，无色或淡褐色。无明显气味，有的菌株则具强烈的腐臭。菌落反面无色或淡黄色。

镜检：分生孢子梗发生于基质，孢梗茎长短不一，壁较薄，光滑无色。顶囊由孢梗茎顶端逐渐膨大成为棍棒形。单层小梗，瓶梗密集着生于顶囊的全部表面，生于顶囊基部者较为短小。分生孢子头幼时为棒形，长度可达300μm，直径可达150μm，老后裂成几个致密的圆柱体。分生孢子为椭圆形，表面光滑，可呈绿色（图6-9）。

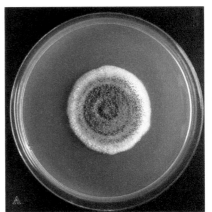
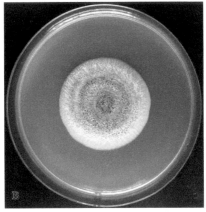
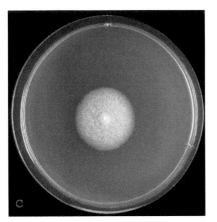

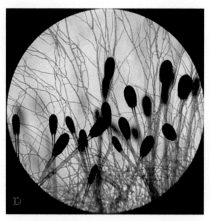
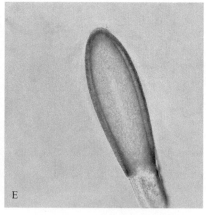
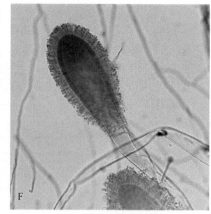

图6-9 棒曲霉。A.PDA，28℃，7天；B.SDA，28℃，7天；C.察氏培养基，28℃，7天；D.SDA，25℃小培养5天，盐水湿片法，×100；E.分生孢子头，未染色，×1000；F.分生孢子头，乳酸酚棉蓝染色，×1000

7. 焦曲霉 焦曲霉质地大多为絮状，颜色为灰褐色或橄榄灰，边缘为白色，背面黄色、暗红色或浅紫色。37℃不生长或微弱生长。

镜检：分生孢子梗光滑，渐变为棕色。顶囊近球形或半球形，双层小梗。分生孢子头幼时为球形，老后成为辐射形或疏松短柱状。分生孢子深棕色，球形，粗糙，具刺或小突起。常有不规则壳细胞，通常为长条形（图6-10）。

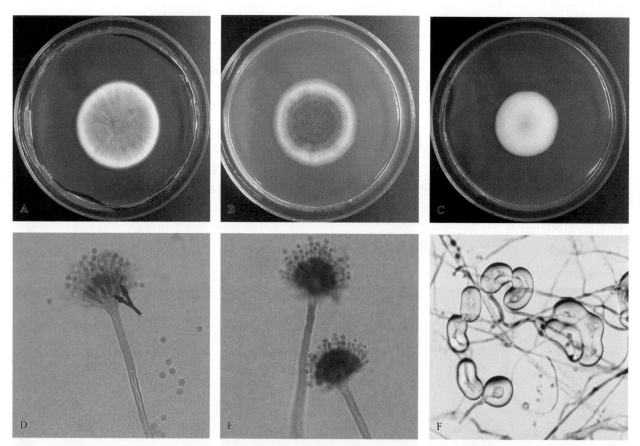

图6-10 棒曲霉。A.SDA，28℃，7天；B.PDA，28℃，7天；C.察氏培养基，28℃，7天；D.分生孢子头，双层小梗（箭头），乳酸酚棉蓝染色，×400；E.分生孢子头，乳酸酚棉蓝染色，×400；F.壳细胞，未染色，×1000

8.聚多曲霉 聚多曲霉菌落生长较慢，表面为茸毛状或棉花状，致密。颜色呈蓝绿色至暗蓝色，初期稍淡，老后渐深，近于暗蓝灰绿色。有辐射形沟纹。通常具有大量渗出液，褐色至暗褐色。无气味或具轻微霉味。菌落反面呈淡褐色或暗褐色至酱色，近于栗色或酱红色，色素扩散于基质中。

镜检：分生孢子梗直接生于基质或生于气生菌丝，壁较厚，光滑，无色。顶囊较小，近球形或稍呈椭圆形，几乎全部表面可育，双层小梗。分生孢子头球形至辐射形，小分生孢子头似青霉状，呈疏松柱形或散乱。有的小分生孢子头仅分生孢梗茎顶端稍膨大后生出产孢细胞，有时还可见气生菌丝上直接生有瓶梗。分生孢子球形或近球形，壁明显粗糙，具小刺（图6-11）。

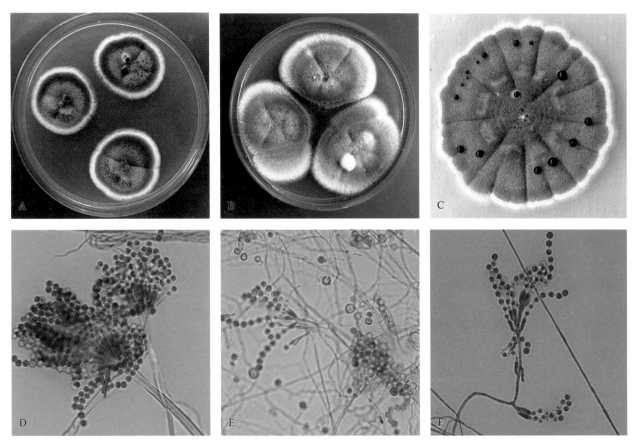

图6-11　聚多曲霉。A.PDA，28℃，10天；B.SDA，28℃，10天；C.PDA，28℃，14天；D.分生孢子头，双层小梗（箭头），乳酸酚棉蓝染色，×1000；E、F.分生孢子头，青霉样不完整顶囊，乳酸酚棉蓝染色，×400

聚多曲霉在形态上十分接近杂色曲霉，但形成暗蓝色的丝绒状菌落可与杂色曲霉绿色菌落区别。本菌常误认为青霉，需用显微镜检查才能辨明。聚多曲霉有分生孢子头，青霉为帚状枝。

9. 杂色曲霉 杂色曲霉中等速度生长，绒毛状或絮状。菌落颜色常分数环，深绿、灰绿、淡黄，甚至粉红色镶嵌，体现杂色，背面黄橙色、红色、紫玫瑰色。

镜检：分生孢子梗壁光滑，无色、黄色或浅褐色。顶囊半椭圆形或半球形，双层小梗。分生孢子头呈疏松辐射状，小分生孢子头类似青霉。分生孢子球形，有小棘。壳细胞球状（图6-12）。产毒素。

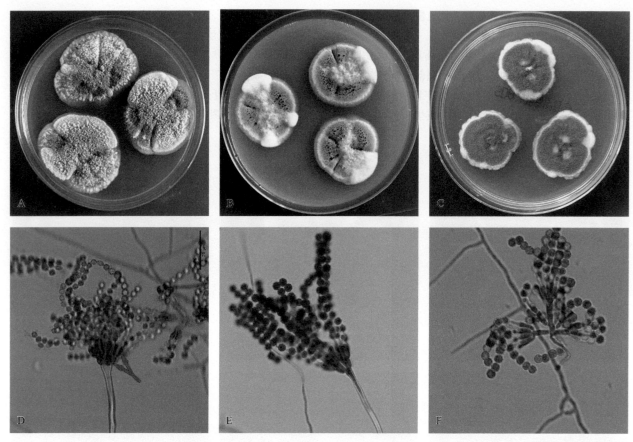

图6-12 杂色曲霉。A、B.PDA，28℃，10天；C.SDA，28℃，10天；D.分生孢子头，双层小梗（箭头），乳酸酚棉蓝染色，×1000；E、F.分生孢子头，青霉样不完整顶囊，乳酸酚棉蓝染色，×1000

10. 局限曲霉 局限曲霉有嗜高渗透压特点，在普通的SDA或PDA上生长缓慢，菌落形态变异，浅白色或米黄色菌落，边缘不整，表面微绒毛，随着培养时间延长，菌落出现脑回状皱褶，或呈泡沫粒样菌落。高糖培养基上生长稍快，表现出典型的曲霉属菌落特征，质地绒毛状或絮状，中央凸起颜色较深，橄榄绿色或烟绿色，边缘丝绒状颜色较浅，为白色或浅白色。随着培养时间延长，菌落颜色逐渐加深并多变。该菌37℃不生长。产生的分生孢子结构较多或较少，带绿色，或夹杂灰色到灰绿色。无渗出液，具霉味或无，菌落反面微黄绿色或近白色。

镜检：分生孢子梗壁光滑，无色，有时可见分隔。顶囊球形、半球形或烧瓶状，单层柱状，排列紧密。分生孢子头柱状。分生孢子圆柱形或椭圆形，着生于瓶梗上，长链状排列，表面有微小棘，淡黄色或黄绿色（图6-13）。

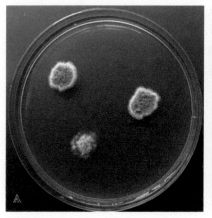
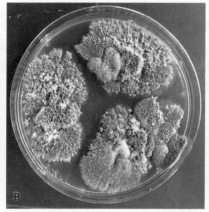
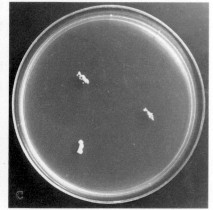

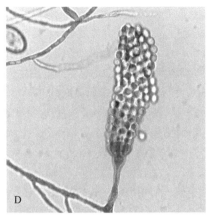
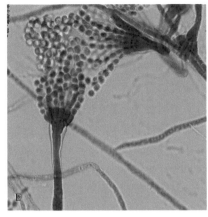
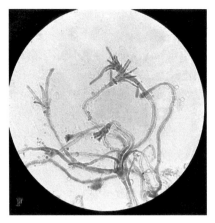

图6-13 局限曲霉。A.200g/L葡萄糖的PDA，28℃，7天；B.200g/L葡萄糖的SDA，28℃，14天；C.20g/L葡萄糖的SDA，28℃，7天；D、E.200g/L葡萄糖的PDA，分生孢子头，乳酸酚棉蓝染色，×400；F.20g/L葡萄糖的PDA，28℃，7天，分生孢子头，乳酸酚棉蓝染色，×400

五、致病机制

真菌物种引起疾病的能力是由吸入真菌的毒力和数量以及宿主的免疫状态决定的。对于可能在健康宿主中引起疾病的原发病原菌如球孢子菌属（Coccidioides）、芽生菌属（Blastomyces）、组织胞浆菌属（Histoplasma）或枝孢瓶霉属（Cladophialophora），暴露是疾病的主要驱动因素。然而，其他在环境中更普遍存在的真菌所致感染只出现在一些免疫系统受损的人身上。

人类感染的主要途径是吸入空气中的分生孢子。烟曲霉分布广泛，无处不在，这与其强大的产孢能力有关，不论室内室外，每平方米空气孢子浓度可达1～100个，人每天吸入100～1000个孢子。烟曲霉没有精致的机制向空气中释放孢子，孢子的传播仅仅依赖环境和较大的气流的扰动。孢子会在合适的环境下生长，萌发（germination）出芽，出现极性，形成菌丝，菌丝会继续生长、延伸和分支，终又形成分生孢子结构。分生孢子大小为2～3μm，有利于在整个气道特别是在细支气管或肺泡腔中沉积。烟曲霉壁富含疏水蛋白，易分散于空气中，且在一定湿度范围内变化不大，较其他同等大小的孢子更易被肺泡摄取。分生孢子和菌丝都可被肺上皮细胞吞入，并在上皮细胞内生长。由于烟曲霉会分泌大量细胞外水解酶以满足营养需求，最终导致菌丝突破上皮屏障进入肺泡间隔，并穿透血管内皮细胞进入脉管系统，之后，菌丝可自由迁移至远端，引起播散性感染。

尽管每天吸入分生孢子，绝大多数人不会因此而患病。烟曲霉主要侵入机体引起细胞免疫应答，包括先天性（固有）免疫应答（非特异性免疫应答）和适应性免疫应答（特异性免疫应答）。先天性免疫应答是机体通过肺部的巨噬细胞、中性粒细胞、单核细胞和自然杀伤细胞的直接吞噬作用来抵御烟曲霉感染的第一道防线，上述细胞亦

可分泌并释放一系列细胞因子和趋化因子，从而引起相关机体炎症反应来清除烟曲霉孢子和菌丝。单核细胞源自骨髓，可分化为树突状细胞和组织中的巨噬细胞，也可直接参与抗病原体反应或间接激活细胞毒性T细胞而启动适应性免疫发挥保护作用。

在健康宿主，分生孢子可迅速被黏膜纤毛清除。纤毛上皮细胞顶部的黏液层捕获并逆转吸入的真菌和菌丝片段的方向。此外，一小部分特化上皮细胞通过分泌黏液表面活性物质和抗菌肽，吸引更多特化的免疫细胞，促进真菌清除，从而有助于肺上皮的抗菌潜力。未被黏膜纤毛清除的分生孢子可被上皮细胞或肺泡巨噬细胞吞噬。曲霉孢子被吸入机体后首先接触气道上皮细胞。它通过上调模式识别受体（pattern recognition receptors, PRRs），识别曲霉孢子，激活下游信号通路，产生活性氧（reactive oxygenspecies, ROS）、抗菌肽、炎症因子等发挥抗曲霉作用。一旦孢子到达肺泡，主要由肺泡巨噬细胞识别并杀伤。肺泡巨噬细胞由单核细胞迁移至肺组织发育而成，存在于宿主肺泡表面活性膜之下，约占肺部"原驻白细胞"的90%，高表达甘露糖受体及吞噬性受体，可吞噬和清除抗原，是机体抵御外来微生物侵袭肺脏的第一道防线，也参与递呈抗原和免疫调节。肺泡巨噬细胞是肺内的主要吞噬细胞，被认为是除中性粒细胞外，对抗曲霉感染的初始免疫反应的重要细胞，可吞噬和杀死分生孢子，启动促炎症反应，诱导表达炎症趋化因子和细胞因子，如TNF-α、IL-12、IFN-γ、IL-18、IL-6、IL-1β、G-CSF、GM-CSF等。此类细胞因子进一步募集专职吞噬细胞，如循环中的巨噬细胞、中性粒细胞和树突状细胞等到达感染部位。当孢子逃避巨噬细胞的监测时，可由中性粒细胞吞噬并杀伤。曲霉的生长周期包括静息孢子、肿胀孢子、萌芽和菌丝4个阶段。静息孢子由于细胞壁成分被外层疏水蛋白（rodlet layer）和内层黑色素覆盖，具有免疫惰性，易逃避免疫细

胞的识别。随着生长周期的进行，孢子开始肿胀，疏水蛋白层和黑色素层不断崩解，细胞壁成分暴露，孢子萌芽形成芽管（germ tubes），芽管不断延伸形成曲霉菌丝。因此，肿胀孢子、萌芽和菌丝3个阶段的曲霉都具有免疫原性，可被固有免疫细胞识别并发挥抗曲霉免疫功能。曲霉感染具有较强的致炎作用，大量中性粒细胞渗出是其典型的表现之一。中性粒细胞通过呼吸暴发、氧化杀伤和脱颗粒攻击发芽孢子和菌丝，从而杀灭那些逃避巨噬细胞杀伤并萌发的分生孢子。在免疫活性宿主中，肺泡巨噬细胞和中性粒细胞每天需要清除数百至上千的烟曲霉分生孢子以防止肺部的炎性损伤。

分生孢子和菌丝的杀灭通过不同的机制发生，这些机制根据先天性免疫细胞遇到的真菌形态类型和细胞大小而变化。例如，肺中性粒细胞对分生孢子的杀伤不依赖于钙结合蛋白（calprotectin），钙结合蛋白是一种来源于中性粒细胞和巨噬细胞的分子量为36kD的钙、锌结合蛋白，占细胞总蛋白质的5%，可以从真菌细胞中螯合锌和锰，有杀菌作用；相反，眼中的菌丝生长抑制取决于钙结合蛋白的存在。分生孢子和菌丝之间的大小差异诱导不同的中性粒细胞抗真菌程序。当中性粒细胞内化直径为2～4μm的分生孢子时，嗜天青颗粒与同源吞噬体融合，从细胞核中螯合中性粒细胞弹性蛋白酶，并防止组蛋白溶解以有利于吞噬溶酶体的杀伤作用。相反，当中性粒细胞遇到通常长度超过10μm的菌丝时，中性粒细胞弹性蛋白酶扩散到细胞质中并进入细胞核，此过程允许组蛋白水解和染色质重塑有利于中性粒细胞胞外诱捕（neutrophil extracellular traps，NETs）形成。NETs由核酸物质组成，不含其他任何细胞骨架蛋白。核酸物质包括DNA和颗粒蛋白。DNA是NETs的主体部分，构成一个骨架结构从而固定各种蛋白颗粒。颗粒蛋白则包含由弹性蛋白酶、组织蛋白酶G、髓过氧化酶等蛋白组成的来自中性粒细胞的嗜天青颗粒（原发颗粒），由乳铁蛋白、明胶酶等蛋白组成的继发颗粒和三级颗粒。尽管NETs捕获并固定了烟曲霉菌丝，但它们在体内菌丝杀灭中的直接作用仍然存在争议，部分原因是研究人员缺乏干扰其形成的遗传工具而不影响其他中性粒细胞的抗菌功能。

在烟曲霉感染的机体抵御机制中，细胞免疫起着主导地位。随着烟曲霉感染进一步发展，抗原递呈细胞（antigen presenting cells，APC）将烟曲霉抗原递呈给CD4⁺T细胞，继而引发适应性免疫应答。肺部树突状细胞能够吞噬分生孢子和菌丝，迁移到引流淋巴结并诱导辅助性T淋巴细胞将其清除。全基因组分析成熟的树突状细胞和烟曲霉之间的相互作用时发现，树突状细胞暴露于烟曲霉环境时，会诱导促炎效应。树突状细胞在直接接触烟曲霉3小时后吞噬约68%的真菌孢子，但孢子可在吞噬细胞中生存。在吞噬发生后6小时左右，真菌芽管从树突

状细胞中生长出来，从而导致树突状细胞死亡。树突状细胞的功能还体现在通过主要组织相容性复合体Ⅰ类分子（major histocompatibility complex-Ⅰ，MHC-Ⅰ）实现抗原递呈功能，从而激活T细胞和B细胞，启动机体的适应性免疫。许多烟曲霉蛋白类、糖类、糖脂类抗原如Pep1、Gel1、Crf-1等，均可引起MHC限制性免疫反应。抗真菌免疫应答中最重要的CD4⁺T细胞是Th1和Th17。Th1可分泌干扰素（interferon，IFN）-γ和肿瘤坏死因子（tumor necrosis factor，TNF）等细胞因子，参与消灭病原体。Balloy等研究发现侵袭性肺曲霉病病人使用抗IFN-γ、TNF-α抗体后，病人病情加重。对确诊和临床诊断侵袭性肺曲霉病病人的血清进行细胞因子检测，发现IFN-γ/IL-10比值高显示临床抗真菌疗效好。同样，对白血病伴中性粒细胞减少宿主感染侵袭性肺曲霉病的病人，进行血清酶联免疫斑点检测，显示烟曲霉特异性T细胞产生高水平IL-10和低水平的IFN-γ。Th17细胞主要分泌细胞因子IL-17，促进中性粒细胞的募集，从而对烟曲霉进行有效清除。IL-17的分泌缺陷或抗体的中和作用，可提高小鼠对烟曲霉的感染率。在高IgE综合征、严重免疫缺陷病人，减少Th17细胞将增加侵袭性曲霉感染的危险性。但也有不同的研究结果认为，在曲霉感染的动物实验模型中，Th17途径激活可促进炎症反应，加剧对肺组织的损害，降低抗真菌药物的疗效。有研究发现，Th17细胞分泌的细胞因子可削弱Th1免疫应答效果，损伤中性粒细胞介导的杀死和清除真菌的能力。为了证明Th17细胞在曲霉感染过程中起到不利影响，这些研究者阻断动物模型体内的IL-23和IL-17细胞因子，观察到动物模型对曲霉感染的抵抗力增加，肺组织中真菌负荷减少。Zelante等还发现，IL-17的高表达可加重炎症反应，增加对曲霉感染的易感性。目前尚不清楚不同类型的空气传播真菌是否会引发宿主Th17诱导的共同信号传导途径，或者因每个物种的致病活性而异。机会性真菌病原体如曲霉在树突状细胞中引发先天反应途径，导致IL-23的产生并驱动Th17应答。这种反应需要通过真菌细胞壁多糖β-葡聚糖激活Dectin-1实现。在患有慢性阻塞性肺病的人类病人中，大多数肺源性曲霉特异性T细胞显示Th17表型，而在外周血中，曲霉仅刺激弱IL-17反应，反而诱导强效Th1反应。这些数据强调了解特定T细胞亚群在健康和感染条件下表现不同的重要性。而且，曲霉病中高水平的IL-17表达与感染和过敏性环境中的疾病病理学相关联。Th17在烟曲霉感染过程中到底起到什么样的作用，有待学者们进一步研究发现。在健康人和侵袭性曲霉病幸存者体内存在大量能产生IFN-γ的抗原特异性T细胞。而在免疫抑制宿主中，CD4⁺Th1及巨噬细胞等常处于无功能状态，致使Th2型细胞因子如IL-4和IL-10等大量分泌，激活机体产生体液免疫，促进Ig亚型转换和IgE合成，肥大细胞脱颗粒，嗜酸性粒细胞增多等，导致病理性损伤，并抑制抗真菌效应细胞

的活化，从而增加了机体对真菌的易感性，降低了宿主生存率。研究表明，Th1在抗霉免疫中起保护性效应，而Th2在抗曲霉感染中起不利作用。肺部反复暴露于曲霉分生孢子环境导致Th1、Th2和Th17反应的共同进展。在烟曲霉感染时，避免Th1或Th2免疫应答相关的高敏反应产生有害或过度的炎症反应中，调节性T细胞（regulatory T cell，Treg）起着重要作用。Treg可削弱过度的Th1免疫应答，减轻炎症反应，增强机体抵抗再感染能力。除了CD4$^+$T辅助细胞反应，CD8$^+$T细胞也可介导抗烟曲霉感染的保护性免疫。Templeton等观察反复暴露于烟曲霉分生孢子的小鼠，发现其支气管肺泡灌洗液中分泌IFN-γ的CD8$^+$T细胞增多，且记忆CD8$^+$T细胞表型持续存在于气道。这类CD8$^+$T细胞可阻碍烟曲霉分生孢子萌发并阻止分生孢子在肺部持续存留，成为细胞毒性T细胞参与控制真菌感染的另一个重要机制。

对人类而言，曲霉是条件致病菌，人体的免疫状况及基础疾病与是否发病和发病类型密切相关。在免疫功能正常的个体，可在24～48小时清除约90%的真菌病原体。如果宿主存在肺防御功能的改变，曲霉孢子可定植在呼吸道，亦可引起过敏性或侵袭性肺疾病。此外，肺部曲霉感染病灶还可扩散到附近部位或通过血流播散到人体其他部位。

真菌孢子进入机体内环境，即启动真菌自身的适应性调节，主要由其耐热性、细胞壁组成等生物学特性来支持。这些特性能帮助真菌摄取营养，完成信号转导、新陈代谢，从而对抗机体免疫系统及环境压力。孢子内存在多种酶，使真菌能够快速适应新环境、促其萌发，并在宿主缺乏足够抗真菌防御的情况下导致感染的发生。烟曲霉能够干扰肺上皮细胞、肺泡巨噬细胞和中性粒细胞，进而阻止被这些细胞杀死。抵抗免疫应答的基因和分子可以被称为"防御性毒力因子"，有疏水蛋白、色素、过氧化氢酶、超氧化物歧化酶、脂肪酸氧化酶和转运体等。对于空气中其他孢子而言，烟曲霉孢子仅占1%。因此，人们推测烟曲霉可能具备特殊的致病因子，而这种因子可帮助烟曲霉在宿主体内存活。到目前为止，还没有鉴定出单一的、真正的烟曲霉在肺部生长必不可少的毒力因子，因此，烟曲霉的毒力是多因素控制的，与它本身的结构、生长和适应应激环境的能力、逃避宿主免疫系统的机制以及引起宿主损伤的能力有关。毒力是指能够对被感染的宿主产生损伤的一些病原体特征，这种损伤可以是直接的，如侵袭性酶类、毒素；也可以是间接的，如引起宿主的炎症反应或细胞坏死。烟曲霉毒力相关因素主要有以下几类。

1.侵袭性酶　对于很多病原菌来说，分泌一些侵袭性蛋白酶或肽酶消化宿主细胞的蛋白，提高细胞的通透性，对病原菌的侵袭至关重要。真菌分泌蛋白酶的功能及其在感染中的重要性各不相同。很多研究发现烟曲霉分泌蛋白酶能够诱导宿主巨噬细胞和上皮细胞发生形态学改变、

细胞脱落和促炎症细胞因子释放，从而改变免疫系统。另外，烟曲霉通过分泌蛋白酶破坏肺泡上皮细胞屏障，这些蛋白酶共同作用破坏肌动蛋白细胞骨架，从而导致细胞剥落和死亡。然而一些分泌蛋白酶基因的敲除并没有影响烟曲霉的毒性，很有可能是一些冗余的基因发挥着类似的功能。另外，磷脂酶对于病原真菌，如白念珠菌、新生隐球菌等的致病性也是至关重要的。磷脂酶是病原真菌中分解宿主磷脂的关键酶，导致细胞膜失稳和宿主细胞渗透。磷脂酶是一大类能够将甘油磷脂中的酯键进行水解的酶，烟曲霉中磷脂酶主要有四类：磷脂酶A、B、C和D。编码磷脂酶D（phospholipase D，PLD）的*PLD*基因的破坏被证实会显著降低烟曲霉细胞内外的PLD活性。*PLD*基因的破坏并没有改变分生孢子的形态特征、萌发、生长和生物膜的形成，在不影响分生孢子黏附上皮细胞的情况下，显著抑制了烟曲霉向上皮细胞的内化，可能是引起烟曲霉感染的重要毒力因子。过氧化氢酶、超氧化物歧化酶和脂肪酸氧化酶主要是通过抵抗活性氧等氧化反应发挥作用，代表性的编码基因包括*catA*、*cat1*、*skn7*和*yap1*等，该四个基因敲除都会引起烟曲霉对过氧化氢的敏感性显著增强。

2.毒素　丝状真菌一般可产生一系列小分子次级代谢产物，如抗生素、羟甲戊二酰辅酶A还原酶抑制剂、毒素等。真菌毒素是对人类和动物具有不良影响的广泛存在的多种真菌产生的次级代谢产物。次级代谢产物又称天然产物，它不是真菌在实验室环境中生长的必需物质，但在真菌繁殖过程中可以起保护作用。这种作用包括防止其他微生物入侵和保护自身安全。因此，许多次级代谢产物是具有生物活性的，人和动物摄入后会造成机体损伤。真菌产生的有毒成分并不都是真菌毒素，例如，酵母和蘑菇产生的毒素并不属于真菌毒素。对细菌有抑制作用的化合物被称为抗生素，对植物有毒性作用的则被称为植物毒素。

在对烟曲霉的研究中，发现其可产生多种免疫抑制性真菌毒素，如黑色素（melanin）、麦角生物碱（ergot alkaloids）、胶霉毒素（gliotoxin）、烟曲霉素（fumagillin）、烟曲霉酸（helvolicacid）、烟曲霉溶血素等。这些毒素对中性粒细胞的迁移、超氧化物的产生以及杀真菌素的产生均有抑制作用，以胶霉毒素作用最强。

烟曲霉静息孢子表面覆盖有疏水蛋白和二羟基萘-黑色素（DHN-黑色素），两者共同干扰机体的免疫系统并抵抗机体的内吞作用，从而使吸入的静息孢子长期潜伏生存。在孢子极性生长为菌丝后，烟曲霉的疏水蛋白层和疏水性色素会消失。DHN-黑色素是构成正常真菌细胞壁必不可少的成分，主要分布在孢子的细胞壁表面，这种分布方式对孢子与宿主免疫系统的相互作用十分有利。黑色素在真菌中主要起保护作用，主要表现为增强机械强度、防紫外线、抑制负责产生抗真菌氧自由基（ROS）的NADPH氧化酶和抑制宿主杀真菌的LC3相关吞噬（LC3-

associated phagocytosis, LAP)途径,避免其被吞噬。代谢产物,尤其是次级代谢产物,都是由基因簇控制编码的酶一步一步完成的。黑色素生物合成的基因簇主要包含6个基因,其中聚酮合酶(Polyketide synthase, PKS)基因是黑色素合成途径的关键基因,其敲除能完全阻断黑色素的合成,同时也会影响烟曲霉的毒性。缺乏聚酮合酶的突变株生成白色的分生孢子,相较于野生型孢子,更易被巨噬细胞杀伤,使毒力减弱。比较基因组学显示,这群基因的同源体存在于大多数丝状真菌(包括植物病原菌),提示分生孢子色素在感染中的保护作用缺乏特异性,它的主要作用是抵抗自然界紫外线辐射,其次才是抵抗吞噬细胞中的活性氧化剂。

麦角生物碱是一大类复杂的吲哚类真菌毒素家族,很长时间以来,都与农业问题及人类疾病相联系,其能通过结合单胺受体影响神经和生殖系统。麦角生物碱天然产物Fesmclavine和Fumigaclavines A~C主要分布在烟曲霉的孢子上。麦角生物碱不产生于真菌的营养菌丝体内,并与分生孢子直接相关。如果敲除麦角生物碱合成途径中关键基因dmaW,则会阻断麦角生物碱的合成。

胶霉毒素是真菌代谢产物epipolythiodioxopiperazine(ETP)家族中的一员,最早从黏帚霉(gliocladium)中分离得到,并因此而得名。胶霉毒素主要来源于烟曲霉,土曲霉、黑曲霉和黄曲霉中的一些菌株亦能分泌。基于2005年完整的烟曲霉基因序列的发表和链格孢属基因簇的鉴定,首先在烟曲霉基因组中挖掘得到调控胶霉毒素合成的基因簇-gli基因簇,该基因簇全长28kb,包括13个基因,主要由锌指转录因子(gliZ)、氨基环丙羧酸合酶(gliL)、二肽酶(gliJ)、非核糖体肽合成酶(gliP)、2个细胞色素P450单氧酶(gliC、gliF)、邻-甲基转移酶(gliM)、谷胱甘肽-S-转移酶(gliG)、假设蛋白(gliK)、主要转运蛋白(gliA)、甲基转移酶(gliN)、胶霉毒素氧化酶(gliT)和保守假设蛋白(gliH)基因组成。GliZ转录因子负责激活胶霉毒素的合成;GliA负责分泌胶霉毒素。

胶霉毒素是一种可介导多种功能的有效免疫抑制分子,包括抑制核因子-κB(nuclear factor-kappa B, NF-κB)活化和NADPH氧化酶功能,从而抑制巨噬细胞和中性粒细胞的吞噬和氧化杀伤作用;改变中性粒细胞和巨噬细胞的骨架结构,促进免疫逃避;抑制巨噬细胞磷脂酰肌醇信号蛋白磷脂酰肌醇-3,4,5-三磷酸,影响吞噬体的形成,并诱导白细胞凋亡。胶霉毒素主要通过诱导中性粒细胞凋亡来发挥毒力,因此,这种毒素在中性粒细胞减少的宿主如造血干细胞移植(hematopoietic stem cell transplantation, HSCT)病人中的侵袭性曲霉病发病机制中几乎没有作用。胶霉毒素在生物体内的毒性作用同样受其基因的控制,胶霉毒素生物合成基因gliP和gliZ发生缺失时,突变菌株将减少胶霉毒素对非中性粒细胞的毒性。

除胶霉毒素外,其他次级代谢产物也可能具有毒力。由基因laeA编码的一种蛋白甲基转移酶可调节次级代谢产物的表达,敲除laeA几乎会完全阻遏烟曲霉所有次级代谢产物生物合成的基因簇表达,包括生成胶霉毒素所需的基因。

3.黏附素和生物膜　真菌在侵染宿主的过程中通常需要先黏附到宿主的组织上才能开始侵染,而这一过程需要通过黏附素介导。一般来说黏附素都包含3个共同的结构:糖基磷脂酰肌醇(glycosylphosphatidylinositol, GPI)锚定的C端部分,中间富含丝氨酸苏氨酸的重复区域以及N端的糖或多肽结合区域。虽然烟曲霉的基因组可能编码至少20种黏附素,但其功能现在研究的还比较少。

生物膜是由细菌或真菌菌体及其分泌的胞外基质组成的一个复杂的结构。真菌领域目前对生物膜研究较多的主要有白念珠菌、隐球菌及曲霉等。典型的真菌生物膜形成阶段主要包括:①真菌孢子黏附于载体接触面;②微菌落的形成;③真菌细胞分泌细胞外基质,微菌落融合形成生物膜;④发育为成熟的生物膜;⑤真菌细胞和生物膜碎片播散形成新的生物膜。烟曲霉生物膜形态好发于遗传性肺功能异常的病人,如肺囊性纤维化或慢性阻塞性肺疾病以及有外来器械置入物的病人,如导管、假体、心脏起搏器、关节置换装置、心脏瓣膜和乳房置入物等。烟曲霉生物膜在形成过程中,其营养代谢活性降低、氧化应激反应增强、胶霉毒素产生增加,从而能够很好地逃避机体的免疫反应。研究发现,与悬浮状态细胞相比,从生物膜中脱落的细胞致病力显著增强。阻断或抑制生物膜的形成通常会显著降低烟曲霉的毒性,如somA、sitA的敲除影响了生物膜的合成,同时也影响了烟曲霉的毒性。生物膜的一个显著特性就是对各种抗真菌药物的高度耐药性。真菌生物膜对药物的抵抗性是游离真菌的1000倍。真菌生物膜的耐药机制由复杂的、多种机制共同参与,包括一些基本的物理性屏障作用和一些复杂的调控过程。

4.细胞壁　细胞壁能保护曲霉抵抗各种环境应激和维持结构完整性,也是与宿主相互作用的主要部分。烟曲霉孢子被吸入宿主肺部时,细胞壁组分有的发挥激活宿主免疫反应的作用,有的则保护孢子并促进其在宿主中的定植和生存。

烟曲霉的细胞壁约占细胞干重的30%,主要由多糖和蛋白质组成,多糖含量高达90%。通过热碱处理的方法将细胞壁的多糖分成了碱溶性的外层和碱不溶性的内层,碱溶性的外层是由各种不同类型的葡聚糖所组成的无定型层,碱不溶性的内层是由β-葡聚糖和壳多糖交联构成的纤维骨架层。纤维骨架层是真菌细胞壁的核心结构,是由1,6-β-糖苷键分支的1,3-β-葡聚糖通过1,4-β-糖苷键连接到壳多糖纤维上形成的复合体。这个核心结构存在于大多数真菌生物细胞壁中,并且普遍存在于子囊菌纲和担子菌纲的真菌中。目前,关于真菌细胞壁组成和结构的研究主要来源于烟曲霉,其细胞壁多糖包括α-葡聚糖(主要是1,3-α-葡聚糖,也包含少量1,4-α-葡聚糖)、β-葡聚糖、半乳甘露聚糖和壳多糖(chitin)。各多糖组分含量为7%~15%的壳多糖、20%~35%的1,3-β-葡聚糖、35%~46%的1,3-α-葡聚糖和20%~25%的半乳甘露聚糖。一些真菌在它们细胞壁的外层包裹着一层由多糖组成的细胞外基质(extracellular matrix, ECM)。在细胞壁中还发现一些半乳甘露聚糖蛋白质、GPI锚定蛋白质及表层蛋白质。三维网络状结构的细胞壁一直处于动态变化中,其组分随着形态发生改变,如休眠期的孢子具有黑色素和rodlet疏水蛋白层,这些在营养菌丝生长过程中被逐渐降解,同时出现菌丝特有组分半乳糖氨基半乳聚糖(galactosaminogalactan, GAG)。

胞壁多糖是被固有免疫系统所识别的主要配体,介导免疫效应。1,3-β-葡聚糖和半乳甘露聚糖是具有强免疫原性的分子,也是重要的病原相关模式分子(pathogen-associated molecular patterns, PAMPs)。固有免疫细胞(主要包括中性粒细胞、单核巨噬细胞、树突状细胞、自然杀伤细胞、嗜酸性粒细胞等)表面的模式识别受体(PRRs)与真菌表面的PAMPs的结合,识别真菌并促进免疫细胞对曲霉孢子的摄取、吞噬和杀伤,同时介导多种炎症介质的释放并激活适应性免疫,进一步增强抗真菌作用。目前发现的PRRs包括Toll样受体(Toll-like receptors, TLRs)、C-型凝集素受体(C-type lectin receptors, CLRs)、NOD样受体(nucleotide binding oligomerization domain-like receptors, NLRs)和可溶性PRRs。

TLRs在中性粒细胞、单核巨噬细胞、树突状细胞、气道上皮细胞和内皮细胞中都有不同程度的表达。根据表达部位不同,TLRs可分为细胞表面TLRs和胞内TLRs,前者存在于细胞表面并识别病原微生物的细胞壁成分,后者存在于胞内囊泡并识别核苷酸。参与曲霉识别的TLRs主要有6种,分别是TLR1~TLR6。目前,对TLRs与曲霉易感性研究最多是TLR4受体,HSCT供体人群中D299G和T399I两个位点与受体对曲霉的易感性密切相关,携带该基因的病人曲霉感染的风险较高。

参与抗曲霉免疫的CLRs主要为Dectin-1、Dectin-2和树突状细胞特异性细胞间黏附分子-3结合非整合素因子(DC-specific ICAM-3grabbing non-integrin, DC-SIGN)。Dectin-1主要在树突状细胞、单核巨噬细胞、中性粒细胞及气道上皮细胞等有不同程度的表达。细胞壁的1,3-β-葡聚糖可以被CLRs中的Dectin-1特异性识别,通过募集脾酪氨酸激酶(spleen tyrosine kinase, Syk)或另一种激酶(Raf-1)传递细胞内信号,从而激活了Dectin-1信号通路和PRRs调节吞噬体成熟的能力,初步揭示了真菌利用PAMPs逃离巨噬细胞杀伤的机制。β-葡聚糖几乎存在于所有真菌,已用于侵袭性真菌病诊断(G试验)。Dectin-2广

泛分布于树突状细胞和巨噬细胞,主要识别α-甘露聚糖,需要通过FcRγ链募集Syk激活下游信号。烟曲霉侵袭组织时释放的主要抗原是半乳甘露聚糖,其合成需要甘露糖基转移酶和半乳糖基转移酶的协同作用,组装线性的α-甘露聚糖骨架和β-1,5-连接的半乳呋喃糖残基短链。烟曲霉的甘露聚糖合成以GDP-甘露糖为底物,由甘露糖基转移酶催化合成。DC-SIGN最初发现于未成熟的树突状细胞表面,后来发现其在不同的巨噬细胞亚型和内皮组织上也有表达,其配体主要为半乳甘露聚糖,识别后通过Raf-1激酶途径诱导胞内信号转导。因此,CLRs介导的抗真菌免疫信号通路可分为Syk依赖型通路和非Syk依赖型通路(Raf-1依赖型通路)。

锚定在细胞质膜上的糖基磷脂酰肌醇(GPI)连接蛋白也在真菌细胞壁结构中起重要作用。破坏编码参与GPI锚基生物合成酶的催化亚基Afpig-α,能更彻底地封闭GPI锚基蛋白的功能。这个蛋白的缺乏与细胞壁完整性和毒力降低有关,证明了这组蛋白在细胞壁功能和致病机制中有重要意义。1,3-β-葡糖基转移酶被认为参与了烟曲霉细胞壁1,3-β-侧链的延长,其中gel2基因是烟曲霉毒力所必需的。

烟曲霉细胞壁中1,3-α-葡聚糖含量最丰富,敲除1,3-α-葡聚糖合成相关基因(ags1、ags2和ags3)会显著影响烟曲霉的致病性,但三者都不是必需基因。1,3-α-葡聚糖可能与吞噬体生物发生相关,因为ags三重缺失株孢子细胞壁表面的PAMPs容易暴露出来,被吞噬体识别并清除,同时细胞壁对宿主效应分子的通透性增加,最终使三重突变株几乎无感染毒力。三重缺失株不含1,3-α-葡聚糖但菌丝营养生长不受影响,菌丝的形态通过1,3-β-葡聚糖和壳多糖含量的增加来维持。1,3-α-葡聚糖缺乏与覆盖正常棒状细胞层的糖蛋白无定形层产生有关,导致巨噬细胞对分生孢子识别作用增强。1,3-α-葡聚糖缺陷突变体在免疫活性和中性粒细胞减少的曲霉病模型中的毒力显著受损,这可能与肺巨噬细胞消除分生孢子的作用增强有关。这表明抑制1,3-α-葡聚糖合成可作为未来治疗HSCT人群早期侵袭性曲霉病的有效抗真菌策略。

壳多糖是β-1,4-连接的N-乙酰葡萄糖胺线性聚合而成。壳多糖作为提供坚固性的细胞壁组分在形态发生中一直处于动态变化。壳多糖酶水解β-1,4-糖苷键从而分解壳多糖。壳多糖合成的阻断或者破坏,如chsG敲除菌也表现为毒性降低。不同真菌中壳多糖合成酶的功能根据细胞壁整体合成调控的需求有所不同。

另外,烟曲霉细胞壁上其他的多糖组分在烟曲霉毒性中也发挥着重要作用。GAG是只在营养菌丝体中发现的表面多糖,是一种参与生物膜形成的黏附素。这种糖聚合物呈线性不溶于水,平均大小为100kDa,由半乳吡喃糖、半乳糖胺和N-乙酰半乳糖胺(GalNAc)以α-1, 4 -糖苷键连接

而成，并沿着多糖链随机分布。GAG对烟曲霉的黏附性以及抑制宿主免疫方面发挥着重要作用，其主要作用是通过自然杀伤细胞依赖性机制触发多形核中性粒细胞凋亡并抑制多形核中性粒细胞趋化性。此外，GAG介导对NADPH氧化酶依赖性中性粒细胞杀伤的抵抗和对中性粒细胞胞外诱捕杀伤的抵抗。在侵袭性曲霉病的小鼠模型中，GAG抑制Th1保护性抗真菌免疫并诱导Th2免疫反应，促进真菌感染。在人外周血单个核细胞中，GAG通过诱导IL-1Ra选择性地抑制IL-1生物活性来抑制Th1和Th17细胞因子的保护作用。在免疫活性小鼠的肺曲霉病模型中，GAG诱导的真菌负荷增加在很大程度上取决于IL-1Ra的诱导和随后的多形核中性粒细胞趋化性阻断。GAG缺失会严重影响烟曲霉的毒性。也有报道呋喃半乳糖和烟曲霉毒性相关。

烟曲霉有3种细胞形态：营养菌丝体形态，主要分解土壤中的有机物质维持碳氮循环；无性分生孢子形态，主要介导在空气中的传播；休眠的子囊孢子状态，确保自身的长期生存。分生孢子和菌丝体的细胞壁结构组分非常相似，但两种形态又有各自特有的细胞壁外层组分。分生孢子的外层有黑色素层，且被疏水层覆盖。疏水蛋白是一类很小的富含半胱氨酸的蛋白质，通常在孢子或菌丝的外表面形成一个蛋白质棒状结构的疏水薄层（rodlet layer）。rodlet层是由rodA基因编码的疏水蛋白构成，具有8个半胱氨酸残基形成的4个二硫键排列成淀粉样从而使分生孢子细胞壁疏水，利于孢子扩散。rodlet层不仅能够促进孢子在空气中的传播，同时也能掩盖孢子表面的Dectin-1和Dectin-2，防止被宿主免疫细胞识别及消灭。RodA和RodB是孢子特异性的蛋白，在萌发的孢子或者菌丝中这些蛋白就会消失。RodA被认为是在吸入孢子后最早的免疫逃避的推动者。由于从烟曲霉中提取的RodA具有免疫惰性，不能诱导人树突状细胞成熟，因此它可能在诱导人对每天暴露于孢子的耐受中发挥作用。敲除rodA会导致孢子表层棒状结构消失，黏附能力降低，同时更容易被巨噬细胞杀灭。Latgé实验室构建的ags1~3、rodA和pks五重缺失株产生白色亲水性分生孢子，且数量急剧减少，说明孢子外层的这些组分与产孢能力密切相关。五重缺失株的菌丝体生长不受影响，表明碱不溶性多糖组分是菌丝体细胞壁必需的。分生孢子在萌发时首先是经过膨胀阶段，此时rodlet层被天冬氨酸蛋白酶降解，疏水性孢子开始变成亲水性的。随着细胞内渗透压的增加孢子开始膨大，细胞壁多糖被糖基水解酶降解并伴有新的多糖层开始合成。膨胀的孢子转向极性生长时芽管开始出现，此时黑色素层被瓦解，膨胀期合成的多糖层构成了菌丝的细胞壁，随后有细胞外基质成分GAG覆盖于新的细胞壁表面。

由于哺乳类动物细胞中缺乏细胞壁，所以烟曲霉细胞壁是天然的药靶，如棘白菌素类药物的抗菌机制就是通过抑制1,3-β-葡聚糖的合成，使细胞不能形成完整的细胞壁，从而达到抑菌的目的。

5. 温度耐受　一般来说能在37℃生长是许多人类病原菌的共同特征，不能在37℃生存的真菌预示着它不可能引起深部感染，而真菌中降低对温度耐受性的突变意味着会减弱菌株的毒力。37℃的生理人体温度对于曲霉的生长是最佳的。在4~6小时，分生孢子可以发芽成称为芽管的短菌丝。烟曲霉作为一种腐生真菌，能耐受更高的温度。据报道，烟曲霉能在55℃甚至75℃的温度下生存，而这种温度耐受和烟曲霉毒性有一定的联系。虽然烟曲霉在37℃时基因表达模式有明显不同，但只有3种基因已被证实是耐热生长必需的，其产物分别为：核糖体生物合成蛋白CgrA、O-甘露糖基转移酶Pmtl和一种功能未知的蛋白ThtA。CgrA缺失导致了核糖体生物合成缺陷，但由于低温时生理需求有限，因此菌株仍能正常生长；而在37℃时代谢需求增加，由于核糖体生物合成缺陷，不能满足菌株生长所需，从而出现生长迟缓。在烟曲霉，还没有一种突变能产生热敏型突变株，显示它的耐热由不同的基因控制，且烟曲霉中这些基因的调控可能与其他真菌不同。

细胞壁的完整性通常对烟曲霉的温度耐受具有重要作用，研究发现afmntl编码的α-1,2-甘露糖转移酶是烟曲霉在48℃下生长所必需的。afmntl敲除菌在37℃能够正常的生长，而48℃时则有生长缺陷，主要表现为菌丝顶端细胞壁的完整性受到了破坏，afmntl敲除菌不仅在小鼠模型的毒性试验中表现为毒性降低，在药物敏感性测试中也表现为对唑类药物敏感。

6. 适应宿主的能力　烟曲霉适应宿主环境的能力，如低氧环境、pH等，是烟曲霉毒力所必需的。研究发现，烟曲霉在低氧环境下的适用能力与其致病性密切相关。以烟曲霉研究中最常用的两种野生型菌株CEA10和AF293为例，由于前者耐低氧的能力较强，所以在小鼠毒性实验中表现出较强的毒性。事实上如果敲除烟曲霉调节低氧的关键基因，如srbA，也会导致真菌生长显著减少和显著降低烟曲霉的毒性。对于大多数腐生真菌而言，由于生长环境十分复杂，因此真菌发展了很多复杂的调控机制，如pH。pH调控系统是一类真菌特异性的调控机制，在适应宿主环境时发挥重要作用。如果破坏烟曲霉这种调控pH的能力，如敲除关键转录因子PacC，则会显著降低烟曲霉的毒性。

7. 营养物合成与离子吸收　烟曲霉能否成功的从宿主体内获取生存所必需的营养物质，是其在宿主体内定植关键。在宿主环境中，一方面，烟曲霉会释放各种蛋白酶，降解和破坏周围组织，打破宿主免疫屏障，为生长提供营养物质；另一方面，烟曲霉有相应的基因和分子负责摄取营养，包括铁离子、锌离子和氮等。当合成或者吸收营养的能力受到影响时，烟曲霉在宿主体内的生存能力大大降低，因此，营养物的合成或者吸收对于烟曲霉的毒性是至关重要的。

（1）营养物合成：在感染的早期阶段，氮的获取至关重要。氨基酸作为蛋白质合成的基础原料，是绝大多数生物生存所必需的。细菌或者真菌都能自身合成氨基酸，当合成受损时，其生长或者毒性会受到很大影响。烟曲霉中，敲除氨基酸调控的关键蛋白交联途径控制蛋白A（cross-pathway control protein A，CpcA）会显著影响烟曲霉毒性；同样，其可能的同源蛋白CpcB的缺失也表现为毒性降低。构巢曲霉和其他真菌中，areA基因是氮代谢的重要调控因子，缺乏转录因子AreA的菌株在小鼠曲霉病中毒性较小。转录因子CreA介导碳源选择过程，并确保构巢曲霉在不同碳源和氮源存在下的生长和存活。CreA也是烟曲霉中碳和氮代谢的主要转录调节因子，CreA的缺失导致体内适应性和毒力降低。如果破坏氨基酸的合成也会影响烟曲霉的毒性。如阻断组氨酸合成途径的关键酶HisB（imidazoleglycerol-phosphate dehydratase），其毒性在4种动物模型中均显著降低。另外，赖氨酸合成的关键基因lysF的缺失也显著降低了烟曲霉的毒性。氨基酸降解相关途径也可能与烟曲霉毒性相关，如编码甲基柠檬酸合酶（methylcitrate synthase）的McsA蛋白，其缺失也显著降低了烟曲霉的毒性。

除氨基酸之外，阻断烟曲霉生长所必需的其他营养物的合成同样也会影响烟曲霉的毒性，如破坏嘧啶生物合成的关键酶乳清酸核苷-5′-磷酸脱羧酶（orotidine-5′-phosphate decarboxylase），叶酸合成途径的关键酶对-氨基苯甲酸（p-aminobenzoic acid，PABA）合成酶均显著影响了烟曲霉的毒性。

（2）离子吸收：宿主体内的的金属离子一般储存在一些囊泡中或者通过一些蛋白质绑定，所以宿主体内游离的金属离子浓度很低。金属离子作为一种微营养物是微生物生长所必需，其主要是作为辅酶或者辅因子发挥作用的。为了能够在低浓度的金属离子条件下生存，烟曲霉发展了一些特异性的高亲和性离子吸收途径，而这些途径和烟曲霉的毒性又是密切相关的。

锌离子是细胞内中分布比较广泛的金属离子，仅次于镁离子，其不仅可以作为辅酶或者辅因子，还可以作为一种结构性的物质在一些转录因子的DNA结合区发挥着重要作用。对烟曲霉而言，锌离子也是其生长所必需的一种营养元素。然而，宿主体内的锌离子水平非常低，主要有如下几个可能的原因：①有超过300种酶需要锌离子作为辅因子来发挥催化作用；②作为一些转录因子的组成成分；③一些金属硫蛋白（metallothioneins）调控游离的锌离子；④血浆锌离子结合蛋白结合掉一部分锌离子，如α_2-巨球蛋白和白蛋白。有文献报道，虽然血浆中总的锌离子浓度大概是$15\mu M$，但游离的锌离子浓度大概只有$10^{-4}\ \mu M$。然而，烟曲霉在体外生长最佳的锌离子浓度是$4.0\ \mu M$，因此烟曲霉进化出一套特异性的锌离子吸收系统从宿主组织中

获取锌离子。烟曲霉通过锌转运蛋白ZrfA、ZrfB和ZrfC从宿主体内获取锌离子，ZrfA、ZrfB和ZrfC的表达均受转录因子ZafA调控，ZrfC或ZafA的缺失会显著降低烟曲霉的毒性。

和上述锌离子相似，铁离子获取能力对烟曲霉毒力也发挥着重要作用。从宿主组织中获取铁是具有挑战性的，因为大多数铁与蛋白质结合，例如血红素和转铁蛋白。烟曲霉用铁载体来捕获铁及细胞内铁储存，在宿主少铁环境中生长时有赖于低分子量螯合剂。烟曲霉使用由4种铁载体组成的铁载体系统：两种细胞外铁载体用于摄取铁，即fusarinin C（FsC）和triacetylfusarinin C（TAFC）；两种细胞内铁载体，铁菌素（ferricrocin）用于储存菌丝中的铁，羟基铁蛋白（hydroxy ferricrocin）用于储存分生孢子中的铁。铁载体的合成从鸟氨酸（omithine）的羟基化开始，这一过程由鸟氨酸单氧酶（ornithine monooxygenase）SidA催化，然后经过一系列酶促反应才能形成TAFC，sidA基因的缺失会完全阻断铁载体的合成，同时也会使烟曲霉完全丧失毒性，而其他基因的缺失如sidF、sidD等则会部分影响烟曲霉毒性。研究表明，若阻断烟曲霉铁载体介导的铁离子吸收途径中的成员则会不同程度影响烟曲霉的毒力。铁对曲霉的生长和毒力起着重要的作用，而且铁过量可能会加重黏膜损伤和破坏病人自身的细胞防御系统。烟曲霉中，主要有两个关键的转录因子参与细胞铁离子平衡调控：GATA型转录因子SreA和bZIP-CCAAT型转录因子HapX，这两个转录因子相互转录抑制。当环境中的铁离子含量升高时，SreA的表达量上调，抑制hapX的转录以及与铁离子吸收相关基因的表达，同时促进铁离子的消耗。相反，当环境中铁离子的浓度下降时，HapX的表达上调，抑制sreA的转录，一方面促进与铁吸收相关基因的表达，另一方面它又能抑制上述铁的消耗途径，从而达到吸收铁离子的目的或者使有限的铁资源优先供应自身的生存。SreA和HapX通过相互抑制来维持细胞内的铁离子平衡，当这种平衡被打破时，细胞则会表现出相应的缺陷。

骨髓中铁过量是侵袭性曲霉病发生的一个重要危险因素，研究发现，部分侵袭性曲霉病病人出现骨髓铁增加。Ibrahim等通过研究小鼠侵袭性曲霉病模型，比较两性霉素脂质体单独用药和与铁螯合剂地拉罗司（deferasirox）联合用药的疗效，结果显示，地拉罗司单独用药或与两性霉素脂质体联合用药对小鼠侵袭性曲霉病均有效，地拉罗司不但可以延长侵袭性曲霉病小鼠的生存时间，还能增强两性霉素脂质体的抗真菌作用。体外试验结果显示，铁过量病人使用去铁酮和地拉罗司等新的铁螯合剂可以增加抗真菌药物活性。综上所述，高水平的骨髓铁是侵袭性曲霉病发生的一个独立危险因素。一些研究已证明在体外联合使用铁螯合剂（乳铁蛋白、环匹罗司）和去铁

酮能够更有效地抑制曲霉的孢子增长，比单独使用两性霉素B、酮康唑和氟康唑的效果好，美国食品药品监督管理局和欧洲药监局都已批准去铁酮作为临床用药，为使用去铁酮相关的衍生物控制侵袭性曲霉病的发生、发展提供了新的治疗方向。

镁离子也是烟曲霉生长所必需的。结核分枝杆菌和鼠伤寒沙门菌中，在宿主体内吸收镁离子的能力是一个很重要的毒力因素。但在烟曲霉中，镁离子与毒力之间的研究还鲜有报道。此外，磷酸根离子也是烟曲霉生长所必需的。烟曲霉的正常生长需要10mM磷酸根离子，而血清中只有约1mM，因此，阻断烟曲霉磷酸根离子的吸收极有可能会影响烟曲霉的毒性。

8.代谢调节和应激环境应答 烟曲霉生长、代谢和应激时，需要各种信号通路进行调节，包括丝裂原激活蛋白激酶（MAPK）通路、cAMP-PKA通路、钙离子信号通路、Ras蛋白、组氨酸激酶和G蛋白介导的信号通路等。细胞壁完整性（cell wall integrity, CWI）信号通路和高渗透性甘油（high osmolarity glycerol, HOG）应激通路是2个主要的MAPK通路。CWI信号通路可以调节烟曲霉对热、胞壁干扰剂（荧光白、刚果红、法尼醇）、碱性pH、唑类和棘白菌素类药物等的应激。Bck1、Mkk2和MpkA是CWI通路中的三级丝裂原激活蛋白激酶，MpkA在维持细胞壁完整性中发挥关键作用。烟曲霉在营养生长或有胞壁干扰剂刺激条件下，Bck1和Mkk2能直接激活MpkA，使其磷酸化水平提高。MpkA敲除后，烟曲霉对百草枯、维生素K应激敏感，对过氧化氢应激表现出耐受。HOG应激通路由Pbs2将SakA磷酸化发挥作用，可以调节渗透压、冷、氧化应激等。SakA也是丝裂原激活蛋白激酶（MAPK）家族一员，与酵母Hog1蛋白同源，是HOG应激通路中的关键蛋白。研究显示在过氧化氢应激下，SakA蛋白磷酸化水平会提高，而且SakA敲除烟曲霉生长会受到抑制。

9.过敏原 真菌抗原是引起过敏的主要来源之一，烟曲霉中被鉴定出的过敏原比其他真菌都多，是引起哮喘的常见因素。烟曲霉会产生一系列的过敏性分子，与宿主的IgE抗体结合。IgE对烟曲霉过敏原的结合特性可以用来鉴别诊断烟曲霉相关的肺部综合征。目前发现的烟曲霉过敏原比较多，可以简单分为分泌性的蛋白和胞质内的蛋白两类。烟曲霉过敏原可以引起宿主组织破坏、I型超敏反应和自身免疫性疾病，在特异性个体表现为过敏性支气管肺曲霉病，在非特异性个体表现为过敏性肺炎。

六、流行病学

曲霉属和其他丝状真菌在环境中普遍存在。暴露的风险在时间和地理上都有所不同，并且取决于降水模式、湿度、温度和风力条件。曲霉属真菌具有极强的生存能力，

分布非常广泛，是常见的食品和空气污染菌，有些种类还是重要的人类及动物条件致病菌。部分曲霉属真菌如黄曲霉、赭曲霉等能产生真菌毒素。此外，曲霉还能产生各种有益的次生代谢产物，如抗生素、有机酸及一些酶类，如纤维素酶、果胶酶等，被广泛应用于食品发酵及工业生产中。

曲霉属于环境腐生菌，从腐烂的植物中获得营养，易分离自土壤、水、某些植物和空气。人体呼吸道、鼻窦、外耳道、甲面、趾面亦可分离到曲霉。空气在曲霉的传播中起着至关重要的作用。曲霉能够在干燥的环境下存活几个月，主要是由曲霉的以下结构特征决定：①曲霉孢子体积小，其疏水性可以使其在空气中存活较长时间；②曲霉表面的棘刺可增加空气阻力；③曲霉能分泌一种疏水蛋白，该蛋白对曲霉在空气中生长形成新的孢子起着重要作用；④细胞表面的黑色素使其可以耐受紫外线的照射。以上特点为曲霉在空气中的传播提供了有利条件。

空气中真菌的呼吸暴露是一直存在的。室内真菌暴露可能发生在家中、住院期间（特别是在医院的建筑工作期间）或工作场所。由于孢子和菌丝体碎片可以作为单个颗粒或复杂的聚集体存在，并且可以黏附在灰尘颗粒上，真菌可以在许多职业环境中繁殖和传播，也可以在室内生物气溶胶中发现。室内真菌的数量和种类也可能受室外空气的影响，具体取决于通风水平。颗粒物（particulate matter, PM）大小和空气质量水平对大气真菌群落组成均有显著影响。人类每次呼吸都会吸入许多真菌孢子、碎片和过敏原。孢子和真菌颗粒渗透到肺部的能力取决于孢子大小、气道分支程度和支气管直径。孢子$>5\mu m$的真菌物种，如链格孢属（Alternaria）或枝孢霉属（Cladosporium），主要沉积在上呼吸道；而孢子较小的真菌物种，如曲霉，可沉积在整个肺部，包括远端肺泡。Liu等在中国台湾调查了1999—2009年环境PM2.5空气污染与人群侵袭性曲霉病（invasive aspergillosis, IA）之间的关系。研究表明PM2.5浓度与曲霉病发病率呈正相关。此外，IA可能呈现出PM2.5浓度峰值后的滞后模式，即PM2.5暴露与IA之间存在约1个月的延迟。

在医院环境中，真菌感染可能通过直接或间接接触污染的表面或物体，通过医护人员的手以及摄入或吸入受污染的颗粒或生物气溶胶而发生。曲霉可存在于卫生和医疗设施中，如未经过滤的空气、通风系统、灰尘、食品、医院的供水和包括淋浴等潮湿的环境中。2014年Ao等对北京某三甲医院的骨髓移植病房、重症监护病房和新生儿重症监护病房空气采样培养结果显示，3个病区曲霉的菌落数分别为7.73、8.94和13.19 cfu/m³；同时，对空气分离的曲霉与3个病区病人分离的菌株进行对比分析，发现病人体内的菌株与空气中分离的菌株为同一基因型，说明临床病人感染的曲霉可能来源于病房环境中的空气。一些学者通

过试验证明医院中未过滤的空气、通风系统及医院周围建筑粉尘中均含有大量曲霉。在已报道的多起暴发性医院获得性侵袭性曲霉感染中，多数是由于病人吸入因建筑或拆除活动暴露的曲霉分生孢子引起的，也可源于污染源或其表面的水分形成的气溶胶。大多数的暴发会引起侵袭性肺曲霉病（invasive pulmonary aspergillosis, IPA），引起手术伤口和皮肤感染的暴发也有报道。Kanamori等2015年的文章显示，在医院真菌暴发期间涉及的主要器官为单纯肺部（46%），其次是肺部与其他部位（20%）、皮肤/伤口（7%）、鼻窦与其他部位、眼睛和播散性多器官疾病。总体死亡率为58%，大多数病例的暴发源于医院的建设、翻新或拆除工作。

环境中曲霉孢子数与IA的发生关系密切，且不同季节、不同湿度和温度均影响环境中孢子数。Falade等对西班牙马德里某医院空气中曲霉浓度进行研究，结果显示，空气中的曲霉浓度呈季节性变化，春天时浓度较低（1.3 cfu/m³），秋天时浓度较高（12 cfu/m³）。Warris等对挪威首都奥斯陆国家医院儿科骨髓移植（bone marrow transplant, BMT）病房水源和空气标本进行了监测，发现37.5%的水源标本分离出烟曲霉（平均浓度为2.0 cfu/500ml），49%的水龙头和5.6%的淋浴器水源标本中分离出烟曲霉（平均浓度分别为1.9 cfu/500ml和1.0 cfu/500ml）。在冬季，60%和75%来自水龙头和主要管道的水源标本分离出烟曲霉（平均浓度分别为2.1 cfu/500ml和2.7 cfu/500ml），而在夏季，仅有31%和21%来自水龙头和主要管道的水源标本分离出烟曲霉（平均浓度分别为1.4 cfu/500ml和1.2 cfu/500ml）。BMT病房的浴室、病房及走廊空气标本中烟曲霉孢子浓度分别为0.7、1.0和0.2 cfu/m³。Curtis等对医院环境进行了为期1年的监测研究发现，医院环境中真菌平均浓度，室外为257.8 cfu/m³，室内为53.2 cfu/m³，BMT病房为83.5 cfu/m³；曲霉平均浓度，室外为6.8 cfu/m³，室内为12.1 cfu/m³，BMT病房为7.3 cfu/m³。医院使用的水中也含有真菌及孢子，医院的配水系统中有很多丝状真菌，同时院外的管道水中也发现相同的菌株。尽管水作为医院暴发感染源的重要性尚不确定，但Warris和Verweij于2005年提出了在医院控制水源性感染的预防措施。

病房的地面、地毯、盆栽、床头桌、墙壁、病人身上的敷料、护士站操作台及治疗车的表面均检测出不同浓度的曲霉，通过分子生物学方法证实，上述物体表面检出的曲霉与病人体内分离曲霉有同源性。但是，没有文献可以证实是物体表面的曲霉产生孢子传播至病人，还是定植在病人体内的曲霉传播至病房物体表面。同样，在病房通风口的表面也检测到较高浓度的曲霉，运用分子生物学的方法证实通风口处的曲霉与病人体内的曲霉有同源性。可能是由于通风口处的温度和湿度适合曲霉的生长，而且通风口也是容易被忽视的区域，导致大量曲霉在通风口处定植。因此，病房中物体表面的曲霉也可能是IA病原菌的来源之一。

一些研究中，感染常见的来源可用分子基因分型来确定，除了克隆的相关基因型和微变种的存在，临床和环境样本中也发现了多种有代表性的基因型。但并非所有研究都显示出了环境和临床分离株的遗传相关性。比如，高效微粒空气（high-efficiency particulate air, HEPA）过滤可以减少空气中分生孢子的数量，降低IA的发生率，但感染没有消除，表明病人可能接触其他来源的分生孢子。虽然空气中较高的孢子浓度与暴发具有相关性，但低于某个浓度可认为是安全的阈值并未确定。由于不同采样方法的使用、孢子计数的快速变化、暴露后临床表现延迟而导致采样的延迟、宿主易感性的差异以及其他因素的影响，或许不能确定这个阈值。

许多原因导致真菌感染漏检，只有在死后才被诊断出来。日本1989—2009年13 787例尸检中，真菌感染占4.5%，其中，曲霉感染299例（49%）。严重曲霉病的比例自2001年以来有所下降，但随着时间的推移，曲霉感染有所增加，仍然是最主要的真菌病原体。在美国一项针对血液系统恶性肿瘤病人的20年（1989—2008年）尸检中，曲霉的患病率从前15年的每100例尸检的0.12～0.14例，显著下降到2004—2008年的0.07例。临终前侵袭性真菌感染（invasive fungal infection, IFI）的诊断有所改善，然而，仍有50%的IFI病人在生前没有得到诊断。

烟曲霉是一类在自然环境中广泛存在的机会性致病真菌，主要通过无性产孢形式快速播散，可导致人和动物出现急性和慢性曲霉病，其中以IPA病情最为严重。烟曲霉是发达国家和发展中国家IA最主要的病原菌，至少占65%，尤其是在高危人群以及血液系统恶性肿瘤病人中。烟曲霉在人类疾病中常见的原因不仅与其在环境中的普遍存在有关，而且与该物种携带的毒力因子有关，包括蛋白酶、磷脂酶、超氧化物歧化酶和毒素。其他致病真菌种类包括黄曲霉、土曲霉、黑曲霉，以及不常见的构巢曲霉和焦曲霉。黄曲霉感染在发展中国家和干旱地区更常见，主要引起过敏性曲霉病、创伤性眼内炎及鼻窦炎（鼻-眶-颅底感染）。院内暴发的曲霉病在血液系统肿瘤病人中最常见，常由烟曲霉或黄曲霉引起。美国移植相关感染监控网络（Tranplant Associated Infection Survillance Network, TRANSNET）分析了2001—2006年的数据，67%的分离株为烟曲霉，烟曲霉的隐形种占烟曲霉复合体的6%。商业上许多植物病害和食物变质可能是由于曲霉感染所致。Yuen等1997年的研究显示，在中国香港的一个大型骨髓移植中心，黄曲霉感染比烟曲霉更常见。土曲霉是免疫抑制宿主侵袭性感染的原因。对83例土曲霉感染的多中心回顾性研究发现，65%的病人患有血液系统恶性肿瘤，45%病人接受过HSCT。土曲霉通常对两性霉素B具有耐药性，但仍然对唑类敏感。黄曲霉、迟缓曲霉（A.lentulus）、构巢曲霉、焦曲霉等其他曲霉属也对两性霉素B显示出一定的耐药率，故应在充分考虑不同曲霉种的流行及耐药情况的前提下来选择其治疗药物。

由于更广泛地使用微生物学检查、支气管镜检查、支气管肺泡灌洗术及诊断工具的改进，1987—2003年IA的诊断绝对值增加，由曲霉引起的感染病人数在全球范围内增加，同时由于诊断方法的改进和新型抗真菌药物的使用，IA的归因死亡率显著下降，从1987年的60%下降至2003年的32%。

对黏膜表面和呼吸道分泌物的分子分析表明，真菌的呼吸道群落远比单纯的培养所显示的复杂。例如，对囊性纤维化个体和无囊性纤维化个体的痰标本的分析表明，通过测序鉴定的60%以上的微生物没有通过培养得到证实。肺功能下降的个体的真菌和细菌群落的多样性较低，这些群落往往只由少数生物体所主导。有趣的是，与烟曲霉相比，假单胞菌丰度高的细菌群落更可能与念珠菌的高丰度有关。在肺移植病人中也发现了类似现象，在以假单胞菌为主的菌群中从未分离出曲霉。

2016年美国感染病协会（Infectious Diseases Society of America，IDSA）《曲霉病的诊断和管理实践指南》推荐住院的HSCT受者应该被安置于受保护的环境以减少真菌的暴露。对其他严重免疫功能低下、易发生IA的高危病人亦应给予相应防护措施，如接受急性白血病诱导/再诱导化疗方案治疗的病人。如医院无法提供防护病房的条件，推荐病人住单间病房，且病房应远离施工场地，亦不可将绿色植物或鲜花带入病房。推荐在门诊曲霉感染高危人群中采取合理警示以减少霉菌暴露机会，包括避免修剪花园、播种施肥、避免近距离接触施工或翻修场所。白血病和移植中心应定期监测侵袭性真菌感染病例。一旦发现感染率超过基线水平或在非易感人群中发生侵袭性霉菌感染，应迅速评估医院真菌的来源。

七、临床意义

真菌毒素可以抵抗诸如高温或低温等不利环境因素，并且可以在产生其的真菌物种死亡和解体后仍持续存在很长时间。曲霉能释放真菌毒素或其他代谢产物导致疾病，也可直接在创伤皮肤、眼睛或其他部位繁殖，抑或因吸入孢子造成过敏或侵袭性疾病。曲霉最常侵袭肺部，也可因初次感染后持续扩散或播散到几乎所有的器官。肺部感染是曲霉病的一种类型，取决于机体免疫抑制的程度、遗传因素和呼吸系统结构是否存在异常。特定的菌种与特定的疾病类型间存在关联。

曲霉病是曲霉感染引起的一种真菌病，可累及皮肤、黏膜、眼、鼻、支气管、肺、胃肠道、神经系统、骨骼等多器官系统，包括3种主要形式，即侵袭性曲霉病（IA）、慢性曲霉病、过敏性曲霉病。曲霉病影响全球超过1400万人，包括过敏性支气管肺曲霉病（ABPA，>400万）、严重哮喘伴真菌致敏（>650万）、慢性肺曲霉病（约300万）和IPA（每年发病率>30万）、曲霉性鼻窦炎（数百万）和浅表性疾病（主要是角膜炎、耳真菌病、甲真菌病、创伤或烧伤伤口感染）。IA的高危人群包括慢性肉芽肿病、长时间的中性粒细胞减少、HSCT和心肺及胰腺器官移植。其他低危人群包括COPD、高剂量皮质类固醇治疗、肺癌、肝硬化、肾和肝移植、糖尿病和菌血症，特别是在ICU环境中。

IA在常见医院获得性真菌感染中排名第2位，仅次于侵袭性念珠菌病，在血液系统恶性肿瘤特别是急性白血病（5%~24%）、异基因HSCT（2.7%~23%）或肺/心肺移植（3%~26%）病人中可导致高发病率和死亡率。IA在急性白血病病人中比在患有慢性白血病、淋巴瘤或多发性骨髓瘤的病人中更常发生。使用皮质类固醇可增加骨髓瘤病人曲霉感染的风险。曲霉感染的风险与中性粒细胞减少的程度和持续时间密切相关，长期中性粒细胞减少和伴随的皮质类固醇治疗的反复循环进一步增加了感染风险。恶性血液疾病病人中IA的发病率在不同地区有很大差异，研究显示意大利的发病率约为1.7%，而在荷兰的发病率约为30%，其影响因素可能包括病人对曲霉的遗传易感性、是否进行预防性抗真菌治疗以及不同地区进行全面的筛查诊断的程度。接受心脏、肝或肾移植（较少见）的病人及接受英夫利昔单抗或肿瘤坏死因子-α抑制剂等免疫调制剂的病人、活动性AIDS病人、营养不良或潜在免疫缺陷的病人（包括原发性中性粒细胞缺陷的病人），均为患IA的高危因素，且预后较差，危重病人和慢性呼吸道疾病病人也有患IA的风险。在高效抗逆转录病毒治疗的时代，AIDS病人感染曲霉的风险较低，原因是其免疫缺陷表现在CD4细胞，基本不参与曲霉的发病过程，但也有AIDS病人发生IA的报道，且多发生在AIDS晚期。

具有IA风险的新群体已经出现。法国2005—2007年的流行病学前瞻性研究中，慢性淋巴细胞增生性疾病（包括淋巴瘤、慢性淋巴细胞白血病和骨髓瘤）已超过HSCT成为第二种潜在易感疾病（21.6%）。意大利的一项单项研究中，2.6%的慢性淋巴细胞增生性疾病病人患有IA。骨髓瘤和霍奇金淋巴瘤发生IA的风险较高（分别为5.6%和3.2%），尤其是接受HSCT的病人。

非中性粒细胞减少的ICU病人经常有曲霉阳性样本，包括定植病例或IA。在一项回顾性队列研究中，83例病人在ICU住院期间发生IA，60%的病人没有高风险易感疾病（中性粒细胞减少症、血液肿瘤、干细胞或骨髓移植）。典型的影像学表现（晕征和空气新月征）仅在5%的病人中发生。免疫功能低下的ICU住院病人发生IA的风险较高。尸检研究表明，IA是危重病人最常被漏诊的疾病之一。

Tejerina等对1991年1月—2016年12月在西班牙马德里赫塔菲医院ICU死亡的所有尸检中有IA证据的病例进行回顾性研究。研究期间（25年），在ICU进行了893例尸检，25例（2.8%）尸检诊断为IA。在抗真菌治疗的起始阶段，只有10例（40%）被确诊为IA。最常见的基础疾病是皮质类固醇治疗（14例，56%），慢性阻塞性肺疾病（11例，44%），免疫抑制（6例，24%）和血液系统恶性肿瘤（5例，20%）。23例病人（92%）有3个或3个以上的IA危险因素。静脉接受高剂量的皮质类固醇治疗的肺浸润的重症病人（即使是短期治疗），尤其是COPD病人，即使经过适当的治疗，其呼吸功能仍在恶化，患IA的风险最高。

严重的肝功能障碍是IA的一个新的危险因素。Gustot等的一项单中心回顾性研究表明，严重的酒精性肝炎被证明是IA的危险因素。在94例经证实的重度酒精性肝炎中，有15例IA（6例确诊，8例临床诊断，1例拟诊）被诊断。基线MELD评分≥24和入住ICU与IA的发生有关。13名病人接受了皮质类固醇激素治疗。曲霉感染增加了病人的死亡风险，因为没有一个IA病人在3个月时不接受移植而存活，而非IA的病人中的死亡比例为53%。酒精滥用和失代偿性肝硬化亦与IA的发生相关。另外，肝移植1年累积IFI发生率为4.7%，其中，IA占美国移植相关感染监控网络IFI的11%。

慢性肺部疾病或损害是曲霉定植的危险因素，在某些情况下可继发IA。Guinea等研究表明，在西班牙马德里，COPD入院病人下呼吸道曲霉分离率为16.3/1000，IA发生率为3.6/1000。5个因素与IA发生有关：入住ICU、慢性心力衰竭、入院前3个月内抗生素治疗、入院前3个月内糖皮质激素应用累积剂量相当于超过700mg泼尼松的剂量和临床上首次分离出曲霉。在欧洲，每年有110万COPD病人入院，可能导致14 300~42 900例IA发生。在中国，每年有1185.81万COPD病人住院，可能导致154 155~462 466例IA发生。一些研究还对IA合并肺癌进行了评估。Yan等对中国1711例肺癌的回顾性研究中发现了45例IA，占2.6%。如果这一比率适用于全球肺癌病人（1 824 700），那么预计将有47 500例IA。考虑到这些数据，全球估计的每年30万例IA几乎肯定大大低估了，但还需要更多的数据支持。囊性纤维化（cystic fibrosis，CF）是曲霉定植众所周知的高风险因素，高达57%的CF病人存在曲霉定植。CF病人可发展为不同形式的曲霉病，如过敏性支气管肺曲霉病、慢性肺曲霉病和IA，所有曲霉定植的CF病人在接受肺移植后均会增加发生IA的风险。

2006年Cornillet等报道，糖尿病合并酮症酸中毒、吸收障碍引起的营养不良、慢性阻塞性肺疾病等是新的IFI的危险因素。Rotjanapan等对155例IFI病人（47.7%的病人确诊，其余为临床诊断）的一项亚洲回顾性研究发现，IFI最常见的宿主因素是长期使用类固醇（39.4%）和近期中性粒细胞减少症（38.7%）。30.9%的IFI病人存在糖尿病，在无中性粒细胞减少或长期使用类固醇史的病人中更为常见。曲霉感染最常见（71.6%），主要为烟曲霉和黄曲霉。另一项对123例中枢神经系统曲霉病的研究中，糖尿病是继使用类固醇（20%）之后的第二大危险因素（18%）。

IA与严重的流感感染有关。Crum-Cianflone等在文献综述中指出，65%的流感病例没有IA的经典基础条件，且合并感染具有高死亡率（46%）。在荷兰的一项回顾性研究中，144例ICU住院的流感病例中，有16%被诊断为IA。所有病人均采用奥司他韦（oseltamivir）或扎那米韦（zanamivir）治疗，IA均发生在流感感染早期（<20天）。70%的病人存在既往危险因素，包括非中性粒细胞减少症病人的类固醇应用史，死亡率为61%。

原发性免疫缺陷病（primary immunodeficiency disease，PID）是一种非常罕见的先天或遗传性免疫功能障碍性疾病，但却是真菌感染的一个新诱因。PID主要是由于单基因的异常导致对自身免疫或感染性疾病的易感性，常发生在婴幼儿，临床以免疫功能低下，易出现反复的严重感染，伴有免疫稳定和免疫监视功能异常为特征。随着医学的进步，越来越多的PID病人进入成年期，临床医生应注意这些病人有发展IA的风险。慢性肉芽肿病（chronic granulomatous Disease，CGD）是一种众所周知易诱发IA的PID。CGD病人存在曲霉菌丝杀灭缺陷，其曲霉感染几乎总是亚急性或慢性，由于其多表现为肺脓肿，通常会限制曲霉侵入血管，不会发生血源性传播，由于缺乏血管侵袭或免疫复合物形成以及高水平的曲霉抗体，血清半乳甘露聚糖检测的结果一般是阴性。据报道，每100例CGD病人中有2.6例感染曲霉，成年后的感染率与儿童相同。从感染曲霉的CGD病人中已分离出10种致病曲霉，包括烟曲霉、构巢曲霉、黄曲霉、黑曲霉、土曲霉、*A.calidoustus*、宇田川曲霉（*A.udagawae*）、假绿垂曲霉（*A.pseudoviridinutans*）、*A.quadrilineatus*和*A.tanneri*。烟曲霉是主要的病原（估计约占55%），其次是构巢曲霉（约占35%）。构巢曲霉所致IA多见于CGD病人，与较高的死亡率相关。构巢曲霉与CGD病人之间存在独特联系的原因尚不完全清楚。胱天蛋白酶募集域蛋白9（caspase recruitment domain-containg protein 9，CARD9）属于CARD家族中的一员，存在于脾、肝、胎盘、肺、脑等人体多种组织中，是高度表达于中性粒细胞、巨噬细胞及树突状细胞等髓系细胞中的一个重要衔接蛋白。CARD9可与Bcl-10、黏膜相关淋巴组织淋巴瘤转运蛋白-1（MALT-1）结合并形成CARD9-Bcl-10-MALT-1（CBM）复合体，作为C型凝集素受体（CLRs）等通路的重要媒介，激活NF-κB等炎症信号通路，进而激活下游信号分子，促进炎症因子产生。CARD9存在于人类免疫细胞胞质中，作为Dectin-1、Dectin-2、Dectin-3和巨噬细胞诱导型C型凝集素（macrophage-inducible C-type lectin, Mincle）等CLRs细胞表面模式识别受体的下游关键连接蛋白，接收识别受体的转导信号，并通过其寡聚化结构域与多种分子形成复合物，从而介导下游抗真菌免疫应答产生。其介导的信号通路被认为是连接宿主抗真菌天然免疫与适应性免疫的桥梁。自2009年首次报道慢性皮肤黏膜念珠菌病病人中存在CARD9基因突变以来，陆续有报道表明CARD9基因突变可导致多种真菌易感性明显增加。CARD9基因缺陷病人易患侵袭性皮肤真菌病、念珠菌病、中枢神经系统感染和肺外曲霉病。除无义突变、移码突变导致CARD9蛋白表达缺失而发生真菌感染外，CARD9基因错义突变导致蛋白功能缺失引起病人真菌感染的报道也逐渐增多。2016年，Rieber等报道了2例CARD9基因缺陷病人肺外烟曲霉感染病例，分别在8岁和18岁时出现肺外曲霉感染症状。较年轻的病人12岁时死于进行性腹腔内曲霉感染，存在CARD9基因纯合突变M1I。年长的病人18岁时出现中枢神经系统IA，25岁时出现腹腔内曲霉感染，存在CARD9基因纯合突变Q295X。2名病人均未出现肺部感染，肺外曲霉病的发生与中性粒细胞在感染部位募集方面的缺陷有关。STAT3基因突变导致的高IgE综合征病人存在高IgE、高嗜酸性粒细胞、湿疹、细菌性皮肤和肺部感染及皮肤黏膜念珠菌病。在25%的人群中发现肺部曲霉感染，多继发于细菌感染和肺空洞形成后。MonoMAC综合征（单核细胞减少症和分枝杆菌感染）是由GATA-2基因突变所致的常染色体显性遗传病，这些病人中有17%患有IA。在极少数严重先天性中性粒细胞减少症或白细胞黏附缺陷I型（CD18基因单碱基突变）的病例中也报道了IA。

生物疗法越来越多地用于所有医学专业，如血液学、肿瘤学和风湿病学。阻断某些特定的信号通路可能会增加IA风险。以增加结核复发风险而闻名的肿瘤坏死因子-α（TNF-α）抑制剂也与许多机会性感染相关。TNF-α抑制剂广泛用于自身免疫性疾病，TNF-α由吞噬细胞分泌，发生真菌感染时能够激活T淋巴细胞；TNF-α通过TNF受体1型（TNFR1）激发促炎症因子发挥作用。TNFR1基因的多态性与IA有关，Yoon等研究表明IA病人TNFR1的mRNA表达量较非IA病人明显降低。阿仑单抗（alemtuzumab）（抗CD52）可导致中性粒细胞减少和长期抑制细胞介导的免疫，导致潜在的巨细胞病毒再激活以及随后的IA。英夫利昔单抗治疗严重移植物抗宿主病与IA发生的高风险相关。依鲁替尼（ibrutinib）是一种治疗慢性淋巴细胞白血病的布鲁顿酪氨酸激酶（bruton tyrosine kinase）抑制剂，与早发性曲霉病相关，具有特殊的中枢神经系统嗜性。Ghez等对33例接受依鲁替尼治疗后导致的IFI病例进行了回顾性研究，27例患有IA，40%患有脑部受累，大部分病例发生在依鲁替尼治疗的前3个月。

八、诊断

在临床实验室推广使用分子生物学检测方法以前，推荐送检足量的组织和体液标本，同时进行组织病理/细胞学检查和微生物培养。所有用于培养和其他检测的标本都应尽快运送到实验室。若采用存档标本进行曲霉DNA的检测，如石蜡包埋的组织，需将组织切成薄片（约10μm×10μm）置于无菌容器中，建议弃去可能被真菌孢子污染的第一片。如出现不典型生长的分离菌或考虑存在耐药性时，应采用分子生物学方法进行菌种鉴定。

对曲霉病的诊断，临床样本中曲霉培养阳性（或基于抗原或核酸检测技术）或许不能代表病理过程。在高度免疫抑制的病人和慢性呼吸道疾病病人中，区分曲霉的呼吸道定植或侵袭性感染相当困难。诊断曲霉病最直接的证据就是从肺活检组织中以及其他正常无菌部位培养出曲霉和（或）在组织病理检查中发现菌丝。然而，对于较容易获取的非无菌标本，如痰及支气管肺泡灌洗液（bronchoalveolar lavage fluid, BALF）中培养出的曲霉则可能为定植。培养结果需结合临床表现、影像学和其他诊断结果综合判断评估。当怀疑有肺部真菌感染时，建议至少采集2个高质量的痰标本送检。

曲霉也可分离于呼吸道以外的其他部位，比如鼻窦、脑脊液、皮肤、其他组织、眼和心脏瓣膜。在曲霉性心内膜炎以及其他侵袭性感染时，血培养通常是阴性的。尽管血培养非常有助于播散性感染的诊断，但即使在IA高危人群的血培养中培养出曲霉也常被认为是污染。

临床实验室应采用多种技术方法联合检测提高曲霉病诊断的敏感度和准确度，做到优势互补，可以大大提高曲霉病的试验诊断水平，从而为诊断曲霉提供可靠的依据。

九、检测

1. 显微镜检查　新鲜和（或）染色的组织标本、BALF、痰、组织抽吸物和其他样本的显微镜检查可能检测出真菌，但此方法不敏感，且只有在疾病的进展期才能检测出阳性。使用氢氧化钾（KOH）制片或荧光染色（如钙荧光白或Blankophor P）常可观察到菌丝（图6-14）。采用10%KOH涂片压片镜检，能够破坏细胞成分，提高检出率。使用特殊的真菌染色方法对活检组织标本染色也可进行菌丝的观察，如六胺银染色（GMS）、Grocott染色和过碘酸雪夫（PAS）染色等，PAS染色菌丝呈红色，特异性GMS染色菌丝显黑色（图6-15）。在使用苏木精和伊红染液（H&E）对组织标本进行染色查找菌丝时，需注意不要破坏组织，因为活体菌丝通常是嗜碱性到双染性的，而被损坏或坏死的菌丝常为嗜酸性的。

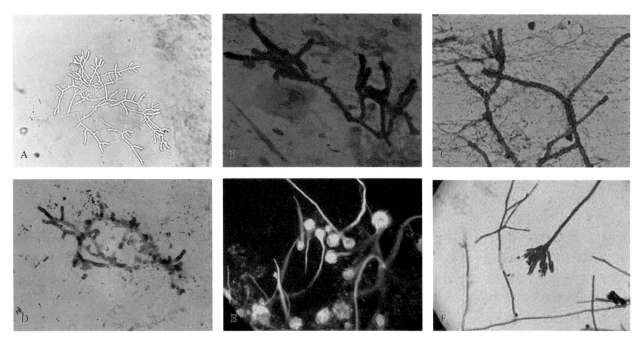

图6-14 组织及体液标本中曲霉直接镜检。A.痰标本，KOH，×400；B.肺泡灌洗液，革兰染色，×1000；C.肺泡灌洗液，抗酸染色，×1000；D.肺泡灌洗液，六胺银染色，×1000；E.耳道标本，荧光白染色，×400；F.耳道标本，革兰染色，×400

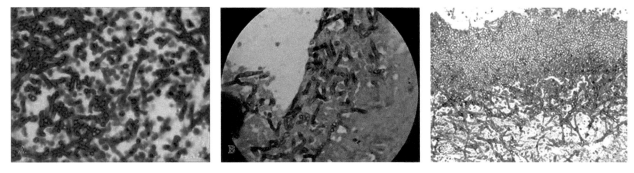

图6-15 组织标本病理。A.肺组织，HE染色，×400；B.肺组织，六胺银染色，×400；C.肺组织，PAS染色，×400

　　虽然显微镜检测不能将曲霉鉴定到种，却能对真菌感染进行初步诊断。曲霉菌丝通常为透明、分隔、直径6μm、锐角分支（约为45℃），但并不是以上所有特征全部存在。菌丝有光滑平行的细胞壁在分隔的位置存在（或不存在）轻微的收缩。发生侵袭性感染时，菌丝可以平行或放射状地扩散到整个组织。在慢性肺空洞中，曲霉菌丝聚集成团还可能表现出非典型的菌丝特点，如直径肿胀到12μm和（或）明显的间隔缺失。病人在接受抗真菌治疗后（尤其是棘白菌素类药物），也能见到菌丝末端膨大这种不常见的形态。在组织中还可以观察到曲霉的其他结构形态（分生孢子、子囊果和其他无性结构），可用于曲霉的推测性鉴定。例如，在组织中土曲霉沿横向的菌丝壁产生特征性的厚垣孢子，在与空气直接接触的耳道、气道标本中有时可见曲霉头，草酸钙结晶可能与黑曲霉感染有关。

　　2.培养　目前，真菌培养仍然是临床确诊IA的主要方法。在2～4小时处理标本（或者冷冻保存直至处理标本）并使用抗生素可有效减少细菌的生长。曲霉培养最好使用察氏培养基和PDA培养使其呈现其出标准菌落形态，而在SDA、血平板、巧克力平板等分离培养基上，曲霉生长速度、菌落颜色、产孢速度等方面有比较大偏差，会误导鉴定方向。菌落大小、正反面颜色、纹理、色素、是否分泌液滴对曲霉鉴定有指导意义。多次传代培养会引起菌落变异，菌落颜色消失逐渐变成白色，液滴和色素消失，影响菌种辨别。镜下主要从分生孢子头形态来辨别，但部分菌株由于药物和宿主因素可导致变异而产孢缺乏，可以通过更换培养基（察氏培养基）、改变光照（如紫外照射），提高培养温度（45℃或48℃）、切开培养基阻断营养供给等方式促进产孢，若仍然不产孢，需通过分子生物学方法鉴定。曲霉的培养受很多因素影响，尤其采用预防性药物治疗后往往无法得到阳性结果，从而影响临床的诊断和治疗。

　　3.抗原检测

　　（1）半乳甘露聚糖（galactomannan，GM）：GM是曲

霉细胞壁上主要的多糖组分，占细胞壁成分20%～25%，也存在于大部分青霉属或篮状菌属菌种和其他丝状菌中，可在菌丝生长的过程中被释放出来。GM与壳质、1,3-β-和1,4-β-葡聚糖构成细胞壁，真菌对数生长高峰期也是GM释放的高峰期，通过菌丝的顶部被释放至体液中。GM侧链上的呋喃半乳糖残基具有抗原性，可以采用免疫学的试验方法进行检测，包括乳胶凝集试验、放射免疫分析法、酶联免疫吸附抑制试验、双抗夹心酶联免疫吸附试验等，相关检测称为GM试验。

当发生IA时，GM可在血液和其他体液中检测到，并且能够在血液中持续残存1～8周，可用于IA的早期诊断。GM试验判定标准尚不统一，GM试验折点的选取影响着试验的敏感度和特异度，折点选取越高，敏感性越低，特异性越高。欧美的研究者基于大量临床研究的成果得出结论，判定GM检测阳性的标准为两次临界值（cut-off）＞0.5，这一标准得到临床实践的逐步认可。除了血清GM检测，BALF中GM检测也逐渐成为IA的早期诊断和治疗监测手段。

GM折点的高低不仅与感染与否有关，还与感染曲霉的种类有关。Taghizadeh-Armaki等在2009—2015年的一项前瞻性研究中，从伊朗德黑兰两所大学医院的疑似IA病人中收集了116份BAL样本。35例确诊IA病人中，33例GM检测阳性值在0.5以上，其中，22例GM值≥1。28例黄曲霉培养阳性，7例烟曲霉培养阳性。黄曲霉的GM值在0.5～6.5，烟曲霉的GM值在1～6.5。GM值≥0.5对黄曲霉病的敏感性为86%，特异性为88%，对烟曲霉病的敏感性为100%，特异性为73%。烟曲霉感染病人BALF中GM平均值（3.1）高于黄曲霉感染病人BALF的GM平均值（1.6）。与烟曲霉相比，GM对黄曲霉的敏感性较低。这一发现对黄曲霉感染比例较高的医院和国家的诊断具有重要意义。

血清GM的敏感度和特异性在不同的研究中有很大差异，主要是由于研究的设计和研究对象不同，在中性粒细胞缺乏病人和接受HSCT病人中，其敏感度比接受实体器官移植或慢性阻塞性肺疾病的危重病人更高。其可能原因为在中性粒细胞缺乏症病人中GM被释放到血液的概率更高。而上述基础疾病的病人中性粒细胞并不缺乏，当GM被释放入血后就会被清除；而且此类病人血管侵袭感染较少，所以血清GM检测阳性率就会下降。因为GM属于可溶性成分，可用BALF对GM进行检测。2016年美国感染病协会（IDSA）《曲霉病的诊断和管理实践指南》中对于特定病人（血液系统恶性肿瘤、HSCT），推荐使用血清和BALF中的GM作为诊断IA的精确标志物，将血清GM检测强烈推荐用于粒细胞缺乏症、血液肿瘤和骨髓移植病人发生IA的诊断，且证据级别高，并可行血清GM连续检测，以监测病情进展、治疗反应并预测结局。血清GM在非粒细胞缺乏病人中阳性率低而并不推荐。推荐对疑似IPA的病人行BAL，

通过标准化BAL采集过程，将BALF样本常规送检行真菌培养和细胞学检查，以及行以非培养法为基础的各项检查（包括GM）。许多研究表明BALF-GM检测优于血清GM，其原因可能因为BALF标本取自病灶对应的肺段，局部抗原含量高于血清含量。由于中性粒细胞可消除GM，减少血清中GM含量，故在非粒细胞缺乏症病人中，BALF-GM检测更有意义。

GM检测同样存在假阳性及假阴性结果。抗真菌药物的使用可降低病人血清GM试验的敏感度，造成GM检测假阴性结果。青霉属的细胞壁也存在GM抗原。因此，由青霉属制成的抗生素，包括哌拉西林/他唑巴坦、阿莫西林/克拉维酸及其他β-内酰胺类药物，会因为含有GM而产生交叉反应导致假阳性。食用的牛奶或高蛋白食物含有不被高温破坏的可溶性GM，可能通过受损的肠道黏膜进入血液从而使GM检测出现假阳性的结果。儿童和新生儿肠道双歧杆菌较多，可能会出现GM检测的假阳性结果。Pfeiffer等采用荟萃分析的方法，分析了IA诊断中GM检测的应用价值，共27项研究，4000余例标本。结果表明，阳性结果确诊感染的准确性较低，阴性结果准确性较高，即如果GM检测结果阴性，排除曲霉感染的可信度更高。另外，一些非曲霉属的丝状真菌也可能会引起GM试验出现阳性结果（马尔尼菲篮状菌、荚膜组织胞浆菌、镰刀菌、拟青霉属和链格孢菌）。

2016年IDSA版《曲霉病的诊断和管理实践指南》建议：由于GM试验在接受抗真菌治疗或预防性治疗的病人中进行筛选时预测价值不佳，往往出现假阳性，故不建议对接受抗真菌治疗或预防性治疗的病人常规筛查血液GM，对这类病人推荐实施支气管镜样本检测GM；鉴于实体器官移植（SOT）受者或慢性肉芽肿病（CGD）病人GM试验易出现假阴性，所以该类病人不建议行GM试验筛查IA。

GM检测结果能够作为临床疗效判断的指标之一。GM值逐渐降低提示抗菌治疗有效。相反，如果GM值水平不下降或持续升高，常提示曲霉感染没有得到有效控制，病人预后不良。IPA好转过程中影像学表现滞后，影像学产生明显变化需要治疗2周后或更长，在抗真菌治疗过程中血浆GM数值是反映疗效的首要指标，Lamoth等推荐在抗真菌治疗过程中每周检测GM，直至GM＜0.5。

（2）1,3-β-D-葡聚糖（1,3-β-D-Glucan, BDG）：BDG占真菌细胞壁成分的50%以上，是大多数真菌细胞壁的特有成分，人体组织细胞、体液、其他微生物及动植物均不含有。在人体的血液或组织中，真菌通过吞噬细胞的吞噬和消化功能，将其细胞壁中的抗原物质BDG释放并且进入人体的血液循环，因此造成人体血液、尿液、脑脊液、腹水、胸腔积液等体液中的BDG含量增高。真菌定植时BDG很少释放入血，因此有助于鉴别真菌的侵袭与定植。BDG试验

也称G试验,检测原理通过BDG肽链中的葡萄糖残基与马蹄鲎(东方鲎和美洲鲎)中的凝血酶原G结合,经级联反应形成凝固蛋白,采用比浊法定量检测凝固蛋白水平,从而计算出BDG水平。由于毛霉和根霉的细胞壁没有1,3-β-D-葡聚糖成分,而隐球菌细胞壁外的厚荚膜阻止了1,3-β-D-葡聚糖向外释放,故G试验检测为阴性。G试验具有较高的灵敏度和特异度,结果阳性可以考虑IPA感染,可作为早期诊断手段之一,但不能区分菌种。病人影像学改变之前5～10天即可出现阳性结果。

以真菌为原料制成的抗菌药物以及某些食物中含有BDG类似物质,如果待检标本被这些物质污染,可造成G试验假阳性结果。导致G试验假阳性的因素包括革兰阳性菌感染、铜绿假单胞菌感染、菌血症、血液透析、空气中的尘埃、输注白蛋白及免疫球蛋白、抗凝药物、血液标本接触纤维材料及使用非无热原试管。众多抗生素,包括多黏菌素、头孢唑林、头孢噻肟、头孢吡肟、磺胺甲基异噁唑、厄他培南及阿莫西林/舒巴坦,均会导致G试验假阳性。血清标本在血液自然凝固过程中排除了纤维蛋白丝和残留细胞的干扰,故G试验采用血清标本检测优于血浆标本。溶血标本、脂血症标本、乳糜血症标本及严重黄疸病人的血标本均不适G试验检测。如果病人的免疫功能极度低下,无法对感染的真菌及时吞噬消化处理,BDG就无法释放到血液中,则导致检测出现假阴性。有研究发现,IA时BDG上升的程度与宿主免疫状态及病原菌数量相关联。BDG水平较前下降或消失则表明抗真菌药物治疗有效。若病人未接受G试验检测而直接行抗真菌经验性治疗,则机体BDG水平明显降低从而造成假阴性结果。

BDG试验中不同试验方法有不同阳性cut-off值,在美国及欧洲等国家中所公认推荐的cut-off值≥80 pg/ml为阳性,<60 pg/ml为阴性,60～80 pg/ml为"灰区(grey zone)"。而日本学者则推荐较低cut-off值,为11～20 pg/ml。对于疑似ZA的病人,气道分泌物和BALF中BDG检测数值能提供更好的诊断价值,并可作为疾病的早期诊断。

G试验推荐用于高危病人(血液系统恶性肿瘤和HSCT)的IA筛查,但由于其不具有曲霉特异性,所以需与其他类型真菌感染相鉴别。G试验可能是排除IPA的最好指标。

(3)甘露糖蛋白抗原:免疫层析侧流装置(lateral-flow device,LFD)亦称侧流免疫层析(LFA),为单一样本快速检测的试验,因其操作简单,LFD试验能应用简单设备和较少试验人员则可完成。2008年,Thornton利用烟曲霉的冻干菌丝免疫小鼠,制备了一株单克隆抗体(monoclonal antibody,MAb)JF5,其针对的抗原是一种甘露糖蛋白,是曲霉属繁殖期所分泌的特有抗原,仅存在于萌发的孢子和菌丝表面,而休眠的孢子表面不出现,由此可区分侵袭性生长的曲霉和静止的孢子。体外研究表明,

该糖蛋白在曲霉快速活跃生长期连续分泌,主要分布在菌丝细胞壁、菌间隔和围绕细胞的荚膜层中。LFD是利用该抗体研发的一种快速诊断IPA的免疫层析侧流装置,为胶体金颗粒标记的MAb JF5作为检测试剂加载到胶体金结合垫上,同时未标记的MAb JF5被固定在硝酸纤维膜的捕获区。血清或BALF中的抗原加入样品垫后,由于虹吸作用向前移动,首先与胶体金标记抗体结合,胶体金-抗体-抗原复合物移动到捕获区,再与固定的MAb JF5结合,形成一条肉眼可见的红线,显色强度与抗原浓度成正比,检测结果被判为阴性、弱阳性、中等阳性或强阳性。测试结果在加样后10～15 分钟后即可观测。Willinger等研究提出LFD试验可作为一种新的诊断方法,尤其适用于非血液疾病病人(包括重症监护室和实体器官移植)。一项来自133例ICU病人的多中心研究显示,BALF中LFD试验方法灵敏度、特异度、阳性预测值和阴性预测值分别80%、81%、96%和44%。虽然个别数据存在较大差异,但结果均优于GM试验和G试验。

目前LFD尚存在部分问题待解决:①虽然MAb JF5与曲霉受体存在特异性结合,与隐球菌、念珠菌等无交叉反应,但有报导青霉属感染也可出现LFD阳性,存在交叉反应可能;②预防性抗真菌治疗可明显影响血清样本LFD结果,而对于BAL样本的影响,研究结果表现争议,需要更多临床研究;③属于定性试验,主要依试验者肉眼观察进行判断,主观因素强烈,缺乏可量化指标,可能造成试验偏倚。

尽管有很多研究结论支持此种诊断方法,但在LFD能达到对诊断曲霉属性能并得出安全结论之前,尚需行大样本研究。

(4)曲霉尿抗原:曲霉感染哺乳类动物后,尿液中会产生呋喃半乳糖抗原,通过侧流免疫分析法,利用半乳糖特异性单克隆抗体(mAB476)可快速检测尿液中的抗原。Marr等的研究结果表明,曲霉尿抗原检测对IA的诊断具有良好的检测效能,尤其是血液系统恶性肿瘤和HSCT病人,敏感度和特异度分别为89.5%和90.9%,且曲霉尿抗原的检测结果与血清GM试验的结果具有一致性。

4.分子生物学检测 分子诊断具有灵敏度及特异度高、快速等优点,主要基于DNA和RNA检测,前者主要以聚合酶链反应(PCR)为主,后者主要以依赖核酸序列的扩增(nucleic acid sequence-based amplification,NASBA)技术为代表。

(1)PCR:基于PCR的真菌检测方法主要是根据曲霉核糖体核苷酸(ribosomal ribonucleic acid,rRNA)高度保守区段设计出通用的引物,扩增出目的片段并对此产物进行检测。近年来,许多研究者选择曲霉的18S rRNA、5.8S rRNA、28S rRNA片段作为靶基因,利用PCR技术检测病人的痰液、胸腔积液、腹水、血液、尿液、脑脊液和

BAL等多种标本,从而对侵袭性曲霉感染作出早期诊断。不同标本中的真菌负荷量明显不同,PCR检测方法应用于不同类型的标本其敏感度也大不相同。临床上血液标本获取容易,具有无创性和重复性好的特点,血液标本中DNA的提取简单方便,减少了标本制备中污染的可能性,血浆标本中PCR的敏感度较高,对于筛查高风险人群具有良好的应用价值。BALF较血液标本具有更高的敏感度,其较高的阴性预测值有助于排除疾病。Hardak等对PCR检测在BAL中的诊断作用进行了评估。在2005—2016年,共对1072例病人中进行了1248次支气管镜检查。77%患有血液系统恶性肿瘤,其中,40%患有急性髓系白血病,35.6%接受了HSCT。诊断为IPA的有531例(42.5%),7例确诊,280例临床诊断(probable),244例拟诊(possible)。PCR阳性者266例,诊断为IPA 213例,真阳性率为80%(213/266),假阳性率为20%(53/266)。结果表明,PCR诊断IPA的敏感性为40%,特异性为93%,阳性预测值为80%,阴性预测值为68%。244例疑似IPA病人中,80例PCR阳性。将PCR纳入诊断标准将使这些病人从拟诊组转移到临床诊断组。PCR和BAL-GM联合检测可将敏感性提高到74%,将阳性预测值提高到99.4%。在欧洲癌症/侵袭性真菌感染研究治疗组织及国立变态反应和感染病研究院真菌病研究组(EORTC/MSG)定义的真菌学标准中加入PCR检测BAL中曲霉DNA,提高了IPA诊断的准确率和准确性。2017年《欧洲曲霉病诊断和治疗指南》中指出,PCR检测联合其他生物标志物检测(如G试验或GM试验),能提高IA的诊断精度;对于免疫功能低下的病人,用BALF-PCR与BALF-GM试验(阳性阈值>1.0)联合诊断IA,其敏感度高达100%,特异度为95%~98%;对于活检组织中发现菌丝阳性的病人,指南强力推荐进行真菌分子生物学检测。Imbert等一项纳入了941例(包括粒细胞缺乏宿主及非粒细胞缺乏宿主)IPA病人的回顾性研究显示,相比非粒细胞缺乏宿主,血清中曲霉PCR检测的敏感度在粒细胞缺乏宿主中更高(82.1% vs 62.5%),特异性无差异。

使用非血液和非BAL样品的PCR研究较少。在一些研究中,来自囊性纤维化和过敏性或慢性肺曲霉病病人的痰标本中的曲霉PCR检测优于培养。对非血液和肺外体液(胸腔积液、脑脊液等)以及石蜡保存和新鲜组织(肺、皮肤、窦、淋巴结)进行曲霉PCR检测的小型研究表明,敏感性为86%,特异性为100%。组织标本的特异性虽为100%,但其获取方法的侵入性及有创性阻碍了其在临床上用来筛选高危人群的可行性,可作为IPA的补充诊断方法。

PCR技术提高了血液系统疾病及ICU住院病人的诊断率,该项技术的检测方法仍需要更加的标准化以及统一。临床应用中PCR法也存在假阳性,其最主要的原因是呼吸道曲霉属的定植和空气中曲霉孢子的污染。导致假阴性的

原因是:治疗过程中真菌载体数量的迅速减少,DNA释放的非连续性,某些药物非特异性地阻滞了PCR的检测。

(2)基因测序法:1977年Frederick Sanger发明了双脱氧链终止法核酸测序技术,使得基因测序成为可能,也成就了人类基因组测序的完成。Sanger测序法被称为第一代测序技术,其测序准确性高,在PCR产物、载体克隆测序等方面得到极为广泛的应用。但Sanger测序法也存在一些缺陷,如测序反应时间较长、测序通量低、成本高。为了解决这一问题,美国国立人类基因组研究所(The National Human Genome Research Institute, NHGRI)于2004年启动了二代测序技术(next-generation sequencing, NGS)项目。2005年基于焦磷酸测序法的超高通量基因组测序系统被报道,开创了NGS的先河。NGS最大的优势在于通量高、成本较低、敏感性高,可以同时测定几百万甚至上亿条DNA或者RNA序列,大大加快了全基因组测序的速度,从而极大地降低单个碱基测序的成本。这完全改变了过去的研究模式,给人类和动植物基因组学、转录组学、宏基因组学研究等方面带来了全新的变化,并逐步深入到微生物学研究领域中。

细菌、病毒和真菌感染的确诊长期以来主要依靠临床微生物实验室的培养结果,但是受培养条件和抗生素使用等影响,培养阳性率较低,尤其是在有基础疾病或免疫抑制状态的人群中。基于NGS筛查病原体,可以不依赖于培养结果,直接从样本中获得病原体的核酸序列信息,再通过生物信息学的方法对得到的序列进行比对分析,依靠其无偏倚、随机的特性不仅可以检测已知病原体的基因组,还可以从头组装未知微生物的基因组,后者对新发病原体感染鉴定发挥重要作用。

对于目前临床最常见的念珠菌属及曲霉属,ITS基因测序可以很好地识别它们的ITS基因序列,并且可在种水平区分出一些病原菌菌株。利用NGS可检测到更为丰富的真菌菌群。据统计,利用454 GS FLX测序技术检测到的真菌菌群,超过60%的种属是培养技术无法检测到的。真菌可导致肺功能减退,影响疾病预后,而NGS有助于从群落整体结构了解气道微生物的全貌以进一步辅助疾病的诊疗。

(3)核酸序列依赖扩增技术(NASBA):NASBA是基于PCR发展起来的一项新型的成熟的恒温RNA扩增技术,同传统的试验方法相比具有灵敏度高、特异性强、高通量等优点。NASBA技术最大的优点是恒温扩增,不需要高温变性,引物的特殊设计等保证了扩增的特异性,不受外来DNA的污染,仅需在41℃孵育1.5小时就可以将模板RNA扩增到10^{12}倍,所以此技术适用于在基层开展。但是NASBA方法也存在一些缺点,如NASBA扩增中基质相关的抑制剂会影响目的基因的扩增从而出现假阴性结果,相反的,基质相关的某些成分如出现非特异性扩增,会出现

假阳性结果，尤其当目的基因水平很低时，上述现象更容易出现。

十、治疗

目前，推荐用于IA治疗和预防的药物包括三唑类（伊曲康唑、伏立康唑、泊沙康唑、艾沙康唑）、多烯类（两性霉素B及脂质体）和棘白菌素类（米卡芬净或卡泊芬净）。

2016年IDSA版《曲霉病的诊断和管理实践指南》对近几年关于曲霉病治疗的临床证据进行了分析，更新和新增了部分治疗建议。在高等级证据的基础上，确立了伏立康唑作为IPA首选治疗药物的地位，一旦药物达到稳态浓度后，推荐进行治疗药物监测（therapeutic drug monitoring，TDM）。艾沙康唑在Maertens等的随机临床试验中显示了对于伏立康唑的非劣效性，相较于伏立康唑不良反应较小，所以被美国食品药品监督管理局批准为IPA的一线替代药物。唑类抗真菌药物与其他药物的相互作用相对较多，使用前需经有治疗经验的临床医生充分考虑药物相互作用及相关不良反应。临床医师应当获得三唑类抗真菌药以及环孢素、他克莫司和西罗莫司（以及其他CYP3A4的底物如酪氨酸蛋白激酶抑制剂）的血药谷浓度，以优化疗效并避免两组药物的潜在毒性作用（强推荐；证据质量中等）。

两性霉素B脱氧胆酸盐及其脂质衍生物是曲霉感染初始治疗及伏立康唑无法给药时补救治疗的适宜选择（强烈推荐；证据级别中等）。对于长期中性粒细胞减少病人及肺移植受者，可考虑使用两性霉素B雾化吸入制剂进行预防性治疗（较弱推荐；证据级别低）。不同的两性霉素制剂之间差异主要体现在不良反应的强度上。

棘白菌素是补救治疗IA的有效药物（单用或联合用药），但不建议作为IA常规单药治疗用药（强烈推荐；证据级别中等）。多烯类或唑类药物与棘白菌素联合用药可发挥药物协同或加强作用，然而目前试验研究尚未得到确切结论（较弱推荐；证据级别低）。不建议在初始感染阶段对分离菌株进行常规抗真菌药敏试验，而应作为疑似唑类耐药、抗真菌药治疗无反应者，或用于流行病学研究时的参考方法（强烈推荐；证据级别中等）。

对于IA治疗疗程和防治复发的意见，2008年版《曲霉病的诊断和管理实践指南》和2016年版《曲霉病的诊断和管理实践指南》基本保持一致，即：目前研究证据均不足以最终确定IA的疗程，根据现有资料推荐IPA治疗疗程至少为6～12周；对于有明确免疫异常的病人，疗程很大程度上取决于免疫抑制程度及持续时间、病灶部位和病情改善的证据。对于成功治疗IPA且后续仍需维持免疫抑制状态者，应当进行二级预防性治疗来防止复发。在可行的情况下，建议在抗曲霉感染治疗过程中减少免疫抑制剂的用量或不用药。对于确诊或疑似IA的病人，出现中性粒细胞减少

可考虑给予粒细胞集落刺激因子。若中性粒细胞减少的IA病人经标准治疗无效，或预计该状态可能会持续超过1周，可考虑行粒细胞输注治疗。对于CGD病人，推荐使用重组干扰素-γ作为预防性治疗用药，但其作为辅助治疗对IA的益处尚未得到确认。对于病灶易于清除的病人，应当考虑手术治疗曲霉病（如侵袭性真菌性鼻窦炎或局部皮肤病变）。IA并非是欲行化疗或HSCT者的绝对禁忌证。确诊为曲霉病后，在决策何时进行辅助化疗或HSCT时，应当综合考虑感染病专家、血液病专家和肿瘤学专家的意见。如果延迟治疗，必须权衡考虑抗肿瘤治疗期间曲霉病进展风险与因恶性肿瘤死亡风险孰轻孰重。

十一、肺外曲霉病的处理

1.中枢神经系统曲霉病　伏立康唑穿透血脑屏障能力强，为中枢神经系统曲霉病的首选治疗。不能耐受伏立康唑或用后无效的病人，可采用两性霉素B含脂制剂。

2.曲霉眼内炎　推荐伏立康唑口服或静脉给药，同时加用局部玻璃体内注射伏立康唑或两性霉素B去氧胆酸盐。

3.曲霉鼻窦炎　治疗侵袭性曲霉鼻窦炎时，推荐手术治疗联合全身药物治疗（可采用伏立康唑或两性霉素B含脂制剂）。治疗鼻窦曲霉球时，可仅采用手术治疗，可能需要行鼻窦扩大造口术，以促进引流及预防复发。

4.曲霉心内膜炎、心包炎及心肌炎　对于曲霉心内膜炎病人，推荐早期手术干预并联合抗真菌治疗，以防止发生栓塞和瓣膜功能失代偿。初始治疗推荐伏立康唑或两性霉素B含脂制剂。在手术置换感染受累瓣膜后，应考虑进行终身抗真菌治疗。

5.曲霉骨髓炎和化脓性关节炎　对于曲霉骨髓炎和关节炎病人，在可行情况下，建议手术干预联合伏立康唑治疗。

6.皮肤曲霉病　由于皮肤病变可能提示为播散性感染，故推荐应用伏立康唑治疗，同时评估曲霉感染的原发病灶。对于烧伤或大面积软组织创伤部位的曲霉病，建议进行手术清创联合抗真菌治疗。

7.曲霉腹膜炎　对于曲霉腹膜炎病人，建议立即拔除腹膜透析导管，同时进行伏立康唑全身抗真菌治疗。

8.食管、胃肠道及肝脏曲霉病　对于食管、胃肠道和肝曲霉病病人，建议伏立康唑治疗，并预防出血、穿孔、梗阻或梗死等并发症。对于肝曲霉病病人，建议采用伏立康唑或两性霉素B含脂制剂作为初始治疗。对于肝外、肝周胆道梗阻或局部感染复发者，应考虑手术干预。

9.肾曲霉病　对于肾曲霉病病人，建议药物治疗联合泌尿系统局部处理。一侧或双侧输尿管梗阻时，在可能情况下应当进行减压处理，并用两性霉素B去氧胆酸盐局部灌洗。肾实质感染最好使用伏立康唑治疗。

10.曲霉耳部感染　对于非侵袭性曲霉外耳道炎病人，应先彻底清洗外耳道，继以局部使用抗真菌药或硼酸。建议在治疗耳部IA时延长伏立康唑全身用药时间，一般可联合手术治疗。

11.曲霉角膜炎　对于曲霉性角膜炎病人，推荐使用5%那他霉素眼用混悬液或伏立康唑局部应用。

十二、预防性治疗

2016年版《曲霉病的诊断和管理实践指南》建议对长期中性粒细胞减少症病人使用泊沙康唑（强烈推荐；高质量证据）、伏立康唑（强烈推荐；中等质量证据）和（或）米卡芬净（弱推荐；低质量证据）进行预防性治疗（强烈推荐；高质量证据）。卡泊芬净的预防治疗也可能有效（弱推荐；低质量证据）。使用伊曲康唑预防有效，但治疗可能受到药物吸收和耐受性的限制（强烈建议；中等质量证据）。三唑类不应与其具有相互作用且有潜在毒性的其他药物共同给药（如长春碱等）（强烈推荐；中等质量证据）。

HSCT受者患移植物抗宿主病（graft versus host disease, GVHD）时具有发生IA的高风险，推荐采用泊沙康唑预防（强推荐；证据质量高）。采用其他具有抗曲霉活性的三唑类药物进行预防也有效。伏立康唑常用于IA高风险人群的预防，但并不能提高生存率（强推荐；证据质量中等）。伊曲康唑作为预防性用药受限于其吸收和耐受性问题（强推荐；证据质量高）。

对于慢性免疫抑制的GVHD病人（皮质类固醇应用超过2周，泼尼松剂量>1 mg/kg、使用其他方法治疗难治性GVHD，如去除淋巴细胞药物或TNF-α抑制剂），推荐在整个免疫功能低下期间持续进行抗真菌治疗（强烈推荐；证据级别高）。

对于肺移植受者，推荐手术后抗真菌预防性用药为全身用三唑类如伏立康唑或伊曲康唑，或两性霉素B吸入制剂，疗程3～4个月（强推荐；证据质量中等）。对于肺移植受者，若肺移植手术前后存在真菌定植、移植肺存在真菌感染、鼻窦真菌感染及单肺移植受者，建议全身应用伏立康唑或伊曲康唑，而非两性霉素B吸入制剂（弱推荐；证据质量低）。对于肺移植受者接受胸腺细胞免疫球蛋白、阿仑单抗（alemtuzumab）或大剂量糖皮质激素进行免疫抑制强化治疗者，推荐重新开始抗真菌预防性用药（强推荐；证据质量中等）。

对于非肺脏SOT受者，根据医疗机构感染的流行病学及个体危险因素评估，制订预防策略（强推荐；证据质量低）。目前缺乏前瞻性研究以确认非肺脏SOT中是否需要进行常规抗曲霉预防性用药。不同脏器移植的个别危险因素已被识别：心脏移植（移植前定植、再次手术、巨细胞病毒感染、肾衰竭和机构感染暴发）；肝脏（暴发性肝衰竭、再次手术、再移植或肾衰竭），以及医疗机构真菌感染暴发，或长期或大剂量应用激素。在这些病人中，预防性用药的最佳疗程尚未确定。

十三、突破曲霉感染的处理

突破曲霉感染（breakthrough aspergillosis）主要是指在预防抗真菌感染时出现的曲霉感染。突破IFI发生在抗真菌药物暴露期间，无论是预防性、经验性、抢先性或靶向性。可能在暴露早期，也可能在后期。因此，为了与难治性（refractory）IFI区别，突破性IFI的定义，加入了一开始的临床、影像学或真菌学表现的改善。比较而言，预防性用药、经验治疗一般是在病人还没有满足IFI诊断标准时。因此，出现IFI即突破性IFI。

如原预防性药物并不能覆盖曲霉，那么曲霉突破感染很容易解释，治疗上依旧按照IA的治疗原则来处理；如在覆盖了曲霉的预防性治疗方案上出现了突破性感染，则属于一种特殊的感染情况，虽然其发生率不超过3%。2016年版《曲霉病的诊断和管理实践指南》建议综合考虑感染进展速度、严重程度及当地流行病学情况，进行个体化治疗。原则上，推荐使用支气管镜和（或）CT引导下肺外周病灶活检，积极迅速确诊。接受三唑类抗曲霉治疗的病人如可进行药物浓度监测（TDM），需记录血药浓度。抗真菌治疗应从经验性用药转为具有抗曲霉活性的抗真菌药物。低级别证据表明采用泊沙康唑预防治疗突破曲霉感染时，可考虑应用艾沙康唑或伏立康唑补救；采用伏立康唑预防性治疗突破曲霉感染时可考虑应用泊沙康唑补救。此外，如有可能应将免疫抑制剂减量；从病人获取培养的曲霉株进行药敏试验（弱推荐；证据质量中等）。

十四、免疫治疗和疫苗

先天性免疫是通过T细胞介导来防御曲霉感染，特别是Th1细胞免疫应答。免疫功能低下病人发生IA的风险较高，主要由于各种原因（包括糖皮质激素治疗）导致自身T细胞的免疫功能下降。有学者证明小鼠注射曲霉孢子特异性的Th1细胞后转化产生CD4$^+$T细胞能使小鼠IA发生率降低。另外，其他学者采用针对曲霉的特异性免疫治疗方法治疗那些接受造血干细胞的病人，病人的免疫功能得到较快的恢复。有学者提出新的免疫治疗方法，在病人尚未出现免疫功能不全或低下时的某个时间给予接种疫苗，可以有效降低病人IA的发病率。严重免疫功能不全的病人在接受移植后1年内接种疫苗不能发挥有效作用，因此，新的免疫治疗方法对这些免疫功能不全病人效果不佳。但是，有学者已经通过动物模型证实在动物出现免疫功能不全或低下（中性粒细胞减少和糖皮质激素治疗）之前进行曲霉疫苗接种，实验动物IA的发病率明显下降，说明曲霉疫苗可能是将来防治IA的一种方法。

参 考 文 献

Ao JH, Hao ZF, Zhu H, et al. Environmental investigations and molecular typing of Aspergillus in a Chinese hospital. Mycopathologia, 2014, 177 (1-2): 51-57.

Bignell E, Icheoku U, van Rhijn N et al. Anti-Aspergillus activities of the respiratory epithelium in health and disease. J Fungi, 2018, 4: 8.

Bowyer P, Fraczek M, Denning DW. Comparative genomics of fungal allergens and epitopes shows widespread distribution of closely related allergen and epitope orthologues. BMC Genomics, 2006, 7: 251.

Brown GD, Denning DW, Gow NAR, et al. Hidden killers: human fungal infections. Sci Transl Med, 2012, 4: 165.

Cornillet A, Camus C, Nimubona S, et al. Comparison of epidemiological, clinical, and biological features of invasive asperginosis in neutropenic and nonneutropenie patients: a 6-year survey. Clin Infect Dis, 2006, 43 (5): 577-584.

Crum-Cianflone NF. Invasive aspergillosis associated with severe influenza infections. Open Forum Infect Dis, 2016, 3: ofw171.

Curtis L, Cali S, Conroy L, et al. Aspergillus surveillance project at a large tertiary care hospital. J Hosp Infect, 2005, 59 (3): 188-196.

Egbuta MA, Mwanza M, Babalola OO. Health risks associated with exposure to filamentous fungi. Int J Environ Res Public Health, 2017, 14: 7.

Falade TD, Syed Mohdhamdan SH, Suhanbawa Y, et al. In vitro experimental environments Lacking or containing soil disparately affect competition experiments of Aspergillus ftavus and co-occurring fungi in maize grains. Food Addit Contam Part A Chem Anal Control Expo Risk Assess, 2016, 33 (7): 1241-1253.

Ghez D, Calleja A, Protin C, et al. Early-onset invasive aspergillosis and other fungal infections in patients treated with ibrutinib. Blood, 2018, 131: 1955-1959.

Guinea J, Torres-Narbona M, Gijon′ P, et al. Pulmonary aspergillosis in patients with chronic obstructive pulmonary disease: incidence, risk factors, and outcome. Clin Microbiol Infect, 2010, 16: 870-877.

Gustot T, Maillart E, Bocci M, et al. Invasive aspergillosis in patients with severe alcoholic hepatitis. J Hepatol, 2014, 60: 267-274.

Hardak E, Fuchs E, Leskes H, et al. Diagnostic role of polymerase chain reaction in bronchoalveolar lavage fluid for invasive pulmonary aspergillosis in immunocompromised patients - A retrospective cohort study. Int J Infect Dis, 2019, 83: 20-25.

Herbrecht R, Bories P, Moulin JC, et al. Risk stratification for invasive aspergillosis in immunocompromised patients: risk stratification for invasive aspergillosis. Ann N Y Acad Sci, 2012, 1272: 23-30.

Imbert S, Gauthier L, Joly I, et al. Aspergillus PCR in serum for the diagnosis, follow up and prognosis of invasive aspergillosis in neutropenic and nonneutropenic patients. Clin Microbiol Infect, 2016, 22 (6): 562 e561-568.

Lamoth F. Galactomannan and 1,3-β-D-glucan testing for the diagnosis of invasive aspergillosis. J Fungi, 2016, 2 (3): E22.

Lewis RE, Cahyame-Zuniga L, Leventakos K, et al. Epidemiology and sites of involvement of invasive fungal infections in patients with haematological malignancies: a 20-year autopsy study. Mycoses, 2013, 56: 638-645.

Liu PY, Tsan YT, Chan YW et al. Associations of PM2. 5 and aspergillosis: ambient fine particulate air pollution and population-based big data linkage analyses. J Ambient Intelligen Humanized Computing.

Lortholary O, Gangneux J-P, Sitbon K, et al. Epidemiological trends in invasive aspergillosis in France: the SAIF network (2005-2007). Clin Microbiol Infect, 2011, 17: 1882-1889.

Luong ML, Chaparro C, Stephenson A, et al. Pretransplant Aspergillus colonization of cystic fibrosis patients and the incidence of post-lung transplant invasive aspergillosis. Transplantation, 2014, 97: 351-357.

Maertens JA, Raad II, Marr KA, et al. Isavuconazole versus voriconazole for primary treatment of invasive mould disease caused by Aspergillus and other filamentous fungi (SECURE): a phase 3, randomised-controlled, non-inferiority trial. Lancet, 2016, 387 (10020): 760-769.

Marciano BE, Spalding C, Fitzgerald A, et al. Common severe infections in chronic granulomatous disease. Clin Infect Dis, 2015, 60: 1176-1183.

Okuturlar Y, Ozkalemkas F, Ener B, et al. Serum galactomannan levels in the diagnosis of invasive aspergillosis. Korean J Intern Med, 2015, 30 (6): 899-905.

Peiffer CD, Fine JP, Safdar N. Diagnosis of invasive aspergillosis using a galactomannan assay: a meta-analysis. Clin Infect Dis, 2006, 42 (10): 1417-1427.

Peterson SW. Aspergillus and Penicillium identification using DNA sequences: barcode or MLST?Appl Microbiol Biotechnol, 2012, 95 (2): 339-344.

Peterson SW. Phylogenetic analysis of Aspergillus species using DNA sequences from four loci. Mycologia, 2008, 100 (2): 205-226.

Rotjanapan P, Chen YC, Chakrabarti A, et al. Epidemiology and clinical characteristics of invasive mould infections: a multicenter, retrospective analysis in five Asian countries. Med Mycol, 2018, 56: 186-196.

Schweer KE, Jakob B, Liss B, et al. Domestic mould exposure and invasive aspergillosis-air sampling of Aspergillus spp. Spores in homes of hematological patients, a pilot study. J

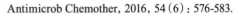
Antimicrob Chemother, 2016, 54(6): 576-583.

Segal BH, DeCarlo ES, Kwon-Chung KJ, et al. Aspergillus nidulans infection in chronic granulomatous disease. Medicine, 1998, 77: 345-354.

Suzuki Y, Kume H, Togano T, et al. Epidemiology of visceral mycoses in autopsy cases in Japan: the data from 1989 to 2009 in the Annual of Pathological Autopsy Cases in Japan. Med Mycol, 2013, 51: 522-526.

Taghizadeh-Armaki M, Hedayati M T, Moqarabzadeh V, et al. Effect of involved Aspergillus species on galactomannan in bronchoalveolar lavage of patients with invasive aspergillosis. J Med Microbiol, 2017, 66(7): 898-904.

Tejerina EE, Abril E, Padilla R, Rodríguez Ruíz C, et al. Invasive aspergillosis in critically ill patients: An autopsy study. Mycoses, 2019, 6: 1-7.

Thornton CR. Development of an immunochmmatographic lateral-fIow device for rapid serodiagnosis of invasive aspergillosis. Clin Vaccine Immuno, 2008, 15(7): 1095-1105.

Tisi MC, Hohaus S, Cuccaro A, et al. Invasive fungal infections in chronic lymphoproliferative disorders: a monocentric retrospective study. Haematologica, 2017, 102: e108-e111.

Vandewoude KH, Blot SI, Depuydt P, et al. Clinical relevance of Aspergillus isolation from respiratory tract samples in critically ill patients. Crit Care, 2006, 10: R31.

Warris A, Gaustad P, Meis JF, et al. Recovery of filamentous fungi from water in a paediatric bone marrow transplantation unit. J Hosp Infect, 2001, 47(2): 143-148.

Warris A, Verweij PE. Clinical implications of environmental sources for Aspergillus. Med Mycol, 2005, 43: S59-S65.

Wiederhold NP, Thornton CR, Najvar LK, et al. comparison of lateral flow technology and galactomannan and (1, 3)-β-D-glucan assays for detection of invasive pulmonary aspergillosis. Clin Vaccine Immmol, 2009, 16(12): 1844-1846.

Wiesner DL, Klein BS. Lung epithelium: barrier immunity to inhaled fungi and driver of fungal-associated allergic asthma. Curr Opin Microbiol, 2017, 40: 8-13.

Willinger B, Lackner M, Lass-Florl C, et al. Bronchoalveolar lavage lateral-flow device test for invasive pulmonary aspergillosis in solid organ transplant patients: a semiprospective multicenter study. Transplantation, 2014, 27; 98(8): 898-902.

Yoon CS, Kim Dc, Lee DS, et al. Anti-neuroinflammatory effect of aurantiamide acetate from the marine fungus Aspergillus sp. SF-5921: inhibition of NF-kappaB and MAPK pathways in lipopolysaccharide-induced mouse BV2 microglial cells. Int lmmunopharmacot, 2014, 23(2): 568-574.

第一节　侵袭性肺曲霉病

侵袭性肺曲霉病(invasive pulmonary aspergillosis, IPA)为曲霉经呼吸道吸入或经血行播散直接侵犯(非寄生、过敏)肺或支气管引起的急、慢性组织病理损害所导致的肺部疾病,是最严重的曲霉病形式。IPA以发展成坏死性、出血性肺炎,形成多发性脓肿或肉芽肿,病灶边缘有小动脉栓塞为特征。IPA分为原发性和继发性两种类型。在临床上原发性IPA较少见,主要是病人由长期吸入曲霉的环境因素所致,病人的免疫功能大多是正常的。临床上较常见的是继发性IPA,多发生在免疫受损或粒细胞减少的病人中,常继发于慢性消耗性疾病、免疫功能低下、菌群失调、长期大剂量应用激素或抗生素等人群,亦继发于肺部已有的疾患,如支气管囊肿、支气管扩张、支气管哮喘、肺炎及肺脓肿等,还多见于急性白血病、淋巴瘤、艾滋病、器官移植术后、恶性肿瘤化学治疗后,属机会性感染,死亡率较高。

IPA在免疫抑制(大部分为中性粒细胞减少症)的10~14天出现,这是一个极重要的线索。IPA在组织学上表现为肺组织中有曲霉菌丝浸润,临床进展相对较快,从数天到数周不等。IPA可分为血管侵袭性曲霉病(angioinvasive aspergillosis, AGIA)和气道侵袭性曲霉病(airway-invasive aspergillosis, AWIA),曲霉首先经

气道进入人体,形成气道侵袭性曲霉病,若能及时诊断并治疗,肺部感染会在短期内吸收。反之,如未能及时确诊并行抗真菌治疗,曲霉破坏支气管壁后,则会侵犯小气道周围的毛细血管,从而形成血管侵袭性曲霉病,此阶段感染的治疗周期就会显著延长。血管侵袭性曲霉病病理改变主要为局部肺血管被菌丝堵塞,造成局部肺梗死,导致肺实质受累。气道侵袭性曲霉病为曲菌孢子的大量吸入,菌丝在支气管黏膜上生长,引起急性气管-支气管炎及肺炎,根据累及的部位可分为气管支气管炎、支气管肺炎和细支气管炎型。

一、临床表现

IPA临床症状、体征缺乏特异性,病人常见症状与支气管炎相似,表现为发热、咳嗽、咳痰及呼吸困难等。由于免疫功能受损的病人可能无法产生适当的炎症反应,不是所有的病人都存在发热。曲霉有血管侵袭倾向,IA通常导致原发器官(通常是肺)的胸膜炎性胸痛(由于血管受侵而继发小的肺梗死)和咯血(通常轻微,但也可大量),有助于提示IPA的临床诊断。曲霉还可以通过血源性传播至其他器官,最常见于脑(导致癫痫、环形强化病灶、脑梗死、

颅内出血、脑膜炎和硬膜外脓肿），较少见于皮肤、肾、胸膜、心脏、食管、肝或其他部位。

二、诊断

临床诊断IPA时要充分结合宿主因素，排除其他病原体所致的肺部感染和具有类似临床表现的肺部疾病。IPA的诊断按确定程度为确诊（proven）、临床诊断（probable）及拟诊（possible）3个级别，但应尽量减少拟诊。确诊只需要具备组织学或无菌体液检测确定的微生物学证据，因此可不涉及宿主因素；临床诊断由宿主因素、临床依据（症状、体征和影像学特征）及微生物学标准三部分构成；拟诊指仅符合宿主因素和临床依据而缺少微生物学证据者。

2008年欧洲癌症/侵袭性真菌感染研究治疗组织及国立变态反应和感染病研究院真菌病研究组（EORTC/MSG）共同制定的侵袭性肺部真菌病的专家共识中的宿主因素包括：①外周血中性细胞减少＞10天（中性粒细胞＜$0.5×10^9$/L）；②接受同种异体HSCT或实体器官移植病人；③应用糖皮质激素（泼尼松每日平均最低剂量0.3mg/kg或等同剂量其他激素，除外过敏性支气管肺曲霉病）超过3周；④近90天内应用细胞免疫抑制剂，如环孢素、TNF-α抑制剂、特异性单克隆抗体或核苷类似物；⑤遗传性严重免疫缺陷症，如慢性肉芽肿性疾病、严重联合免疫缺陷或获得性免疫缺陷综合征（AIDS）病人。

微生物学证据在IPA的诊断中至关重要，主要通过实验室检测获得，目前IPA的实验室检测方法主要有半乳甘露聚糖试验（GM试验）、1,3-β-D-葡聚糖试验（G试验）、聚合酶链反应（PCR）技术、免疫层析侧流装置（IFD）技术及一些新兴的实验室检测方法。

曲霉病原学标准：①直接检查，通过细胞学、直接镜检或培养的方法在痰、支气管肺泡灌洗液或支气管刷检标本中获取曲霉的证据；②间接检查为通过抗原或细胞壁成分检测发现曲霉（血浆、血清、支气管肺泡灌洗液中半乳甘露聚糖试验阳性）。具体包括：①痰液经直接镜检发现菌丝，2次曲霉培养阳性；②支气管肺泡灌洗液经直接镜检发现菌丝，曲霉培养阳性；③血液标本曲霉GM试验连续2次检出阳性或支气管肺泡灌洗液GM阳性；④血液标本真菌细胞壁成分G试验连续2次检出阳性；胸腔积液、支气管肺泡灌洗液和血液标本曲霉抗体测定作为疾病动态监测指标有临床意义，但不能用于早期诊断IPA。曲霉定植判定标准：不符合上述标准，仅痰液、BALF或支气管吸引物培养示曲霉阳性。

IPA诊断困难，痰（图6-16）和BALF真菌涂片（图6-17）、真菌培养（图6-18，图6-19）阳性率低。既往认为连续2次及2次以上深部痰真菌培养为同一真菌可诊断真菌感染，现认为曲霉为条件致病菌，痰标本中检出曲霉只能证明其在气道的存在，多次痰曲霉培养阳性亦不能确诊，痰培养阳性在免疫功能正常的病人中很少提示IPA。然而，免疫缺陷病人的痰培养阳性可能是仅有的IPA指征，在中性粒细胞减少症病人和造血系统恶性肿瘤及实体器官移植病人中更值得关注。另一方面，痰培养阴性也不能除外IPA诊断。血曲霉培养阳性率亦低，曲霉多不存在于血液中，其原因可能为血液中的某些物质可能会干扰曲霉的检测。也有人认为，曲霉菌丝可以被血管内皮细胞内吞，进而导致渐进性血管内皮损伤和血栓的形成。被内吞的菌丝活力受到很大损伤，并因此降低了在血培养中复苏生长的潜能。即使阳性仍需除外污染的可能。BAL有助于诊断IPA，尤其适用于弥漫性肺病变者。血清曲霉抗原检测方法主要是G试验和GM试验，GM试验可用于IPA诊断，但有假阳性结果的存在。

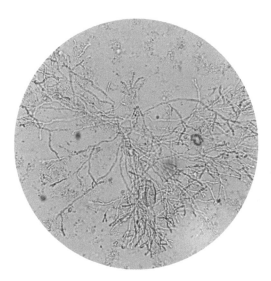

图6-16 痰涂片，烟曲霉，KOH压片，×100

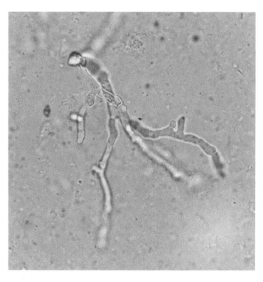

图6-17 BAL，烟曲霉，KOH压片，×400

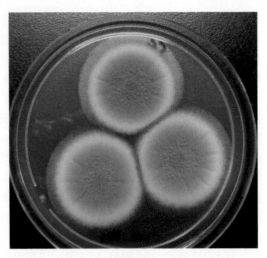

图6-18　烟曲霉SDA，35℃，4天

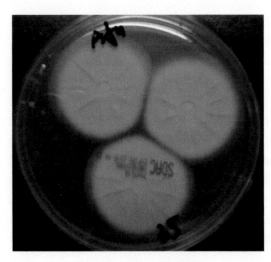

图6-19　图6-18的背面

肺部病灶组织行病理检查找到曲霉是诊断IPA的金标准。IPA的病理特征是曲霉属在支气管、肺组织中侵袭性生长，破坏正常的组织结构，导致急性炎症反应、坏死性血管炎、菌栓性出血及肺梗死，伴有坏死或脓肿形成，慢性期为非特异性肉芽肿。曲霉的内毒素可致组织坏死，病灶为浸润性、实变、支气管周围炎或粟粒状弥漫性病变。病理检查表现还有实质结节性损害、支气管肉芽肿性损害及侵入性气管、支气管炎。组织病理检查可在坏死组织中找到真菌的菌丝、孢子或菌体，HE染色可辨认，PAS（图6-20）和六胺银（图6-21）染色清晰。曲霉需与毛霉菌相鉴别：曲霉菌丝较细，呈锐角分支，定向排列，有分隔，似甘蔗样，可有小圆形孢子；毛霉菌丝较宽大，呈直角分支，杂乱排列，无分隔。

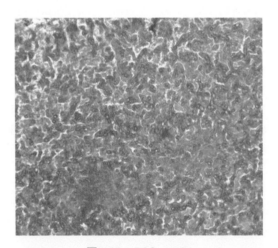

图6-20　PAS，×400

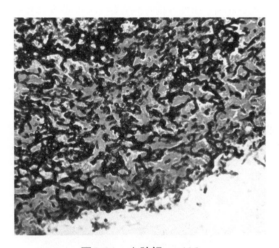

图6-21　六胺银，×400

当临床怀疑为IPA时，无论X线胸片结果如何，推荐做胸部CT扫描，不推荐常规使用对比剂。只有当结节或肿块靠近大血管时，推荐使用对比剂。建议在至少治疗2周后随访胸部CT扫描，以评估IPA对治疗的反应；如果病人临床病情恶化，可提早进行CT评估。当结节靠近大血管时，监测可能需要更频繁。

推荐对怀疑IPA的病例进行支气管镜及BALF检查。有低氧血症、出血、血小板输注难治性血小板减少症等合并症者不宜行BALF检查。对于外周结节病灶病人BALF回收量低，应考虑行经皮或经支气管镜肺活检。推荐标准化BALF采集过程，并将BALF标本常规送检真菌培养和细胞学检查，同时送检非培养检测方法（如GM试验）。

三、影像学表现

血管侵袭性肺曲霉病主要的风险因素是中性粒细胞减少，特别是当中性粒细胞计数<500/mm³和HSCT时，异体HSCT者的发病风险较自体HSCT者高数倍。提示IPA特别是血管侵袭性肺曲霉病的影像学特征包括单发或多发类

圆形结节影、段或亚段实变、结节周围磨玻璃影（晕征）、胸膜为基底的片状浸润（提示肺梗死）及空洞形成。血管侵袭性肺曲霉病好发于肺野中外带，容易累及脏胸膜引起胸膜炎症，炎性渗出可导致少量胸腔积液。胸腔积液不常见，多发生在免疫抑制病人，影像学表现与结核性、低蛋白血症、心力衰竭和肿瘤转移等导致的胸腔积液难以鉴别，故该征象无特异性。

结节影的病理基础为真菌菌丝浸润和阻塞小至中等大小的肺动脉，导致肺组织梗死或凝固性坏死。病变常多发，且常为不同类型的结节混合存在。由于肺外带的血管和支气管更为细小，更易引起梗死，因此结节病变好发于肺野外带，周围常伴有晕征，可与肺结核多发结节及结核球相鉴别。实变代表菌丝阻塞不同管径的肺血管而在其周围形成出血坏死性病灶，或是在支气管末端形成肉芽肿性炎症。胸膜下楔形实变影为早期肺部真菌感染的特征性征象之一，其病理基础为真菌侵及肺小动脉时引起肺段出血性肺梗死，表现为以胸膜面为基底的节段性实变影，边缘模糊。晕征是指肺结节病灶周围有磨玻璃密度影环绕，边缘模糊，密度低于中央结节或肿块密度，但高于邻近正常肺组织，呈月晕状改变。Kuhlman首次在患有急性白血病的IPA病人的CT检测中描述晕征，并正式发表于1996年。其病理基础是早期真菌侵犯肺部小血管，导致局部缺血坏死性小结节形成伴周围水肿、出血，坏死结节内含有曲霉菌丝。

晕征多在血管侵犯后的前10天出现，高峰期为病变的第5天，被认为是肺曲霉病重要的早期表现形式，在免疫缺陷病人中强烈提示肺曲霉感染。晕征不仅作为早期诊断曲霉感染的提示，也是活性曲霉存在的标志。晕征持续时间较短，有研究表明，75%以上的初次晕征可在1周内消失。虽然晕征对早期诊断曲霉感染较敏感，但特异性不是很高，还可见于结核、恶性肿瘤特别是肉瘤、肉芽肿性多血管炎等疾病。对高度怀疑为IPA的病人，应及早进行胸部CT扫描，一般在IPA发病5天以内较理想。

随着病情的进展，10～15天后肺病灶实变区或结节局部开始出现液化坏死，出现"空气新月征（air-crescent sign）"。空气新月征是指肺结节、肿块或实变中央坏死结构及外周出血的肺实质之间形成了新月形裂隙。此征象最早由Curtis AM于1979年在IPA的X线胸片中发现，具有一定的特征性。空气新月征病理学基础是由于白细胞释放蛋白分解酶使坏死物质溶解并吸收，形成由中心的坏死组织和周围的含气空腔所组成的新月形或近似环形的透亮环。50%的病例在发病2周后即病人免疫功能恢复后出现"空气新月征"。"空气新月征"可在许多情况下发现，如细菌性肺炎、空洞性肿瘤或转移、局灶性肺损伤、肺间质疾病（如闭塞性细支气管炎并机化性肺炎）和免疫性疾病（如肉芽肿性多血管炎）等。

Horger等发现团块或结节中心的低密度影对IPA的诊断具有相当高的特异性，迟于晕征，但比空气新月征出现早。中心低密度影病理表现为血管阻塞造成的继发性肺梗死，周围伴出血及炎症细胞浸润。这一征象在增强CT上较易识别，但在血液系统疾病病人接受HSCT及应用大剂量化疗时，肾功能损伤较为常见，故限制了增强CT的应用。

空洞则是IPA发展更晚期的表现，多发生在结节影出现约2周后。空气新月征和空洞的出现往往被认为是白细胞数量和功能恢复的标志，代表感染消退期的开始，是恶性血液肿瘤病人骨髓恢复的标志，提示预后较好及免疫功能恢复，它们的缺乏通常提示难治性恶性肿瘤或移植后的粒细胞恢复不足（图6-22，图6-23）。较大的肿块性病变在治疗过程中，不会在短期内形成典型的空气新月征，而是首先在病变内部出现少量点状气体密度影，而后气体逐渐增多，形成典型的"空气新月征"。因此，肿块性病变内出现少量气体可能提示治疗有效，是病情趋于好转的一个早期的重要征象。部分空洞内会出现细线状分隔影，有文献将其描述为"鸟巢征"，其产生的病理机制为病灶中心不均匀坏死，增粗紊乱的间质形成粗大网格，网格间填充液性物质或含气空腔样病变。有文献认为当肺内空洞性病灶呈"鸟巢样"改变时，强烈提示真菌感染。空洞及"空气新月征"会逐步塌陷、缩小，直至病变吸收。较小的结节在治疗过程中可不形成明显空洞，而是结节逐渐缩小，直至吸收（图6-24～图6-33）。

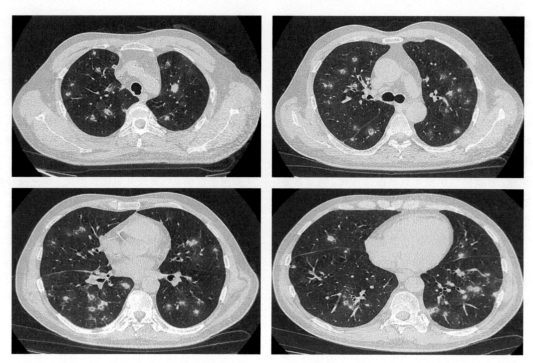

图6-22　男，56岁。确诊急性淋巴细胞白血病10个月余，眼结膜出血2天。血常规（2019-06-15）：白细胞0.04×10⁹/L、血红蛋白67g/L、血小板3×10⁹/L。2019-06-17出现发热，体温38.8℃，给予口服伏立康唑200mg12小时1次和美罗培南0.75g8小时1次联合抗感染治疗。胸部CT示双肺多发结节伴晕征，部分内见小空洞影（2019-06-21）。加用两性霉素B联合伏立康唑抗真菌治疗

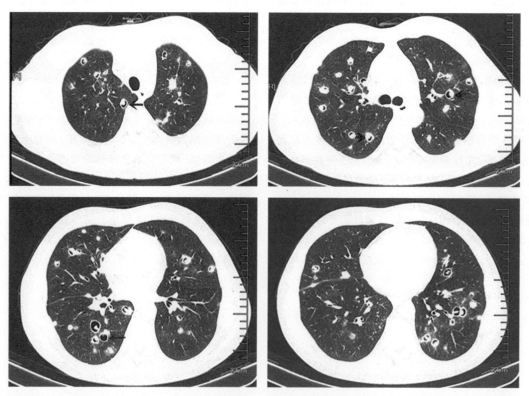

图6-23　复查血常规（2019-06-22）：白细胞4.74×10⁹/L、血红蛋白99g/L、血小板32×10⁹/L。复查胸部CT示双肺多发结节，部分见"空气新月征"（红箭）和空洞影（蓝箭）

（河北省保定市第一医院呼吸内科　戎雪冰　提供）

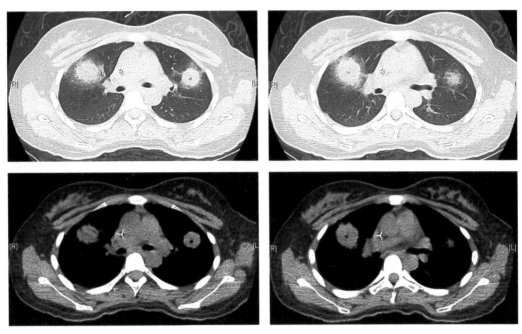

图6-24　女，14岁。确诊急性髓系白血病M4（高危组）3个月。于2015-10-13～2015-10-15行供者为其父亲的异基因单倍型造血干细胞移植术。术后出现发热和皮疹。血常规（2015-10-22）：白细胞0.01×10⁹/L、血红蛋白88g/L、血小板25×10⁹/L。胸部CT示双肺上叶结节影伴晕征，结节中心见空洞影，给予两性霉素B抗真菌治疗（2015-10-23）

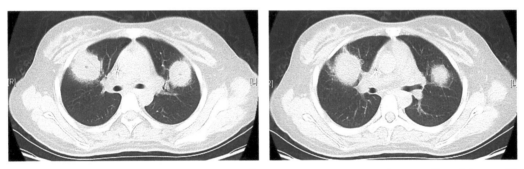

图6-25　血常规（2015-11-01）：白细胞3.75×10⁹/L、血红蛋白101g/L、血小板20×10⁹/L。胸部CT示结节较前增大，晕征缩小（2015-11-02）

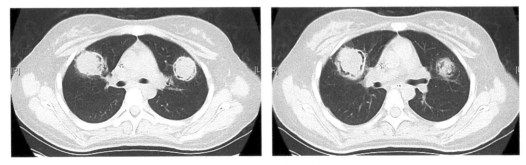

图6-26　结节灶外缘见新月形透亮影，晕征消失（2015-11-12）

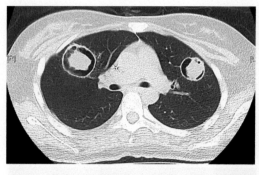
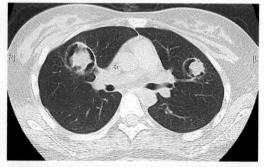

图6-27　病变进一步液化、坏死，形成薄壁空洞，空洞内见球形结节灶（2015-11-26）

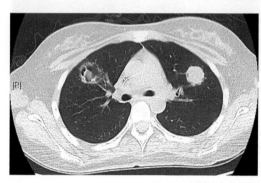
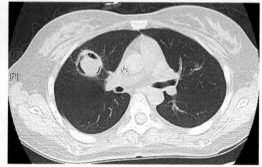

图6-28　病变较前吸收，左肺结节趋于闭合（2015-12-08）

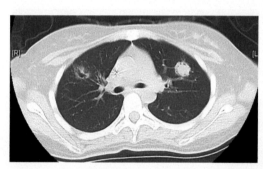
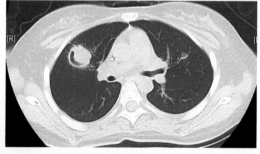

图6-29　病变进一步吸收，左肺结节见空泡影（2015-12-22）

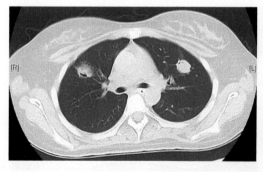
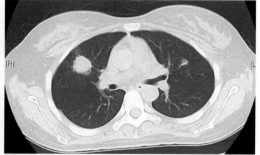

图6-30　病变较前缩小，右肺结节趋于闭合（2016-02-04）

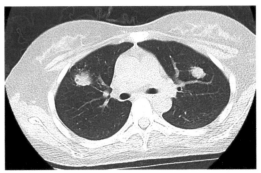
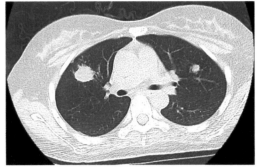

图6-31 空洞闭合，右肺结节周围见微小结节影（2016-03-15）

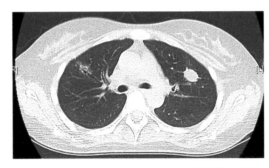
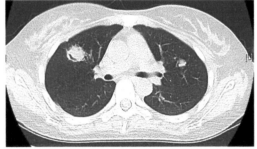

图6-32 右肺结节再次出现空气新月征（2016-05-26）

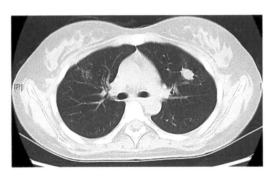
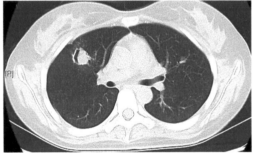

图6-33 病变较前略有吸收（2016-08-17）

　　结节周围伴晕征是IPA早期典型的影像学表现。为了评估晕征在IPA早期识别和治疗方面的临床应用价值，Greene等系统分析了235例IPA病人（大部分为血液系统恶性肿瘤病人）的胸部CT影像学表现，并比较了143例出现晕征的病人和79例有其他影像学表现的病人在治疗12周后的治疗反应和生存率。94%的病人有1个以上结节，61%的病人有晕征。其他影像学表现包括实变（30%）、梗死样结节（27%）、空洞性病变（20%），"空气新月征"和小气道病变较少见，分别占10%和7%。与其他影像学表现的病人相比，出现晕征的病人对治疗的反应明显更好（52% vs 29%），生存期延长至84天者更多（71% vs 53%）。Caillot等对25例最终经手术证实的伴有中性粒细胞减少症的IPA病人进行71次胸部CT扫描分析。25例均为血液病病人，23例病人（92%）患有急性白血病。所有病人均因化疗后骨髓

抑制而诱发中性粒细胞减少症。在IPA诊断时，中性粒细胞减少症的中位时长为19天（11～28天）。25例IPA病人中有24例在早期CT扫描的第0天（诊断当日）即出现典型的晕征。在第3、7和14天分别有68%、22%和19%的病例出现晕征。随着时间的推移，空气新月征出现的比例逐渐增加，在第3、7和14天分别为8%、28%和63%。此外，31%、50%和18%的病例在同一天出现非特异性的空洞。Brodoefel等对40例组织病理学确诊患有IPA的恶性血液病病人进行310次胸部CT检查（平均7.7次），所有病人因化疗而出现免疫功能低下，平均随访116天（范围5～841天）。在第1天，87.5%（35/40）的病例观察到晕征，其中位持续时间为5天（1～30天）。晕征发生率在第4、8和16天分别为62.5%、37%和17.5%。空气新月征在诊断后的第4、8、16和32天分别见于5%、10%、25%和45%的病例中，出现的中位时间为

诊断后13天（1～32天）。在疾病演变过程中，22例（55%）出现空洞，5例多发（≥3）。出现空洞的中位时间为21天（6～93天）。

影像学表现出的晕征多见于有IPA的骨髓抑制性中性粒细胞减少症病人中。有学者认为晕征在其他免疫抑制病人的IPA中可能较少出现。Park等对患有IPA的50例非中性粒细胞减少症的移植受者和60例中性粒细胞减少症的血液病病人进行了胸部CT对比。非中性粒细胞减少症的移植受者出现实变或肿块、晕征和血管侵袭（56%、26%和32%）的比率均低于中性粒细胞减少症病人（78%、55%和60%）。然而，Qin等对25例经组织学证实为IPA的无中性粒细胞减少的肝移植受者进行影像评估，25例病人中有20例（80%）出现晕征。

胸部CT在评价抗真菌治疗效果方面具有较为重要的意义。Gailot等发现，IPA病人在抗真菌治疗1周后病灶往往会轻度增大，病变的中位体积从诊断当天的11cm³增大至第7天47cm³，增加了4倍，而从第7～14天保持稳定，第14天为34cm³。21例病人（84%）通过抗真菌治疗和手术治疗得到改善，其中，17例病人治愈。Brodoefel等的研究表明，在IPA诊断当天，中位病变数量和大小分别为3cm²和3.1cm²。无论是否进行抗真菌治疗，90%的病例在9天内显示病变的大小和数量均在增加。此后1周病变的大小和数量趋于稳定。稳定期后，大多数病例（32/40）显示病变体积变小。62.5%（25/40）的病例在初次诊断IPA后31天减少至最大体积的50%。42.5%（17/40）的病人在中位时间80天内显示病变的完全缓解。因此，在对疗效进行判断时，应考虑到胸部CT的改变存在延迟效应，而不应粗略地认为无效或效果不佳。Brodoefel等的研究还显示了相互矛盾的现象，即在有"空气新月征"和空洞发生的病例与未有此征象的病例相比，前者完全吸收的时间较长，约是后者2.5倍，但前者的临床预后却明显好于后者，可提高8.4倍的存活率。

IPA的另一个特征性表现是反晕征，即中心密度减低的磨玻璃密度影，周围为新月形或环形高密度影，可与晕征（病灶中心为高密度，周围为新月形或环形磨玻璃密度影）区别。肺部真菌感染，包括毛霉、曲霉、副球孢子菌、隐球菌和组织胞浆菌，甚至肺孢子菌等均可出现反晕征。毛霉和曲霉最常见，约占93%。如果反晕征内部呈网格样改变且周边实变影更厚，则提示侵袭性肺毛霉和曲霉感染。反晕征易发生在侵袭性真菌性感染的早期阶段，组织病理证实，侵袭性真菌感染中的反晕征的发生机制可能与肺梗死有关，亦可能是空洞性病变的早期阶段（图6-34～图6-36）。

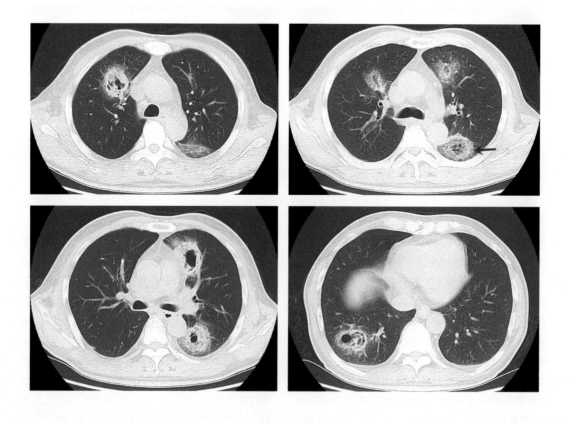

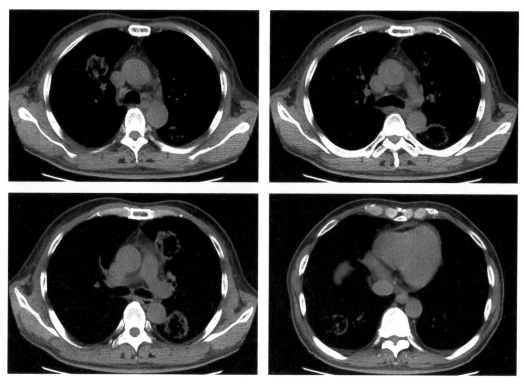

图6-34 男，57岁。咳嗽、痰中带血15天。有2型糖尿病病史8年。双肺多发团块状高密度影，内见空洞，
部分有反晕征表现（红箭）（2017-09-29）

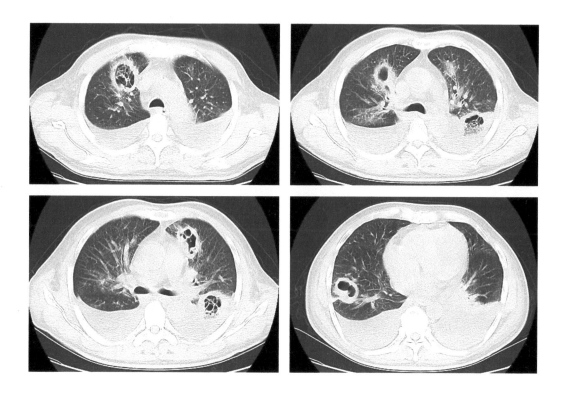

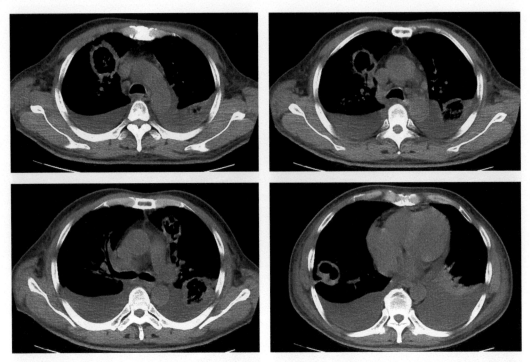

图6-35　BALF-GM　1.04（2017-10-06），胸部CT示病变演变为厚壁空洞影，空洞内见细线状的分隔影，呈鸟巢征（2017-10-09）

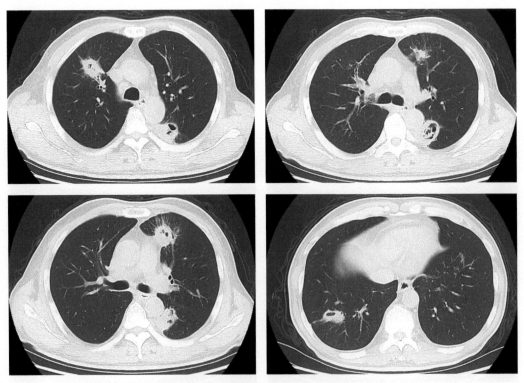

图6-36　伏立康唑治疗1个月，空洞缩小，病变明显吸收（2017-11-03）

（烟台毓璜顶医院呼吸科　于鹏飞　提供）

　另一种IPA是气道侵袭性曲霉病，曲霉选择性地侵及支气管树，并沿着支气管树呈侵袭性生长，通过释放毒素及代谢产物破坏肺组织，累及或不累及肺实质。该型主要发生于免疫功能受损相对较轻的病人，部分见于免疫功能正常者。免疫功能正常的人出现气道侵袭性曲霉病多与其呼吸道结构和防御功能受损有关。以气道为中心的IPA占14%～34%，以非血液系统疾病病人多见。许多发展成气道侵袭性曲霉病的病人长期接受皮质类固醇治疗或化疗。心肺移植后的免疫抑制和肺移植后的黏液纤毛清除功能缺乏，可以导致气道侵袭性曲霉病。与那些更具侵袭性、且以分隔分枝菌丝直接侵犯肺实质为基本特征的曲霉病相

比较，气道侵袭性曲霉病组织浸润多限于气道的浅表黏膜层，没有或很少出现血管浸润和凝固性坏死。

　气道侵袭性曲霉病病变沿支气管血管束树分布，以中上肺野为主，冠状位重建可清晰显示（图6-37）。可能与中上肺野血流灌注较少，而肺泡内氧浓度相对较高利于曲霉生长有关。气道侵袭性曲霉病可以表现为急性上、下呼吸道感染，发病初期咳嗽、咳痰、气促等呼吸道症状明显，而胸部影像学表现轻微，故容易误诊、漏诊。随着疾病的进展可出现支气管壁增厚、管腔狭窄及沿支气管分布的渗出、实变、小结节和空洞结节影。累及的部位不同，临床表现也不同，可分为气管支气管炎型、支气管肺炎型和细支气管炎型。

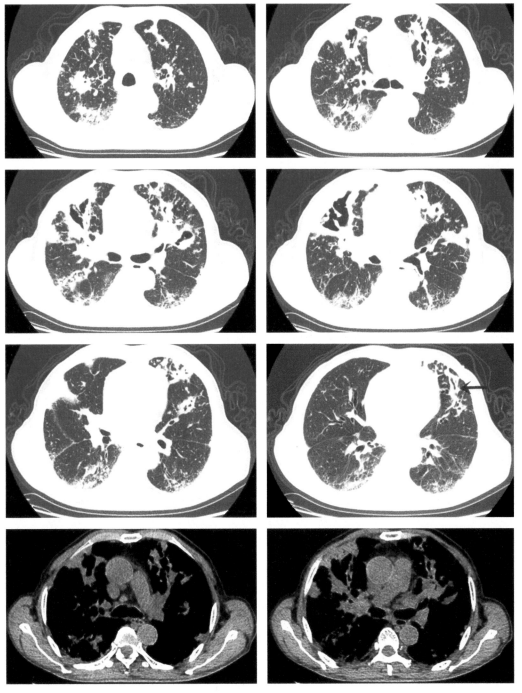

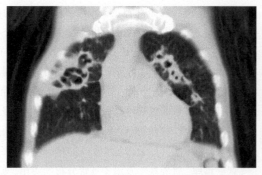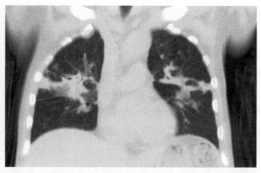

图6-37　男，66岁。咳嗽、咳痰、消瘦3个月余，加重10余天。既往有糖尿病病史数年。胸部CT示双肺中、上叶沿支气管分布实变、空洞、结节影，部分支气管轻度扩张、管壁增厚（红箭）；重建示病变分布以上、中肺野为主。行气管镜检查，肺泡灌洗液培养：查见烟曲霉生长。病理：（右肺上叶前段）查见曲霉

（四川省内江市第二人民医院呼吸内科　胡新春　提供）

气管支气管炎型病人表现为发热和呼吸困难，通常咳嗽较剧烈，伴气促，痰黏稠不易咳出。胸部CT正常或可见支气管管壁增厚，部分管腔狭窄，伴或不伴阻塞性肺炎和肺不张，甚至可能导致支气管食管瘘和支气管动脉瘘，造成严重后果。气管镜下可见气道内较多黏稠分泌物和坏死物，气道内壁不光滑，坏死物局部呈块状凸起，导致管腔不同程度的狭窄、阻塞。支气管管壁增厚及支气管扩张（气管支气管炎性改变）在气道侵袭性曲霉病中主要累及中央气道，这也是气道侵袭性曲霉病进展期的常见征象，具有特异性（图6-38～图6-40）。支气管壁增厚特点为支气管外壁增厚显著，支气管管腔轻度狭窄或不狭窄。支气管扩张出现在肺外围，周围大量沿支气管分布渗出灶，其病理基础为菌丝破坏支气管壁的肌肉和弹性组织破坏，邻近炎症细胞渗出。支气管扩张除由于炎性阻塞以外，还与真菌菌丝侵袭气道基底膜，导致管腔内伪膜状坏死组织形成和真菌菌丝不同程度的活瓣阻塞气道有关。

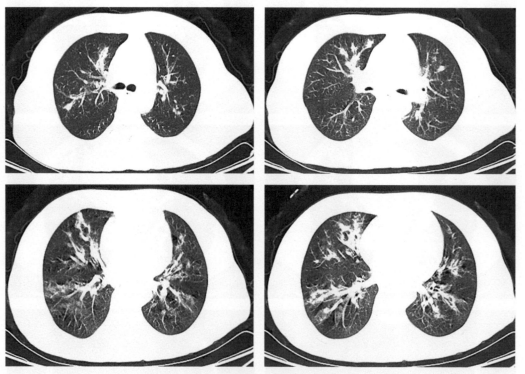

图6-38　女，59岁。发热、咳嗽、咳黄痰10余天。既往有糖尿病病史5年余，控制不佳。胸部CT示双肺沿支气管向心性分布斑片影，支气管管壁增厚（2015-03-16）。气管镜检查（2015-03-20）：双侧气管及支气管管腔见灰白色脓苔样物附着管壁；见大量灰白色脓液样物自管腔溢出。病理：（主支气管）小块状坏死组织内可见真菌菌丝；肺泡灌洗液细菌培养：曲霉。给予伊曲康唑抗真菌治疗

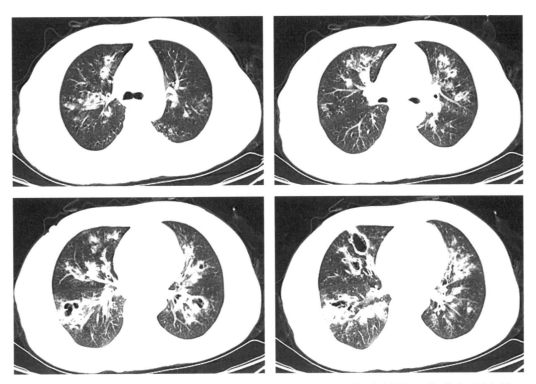

图6-39　复查胸部CT病变较前进展，部分可见空洞影（2015-03-24）。病人体温正常，临床症状好转。气管镜检查（2015-03-26）：双侧气管及支气管管腔白色黏液状分泌物较前减少

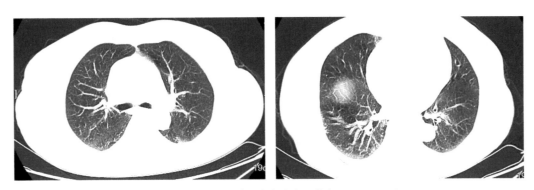

图6-40　5个月后复查，病变完全吸收（2015-08-20）

（安康市中医医院呼吸内科　唐　甦　提供）

支气管肺炎型主要表现为沿支气管周围分布斑片状高密度影或磨玻璃影（图6-41，图6-42），是由于病变侵及支气管全层后所致。此征象的病理基础为被菌丝侵及气道黏膜的渗出、肿胀或形成肉芽肿性炎症。也可因气道阻塞而出现阻塞性肺炎，呈肺叶分布。或是肺外周的支气管内被大量的菌丝及孢子阻塞引起炎症。偶见大叶分布的实变影。

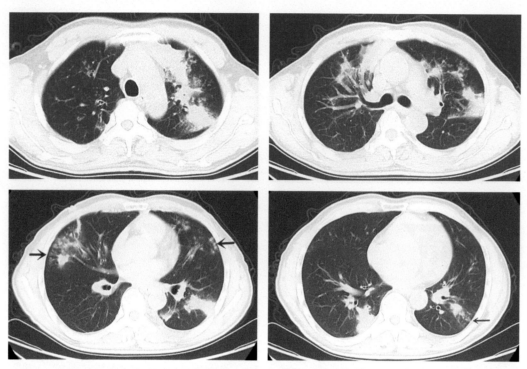

图6-41　男，51岁。咳嗽、发热伴胸闷1个月余。双肺多发斑片、实变、条索状密度增高影，树芽征明显（红箭）（2015-01-25）

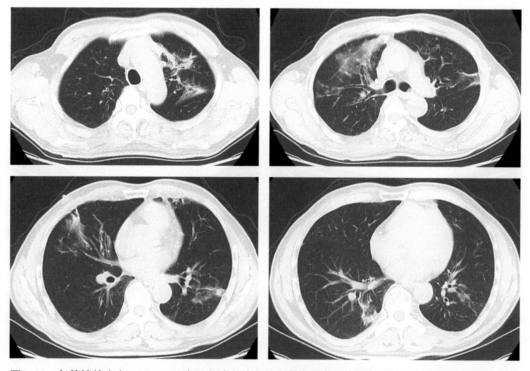

图6-42　气管镜检查（2015-02-09）示左肺上叶查见大量真菌菌丝（曲菌）及孢子，支气管黏膜及肺组织呈慢性化脓性改变。给予伏立康唑抗真菌治疗2周后复查胸部CT显示病变明显吸收（2015-2-23）

细支气管炎型可见呈斑片状分布的小叶中心结节和树芽征（图6-43，图6-44），病灶内常见坏死和空洞（图6-45，图6-46），支气管镜下管腔内充满大量炎性分泌物。空洞的形态类似于梭形，从肺门向肺外周走行，其原因可能为菌丝沿细支气管侵犯、病变坏死后其坏死物经支气管排出体外并引入空气所致。其他空洞性病变，如肺癌、结核及脓肿的形态很少见此征象。梭形空洞对气道侵袭性曲霉病的诊断有帮助。空洞样改变及空洞内分隔征是气道侵袭性曲霉病恢复期较具特征性的影像学表现（图6-47）。

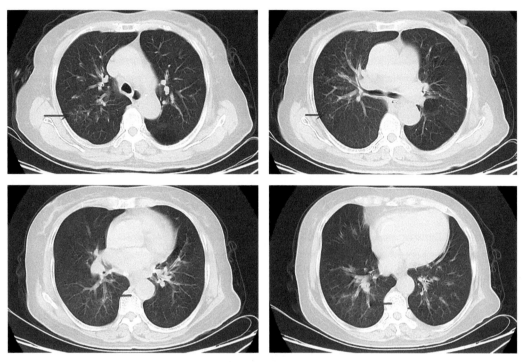

图6-43　女，73岁。憋喘、胸闷7天。有2型糖尿病病史20余年。双肺轻度支气管扩张和管壁增厚（蓝箭），周围可见小叶中心结节和树芽征（红箭）（2017-11-30）

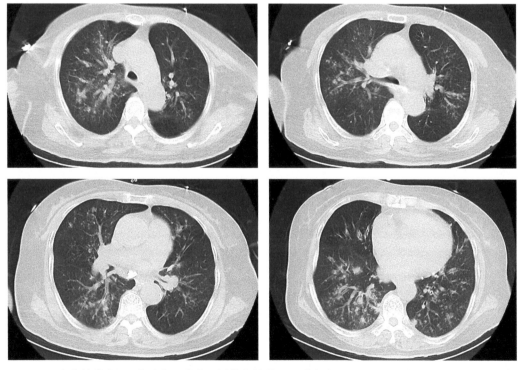

图6-44　病变较前进展，小叶中心结节和树芽征较前明显增多（2017-12-03）。气管镜检查（2017-12-07）：病理和肺泡灌洗液均见曲霉生长

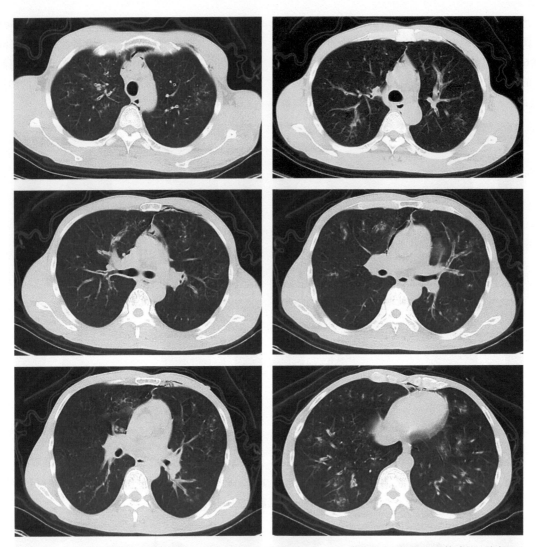

图6-45　男，47岁。胸闷、胸痛、咳嗽、发热10余天。家庭常年行木耳养殖工作，邻居开设养鸡场。胸部CT示双肺支气管轻度扩张，管壁增厚（红箭），周围可见小叶中心结节和树芽征（2018-01-13）

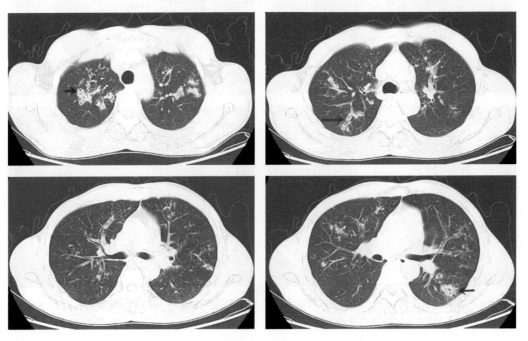

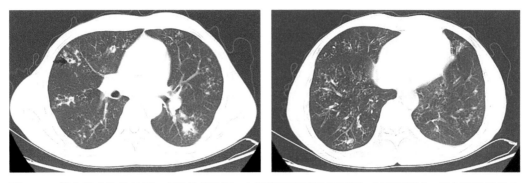

图6-46　伏立康唑治疗10天,病变较前进展,支气管管壁增厚(蓝箭),树芽征增多,局部可见斑片实变、空洞影(红箭)(2018-01-26)

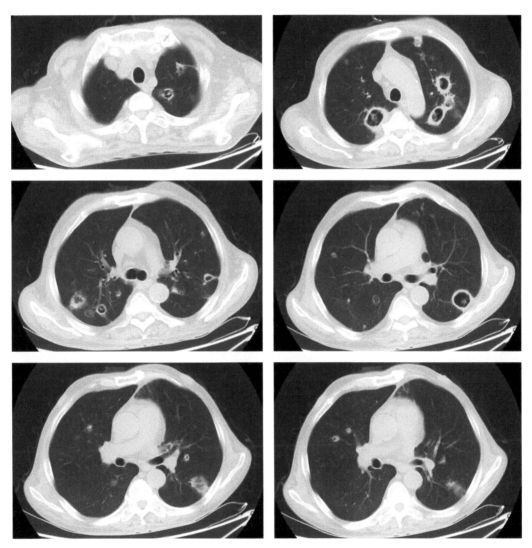

图6-47　男,56岁。发热、咳嗽、咳痰、胸闷、憋喘1个月。有"酒精肝"病史10年余。双肺多发结节、空洞影,内见分隔、坏死残留

（山东省立医院东院保健呼吸科　倪玉华　提供）

树芽征表现为小叶中心直径2～4mm的结节状和分支状影像，形似树枝发芽。其病理基础为肺泡导管、呼吸性细支气管、终末细支气管被黏液、脓液等阻塞而形成，并可伴有细支气管扩张、细支气管壁增厚及细支气管周围炎。树芽征在气道播散性曲霉病中较多见。恶性血液病病人继发IA，由于其血液成分的改变，白细胞和中性粒细胞发生了质和量的变化，且大剂量化疗、放疗和免疫制剂治疗等，导致机体免疫力进一步下降，使得曲霉以由气道播散迅速转为血管侵袭为主，从而导致树芽征出现频率较低。树芽征在许多感染和非感染的情况下都可以看到，此征象更常见于结核菌经支气管播散的早期，与小叶内细支气管充满干酪样坏死物质、黏液等阻塞形成有关，其树芽征多位于小叶中心部位且成簇分布，边缘多较清晰。支气管扩张合并感染多在扩张气道远端出现树芽征，一般不融合形成局灶性实变和大结节。树芽征结合肺内结节、晕征等特征性征象，有助于鉴别诊断。

除上述影像征象外，气道侵袭性曲霉病可合并胸腔积液、气胸及气管瘘所致纵隔气肿等，主要是由于病变侵及胸膜所致。Park等认为以气道为中心的侵袭性形态的典型诊断表现为支气管周围斑片状实变、包括小叶中心结节的小气道病变和支气管扩张。在活动性肺结核中，广泛的支气管周实变伴节段性或亚节段性支气管扩张并不常见。

气道侵袭性曲霉病的确诊主要依靠组织活检的病理检查，曲霉浸润至气管、支气管黏膜基层是诊断的病理依据。1995年底Denning等根据支气管镜外观将气管支气管炎型气道侵袭性曲霉病分为3种类型，即伪膜型（图6-48～图6-50）、阻塞型和溃疡型。目前国际上仍然采用上述分类方法，三者可同时并存，通常以伪膜型改变最为严重。由于假膜状物为坏死组织，故痰检阳性率低，加之本病较少侵犯血管，真菌相关的血清学化验亦通常为阴性。因此，经支气管镜行气管、支气管黏膜活检是诊断此病的主要方法，也是早期诊断的最佳途径。镜下主要有两种表现。①炎性改变：受累支气管黏膜呈充血、水肿、糜烂、溃疡和假膜形成等炎性改变。表面覆盖黄白（褐）色脓苔、白色丝状物，经治疗后黏膜表面黄白坏死组织清除，取而代之的是气管、支气管黏膜增厚。②气道内肿块或结节：新生的肉芽肿样组织阻塞支气管腔，外观呈菜花样、息肉状或胶冻状；病理学检查在慢性肉芽肿性炎症组织中发现曲霉菌丝，有文献称这种类型的气道曲霉病为"气道曲霉球"，是曲霉侵袭程度较轻的一种表现形式。治疗后新生物可完全消除，黏膜可恢复正常。支气管灌洗培养对诊断也有意义，但支气管灌洗液曲霉培养阳性无法排除曲霉污染或定植。

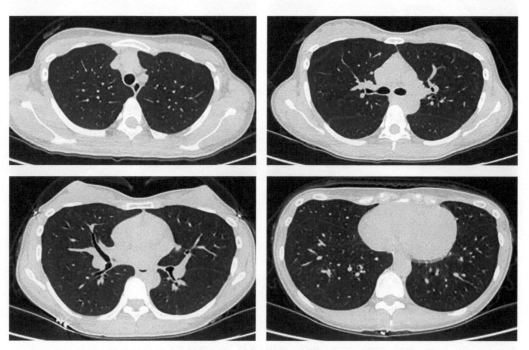

图6-48　女，27岁。发热5天。胸部CT未见明显异常（2019-04-26）

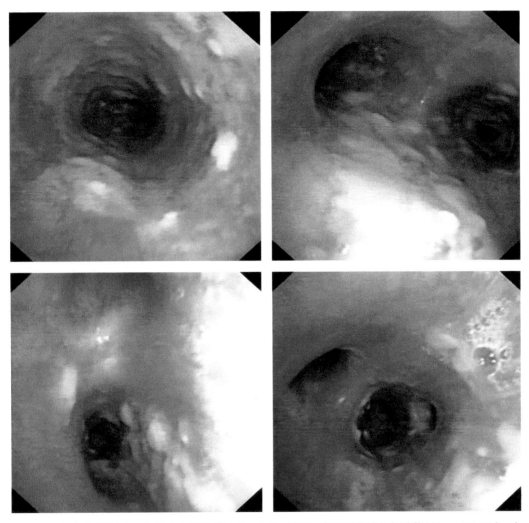

图6-49　行气管镜检查见各级支气管黏膜充血、水肿、糜烂,表面覆盖黄白色脓苔(2019-04-29)。病理:(气管下段黏膜)部分为炎性渗出组织,部分区域可见菌丝,形态符合曲霉

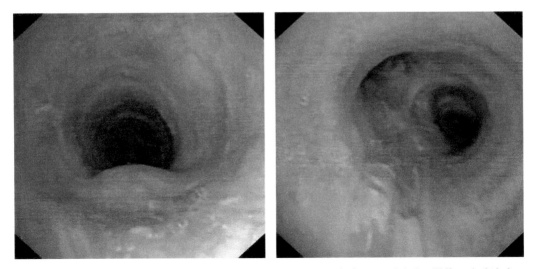

图6-50　病人2019-05-05开始静脉滴注伏立康唑200mg12小时1次,2周后改为口服伏立康唑治疗。2019-05-11应用两性霉素B8mg雾化吸入每日2次至13日,期间行2次镜下滴注两性霉素B。2019-05-22复查气管镜见病变基本吸收

(广西省钦州市第二人民医院呼吸与危重症医学科一区　曾能永　提供)

IA还可以表现为各种形式的肺间质病变,伴局部密度较高。主要病理改变是炎性渗出、增殖,晚期可发生纤维性硬化。还有少数病人CT表现为典型的弥漫性肺泡损伤。如曲霉同时沿肺血管和气道侵袭,上述两种病变共存,病情常复杂严重。

IPA可引发淋巴结肿大,发生率约为12%。曲霉侵犯肺实质、间质的过程中,曲霉和炎性物质可经淋巴管引流至肺门及纵隔淋巴结,在淋巴结内发生细胞吞噬和炎症反应过程,淋巴结增大,若发生坏死液化则呈现低密度及环形强化。炎性淋巴结肿大是评估IPA病情的一个重要征象,提示曲霉合并肺外侵犯,需要积极治疗。

四、治疗

IPA的病死率高,早期干预是降低病死率的唯一方法,为此提出预防性治疗、经验性治疗、抢先治疗和确诊治疗等分级治疗策略以促进早期诊断、早期治疗。对于粒细胞缺乏等易感人群,预防性抗真菌治疗依然是重要的防治手段。预防性治疗的人群主要为高强度免疫抑制治疗的骨髓移植病人、急性淋巴细胞白血病诱导阶段、粒细胞缺乏的同时接受大剂量皮质激素的病人、粒细胞及淋巴细胞双重减少的病人、重症再生障碍性贫血病人及肺移植病人等。中性粒细胞减少症病人若出现广谱抗细菌药物治疗无效的持续发热,可给予经验性抗真菌治疗(按拟诊治疗)。在高危病人中如果连续监测血GM试验、PCR呈阳性和(或)动态变化,则应在诊断评价的同时及早进行抗真菌治疗,即抢先治疗(按临床诊断治疗)。

对于抗曲霉联合治疗的药物选择和时机,来自西班牙临床微生物和传染病学会(SEIMC)的真菌研究小组(GEMICOMED)总结2016年IDSA更新的曲霉诊疗指南,于2018年发表文章指出,抗真菌联合用药不推荐常规用于IA的初始治疗,但可选择性用于部分已明确罹患IA的血液系统疾病病人;普遍推荐联合用药中含三唑类及棘白菌素类,特别是伏立康唑联合阿尼芬净是最好的搭配;尽管联合用药可个体化用于部分病人,对于难治性ZV的挽救治疗,一般不推荐在初始治疗中加入其他药物。对于药物监测,常规推荐抗真菌治疗过程中行治疗药物监测,尤其是当病人依从性差、非线性药物代谢动力学、吸收不充分、治疗窗窄、怀疑有药物相互作用或者有未预料的毒性反应发生;治疗药物监测的第一例标本(谷浓度)应当在药物浓度在体内稳定同时获得(3~7天,取决于抗真菌药物具体类型),且至少1周复查一次;伏立康唑的有效药物浓度范围是1~6mg/L。当泊沙康唑用于预防治疗时谷浓度水平>0.7mg/L,用于治疗时谷浓度>1.0~1.25mg/L时可预测疗效。泊沙康唑新剂型需进一步明确并统一其有效浓度范围。关于伊曲康唑,其谷浓度为0.5~1mg/L。不推荐常规对艾沙康唑行治疗药物检测;当达不到谷

浓度或超过说明书规定的浓度范围时,应立即加药或减药。

IPA的最短疗程为6~12周,应根据治疗反应决定。停止抗真菌治疗的前提是影像学吸收、曲霉清除及免疫功能恢复。值得指出的是,血清GM试验结果降至正常,并不足以成为停止抗真菌治疗的唯一标准。对于免疫缺陷病人,应在免疫缺陷时期持续治疗直至病灶消散。对于已治疗成功的IPA病人,若预期将发生免疫抑制,重新应用抗真菌治疗能预防感染复发。

参考文献

卢先雷. 以痰涂片形态学为核心的肺曲霉病诊断六步法的介绍. 临床检验杂志, 2017, 35(10): 744-747.

吴婷, 施毅, 张明, 等. 非空洞肺癌合并癌旁曲霉病1例并21例文献分析. 中国感染与化疗杂志, 2015, 15(4): 302-308.

Baddley JW, Stroud TP, Salzman D, et al. Invasive mold infections in allogeneic bone marrow transplant recipients. Clin Infect Dis, 2001, 32: 1319-1324.

Bader O, Tunnermann J, Dudakova A, et al. Environmental isolatesofazole-resistant Aspergillus fumigates in Germany. Antimicrob Agents hemother, 2015, 59, 4356-4359.

Barberan J, Garcia-Perez FJ, Villena V, et al. Development of aspergillosis in a cohort of non-neutropenic, non-transplant patients colonised by aspergillus spp. BMC Infect Dis, 2017, 17(1): 34.

Barchiesi F, Mazzocato S, Mazzanti S, et al. Invasive aspergillosis in liver transplant recipients: epidemiology, clinical characteristics, treatment, and outcomes in 116 cases. Liver Transpl, 2015, 21(2): 204-212.

Bergeron A, Porcher R, Sulahian A, et al. The strategy for the diagnosis of invasive pulmonary aspergillosis should depend on both the underlying condition and the leukocyte count of patients with hematologic malignancies. Blood, 2012, 119 (8): 1831-1837.

Bernardeschi C, Foulet F, Ingen-Housz-Oro S, et al. Cutaneous invasive aspergillosis. Medicine (Baltimore), 2015, 94: e1018.

Biagi E, Col M, Migliavacca M, et al. PTX3 as a potential novel tool for the diagnosis and monitoring of pulmonary fungal infections in immune-compromised pediatric patients. J Pediatr Hematol Onc01, 2008, 30(12): 881-885.

Biswas D, Agarwal S, Sindhwani G, et al. Fungal colonization in patients with chronic respiratory diseases from Himalayan region of India. Ann Clin Microbiol Antimicrob, 2010, 9: 28.

Bongomin F, Harris C, Hayes G, et al. Twelve-month clinical outcomes of 206 patients with chronic pulmonary aspergillosis. PLoS One, 2018, 13: e0193732.

Brodoefel H, Vogel M, Hebart H, et al. Long-term CT follow-up in 40 non-HIV immunocompromised patients with invasive pulmonary aspergillosis: kinetics of CT morphology and correlation with clinical findings and outcome. AJR Am J Roentgenol, 2006, 187(2): 404-413.

Bulpa P, Dive A, Sibille Y. Invasive pulmonary aspergillosis in patients with chronic obstructive pulmonary disease. Eur Respir J, 2007, 30(4): 782-800.

Caillot D, Couaillier JF, Bernard A et al. Increasing volume and changing characteristics of invasive pulmonary aspergillosis on sequential thoracic computed tomography scans in patients with neutropenia. J Clin Oncol, 2001, 19: 253- 259.

Cakir FB, Cakir E, Berrak SG, et al. Invasive respiratory aspergillosis is a treatable disease with early diagnosis and aggressive therapy. Pediatric Hematol Oncol, 2010, 27(6): 422-434.

Cavayas YA, Yusuff H, Porter R. Fungal infections in adult patients on extracorporeal life support. Crit Care, 2018, 22: 98.

Chakrabarti A, Shivaprakash MR, Singh R, et al. Fungal endophthalmitis: fourteen years' experience from a center in India. Retina, 2008, 28: 1400-1407.

Clarke A, Skelton J, Fraser RS. Fungal tracheobronchitis. Report of 9 cases and review of the literature. Medicine (Baltimore), 1991, 70: 1-14.

Cornillet A, Camus C, Nimubona S, et al. Comparison of epidemiological, clinical, and biological features of invasive asperginosis in neutropenic and nonneutropenie patients: a 6-year survey. Clin Infect Dis, 2006, 43(5): 577-584.

Cunha C, Aversa F, Lacerda JF, et al. Genetic ptx3 deficiency and aspergillosis in stem-cell transplantation. N Engl J Med, 2014, 370(5): 421-432.

Curtis AM, Smith GJW, Ravin CE. Air crescent sign of invasive aspergillosis. Radiology, 1979, 133: 17-21.

de Heer K, Gerritsen MG, Visser CE, et al. Galactomannan detection in broncho-alveolar lavage fluid for invasive aspergillosis in immunocompromised patients. Cochrane Database Syst Rev, 2019, 5(5): CD012399.

De Soyza A, Aliberti S, et al. Bronchiectasis and Aspergillus: How are they linked? Med. Mycol, 2016, 55(1): 69-81.

Delsuc C, Cottereau A, Frealle E, et al. Putative invasive pulmonary aspergillosis in critically ill patients with chronic obstructive pulmonary disease: A matched cohort study. Crit Care, 2015, 19(1): 421.

Denning DW, Ribaud P, Milpied N, et al. Efficacy and safety of voriconazole in the treatment of acute invasive aspergillosis. Clin Infect Dis, 2002, 34(5): 563-571.

Denning DW, Stevens DA. Antifungal and surgical treatment of invasive aspergillosis: review of 2121 published cases.

Rev Infect Dis, 1990, 12: 1147-1201.

Denning DW, Venkateswarlu K, Oakley KL, et al. Itraconazole resistance in Aspergillus fumigatus. Antimicrob Agents Chemother, 1997, 41: 1364-1368.

Fernández-Ruiz M, Silva JT, San-Juan R, et al. Aspergillus tracheobronchitis: report of 8 cases and review of the literature. Medicine(Baltimore), 2012, 91(5): 261-273.

Franquet T, Müller NL, Oikonomou A, et al. Aspergillus infection of the airways: computed tomography and pathologic findings. J Comput Assist Tomogr, 2004, 28: 10-16.

Fuhren J, Voskuil WS, Boel CHE, et al. High prevalence ofazole resistance in Aspergillusfumigatus isolates from high-risk patients. J Antimicrob Chemother, 2015, 70(10): 2894-2898.

Gabrielli E, Fothergill AW, Brescini L, et al. Osteomyelitis caused by Aspergillus species: A review of 310 reported cases. Clin Microbiol Infect, 2014, 20: 559-565.

Garcia-Vidal C, Alastruey-Izquierdo A, Aguilar-Guisado M, et al. Executive summary of clinical practice guideline for the management of invasive diseases caused by Aspergillus: 2018 Update by the GEMICOMED-SEIMC/REIPI. Enferm Infecc Microbiol Clin, 2018.

Gavalda J, Len O, San Juan R, et al. Risk factors for invasive aspergillosis in solid-organ transplant recipients: a case-control study. Clin Infect Dis, 2005, 41(1): 52-59.

Gazzoni FF, Hochhegger B, Severo L C, et al. High-resolution computed tomographic findings of Aspergillus infection in lung transplant patients. Eur J Radiol, 2014, 83(1): 79-83.

Georgiadou SP, Sipsas NV, Marom EM, et al. The diagnostic value of halo and reversed halo signs for invasive mold infections in compromised hosts. Clin Infect Dis, 2011, 52 (9): 1144-1155.

Girmenia C, Guerrisi P, Frustaci A M, et al. New category of probable invasive pulmonary aspergillosis in haematological patients. Clin Microbiol Infect, 2012, 18(10): 990-996.

Greene RE, Schlamm HT, Oestmann JW, et al. Imaging findings in acute invasive pulmonary aspergillosis: clinical significance of the halo sign. Clin Infect Dis, 2007, 44: 373-379.

Guinea J, Torres-Narbona M, Gij6n P, et al. Pulmonary aspergillosis in patients with chronic obstructive pulmonary disease: incidence, risk factors, and outcome. Clin Microbiol Infect, 2010, 16(7): 870-877.

He H, Jiang S, Zhang L, et al. Aspergillus tracheobronchitis in critically ill patients with chronic obstructive pulmonary diseases. Mycoses, 2014, 57(8): 473-482.

He Q, Li H, Rui Y, et al. Pentraxin 3 Gene Polymorphisms and Pulmonary Aspergillosis in Chronic Obstructive Pulmonary Disease Patients. Clin Infect Dis, 2018, 66(2): 261-267.

Herbrecht R, Denning DW, Patterson TF, et al. Voriconazole versus amphotericin B for primary therapy of invasive aspergillosis. N Engl J Med, 2002, 347(6): 408-415.

Hope WW, Petraitis V, Petraitiene R, et al. The initial 96 hours of invasive pulmonary aspergillosis: histopathology, comparative kinetics of galactomannan and (1->3) beta-d-glucan and consequences of delayed antifungal therapy. Antimicrob Agents Chemother, 2010, 54(11): 4879-4886.

Horger M, Einsele H, Schumacher U, et al. Invasive pulmonary aspergillosis: frequency and meaning of the "hypodense sign" on unenhanced CT. Br J Radi01, 2005, 78(932): 697-703.

Huang L, He H, Ding Y, et al. Values of radiological examinations for the diagnosis and prognosis of invasive bronchial-pulmonary aspergillosis in critically ill patients with chronic obstructive pulmonary diseases. Clin Respir J, 2018, 12(2): 499-509.

Jung J, Hong HL, Lee SO, et al. Immune reconstitution inflammatory syndrome in neutropenic patients with invasive pulmonary aspergillosis. J Infect, 2015, 70(6): 1-10.

Kabbani D, Bhaskaran A, Singer LG, et al. Pentraxin 3 Levels in Bronchoalveolar Lavage Fluid of Lung Transplant Recipients with Invasive Aspergillosis. Journal of Heart&Lung Transplantation, 2017, 36(9): 973-979.

Karnak D, Avery RK, Gildea TR, et al. Endobronchial fungal disease: an under-recognized entity. Respiration, 2007, 74(1): 88-104.

Kemper CA, Hostetler JS, Follansbee SE, et al. Ulcerative and plaque-like tracheobronchitis due to infection with Aspergillus in patients with AIDS. Clin Infect Dis, 1993, 17: 344-352.

Kim A, Nicolau DP, Kuti JL. Hospital costs and outcomes among intravenous antifungal therapies for patients with invasive aspergillosis in the United States. Mycoses, 2011, 54(5): e30l-e312.

Koehler P, Salmanton-García J, Gräfe SK, et al. Baseline predictors influencing the prognosis of invasive aspergillosis in adults. Mycoses, 2019, 62(8): 651-658.

Kosmidis C, Denning DW. The clinical spectrum of pulmonary aspergillosis. Thorax, 2015, 70(3): 270-277.

Kramer MR, Denning DW, Marshall SE, et al. Ulcerative tracheobronchitis after lung transplantation. A new form of invasive aspergillosis. Am Rev Respir Dis, 1991, 144: 552-556.

Krenke R, Grabczak EM. Tracheobronchial manifestations of Aspergillus infections. ScientificWorld Journal, 2011, 11: 2310-2329.

Kuhlman JE, Fishman EK, Siegelman SS. Invasive pulmonary aspergillosis in acute leukemia: characteristic findings on CT, the CT halo sign, and the role of CT in early diagnosis.

Radiology, 1985, 157(3): 611-614.

Leav BA, Fanburg B, Hadley S, et al. Invasive pulmonary aspergillosis associated with high-dose inhaled fluticasone. N Engl J Med, 2000, 343(8): 586.

Lee HY, Kang HH, Kang JY, et al. A case of tracheobronchial aspergillosis resolved spontaneously in animmunocompetent host. Tuberc Respir Dis(Seoul), 2012, 73(5): 278-281.

Legrand F, Lecuit M, Dupont B, et al. Adjuvant corticosteroid therapy for chronic disseminated candidiasis. Clin Infect Dis, 2008, 46: 696-702.

Lim C, Seo JB, Park SY, et al. Analysis of initial and follow-up CT findings in patients with invasive pulmonary aspergillosis after solid or-gan transplantation. Clin Radiol, 2012, 67: 1179-1186.

Logan PM, Primack SL, Miller RR, et al. Invasive aspergillosis of the airways: radiographic, CT, and pathologic findings. Radiology, 1994, 193: 383-388.

Lortholary O, Gangneux JP, Sitbon K, et al. Epidemiological trends in invasive aspergillosis in France: the SAIF network (2005-2007). Clin Microbiol Infect, 2011, 17(12): 1882-1889.

Malik A, Shahid M, Bhargava R. Prevalence of aspergillosis in bronchogenjc carcinoma. Indian J Pathol Microbiol, 2003, 46(3): 507-510.

Marchiori E, Marom EM, Zanetti G, et al. Reversed Halo Sign in Invasive Fungal Infections: Criteria for Differentiation from Organizing Pneumonia. Chest, 2012, 26.

Martin-Loeches I, J Schultz M, Vincent JL, et al. Increased incidence of co-infection in critically ill patients with influenza. Intensive Care Med, 2017, 43: 48-58.

Miceli MH, Maertens J, Buve K, et al. Immune reconstitution inflammatory syndrome in cancer patients with pulmonary aspergillosis recovering from neutropenia: Proof of principle, description, and clinical and research implications. Cancer, 2007, 110: 112-120.

Michallet M, Benet T, Sobh M, et al. Invasive aspergillosis: an important risk factor on the short- and long-term survival of acute myeloid leukemia(AML) patients. Eur J Clin Microbiol Infect Dis, 2012, 31(6): 991-997.

Nagao M, Fujimoto Y, Yamamoto M, et al. Epidemiology of invasive fungal infections after liver transplantation and the risk factors of late-onset invasive aspergillosis. J Infect Chemother, 2016, 22(2): 84-89.

Narang S, Gupta A, Gupta V, et al. Fungal endophthalmitis followingcataractsurgery: Clinicalpresentation, microbiologicalspectrum, andoutcome. Am JOphthalmol, 2001, 132: 609-617.

Neofytos D, Railkar R, Mullane KM, et al. Correlation between circulating fungal biomarkers and clinical outcome in invasive aspergillosis. PLoS One, 2015, 10: e0129022.

Nicolle MC, Benet T, Thiebaut A, et al. Invasive aspergillosis in patients with hematologic malignancies: incidence and description of 127 cases enrolled in a single institution prospective survey from 2004 to 2009. haematologica, 2011, 96(11): 1685-1691.

Nieman WC, Pain A, Anderson MJ, et al. Genomic sequence of the pathogenic and allergenic filamentous fungus Aspergillus fumigatus. Nature, 2005. 438(7071): 1151-1156.

Nilsson JR, Restrepo CS, Jagirdar J. Two cases of endobronchial carcinoid masked by superimposed aspergillosis: a review of the literature of primary lung cancers associated with Aspergillus. Ann Diagn Pathol, 2013, 17(1): 131-136.

Nucci M, Nouér SA, Cappone D, et al. Early diagnosis of invasive pulmonary aspergillosis in hematologic patients: an opportunity to improve the outcome. Haematologica, 2013, 98(11): 1657-1660.

Pappas PG. Amphotericin B lipid complex in the treatment of invasive fungal infections: results of the Collaborative Exchange of Antifungal Research(CLEAR), an industry-supported patient registry. Clin Infect Dis, 2005, 40(Suppl 6): S379-383.

Park SY, Lim C, Lee SO, et al. Computed tomography findings in invasive pulmonary aspergillosis in non-neutropenic transplant recipients and neutropenic patients, and their prognostic value. J Infect, 2011, 63: 447-456.

Patel DA, Gao X, Stephens JM, et al. US hospital database analysis of invasive aspergillosis in the chronic obstructive pulmonary disease non-traditional host. J Med Econ, 2011, 14(2): 227-237.

Patterson TF, Thompson GR, Denning DW, et al. Practice Guidelines for the Diagnosis and Management of Aspergillosis: 2016 Update by the Infectious Diseases Society of America. Clin Infect Dis, 2016, 63(4): 1-60.

Perfect JR, Cox GM, Lee JY, et al. The impact of culture isolation of aspergillus species: A hospital-based survey of aspergillosis. Clin Infect Dis, 2001, 33(11): 1824-1833.

Perfect JR, Marr KA, Walsh TJ, et al. Voriconazole treatment for less-common, emerging, or refractory fungal infections. Clin Infect Dis, 2003, 36(9): 1122-1131.

Prasad A, Agarwal K, Deepak D, et al. Pulmonary Aspergillosis: What CT can Offer Before it is too Late! J Clin Diagn Res, 2016, 10(4): e01-05.

Qin J, Fang Y, Dong Y, et al. Radiological and clinical findings of 25 patients with invasive pulmonary aspergillosis: retrospective analysis of 2150 liver transplantation cases. Br J Radiol, 2012, 85: e429-435.

Qin J, Meng X, Fang Y, et al. Computed tomography and clinical features of invasive pulmonary aspergillosis in liver transplant recipients. J Thorac Imaging, 2012, 27(2): 107-112.

Reichenberger F, Habicht JM, Gratwohl A, et al. Diagnosis and treatment of invasive pulmonary aspergillosis in neutropenic patients. Eur Respir J, 2002. 19(4): 743-755.

Rodriguez-Goncer I, Thomas S, Foden P, et al. Invasive pulmonary aspergillosis is associated with adverse clinical outcomes in critically ill patients receiving veno-venous extracorporeal membrane oxygenation. Eur J Clin Microbiol Infect Dis, 2018, 37: 1251-1257.

Saliba F, Delvart V, Ichai P, et al. Fungal infections after liver transplantation: outcomes and risk factors revisited in the MELD era. Clin transplant, 2013, 27(4): E454-461.

Schauwvlieghe AFAD, Rijnders BJ, Philips N, et al. Invasive aspergillosis in patients admitted to the intensive care unit with severe influenza: a retrospective cohort study. Lancet Respir Med, 2018, 6(10): 782-792.

Singh N, Lortholary O, Alexander BD, et al. An immune reconstitution syndrome-like illness associated with Cryptococcus neoformans infection in organ transplant recipients. Clin Infect Dis, 2005, 40: 1756-1761.

Soubani AO, Khanchandani G, Ahmed HP. Clinical significance of lower respiratory tract Aspergillus culture in elderly hospitalized patients. Eur J Clin Microbiol Infect Dis, 2004. 23(6): 491-494.

Stanzani M, Battista G, Sassi C, et al. Computed tomographic pulmonary angiography for diagnosis of invasive mold diseases in patients with hematological malignancies. Clin Infect Dis, 2012, 54(5): 610-616.

Sulahian A, Boutboul F, Ribaud P, et al. Value of antigen detection using an enzyme immunoassay in the diagnosis and prediction of invasive aspergillosis in two adult and pediatric hematology units during a 4-year prospective study. Cancer, 2001, 91(2): 311-318.

Sun Y, Huang H, Chen J, et al. Invasive fungal infection in patients receiving chemotherapy for hematological malignancy: a multicenter, prospective, observational study in China. Tumour Biol, 2015, 36(2): 757-767.

Taccone FS, Van den Abeele AM, Bulpa P, et al. Epidemiology of invasive aspergillosis in critically ill patients: clinical presentation, underlying conditions, and outcomes. Crit Care, 2015, 19: 7.

Tokuishi K, Yamashita S, Hashimoto T, et al. Bronchial stump aspergillosis after stapled lobectomy for lung cancer. Ann Thorac Surg, 2012, 94: 1324-1326.

Trof RJ, Beishuizen A, Debets-Ossenkopp YJ, et al. Management of invasive pulmonary aspergillosis in non-neutropenic critically ill patients. Intensive Care Med, 2007, 33(10): 1694-1703.

van de Groep K, Verboom DM, van de Veerdonk FL, et al. Detection of Invasive Aspergillosis in Critically Ill Patients with Influenza: the Role of Plasma Galactomannan. Am J Respir Crit Care Med, 2019.

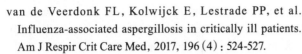

van de Veerdonk FL, Kolwijck E, Lestrade PP, et al. Influenza-associated aspergillosis in critically ill patients. Am J Respir Crit Care Med, 2017, 196(4): 524-527.

van der Linden JW, Camps SM, Kampinga GA, et al. Aspergillosis due to voriconazole highly resistant Aspergillus fumigatus and recovery of genetically related resistant isolates from domiciles. Clin Infect Dis, 2013, 57, 513-520.

Vanderbeke L, Spriet I, Breynaert C, et al. Invasive pulmonary aspergillosis complicating severe influenza: epidemiology, diagnosis and treatment. Curr Opin Infect Dis, 2018, 31(6): 471-480.

Wahba H, Truong MT, Lei X, et al. Reversed halo sign in invasive pulmonary fungal infections. Clin Infect Dis, 2008, 46(11): 1733-1737.

Walsh TJ, Lutsar I, Driscoll T, et al. Voriconazole in the treatment of aspergillosis, scedosporiosis and other invasive fungal infections in children. Pediatr Infect Dis J, 2002, 21 (3): 240-248.

Wauters J, Baar I, Meersseman P, et al. Invasive pulmonary aspergillosis is a frequent complication of critically ill H1N1 patients: a retrospective study. Intensive Care Med, 2012, 38(11): 1761-1768.

Wu N, Huang Y, Li Q, et al. Isolated invasive Aspergillus tracheobronchitis: a clinical study of 19 cases. Clin Microbiol Infect, 2010, 16: 689-695.

Yoichiro Okubo, Takao Ishiwatari, Haruka Izumi, et al. Pathophysiological implication of reversed CT halo sign in invasive pulmonary mucormycosis: a rare case report. Diagnostic Pathology, 2013, 8: 82.

Zarrinfar H, Mirhendi H, Makimura K, et al. Useofmycological, nested PCR, and real-time PCR methods on BAL fluids for detection of Aspergillusfumigatus and A. flavus in solid organ transplant recipients. Mycopathologia, 2013, 176: 377-385.

Zhang XB, Chen GP, Lin QC, et al. Bronchoalveolar lavage fluid galactomannan detection for diagnosis of invasive pulmonary aspergillosis in chronic obstructive pulmonary disease. Med Mycol, 2013, 51(7): 688-695.

Ziakas PD, Kourbeti IS, Mylonakis E. Systemic antifungal prophylaxis after hematopoietic stem cell transplantation: a meta-analysis. Clin Ther, 2014, 36(2): 292-306.

病例解析

1.病例1：女，78岁。发热4天。病人4天前无明显诱因出现发热，体温最高达38.8℃，伴咳嗽，咳少量黄白痰，自觉全身乏力、心悸，于当地诊所输液治疗（具体不详），疗效不佳，于2017-07-23入院诊治。既往有糖尿病病史，未规律诊治；15年前因胆囊结石行胆囊切除术；12年前因右侧肾上腺瘤行手术治疗，术前血压偏高，术后正常；5年前行右侧膝关节置换术；3年前曾患带状疱疹，经治疗后遗留左季肋区局部疼痛，间断辅以针灸和药物治疗；2年前诊断为冠心病，药物治疗后好转；2个月前因脑梗死住院，出院后口服阿托伐他汀10mg每晚1次治疗，住院期间检查发现甲状腺功能亢进，口服甲巯咪唑10mg每日2次治疗。查体：T 38.6℃，P 88次/分，R 21次/分，BP 110/65mmHg。双肺呼吸音粗，可闻及少许湿啰音。辅助检查：血常规示白细胞$1.3×10^9$/L、中性粒细胞绝对值$0.1×10^9$/L、中性粒细胞0.084、淋巴细胞0.897、血红蛋白116g/L、血小板$216×10^9$/L；C反应蛋白75.7mg/L；红细胞沉降率70mm/h；生化示白蛋白33.36g/L、葡萄糖6.86mmo/L；甲状腺功能：促甲状腺素0.011μU/ml、甲状腺球蛋白抗体124U/ml；肾功能、电解质、心肌酶、肺炎支原体抗体、衣原体抗体、结核抗体、尿常规、粪常规大致正常。甲状腺彩超：甲状腺双侧叶弥漫性病变，双侧叶似可见结节甲状腺，右侧叶强回声光团，考虑钙化灶，双侧颈部多发淋巴结肿大。胸部X线片：胸部未见明显实质性病变。心脏彩超：EF 63%，二尖瓣少量反流，左心室舒张功能减低（松弛障碍）。腹部彩超：胆囊切除术后，右肾轻度积水，右侧输尿管上端扩张，不除外中段梗阻可能。给予吸氧、抗炎、升白等对症治疗。

胸部CT（2017-07-27）：双肺多发结节影，周围可见晕征（图6-51）。

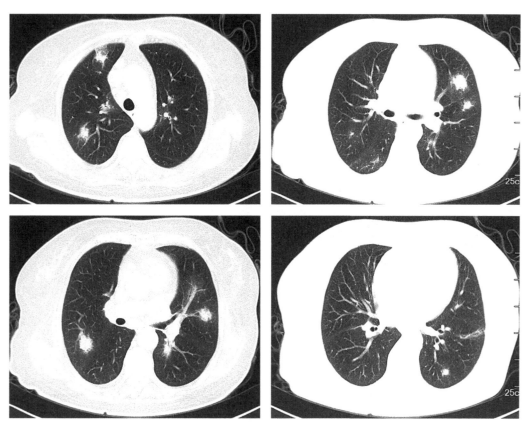

图6-51 胸部CT（2017-07-27）

【诊断】血管侵袭性肺曲霉病。

【诊断依据】老年女性，既往有胆囊切除术、右侧肾上腺瘤切除术、右侧膝关节置换术、带状疱疹、脑梗死和甲状腺功能亢进等病史，本次急性起病，发热、咳嗽、咳痰、乏力、心悸，查体双肺可闻及少许湿啰音，辅助检查示中性粒细胞明显减少，提示机体抵抗力低下，易继发感染，4天后胸部CT检查示双肺多发结节伴晕征，首先考虑侵袭性肺曲霉病的可能，予以伏立康唑静脉滴注治疗。病人体温降至正常，双肺未闻及明显干、湿啰音，转入血液科治疗。辅助检查（2017-07-28）：血常规示白细胞0.9×10⁹/L、血红蛋白102g/L、血小板计数265×10⁹/L；血清半乳甘露聚糖试验（GM试验）阳性；痰培养为烟曲霉（图6-52，图6-53）。外周血细胞涂片：成熟淋巴细胞100%；骨髓细胞学检查：骨髓增生活跃低水平，粒系缺乏，红系增生活跃低水平，比例增高，以中幼红细胞为主，形态大致正常，巨核细胞77枚，血小板数正常；全片可见一类分类不明的细胞，似淋巴瘤细胞，提示：慢性淋巴细胞白血病或淋巴瘤。病人1个月前因脑梗死住院时血常规示白细胞5.8×10⁹/L、中性粒细胞0.472、淋巴细胞0.40、血红蛋白156g/L，鉴于既往血常规数值正常，且有甲巯咪唑等药物应用史，不除外药物导致骨髓粒系急性造血停滞的可能，给予重组人粒细胞集落刺

激因子对症治疗。病人病情稳定，辅助检查（2017-07-31）：白细胞17.3×10⁹/L、中性粒细胞0.716、血红蛋白106g/L、血小板241×10⁹/L；白蛋白26.52g/L。病人白细胞恢复正常且偏高，停用重组人粒细胞集落刺激因子，静脉应用白蛋白以纠正低蛋白血症。辅助检查（2017-08-03）：外周血涂片：以成熟淋巴细胞为主，且比例增高，异型淋巴细胞占4%，幼稚中性粒细胞占3%，易见中毒颗粒；未见有核红细胞，部分成熟红细胞淡染区扩大；血小板易见，小丛状分布。骨髓涂片：骨髓增生活跃，粒：红=1.2:1；粒系比值减低，占1.5%，各阶段细胞均可见，成熟障碍，早幼粒细胞比例增高，幼稚阶段细胞易见颗粒增多、增粗，成熟阶段细胞可见中毒颗粒，杜勒小体；红系比值大致正常，部分成熟红细胞淡染区扩大；淋巴细胞占51%，异型淋巴细胞占1%，单核细胞未见异常，浆细胞占13.5%，吞噬细胞可见；全片见巨核细胞41枚，颗粒巨粒细胞14枚，产板巨粒细胞11枚，血小板多见，丛状分布；未见血液寄生虫及其他明显异常；细胞化学染色：NAP 85%阳性，外铁阳性，内铁15%阳性，未见环形铁粒幼细胞。骨髓活检病理：考虑造血组织增生减低，粒系幼稚前体细胞易见，幼稚红细胞比例增高，巨核细胞少见。根据病人外周血涂片和骨髓细胞学结果，病人目前可排除慢性淋巴细胞白血病、淋巴瘤的可能，考虑白细胞减少为骨髓增生减低

所致。血常规（2017-08-05）：白细胞12.2×10⁹/L、中性粒细胞0.625、血红蛋白111g/L、血小板203×10⁹/L；白蛋白33g/L。复查胸部CT（2017-08-07）：双肺多发空洞影，部分可见空气新月征（图6-54）。伏立康唑静脉应用2周后，病人症状明显好转，序贯口服治疗。复查胸部CT（2017-08-23）：病变较前吸收，部分空洞闭合（图6-55）。病人好转出院，3个月后复查胸部CT（2017-11-28）：病变基本吸收（图6-56）。

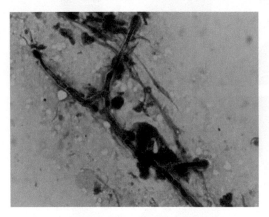

图6-52　痰标本，烟曲霉，革兰染色，×1000

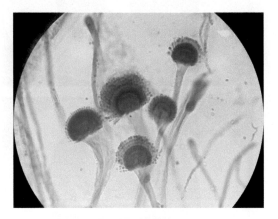

图6-53　烟曲霉，棉蓝染色，×1000

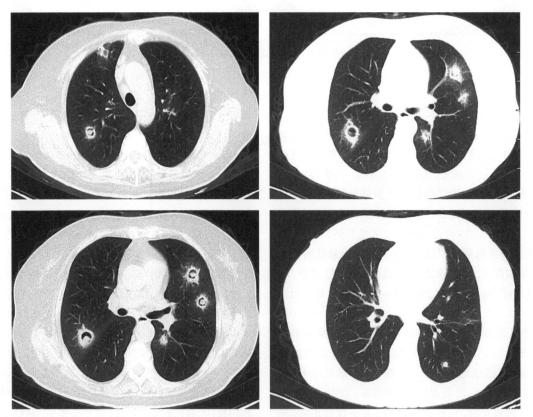

图6-54　双肺多发空洞影，部分可见空气新月征（2017-08-07）

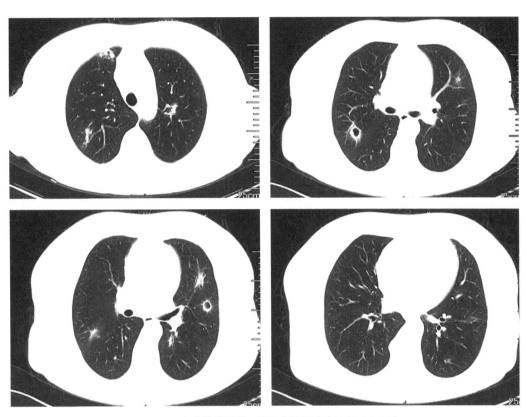

图6-55 病变较前吸收，部分空洞闭合（2017-08-23）

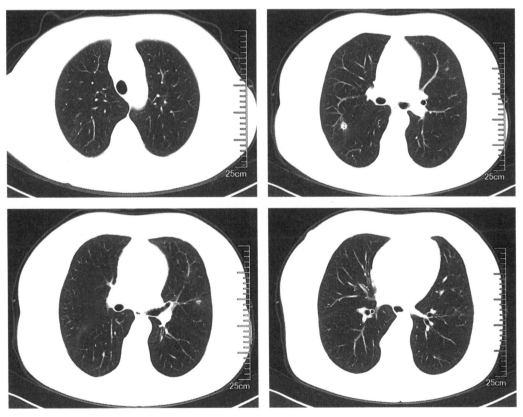

图6-56 病变基本吸收（2017-11-28）

【分析】中性粒细胞由骨髓造血干细胞分化而来，是机体最重要的防御细胞，其主要功能是吞噬和杀伤病原微生物，包括黏附、趋化、吞噬和释放作用4个方面，在免疫系统中起重要作用。中性粒细胞减少症是由于外周血中性粒细胞计数绝对值（absolute neutrophil Count, ANC）减少而出现的一组综合征。我国中性粒细胞减少症的诊断标准为年龄<10岁的儿童ANC<1.5×10^9/L，10～14岁儿童<1.8×10^9/L，成人<2.0×10^9/L。当粒细胞严重减少，<0.5×10^9/L时，称为粒细胞缺乏症（agranulocytosis）。严重中性粒细胞缺乏是指ANC<0.1×10^9/L。造成中性粒细胞减少的病因有很多，分类方法多种多样，一般分为先天性和后天获得性。也可根据发病机制的不同分为假性粒细胞减少、粒细胞生成减少、破坏较多、无效增生等。

获得性中性粒细胞减少症可因感染、药物、免疫等所致。中性粒细胞减少症可发生在药物治疗的任何时刻，常见药物包括抗生素、抗甲状腺药物、抗精神病药物和其他治疗血液病的药物，包括去铁酮和利妥昔单抗等。甲巯咪唑是治疗甲状腺功能亢进症的常用药，常见的不良反应有瘙痒或皮疹、白细胞减少、胃肠道反应、关节痛、头痛、头晕、红斑狼疮样综合征。罕见的不良反应有肝炎、肺炎、肾炎等。严重的有再生障碍性贫血、粒细胞缺乏症，日常无先兆症状，待症状发生时已较严重。诸多原因均可致骨髓造血功能停滞，其特点是：发病急，伴有高热、面色苍白、头晕乏力等贫血、出血症状，血象中一系或二系血细胞减少。本例病人其临床表现及实验室检查均符合急性造血功能停滞的诊断标准，且有明显的药物史，故可诊断。

中性粒细胞减少和细胞免疫缺陷是免疫系统功能下降的主要原因，免疫系统功能下降容易引起侵袭性真菌感染。中性粒细胞在控制感染的过程中扮演着重要角色，对急性炎症反应的触发、反应，以及对真菌的清除起着非常重要的作用。中性粒细胞和单核巨噬细胞能吞噬休眠的孢子，以呼吸暴发的方式抑制真菌在宿主体内生长。许多学者认为中性粒细胞减少维持的时间越长，中性粒细胞减少越明显，侵袭性真菌病的发生率越高。急性白血病病人真菌感染率与病人体内的白细胞相关，80%的白细胞为中性粒细胞，真菌感染率与病人体内的中性粒细胞数量呈负相关；如果中性粒细胞数量下降至0.1×10^9/L，真菌感染的发生率会上升至100%。另外，病人中性粒细胞减少持续的时间也是非常重要的因素，如果中性粒细胞减少持续3周，真菌感染的发生率为60%。中性粒细胞不仅与真菌感染的发生率有关，还与细菌和真菌感染的恢复有关，病人长时间严重的中性粒细胞减少（<0.1×10^9/L）可以引起极高的致死率。

中性粒细胞减少后易发生感染，易进展为菌血症，病死率高，且有转化为骨髓增生异常综合征和急性髓系白血病的风险。本例发现中性粒细胞减少后4天行胸部CT检查

示双肺多发结节伴晕征，给予重组人粒细胞集落刺激因子对症治疗3天后白细胞计数恢复并升高，提示病人免疫功能恢复，1周后复查胸部CT示病变出现空气新月征，继续治疗16天后复查胸部CT示病变以空洞为主，部分吸收闭合，其肺部影像演变过程符合血管侵袭性肺曲霉病的特征。结合病人病史、GM试验阳性、痰培养为烟曲霉、伏立康唑治疗有效，侵袭性肺曲霉病（IPA）诊断明确。

半乳甘露聚糖（GM）为菌丝顶端最早释放的抗原，其释放量与菌量成正比，可以间接地反映感染程度，主要用于IA早期诊断和治疗效果的监测。在高危（粒细胞缺乏、血液系统恶性肿瘤等）人群中出现IA疑似症状时，GM试验的阳性结果具有重要的诊断价值，但是血清学检测方法存在假阳性与假阴性，临床应用时需做好鉴别。

Hope等利用持续中性粒细胞减少的兔子制造了IPA的动物模型，着重研究IPA起始96小时内的肺组织病理及影像学变化。该研究采用阿糖胞苷和甲泼尼松龙免疫抑制家兔，经支气管内灌注3×10^8个烟曲霉分生孢子。在接种分生孢子后的不同时间点检测肺组织病理改变。研究发现，在血管侵犯和肺梗死发生前肺实质有不同程度的改变。这些变化包括接种后4小时肺泡巨噬细胞吞噬分生孢子，8小时后炎症浸润、分生孢子萌发和菌丝形成，16小时后菌丝侵入相邻肺，导致进行性肺损伤，24小时后出现肺梗死，接种后30小时出现梗死高峰。半乳甘露聚糖在肺梗死发生前即可检测到，接种后8小时即可在支气管肺泡灌洗液中检测到，接种后12小时血清中半乳甘露聚糖阳性。所有发生在菌丝侵入血管并引起肺梗死之前的炎症变化都与IPA的"支气管肺泡期（bronchoalveolar phase）"相对应，多见于非中性粒细胞减少情况下。其影像学特征包括支气管周围实变影、小叶中心结节（<1cm）、磨玻璃浸润、分支的线性或结节状的树芽征和支气管局灶性扩张。同样，Girmenia等的研究也表明这些非特异性征象代表了IPA的更早期阶段。日本学者Kyo等对此进行了深入研究，分析了30例拟诊IPA的急性白血病病人，所有病人均有中性粒细胞减少，如果治疗开始阶段病人仍存在发热或血液半乳甘露聚糖检测值高于0.4，则每3天行CT扫描1次，每位病人的平均CT扫描次数为8次。最后发现所有病人在发展为血管侵袭阶段前都经历了支气管侵袭阶段，所有病人均存活。因此，该研究者得出结论，IPA的CT异常表现首先表现为支气管侵袭，并且认为如果能够在支气管侵袭阶段实行早期治疗阻止其向血管侵袭阶段进展，则有希望降低IPA的死亡率。

中性粒细胞计数对IPA的影像学表现有决定性影响。Bergeron等分析了55例IPA病人的影像学资料，包括23例同种异基因HSCT受者、22例急性白血病病人和10例其他血液疾病病人。45%的急性白血病病人和13%的HSCT受者存在血管浸润模式。相比之下，44%的HSCT受者和14%的急性白血病病人存在气道侵袭（或支气管肺泡）模式（伴有

小叶中心微结节和树芽征，无大结节伴晕征）。两组病人之间的显著性差异是HSCT受者先前接触皮质类固醇的比例较高，急性白血病病人中性粒细胞减少的比例较高。中性粒细胞是抑制分生孢子侵入血液的关键因素。因此，宿主中性粒细胞减少越严重，发生血管侵袭的可能性就越大，速度也越快，使早期支气管肺泡期非常短。在持续中性粒细胞减少的兔模型中，支气管肺泡期持续约24小时。在不同程度的中性粒细胞减少和T细胞介导的免疫缺陷病人中，支气管肺泡期持续时间不同，对于IPA的早期诊断及治疗是一个机会窗口。据此，Nucci等指出，IPA的早期阶段具有低的真菌负荷，以低水平的BAL半乳甘露聚糖为代表，并且由于病变发生在在血管侵袭期之前，在大多数情况下血清半乳甘露聚糖为阴性。因此，对中性粒细胞减少症病人进行连续血清半乳甘露聚糖检测和积极的早期胸部CT扫描，可使临床医生在出现晕征前诊断出曲霉负荷低的IPA，从而预防肺梗死的发生。

然而，Kosmidis等认为气道侵袭性肺曲霉病与血管侵袭性肺曲霉病是IPA的不同类型，而非疾病发展的不同阶段，两种类型之间存在重叠交叉部分。持此种观点的学者在中性粒细胞的减少程度上对于两种类型的IPA的看法是一致的，同样认为在无中性粒细胞减少病人中多发生无血管累及的IPA，而病情较重的中性粒细胞减少的病人则多发生血管累及的IPA，病程进展迅速。气道侵袭性肺曲霉病与血管侵袭性肺曲霉病间的关系还需要更多的相关研究进行深入探讨。

粒细胞缺乏的重度免疫抑制病人与非粒细胞缺乏的轻度免疫抑制病人影像学表现的差异是由于两者肺损伤的机制不同，后者除曲霉造成直接肺损伤外，还通过过度的炎症及免疫反应间接导致肺损伤。粒细胞缺乏病人的病理特点为：大量曲霉造成的显著血管受侵征象、肺组织内出血、肺组织梗死，但缺乏炎症细胞浸润及炎症反应；相反，非粒细胞缺乏病人的病理表现为：中心的液化坏死灶，周围环绕少量放射状排列的菌丝及显著的中性粒细胞浸润，因此，两者表现出不同的影像学征象。

对于长期中性粒细胞减少的高危病人，经广谱抗菌药物治疗后仍发热者，推荐进行经验性抗真菌治疗。可选用的抗真菌药物有伏立康唑、两性霉素B含脂制剂或棘白菌素类（卡泊芬净或米卡芬净）。对于预计短期中性粒细胞减少者（持续时间<10天），不建议进行经验性抗真菌治疗，除非其他研究结果表明存在疑似侵袭性真菌感染的证据。检测血清或BALF中的真菌标志物如GM或$1,3-\beta-D-$葡聚糖，对于无症状或发热的高危病人，有助于减少不必要的抗真菌治疗。对于高度怀疑IPA的病人，有必要在进行诊断性评估的同时尽早开始抗真菌治疗。

（河南科技大学第三附属医院影像科　武　君　提供）

2.病例2：女，53岁。咳嗽、咳痰半个月，发热2天。病人半个月前受凉后出现咳嗽，咳白痰，伴鼻塞、流涕、打喷嚏，未治疗。2天前无明显诱因出现发热，最高体温达39.7℃，伴畏寒、咽痛，当地医院就诊，给予头孢克肟分散片、甘桔冰梅片、蒲地蓝口服液治疗后稍有好转，于2018-12-23入院诊治。1个月前在当地门诊诊断为"甲状腺功能亢进"，口服甲巯咪唑片20mg每日2次；美托洛尔25mg每日2次；硒酵母胶囊2粒每日2次。查体：T 39℃，P 77次/分，R 18次/分，BP 97/60mmHg，咽充血，双侧扁桃体Ⅱ度大，双肺呼吸音粗，未闻及干、湿啰音。辅助检查：血常示白细胞1.47×10^{9}/L、中性粒细胞0.06×10^{9}/L、血红蛋白111g/L；C反应蛋白42.03mg/L；甲状腺功能：T_4 13.67μg/dl、TSH 0.002μU/ml、FT_3 3.92ng/ml、FT_4 2.04ng/ml、Anti-Tg 1077U/ml；肝功能轻度受损。白细胞减少明显，不除外系甲巯咪唑等药物所致，停用抗甲状腺药物，告病危，予以吸氧、心电监护、保肝、莫西沙星抗感染、奥司他韦抗病毒、重组人粒细胞刺激因子及地榆升白片升高白细胞、地塞米松抗炎等治疗。入院1天后复查血常规：白细胞0.22×10^{9}/L、中性粒细胞0.01×10^{9}/L、血红蛋白87g/L；C反应蛋白40.45mg/L。加用美罗培南抗感染治疗，并转入血液科继续治疗。辅助检查（2018-12-25）：血常示白细胞0.20×10^{9}/L、中性粒细胞0.01×10^{9}/L、血红蛋白84g/L、血小板196×10^{9}/L；C反应蛋白24.98mg/L。颅脑CT：双侧筛窦、上颌窦及蝶窦炎症，余未见异常。胸部和全腹CT未见异常。病人粒细胞缺乏、贫血明显，于2018-12-26行骨髓穿刺检查。2018-12-29骨髓涂片细胞学示有核细胞增生减低，粒细胞系、红细胞系比例极度减低，淋巴细胞比例极度增高；流式细胞免疫荧光分析：标本可见约0.1%髓系原始细胞；另见淋巴细胞相对比例增多，主要为成熟T淋巴细胞；未检测到PNH克隆。病人仍发热，体温达39℃，咳嗽、咳痰较前增多，停用莫西沙星，加用利奈唑胺抗感染治疗。辅助检查（2018-12-30）：血常规示白细胞0.67×10^{9}/L、中性粒细胞0.03×10^{9}/L、血红蛋白92g/L；C反应蛋白>200mg/L；G试验131.1pg/ml（正常值60～100）。查体：双肺可闻及湿啰音。

胸部CT（2018-12-30）：双肺多发斑片、结节影（图6-57）。

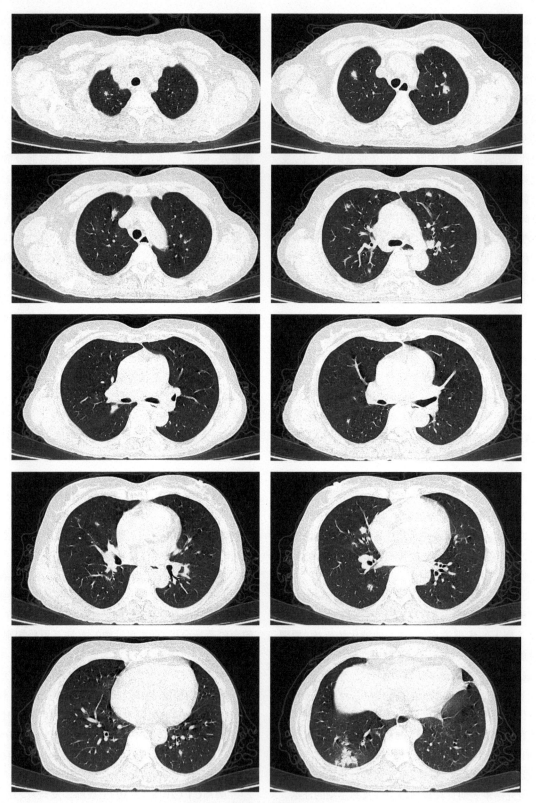

图6-57　胸部CT（2018-12-30）

【诊断】侵袭性肺曲霉病。

【诊断依据】中年女性，发热明显，既往有甲状腺功能亢进病史，应用甲巯咪唑片治疗。血常规检查示中性粒细胞减少，考虑系药物所致。病人甲状腺功能指标改变不

明显，且无其他脏器受累，不支持甲亢危象所致发热和中性粒细胞减少。病人虽经重组人粒细胞刺激因子及地榆升白片对症治疗，白细胞升高不明显，出现粒细胞缺乏，病情较前加重，C反应蛋白较前明显升高，查体出现湿啰

音,虽经积极抗感染治疗,复查胸部CT示双肺新发结节影,提示感染控制不佳,结合G试验阳性,不除外真菌特别是曲霉感染可能,加用伏立康唑抗真菌治疗。辅助检查(2019-01-02):血常规示白细胞$0.52×10^9$/L、中性粒细胞$0.02×10^9$/L、血红蛋白87g/L、血小板$31×10^9$/L;C反应蛋白>200mg/L;降钙素原0.01ng/ml;白蛋白28.6g/L;G试验172.2pg/ml;GM试验阴性。病人血小板降低考虑利奈唑胺所致骨髓抑制,改用替考拉宁继续抗感染治疗。病人多次血培养回报未见细菌生长,出现鼻出血。复查血常规(2019-01-04):白细胞$0.5×10^9$/L、中性粒细胞$0.06×10^9$/L、血红蛋白73g/L、血小板$11×10^9$/L,给予输注病毒灭活血浆400ml、血小板1个治疗量。复查胸部CT(2019-01-05):双肺多发结节、片状高密度影,较前进展,部分病变周围可见晕征(图6-58)。继续给予抗感染、免疫球蛋白提高免疫力、升白细胞、升血小板、纠正低蛋白血症等对

症治疗。复查G试验(2019-01-07)41.86 pg/ml;GM试验阴性。病人偶有痰中带血,辅助检查(2019-01-09):血常规示白细胞$2.57×10^9$/L、中性粒细胞$1.34×10^9$/L、血红蛋白70g/L、血小板$19×10^9$/L;C反应蛋白62.82mg/L。复查胸部CT(2019-01-10):双肺病变较前略有缩小,右肺上叶可见空气新月征(蓝箭),左肺上叶可见空洞影(红箭)(图6-59)。临床结合影像演变,符合血管侵袭性肺曲霉病。辅助检查(2019-01-11):血常规示白细胞$13.93×10^9$/L、中性粒细胞$11.24×10^9$/L、血红蛋白78g/L、血小板$39×10^9$/L;白蛋白30.4 g/L;C反应蛋白43.91mg/L。停用替考拉宁和美罗培南,继续应用伏立康唑抗真菌治疗。3天后将伏立康唑改为口服,院外继续治疗。1个月后复查胸部CT(2019-02-18):病变较前明显吸收(图6-60)。继续治疗5周,复查胸部CT(2019-03-27):病变进一步吸收(图6-61)。

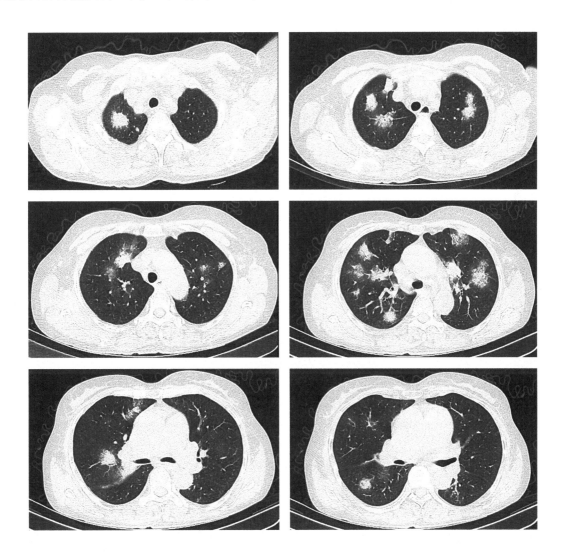

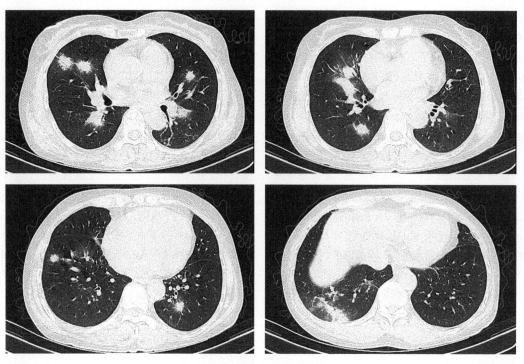

图6-58　双肺多发结节、片状高密度影，较前进展（2019-01-05）

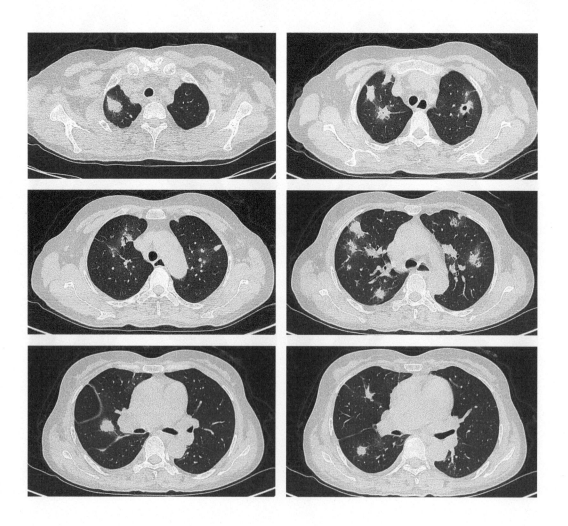

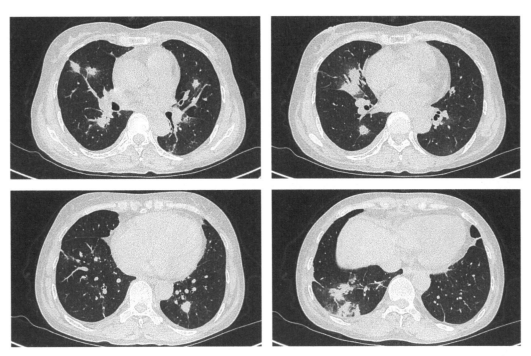

图6-59　病变较前略有吸收，出现空气新月征和空洞影（2019-01-10）

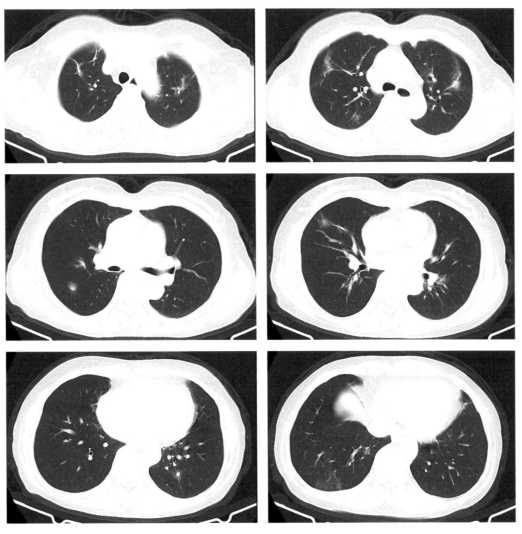

图6-60　病变较前明显吸收（2019-02-18）

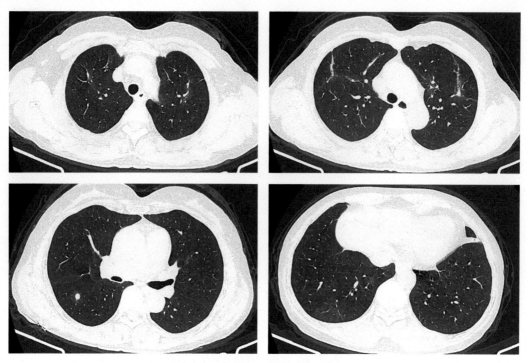

图6-61　病变进一步吸收（2019-03-27）

【分析】病人白细胞减少、粒细胞缺乏过程中出现双肺多发结节影，短期内较前进展，白细胞功能恢复后出现空气新月征和空洞影，符合血管侵袭性肺曲霉病特点。

IPA病人中性粒细胞恢复过程中，有时会出现临床和影像学的加重。这种加重可由免疫重建炎症综合征（immune reconstitution inflammatory syndrome, IRIS）以及IPA的进展引起。IRIS的发生是由于促炎性T细胞（Th17和Th1）反应的过度表达，抑制了调节性T细胞（regulatory T, Treg）和Th2的产生。Th17细胞亚群与超敏反应紧密相关；Treg亚群发挥免疫反应负调控作用。Th1型细胞迅速分泌IFN-γ，激活巨噬细胞对病原微生物进行吞噬溶解；同时促进自然杀伤细胞发挥细胞毒作用杀灭病原菌；释放炎症因子诱导局部组织炎症反应。Th2型细胞则分泌IL-4和IL-10，抑制炎症反应，控制免疫反应的强度。IRIS表型主要为炎症反应，对病原微生物的超敏反应很大可能是因为炎症反应过强而引发机体损伤，从而增大了病原感染机体的概率和成功感染的可能性。

真菌IRIS的概念最初是在抗人类免疫缺陷病毒（HIV）感染的高效抗逆转录病毒治疗（highly active anti-retroviral therapy, HARRT）的病人中提出的，并且在隐球菌、组织胞浆菌和念珠菌感染的病人中得到了明确证实。IRIS系接受HARRT后，艾滋病病人临床症状恶化的一种现象。在病人对HARRT产生应答的同时，伴随着对已有的机会性感染、非感染性疾病或肿瘤的过度炎症反应。这种临床症状加重与新的机会性感染、HIV相关肿瘤和药物毒副作用、耐药或治疗失败无关。IRIS与多种感染性疾病有关，包括结核病、鸟-胞内分枝杆菌病、带状疱疹、巨细胞病毒感染、隐球菌病、麻风病、弓形虫脑病和播散性组织胞浆菌病等。除了机会性感染，其他与IRIS有关的疾病还包括自身免疫性甲状腺疾病、结节病和卡波西肉瘤等。

在非HIV病人中，真菌IRIS病例在移植受者、中性粒细胞减少症病人和TNF-α受体抑制剂受者中均有报道。Singh等发现，约5%的实体器官移植受者有隐球菌感染，他们患有类似于IRIS的疾病，而这些疾病似乎与某种免疫抑制方案有关。Legrand等发现，一些慢性播散性念珠菌病的中性粒细胞减少症病人对抗真菌治疗没有反应，在皮质类固醇治疗后病情有显著改善，这些病人似乎患有真菌IRIS。Miceli等在IPA病人中提出了类似的IRIS概念，定义为临床和放射学发现的开始或恶化，以及中性粒细胞的恢复和血清GM滴度下降50%，不能用新获得性感染、治疗失败或治疗副作用来解释，并描述了19例符合真菌IRIS这一定义的中性粒细胞缺乏的非HIV病人。

Jung等对符合EORTC/MSG定义标准的153例已确诊（10例）或临床诊断（143例）的患有IPA的成年中性粒细胞减少症病人进行回顾性研究，评估了中性粒细胞减少IPA病人IRIS的发生率、临床特征和预后。IRIS被定义为与中性粒细胞恢复有时间相关性的新发或原有肺部影像学的进展，同时，血清半乳甘露聚糖水平下降了50%，没有持续真菌培养阳性证据和曲霉病新的肺外病变（如新的皮肤病变）和其他问题（如新获得的感染、已知感染的治疗失败或药物的副作用）。中性粒细胞减少被定义为中性粒细胞绝对计数＜500个/mm³，中性粒细胞恢复被定义为连续两天中性粒细胞计数＞500个/mm³。皮质类固醇的使用被定义为使用平均最小剂量0.3 mg/（kg·d）的泼尼松龙＞3周。免疫抑制剂的使用定义为在过去90天内用T细胞免疫抑制剂如环孢菌素、TNF-α阻断剂、特异性单克隆抗体（如阿仑单抗）或嘌呤类似物治疗。153例病人中，急性髓系白血病占76%（116/153）。中性粒细胞减少与IPA诊断之间的中位时长为23天。153例病人中，共有103例（67%）病人出现了中性粒细胞恢复，54例（54/103，52%）在中性粒细胞恢复期间出现肺部影像进展，49例（48%）在中性粒细胞恢复期间具有放射学稳定或部分/完全缓解。在中性粒细胞恢复期间有肺部影像进展的54例病人中，36例（36/153，24%）出现IRIS，18例未出现IRIS。IRIS病人中性粒细胞减少的中位天数短于非IRIS病人（29 vs 40）。从开始抗真菌治疗到出现IRIS的中位天数为16天。在出现IRIS后，14例（39%）病人的抗真菌治疗方案有所改变。接受伏立康唑治疗的IRIS病人多于非IRIS病人（42% vs 25%）。尽管IRIS组和非IRIS组中性粒细胞减少的时间相似（分别为29天和31天），IRIS病人30天和90天死亡率低于非IRIS病人（11% vs 33%、33% vs 58%）。接受伏立康唑治疗的IRIS病人多于非IRIS病人（42% vs 25%）。笔者发现，IRIS发生在约1/4的中性粒细胞减少的IPA病人中，2/3的IPA病人在中性粒细胞恢复期间出现了肺部影像进展。IRIS在中性粒细胞减少的IPA病人中较为常见，与伏立康唑的使用有关，预后良好。笔者认为，这些病人需要进行密切监测，无须改变抗真菌治疗方法。

（郑州市中心医院影像科 赵湘红 提供）

3.病例3：男，8岁。腹痛、呕吐、面色苍白1.5小时。患儿晨起进食后出现腹部不适、面色苍白，呕吐1次，呕吐物为胃内容物，于2016-08-04收入院。患儿2010年行脐疝修补术；2015年8月发现肝功能异常；2015-10-23因发热完善相关检查后诊断为再生障碍性贫血，于2015-11-02口服环孢素治疗（0.55ml每日2次）；2015-11-06诊断为极重型再生障碍性贫血；2016-01-04行其母为供者的异基因单倍型造血干细胞移植术（HLA配型5/10相合，血型不和O＋型供A＋型）；术后40天出现肝脏移植物抗宿主病（graft wersus host disease，GVHD），调整免疫抑制剂后好转；术后45天出现肺部感染，抗感染治疗后好转；术后50天出现免疫引起的溶血反应，激素及利妥昔单抗治疗后好转；2016-05-15出现肠道、呼吸道感染，抗感染治疗好转；2016-05-29出现肺部GVHD，给予甲泼尼龙冲击治疗后好转；2016-07-09再次出现肺部GVHD，予以甲泼尼龙冲击治疗，上调环孢素浓度后复查胸部CT较前好转；2016-07-25复查胸部CT示右肺中叶条片影消失，左肺下叶斑片、结节影略增多，不排除肺部真菌感染及移植后淋巴细胞增殖性疾病（PTLD），予以伏立康唑治疗，2016-08-01复查胸部CT示左肺下叶结节体积变小，中心出现小空泡影（图6-62）。入院查体：T 35.8℃，P 86次/分，R 20次/分，BP 84/42mmHg。精神欠佳，有多个龋齿，左下第一磨牙已拔除。辅助检查：血常规示白细胞2.75×10⁹/L、中幼粒细胞0.01、晚幼粒细胞0.15、杆状粒细胞0.3、粒细胞0.24、淋巴细胞0.26、血红蛋白76g/L、血小板70×10⁹/L；血生化：谷丙转氨酶28U/L、肌酐50.5μmol/L、A-羟丁酸脱氢酶457U/L、乳酸脱氢酶503U/L；超敏C反应蛋白9.0mg/L；环孢素浓度160.9ng/ml。腹部B超：腹腔肠管局部扩张。入院后予以禁食、补液，比阿培南抗感染、甲泼尼龙8mg 12小时1次抗炎治疗。患儿环孢素浓度稍低，上调为0.18ml 12小时1次。患儿病情较前缓解，辅助检查（2016-08-08）：血常规示白细胞2.05×10⁹/L、晚幼粒细胞0.3、杆状粒细胞0.25、粒细胞0.22、淋巴细胞0.15、血红蛋白64g/L、血小板44×10⁹/L；血生化示肌酐48μmol/L、乳酸脱氢酶448U/L；超敏C反应蛋白1.0mg/L；环孢素浓度166.5ng/ml。复查胸部CT较前无明显变化，继续伏立康唑治疗。患儿贫血和免疫球蛋白偏低，给予对症补充。复查血常规（2016-08-15）：白细胞2.41×10⁹/L、晚幼粒细胞0.32、杆状粒细胞0.3、粒细胞0.15、淋巴细胞0.16、血红蛋白124g/L、血小板32×10⁹/L。患儿经输注2U悬浮红细胞后血红蛋白恢复正常，但血小板较前下降，不除外感染所致。复查胸部CT（2016-08-16）：左肺下叶结节影，周围可见晕征（图6-63）。血常规（2016-08-17）示白细胞1.61×10⁹/L、晚幼粒细胞0.41、杆状粒细胞0.28、粒细胞0.15、淋巴细胞百分比0.10、血红蛋白120g/L、血小板33×10⁹/L；血清半乳甘露聚糖试验（GM）阳性。复查胸部CT（2016-08-18）：左肺下叶外基底段结节影，较前增大，大小为1.2cm×1.7cm，周围见晕征（图6-64）。

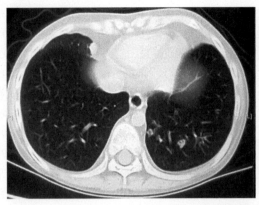
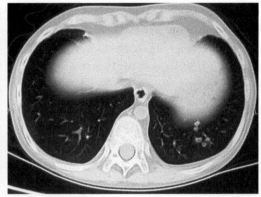

图6-62　左肺下叶结节、空洞影（2016-08-01）

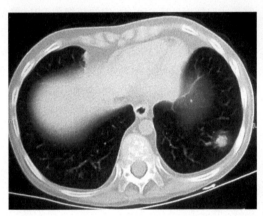
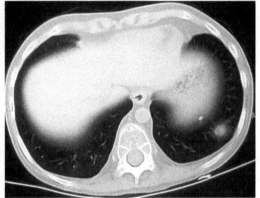

图6-63　左肺下叶结节伴晕征（2016-08-16）

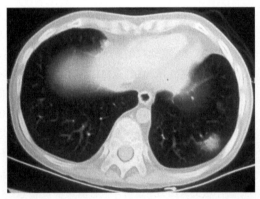
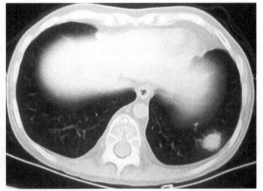

图6-64　左肺下叶结节影，较前增大（2016-08-18）

【诊断】侵袭性肺曲霉病。

【诊断依据】男性患儿，因再生障碍性贫血行异基因HSCT，并应用激素、免疫抑制剂等药物治疗，存在免疫功能低下，虽经伏立康唑预防性抗真菌治疗，但因白细胞计数较低，白细胞抗感染能力受限，出现左肺下叶结节影，周围可见晕征，2天内出现中性粒细胞减少，且结节较前增大，GM试验阳性，疾病演变过程符合血管侵袭性肺曲霉病。在静脉应用伏立康唑的同时，加用泊沙康唑口服联合治疗，并将环孢素浓度下调，激素逐渐减量。患儿于2016-

08-24呕吐1次，呕吐物为胃内容物，痰中带血1次，痰培养示烟曲霉生长。辅助检查：血常规示白细胞0.82×10⁹/L、中性粒细胞0.683、淋巴细胞0.268、血红蛋白127g/L、血小板40×10⁹/L；超敏C反应蛋白19.0mg/L。复查胸部CT：左肺下叶结节影较前增大，大小为2.1cm×1.9cm，周围可见晕征，新发斑片、结节影，心包少量积液（图6-65）。患儿白细胞进行性下降，偶咳铁锈色痰，左下肺可闻及湿啰音。辅助检查（2016-08-27）：血常规示白细胞1.42×10⁹/L、血红蛋白94g/L；超敏C反应蛋白24.0mg/L。复查胸部CT：

左肺下叶斑片、实变影,左侧少量胸腔积液(图6-66)。患儿病变较前进展,超敏C反应蛋白较前升高,提示感染控制不佳,停用泊沙康唑,加用两性霉素B脂质体、卡泊芬净抗真菌治疗。2天后患儿病情有所缓解,左下肺湿啰音消失。辅助检查(2016-08-31):血常规示白细胞6.78×10⁹/L、中性粒细胞0.918、淋巴细胞0.066、血红蛋白104g/L、血小板32×10⁹/L;超敏C反应蛋白60.0mg/L。复查胸部CT(2016-09-01):左肺下叶实变影,较前增大(图6-67)。患儿白细胞计数恢复正常,血小板较前减低,给予输注血小板1U治疗。患儿咳嗽、咳痰消失,辅助检查(2016-09-05):血常规示白细胞3.13×10⁹/L、粒细胞0.67、淋巴细

胞0.13、血红蛋白90g/L、血小板60×10⁹/L;超敏C反应蛋白8.0mg/L。复查胸部CT(2016-09-07):左肺下叶病变较前吸收,为结节、实变影,结节内可见空气新月征(图6-68)。患儿病情明显好转,将伏立康唑减量治疗后病情反复,2016-09-12将伏立康唑加量为150mg 12小时1次,停用两性霉素B脂质体和环孢素以减少肾损害。辅助检查(2016-09-19):血常规示白细胞2.18×10⁹/L、血红蛋白101g/L、血小板22×10⁹/L;超敏C反应蛋白3.0mg/L。复查胸部CT(2016-09-21):左肺下叶实变、空洞影,较前吸收(图6-69)。患儿病情稳定,好转出院,院外继续抗真菌治疗。

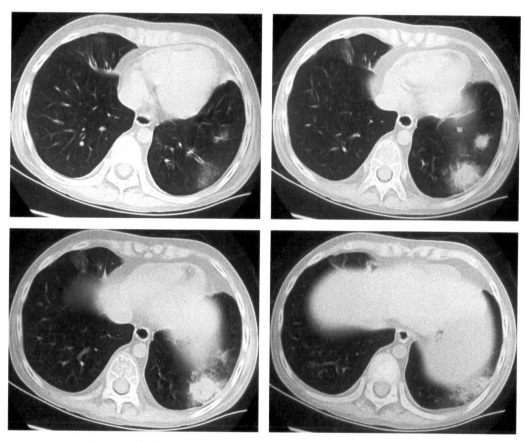

图6-65　左肺下叶结节影较前增大、增多,新发斑片影(2016-08-24)

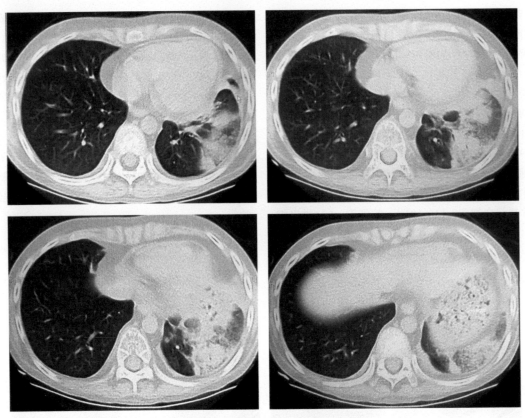

图6-66　左肺下叶斑片、实变影，左侧少量胸腔积液（2016-08-27）

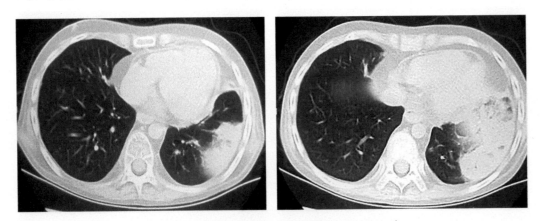

图6-67　左肺下叶实变影，较前进展（2016-09-01）

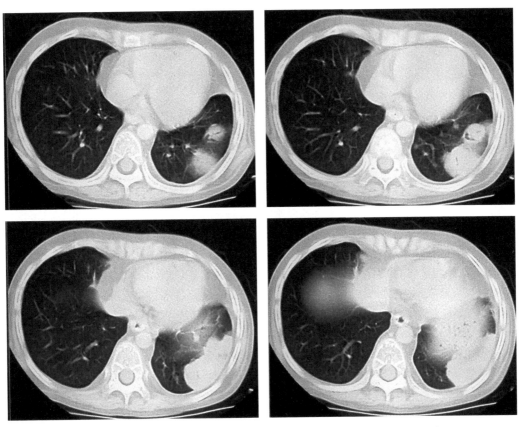

图6-68 左肺下叶结节、实变影，结节内可见空气新月征（2016-09-07）

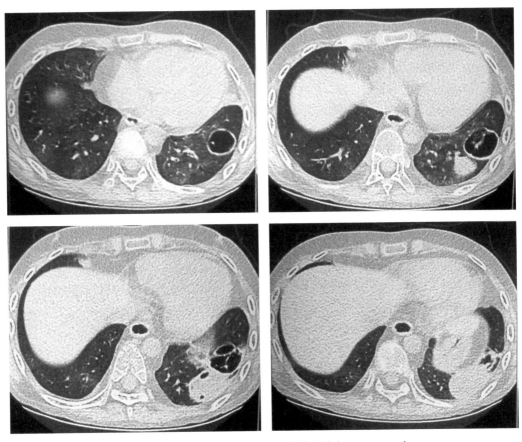

图6-69 左肺下叶实变、空洞影，较前吸收（2016-09-21）

【分析】血液肿瘤与非血液疾病发生IPA的根本机制不同。血液肿瘤病人化疗触发骨髓抑制、中性粒细胞减少，导致曲霉菌丝不能破坏，这些菌丝侵袭肺血管，导致肺泡出血和组织梗死，但较少产生炎症细胞反应。在非血液病病人中，激素、免疫抑制剂等危险因素通过抑制T细胞和肺内吞噬细胞功能，造成免疫抑制，大量菌丝仍可被中性粒细胞破坏，组织学表现为中央液化性坏死，在病变周边有极少菌丝，却有明显的中性粒细胞渗出，造成急性肺损伤的病理改变。这些病理生理过程的差异是不同影像学表现的根本原因。

再生障碍性贫血患儿需服用免疫抑制药物和糖皮质激素、接受化疗和造血干细胞移植（HSCT），这些治疗都可导致机体免疫低下。此时曲霉孢子便会萌发并通过菌丝侵袭破坏正常肺组织，引起IPA。HSCT是通过大剂量放化疗、免疫抑制剂预处理，清除病人体内的肿瘤或异常细胞，再将正常的自体或异体造血干细胞植入到受者体内，重建病人正常造血与免疫系统，已成为临床治疗恶性血液病、实体瘤及自身免疫疾病的可靠选择。造血干细胞不仅来源于骨髓，亦可被造血因子动员至外周血中，而且在外周脐血亦有造血干细胞存在。根据选用造血干细胞供者的不同可分为：同基因HSCT、异基因HSCT和自体HSCT。由于同基因供者的机会极少，临床上多见的是自体HSCT和异基因HSCT。伴随着医疗技术的发展，HSCT已成为治疗许多血液系统恶性疾病的有效手段，主要得益于它比骨髓移植有更多的优势，包括粒细胞和血小板的恢复时间缩短，造血功能恢复较快，缩短了住院时间，相应减少了移植费用等。但由于病人术前大量化疗药的使用，常伴有营养较差，免疫力功能低下，术后大量使用免疫抑制剂，因此，在造血重建、免疫调节治疗后，非常容易发生侵袭性真菌感染，是引起HSCT死亡的重要原因。Ziakas等2014年的研究显示，在常规预防性抗真菌治疗的情况下，HSCT后侵袭性真菌感染的发病率仍高达5.1%。

2010年，美国移植相关感染监控网络公布的数据提示念珠菌及曲霉感染发生的中位时间分别为异基因HSCT后61天及99天。HSCT的早期，念珠菌的感染率高；移植后3个月，曲霉较念珠菌感染率高。近年来，HSCT后发生侵袭性真菌感染的时间及病原体类型等均发生了显著变化。以往HSCT受者的侵袭性真菌感染第一峰值多在移植后0～60天，随着氟康唑预防性治疗的常规开展，HSCT受者白念珠菌感染逐渐减少，对氟康唑耐药的曲霉等引发的侵袭性真菌感染逐渐增多，并且出现了少见的真菌感染。

与自体HSCT受者相比，异基因HSCT受者具有更高的IA和其他机会性感染风险。异基因HSCT病人IPA发生频率为5%～15%。在异基因HSCT受者中，发生侵袭性霉菌病的3个时期：①预处理方案后的中性粒细胞减少症；②外源性免疫抑制治疗急性GVHD；③外源性免疫抑制治疗慢性

GVHD（移植后100天）。同种异体供者和受者人白细胞抗原差异的水平是GVHD严重程度和控制GVHD的免疫抑制强度的主要决定因素，而GVHD反过来又是机会性真菌感染的主要诱发因素。T细胞耗竭或CD34$^+$的干细胞的产生也会增加IA的风险。在异基因HSCT受者中，供者或受者的特异性宿主防御基因的多态性也会影响IA感染的风险。

近20年来，IA病人的治疗效果有了较大的进展。在1990年，异基因HSCT的病人由于IA的死亡率高达94%。但2009年的统计数据显示，HSCT病人12周的死亡率约为35%。欧洲一个关于恶性血液病病人的临床试验显示，病人12周的死亡率为42%，并且在2004—2009年有较大幅度的降低。一项关于儿童IA病人的研究显示，3年的生存率为55%。但是，IA所致的死亡仍旧是影响病人短期及长期生存率的重要因素。在患有急性骨髓系白血病的病人中进行的研究显示，曲霉感染病人的两年生存率为14%，而未感染的病人两年生存率为32%。美国的一项研究显示，曲霉感染的病人与未感染的病人相比，具有明显更高的死亡率，花费更多的治疗费用，同时治疗时间明显延长。

由于IPA临床上缺乏特异性症状和体征，组织病理检查需要侵袭性操作，且很难培养出真菌，导致诊断常被延误，病死率很高。G试验、GM试验等血清学方法提高了早期诊断机会，但存在敏感性较低、假阳性率较高等缺陷。CT影像学出现晕征、空气新月征、空洞等征象具有诊断价值，但仅部分病人有典型征象，且空洞等征象出现时间较晚，不利于早期诊断，故早期行胸部影像学检查有助于协助诊断。异基因HSCT后肺部真菌感染者，结节与肿块是最常见的初始影像学表现，其次为实变、磨玻璃影等，本例影像演变符合上述特点。

2016年美国感染病协会（IDSA）曲霉诊疗指南推荐静脉或口服伏立康唑为绝大多数IPA患儿的首选治疗。支持这一推荐的证据来源于4个设计良好的随机对照临床试验。Herbrecht等对比了静脉滴注伏立康唑与两性霉素B对确诊或临床诊断的侵袭性真菌感染血液病患儿治疗的疗效。治疗12周后，伏立康唑组的有效率为54.5%（完全缓解20.8%，部分缓解31.9%），两性霉素B组的有效率为31.6%（完全缓解16.5%，部分缓解15.0%）。伏立康唑组12周生存率为70.8%，两性霉素B组为57.9%。在IA患儿中，伏立康唑初始治疗较标准的两性霉素B初始治疗反应更好，生存期更长，不良反应更少。Denning等针对116例免疫功能低下并确诊或临床诊断为IA的患儿使用伏立康唑治疗，HSCT后感染者的有效率仅为26%。Perfect等研究使用伏立康唑补救治疗273例其他抗真菌药物初始疗效不佳的真菌感染，其针对曲霉感染的有效率为43.7%。Walsh等对传统抗真菌药物不能耐受或疗效不佳的69例9个月至15岁（平均年龄7岁）真菌感染患儿给予伏立康唑治疗。58例已确诊或可能有真菌感染。其中，42例为曲霉病，8例为镰刀菌病，

4例为侵袭性念珠菌病,4例为其他侵袭性真菌感染。其对肺部曲霉感染治疗的有效率为43%。由以上临床试验结果得出:虽然伏立康唑作为指南推荐治疗肺曲霉病的首选药物,但是其治疗有效率为43%~54.5%,在HSCT后的感染治疗中无效率可能更高,本患儿单用伏立康唑疗效欠佳,即为此种情况。

难治性或进展性曲霉病的补救治疗推荐根据病人病情进展速度、严重程度、感染范围及合并症情况,进行个体化治疗,同时需排除新发病原体感染。补救治疗策略一般包括:更换抗真菌药物类别;在可能的情况下减轻或纠正免疫抑制状态;对特定病例选择手术切除坏死病灶。在补救治疗时,可在目前方案中增加其他抗真菌药物,或联合使用与初始方案不同类别的抗真菌药物。补救治疗可选药物有两性霉素B含脂制剂、米卡芬净、卡泊芬净、泊沙康唑或伊曲康唑,并推荐联合治疗。对于伏立康唑或泊沙康唑预防期间出现曲霉感染的病人,除了需要考虑血浆药物浓度不足的情况,建议换用另一类型抗真菌药物。

4.病例4:男,15岁。确诊急性白血病10个月,发热4天。患儿10个月前因双下肢瘀点、低热,至当地医院查血常规提示白细胞稍高、贫血、血小板低,后至上海交通大学附属瑞金医院行骨髓涂片流式免疫微球捕获技术检测 bcr-abl 融合基因,涂片:ALL-L2,原淋＋幼淋78%,发现 E2A-PBX1 融合基因。血常规:白细胞 26.81×10^9/L、血红蛋白 94g/L、PLT 37×10^9/L、幼稚细胞0.63,诊断为急性淋巴细胞白血病,于2016-01-16给予VDCLP方案化疗,复查骨髓提示完全缓解,后分别给予Hyper-CVAD-A、Hyper-CVAD-B、Hyper-CVAD-A、Hyper-CVAD-B、Hyper-CVAD-A、Hyper-CVAD-B、Hyper-CVAD-A方案化疗,末次化疗结束时间2016-10-25,化疗结束后出现全身关节疼痛,未在意。期间共行腰椎穿刺＋鞘内注射数次(具体不详),1周前头部皮肤出现散在硬结,毛囊感染,伴有局部疼痛,自行应用碘伏、酒精消毒,症状无改善。4天前无明显诱因出现发热,体温最高达40℃,伴有畏寒、寒战,自行应用"新黄片"退热,口服"头孢拉唑"抗感染治疗,仍有间断高热,3天前查血常规:白细胞 2.7×10^9/L、血红蛋白 103g/L、PLT 21×10^9/L,于2016-11-01入院诊治。

胸部CT(2016-11-01):双肺多发结节影,部分结节周围可见晕征(图6-70)。

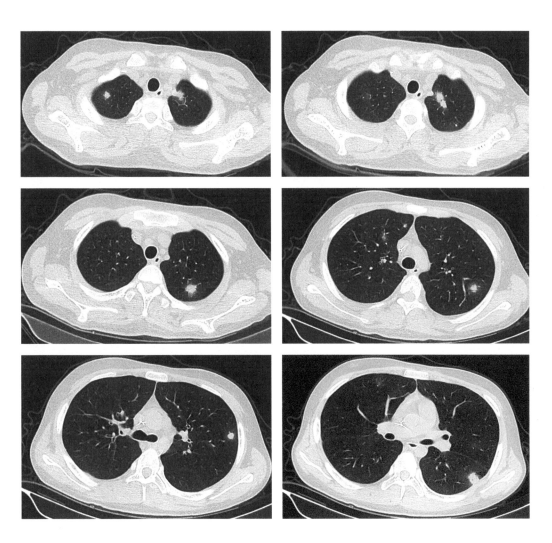

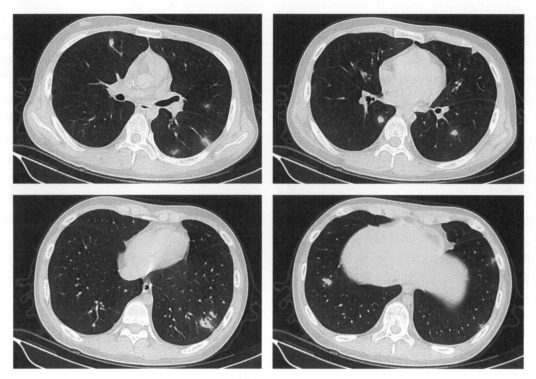

图6-70　胸部CT（2016-11-01）

【诊断】侵袭性肺曲霉病。

【诊断依据】男性患儿，因急性淋巴细胞白血病多次化疗。末次化疗结束后2天出现发热、畏寒、寒战，血常规检查示白细胞数低于正常，胸部CT示双肺多发结节影，部分结节周围可见晕征，较大结节内可见小空洞影（红箭），考虑侵袭性肺曲霉病特别是血管侵袭性肺曲霉病的可能，给予美罗培南联合伏立康唑抗感染治疗。辅助检查：痰培养见烟曲霉生长（图6-71，图6-72），血清G试验、GM试验阳性，复查胸部CT（2016-11-05）示双肺多发结节、空洞影，右侧胸腔少量胸腔积液（图6-73），临床诊断为侵袭性肺曲霉病。腹部CT示肝脏密度弥漫性减低，脾稍增大。病人仍反复高热，复查胸部CT（2016-11-09）：双肺多发结节影并部分空洞形成，部分较前吸收，右侧胸腔少量积液，较前吸收。上腹部增强CT：肝脏内多发异常强化影，考虑脓肿的可能。将美罗培南改为哌拉西林/舒巴坦联合伏立康唑继续抗感染治疗，1天后体温正常，期间复查炎症指标均逐渐下降。2016-11-21复查CT：双肺多发结节影并部分空洞形成，较前明显吸收（图6-74）。病人病情稳定，肝脏病变较前无明显变化，好转出院，院外口服伏立康唑治疗。

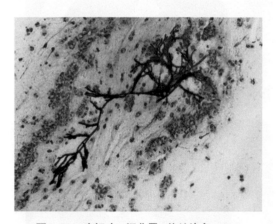

图6-71　痰标本，烟曲霉，革兰染色×200

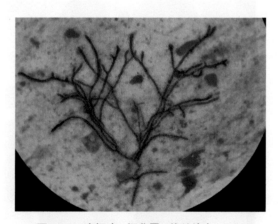

图6-72　痰标本，烟曲霉，革兰染色×400

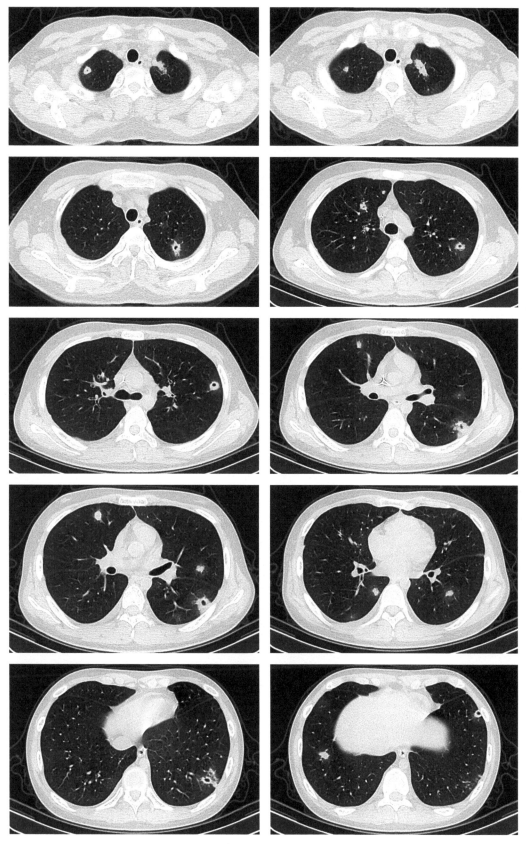

图6-73 双肺多发结节、空洞影（2016-11-05）

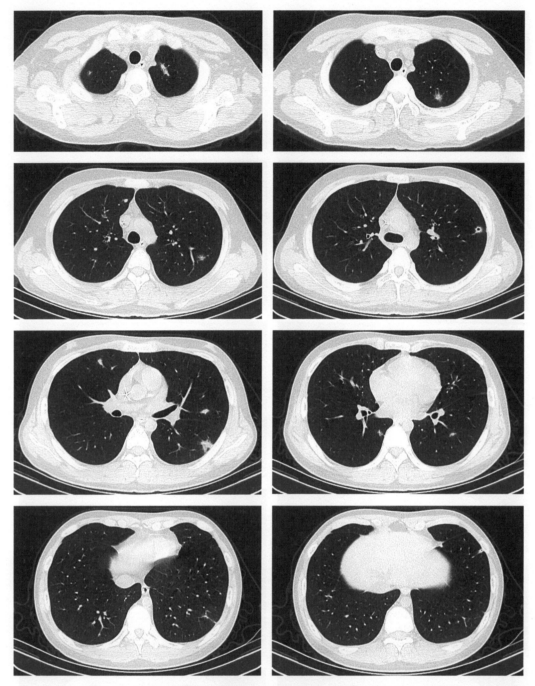

图6-74　双肺多发结节影并部分空洞形成，较前明显吸收（2016-11-21）

【分析】全世界每年有20万例IA病人，约50%发生于血液肿瘤病人，主要为急性髓系白血病（AML）、急性淋巴细胞白血病（ALL）和同种异体造血干细胞移植（HSCT）受者。儿童IA的高危人群与成人相似，Zaoutis等研究显示住院免疫抑制儿童IA年患病率为0.4%，其中，75%发生于恶性肿瘤，HSCT发生率最高，达4.5%。不同类型恶性肿瘤患儿的IA患病率也不同，AML为3.7%～28%，ALL初发为0.6%～2%，复发为4%～9%。我国学者Sun等一项包含儿童的关于血液系统恶性肿瘤化疗后合并IFI的多中心研究显示，AML合并IFI的患病率达28.5%，而ALL也达

20.5%。化疗导致持续严重中性粒细胞缺乏（外周血中性粒细胞绝对值<0.5×10⁹/L，>10天）是引起IA的最重要危险因素。另外，移植后免疫重建时间长、或合并巨细胞病毒感染或其他呼吸道病毒（H1N1流感病毒、腺病毒）感染、或存在曲霉定植病人均增加IA的发生。相对而言，淋巴瘤和实体肿瘤化疗后IA发生率（分别为0.4%、0.1%）低于AML和ALL。另外，实体器官移植、原发性免疫缺陷（中性粒细胞数量或功能缺陷：再生障碍性贫血、骨髓增生异常、慢性肉芽肿病、STAT3基因和GATA2基因突变引起的免疫缺陷）、新生儿［伴早产儿、慢性肉芽肿病和（或）营养不良］

等也是IA的高危因素。遗传因素如Toll样受体4单倍型和PTX3缺乏症也是发生IA的危险因素。

IPA临床表现无特异性，主要表现为胸痛、呼吸困难、干咳、发热等。发热是最常见的临床表现，具体表现为持续发热或热退后再次发热，最常见的靶器官是肺部，其次为肝、脾、脑、皮肤、黏膜等。肺为首先累及部位，随之出现咳嗽，伴或不伴气促；之后播散至肝、脾、皮肤，可无腹痛等腹部症状体征，播散至皮肤可表现为皮下结节、脓肿、破溃。本例极可能播撒至肝和头部皮肤。

胸部CT对肺部IFI的诊断具有重要价值，结节伴晕征、空气新月征、空洞为成年血管侵袭性肺霉病病人的典型影像表现。国际儿童癌症和（或）接受造血干细胞移植的发热和中性粒细胞缺乏伴发热指南指出，胸部CT检查在确诊肺部IFI的恶性血液病患儿中表现常呈非特异性，且多数5岁以下患儿不具有肺部IFI的典型CT表现（如晕征、空气新月征等），在粒细胞减少年幼患儿中几乎见不到空气新月征。Trof等对139例IPA患儿的影像学表现进行分析，结果显示34.6%患儿可见肺部结节影，11.0%可见晕征，24.5%可见空洞，仅2.2%存在空气新月征。这可能与患儿的免疫状态和接受CT检查时间有关。本例影像学表现为多发结节伴晕征，后多数表现为空洞影，影像学表现较典型。病变吸收较快，可能与患儿白细胞计数减少较少、持续时间较短，骨髓和白细胞功能迅速恢复且治疗及时有关。IPA患儿的影像学表现并无特异性，仅凭影像学改变难与其他病原体引起的肺部感染进行鉴别诊断，需要结合临床表现和微生物学检查结果进行综合分析。

由于儿童（尤其年幼儿）组织病理获取困难、体液培养阳性率低、早期临床表现和影像学无特异性，使IA或IPA早期诊断困难。对于有宿主高危因素的患儿要高度警惕IPA，提倡联合应用多种检测技术，如CT、痰培养及BALF培养、曲霉特异性PCR及GM试验等，反复多次进行痰液和（或）BALF微生物学检查是诊断IPA的关键。早期使用伏立康唑、伊曲康唑、米卡芬净等抗真菌治疗可控制病情。儿童IPA多混合其他病原体感染，要避免单用抗真菌药物而忽略其他病原体感染。

（郑州市中心医院影像科 赵湘红 提供）

5.病例5：女，24岁。确诊急性髓系白血病7个月。为行第7次化疗于2016-10-24入院。辅助检查：血常规示白细胞3.47×10^9/L、血红蛋白108g/L、血小板176×10^9/L；肝肾功能、电解质、心肌酶、凝血四项未见明显异常；骨髓穿刺示骨髓细胞学、骨髓微小残留病灶均为阴性。腹部彩超未见明显异常。胸部CT示左肺下叶背段少许斑片状模糊影。结合实验室检查结果，考虑病人白血病仍处于完全缓解状态，2016-10-26行腰椎穿刺＋鞘内注射预防中枢神经系统白血病。病人及其家属拒绝行骨髓移植，于2016-10-28开始给予伊达比星＋阿糖胞苷（伊达比星10mg，每日1次，d1-d3；阿糖胞苷3.0g，12小时1次，d1-d3）方案化疗，同时给予右丙亚胺减轻心脏毒性、异甘草酸镁保肝、阿扎司琼止吐、磷酸肌酸营养心肌、核糖核酸增强抵抗力、水化、碱化、穴位贴预防胃肠道反应等对症支持处理，化疗过程中恶心明显，化疗后骨髓抑制明显，血常规（2016-11-03）：白细胞1.21×10^9/L、血红蛋白80g/L、血小板46×10^9/L，给予间断输注辐照悬浮红细胞纠正贫血、辐照血小板预防出血、粒细胞巨噬细胞集落刺激因子升高白细胞、IL-11升高血小板等治疗。2016-11-07病人出现发热，体温38.4℃，血常规：白细胞0.06×10^9/L、血红蛋白71g/L、血小板7×10^9/L，病人骨髓抑制明显，考虑粒缺并感染，给予美罗培南抗感染治疗，3天后体温降至正常。血培养示大肠埃希菌，为敏感菌，考虑脓毒症，予以接触隔离。血常规（2016-11-11）：白细胞0.21×10^9/L、血红蛋白105g/L、血小板31×10^9/L，继续升白细胞、升血小板治疗。2天后病人再次出现发热，诉右上臂背侧肿痛，彩超示右上臂皮下软组织水肿声像，考虑皮肤软组织感染，考虑阳性球菌感染的可能，加用替考拉宁联合美罗培南继续抗感染治疗。2天后病人仍有发热，体温最高达38.7℃，较前升高。血常规（2016-11-15）：白细胞0.46×10^9/L、血红蛋白89g/L、血小板30×10^9/L，行胸部CT检查：左肺上叶尖后段、右肺上叶后段团片状实变影（图6-75）。考虑真菌感染不除外，加用伏立康唑抗真菌治疗。2天后病人体温降至正常，右上臂疼痛缓解，血培养示洛菲不动杆菌，对头孢哌酮/舒巴坦敏感，停用美罗培南及替考拉宁，改用头孢哌酮/舒巴坦抗感染治疗。复查血常规（2016-11-18）：白细胞1.27×10^9/L、血红蛋白110g/L、血小板39×10^9/L，痰涂片查见真菌孢子及菌丝，痰培养：烟曲霉（＋）。血常规（2016-11-21）：白细胞1.35×10^9/L、血红蛋白92g/L、血小板23×10^9/L；G试验、GM试验阴性，复查胸部CT：双肺上叶团片状实变影并左肺上叶空洞形成（图6-76）。

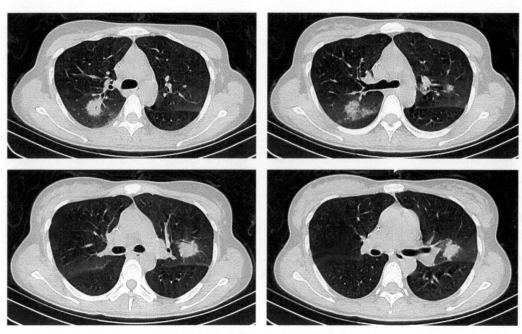

图6-75　左肺上叶尖后段、右肺上叶后段结节、实变影，周围可见晕征（2016-11-15）

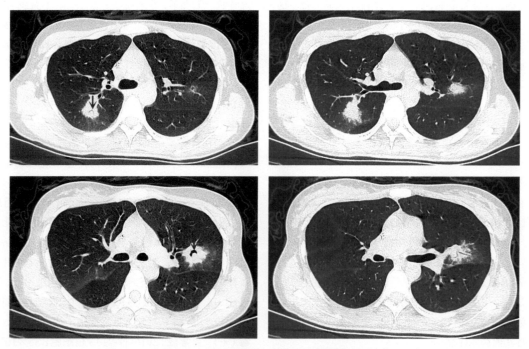

图6-76　双肺上叶结节、实变影，左肺上叶空洞影（2016-11-21）

【诊断】侵袭性肺曲霉病。

【诊断依据】青年女性，确诊急性髓系白血病7个月，既往胸部CT未见异常，化疗后出现骨髓抑制，粒细胞缺乏10天内行胸部CT检查示双肺上叶结节、实变影，周围可见晕征，3天后白细胞略有升高，但仍未恢复正常，间隔6天复查胸部CT示双肺上叶结节、实变影，内见空气新月征（红箭），影像演变符合血管侵袭性肺曲霉病，结合痰涂片查见真菌孢子及菌丝，痰培养示烟曲霉生长（图6-77，图6-78），

侵袭性肺曲霉病诊断成立。3天后复查血常规：白细胞 $2.50×10^9/L$、血红蛋白91g/L、血小板 $25×10^9/L$，提示病人处于骨髓恢复期，继续对症治疗。复查胸部CT（2016-11-29）：病变较前缩小（图6-79）。病人病情稳定，已静脉滴注伏立康唑2周，序贯改为口服给药，3天后自动出院。2016-12-17为评估下一步治疗方案再次入院。复查胸部CT：病变明显吸收（图6-80）。病人急性髓系白血病M1中危组诊断明确，既往曾行7次化疗，行5次腰椎穿刺+鞘注预防中

枢神经系统白血病,第1次诱导后骨髓达缓解状态,后一直处于完全缓解。病人及其家属拒绝进一步行自体造血干细胞及异体造血干细胞移植,目前暂时无须化疗。应用重组

人白介素-2刺激淋巴细胞,增强抵抗力,继续口服伏立康唑抗真菌治疗。1周后病人出院。半个月后复查胸部CT(2017-01-11):左肺上叶薄壁空洞影(图6-81)。

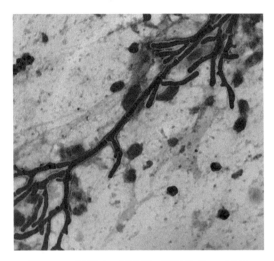

图6-77 痰标本,烟曲霉,革兰染色,×1000

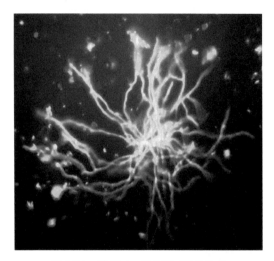

图6-78 痰标本,烟曲霉,荧光染色

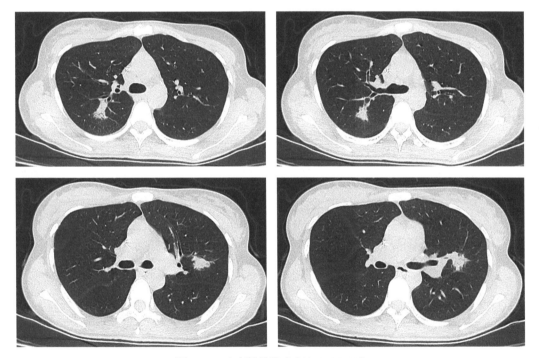

图6-79 病变较前缩小(2016-11-29)

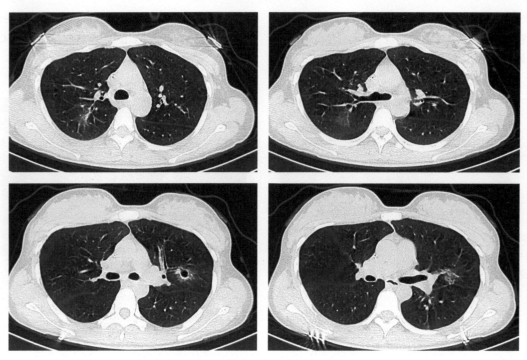

图6-80　右肺上叶病变吸收，左肺上叶空洞影（2016-12-17）

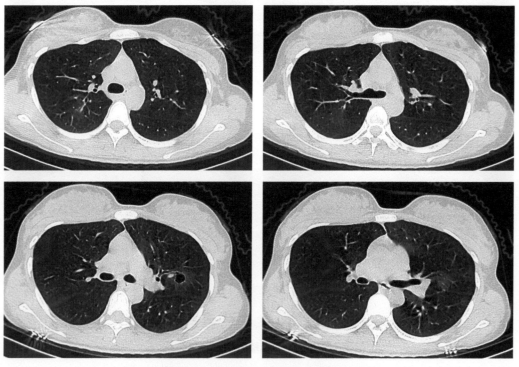

图6-81　病变基本吸收，左肺上叶薄壁空洞影（2017-01-11）

【分析】IPA判定金标准为组织病理判定，但危重疾病者取得病变组织难度较大，部分典型的影像特征可提示诊断，但会延迟诊断时间，缺乏特异性。实验室高灵敏度曲霉PCR检查，测定血液内曲霉细胞壁成分半乳甘露聚糖的GM试验均在临床得到快速应用，但仍然无法代替痰液标本标准化检验。识别痰液检查有形成分，减少培养污染，可为及时、准确地判定肺曲霉病提供一定实验的依据，降低疾病死亡率。国内学者卢先雷等系统阐述了以痰涂片形态学为核心的肺曲霉病诊断的六步法。第一步：通过不染色标本查看脓细胞以筛查标本合格性。曲霉感染具有较强的致炎作用，大量中性粒细胞渗出是其典型表现之一，观察这一指标能快速区分气道定植与感染。第二步：1.78mol/

L KOH处理后集菌镜检查菌丝。部分血管侵袭性肺曲霉病与包膜较厚的局灶性肺曲霉球几乎不侵袭支气管，排菌少；经过抗真菌治疗后复查痰涂片时，可能因为痰液中菌量太少或者菌丝不着色而被漏诊；革兰染色时，由于大量细胞背景的掩盖，容易导致漏诊。1.78mol/L KOH溶液可以快速破坏细胞，但短时间内对真菌细胞无作用，可使少量的菌丝、孢子暴露在视野下，离心取沉淀物通过低倍镜快速搜索，再换高倍镜确认，可快速确认曲霉的存在。在高倍镜下，曲霉菌丝为典型的锐角分支，盲端膨大的鹿角样菌丝，菌丝分隔，粗且不均匀（图6-82）。第三步：革兰染色观察菌丝的包裹现象。IPA病人痰涂片革兰染色后可见曲霉菌丝大多被大量的中性粒细胞包裹，细胞紧紧地黏附在菌丝上，形成典型的结节状结构，菌丝着色或者不着色。此结构在低倍镜下即可被发现，再到高倍镜和油镜下进行确认（图6-83）。ABPA病人的痰液尽管也呈现脓性，但这种包裹现象没有IPA明显。第四步：革兰染色查看中性粒细胞的退行性变化。曲霉产生的胶霉毒素直接导致中性粒细胞的凋亡，而真菌菌丝特有组分半乳糖氨基半乳聚糖（GAG）为黏附素，通过一些间接的途径诱导自然杀伤细胞以及中性粒细胞的凋亡，这些作用的外在形态学表现为核固缩与核碎裂。该现象出现在曲霉菌丝量少或缺乏的痰涂片中，提示该病例极大可能是为IPA。ABPA的

核固缩往往缺乏或者直接核溶解。在CPA中，核固缩的出现极罕见。第五步：真菌培养及鉴定。根据曲霉在PDA平板上的颜色不同，将曲霉分为烟色、黄色、杂色、黑色、土色等组，有助于区分气道定植、气道变应性和侵袭性，以及判断入血的可能性。导致IPA的主要是PDA上烟色组曲霉，其他种罕见；PDA上黄色组曲霉似乎只与ABPA有一些关系，痰培养阳性也大多属于气道定植；PDA上土色组曲霉则更多导致肺外感染，例如，曲霉鼻窦炎、颅内感染和血流感染；PDA上黑色组曲霉和黄色组曲霉与曲霉外耳道炎关系较密切，在肺部感染中极其罕见。PDA菌落形态只是初步分组的依据之一，还需要结合菌落的乳酸棉酚蓝染色结果，根据分生孢子梗、分生孢子、顶囊、小梗（以及瓶梗）以及子囊的有无和形态做进一步鉴定。然而，即便有形态学鉴定手段，依然很难将曲霉鉴定至种，种级水平的鉴定往往依赖分子手段，例如，内转录间隔区间（ITS）、钙调蛋白基因、18S rRNA序列分析等。第六步：综合运用涂片、培养、GM试验、灌洗液PCR、CT诊断和肺活检进行疾病诊断。由于肺曲霉病在不同基础疾病人群中，以及同一疾病不同阶段中表现的不典型性和多变性，任何单一的手段在肺曲霉的诊断中都是局限的，综合应用多种手段，相互补充，才是提高肺曲霉病诊断阳性率和准确性的关键。

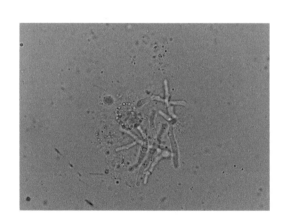

图6-82 10%KOH压片，×1000

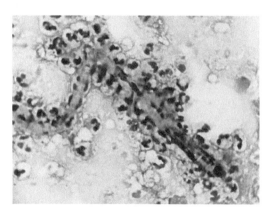

图6-83 革兰染色，菌丝被白细胞包围

（郑州市中心医院影像科 赵湘红 提供）

6.病例6：男，53岁。肝移植术后8天。病人7个月前于当地医院就诊时诊断肝癌，拒绝TACE手术治疗，口服索拉菲尼4个月余，1个月前出现皮肤、巩膜黄染，行胸部CT检查（2019-01-19）未见异常（图6-84），停用索拉菲尼，给予护肝、退黄等治疗。辅助检查（2019-01-24）：血常规示白细胞7.5×10⁹/L、中性粒细胞0.732、淋巴细胞0.156、血红蛋白121g/L、血小板216×10⁹/L；CRP 23mg/L。腹部CT检查：弥漫性肝癌，肝门、肝胃韧带及门腔间隙多发淋巴结肿大；肝硬化，脾大，腹水，门静脉主干及其分支广泛癌栓

栓塞，门脉海绵样变性，食管下段、胃底周围、脾区静脉曲张，胆泥沉积。于2019-01-27入院行改良背驮式肝移植手术，术后入住ICU，给予他克莫司、甲泼尼龙抗排异、头孢噻肟/舒巴坦、替考拉宁和卡泊芬净预防感染，并行护肝、退黄等治疗。术后2天出现发热，查体：T 38℃，R 23次/分，血压正常。腹腔引流液提示胆瘘，辅助检查：血常规示白细胞18.2×10⁹/L、中性粒细胞0.938、淋巴细胞0.045、血红蛋白82g/L、血小板211×10⁹/L；肝功：ALT 421U/L、AST 491U/L、直接胆红素96μmol/L、间接胆红素12μmol/L、

白蛋白38g/L；降钙素原7.19ng/ml；CRP＜5mg/L。考虑存在腹腔感染，2019-01-30行剖腹探查术，术中切除坏死胆总管，盆腔中等量黄色积液，行胆总管空肠吻合术，腹腔冲洗并留置引流管。术后出现感染性休克，给予舒普深联合替加环素抗感染，并行补液、升压等抗休克治疗。辅助检查（2019-02-01）：血常规示白细胞10.6×10⁹/L、中性粒细胞0.877、血红蛋白67g/L；肝功能：ALT 70U/L、AST 53U/L、直接胆红素101μmol/L；降钙素原4.08ng/ml；CRP＞200mg/L。2019-02-02因排痰无力行气管插管，机械通气，术后P 112次/分，R 14次/分，BP 139/67mmHg。给予替加环素、多黏菌素和美罗培南抗感染治疗，于2019-02-04再次入院。入院查体：T 41℃。多次腹腔引流液培养（2019-02-03，2019-02-07，2019-03-12，2019-03-13，2019-03-25）和血培养（2019-02-07，2019-02-08）：肺炎克雷伯菌肺炎亚种（CRE），仅对替加环素敏感。入院后给予头孢他啶/阿维巴坦2.5g，8小时1次静脉滴注抗感染治疗。3天后体温降至正常，辅助检查：降钙素原1.6ng/ml；CRP 57mg/L。病人病情好转后体温复升，波动于38~39℃，行胸部CT检查（2019-02-10）：左肺上叶小空洞影，左肺舌叶结节影，双侧胸腔积液，右侧明显（图6-85）。3天后复查：左肺上叶空洞影较前略有增大（图6-86）。2019-02-14加用卡泊芬

净抗真菌治疗，体温无明显降低。隐球菌乳胶凝集试验阴性。腹水培养（2019-02-19，2019-02-23，2019-02-26）：粪肠球菌，对万古霉素、利奈唑胺、替考拉宁敏感。2019-02-19加用利奈唑胺抗感染治疗，3天后体温降至正常。2019-02-21停用卡泊芬净，改用氟康唑抗真菌治疗。2019-02-28停用头孢他啶/阿维巴坦，改用多黏菌素50万U 12小时1次和磷霉素4.0g 12小时1次静脉滴注。行胸部CT检查（2019-03-01）：左肺上叶空洞影较前略有缩小；左肺舌叶结节影较前略有增大，双侧胸腔积液较前增多（图6-87）。病人无发热，于2019-03-05停用利奈唑胺。复查胸部CT（2019-03-06）：左肺上叶空洞影较前缩小，左肺舌叶结节影较前增大，内见空洞，双侧胸腔积液（图6-88）。2019-03-07血清G试验检查阴性，2019-03-09停用氟康唑，应用卡泊芬净联合替加环素抗感染治疗。腹水培养（2019-03-01，2019-03-10）：肺炎克雷伯菌肺炎亚种，对替加环素和亚胺培南敏感，对美罗培南和阿莫西林/克拉维酸中介。2019-03-11停用多黏菌素。2019-03-12病人再次出现发热，体温波动在38℃左右，痰培养（2019-03-14）：烟曲霉（＋）。复查胸部CT：左肺舌叶楔形实变、空洞影，左肺下叶空洞影，双肺上叶斑片影，树芽征明显，双侧少量胸腔积液（图6-89）。

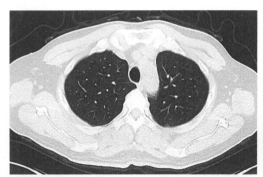
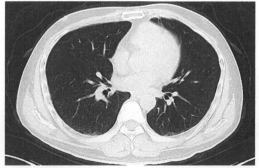

图6-84　胸部CT未见异常（2019-01-19）

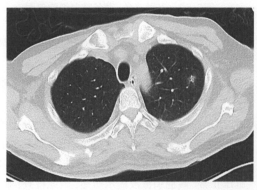
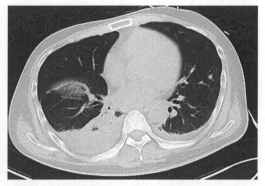

图6-85　左肺上叶小空洞影，左肺舌叶结节影，双侧胸腔积液（2019-02-10）

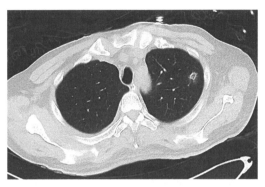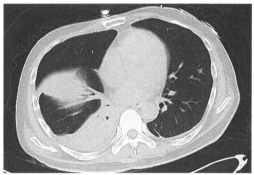

图6-86　左肺上叶空洞影，较前略有增大；左肺舌叶结节影，双侧胸腔积液，较前变化不明显（2019-02-13）

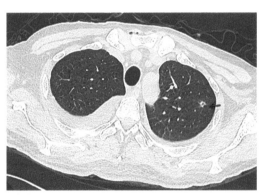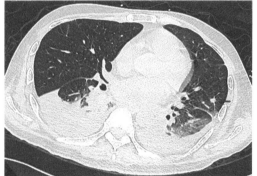

图6-87　左肺上叶空洞影较前略有缩小（红箭）；左肺舌叶结节影较前略有增大（蓝箭），双侧胸腔积液较前增多（2019-03-01）

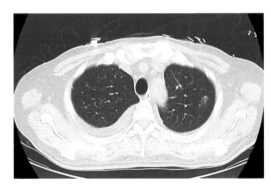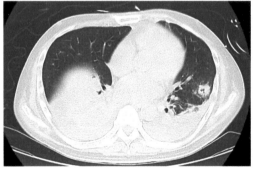

图6-88　左肺上叶空洞影较前缩小，左肺舌叶结节影较前增大，内见空洞，双侧胸腔积液（2019-03-06）

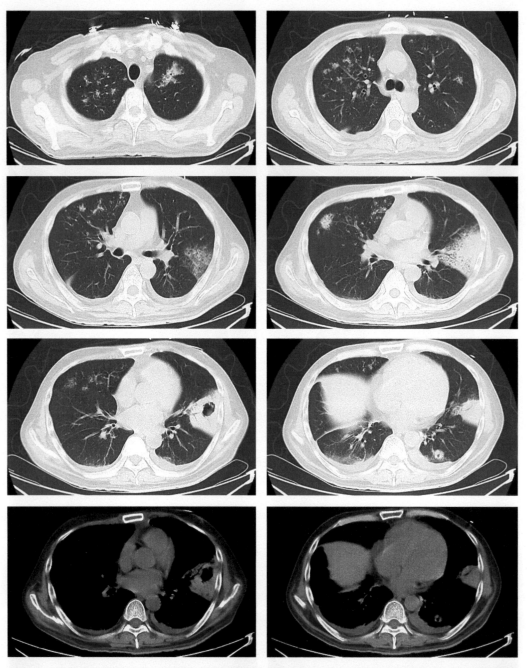

图6-89　左肺舌叶楔形实变、空洞影，左肺下叶空洞影，双肺上叶斑片影，树芽征明显，双侧少量胸腔积液（2019-03-14）

【诊断】侵袭性肺曲霉病。

【诊断依据】中年男性，肝移植术后，长期应用激素和免疫抑制剂，腹腔肺炎克雷伯菌肺炎亚种（CRE）和粪肠球菌感染，先后应用替加环素、多黏菌素、美罗培南和头孢他啶/阿维巴坦抗杆菌治疗，应用替考拉宁、利奈唑胺抗球菌治疗，应用卡泊芬净、氟康唑预防性抗真菌治疗，病人病情一度缓解，体温降至正常，白细胞、降钙素原和C反应蛋白等炎症指标降至正常，提示腹腔细菌感染控制尚可。病人左肺上叶病变一度进展后好转，但在病情相对稳定后均进展为实变、空洞影，舌叶病变不除外肺梗死可能，双上

肺出现沿支气管走行斑片影，树芽征明显，结合病人再次出现发热，痰培养烟曲霉阳性（图6-90，图6-91），G试验阴性，提示侵袭性肺曲霉病的可能，病变进展较慢与卡泊芬净、氟康唑预防性抗真菌治疗有关。停用替加环素，改用亚胺培南西司他汀抗感染治疗。行气管镜检查（2019-03-15）：左肺上叶多发白苔，活检示慢性炎症伴坏死及真菌感染，真菌荧光染色（＋）。肺泡灌洗液：烟曲霉（＋＋），未检到抗酸杆菌。病人侵袭性肺曲霉病诊断明确，于2019-03-17应用伏立康唑治疗。辅助检查（2019-03-18）：血常规示白细胞8.5×10⁹/L、中性粒细胞0.951、血红蛋白90g/

L、血小板102×10⁹/L；CRP 139.6mg/L。复查胸部CT：病变较前进展，胸腔积液较前减少（图6-92）。病人仍发热，体温不超过38.5℃，氧合较差，给予气管插管辅助通气。痰培养（2019-03-20）：烟曲霉（＋）。复查胸部CT（2019-03-21）：病变较前进展、实变明显，双侧胸腔积液（图6-93）。

病人治疗疗效差，辅助检查（2019-03-22）：血常规示白细胞8.0×10⁹/L、中性粒细胞0.931、血红蛋白62g/L、血小板87×10⁹/L；C反应蛋白＞200mg/L；检测伏立康唑血药浓度：7.1μg/ml（1～5.5）。病人病情无明显缓解，于2019-03-26自动出院。

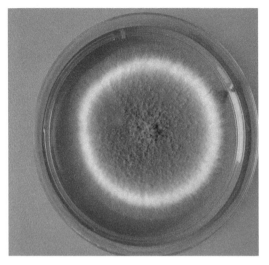

图6-90　烟曲霉，SDA，35℃，4天

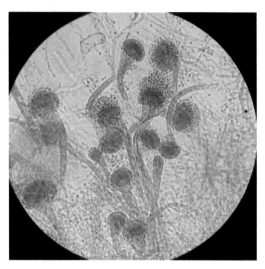

图6-91　烟曲霉，棉蓝染色，×1000

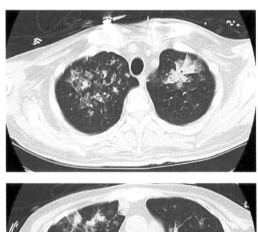
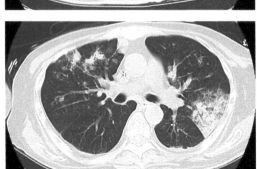
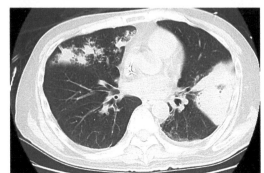
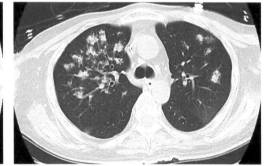
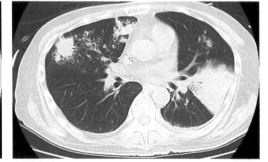
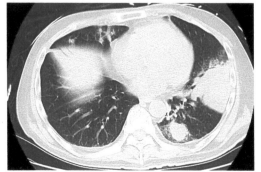

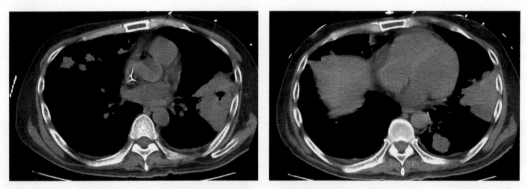

图6-92　病变较前进展，双肺多发斑片、实变影（2019-03-18）

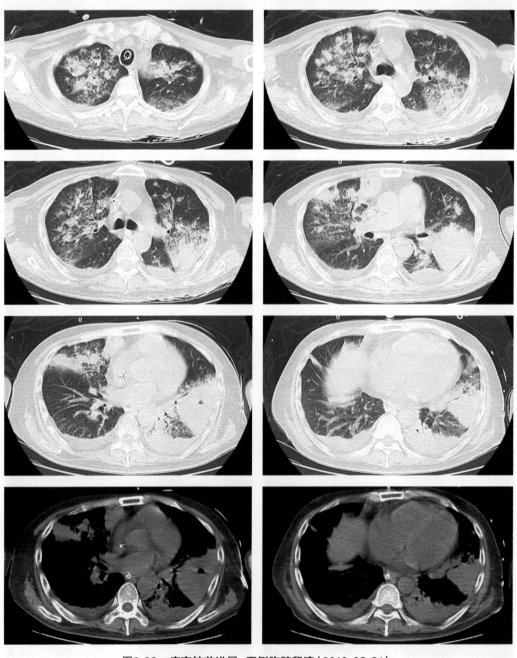

图6-93　病变较前进展，双侧胸腔积液（2019-03-21）

【分析】器官移植是各种终末期器官衰竭唯一有效的治疗手段。近年来，全世界范围内的器官移植事业蓬勃发展。根据世界卫生组织的数据显示，2016年全球的器官移植数量达到了135 860例，较2015年增长7.25%。器官移植的大规模推广与免疫抑制剂的发展密切相关。1954年12月23日，波士顿的Peter Bent Brigham医院，一个外科团队摘取了一个健康者的供肾，将其移植于他的同卵双胞胎身上。这是世界上第一例成功的器官移植手术。受者此前饱受慢性肾小球肾炎折磨，而移植的肾脏马上发挥了作用，此后他又存活了9年，直到移植肾再次因复发的肾小球肾炎而失去功能。

移植器官的排斥反应一直是移植广泛推广的最大障碍。20世纪50年代初期，第一个免疫抑制方案试图使用非致死性的全身放疗联合糖皮质激素来抑制排斥反应。然而这个方案没有获得成功。1959年塔夫茨大学医学院的血液病学家Robert Schwartz和William Dameshek报道了一种已经在急性白血病中应用的化疗药物6-巯基嘌呤，可以抑制试验兔的免疫反应。接着，Wellcome研究所的Joseph Murray和Roy Calne开始着力筛选合成6-巯基嘌呤的类似物，并在犬肾移植中测试效果。最终，只有一种合成物带来了长期生存率，即硫唑嘌呤，且只在一小部分动物中成功。这个发现马上促成了1962年的第一项临床研究。在接受硫唑嘌呤联合糖皮质激素治疗的移植受者中，移植器官的1年存活率为40%~50%。20世纪80年代，环孢素的应用使移植器官1年存活率从70%提高到了80%。之后越来越多强劲的免疫抑制剂被开发出来，大大提高了短期器官存活率。

《美国肝脏疾病和移植学研究协会2013实践指南》（以下简称指南）指出，严重的急性或晚期慢性肝病内科治疗已经达到极限，肝移植适应证包括：①急性肝衰竭；②肝硬化并发症：腹水、门静脉高压性胃病引起的慢性胃肠道失血、肝性脑病、肝癌、难治的静脉曲张出血、合成功能障碍；③有全身表现的肝脏代谢失常：α_1-抗胰蛋白酶缺乏、家族性淀粉样变性、糖原贮积症、血色病、原发性草酸尿、Wilson病；④慢性肝病的全身并发症：肝肺综合征、门静脉性肺动脉高压。

指南建议：①肝硬化病人一旦出现以下的并发症，如腹水、肝性脑病、食管曲张静脉破裂出血，或肝细胞功能障碍导致终末期肝病模型（model for end-stage liver disease, MELD）评分≥15分，应考虑肝移植评估。②在肝移植的等待人群，应尽可能做病因治疗，处理肝功能失代偿的并发症，如腹水、肝性脑病或食管曲张静脉破裂出血。③潜在肝移植候选者出现肾功能不全恶化或其他快速肝脏失代偿的证据时应迅速进行肝移植评估。

肝移植禁忌证：MELD评分＜15分、严重的心肺疾病、获得性免疫缺陷综合征、不间断地酒精或违禁药物滥用、转移扩散的肝细胞癌、未控制的败血症、解剖异常不能进行肝移植的肝内胆管癌、肝外恶性肿瘤、暴发性肝衰竭、持续颅内压＞50mmHg或脑灌注压＜40mmHg、血管肉瘤、长期不依从、缺乏足够的社会支持系统者。

移植受者的长期生存率仍不够满意。这其中有慢性移植物失功能的原因，还有一个重要原因就是移植后感染。免疫抑制治疗在降低排斥反应，从而保护移植器官功能的同时，增加了移植后感染的发生率。感染已成为移植术后的首位死亡原因。在美国匹兹堡的一项1982—1997年的长期研究中，追踪321例移植病人，64%死于感染。引起实体器官移植受者肺部感染的微生物谱是相似的。发病率从高到低依次是肺移植、心脏移植、肝移植和肾移植。按发病时间，实体器官移植受者肺部感染存在所谓的"感染时间表"，即3个阶段：第一阶段为移植后第1个月，易发生移植前潜伏的感染，主要与外科手术的操作及未经处理的供者潜伏感染有关，或发生医院内传播的细菌及真菌感染，院内细菌感染占主导地位，50%以上的移植后细菌感染发生于移植后30天内，机会性感染则较少见。最常见的感染部位是表面或深部的外科手术部位感染，最重要的危险因素是吻合口狭窄、吻合口瘘或其他并发症。第二阶段为移植后最初6个月，这期间病人处于最高持续的免疫抑制状态，主要为机会性感染，为各种病毒及肺孢子菌感染。若没有预防性治疗，巨细胞病毒感染和EB病毒相关的淋巴增殖疾病会在中期达到顶峰。肺移植受者中期致死原因最多的病原体依次是：腺病毒、曲霉、巨细胞病毒和EB病毒。第三阶段为移植6个月以后，大多数病人由于移植器官相对稳定而减少免疫抑制剂的用量，感染与一般人群相似，多为社区获得性肺炎。目前，推荐移植后应针对包括结核分枝杆菌、巨细胞病毒、乙肝病毒、深部真菌及肺孢子菌等病原体进行预防性治疗。对于巨细胞病毒和肺孢子菌，推荐普遍预防，即适用于所有器官移植病人。

曲霉是实体器官移植（SOT）受者中最常见的侵袭性真菌感染（IFI），也是肺移植受者中最常见的IFI。在SOT受者中，预防或治疗同种异体移植排斥、曲霉定植和合并巨细胞病毒感染均是IA发生的诱因。与异基因HSCT受者一样，SOT受者中特定宿主防御基因的多态性也会影响IA的发生。从移植到诊断IA的时间是可变的，但大多数病例出现在移植后1年内，在肝和心脏移植受者中发病时间最短。SOT病人合并IA后12周的总死亡率超过20%，中枢神经系统受累或播散性疾病者预后较差。SOT病人IFI的危险因素分为4类：①与病人相关的因素（既往病史、巨细胞病毒感染、肾功能不全和慢性排斥反应）；②手术相关（手术时间、手术方式、输血和并发症）；③抗生素的应用；④免疫抑制剂的应用。

Gavalda等对西班牙11个移植中心共156例已确诊或临床诊断为IA的病人进行了18个月的随访研究。所有病人中，

57%为早发性IA（发生在移植后的前3个月）。移植后3个月内发生IA的危险因素包括：使用血管活性药物、延长重症监护病房的住院时间、移植后需要血液透析的肾功能衰竭、巨细胞病毒感染或反复发生的细菌感染。43%为迟发性IA病人（即发生于移植后3个月），高龄、因慢性移植排斥反应或同种异体移植功能障碍处于免疫抑制过度状态、移植后肾功能衰竭为其高危因素。

肝移植病人术前身体状况差、手术创伤、术后应用免疫抑制剂以及术后卧床和胸腔积液限制肺活动，导致肺部成为曲霉的易感部位，常发生于术后2~4周。肝移植受者IA的流行病学资料大多来自20世纪90年代，发病率在1%~9.2%。然而，Pappas和Lortholary的两项前瞻性研究的发病率均低于1%。在儿童肝移植受者中，IA的发生率为0.5%，肝移植后IA的典型危险因素包括：巨细胞病毒感染、透析和需要再移植。在欧洲的研究中，巨细胞病毒感染导致移植后100天患IA的风险增加6倍。Saliba等研究指出，MELD评分>30分与IFI风险增加有关。肝再移植被证明具有30倍以上的风险，而肾衰竭与25倍以上的风险相关，是肝移植早期IA的最重要风险因素。其他与活体肝移植受者IA相关的因素包括暴发性肝衰竭的移植、巨细胞病毒感染和ICU住院时间的延长。有IFI的肝移植受者具有较高的播散性（定义为肺外疾病，不包括鼻窦疾病）和中枢神经系统受累的风险，发生播散性感染的比率最高（55%），死亡为64%。肝再次移植后并发IA的病人死亡率仍然很高（82%），尤其是初次移植后30天内再次移植的病人（100%）。

对IA早期诊断的严重延误仍然是其成功治疗的主要障碍。呼吸道分泌物培养物缺乏敏感性，曲霉分离株可能只能在该病的后期临床样本中检测到。此外，呼吸道样本中的曲霉阳性培养并不总是侵袭性疾病的标志。气道样本阳性培养的意义也因器官移植的类型而异。虽然从肝移植受者呼吸道分离出曲霉对IA的后续发展具有较高的阳性预测值（PPV）（范围为41%~72%），但这是一种罕见事件（约1.5%）。在肺移植受者的气道样本中，25%~30%的病例可检出曲霉。虽然在肺移植受者中，气道培养物阳性诊断IA的PPV较低，但它们预示着随后侵袭性感染的风险较高。为了排除气管支气管炎、支气管吻合口感染或侵袭性疾病的存在，从肺移植受者的气道样本中分离曲霉需要进行支气管镜检查。在心脏移植受者中，从呼吸道样本培养曲霉用于诊断IA的PPV为60%~70%。

在疾病的早期阶段，病变多为非特异性改变，CT，尤其是HRCT，是非常有用的检查方法。常规使用HRCT可以更早地发现病变，改善治疗结果。它还有助于进一步引导发现病原体，如支气管镜和开胸肺活检。

结节、肿块、实变是目前公认的实体器官移植后及其他免疫缺陷病人中IPA最主要的三大影像学表现，其余表现如磨玻璃影、晕征及空气新月征。Qin等报道25例肝移植后IPA，显示发病中位时间是移植后31天，全部病人在确诊时无一例存在中性粒细胞减少。主要放射学表现为：结节（64%）、肿块（36%）和片状实变影（20%）。32%的病人为两个或更多征象的组合。12%的病人可见树芽征，80%可见病变周围晕征，68%可见低密度影和空洞。Lim等报道了46例实体器官移植后确诊或临床诊断的IPA。发现实变或肿块是最常见CT表现（72%），其次是大结节（59%）、磨玻璃影（50%）、梗死性实变（48%）。生存者的实变或肿块发生率明显低于死亡者（62% vs 93%）。生存者比死亡者更常见出现空洞（43% vs 13%），并且明显为较小的空洞（7.5cm^3 vs 19cm^3）。生存者的晕征在4周内迅速吸收，其实变、梗死性实变及其内部低密度区的范围随着时间推移逐渐减小，在3周内减小一半大小。大结节持续存在7天（84%），随后缓慢吸收。总之，实变或肿块是实体器官移植受者IPA最常见的CT表现。无实变或肿块和小空洞的存在可能与更好的预后相关。治疗后每个模式吸收的时间各不相同。Marchiori等讨论了IPA反晕征（Lim等报道的梗死性实变）的形态学特征，发现内部呈网状结构，外部实变环厚度>1cm并有胸腔积液，强烈地提示IPA。

对于肺移植病人，Gazzoni等认为上述征象并不适用。在对23例肺移植病人进行研究后发现，65%（15例）的病人以小叶中心结节和树芽征为主，伴有支气管管壁增厚，13%（3例）的病人合并了实变和磨玻璃影。22%（5例）的病人以实变和磨玻璃影为主。13%（3例）的病人出现伴有或不伴有晕征的大结节，其中1例伴有实变和磨玻璃影。肺移植病人IA最主要的影像学表现为以双侧支气管壁增厚和小叶中心结节伴树芽征为主，结节伴晕征及空洞少见。这个发现也提示气道侵袭早于血管侵袭发生。

肝移植受者IFI与预后不良有关。Barchiesi等回顾了1985—2013年文献报道的116例个案。在33%的病例中，潜在的肝病是病毒性肝炎，遗传因素和自身免疫性肝硬化是除病毒性肝炎外最常见的原因。IA发生的中位时间为移植后25天，51%的病例涉及单一器官，其余病例涉及多个部位。感染部位包括肺部（66%）、中枢神经系统（39%）、骨关节部位（25%）和其他部位（48%；即眼睛、心脏、肾脏、肌肉、甲状腺、胰腺和肝脏）。63例病人分离出曲霉，最常见的曲霉感染种类是烟曲霉（73%）、黄曲霉（14%）和土曲霉（8%）。57例确诊病人进行了抗真菌治疗。两性霉素B是最常用的药物，其次是伏立康唑和伊曲康唑。51%的病例采用联合治疗方案（2~4种药物）。病人总死亡率为66%（77/116），1年累积生存率为35%，2000年以后报道的病人的生存概率明显升高。移植后30天诊断为IA的病人的生存率显著高于移植前30天诊断为IA的病人，无肾衰竭者生存率更高。伏立康唑的使用与较高的生存率显著相关。Nagao等对2007—2013年在日本京都大学医院接受肝移植的279例16岁以上的受者进行了回顾性分析,以明确迟发性IA的危险因素。在279例受者中,96.1%接受了活体肝移植。80.6%的病人接受了抗真菌预防治疗。IFI的总发生率为5.4%,包括8例早发性(肝移植术后≤90天)IFI(5例IA和3例其他真菌感染)和7例迟发性IFI(5例IA和2例其他真菌感染)。迟发性IA的死亡率为80.0%。多因素分析显示,肝移植前使用类固醇、肝移植术后90天内血流感染、肝移植术后90天内再次手术是肝移植术后迟发性IA的重要危险因素。因为超过80%的肝脏受者接受了抗真菌预防治疗,故该人群中IFI的患病率很低。迟发性IA的预后较差,针对迟发性IA相关的预测因子采取预防措施有助于减少IA的发生。

临床上治疗IA的抗真菌药物主要有多烯类、三唑类和棘白菌素类。伏立康唑仍然是治疗IA的首选药物,艾沙康唑和两性霉素B脂质体被认为是替代药物。在肝功能不全的病人中,两性霉素B脂质体通常是首选的治疗方案。泊沙康唑主要用于治疗对其他一线抗真菌药物耐药的IA病人。棘白菌素类通常单独使用或联合用于抢救治疗。联合抗真菌药物在IA初级治疗中的作用仍存在争议。肺移植受者推荐普遍预防或预防性治疗,而肝和心脏移植受者则推荐有针对性的预防。

（杭州树兰医院呼吸科 陆 明 提供）

7.病例7:男,56岁。发热6天,咳嗽、气短4天。病人6天前受凉后出现发热、全身酸痛、流涕,在当地诊所诊断为"上感",予以静脉滴注双黄连、阿奇霉素等药物治疗6天,疗效差,并渐出现咳嗽、咳痰、气短,痰为中等量黄色黏痰。于当地人民医院住院治疗,给予左氧氟沙星、阿莫西林/克拉维酸钾、利巴韦林、清开灵、缬沙坦分散片等药物治疗1天,发热、气短加重,出现胸痛及呼吸困难,体温波动在38.0~39.0℃,发热以白天为著,可自行降至正常。为求进一步诊治,3天前就诊于上级医院急诊科,辅助检查:血常规示白细胞32.66×10⁹/L、中性粒细胞0.912、血红蛋白108g/L、血小板144×10⁹/L;降钙素原38.91ng/ml;心肌损伤四项:肌钙蛋白0.05ng/ml、B型前脑尿钠肽1254pg/ml、肌红蛋白149.4ng/ml、D-二聚体2.54mg/L。行胸部CT检查示双肺渗出性病变,以"重症肺炎"予以美罗培南、甲泼尼龙、利巴韦林、奥美拉唑、胺碘酮、左卡尼汀、布地奈德、沙丁胺醇等药物抗感染、抗病毒、抗炎、解痉、平喘、营养心肌等对症支持治疗3天,体温降至正常,仍有咳嗽、咳痰、气短、胸痛及呼吸困难,于2017-01-13入院诊治。既往有高血压病史30余年,于1987年开始规律服用复方利血平氨苯蝶啶片,血压控制可;糖尿病病史20余年,皮下注射诺和锐胰岛素,血糖控制可;7年前曾因"上消化道出血"在当地医院诊断为"胃溃疡",予以输血等对症支持治疗,出院后口服奥美拉唑钠肠溶片等药物,3个月后治愈。查体:T 36.6℃,P 155次/分,R 34次/分,BP 128/91mmHg。口唇轻度发绀,双肺呼吸音粗,可闻及散在湿啰音,双下肢轻度凹陷性水肿。辅助检查:血常规示白细胞37.95×10⁹/L、中性粒细胞0.956、血红蛋白98g/L、血小板181×10⁹/L;降钙素原11.91ng/ml;C反应蛋白＞200 mg/L;血气分析(吸氧5L/min):pH 7.31、PO₂ 55.7mmHg、PCO₂ 24.5mmHg;心肌损伤四项:肌钙蛋白10.349ng/ml、B型前脑尿钠肽8105pg/ml、肌红蛋白162.6 ng/ml、D-二聚体7.05mg/L;G试验阴性,GM试验0.86 μg/L;肝、肾功能:白蛋白27.4g/L、尿素39mmol/L、肌酐303μmol/L、钾6.02 mmol/L。

胸部CT(2017-01-11):双肺多发渗出、实变影(图6-94)。

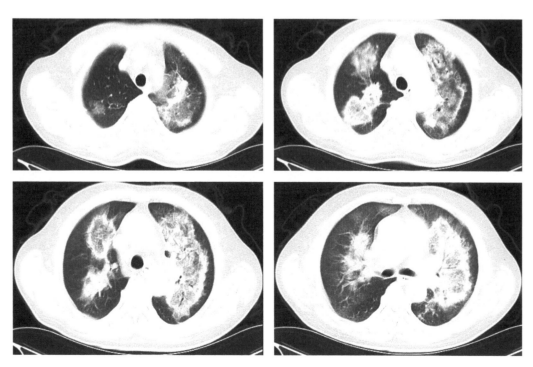

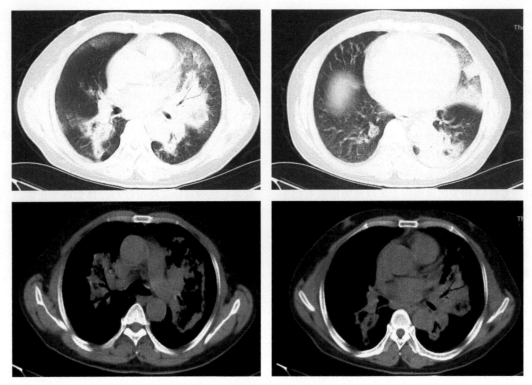

图6-94　胸部CT（2017-01-11）

【诊断】侵袭性肺曲霉病；I型呼吸衰竭。

【诊断依据】中年男性，有2型糖尿病和高血压病史，起病急，进行性加重，查体肺部可闻及湿啰音，血气分析示I型呼吸衰竭，白细胞总数、C反应蛋白和降钙素原明显升高，首先考虑感染性疾病。胸部CT示双肺多发病变，以反晕征为主，且为厚壁，不符合结核和结节病的以肉芽肿结节为病理基础的反晕征特点，更符合真菌性疾病，特别是毛霉或曲霉反晕征特点。病变沿支气管束分布，且GM试验阳性，需考虑气道侵袭性曲霉病可能。入院后给予面罩吸氧、伏立康唑抗真菌、美罗培南抗感染、祛痰、解痉、平喘、护胃、营养心肌、利尿、纠正低蛋白血症和电解质紊乱等治疗。病人病情较平稳，复查GM试验0.22 μg/L，复查胸部CT（2017-01-17）：双肺多发片状高密度影，内中带为著，较前略有吸收，部分出现空洞影，内见分隔（图6-95）。心脏超声示左心室后壁、下壁搏幅减低，室间隔和左心室壁运动欠协调，左心室舒张功能正常，EF 50%。辅助检查：血常规示白细胞20.20×10⁹/L、中性粒细胞0.905、血红蛋白96g/L、血小板228×10⁹/L；心肌损伤四项：肌钙蛋白0.03ng/ml、B型前脑尿钠肽1290pg/ml、肌红蛋白142.6ng/ml；肝、肾功能：白蛋白28.5g/L、尿素24.33mmol/L、肌酐208μmol/L、钾6.23mmol/L。2017-01-18行支气管镜检查，右肺上叶前段坏死物质附着，行支气管灌洗和活检。灌洗液未查见结核杆菌，病理：查见大片坏死和菌团，支持曲霉感染。特染：PAS（＋）、六胺银（＋）。病人侵袭性肺曲霉病诊断明确，将伏立康唑静滴剂量减半，另一半

剂量改为口服，加用两性霉素B雾化吸入，以减轻肾脏毒副作用。2017-01-20下午14时病人突然出现咳嗽、咳大量白色黏痰，不易咳出，痰中带血，喘息、气短加重，伴有呼吸困难。查体：心率加快、血压升高，急查心电图：窦性心动过速，偶发房性期前收缩，左前分支传导阻滞，T波高尖。辅助检查：血常规示白细胞25.35×10⁹/L、中性粒细胞96.6、血红蛋白99g/L、血小板250×10⁹/L；心肌损伤四项：肌钙蛋白10.052ng/ml、B型前脑尿钠肽3025pg/ml、肌红蛋白153.1ng/ml；GM试验2.41μg/L；肝、肾功能：尿素22.10mmol/L、肌酐216μmol/L、钾6.23mmol/L。给予调解血钾、解痉、平喘、艾司洛尔控制心率、利尿等对症治疗后，病人病情缓解。2017-01-21晚19时病人再次出现上述症状，查体：BP 90/70mmHg，心律失常、平均136次/分。急查心电图：快速心房颤动伴室内差异性传导。辅助检查：血常规示白细胞23.66×10⁹/L、中性粒细胞0.949、血红蛋白96g/L、血小板195×10⁹/L；心肌损伤四项：肌钙蛋白0.048ng/ml、B型前脑尿钠肽4040pg/ml、肌红蛋白150.6ng/ml；肾功能：尿素28.7mmol/L、肌酐263μmol/L、钾4.88mmol/L。予以无创呼吸机辅助通气、调解血钾、解痉、平喘、利尿等对症治疗后，病人病情缓解。2017-01-21晚19时病人再次出现上述症状，对症治疗后有所缓解。病人病情逐渐加重，2017-01-23上午11时心率突然减慢，大汗淋漓，喘息、气短，意识渐进入深昏迷状态，指脉氧测不出。查体：双侧瞳孔等大等圆，直径约4mm，吸气相三凹征，口唇轻度发绀，双肺可闻及大量湿啰音，心音强弱不

等。立即给予肾上腺素及阿托品静脉推注,微量泵入多巴胺维持血压,心电图示心室颤动,静脉推注利多卡因和胺碘酮治疗,病人呼吸、心搏停止,给予心脏按压、呼吸机辅助通气,家属放弃治疗,自动出院。

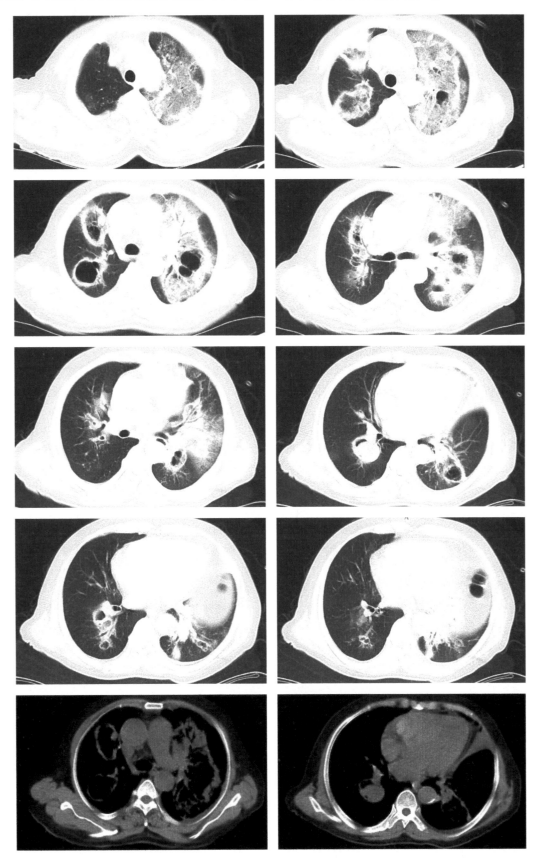

图6-95　病变较前略吸收,部分出现空洞影(2017-01-17)

【分析】反晕征（reversed halo sign, RHS）在胸部CT上表现为中心密度减低的磨玻璃密度影，周围为新月形或环形高密度影，可与晕征（病灶中心为高密度，周围为新月形或环形磨玻璃密度影）区别。Voloudaki等1996年最早报道RHS见于隐源性机化性肺炎（cryptogenic organizing pneumonia, COP），并认为其是COP的特征性表现。但是随后的研究发现RHS可见于真菌、结核、结节病、肺癌、肺梗死等多种感染性和非感染性疾病，缺乏特异性。对于可出现RHS的临床疾病，学者们多以非感染性非肿瘤性疾病、感染性疾病、肿瘤性疾病划分。

肺部真菌感染，包括毛霉、曲霉、副球孢子菌、隐球菌和组织胞浆菌，甚至肺孢子菌等均可出现RHS。毛霉和曲霉最常见，约占93%。如果反晕征内部呈网格样改变且周边实变影更厚，则提示侵袭性肺毛霉或曲霉感染。在免疫抑制情况下，RHS高度提示真菌性肺炎。Wahba等研究了189例经确诊和临床诊断的真菌性肺炎，发现8例（4%）病人存在RHS，其中7例为肺毛霉病，1例为IPA。Marchiori等回顾了13例CT表现为RHS的有免疫抑制基础的真菌病病例，其中，7例由IPA引起，6例由肺毛霉病引起。RHS易发生在侵袭性真菌性感染的早期阶段，并且相比于其他菌属更常见于毛霉菌感染。组织病理学证实，侵袭性真菌感染中的RHS的发生机制可能与肺梗死有关，亦可能是空洞性病变的早期阶段。

伏立康唑作为三唑类的抗真菌药，通过选择性抑制真菌细胞色素P450依赖性14-α-甾醇去甲基酶活性，使羊毛甾醇不能转化成14-α-去甲基羊毛甾醇，阻止麦角甾醇合成，使真菌细胞膜合成受阻，致真菌细胞破裂死亡。伏立康唑有口服（片剂和混悬剂）和静脉滴注2种给药方式。口服给药后迅速吸收。伏立康唑在禁食状态下，或饭前1小时或餐后1小时时给药1～2小时后会达到最大药物浓度（maximum drug concentration, Cmax），生物利用度超过90%。此药物吸收不受胃肠道pH的影响，但高脂肪食物会延迟吸收并降低生物利用度22%。这一点与其他唑类抗生素不同，其他唑类抗菌药，即使与脂肪性食物同服也不会影响其生物利用度。因其生物利用度高，在临床指示下，允许伏立康唑由静脉给药换成口服给药。伏立康唑广泛分布到组织中，其稳态下的表观分布容积（apparent volume of distribution, Vd）约为4.6L/kg。伏立康唑在人体给药后48小时内可基本清除，超过98%的伏立康唑经肝脏代谢后排出体外，仅不到2%的伏立康唑以原形从肾脏排出体外，肾功能状态对伏立康唑影响较小。伏立康唑的药代动力学不受肾功能损害影响，但血液中静脉用伏立康唑的辅料硫代丁基醚β-环糊精（Sulfobutylether-β-Cyclodextrin, SBECD）浓度与肌酐清除率呈正相关，在肾功能受损时β-环糊精会蓄积，引起尿道上皮细胞伏立康唑空泡变性，造成肾脏损害。目前推荐中度肾功能不全的病人以及肌酐清除率<50ml/min的病

人应避免使用静脉制剂，选择口服制剂以减少肾损害。

8.病例8：男，54岁。确诊急性白血病3个月余。病人3个月前因头晕、乏力就诊于高新区分院，门诊查血常规示白细胞63.09×10⁹/L、血小板31×10⁹/L。镜检发现幼稚细胞。入院后查血常规：白细胞61.27×10⁹/L、血红蛋白108g/L、血小板22×10⁹/L。2017-11-13行骨髓活检，骨髓细胞学：急性粒细胞白血病部分分化型（M2a）（原粒细胞计数占中性粒细胞的61.5%）。骨髓流式细胞学：急性髓系白血病伴部分分化型（AML-M2），CD117+ADR+细胞占标本有核细胞数约49.0%，为原始/幼稚髓细胞。AML-ET0融合基因阳性。c-kit突变阳性（外显子17突变）。骨髓组织学：考虑急性髓系白血病。骨髓染色体：核型45, X, -Y, t（8; 21）（q22; q22）。诊断为AML-Ma（中危）。于2017-11-15开始给予DA方案化疗（柔红霉素80mg d1～2, 60mg d3+阿糖胞苷150mg 12小时1次 d1-8）。2017-11-20复查骨髓细胞学：有核细胞增生活跃；粒细胞系统占89.5%（原始粒细胞21.5%、早幼粒细胞4.0%）。将阿糖胞苷加用至8天。2017-12-08复查骨穿，骨髓细胞学：原始粒细胞15.5%、早幼粒细胞9.5%。骨髓流式细胞学：可见约4.4%残留的AML肿瘤细胞。病人因肾功能不全、头晕、胃部不适，暂缓化疗。于2017-12-20再次复查骨穿，骨髓细胞学：粒细胞系统占68.5%（原始粒细胞21.5%、早幼粒细胞6.0%），外周血可见2.0%原始粒细胞。骨髓流式细胞学：送检标本中可见约25.7%的残留的AML肿瘤细胞。于2017-12-25开始使用CAG方案化疗（注射用阿柔比星20mg d1～4, d11～14+阿糖胞苷20mg ih 12小时1次、d1～14+粒细胞刺激因子150µg d1～14），期间因血象调整粒刺激因子使用时间，并将阿柔比星加用4天。2018-01-25复查骨穿，骨髓细胞学：急性粒细胞白血病部分分化型（M2a）缓解期。流式细胞学：未检测到明显免疫表型异常的原始/幼稚髓系细胞。骨髓W1基因阴性。AML-ET0阳性（1560copies, AML-ET0/ABL 1.977%）。于2018-01-27开始给予第二周期CAG方案化疗（注射用阿柔比星20mg d1～4, d8～11+阿糖胞苷20mg ih 12小时1次 d1～14+粒细胞刺激因子150µg d1～14）。化疗结束血象恢复后出院。于2018-03-03行下阶段治疗入院。入院后完善相关检查：血常规示白细胞5.23×10⁹/L、血红蛋白74g/L、血小板214×10⁹/L。肾功能：尿素12.78mmol/L、肌酐170.3µmol/L；铁蛋白856.20ng/ml、总铁结合力46.3µmol/L；免疫全套：免疫球蛋白G 16.6g/L、补体C4 0.50g/L。骨髓细胞学：粒细胞系统占64.5%（原始粒细胞1.5%、早幼粒细胞0.5%）。骨髓流式细胞学：送检标本中未检测到明显免疫表型异常的原始/幼稚髓系细胞（肿瘤细胞）。骨髓基因检测：AML-ET0定量、WT1基因定量、c-kit基因检测均未见异常。2018-03-05行腰穿+鞘注，脑脊液常规、生化、病理、流式细胞学均未见明显异常。于2018-03-06开始给予阿糖胞苷2.0g 12小时1次 d1～3化疗，同时

给予止吐、抑酸护胃、护肝、护心、水化、碱化等对症支持治疗。2018-03-10复查血常规：白细胞1.49×10⁹/L、血红蛋白62g/L、血小板79×10⁹/L。病人三系下降，考虑与阿糖胞苷化疗后骨髓抑制有关，且有腹泻，考虑药物所致肠激惹，给予升白细胞、升血小板、输注成分血、调节肠道菌群、左氧氟沙星抗感染等治疗。2018-03-12复查血常规：白细胞0.5×10⁹/L，给予重组人粒细胞刺激因子升白治疗。2018-03-14复查血常规：白细胞0.22×10⁹/L、血红蛋白53g/L、血小板17×10⁹/L，予以成分输血。2018-03-16复查血常规：

白细胞0.18×10⁹/L、血红蛋白58g/L、血小板6×10⁹/L，予以成分输血。2018-03-17病人出现发热，体温波动于38℃左右，鉴于病人粒细胞缺乏明显，考虑合并感染，停用左氧氟沙星，改用比阿培南抗感染治疗。复查血常规：白细胞0.15×10⁹/L、血小板2×10⁹/L，给予输注血小板1个治疗量。2018-03-19复查血常规示白细胞0.18×10⁹/L、血红蛋白64g/L、血小板7×10⁹/L。病人仍发热，加用替考拉宁抗感染治疗。复查胸部CT（2018-03-21）：双肺多发结节影，部分周围可见晕征，左肺上叶高密度影，双侧胸腔积液（图6-96）。

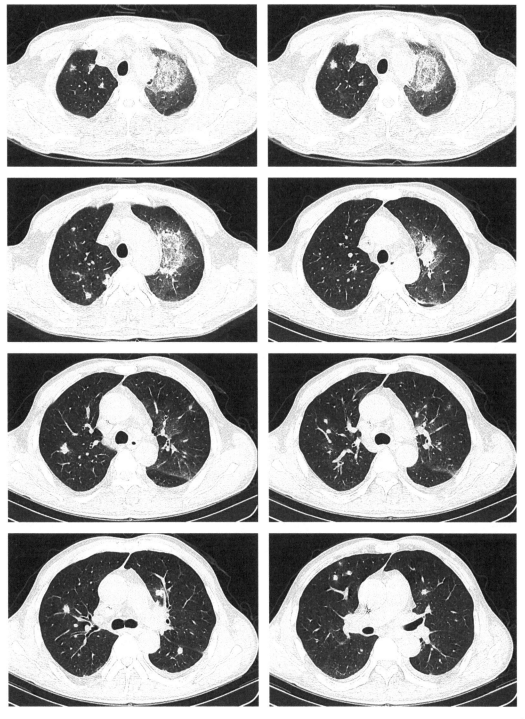

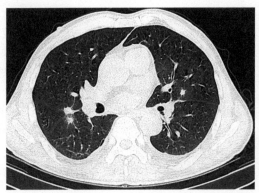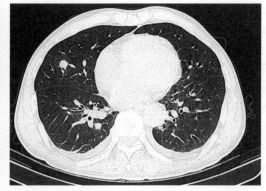

图6-96　双肺多发结节影，左肺上叶高密度影，双侧胸腔积液（2018-03-21）

【诊断】侵袭性肺曲霉病。

【诊断依据】中年男性，确诊急性粒细胞白血病部分分化型（M2a），化疗期间出现骨髓抑制，三系减少。虽经对症治疗，白细胞计数仍呈进行性下降，直至粒细胞缺乏，1周后病人出现发热，11天后复查胸部CT示双肺多发结节影，部分伴晕征，左肺上叶厚壁反晕，首先考虑侵袭性肺真菌病，特别是毛霉或曲霉感染可能。血液系统肿瘤病人骨髓抑制肺部出现反晕征时，1周内多为毛霉感染，1周后曲霉感染可能性大，结合本例尚有多发结节伴晕征，首先考虑侵袭性肺曲霉病可能，加用伏立康唑抗真菌治疗。辅助检查（2018-03-22）：血常规示白细胞及中性粒细胞计数正常、血红蛋白69g/L、血小板22×10⁹/L；G试验阴性；C反应蛋白42.7mg/L；降钙素原0.59ng/ml；白蛋白24.1g/L。辅助检查（2018-03-25）：血常规示白细胞24.33×10⁹/L、血红蛋白68g/L、血小板68×10⁹/L；曲霉抗原阴性；C反应蛋白78.9mg/L；白蛋白23.1g/L。病人体温有所下降，复查胸部CT（2018-03-26）：双肺多发结节、空洞影，较前略有进展，右肺上叶可见空气新月征（红箭），左肺上叶可见厚壁反晕征（蓝箭）（图6-97）。辅助检查（2018-03-28）：血常规示白细胞24.46×10⁹/L、血红蛋白73g/L、血小板126×10⁹/L；C反应蛋白51.22mg/L；降钙素原0.20ng/ml；白蛋白22.8g/L。病人骨髓抑制得到恢复，体温较前有所下降，C反应蛋白和降钙素原等炎症指标较前降低，提示病情好转，影像演变过程亦符合血管侵袭性肺曲霉病演变过程，继续应用伏立康唑抗真菌治疗，停用比阿培南和替考拉宁，改用头孢哌酮/舒巴坦继续抗感染治疗。2018-03-30病人体温波动于37～37.6℃，偶有咳嗽，晨起咳出3～4口暗红色血痰，咳嗽时伴左胸部隐痛，辅助检查：血常规示白细胞19.20×10⁹/L、血红蛋白69g/L、血小板488×10⁹/L；C反应蛋白91.18mg/L；降钙素原0.11ng/ml；白蛋白27.8g/L。复查胸部CT（2018-04-09）：左肺上叶病变边缘较前增厚，余病变变化不明显，双侧胸腔积液较前吸收（图6-98）。病人免疫功能恢复，行气管镜检查，病理回报（2018-04-12）：支气管黏膜慢性炎，局部见坏死物，不除外真菌感染可能。

停用头孢哌酮/舒巴坦，继续伏立康唑抗真菌治疗。骨髓穿刺（2018-04-13）示完全缓解状态，行腰椎穿刺＋鞘内注射化疗药物预防中枢神经系统白血病。病人体温正常，辅助检查（2018-04-16）：血常规示白细胞10.69×10⁹/L、血红蛋白73g/L、血小板254×10⁹/L；C反应蛋白11.33mg/L；白蛋白29.2g/L。病人距末次化疗1个月余，2018-04-17开始CAG（阿柔比星＋阿糖胞苷＋粒细胞集落刺激因子）方案化疗。辅助检查（2018-04-22）：血常规示白细胞5.56×10⁹/L、血红蛋白71g/L、血小板142×10⁹/L；C反应蛋白52.08mg/L；白蛋白27.5g/L。复查胸部CT：双肺病灶较前缩小，空洞缩小，部分消散（图6-99）。2018-04-24改用伏立康唑片继续抗真菌治疗。2018-05-01为病人行CAG化疗方案结束第1天，辅助检查：血常规示白细胞23.49×10⁹/L、血红蛋白72g/L、血小板29×10⁹/L；C反应蛋白52.08mg/L；白蛋白27.5g/L，输注血小板1个治疗量。病人病情稳定，于2018-05-06出院，院外继续口服伏立康唑片治疗。12天后复查胸部CT（2018-05-18）：双肺病变较前吸收（图6-100）。于2018-05-19给予EA（依托泊苷0.1g d1～5＋阿糖胞苷0.1g 12小时1次 d1～5）方案化疗。化疗后出现骨髓抑制，给予升白、升血小板、成分输血、抗感染治疗。2018-06-24为行下一次化疗再次入院，复查胸部CT：双肺病灶较前缩小（图6-101）。于2018-08-26给予DA（柔红霉素80mg d1～2，60mg d3＋阿糖胞苷0.15g q12h d1～5）方案化疗，于2018-08-21给予HA（高三尖杉酯碱4mg qd d1～5＋阿糖胞苷0.1g q12h d1～5）方案化疗，于2018-10-17给予EA（依托泊苷＋阿糖胞苷）方案化疗。化疗后均出现骨髓抑制，给予升白、升血小板、成分输血、伏立康唑抗真菌治疗。2018-12-04行气管镜检查：左肺上叶尖段见灰黑色坏死物完全阻塞管腔，活检及反复冲洗，管腔部分通畅。2018-12-06给予CAG方案化疗。2018-12-07肺泡灌洗液细菌涂片、细菌培养均未见异常。灌洗液G试验235.2 pg/ml。气管镜病理示：（支气管镜活检）支气管黏膜化脓性炎症，坏死组织内可见曲霉菌丝及孢子。特殊染色：PAS（＋），六胺银（＋）。2018-12-13再次行气管镜检查，左肺上叶尖段见灰黑色坏死物完全阻塞管腔，镜下注射两性霉素B治疗。同时给予两性霉素B雾化治疗，间断行肺泡灌洗治疗好转后出院。2019-01-05复查胸部CT：病变较前进展（图6-102）。2019-01-10行气管镜检查：左肺上叶尖后段a支支气管可见白色及灰黑色物堵塞完全阻塞管腔，给予反复二氧化碳冷冻活检及活检钳、异物钳夹取取出肿物后见支气管管腔通畅，黏膜充血水肿。病理：（左上叶尖后段活检）坏死物中可见真菌菌丝及孢子，PAS（＋）、六胺银（＋），考虑曲霉。再次静脉滴注伏立康唑联合两性霉素B雾化治疗，好转后口服伏立康唑治疗。复查胸部CT（2019-02-18）：病变较前吸收（图6-103）。复查骨髓细胞学：有核细胞增生活跃，粒细胞系51.5%（原粒

细胞0.5%、幼粒细胞0.5%）。骨髓流式细胞学：送检结果中未检测到明显免疫表型异常的原始/幼稚髓系细胞（肿瘤细胞）。WT1基因定量检测正常（0/25 000）。AML1-ET0定量阳性（AML-ET0/AML1＝1280/47000＝2.732%）。AML中*c-kit*基因突变检测：未检测kit基因外显子8、17突变。入院后骨穿检查提示病人白血病稳定，病人及其家属拒绝进一步巩固化疗，规律口服达沙替尼片50mg qd治疗，继续给予伏立康唑静滴联合两性霉素B雾化吸入抗真菌治疗。2019-04-15复查胸部CT示双肺病变大致同前。骨髓穿刺示AML治疗后复发，病人拒绝化疗，对症治疗后出院。

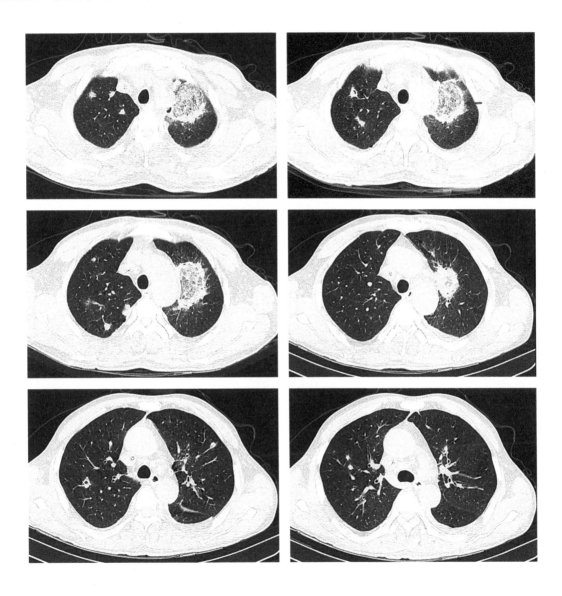

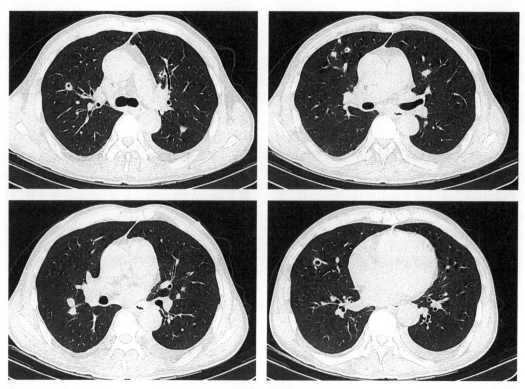

图6-97　双肺多发结节、空洞影，较前略有进展，左肺上叶反晕征（2018-03-26）

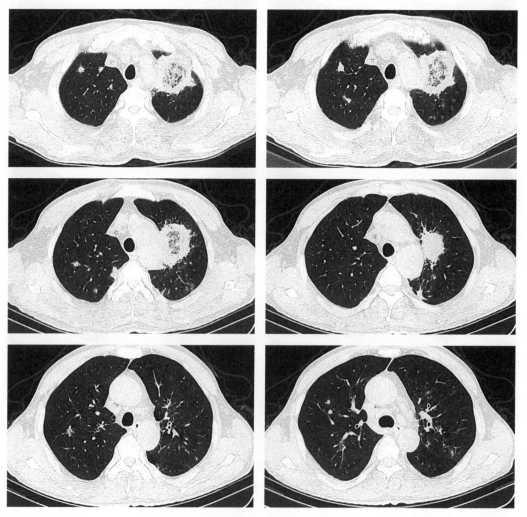

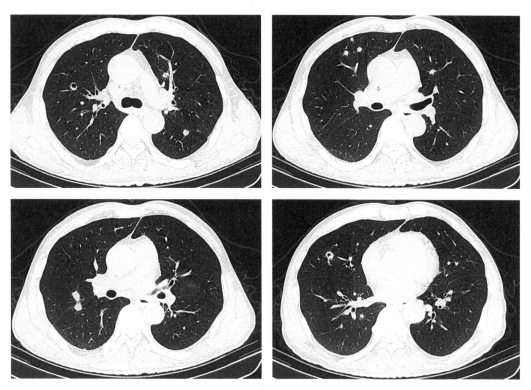

图6-98　左肺上叶较大者边缘密度较前增厚，余大致同前（2018-04-09）

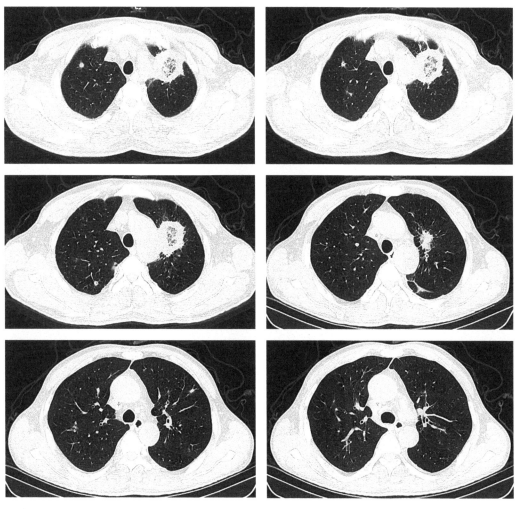

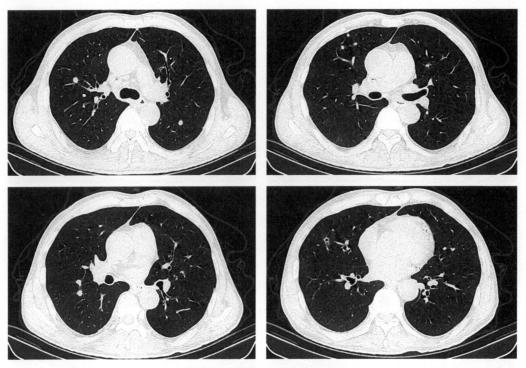

图6-99　病灶较前缩小，空洞缩小，部分消散（2018-04-22）

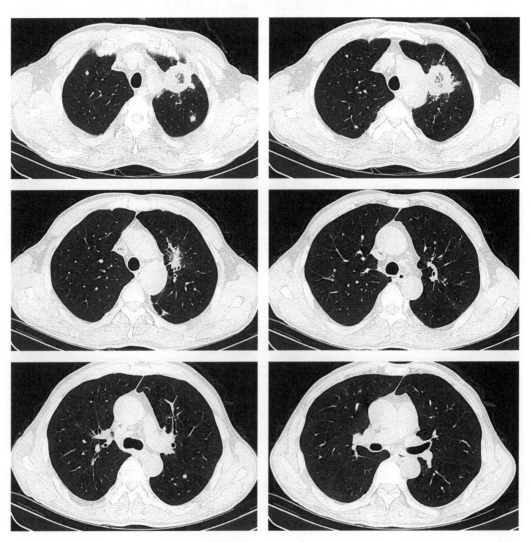

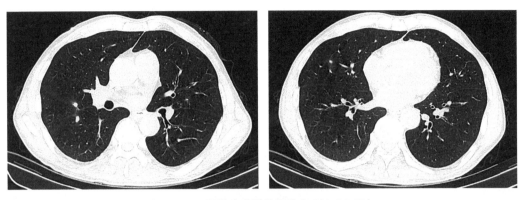

图6-100 双肺病变较前吸收（2018-05-18）

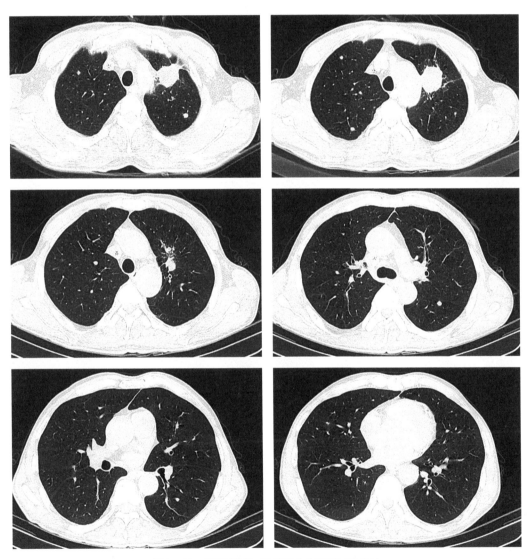

图6-101 双肺结节，较前缩小（2018-06-24）

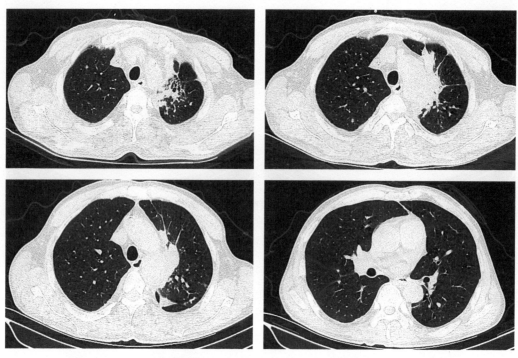

图6-102　病变较前进展（2019-01-05）

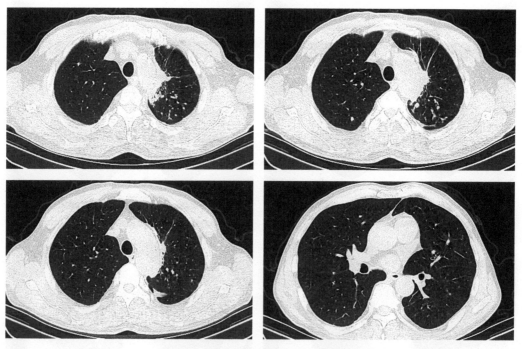

图6-103　病变较前吸收（2019-02-18）

【分析】恶性肿瘤病人具有多种并发侵袭性真菌感染（IFI）的高危因素。由于移植技术的广泛开展、高强度的化疗方案运用、检测技术的提高等因素，IFI的检出率逐年升高。尽管新的抗真菌药物不断出现和抗真菌预防治疗运用，IFI的发生率较前有下降，但相关死亡率仍较高。

IFI的预防治疗包括：初级预防（primary antifungal prophylaxis, PAP）和二级预防（secondary antifungal prophylaxis, SAP）。前者指的是具有IFI高危因素的病人，出现感染症状前预先应用抗真菌药物预防IFI的发生；后者指的是对既往具有确诊或临床诊断侵袭性真菌病（Invasive fungal disease, IFD）病史的病人，在IFD达到完全或部分缓解后再次接受化疗或造血干细胞移植（HSCT）治疗时，给予能够覆盖原来真菌的或者广谱的抗真菌药物。国内外的临床研究证实预防性抗真菌治疗不但可以减低血液系统肿瘤病人真菌感染的发生率和死亡率，还可以缩短病人住院时间及减少费用。

国内外指南指出需要初级预防性抗真菌治疗的对象多为异基因造血干细胞移植（allo-HSCT）病人、急性白血病，特别是MDS/AML（骨髓增生异常综合征相关性急性髓系白血病）初次诱导或挽救化疗的病人、预计中性粒细胞缺乏时间超过10天的病人。但对于具有多种真菌感染高危因素的其他血液病病人是否使用预防性抗真菌治疗却没有统一的认识。评估感染真菌的风险成为决定运用抗真菌治疗的关键，也成为近年来预防性抗真菌的研究热点。既往感染了真菌的病人需要强化化疗及免疫抑制治疗时推荐二级预防，预防药物应覆盖既往感染的病原菌的广谱抗真菌药物，或者既往治疗有效的抗真菌药物，但亦有增加定植及产生耐药菌的可能。

初级预防抗真菌药物的选择原则是广谱抗真菌、疗效明确、副作用少。具体药物的选择，没有统一标准，需要结合病人本身经济能力及各器官功能的情况、药物间作用来综合评估。2016年美国国立综合癌症网络（National Comprehensive Cancer Network，NCCN）癌症相关感染的预防和治疗指南中提出ALL合并中粒细胞缺乏者推荐使用氟康唑、米卡芬净、两性霉素B相关产品；AML、MDS、异基因移植的粒细胞缺乏病人推荐药物还包括泊沙康唑、伏立康唑；移植物抗宿主反应（GVHD）病人推荐棘白菌素类，但不推荐使用氟康唑。德国血液肿瘤感染疾病工作组推荐泊沙康唑用于AML/MDS诱导缓解化疗及合并有GVHD的异基因移植病人的IFD预防；伏立康唑、米卡芬净、氟康唑和泊沙康唑均作为B级推荐用于异基因移植病人植入前。两性霉素B因其严重的肝、肾功能损坏和顽固性低钾等副作用，被谨慎对待。

AML/MDS病人出现粒细胞缺乏症并预计超过10天时，应尽早预防性使用抗真菌药物。allo-HSCT的病人，移植早期及移植晚期均可选择合适的抗真菌药物。2010年，美国移植相关感染监控网络公布的数据提示念珠菌及曲霉感染发生的中位时间分别为allo-HSCT后61天及99天。HSCT的早期，念珠菌的感染率高；移植后3个月，曲霉较念珠菌感染率高。没有GVHD的异体移植受者也应持续进行抗真菌预防直到移植后第75天，除非出现严重的毒副作用（Ⅱ级证据，B级推荐）。而德国AGIHO预防性抗真菌指南认为GVHD病人预防性抗真菌药物应持续使用到移植后16周或直到皮质类固醇剂量小于10mg/d泼尼松龙当量。也有指南推荐HSCT治疗病人一般至少覆盖移植后90～100天，合并急性或慢性GVHD接受免疫抑制药物治疗的病人则疗程应延长至GVHD临床症状控制，免疫抑制剂基本减停为止。对于白血病诱导缓解及巩固化疗阶段预防性抗真菌药物的停药时间，NCCN指南中提出粒细胞缺乏状态改善时停止继续使用抗真菌药物。

经验治疗及诊断驱动治疗经验性抗真菌治疗指的是：具有IFD高危因素的病人，使用广谱抗生素3～7天仍持续或者反复发热，给予经验性抗真菌治疗；然而2012年的意大利专家组推荐：反复发热3～4天开始经验性治疗，可以更显著地改善预后。早期合适的抗真菌药物使用可以降低死亡风险。但由于缺乏大数据的随机对照研究，国外权威指南对于经验性及诊断驱动治疗的意见不一，可选择的药物亦无明确推荐等级，需要临床医生根据当地的流行病学、血液病人不同治疗时期不同真菌感染的概率来综合评估。中国侵袭性真菌感染工作组对于经验性及诊断驱动抗真菌推荐的药物基本一致。意大利血液抗真菌专家共识提出：通过临床表现及检查结果来倾向性选择诊断驱动治疗的抗真菌药物：有肺部浸润或者鼻窦/鼻炎达不到EORTC/MSG（欧洲癌症研究和治疗组织/侵袭性真菌感染协作组和美国国立变态反应和感染病研究院真菌病研究组）诊断标准但GM试验（半乳甘露聚糖试验）阳性应警惕曲霉，可以选择伏立康唑或者两性霉素B脂质体，并继续寻找确诊依据；胃肠黏膜损伤且粒细胞缺乏病人应考虑念珠菌感染，可以选择静脉使用氟康唑、伊曲康唑、两性霉素B；中枢神经系统症状但无阳性生化检查结果情况下可以选择两性霉素B脂质体，同时可以覆盖毛霉目真菌。病人高危因素解除、症状稳定、复查各项指标好转、免疫抑制状态改善是停用抗真菌药物的信号。对于已经行预防性唑类抗真菌治疗的病人，出现血清或支气管肺泡灌洗液的GM试验阳性，需要选择换用不同类型的抗真菌药物。怀疑曲霉可选择两性霉素B脂质体；怀疑念珠菌感染，选择棘白菌素类更合适，例如卡泊芬净、米卡芬净等。

血液病病人的真菌感染发生率与粒细胞缺乏的持续时间密切相关，缩短粒细胞缺乏的时间可以改善宿主的高危状态，降低感染风险。粒细胞集落刺激因子（G-CSF）的运用无论是预防还是治疗真菌感染，均有其作用。通过改善宿主高危状态，从而有助于防治造血干细胞移植受者的真菌感染，降低感染相关病死率。

（郑州市中心医院影像科 赵湘红 提供）

9.病例9：男，48岁。反复咳嗽、咳痰10余年，再发5天。病人10年前无明显诱因出现咳嗽，干咳为主，未予以诊治，症状无明显变化。病人5天前无明显诱因出现咳嗽加重，呈阵发性，咳黑色及暗红色腥臭痰，每日约50ml，伴乏力、纳差、胸闷、心悸。自行口服阿莫西林胶囊及头孢片剂（具体不详）治疗，症状无缓解，于2017-10-31入院诊治。近1年体重下降约6kg。吸烟30余年，40支/天，偶饮酒。辅助检查：血常规示白细胞11.54×10^9/L、中性粒细胞0.858、血红蛋白191g/L；红细胞沉降率21mm/h；降钙素原0.14ng/ml；超敏C反应蛋白83mg/L；电解质：氯93.5mmol/L、钠130.7mmol/L、葡萄糖18.07mmol/L；尿常规：白细胞（±）、尿蛋白（++）、酮体（++）、尿糖（+++）。

胸部CT（2017-10-31）：右肺上叶后段空洞影（图6-104）。

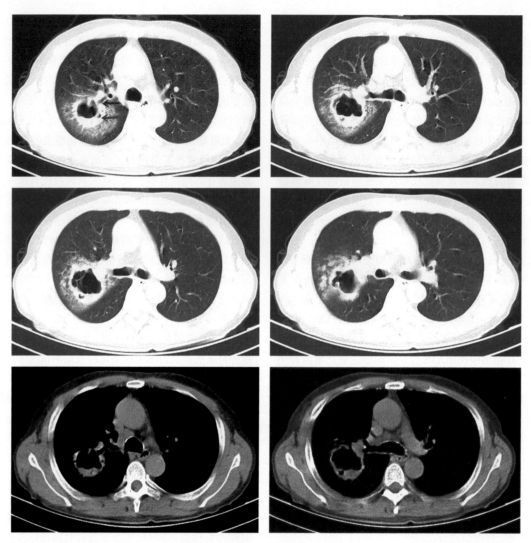

图6-104　胸部CT（2017-10-31）

【诊断】侵袭性肺曲霉病。

【诊断依据】中年男性，有2型糖尿病病史。右肺上叶后段空洞影，可见引流支气管（红箭），洞壁可见多发小空洞影（蓝箭），首先考虑良性感染性疾病。空洞内可见液平，考虑化脓性感染，结核或隐球菌暂不考虑。病变周围晕征明显，空洞内可见丝状内容物，抗生素治疗效果

不佳，首先考虑侵袭性肺曲霉病诊断。2天后复查胸部CT（2017-11-02）：病变较前略有进展（图6-105）。2017-11-03行气管镜检查，2017-11-07TBLB病理回报考虑真菌，2017-11-08再次行气管镜下TBLB，病理考虑曲霉。给予伏立康唑治疗，2周后复查（2017-11-21）示病变较前吸收（图6-106）。

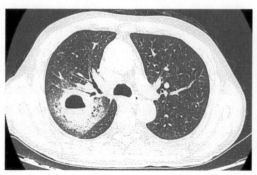

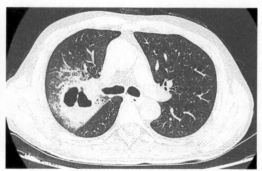

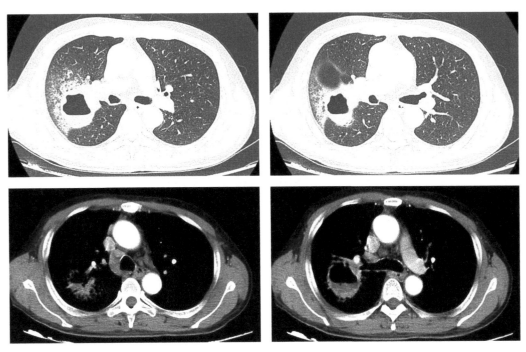

图6-105 病变较前略有进展（2017-11-02）

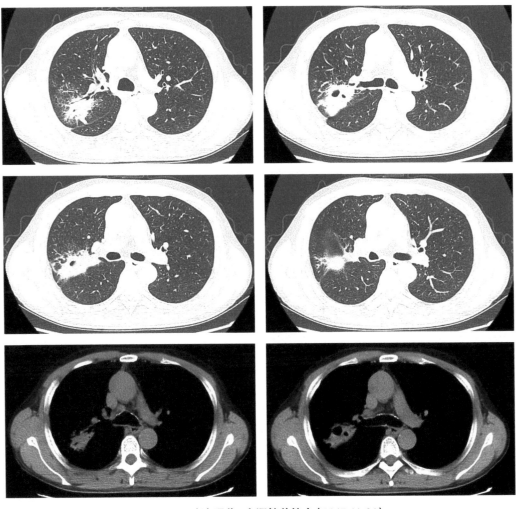

图6-106 病变吸收，空洞较前缩小（2017-11-21）

【分析】烟曲霉的生活方式目前报道既有有性生殖也有无性生殖，有性生殖目前主要在特定的情况下才能发生，大多数情况下烟曲霉是进行无性生殖。烟曲霉的分生孢子感知周围的环境，如果环境合适，孢子则开始膨胀。膨胀的过程其实就是一个等向生长的过程，在这一过程中生长轴开始建立，并开始冒出芽管进行极性生长。持续的极性生长把刚开始的一个孢子慢慢变成了菌丝。菌丝在生长过程中会分叉，大量菌丝的生长逐渐形成一个复杂的网络称之为菌丝体。生长后期的菌丝体在一定的环境下开始进行无性生殖。在这一过程中，表层的菌丝首先分化成气生菌丝，然后气生菌丝逐渐形成不成熟的膨胀的顶囊。随着无性生殖的继续进行，顶囊上开始生成瓶梗，孢子则在这个瓶梗上产生，呈放射状。成熟的孢子直径大小一般为 $2\sim3\mu m$，在曲霉自身或者外力的作用下便会释放到周围环境中。释放到周围的环境中孢子在合适的时机又可以开始一个新的生长周期。在环境条件适合的时候，只需要1周的时间，一个单菌落可以产生约 10^9 个经空气播散的孢子。因此，烟曲霉属于一种可以通过空气播散的病原菌，这为医院内烟曲霉的感染控制工作带来了相当大的难度。另外，从生物安全角度来考虑，烟曲霉的这种特性可被用于制作生物武器或恐怖剂，因此，烟曲霉可被认为是一种具有重要军事意义的病原体。

随着对烟曲霉研究的深入，2005年世界上主要的实验室联合对烟曲霉的基因组进行了测序。烟曲霉的基因组大小约为29.4Mb，线粒体基因组大小约为32kb。烟曲霉一共含有8条染色体，约编码9926个基因。烟曲霉刚开始被认为属于一种无性生殖型真菌，但是全基因组测序分析显示其含有许多与有性生殖相关的基因序列。2009年，O'Gorman等发现在30℃黑暗条件下，具有不同交配型别（MAT1-1和MAT1-2）的烟曲霉在燕麦培养基中培养6个月后可发生有性生殖。随后，Sugui等发现，一些特殊的烟曲霉在2个月内即可完成整个有性生殖过程。除了大家所熟悉的无性生殖和有性生殖之外，烟曲霉还可能通过拟性生殖（parasexual）的方式实现基因重组和变异，拟性生殖可发生于存在遗传差异但是具有遗传相容性的烟曲霉菌丝，菌丝融合之后，细胞核也会发生融合，从而表现为临时的双倍体阶段，在此期间发生基因重组和有丝分裂，然后回到正常的单倍体状态。无性、有性和拟性3种生活方式为烟曲霉的快速进化和适应环境变化奠定了遗传学基础。

IA是免疫抑制病人死亡的主要原因，尽管开发了新的抗真菌药物，IA仍然导致大量死亡。Koehler等对2018年5月之前已发表的关于IA治疗过程的基线预后因素的英文文章进行了系统分析。共有来自267个中心的58项研究报道了7320例IA病人和40种不同的预测因子。7项研究为前瞻性研究（12%），51项研究为回顾性研究（88%），共提取了136个不良基线因素。最常见的病史不良预测因子

（32.4%，44/136）是肾衰竭（7.4%，10/136），其次是入住ICU（3.7%，5/136）、肝衰竭（3.7%，5/136）、复发或控制不佳的基础疾病（3.7%，5/136）、高龄（2.9%，4/136）、呼吸衰竭（2.9%，4/136）、白蛋白减少（2.2%，3/136）、继发感染（1.5%，2/136）和血小板减少（1.5%，2/136）等。免疫抑制状态（29.4%，40/136），长期中性粒细胞减少（12.5%，17/136）、皮质类固醇应用（8.1%，11/136）、GVHD（3.7%，5/136）、造血干细胞和实体器官移植（2.2%和1.5%，32/136和2/136）等被认为是常见不良预测因子。微生物学方面的不利预测因子（15.4%，21/136）为半乳甘露聚糖阳性（8.1%，11/136）、土曲霉感染（2.2%，3/136）、两性霉素B敏感性缺乏（1.5%，2/136）、耐药相关突变（resistance-associated mutation，RAM）阳性物种（1.5%，2/136）、高曲霉负荷（0.7%，1/136）、非烟曲霉组感染（0.7%，1/136）和培养阳性（0.7%，1/136）。IA的特异性不良预测因子（12.5%，17/136）为播散性疾病（5.1%，7/136）、中枢神经系统受累（2.9%，4/136）、早发（1.5%，2/136）、已确诊的IA（1.5%，2/136）、孤立性肺外疾病（0.7%，1/136）和继发肺部感染（0.7%，1/136）。放射学（10.4%，14/136）不良预后因素的是多发性实变（2.9%，4/136）、双肺病变（2.2%，3/136）和胸腔积液（2.2%，3/136）等。

诊断IA时，最强烈的不利预测因素是中性粒细胞减少、皮质类固醇的使用、半乳甘露聚糖阳性、肾衰竭和播散性IA。长期或持续的中性粒细胞减少症预示IA病人预后较差，因为骨髓功能的重建对控制IA至关重要。皮质类固醇的使用严重影响IA病人的预后。半乳甘露聚糖是曲霉细胞壁的主要多糖，高GM水平代表曲霉负荷的增加，从而增加了由于真菌侵入血管而传播的风险。已发表的文献强调肾衰竭是负性预测指标，由于两性霉素B脂质体或伏立康唑输注所致肾毒性使肌酐清除率下降，可能限制抗真菌治疗药物的选择。弥漫性小叶肺浸润和向其他器官播散与更差的预后相关。晕征多出现于IA早期，有助于早期治疗的启动和改善预后。这些预测因子可用于确定治疗失败的高风险病人，改善预后。

（长沙市第一医院呼吸科　周志国　提供）

10.病例10：女，22岁。发热、头晕、恶心、呕吐、咳嗽4天。病人4天前无明显诱因出现发热，最高体温达38.5℃，伴头晕、恶心、呕吐，呕吐物为胃内容物，咳嗽、咳黄绿色痰，不易咳出，伴乏力，当地门诊输液治疗2天，具体药物不详，上述症状缓解不显著。今日就诊于我科门诊，查血常规示白细胞15.9×10⁹/L、中性粒细胞绝对值14.8×10⁹/L、血红蛋白89g/L、血小板172×10⁹/L；红细胞沉降率120mm/h；乙肝表面抗体弱阳性；肝功能未见显著异常。胸部X线片示双肺纹理增多，于2017-12-12入院诊治。病来精神、饮食、睡眠差，近1个月乏力较显著。查体：T 37.8℃，P 102次/

分,R 25次/分,BP 107/76mmHg。贫血貌,双肺呼吸音清,未闻及干、湿啰音。

胸部CT(2017-12-13):双肺沿支气管分布斑片、实变影,支气管管壁增厚(图6-107)。

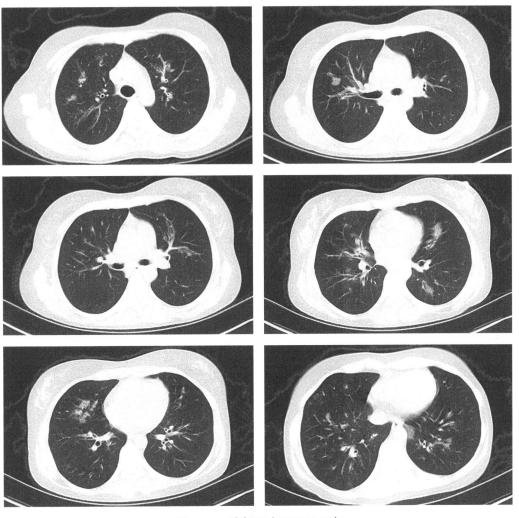

图6-107　胸部CT(2017-12-13)

【诊断】侵袭性肺曲霉病。

【诊断依据】青年女性,起病急,白细胞总数升高明显,病变进展较快,首先考虑感染性疾病。病变沿支气管分布,为斑片、实变影,支气管管壁增厚,考虑支气管肺炎可能,气道侵袭性曲霉病可能性大。病人诉胸闷、憋气,不能平卧,咳嗽、咳黄绿色脓痰,给予哌拉西林/他唑巴坦抗感染、吸氧(吸氧5L/min)、改善微循环等治疗。辅助检查:血气分析示pH 7.21、PCO_2 24mmHg、PO_2 81mmHg、Lac 1.1mmol/L;肾功能生化:钾7.62mmol/L、钠124.3mmol/L、氯84.7mmol/L、肌酐1764.7µmol/L、尿素氮79.92mmol/L;C反应蛋白24.1mg/L。腹部彩超:双肾实质回声增强、血流稀疏。追问病史,该病人近半年有腰痛不适症状,未在意,此次存在乏力、贫血、恶心、呕吐,结合病人生化示血钾、尿素氮、肌酐显著升高,血气分析示代谢性酸中毒,考虑该病人肾功能不全(尿毒症期,肾性贫血)诊断明确,转肾内科行急症血液透析治疗。2017-12-13血液

透析后复查血钾5.48mmol/L,危急值解除。2017-12-14病人晨起无明显诱因出现鼻腔出血,量较大,给予左侧前鼻孔填塞,再次行血液透析治疗。2017-12-16病人仍有发热,最高体温38.5℃,查体:P 120次/分,BP 127/83mmHg。辅助检查:血常规示白细胞$20.4×10^9$/L、中性粒细胞0.96、血红蛋白67g/L、血小板$160×10^9$/L;生化:白蛋白31.2g/L、尿酸450.6µmol/L、尿素氮26.80mmol/L、肌酐913.6µmol/L、阴离子间隙24.77mmol/L。病人病情危重,行心电监护,抗生素升级为美罗培南抗感染治疗。2017-12-17凌晨2时40分病人出现烦躁不安,对答欠切题。心电监护示:P 167次/分,BP 165/92mmHg,血氧饱和度88%(吸氧4L/min)。查体:神志欠清,查体欠合作,贫血喘憋貌,双瞳孔等大等圆,对光反射存在,双肺呼吸音粗,散在湿啰音。双侧病理征(-)。急症完善颅脑CT未见明显异常,复查胸部CT示双肺弥漫性病变,较前明显加重,纵隔气肿(图6-108)。向家属交代病情,转ICU进一步治疗。转科后血气分析(动脉

血FiO₂ 37%）：pH 7.44、PCO₂ 34mmHg、PO₂ 51mmHg；PCT 38ng/ml；NT-proBNP 30 300pg/ml；尿常规：尿蛋白（＋＋＋）、尿隐血（＋＋＋）、尿葡萄糖（＋）；凝血：凝血酶原活动度21.6%、活化部分凝血活酶时间35.6秒、凝血酶原时间31.3秒、国际标准化比值2.70、D-二聚体20.47mg/L、纤维蛋白原含量7.64g/L；心电图示窦性心动过速。入ICU后2小时APACHEⅡ评分20分，经鼻气管插管呼吸机辅助呼吸，呼吸机模式为SIMV＋PSV＋PEEP。病人影像演变符合侵袭性肺曲霉病，鉴于病人肾功能不全，给予卡泊芬净静脉滴注、伏立康唑片口服治疗。2017-12-18行床边支气管镜检查，镜下见：气管插管壁可见黄色黏痰附着，气管黏膜可见白色膜状物附着，隆突锐利，气管软骨环存在；右主支气管及右下支气管黏膜苍白，可见片状白色膜状物附着，远端支气管管腔内可见黄色胶冻状附着物，难以吸出，于右肺下叶行肺泡灌洗，留取细菌学检查，并行纤维支气管镜刷检送细菌学检查，气道内黄色黏痰予以充分吸引；左主支气管及诸支气管黏膜苍白，各支气管内可见白色膜状物及黄色黏痰附着，予以充分吸引，并留取灌洗液送曲霉血清学试验。灌洗液涂片查见真菌，查见分隔菌丝。肾脏及肾动静脉超声：双肾弥漫性病变；左肾囊肿；双肾动脉血流阻力增

高。辅助检查（2017-12-19）：血常规示白细胞14.5×10⁹/L、中性粒细胞绝对值13.6×10⁹/L、血红蛋白73g/L、血小板50×10⁹/L；血生化：葡萄糖7.58mmol/L、白蛋白23.2g/L、肌酐337.7μmol/L、尿素氮10.44mmol/L、钙1.69mmol/L；B型钠尿肽前体10 773.00pg/ml；红细胞沉降率92mm/h；降钙素原89.36ng/ml；血G、GM试验阴性。痰培养：烟曲霉（图6-109）。肺泡灌洗液涂片见真菌菌丝（图6-110），培养见烟曲霉，支气管刷检物涂片查见真菌和孢子，灌洗液GM试验阳性。血气分析（动脉血FiO₂ 45%）：pH 7.32、PCO₂ 34mmHg、PO₂ 117mmHg、BE -5.0mmol/L、Lac 1.1mmol/L。电子胃镜：①慢性非萎缩性胃炎；②食管炎。病人痰培养和肺泡灌洗液细菌培养见烟曲霉，支气管刷检物涂片查见真菌和孢子，结合支气管镜检查和影像学特点，目前可确诊为气道侵袭性肺曲霉病，病人仍有发热、血象升高，加入两性霉素B雾化吸入治疗。2017-12-22病人呈昏迷状态，突发心率快，血压低，血流动力学不能维持，瞳孔散大，双侧不对称。病人存在多脏器功能衰竭，给予对症、支持治疗。2017-12-23病人家属要求放弃治疗，反复告知风险，家属仍拒绝治疗，于13时停用升压药物，病人很快出现心率下降，血压、脉氧测不出，于13时05分心电活动消失，宣布临床死亡。

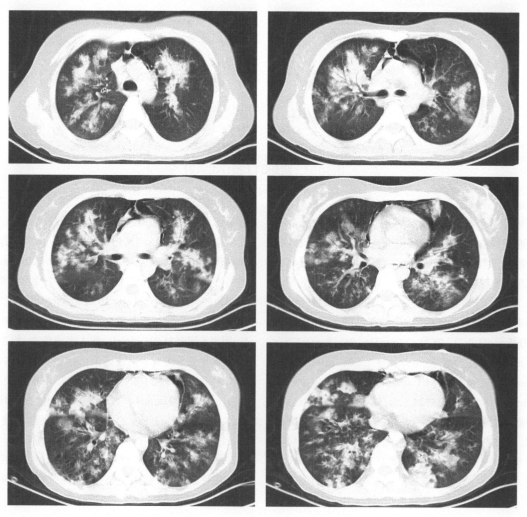

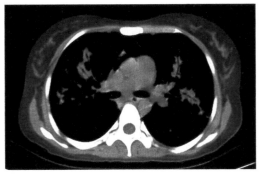
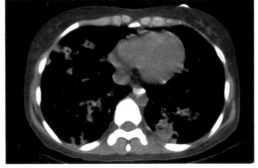

图6-108 病变较前进展，双肺沿支气管分布斑片、实变影，可见支气管充气征，纵隔气肿（2017-12-17）

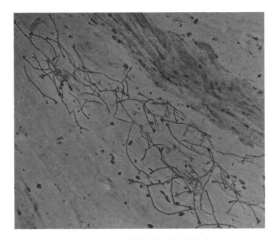

图6-109 痰标本，烟曲霉，革兰染色，×400

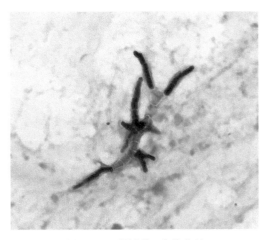

图6-110 灌洗液，真菌菌丝

【分析】支气管肺泡灌洗术（bronchoalveolar lavage, BAL）是指用支气管镜向支气管肺泡腔内反复用生理盐水灌洗，通过检测灌洗出的液体内含有的细胞及非细胞成分及清除肺泡腔内的有害物质成分为肺部疾病的诊断及治疗提供帮助。BAL最早由HY Reynolds和Newball在1974年报道，并在国外广泛应用，我国于20世纪80年代初期开展这项技术。因其操作相对安全简便、且能更加直接的反映肺内病变而广泛应用于临床，尤其适用于侵袭性肺真菌病的诊断及疗效评价。

半乳甘露聚糖（GM）是一种对热稳定的水溶性多糖抗原，可在大部分曲霉和青霉的细胞壁中检测到，早期即可分泌到体液中，可在临床症状及影像学特征出现之前检测到，并持续1～8周，因此可用于侵袭性肺真菌病的早期诊断。BALF-GM试验对侵袭性肺真菌病的诊断价值荟萃分析显示，其敏感度、特异度分别为60%～100%、80%～100%。多项研究显示BALF中GM试验的敏感性、特异度、阳性预测值、阴性预测值在一定程度上高于血清。BALF-GM诊断效能优于血清GM，可能与BALF是离病灶最近的部位、局部真菌载量最高、部分真菌不入血有关。2016年IDSA更新的曲霉病指南指出，已接受抗真菌预防或治疗的病人血清GM试验的预测价值非常低，不推荐行血清GM试验，但推荐进行BALF-GM检测。

BALF中GM试验的诊断价值仍需大量临床研究去证实，特别是非中性粒细胞减少症病人。de Heer K等根据Cochrane诊断试验准确性手册，对既往17项研究进行荟萃分析，在不同检测阳性率临界值（cut-off）下，评价BAL中GM检测对免疫功能低下人群IA诊断的准确性。12项研究（1123例）报道了以0.5为临界值的光密度指数（optical density index, ODI）的诊断性能。敏感性为0.88，特异性为0.81。在11项研究中（648例）以1.0为临界值，敏感性为0.78，特异性为0.93。在临界值为1.5或更高时，特异性异质性显著降低，且始终＞90%。最佳临界值取决于局部发生率和临床途径。在患病率为12%的情况下，假设1000名病人中有120名IA病人。在临界值为0.5时，将遗漏14名IA病人，且有167名病人被错误诊断为IA。在临界值为1.0时，将遗漏26名IA病人，有62名病人被误诊为IA。因此，对这些结果的解释和推断必须谨慎进行。1.5或更高的ODI测试结果是IA的一个强指标。

肺泡灌洗液GM试验对侵袭性肺部真菌感染的诊断价值较血清更好，为兼顾敏感性及特异性，可适当提高BALF-GM的临界值。

BALF的GM试验中，多种因素均可导致假阳性，如

BALF标本通过痰消化液试剂的预处理、抗真菌药物治疗、β-内酰胺类抗菌药物,特别是哌拉西林/他唑巴坦以及美洛西林/舒巴坦,因这些药物是由其他霉菌产生的天然化合物的半合成药物,应用这些药物的病人可能会导致BAL中GM试验假阳性。另外,呼吸道中曲霉定植或标本污染也可能导致试验假阳性。

(滨州医学院附属医院重症医学科 刘伟丽 提供)

11.病例11:女,49岁。咳嗽、声嘶、发热半个月。病人8天前受凉后出现咳嗽、咳少量白痰,伴气喘,间断发热,体温最高达38℃,当地诊所治疗(具体用药不详)4天,症状无明显缓解,于2018-02-17入院诊治。查体:T 36.5℃,P 93次/分,R 23次/分,BP 90/60mmHg。双肺呼吸音粗,未闻及明显干、湿啰音。辅助检查:血常规示白细胞12×10⁹/L;红细胞沉降率73mm/h;C反应蛋白62mg/L。

胸部CT(2018-02-17):支气管管壁增厚,周围见树芽征(图6-111)。

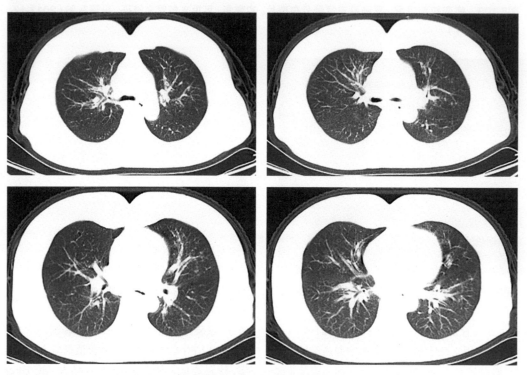

图6-111 胸部CT(2018-02-17)

【诊断】气道侵袭性曲霉病。

【诊断依据】中年女性,咳嗽、声嘶、发热半个月,抗生素治疗效果差,C反应蛋白升高幅度较低,可除外细菌感染性疾病。胸部CT示双肺向心性分布支气管管壁增厚,周围可见树芽征,提示气道受累为主,首先考虑气管支气管炎型气道侵袭性曲霉病的可能,病人声音嘶哑,不除外声带受累的可能。入院给予抗感染、对症治疗半个月,咳嗽、声嘶症状改善不明显,复查胸部CT(图6-112)示病变较前进展(2018-02-26)。2018-03-01行气管镜检查:声带上覆黄白色脓苔(图6-113),支气管黏膜充血、水肿,部分黏膜表面溃疡、糜烂(图6-114),以左上肺为著,给予刷检和活检。病理和培养均提示曲霉感染,加用伊曲康唑胶囊0.2g每日2次治疗后咳嗽、声嘶症状改善,1.5个月后复查气管镜检查,镜下明显好转(图6-115,图6-116)。

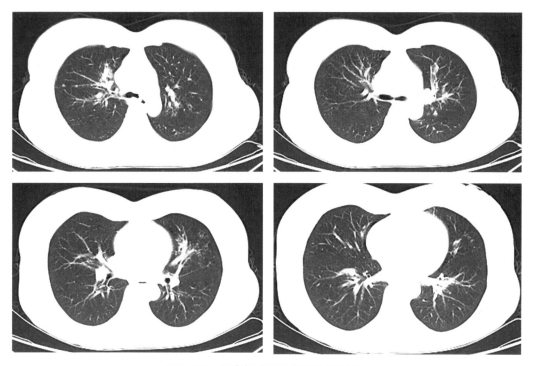

图6-112　病变较前进展（2018-02-26）

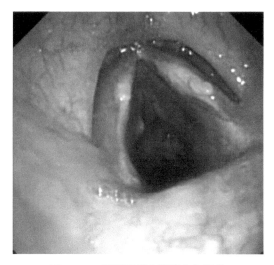

图6-113　双侧声带上覆黄白色脓苔

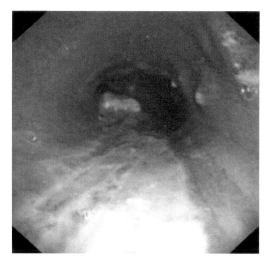

图6-114　气管黏膜充血、水肿，见黄白色坏死物质，局部黏膜呈结节状隆起

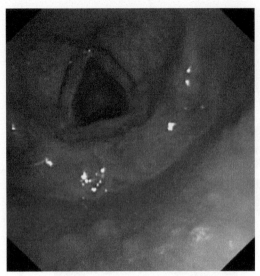

图6-115　声带光滑，未见新生物生长

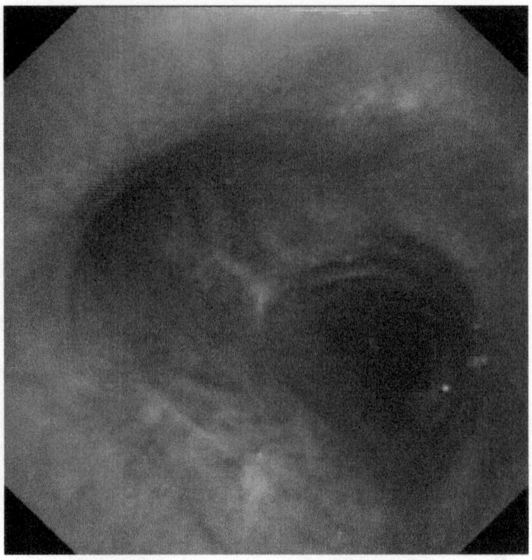

图6-116　黏膜光滑，管腔通畅

【分析】气管支气管炎型气道侵袭性曲霉病亦称曲霉气管支气管炎（aspergillus tracheobronchitis，ATB），是曲霉在气管内定植及生长所致疾病的总称，感染完全或主要局限于气管支气管树，是一种少见但严重的侵袭性曲霉病，有致命的结局。ATB支气管镜下表现为何种形式主要取决于吸入曲霉孢子的数量，以及宿主免疫状态和气道结构间的相互关系。

1970年，Young等回顾了98例组织学记录的侵袭性曲霉病，其中8例患有ATB。在5例病人中，感染似乎仅限于气管支气管树，没有实质受累的迹象。8例病人的粒细胞减少程度、接受糖皮质激素及细胞毒药物治疗的程度都较IPA病人轻，故该学者认为，可能因为免疫系统受损较轻，使曲霉侵袭局限于气道而不侵犯肺实质。

Kramer等在1991年首次完全描述ATB。他们将ATB分为3类：侵袭型、腐生型和变态反应型，并定义了侵袭型ATB的3种形态学亚型：气管支气管炎型、溃疡型和假膜型。气管支气管炎型与溃疡型的临床表现均以呼吸困难、喘鸣及咯血为主；气管支气管炎型黏膜炎症轻，曲霉菌丝仅侵袭气道黏膜表层，气道分泌物中可发现大量曲霉；溃疡型菌丝侵袭至软骨，甚至气道壁全层，可形成窦道或波及周围肺实质。假膜型病人会出现严重的呼吸困难，气道由菌丝、红细胞、白细胞、坏死物质及黏液共同组成的假膜覆盖，甚至形成支气管铸型的栓子完全堵塞支气管，黏膜及黏膜下层可见菌丝侵袭。腐生型是曲霉在气管、支气管腔内寄生，可有轻微黏膜炎症，甚至黏膜萎缩变薄，可导致气道阻塞，但曲霉未侵袭气道壁，这种状态类似于曲霉球，临床表现类似支气管肺炎，主要为发热、咳嗽、胸痛及咯血，也可出现呼吸困难。变态反应型是曲霉引起的气道超敏反应，典型代表是变应性支气管肺曲霉病（ABPA）。侵袭性气道曲霉病可在气道壁中发现曲霉菌丝，腐生型及变态反应型

气道曲霉病则无曲霉菌丝侵袭气道壁的证据。Kramer等认为气道侵袭性曲霉病的3种类型可能是同一种疾病的不同进展过程，更可能是IPA的早期表现。上述气道曲霉病的临床特点常有重叠，或不断进展变化。病人可同时存在侵袭型、腐生型及变态反应型病变，呈腐物寄生状态的曲霉也会侵袭气道壁，导致气管、支气管炎，甚至进展至溃疡和假膜形成。ABPA有时也存在局限性气道壁的曲霉侵袭，腐生型也会合并ABPA。

1995年，Denning等根据支气管镜外观提出了3种广泛接受的ATB分类：伪膜型、溃疡型和阻塞型。假膜型通常以完全脱落的黏膜、假膜和透壁支气管坏死为特征。假膜包括坏死组织、渗出物和真菌菌丝。从那以后，一些学者认为它们可能代表同一疾病过程的不同阶段。

2010年，国内学者Wu等根据管腔内病变的支气管形态分为4种类型：浅表浸润型（炎性浸润，表浅性溃疡和假膜形成轻度斑块，无明显的气道闭塞），全层参与型（更深溃疡性），闭塞型（气道阻塞所涉及支气管原口径的≥50%）和混合型（病人有两个或多个特性）。两个以上两种分类的主要根据疾病的支气管镜外观以及气道狭窄程度，这些形态学改变代表着疾病不同的阶段，同时也代表着疾病的动态演变过程。有学者认为Wu等的分类有一定的缺陷，即支气管镜下无法明确病变气道是否全层受到曲霉菌丝的侵犯，因此，Denning的分类似乎更加合理。本例属于假膜型或浅表浸润型。

ATB的治疗包括抗曲霉药物治疗、支气管镜介入治疗和免疫增强治疗。抗曲霉药物首选伏立康唑，对烟曲霉、黄曲霉、黑曲霉等均有杀菌作用。两性霉素B因肾毒性较大，全身不良反应多，临床全身静脉应用较少，对不能耐受者可改用两性霉素B脂质体，但其可用于雾化吸入治疗，全身用药配合雾化吸入两性霉素B可明显提高疗效，有助于

高浓度多烯类药物到达局部感染部位,但该方法尚未标准化。不能耐受抗曲霉治疗且未累及主气管及隆突的局部病变病人、肺功能良好者,或经积极的抗曲霉治疗急性症状已得到控制但仍有局部病灶者,可行手术治疗。由于气道侵袭性曲霉病导致气道阻塞、引流不畅,静脉用抗真菌药物在气道中浓度较低,抗真菌治疗疗程应延长,同时由于假膜组织生长快,造成气道严重梗阻,所以在全身应用抗真菌药物的同时,可联合支气管镜下介入治疗。通过激光、高频电刀、氩气刀、冷冻、微波等解除支气管内狭窄或炎性肉芽肿,缓解气道阻塞。球囊扩张术治疗气管支气管狭窄作用直接,伤害性最小,但容易发生早期再狭窄,因此有学者主张介入治疗气道狭窄首选球囊扩张,发生再狭窄时,再采用支架置入。一些增强机体吞噬细胞功能的免疫增强剂,如人白细胞集落刺激因子、干扰素-γ等也有利于该病的治疗。

(安康市中医医院呼吸内科 唐 甦 提供)

12.病例12:男,77岁。确诊右肺癌4年余,纳差1个月。病人4年前因"咳嗽、咳痰、痰中带血"于山东省肿瘤医院诊断为"右肺下叶肺癌",并于2013-02-28行"右肺中、下叶切除术＋纵隔淋巴结清扫术",术后病理示(右肺中下叶)中分化鳞癌,癌组织距支气管断端甚近,区域淋巴结:支气管周(2/2)、7组(3/11)、9组(1/1)、10组(0/1)、11组(0/3)。术后恢复良好,行"吉西他滨1.6g d1、8＋顺铂40mg d2～4"方案化疗4周期及放射治疗。平素偶有咳嗽、咳痰,为白色黏痰。病人1个月前出现纳差,于2017-09-22入院诊治。既往有慢性支气管炎病史20余年,冠心病、心房颤动、高血压病史10余年,口服"复方利血平、硝苯地平、阿司匹林"等药物治疗,血压控制尚可。查体:T 35.5℃,右肺呼吸音粗,可闻及干啰音及少许湿啰音。

胸部CT(2017-09-24):右肺上叶阻塞性肺不张(图6-117)。

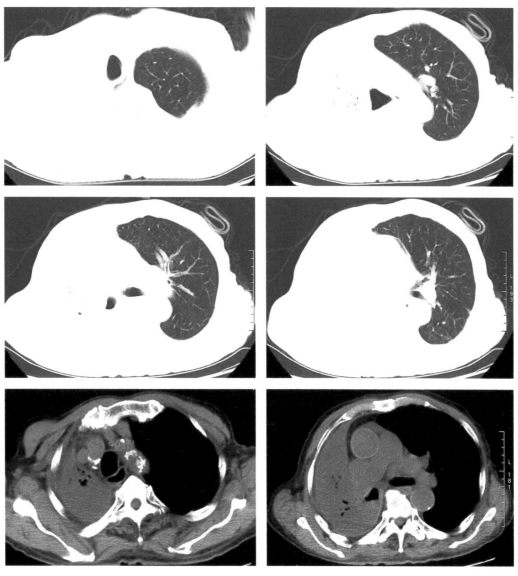

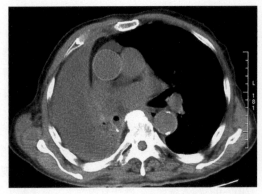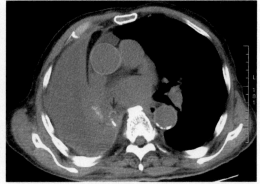

图6-117　胸部CT（2017-09-24）

【诊断】侵袭性肺曲霉病。

【诊断依据】老年男性，有COPD和肺癌病史，存在免疫抑制。胸部CT示右肺上叶管腔阻塞、不张。病人虽因中心型鳞癌行右肺中、下叶切除术（红箭），但肿瘤造成一侧肺不张者少见。常见原因为局部免疫妥协所致肺不张，常见致病菌为曲霉和放线菌，查体示右肺呼吸音粗，可闻及干啰音及少许湿啰音，支持肺部感染诊断。病人行气管镜检查：右肺上叶管口被坏死物质完全阻塞（图6-118），活检病理：送检组织为炎性坏死组织，见部分真菌感染，考虑曲霉（图6-119）。去除坏死物质，并给予伏立康唑抗真菌治疗，复查胸部CT（2017-10-03）：右肺上叶复张（图6-120）。伏立康唑静脉滴注2周后病人病情稳定，好转出院，院外口服伏立康唑治疗。

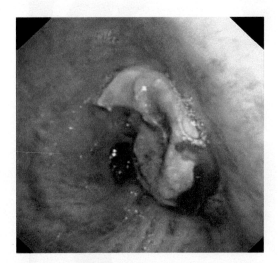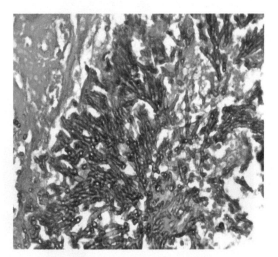

图6-118　右肺上叶支气管开口处见黄白色新生物阻塞

图6-119　HE染色，×1000

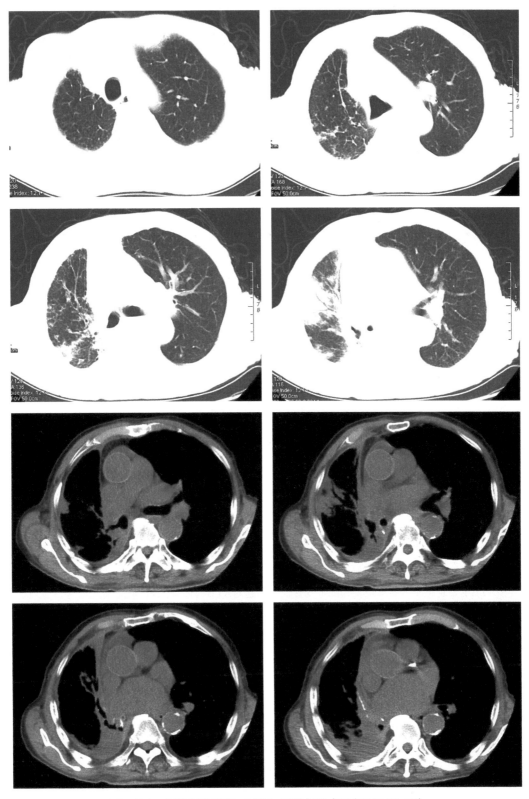

图6-120 右肺上叶炎症，右肺中、下叶切除术后（2017-10-03）

【分析】呼吸系统是直接对外环境开放的系统，致病原容易通过呼吸道进入体内而造成疾病。在健康人中，大多数微生物的侵袭可被宿主的免疫屏障（如皮肤黏膜屏障）、可溶性分子（如补体）和细胞成分（如吞噬细胞、树突状细胞、自然杀伤细胞等）组成的固有免疫系统及数量巨大的淋巴细胞组成的适应性免疫系统所清除。但在诸如人类免疫缺陷病毒感染、器官移植受者、癌症、胶原血管病、重症等机体免疫系统受到损害的免疫妥协（或抑制）

宿主，尤其容易发生由细菌、真菌、病毒等病原体造成的肺部感染。免疫妥协宿主（immunocompromised host, ICH）是指由遗传或获得性因素导致的机体细胞和（或）体液免疫及吞噬等固有免疫功能的改变，导致感染并发症或机会感染发生风险增加的一种状态。至少可包括以下3种状态：①非HIV感染所致的严重免疫妥协，如先天性免疫缺陷、白血病、淋巴瘤、广义恶病质、烷化剂、抗代谢药物治疗、接受放疗、大剂量糖皮质激素治疗；②HIV感染；③存在导致局限性免疫缺陷的情况（如脾功能减退症和肾衰竭）。

曲霉孢子对呼吸道的定植被认为是ATB病理生理学的第一步，随后多形核中性粒细胞和巨噬细胞的功能受损可能促进支气管黏膜随后的菌丝侵袭。ATB的发病机制不明。Young等认为病人免疫系统受损较轻或者全身免疫功能正常，曲霉侵袭局限于气道而不侵犯肺实质或向其他器官播散。Wu等认为，气道结构破坏、气道黏膜清除能力下降及低氧血症导致气道局部抵抗力下降，使曲霉易在气道内定植，甚至感染；因病人全身免疫功能正常，故曲霉侵袭局限于气道，不向肺实质或其他脏器播散。Clarke等也认为气道黏膜屏障破坏是曲霉侵袭气道的主因，而气管插管或切开、气道内肿瘤及细菌感染、局部放疗等均会破坏黏膜屏障功能，导致黏液和纤维素分泌增多，利于真菌定植。另外，气道内手术进行丝线缝合时遗留的丝线亦是曲霉感染气道的原因之一。ATB易感因素与IPA类似，包括肿瘤放化疗后、粒细胞缺乏和骨髓或实体肿瘤移植、长期服用糖皮质激素或免疫抑制剂、糖尿病、慢性肺部疾病、广谱抗生素使用、AIDS及入住ICU的危重病人，也可见于无基础病或无免疫缺陷病人。

ATB临床上根据气管镜下表现分为阻塞型、假膜型、溃疡型、混合型和气管支气管腔内曲霉球5种类型。本例为阻塞型。阻塞型ATB主要是指曲霉感染阻塞局限于气管、支气管，或以气管、支气管感染为主，曲霉菌丝仅侵袭气道黏膜表层，曲霉在气道内呈团块状生长，曲霉菌丝及分生孢子与黏液、白细胞、红细胞混合形成痰栓堵塞气管、支气管，导致≥50%的管腔狭窄，痰栓周围气道壁黏膜坏死。病人可表现为咳嗽、发热和新发哮喘，并出现严重低氧血症。胸部高分辨率CT可发现病变部位气管、支气管壁增厚，管腔内有新生物突出，局部或多处明显狭窄，尤其在气道三维成像中表现明显。有时腔内可见管腔变狭窄，大量黏膜嵌塞，细支气管扩张及由于气道阻塞造成区域性肺膨胀不全。

2010年，国内Wu等报道19例单纯性ATB，烟曲霉感染14例（73.7%），黄曲霉3例，土曲霉和黑曲霉各1例。基础疾病以恶性肿瘤为主，占73.7%（14例），其中，57.9%（11例）为原发性和转移性肺癌，血液肿瘤占15.8%（3例），78.9%（15例）病变部位为气管，部分合并双侧主支气管和右侧中间段支气管，支气管镜表现为混合型和闭塞型为主，发生

ATB的主要危险因素为放疗（63.2%）、化疗（42.1%）、气道狭窄（36.8%）及激素使用（26.3%）。病死率为26.3%，死亡的5例病人均为受累支气管曲霉全层侵袭。

气道侵袭性曲霉病中有一种特殊类型，即支气管残端曲霉病（bronchial stump aspergillosis, BSA），是曲霉侵袭支气管残端缝线周围肉芽组织导致的化脓性感染，多发生在肺叶切除后1年内。该例病人肺叶切除术后因COPD和支气管残端改变了气道结构和黏膜纤毛清除能力。Tokuishi等对肺叶切除术或肺切除术后31例支气管残端曲霉病病例进行了综述。吻合口闭合后发现2例支气管残端曲霉病，其余病例为缝合线感染。缝合材料可能会引发局部免疫反应，并可能导致坏死和气道阻塞。与尼龙线（nylon monofilament thread）相比，丝线（silk thread）更容易与曲霉属物种一起导致反复感染。仅发现一例合成线（synthetic thread）感染的病例报道。去除缝线是治疗支气管残端曲霉病的关键措施。

He等在重症慢性阻塞性肺疾病（COPD）人群中，确诊了3例ATB病例，并回顾性分析了之前30年间（1983—2013年）报道的8例COPD合并ATB的病例。在报道的3例新病例和8例已发表病例中，总死亡率为72.7%（8/11），入院至死亡之间的中位数为11.5天（范围为7～27天）。糖尿病是COPD最常见并发症（27.3%）。在确诊ATB之前，7例（77.8%）接受全身皮质类固醇治疗，3例（33.3%）在诊断为ATB前吸入皮质类固醇。对糖皮质激素耐药的呼吸困难（77.8%）是最常见的症状，50%的病人出现急性肾衰竭。支气管镜下最常见的病变为假膜性病变（54.5%）。烟曲霉是最常见的分离病原菌（40%）。ATB是约5%入住ICU的重症COPD病人急性发作的罕见原因，并可能迅速发展为IPA，导致高死亡率。对皮质类固醇耐药的呼吸困难应该引起对ATB的怀疑。ATB的早期诊断基于支气管镜检查，并且可以通过支气管黏膜活检有效且安全地确诊。

ATB主要靠组织活检病理确诊，病理提示曲霉浸润到气管、支气管黏膜基底层，因此，支气管镜检查活检是诊断的主要方法。镜下表现多样：①炎性改变，病变部位气道黏膜充血、水肿、糜烂，表面覆盖黄白色脓苔；②腔内新生物，气管管腔内息肉样新生物；③结节样增生改变；④气管、支气管出现狭窄或者阻塞。因为肺实质不受曲霉直接影响，可为正常无特征性的影像表现，偶尔有气管或者支气管壁增厚。

通过气管镜对阻塞型ATB进行呼吸介入治疗有时成为必要的甚至是唯一的选择。经气管镜钳夹摘除坏死物、息肉样物质，减少曲霉负荷。如果钳夹不能有效清理者，可根据情况分别采用激光、高频电灼、微波、氩气刀或冷冻等对阻塞部位的坏死痰痂物和肉芽组织进行清除。在气道局部的曲霉感染尚未得到有效控制之前，不提倡置入金属网眼支架进行介入治疗。经气管镜进行气道局部抗曲霉药物

冲洗滴注是治疗阻塞型ATB一种重要的治疗方式。由于气道曲霉感染部位管壁溃疡坏死，血供较少，因此抗真菌药物在气道内的局部浓度较低，不能达到有效的药物浓度，故可在联合进行介入治疗的同时进行气道内局部抗真菌药物的冲洗灌注等治疗。

（冠县中心医院呼吸科　马立珍　提供）

13.病例13：男，63岁。确诊肺癌半个月，入院行放化疗。病人因"反复咳嗽10天"于2017-12-05第1次入院。胸部增强CT：左肺上叶支气管周围软组织影，左肺门稍大淋巴结，双肺肺气肿、肺大疱，双肺散在纤维灶，伴邻近胸膜增厚（图6-121）。行气管镜检查示左肺上叶固有支尖后段、前段分嵴处见黏膜粗糙隆起，局部黏膜充血水肿，于该部位活检。2天后病理回报：鳞状细胞癌。免疫组化：CK5/6

（＋）、P63（＋）、P40（＋）、TTF-1（－）、NapsinA（－）、ki-67阳性率约40%。肺功能示中度阻塞性通气功能障碍。经对症处理后2017-12-15出院。病人出院后仍有咳嗽、少痰，排除放疗禁忌后于2017-12-26开始行胸部调强放疗，计划T7Gy/35f。为行放化疗于2017-12-27再次入院。1年前因膀胱癌行电切治疗。1个月前诊断为慢性阻塞性肺疾病应用舒利迭、思利华治疗。病人放、化疗后出现发热，体温最高达38℃，先后应用莫西沙星、哌拉西林/他唑巴坦、替考拉宁等抗生素治疗，疗效欠佳。复查胸部CT（2018-01-07）：左肺上叶空洞影，边缘模糊（图6-122）。改用左氧氟沙星、头孢唑林、利奈唑胺抗感染治疗，亦疗效欠佳。痰培养（2018-01-15）：烟曲霉（＋）。复查胸部CT（2018-01-17）：病变较前进展（图6-123）。

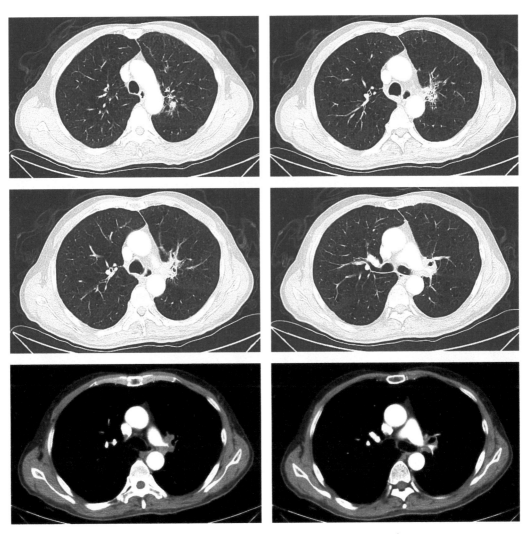

图6-121　左肺上叶支气管周围软组织影（2017-12-05）

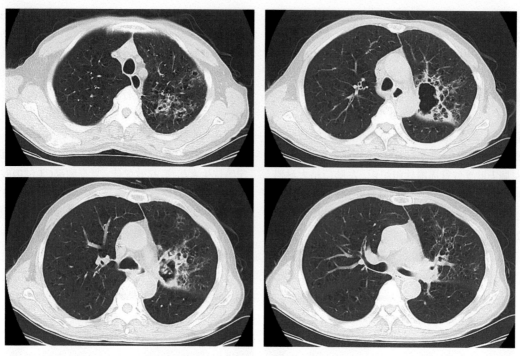

图6-122　左肺上叶空洞影,边缘模糊(2018-01-07)

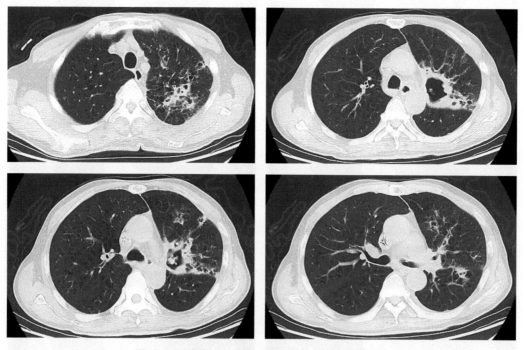

图6-123　病变较前进展,洞壁增厚(2018-01-17)

【诊断】侵袭性肺曲霉病。

【诊断依据】老年男性,因肺癌行放、化疗,术后出现发热,抗生素治疗效果欠佳,胸部CT示右肺上叶空洞影,进行性加重,结合痰培养示烟曲霉(+),首先考虑气道侵袭性曲霉病可能。病人于2018-01-23行气管镜检查:右肺各支气管开口位置正常,管腔通畅,内见较多白色黏液性分泌物;左肺固有上叶黏膜表面见大量黄色坏死物覆盖,周围黏膜充血水肿;左B1+2a+b管腔结构消失,替代以空洞样改变,空洞壁被黄色和黑色物覆盖(图6-124),于此灌洗、活检。ROSE细胞学染色示曲霉(图6-125),病理见真菌菌丝,考虑曲霉。溃疡型气管支气管炎型气道侵袭性曲霉病诊断成立。

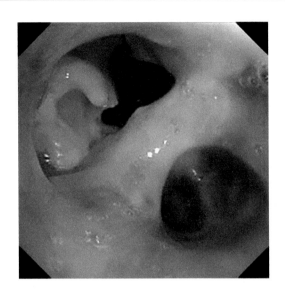

图6-124　左肺上叶空洞性病变，空洞壁被黄黑色
物质覆盖

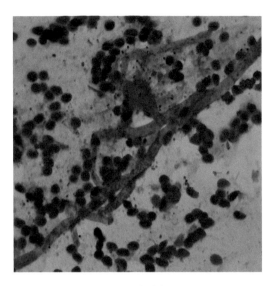

图6-125　迪夫染色，×100

【分析】大多数真菌通过吸入进入人体。然而，与肺部或全身疾病相比，支气管内真菌感染（endobronchial fungal infection, EBFI）相对罕见。EBFI的支气管镜表现从轻度黏膜炎症到中央气道阻塞不等。Karnak等总结了Medline数据库中有关气道真菌病的英文文献，截至2005年7月，共检索到228例EBFI病例：曲霉（121例）、粗球孢子菌（38例）、接合菌（31例）、念珠菌（14例）、新生隐球菌（13例）、荚膜组织胞浆菌（11例）。121例气道侵袭性曲霉病中，烟曲霉感染比例达63%。其中，90例存在免疫功能缺陷，83例接受过肺移植，5例患有糖尿病，16例病人无免疫功能缺陷。121例病人的总病死率达48%，其中11例因合并侵袭性曲霉病及大咯血在诊断后短期内死亡。

气道侵袭性曲霉病的病变部位以支气管为主，单纯感染气管者较少见。病理可见急慢性炎症细胞浸润，黏膜水肿，鳞状上皮化生，深浅不一的溃疡，溃疡表面附着坏死物质；曲霉菌丝侵袭黏膜层、黏膜下层及软骨，甚至气道壁全层，形成痿道，侵犯邻近肺动脉及肺实质。曲霉菌丝及分生孢子与黏液、白细胞、红细胞混合形成痰栓堵塞支气管，痰栓周围气道壁黏膜坏死。

Fernández-Ruiz等回顾了18年间（1992年4月—2010年11月）其所在三级护理中心确诊的8例ATB病例，以及1985—2011年7月英国文献中报道的148例ATB病例。实体器官移植（44.2%）、血液系统恶性肿瘤（21.2%）、中性粒细胞减少症（18.7%）和慢性阻塞性肺疾病（15.4%）是最常见的潜在疾病。大多数病例发生在接受长期皮质类固醇治疗（71.8%）或化疗（25.0%）的病人中。长期皮质类固醇暴露是从曲霉支气管定植到侵袭性感染的重要风险因素，这种效应被认为是剂量和时间依赖性的，并且也适用于吸入制剂。发热和呼吸系统疾病（咳嗽、呼吸困难、喘鸣或喘息）是最常见的症状；1/3的病人在发病时出现急性呼吸

窘迫，18例病人（15.1%）在诊断时无症状。症状发作时的影像学检查显示，97例病例中有46例（47.4%）没有相关发现。随着感染过程的进展，46例病人中有19例（41.3%）出现放射学异常（肺浸润、支气管管壁增厚或肺不张）。烟曲霉是最常见的致病菌（74.4%），其次是黄曲霉（10.9%）、黑曲霉（8.5%）和土曲霉（2.4%）。根据气管镜检查结果，假膜型ATB最常见（31.9%），在中性粒细胞减少症病人中更为常见；溃疡型（31.2%）与实体器官移植相关。气管和支气管结构异常可能通过损害黏膜纤毛清除和其他局部防御功能而有利于ATB的发展，从而促进真菌定植的持续存在。在没有明显免疫抑制原因的情况下，7例病人（4.5%）有某种形式的气道结构病变，包括3例结核性气管狭窄、2例支气管残端缝线和创伤性气管狭窄、支气管扩张相关的博来霉素诱导的肺毒性各1例。156例病人中有132例（84.6%）接受了全身性抗真菌治疗（口服或静脉注射）。其余病人中，11例病人未进行特异性治疗（6例病人在尸检时达到ATB诊断标准），2例病人仅接受支气管镜清创术，2例仅接受雾化吸入两性霉素B治疗。在另外9例病例中没有治疗数据。最常见的抗真菌单药治疗方案为两性霉素B脱氧胆酸盐（23.1%）和伊曲康唑（18.6%），联合治疗占35.9%。ATB直接威胁生命的并发症包括由于菌丝侵入肺血管而导致的大量咯血和继发于包含坏死碎片的假膜形成导致的继发性急性气道阻塞。据报道，吻合部位支气管肺动脉痿的发生是肺移植受者致命性咯血的原因。总体而言，ATB似乎比其他形式的IPA预后更好，住院总死亡率39.1%，大多数死亡被认为直接归因于IPA（81.9%）。单变量分析显示血液系统恶性肿瘤、急性肾衰竭、中性粒细胞减少症或化疗病人的死亡率较高。多变量Logistic回归分析显示中性粒细胞减少、急性呼吸窘迫为独立预后因素。ATB表现非特异性，病程因诱发因素的性质而异。宿主因素，如粒细胞缺

乏的程度、免疫功能状态及基础疾病的严重程度,将决定ATB病人的预后。

（烟台毓璜顶医院呼吸科　于鹏飞　提供）

14.病例14：男,68岁。咳嗽、咳痰、喘憋8天。病人8天前无明显诱因出现咳嗽、咳痰、喘憋,行胸部CT检查：

轻度支气管扩张表现（图6-126）,病人未积极治疗。1天前病人喘憋进行性加重,就诊于当地医院,行胸部CT检查：双肺多发斑片、实变、空洞影（图6-127）,于2018-01-28入院诊治。查体：T 37.5℃,P 75次/分,R 19次/分,BP 127/59mmHg。双肺呼吸音粗,闻及少量干、湿啰音。

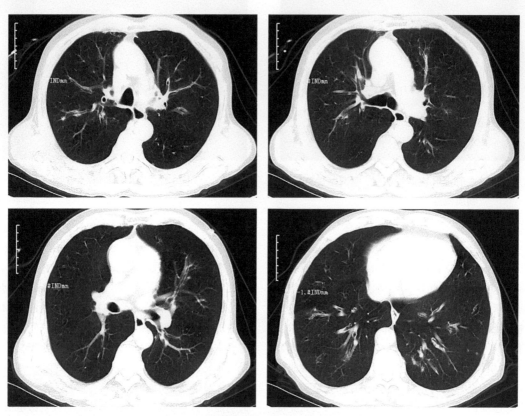

图6-126　双肺轻度支气管扩张（2018-01-20）

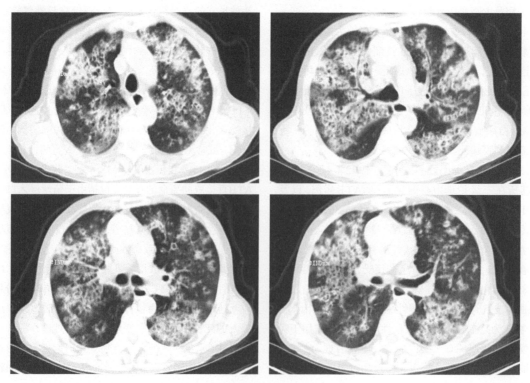

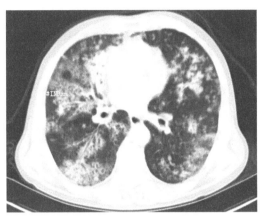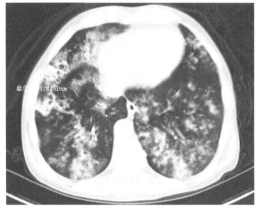

图6-127 双肺多发斑片、实变、空洞影（2018-01-27）

【诊断】侵袭性肺曲霉病。

【诊断依据】老年男性，既往体健，突发咳嗽、咳痰、喘憋，胸部CT示轻度支气管扩张、支气管管壁增厚，病人喘憋进行性加重，1周后复查胸部CT示双肺沿支气管分布斑片、实变、结节、空洞影。病变进展迅速，以气道病变为主，首先考虑气道侵袭性曲霉病的可能。辅助检查：血常规示WBC 26.74×10^9/L、中性粒细胞0.974、HB 119g/L；生化：ALT 106U/L、AST 45U/L、白蛋白18.9g/L；心肌酶：肌酸激酶243U/L、NT-BNP 1472pg/ml；PCT 37.43 ng/ml；G试验5.3、GM试验0.99。2018-01-29行气管镜检查：气管、支气管管腔通畅，各级支气管黏膜充血、水肿、糜烂，表面覆盖黄白色脓苔（图6-128）。支气管肺泡灌洗液涂片见大量真菌，活检病理：坏死组织中见大量曲霉。2018-01-30病人临床死亡。

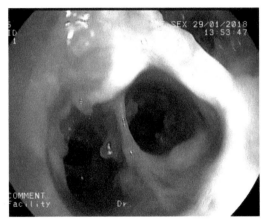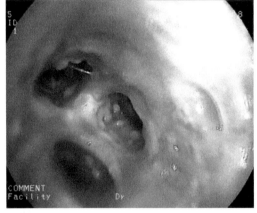

图6-128 黏膜充血、水肿、糜烂，表面覆盖黄白色脓苔

【分析】IA是机会性真菌感染，好发于器官移植、中性粒细胞减少症、肿瘤、使用免疫抑制剂、慢性肺部疾病、HIV、糖尿病等病人，但近年来无基础疾病病人感染IA的报道不断增加。目前，国内研究报道IPA病人中无基础疾病病人约占20%。侵袭性气管支气管曲霉病（invasive tracheobronchial aspergillosis, ITBA）是一种相对少见的IPA，其感染完全局限于或主要局限于气管支气管。本例镜下特点符合假膜型ITBA，其特点是下呼吸道广泛受累，黏膜表面覆盖着假膜。假膜型ITBA可发生在免疫功能正常的病人，并迅速进展为弥漫性肺实质病变的IPA。本例即从微小的支气管病变迅速进展为弥漫性肺实质病变，属于暴发型ITBA。本例病人既往体健，从发病到死亡仅10天时间。

病人降钙素原升高明显，考虑存在血流感染，病人最终死于脓毒症。脓毒症引起的免疫抑制是一种特殊情况，在此情况下，既往免疫功能正常的病人，其免疫功能会迅速变得脆弱，尤其是在患有糖尿病、慢性阻塞性肺疾病和行机械通气的情况下。对此类病人必须高度怀疑此病，因为ITBA可进展迅速，演变成为暴发型的超级感染。纤维支气管镜检查结合活检标本的快速组织学检查，能加快该病的诊断进程。

（沂水县人民医院呼吸内科 杨汝存 提供）

15.病例15：男，50岁。咳嗽、咳痰半个月，发热1周。病人半月前无明显诱因出现咳嗽，咳黄白黏痰，量约每日10口。症状逐渐加重，1周前出现发热，体温最高达39℃，活动后略有气急。4天前于当地医院住院治疗，辅助检查：血常规示白细胞16.24×10⁹/L、中性粒细胞0.847；C反应蛋白86.6mg/L。给予氨曲南联合左氧氟沙星抗感染治疗4天，症状无明显好转，于2016-11-23上级医院住院诊治。既往有电焊工工作史20余年，吸烟史20余年，20支/天。查体：双肺

呼吸音粗，可闻及散在湿啰音。

胸部CT（2016-11-23）：双肺见散在斑片、斑点状高密度影伴索条影，密度不均，边缘模糊，病灶沿支气管分布，树芽征明显（图6-129）。

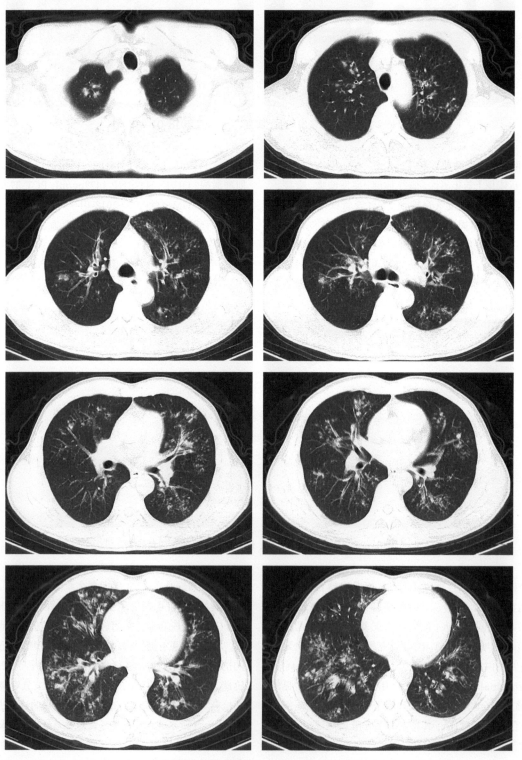

图6-129　胸部CT（2016-11-23）

【诊断】侵袭性肺曲霉病。

【诊断依据】中年男性，急性起病，发热、咳嗽、咳黄白黏痰，查体肺部可闻及湿啰音，白细胞计数升高明显，考虑感染性疾病，抗感染治疗疗效欠佳，行胸部CT检查示双肺沿支气管分布斑片、结节、树芽征，考虑细支气管炎型气道侵袭性曲霉病可能。入院后予以吸氧，哌拉西林/他唑巴坦联合莫西沙星抗感染治疗。辅助检查（2016-11-24）：血常规示白细胞19.48×10⁹/L、中性粒细胞0.772、血红蛋白121g/L、血小板526×10⁹/L；超敏C反应蛋白118.4mg/L；凝血功能：APTT 53.5秒、D-二聚体3.2μg/ml；白蛋白24.0g/L；3次痰找抗酸杆菌阴性、T-SPOT阴性；痰真菌培养：见丝状真菌（＋）；G试验404.21pg/ml。2016-11-29行气管镜检查：两侧各级支气管黏膜充血、肿胀，可见多发、大小不一的结节样或扁平不规则凸起，部分基底较宽，部分表面可见白色坏死物覆盖，以左侧为甚，管腔内可见白色脓性分泌物，吸除后见部分管腔狭窄。气管镜BALF培养：丝状真菌生长，考虑曲霉；病理示肉芽肿性炎，见真菌孢子。气道侵袭性曲霉病诊断明确，2016-12-02起停用哌拉西林/他唑巴坦及莫西沙星，给予伏立康唑200mg每日1次静脉滴注，首剂加倍。复查胸部CT（2016-12-11）：上叶、中叶病变较前进展，下叶病变较前吸收（图6-130）。病人咳嗽、咳痰症状较前好转，最高体温较前下降，考虑治疗有效，影像存在延迟效应。2016-12-17改为口服伏立康唑200mg每日2次。病人体温正常，咳嗽、咳痰症状明显好转，出院，院外继续口服伏立康唑治疗。2017-01-20复查胸部CT示病灶较前吸收（图6-131）。2017-05-24复查胸部CT示病灶基本吸收，停药。

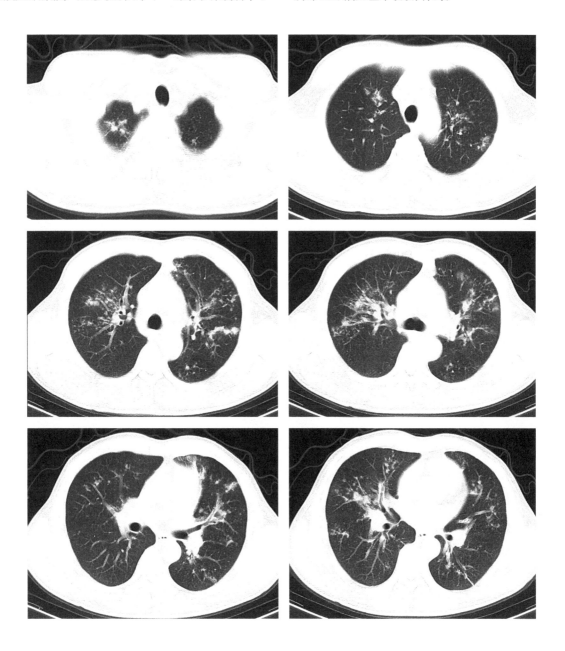

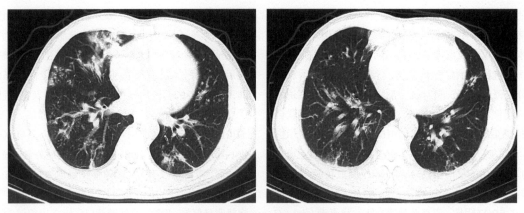

图6-130　上叶、中叶病变较前进展,下叶病变较前吸收(2016-12-11)

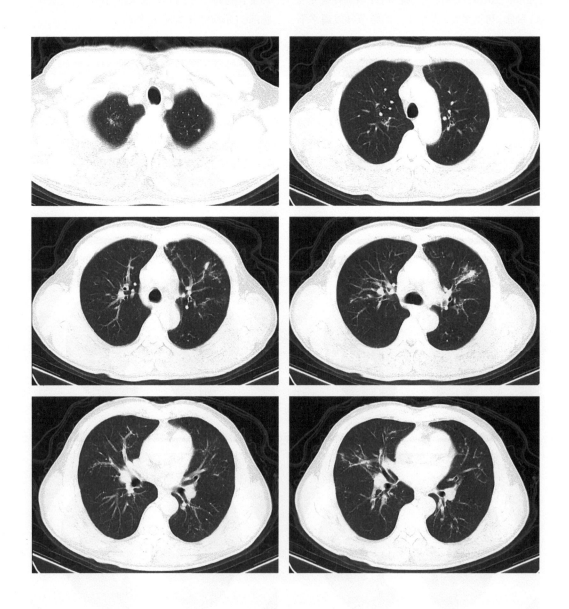

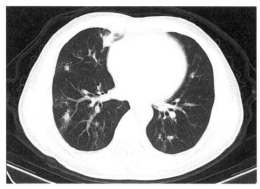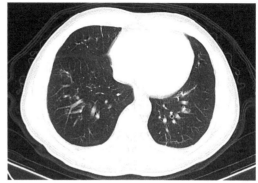

图6-131 病变较前吸收（2017-01-20）

【分析】目前用于诊断肺曲霉病的方法主要有组织病理、微生物培养、影像学以及曲霉抗原标志物检测。组织病理检查方法是通过经皮肺穿刺、支气管镜下活检以及手术切除等手段获得肺组织，通过病理学方法确定是否存在凝固性坏死、出血性梗死等累及血管表现或化脓性肉芽肿性炎症、炎症性坏死等未累及血管的IPA组织损害等病理表现。更重要的是在组织切片中根据真菌菌丝形态特征判断出真菌种类，为IPA诊断提供证据。

肺部真菌病为深部真菌病，需要从组织学上证明真菌侵犯及其形成的炎症损害，而不能仅以支气管分泌物中分离到真菌、特别是可在呼吸道定居的条件致病性真菌便做出诊断。原发肺真菌性肉芽肿指免疫功能正常病人在没有任何肺原发病症和结构异常的情况下形成的一种肺内慢性或亚急性真菌感染性局限性炎症。肺真菌性肉芽肿镜下可见非干酪样坏死肉芽组织病灶内的多核巨噬细胞胞质内存在真菌孢子，特殊染色可资鉴别（如隐球菌荚膜黏蛋白卡红-PAS染色呈阳性，而其他酵母样真菌不出现这种染色的荚膜）；还可通过观察菌丝、孢子的形态、大小，诊断不同真菌。组织学上的真菌形态及其病变是真菌侵犯的证据，但因为曲霉属的菌丝宽度极小，1~3μm，有时尚不足以准确鉴别菌种和菌型，需分割活检标本进行真菌培养，最终做出正确诊断。

微生物培养是诊断肺曲霉病的传统诊断手段。获取肺曲霉感染病原学常规标本有：痰、气管内吸引物、支气管刷检物、肺泡灌洗液（BALF）。若样本培养阳性，可进一步鉴定菌种，并且用于进行药敏试验，从而指导临床治疗。培养阳性除了可以提示曲霉感染外，在重症病人中分离出曲霉提示预后不良。曲霉血培养临床价值不大，因为IPA罕有血行播散，即便存在曲霉血症，持续时间也非常短暂，所以阳性率极低。Kami等对于血培养阳性率低给出了两个可能的假设：血液中某些成分可能干扰了曲霉的生长，如两性霉素的使用；曲霉被血管内皮细胞吞噬后诱导组织因子表达而引起血管损伤，同时曲霉可直接侵犯肺血管，对血管造成

破坏并形成血栓，使曲霉孢子无法进入血流，外周静脉抽取的血液中不易出现曲霉孢子。因此，当血培养出现曲霉阳性，多考虑标本污染所致。痰标本培养阳性率低且由于口腔定植菌污染易出现假阳性，而对于无气管插管及气管切开病人无法获取气管内吸引物，所以BALF获取病原学对于肺曲霉病的临床诊断十分关键。

2007年中国肺真菌病诊断和治疗专家共识、2008年及2016年的美国感染疾病协会肺曲霉病指南均明确提出BALF培养是诊断曲霉病的重要手段，BALF单次培养阳性即可作为肺曲霉病诊断的微生物学依据。2017年肺部感染性疾病支气管肺泡灌洗液病原体检测中国专家共识中将BALF作为诊断肺部感染性疾病的重要手段，明确指出对肺部不明原因的阴影、疑似肺部感染者行支气管肺泡灌洗，进而提高肺部感染性疾病的诊治成功率。

气道侵袭性曲霉病主要破坏细支气管壁和气道基底膜，出现化脓性肉芽肿性炎症、炎症性坏死，坏死物及分泌物可堵塞气管，在胸部HRCT可见树芽征、气管壁欠光滑及肺不张等表现。还有实变影、小叶融合阴影、斑片渗出等非特征性的表现。这些影像上的变化与感染时间和真菌负荷相关，缺乏曲霉感染特征的影像学表现与病程较长及延误诊断均相关。气道侵袭性曲霉病多发生于非粒细胞缺乏的造血干细胞（HSCT）移植者、移植物抗宿主病（GVHD）、HIV/AIDS、ICU、长期激素治疗的病人中。气道侵袭性曲霉病影像学表现亦有滞后于临床的现象，本例即是如此。

（无锡市第五人民医院呼吸科 丁 啸 提供）

16.病例16：男，63岁。咳嗽、气促、发热1周。病人1周前受凉后出现咳嗽，咳白黏痰，不易咳出。胸闷、气促，活动后明显。发热，体温最高达38.5℃，治疗后可好转，但易反复。于2019-02-03住院诊治。既往有2型糖尿病病史，服用二甲双胍及格列齐特片治疗，近期未服药，血糖控制不详。吸烟40年，20支/日；饮酒40年，1斤/日。

胸部CT（2019-02-03）：双肺支气管管壁增厚，沿支气管走行斑片、结节、树芽征（图6-132）。

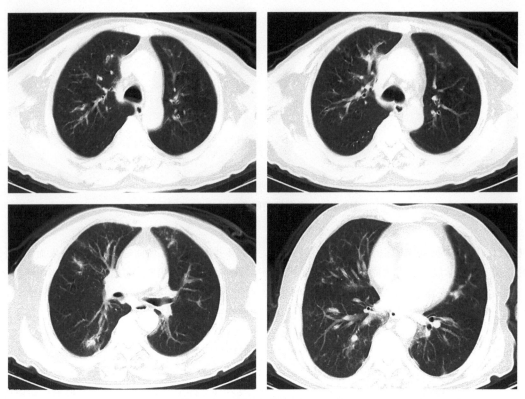

图6-132　胸部CT（2019-02-03）

【诊断】侵袭性肺曲霉病。

【诊断依据】老年男性，既往有烟酒嗜好和糖尿病病史，未系统治疗。近期出现发热、咳嗽、咳白黏痰，抗感染治疗，疗效不佳，胸部CT示双肺支气管管壁增厚，沿支气管走行斑片、结节、树芽征，结合未控制2型糖尿病的宿主危险因素，临床拟诊为气道侵袭性曲霉病。入院查体：T 36.5℃，双肺呼吸音粗，可闻及散在干、湿啰音。辅助检查：血常规示白细胞12.86×10⁹/L、中性粒细胞0.845、血红蛋白136g/L、血小板73×10⁹/L；空腹血糖6.2mmol/L；超敏C反应蛋白60.86mg/L；降钙素原0.23ng/ml。2019-02-04行

气管镜检查示：双侧化脓性支气管炎症，右下叶背支及左下叶基底支病变，给予活检和刷检。2019-02-07病人出现低热，痰中带血，查体：T 37.8℃，双肺可闻及干、湿啰音。空腹血糖11.2mmol/L。3次痰找抗酸杆菌阴性，痰涂片：见大量真菌菌丝及孢子，2次痰细菌培养：真菌（＋＋）。病理回报：（右下肺）曲霉病，并鳞状上皮高级别上皮内瘤变。GM试验1.10；G试验494.95pg/ml。复查胸部CT（2019-02-13）：双肺多发空洞影，内见丝状内容物，左肺上叶可见梭形空洞影（图6-133）。综上所述，病人侵袭性肺曲霉病诊断明确，自动出院。

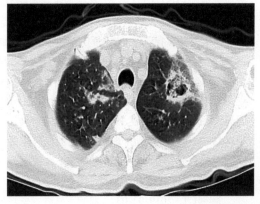
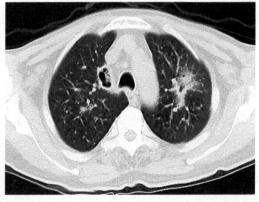

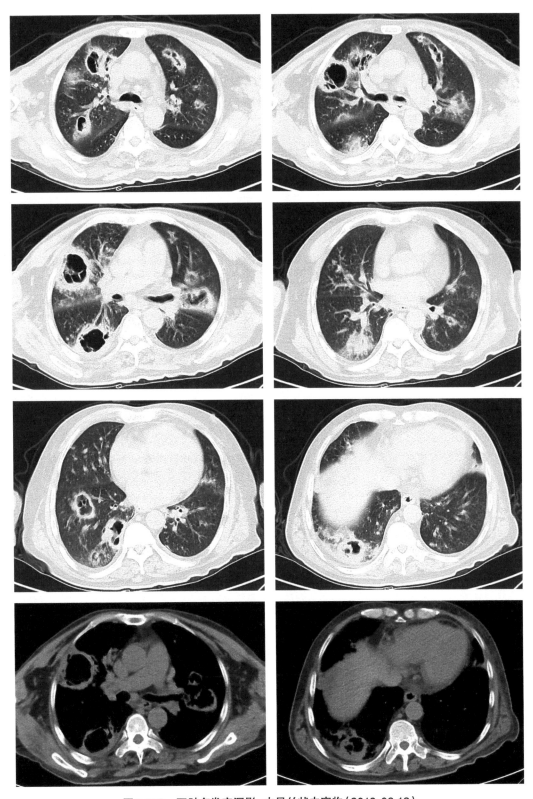

图6-133 双肺多发空洞影，内见丝状内容物（2019-02-13）

【分析】血小板减少，国内定义为血小板计数<100×10⁹/L，或较上一次检测下降50%，国外定义为<150×10⁹/L，或较上一次检测下降30%。血小板减少的常见原因很多，包括假性血小板减少：样本中的血小板聚集、EDTA管相关的血小板凝集；血液稀释、水肿；出血、脓毒

症、DIC（创伤、烧伤、感染）、纤溶亢进（肝硬化分泌降纤溶物质）、前列腺癌转移/卵巢癌、噬红细胞作用、微小血管血栓形成、大面积的体外循环、严重的肺栓塞等原因导致消耗增加；严重感染、肝素使用、输血后紫癜、药物等原因导致血小板生成减少；脾功能亢进、贫血等原因导致血小

板滞留。本例血小板减少不除外感染所致。

糖尿病病人存在免疫系统异常，如髓过氧化物酶缺乏症、白细胞功能障碍（趋化作用、吞噬作用及细胞内杀伤作用受损）、血清补体缺陷、巨噬细胞功能明显降低。2006年Cornillet等报道，糖尿病合并酮症酸中毒、吸收障碍引起的营养不良、慢性阻塞性肺疾病等是新的侵袭性肺真菌病的危险因素。糖尿病病人因呼吸系统屏障功能削弱，纤毛活动能力减低，免疫球蛋白分泌减少导致呼吸道抵抗力降低，曲霉以孢子的形式入侵。虽然糖尿病病人免疫功能低下，但机体免疫系统仍有识别曲霉孢子并遏制其生长的能力，病原菌识别受体识别并分泌细胞因子及趋化因子，从而刺激局部中性粒细胞募集和抗原特异性免疫反应。Neofytos等研究发现，随着年龄增长，免疫功能逐渐降至年轻时峰值的5%～30%，抵抗力降低，导致疾病增加、感染发生率升高。糖尿病病程越长的病人，获得并发症的概率越高，导致器官供血下降，对病原菌的侵入、繁殖及定植的防御功能减弱，增加了感染的概率，而血糖长期控制不良的病人，血糖值长期处于较高的状态，蛋白质代谢紊乱，体内蛋白质进行性消耗，影响了体液免疫功能，导致呼吸道免疫缺陷，对入侵的细菌杀灭能力下降，且高血糖状态下，血液渗透压增加，抑制了中性粒细胞的吞噬能力，导致机体的抵抗力下降，有利的生长环境和降低的清除功能和抵抗力，使病人更易发生IPA。因此，高龄、病程长、血糖控制水平差的糖尿病病人可能更易伴发IPA。

胸部CT是早期诊断IPA的一种简便、快速的重要方法，可为早期经验性治疗提供依据。血管侵袭与支气管源性播散是IPA感染致病的重要病理过程。血管侵袭胸部CT的表现包括大结节、肺肿块影及伴随征象（如晕征、中央低密度征和空气新月征等）。免疫功能不同的病人，IPA胸部CT表现不同，如血液肿瘤病人合并IPA时早期多出现侵袭血管改变；而非免疫缺陷病人在影像上呈进展性变化，早期可正常，异常表现可在1～2周后出现，出现磨玻璃、小结节等支气管侵袭影像学病变，随后可出现典型表现，包括双肺多发斑片、实变伴空洞影。对于有宿主危险因素的病人，真菌感染多为动态的变化过程，定期复查胸部CT是必要的，动态监测血清学指标协助诊治，可早期发现真菌感染，指导早期治疗。

（娄底市中心医院呼吸科 刘穆华 提供）

17.病例17：男，60岁。双下肢水肿伴肉眼血尿3周。病人3周前无明显诱因出现双下肢对称性水肿，伴肉眼血尿，小便量较前减少，就诊于当地医院肾病门诊，查肝、肾功能：白蛋白30.8g/L、谷氨酰转酰胺酶69U/L、肌酐62μmol/L、尿酸404μmol/L，未给予处理。2天前无明显诱因出现咳嗽、流涕，感恶心，无呕吐，余症状同前。门诊就诊，辅助检查：血常规示白细胞11.7×10⁹/L、中性粒细胞0.559；

超敏C反应蛋白5.5mg/L；尿常规：红细胞＋＋＋＋/HP、白细胞＋＋/HP、细菌（＋＋）、蛋白质（＋＋）、隐血（＋＋＋）、异形红细胞比例82%；肝、肾功能：白蛋白27.1g/L、谷氨酰转酰胺酶72U/L、肌酐76μmol/L、尿酸506μmol/L，于2019-01-23以"肾炎综合征"收入院。既往有肾炎综合征、酒精性肝硬化、脾切除、肺结节切除、右手背骨瘤手术病史。有高血压病史，间断服用代文治疗。有反复右膝关节肿大抽液史，1周前再次抽液。吸烟、饮酒约20年，现已戒20余年。查体：T 39.2℃，颜面轻度水肿，腹部膨隆，移动性浊音阳性，双下肢重度凹陷性水肿。辅助检查：HIV抗原抗体联合检测阴性、梅毒螺旋体阴性、梅毒TRUST试验阴性、肺炎支原体抗体阴性；呼吸道病毒四项快速检测：甲型流感病毒抗原、乙型流感病毒抗原、腺病毒抗原和呼吸道合胞病毒抗原均阴性；降钙素原0.12ng/ml；NT-proBNP 73.8pg/ml；血气分析（未吸氧）：pH 7.46、PO₂ 74mmHg、PCO₂ 40mmHg。入院后给予莫西沙星0.4g每日1次静脉滴注治疗3天，体温降至38℃左右。2019-01-25甲型流感通用型核酸检测阳性，停用莫西沙星，给予奥司他韦胶囊75mg每日2次、美罗培南针1.0g 8小时1次、甲泼尼龙针40mg每日1次治疗。行胸部CT检查（2019-01-27）示双肺胸膜下散在斑片、磨玻璃影，双侧少量胸腔积液（图6-134）。2天后病人体温降至正常，辅助检查（2019-01-29）：血常规示白细胞3.5×10⁹/L、淋巴细胞0.9×10⁹/L、血红蛋白148g/L、血小板83×10⁹/L；降钙素原0.40ng/ml；超敏C反应蛋白80.6mg/L；生化：白蛋白18.3g/L、谷丙转氨酶54U/L、谷草转氨酶AST 158U/L、肌酐99μmol/L、eGFR估算值71ml/min、尿酸521μmol/L、钾3.48mmol/L、磷酸肌酸激酶979U/L、肌酸激酶同工酶MB 60U/L、乳酸脱氢酶651U/L、随机血糖12.32mmol/L、BNP 108.4pg/ml；血气分析（氧流量61%）：pH 7.42、PO₂ 124mmHg、PCO₂ 43mmHg、氧饱和度99%。复查胸部CT（2019-02-01）：双肺斑片、磨玻璃影，局部牵拉性支气管扩张，胸膜下分布为主，较前进展（图6-135）。病人甲型流感病毒检测阳性，胸部影像学为外周分布为主的间质性肺炎改变，符合病毒性肺炎的影像特征。停用激素3天，体温复升至39℃，辅助检查（2019-02-04）：甲型流感通用型核酸检测弱阳性，继续激素治疗，体温降至正常。复查胸部CT（2019-02-07）：病变较前略有进展，胸腔积液较前减少（图6-136）。病人影像较前略有进展，但一般状况较前好转，停用达菲，甲泼尼龙针减为20mg每日1次，抗生素改用哌拉西林/他唑巴坦针4.5g 8小时1次继续治疗。甲型流感通用型核酸检测（2019-02-12）弱阳性。复查胸部CT（2019-02-14）：病变较前吸收（图6-137）。于2019-02-15出院，院外口服美卓乐24mg每日1次等药物治疗。辅助检查（2019-02-20）：血常规：白细胞24.4×10⁹/L、血红蛋白168g/L、血小板计数179×10⁹/L；生化：白蛋白30.6g/L、谷丙转氨酶83U/L、谷草转氨酶

61U/L、肌酐121μmol/L、尿酸404μmol/L、eGFR估算值56ml/min；咽拭子甲型流感通用型核酸RNA检测阴性。复查胸部CT示病变较前无明显变化。2019-02-25夜间咳嗽时感右侧后背疼痛，伴活动后气促，伴有下肢水肿，给予速尿片口服后好转，查淋巴细胞亚群：T细胞（CD3$^+$）26.1%、CD4细胞14.8%、CD8细胞8.3%、CD4/CD8 1.78、NK细胞（CD16$^+$/56$^+$）6.8%、B细胞（CD19$^+$）56.3%。1周后病人再次出现发热，体温最高达38℃，为进一步治疗于2019-03-

04再次入院。辅助检查：血常规示白细胞12.8×10^9/L、中性粒细胞0.875、血红蛋白157g/L、血小板153×10^9/L；超敏C反应蛋白38.5mg/L；生化：白蛋白23.5g/L、谷丙转氨酶70U/L、谷氨酰转酞酶348U/L、葡萄糖12.64mmol/L、尿素9.1mmol/L、肌酐97μmol/L、尿酸500μmol/L；咽拭子甲型乙型流感通用型核酸咽拭子均阴性。复查胸部CT（2019-03-05）：双肺病变较前吸收，右肺上叶新发空洞影（图6-138）。

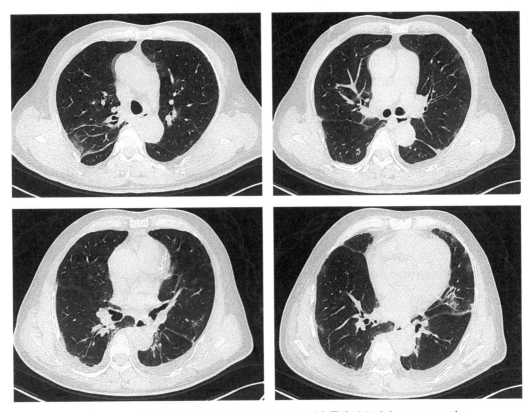

图6-134　双肺胸膜下散在斑片、磨玻璃影，双侧少量胸腔积液（2019-01-27）

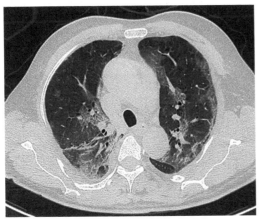
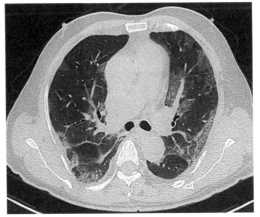

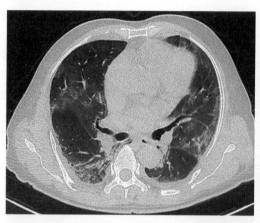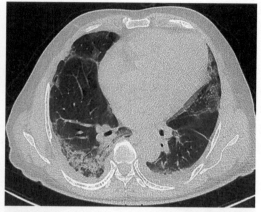

图6-135 双肺斑片、磨玻璃影，双侧胸腔积液，较前进展（2019-02-01）

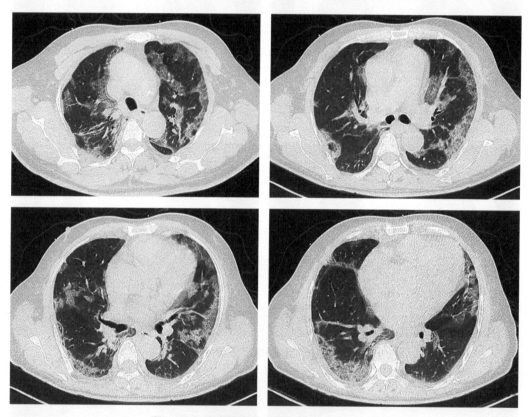

图6-136 病变较前略有进展（2019-02-07）

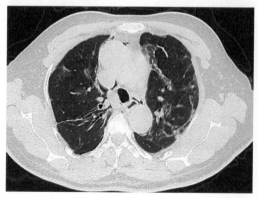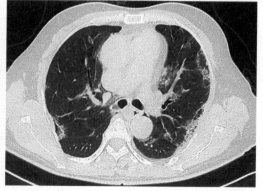

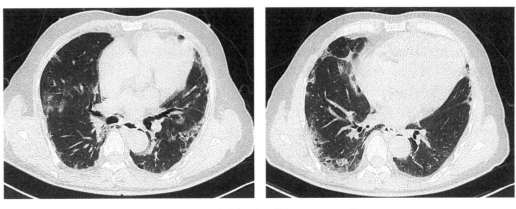

图6-137 病变较前吸收（2019-02-14）

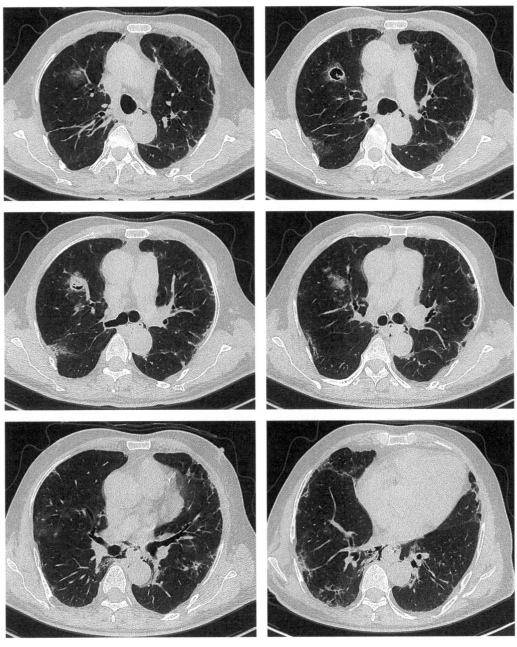

图6-138 双肺病变较前吸收，右肺上叶新发空洞影（2019-03-05）

【诊断】侵袭性肺曲霉病。

【诊断依据】老年男性，既往有肾炎综合征等病史，入院前2天前无明显诱因出现咳嗽、流涕，提示上呼吸道感染，病毒感染可能性大。入院后2天（40天前）诊断为病毒性肺炎，给予奥司他韦胶囊、激素等对症支持治疗后病情好转。半个月前咽拭子病毒检测转为阴性。复查胸部CT示双肺间质性肺炎较前明显吸收，但右肺上叶出现斑片空洞影，空洞内坏死不彻底，且病人出现发热，结合病史考虑病毒感染后继发感染。病毒感染后易合并细菌和真菌感染，细菌感染多见于链球菌和葡萄球菌，真菌感染多见于

曲霉，本例为单发空洞性病变，病变周围可见晕征，内部有空气新月征特点，首先考虑侵袭性肺曲霉病诊断。入院后细菌、真菌培养阴性，GM试验0.95（<0.5），烟曲霉IgG抗体定量检测193AU/ml（<80），支持侵袭性肺曲霉病诊断。给予静脉滴注伏立康唑抗真菌治疗。复查胸部CT（2019-03-11）：空洞较前缩小（图6-139）。静脉应用伏立康唑2周后复查胸部CT（2019-03-24）：空洞内容物进一步坏死、排出（图6-140）。病人病情稳定，院外口服伏立康唑序贯治疗。1周后复查胸部CT（2019-03-31）：右肺上叶空洞性病变，内残存丝状影（图6-141）。

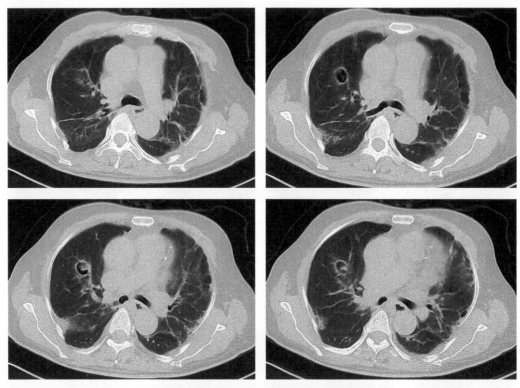

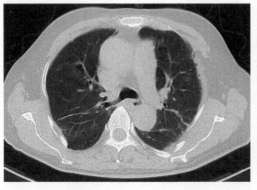
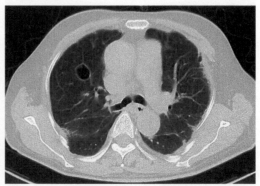

图6-139　病变缩小、内坏死明显（2019-03-11）

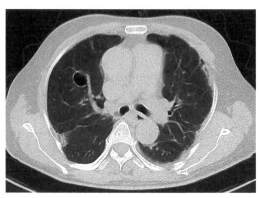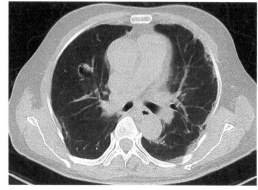

图6-140　病变进一步坏死（2019-03-24）

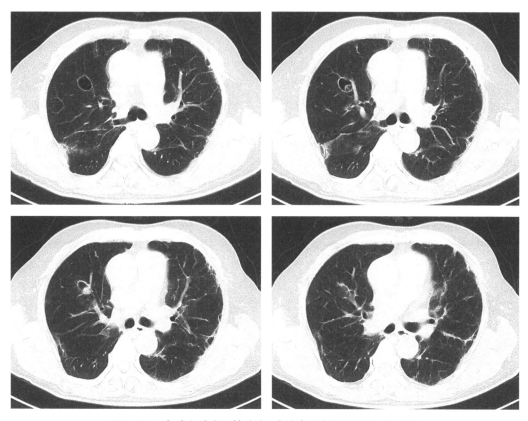

图6-141　右肺上叶空洞性病变，内残存丝状影（2019-03-31）

【分析】流行性感冒病毒（influenza virus）是有包膜的负向单链RNA病毒，是正黏病毒科（orthomyxoviridae）的代表种，简称流感病毒，包括人流感病毒和动物流感病毒，人流感病毒分为甲（A）、乙（B）、丙（C）3型，是流行性感冒（流感）的病原体。甲型流感病毒常以流行形式出现，能引起世界性流感大流行，可在动物中广泛分布，也能在动物中引起流感流行和造成大量动物死亡。乙型流感病毒常引起局部暴发，不引起世界性流感大流行。丙型流感病毒主要以散在形式出现，一般不引起流行。

流感病毒呈球形，新分离的毒株则多呈丝状，其直径在80～120nm，丝状流感病毒的长度可达4000nm。流感病毒结构自外而内可分为包膜、基质蛋白和核心三部分。病毒

的核心包含了存储病毒信息的遗传物质以及复制这些信息所必须的酶。流感病毒的遗传物质是单股负链RNA，简写为ss-RNA，ss-RNA与核蛋白（nuclear protein，NP）相结合，缠绕成核糖体，以密度极高的形式存在。除了核糖体，还有负责RNA转录的RNA多聚酶。甲型和乙型流感病毒具有相似的结构，包含8个不相关联的单链RNA基因片段，每个片段编码至少一种蛋白质，第1、2、3个节段编码的是RNA多聚酶，第4个节段负责编码血凝素，第5个节段负责编码核蛋白，第6个节段编码的是神经氨酸酶，第7个节段编码基质蛋白，第8个节段编码的是一种能起到拼接RNA功能的非结构蛋白，这种蛋白的其他功能尚不得而知。丙型流感病毒则比甲型和乙型流感病毒少一个节段，即第6个

节段，其第4节段编码的血凝素可以同时行使神经氨酸酶的功能。在核蛋白抗原性的基础上，流感病毒还根据血凝素（hemagglutinin，HA）和神经氨酸酶（（neuraminidase，NA）的抗原性分为不同的亚型。

甲型流感病毒（influenza A virus，IAV）自然感染数百种温血动物宿主，包括鸟类和哺乳动物。野生水鸟是甲型流感的主要宿主，主要引起无明显症状的胃肠道感染。IAV最容易发生变异，流感大流行就是IAV出现新亚型或旧亚型重现引起的。一般来讲，流感病毒的抗原性变异就是指H和N抗原结构的改变，IAV的表面抗原会经常发生细小变异（量变），这种变异被称为抗原漂移（drift），从而达到躲避人体免疫系统识别的目的。IAV抗原漂移的结果是每年引发流感的毒株都有可能不同，人们每年都需要重新接种流感疫苗进行预防。移变（shift）指的是IAV发生突变，导致一种新的病毒亚型出现。因为人体内几乎没有抵御这种新生病毒的抗体，所以移变的结果往往会导致流感的全球性大暴发。流感病毒通常依靠病毒蛋白某部分同人体中特定蛋白的结合来侵入人体，通过这样的结合，流感病毒能够抑制人体本身对病毒感染的自然防御体系，为病毒有效地在人体内复制铺平道路。

IAV根据H和N抗原不同，又分为许多亚型，H可分为18个亚型（H1～H18），N有11个亚型（N1～N11）。其中，仅H1N1、H2N2、H3N2主要感染人类，其他许多亚型的自然宿主是多种禽类和动物。16种H亚型和9种N亚型以不同组合（如H1N1或H3N2）持续存在于禽类宿主中，对禽类危害最大的为H5、H7和H9亚型毒株。IAV通过交替的开放读码框、剪接或核糖体框架转移至少编码13种蛋白质。混合感染IAV和基因片段重组在野生水鸟中很常见。IAV的这种基因和抗原多样性构成了人畜共患感染、宿主转换和IAV菌株大流行的严重风险。一般情况下，禽流感病毒不会感染鸟类和猪以外的动物。禽流感（bird flu）是由禽流感病毒引起的一种急性传染病，病毒基因变异后能够感染人类，感染后的症状主要表现为高热、咳嗽、流涕、肌痛等，多数伴有严重的肺炎，严重者心、肾等多种脏器衰竭导致死亡，病死率很高。此病可通过消化道、呼吸道、皮肤损伤和眼结膜等多种途径传播。1997年，中国香港首次报道发生18例H5N1人禽流感感染病例，共有6例死亡，引起全球广泛关注。1997年以后，世界上又先后几次发生了禽流感病毒感染人的事件。自2003年以来，在16个国家650例病人中记录了高致病性禽流感H5N1病毒引起的传染病，死亡386人（病死率59%）。IAV中至今发现能直接感染人的禽流感病毒亚型有：H1N1、H5N1、H7N1、H7N2、H7N3、H7N7、H7N9、H9N2和H10N8。其中H1、H5、H7亚型为高致病性，H1N1、H5N1、H7N9尤为值得关注。

流感病毒是重要的病原体，是引起人类呼吸道疾病的常见原因。在世界范围内，每年有300万～500万人罹患严重流感，导致欧盟和美国每年有5万～10万人死亡。5%～10%的住院病人需要入住ICU。临床上，流感表现为急性呼吸系统疾病，其特征是突发高热、咽痛、鼻塞、咳嗽、咳涕、头痛、无力、萎靡等，还有呕吐、腹泻等症状。急性症状和发热通常持续7～10天，在大多数情况下，感染是自限性的，尽管虚弱和乏力的感觉可能会持续数周。不同流感亚型病例在临床特征上存在差异：甲型H3N2流感病例较少出现下呼吸道症状，如咳嗽、咳痰；甲型H1N1流感病例则较少出现上呼吸道症状如鼻塞、打喷嚏和流涕，这些差异有助于临床流感病毒亚型的鉴别。所有年龄段均可受累，但学龄儿童中流行率最高；婴儿、老年人和有着基础疾病的病人症状最重。感染鼻咽部后近48小时（2～3天），甲型流感病毒复制达到高峰，此后开始下降，6天后几乎没有病毒散布。

流感病毒可在整个呼吸系统的上皮细胞中复制，并可导致气管炎、支气管炎、细支气管炎、弥漫性肺损伤伴肺水肿和出血、以及肺间质和气腔的炎症。流感并发症可在几小时内发生，包括出血性支气管炎、弥漫性肺泡损伤和肺炎。暴发性致命流感病毒性肺炎偶尔发生，但大多数肺炎是由继发细菌感染引起的。肺炎、呼吸困难、发绀、咯血、肺水肿的进一步发展会引起急性呼吸窘迫综合征，而且在症状出现后48小时内可能死亡。

流感病毒性肺炎典型病理表现为弥漫性肺泡损害或肺泡间隔水肿，病程10天后可出现机化性肺炎改变和明显的Ⅱ型肺泡上皮细胞增生，均可出现肺泡出血和肺内透明膜形成，这与早期影像学表现为多发磨玻璃影及实变影，而晚期出现机化性肺炎的改变相对应。影像学主要表现为双肺多发磨玻璃影及实变影，以双下肺近胸膜下为主，部分病人可在磨玻璃影的基础上叠加小叶间间隔增厚，出现典型的"铺路石征"，小叶中心结节、树芽征、空洞及胸腔积液少见。

流感感染导致病变加重包括宿主、病毒和其他致病菌的因素。流感是导致16岁以上病人因呼吸道病毒性疾病住院的主要原因。患有包括慢性阻塞性肺疾病、免疫抑制疾病或糖尿病等基础疾病的病人，可能因甲型流感出现严重并发症。肥胖被确立为一个独立的危险因素，妊娠一直是高危因素。病毒因素包括与宿主转换和适应生长相关的聚合酶突变，调节免疫和抗病毒反应的病毒蛋白，以及加重病情的毒力因子等。流感病毒感染会导致呼吸道上皮细胞损伤，有利于发生细菌或真菌继发感染，导致呼吸窘迫、病情加重及死亡。

流感的诊断可以通过病毒培养、病毒抗原检查、病毒核酸检测，以及血清或呼吸道分泌物中特异性抗体滴度的变化来确定。病毒核酸检测是以RT-PCR法检测呼吸道标本中的流感病毒核酸。病毒核酸检测的特异性和敏感性最好，还能区分病毒类型和亚型。病毒抗原检查（快速诊断试剂检测）采用胶体金和免疫荧光法，敏感性低于核酸检测。病毒血清学检测中，动态检测的IgG抗体水平恢复期比急性期有4倍或4倍以上升高有回顾性诊断意义。

共同感染作为流感病毒感染的常见并发症，往往导致发病率和死亡率的增加。原发性流感病毒感染常与继发性细菌感染相关。虽然抗生素的使用已经对继发细菌感染产生了影响，但是原发性流感病毒感染后的细菌性肺炎仍然是对公众健康的重大威胁。在1918年流感大流行期间，全球约5000万人的死亡大多与并发或继发细菌感染有关，主要是致病菌是革兰阳性菌。在1957年H2N2和1968年H3N2大流行期间，继发的细菌感染也使得发病率和死亡率增高。即使在广泛应用抗生素的年代，2009年H1N1大流行期间，入住ICU的H1N1感染病人合并细菌感染的比例高达34%，死亡比例高达55%。流感后的继发感染最常见的细菌是肺炎链球菌、金黄色葡萄球菌和流感嗜血杆菌。

关于流感病毒相关曲霉感染病例的首次报道可追溯到1952年，此后每10年最多报道6例。2009年甲型H1N1流感大流行之后，流感后继发曲霉感染的报道急剧增加。这是与曲霉感染的增长趋势有关，还是与诊断方法的改进有关，目前还不清楚，不过后者的可能性更大。曲霉可在严重流感感染的环境中迅速导致侵袭性疾病，包括免疫功能正常的病人。这种情况下IA的发病机制可能包括病毒破坏呼吸道上皮和局部免疫功能受损，以及病毒引起的系统性Th1/Th2改变和淋巴细胞减少。此外，抗生素的应用改变上呼吸道菌群和类固醇应用导致的免疫抑制亦是危险因素。

Crum-Cianflone回顾性研究了2015—2016年该中心重症监护病房（ICU）重症流感合并曲霉感染的病例，并对已发表的流感合并曲霉感染的英文文献病例进行了系统的综述。在48例ICU病人中，8例为流感病人，6例（75%）分离出曲霉（4例烟曲霉，1例烟曲霉和杂色曲霉，1例黑曲霉），5例为IA。合并曲霉感染的6例病人均无免疫抑制的潜在疾病，也没有人在入院前接受免疫抑制剂治疗。在研究期间，没有重症监护病房的流感感染检测呈阴性的病人（40例）出现IA。在5例IA中，2例为流感病毒A（H1N1）感染，3例为流感病毒B感染。所有病人均接受了抗流感病毒药物治疗。流感诊断和曲霉首次培养阳性之间的时间间隔为3天（范围为0～8天）。除了1例淋巴细胞减少病人（平均520/μl）和1例重症肺炎、哮喘急性发作病人接受类固醇治疗外，其余病例在诊断为IA前均未接受任何免疫抑制剂治疗。所有IA病例均有弥漫性肺浸润，且均至少有1次呼吸道标本曲霉培养阳性。尽管所有病例均及时抗真菌治疗，5例并发流感和曲霉感染病人中有3例（60%）死亡。

Vanderbeke等对既往文献进行分析，截至2018年6月，已发表128例流感病毒相关曲霉感染病例，大多数病例至

少有一种潜在的诱发因素，但有28%的病例既往健康。最常见诱发因素是因各种潜在疾病使用一种或多种免疫抑制药物（32例，25%），其次是血液系统恶性肿瘤（19例，15%）和糖尿病（19例，15%）。只有9%（11例）的病人在确诊流感前接受皮质类固醇治疗，而48%（61例）的病人在住院期间接受皮质类固醇治疗。大多数病例（分别为69%和89%）接受抗病毒和抗真菌治疗。87%（111例）的IA病例与IAV相关，主要是H1N1病毒。ICU住院早期IA诊断较多。70%（89例）的IA诊断基于培养出曲霉。47%（60例）的病人血清GM试验阳性，31%（39例）的病人肺泡灌洗液GM试验阳性。40例（31%）经病理证实，其中19例（48%）经尸检证实。大多数病人需要机械通气（100例，78%），整体死亡率为57%（73例）。虽然发病率可能有区域差异，但除南美洲和南极洲外，世界各地均有报道。

Wauters等在2012年较早的详细地分析了重症甲型H1N1流感和曲霉感染之间的关系。他们发现ICU收治的40例感染H1N1的重症病人中，23%（9/40）的病人出现了IPA，5例确诊，4例临床诊断。ICU入住前7天使用糖皮质激素是H1N1病人合并曲霉感染的独立危险因素。Martin-Loeches等研究了2009—2015年西班牙ICU的2901例重症流感病人发生共同感染的情况。16.6%（482例）的病人有继发感染，7.2%（35例）为曲霉感染。Rodriguez-Goncer等对2012—2016年在英国某三级护理中心134例进行体外膜氧合（ECMO）的病人进行了回顾性研究。其中10例有侵袭性曲霉感染的证据，IAV是IPA的独立危险因素。Cavayas等分析了2129例ECMO病人的数据，同样，流感病毒是ECMO病人IPA的独立危险因素。Schauwvlieghe等研究了2009年1月1日—2016年6月30日，来自比利时和荷兰的7个ICU病房的432例流感病人。共有83例（19%）诊断为IPA，A型流感病毒和B型流感病毒的发生率相似。对于免疫功能低下的流感病人，IPA的发生率高达32%（38/117），而非免疫功能低下的流感病例组的发生率为14%（45/315）。相反，对照组315例病人中只有16例（5%）出现IPA。合并IPA的流感病人90天死亡率高达51%，无IPA的流感病人90天死亡率为28%。流感病毒被确定为IPA的独立危险因素，并与高死亡率相关。

荷兰2015年12月—2016年4月的一项全国8个ICU病房的调查显示，144例流感病人中有23例（16%）合并曲霉感染，ICU病人的院内死亡率为61%（14/23）。存活的病人在流感诊断后平均2天内接受抗真菌治疗，而死亡病人平均9天接受抗真菌治疗，这表明早期诊断和治疗至关重要。ICU的重症流感病人不应忽视任何呼吸道标本培养出曲霉或半乳甘露聚糖抗原阳性的情况。支气管镜联合BAL是首选的诊断方法，因为BAL半乳甘露聚糖抗原检测和培养在流感合并曲霉感染病例中表现出良好的敏感性，分别为

94%（17/18）和78%（14/18）。除了在BAL中检测到半乳甘露聚糖抗原外，71%（10/14）的流感合并曲霉感染病人血清半乳甘露聚糖抗原也呈阳性，虽然大多数病人无中性粒细胞减少。半乳糖甘露聚糖抗原阳性增加了流感合并曲霉感染发生的可能性，有助于区分侵袭性感染和呼吸道定植。因此，半乳甘露聚糖抗原阳性的严重流感病人应立即进行抗真菌治疗，即使没有潜在的危险因素。van de Groep K等的研究发现，流感病人的IPA发生率为11%（4/36），非流感病人为4%（3/72）。在重症社区获得性肺炎病人中，流感病人感染IPA的风险更高，与流感相关的IPA死亡率也更高。常规血浆半乳甘露聚糖检测的诊断率较低，因此，不建议将其作为流感引起的重症社区获得性肺炎病人的IPA筛查工具。

（浙江省立同德医院呼吸科　李国平　提供）

18. 病例18：男，64岁。咳嗽、咳痰40年，活动后胸闷、气喘5年，加重伴发热10天。病人40年前受凉后出现咳嗽，咳白色黏痰，在当地抗感染治疗（具体不详）后好转。此后上述症状每因受凉后反复发作，冬重夏轻，抗感染治疗后有效。5年前病人出现活动后胸闷、气喘，活动耐量逐年减退。10余天前受凉后再次出现咳嗽，咳白色黏痰，量少，不易咳出，伴胸闷、喘息，不能耐受活动。发热，体温最高达39.8℃，就诊于辉县人民医院，胸部CT（2019-02-25）：双肺散在渗出性改变，考虑双肺炎症。给予头孢哌酮/舒巴坦抗感染、止咳、化痰、平喘等对症治疗，症状缓解后出院。1天前再次出现发热，体温最高达38.9℃，伴胸闷、气喘，轻微活动上症即加重，咳嗽，咳黄白色黏痰，不易咳出，于2019-03-06入院诊治。既往有高血压病史2年，血压最高170/100mmHg，规律口服硝苯地平缓释片，血压控制可。吸烟20余年，20支/天，已戒烟2年。查体：T 37.6℃，步入病房，呼吸急促，口唇轻度发绀，双肺呼吸音粗，可闻及散在哮鸣音和少许湿啰音。辅助检查：血常规示白细胞16.54×10⁹/L、中性粒细胞0.913、血红蛋白124g/L；C反应蛋白100.87mg/L；降钙素原0.47ng/ml；白蛋白25.9g/L；G试验196.6pg/ml。

胸部CT（2019-03-08）：双肺多发实变、结节、空洞影，双上肺为主（图6-142）。

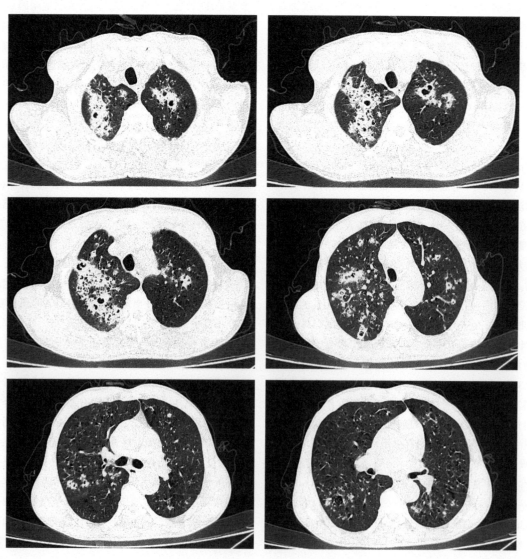

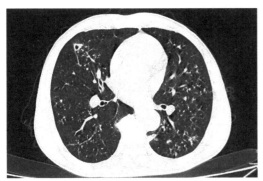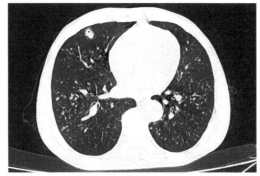

图6-142 胸部CT（2019-03-08）

【诊断】AECOPD；侵袭性肺曲霉病。

【诊断依据】老年男性，既往有COPD病史，10天前病人再次出现COPD急性发作，发热，咳嗽、咳黄痰，查体可闻及哮鸣音和湿啰音，白细胞和C反应蛋白等炎性指标均升高，外院胸部CT示双肺散在渗出性改变，综合考虑，社区获得性肺炎诊断成立。入院后复查胸部CT示双肺多发实变、结节、空洞影，沿支气管分布，树芽征明显，空洞内可见丝状内容物，影像学特点支持侵袭性肺曲霉病诊断。2019-03-11行支气管镜检查：双侧主支气管及分支各支气管管腔内少量白色黏稠分泌物，吸后管腔通畅，于右上叶尖段行TBLB。肺泡灌洗液痰涂片、培养未见明显异常。肺功能：重度阻塞性为主的混合性通气功能障碍；最大通气量占预计值26.8%，通气储备35.5%；肺弥散功能中度降低，单位弥散量降低，肺总量降低，残气量/肺总量增高，肺活量降低；支气管舒张试验阴性，吸入沙丁胺醇气雾剂后FV1改善2.4%，FEV1绝对值增量20ml。G试验189.2pg/ml。2019-03-14肺泡灌洗液回报：甲型流感病毒RNA定量阳性；曲霉抗原阳性。考虑甲型流感病毒合并侵袭性肺曲霉病可能，给予美罗培南抗感染、伏立康唑胶囊抗真菌及对症支持治疗。复查胸部CT：病变较前略有进展（图6-143）。2019-03-17灌洗液培养：黄曲霉。活检病理：支气管黏膜慢性炎症。辅助检查：血常规示白细胞7.42×10⁹/L、中性粒细胞0.771、血红蛋白106g/L；C反应蛋白159.2mg/L；降钙素原0.05ng/ml；白蛋白24.4g/L。2019-03-18复查G试验<10 pg/ml。病人病情较前好转，复查胸部CT（2019-03-20）：病变较前吸收（图6-144），好转出院。

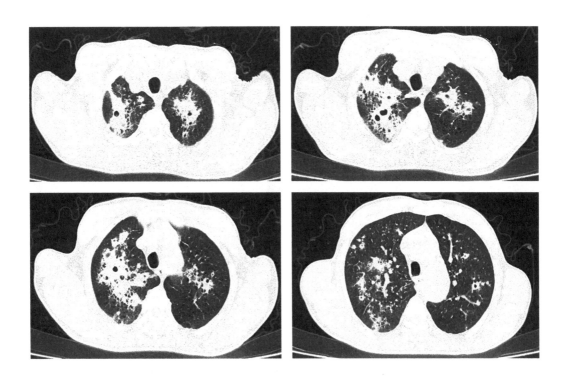

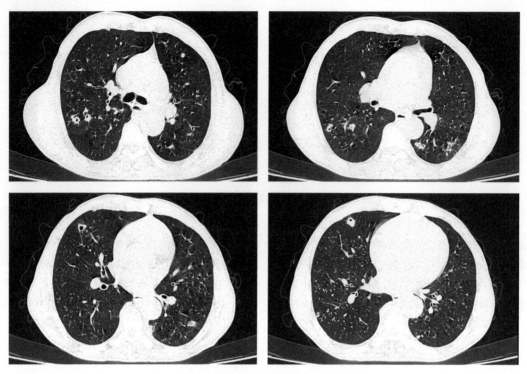

图6-143　病变较前略有进展（2019-03-14）

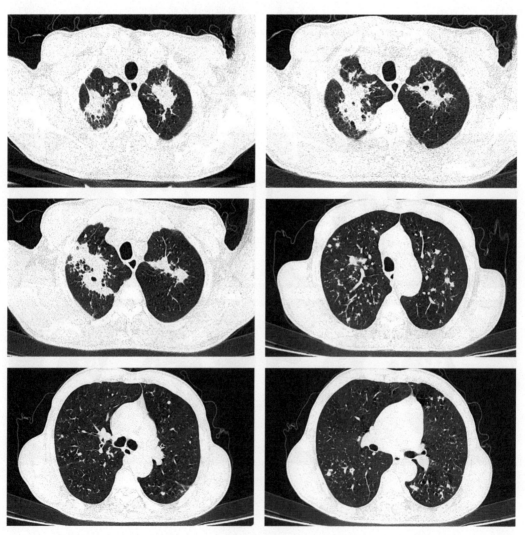

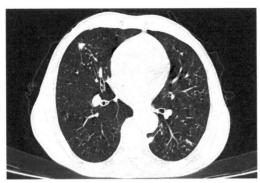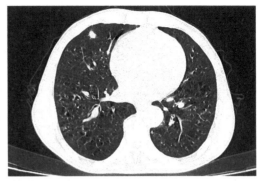

图6-144　病变较前吸收，部分空洞闭合，密度增高（2019-03-20）

【分析】过去100年间，流感大流行出现过5次，1918年H1N1、1957年H2N2、1968年H3N2、1977年H1N1（这次规模相对较小，所以有时讲历史上4次大流感时不包括）和2009年甲型H1N1流感，累计数亿人感染和数千万人死亡。文献表明5次大流行均波及我国多个地区，产生了较大规模的影响，其中1957年、1968年和1977年流感大流行被认为是从我国开始暴发。尤其自2013年开始，我国每年都出现了人感染H7N9禽流感的疫情，这也是国际社会当前最为关注的具有流感大流行潜力的病毒。

流感起病急，部分因出现肺炎等并发症而发展成重症流感，少数重症病例病情进展快，出现急性呼吸窘迫综合征（ARDS）和（或）多脏器衰竭而死亡。重症流感主要发生在老年人、年幼儿童、孕产妇或有慢性基础疾病者等高危人群，亦可发生在免疫正常的一般人群，但具体机制尚未完全清楚。

由于不同研究的目标人群所处地理环境、临床危险因素、宿主免疫状态、基因背景及病毒毒株等的原因，国内外尚无关于重症流感的统一标准。目前，国内成人病人是根据流感诊疗方案（2018年版）来诊断重症流感，确认为流感的病人出现以下情况之一者为重症病例：①持续高热＞3天，伴剧烈咳嗽，咳脓痰、血痰，或胸痛；②呼吸频率快，呼吸困难，口唇发绀；③神志改变：反应迟钝、嗜睡、躁动、惊厥等；④严重呕吐、腹泻，出现脱水表现；⑤合并肺炎；⑥原有基础疾病明显加重。出现以下情况之一者为危重病例：①呼吸衰竭；②急性坏死性脑病；③脓毒性休克；④多脏器功能不全；⑤出现其他需进行监护治疗的严重临床情况。

2009年甲型H1N1流感全国流行，许多重症病人由于治疗过程中使用机械通气、大剂量激素及广谱抗生素等，造成机体免疫功能低下和真菌机会性感染而死亡。IPA是流感感染的一种并发症，与33%～67%的死亡率相关。大多数与流感相关的曲霉病病人没有典型的危险因素或影像学表现［如空洞、晕征或空气新月形等，这些征象在中性粒细胞减少症和（或）移植病人中更为常见］，最常见的征象为非特异性多灶浸润、磨玻璃样密度影或树芽征，伴有支气管和肺泡破坏。这些肺损伤主要是由于过度的宿主反应而非真菌入侵本身所致。有研究表明，多发结节是流感病人IPA的独立危险因素。沿着气道分布的多发结节也是流感病人中IPA共感染的相对特异性征象，有助于提示诊断。

慢性肺部基础疾病的病人，常病史较长，机体长期处于慢性缺氧、慢性消耗状态，机体各功能脏器受损，致使局部或全身免疫防御功能受损，病人需反复住院，加之广谱抗生素及长期糖皮质激素的使用，会进一步致使机体免疫力失调，随着病程延长，支气管黏膜受损，肺部解剖结构发生变化，对于曲霉的生长提供了较为有利的生存环境，导致曲霉感染。

肺曲霉病的诊断需要结合宿主因素、临床特征、微生物学依据及组织病理学依据。临床上对于肺曲霉病诊断分为确诊、临床诊断及拟诊，其确诊需要组织病理学或组织培养及胸腔积液培养阳性，但肺曲霉病通常起病急且病情危重，获取肺组织标本困难，由于疾病进展快，能获取具有诊断意义的微生物学依据、尽早做出临床诊断并及时治疗对病人预后十分关键。获取肺曲霉感染病原学常规标本有痰、气管内吸引物、肺泡灌洗液。本例病史较长，肺泡灌洗液甲型流感病毒RNA定量阳性；曲霉抗原阳性；灌洗液培养出黄曲霉，影像为沿支气管走行分布的实变、结节、空洞和树芽征，且应用伏立康唑胶囊抗真菌治疗有效，故甲型流感病毒合并IPA诊断明确。

（郑州市中心医院影像科　赵湘红　提供）

19.病例19：女，55岁。咳嗽、喘憋10余年，加重半个月。病人10年前出现咳嗽、咳痰、喘憋，多于秋冬换季时发作，自服药物或当地卫生所输液治疗，症状减轻即停药，未系统诊治。近几年曾间断吸入信必可都保治疗。半个月前再次出现咳嗽、咳痰，多为黄黏痰，偶有咯血，胸闷、喘憋明显。发热，体温最高达39℃。10天前就诊当地医院，行胸部CT检查（2018-01-20）示双肺散在条索影。入院后行血气分析：PCO_2 51.6mmHg，PO_2 111mmHg。因病情危重给予心电监护、吸氧、无创呼吸机辅助通气治疗，激素平喘（甲泼尼龙80mg每日1次3天，40mg每日1次5天，目前改为泼尼松10mg每日3次口服）、抗感染、营养支持等治疗。病人喘憋减轻,仍剧烈咳嗽,痰黏稠不易咳出,间断发热,体温波动于37.5℃左右。3天前痰培养:真菌生长(＋＋＋)。1天前复查胸部CT示双肺多发斑片状结节影,边缘欠清,右上胸膜局部轻度肥厚,较前明显进展,于2018-01-30收入院。辅助检查:血常规示白细胞25.58×10⁹/L、中性细胞0.917;血气分析:pH 7.50、PCO_2 40.2mmHg、PO_2 66mmHg;C反应蛋白309.0mg/L;降钙素原0.37ng/ml;血清G试验40.1pg/ml;总IgE 894.60IU/ml;风湿＋ANCA均阴性;呼吸道病毒九项检验均阴性。肺功能:FEV1% 27%,FEV1/FVC 51;肺通气功能重度减退,残气及残总比增高,弥散无法配合,气道阻力增高。

胸部CT(2018-02-05):双肺多发实变、结节、空洞影,树芽征明显(图6-145)

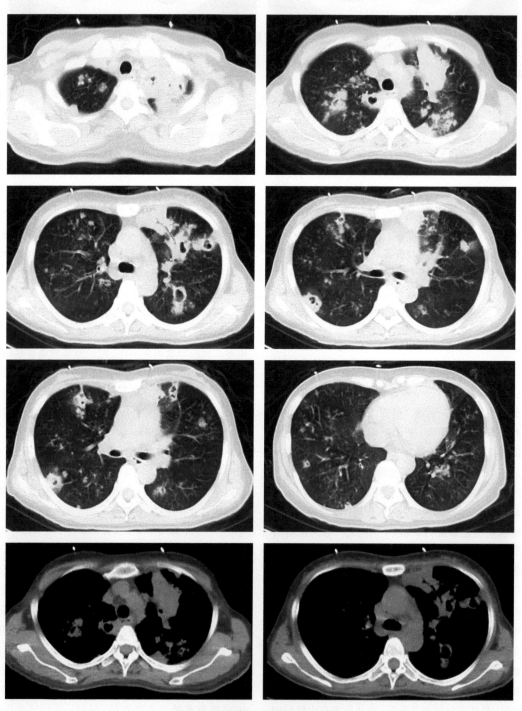

图6-145　胸部CT(2018-02-05)

【诊断】侵袭性肺曲霉病。

【诊断依据】中年女性，既往有COPD病史10余年，未系统治疗。半个月前出现发热、咳嗽、咳黄黏痰，偶有咯血，胸闷、喘憋明显，考虑AECOPD的可能。胸部CT初起示双肺散在条索影，经抗炎、平喘等对症治疗后，症状略有缓解，9天后复查胸部CT示双肺多发斑片状结节影，较前明显进展。7天后复查胸部CT，病变表现为实变、结节、空洞影，沿支气管分布，支气管管壁增厚，树芽征明显，影像演变过程

符合气道侵袭性曲霉病。2018-02-06行支气管镜检查：各叶段管腔通畅，黏膜稍充血，未见新生物。于左肺上叶灌洗送检，行TBLB。病理（2018-02-08）：（左肺上叶）黏膜慢性炎，见曲霉菌团。BALF：曲霉抗原弱阳性。给予伏立康唑静脉滴注2周，复查胸部CT（2018-02-24）：双肺多发斑片实变影及结节影，空洞及病灶较前部分吸收。出院继续口服伏立康唑治疗，2018-03-07血GM试验3.375。2个月后复查胸部CT（2018-05-08）：病变较前明显吸收（图6-146）。

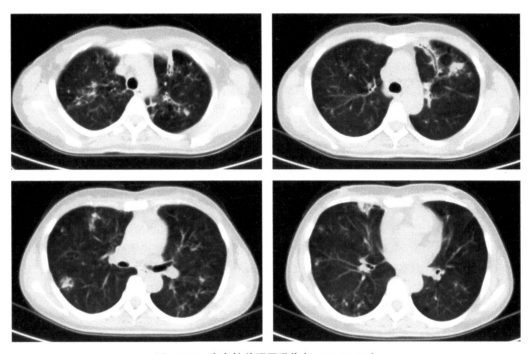

图6-146　病变较前明显吸收（2018-05-08）

【分析】近年来，多项研究显示IPA在慢性阻塞性肺疾病（COPD）中的发病率逐渐升高，且合并IPA显著增加COPD病人的死亡率。Guinea等在西班牙马德里的一家三级医院开展了回顾性研究，研究期间COPD病人入院14 618次，239例病人下呼吸道标本中分离出曲霉，检出率为16.3/1000，53例（22.2%）符合IPA的临床诊断标准（3.6/1000）。53例临床诊断IPA的COPD病人入院120天死亡38例，死亡率为71.6%。Delsuc等的队列研究纳入法国两所大学附属医院ICU中50例COPD合并IPA病人，在ICU住院期间死亡31例（死亡率62.0%），1年内死亡37例（死亡率74.0%）。Bulpa等总结分析了2007年前发表的多项研究结果显示，COPD合并IPA病人的死亡率高达94.6%，尽管其中76.8%的病人接受了机械通气及抗真菌治疗。Taccone等在一项对563例确诊为IPA或曲霉定植的重症病人的多中心观察研究中，研究人员发现COPD是最常见的潜在疾病，占所有病例的近1/3（31%，174例）。

COPD病人发生曲霉感染可由多种因素造成。①呼吸道纤毛清除能力下降：COPD病人由于长期吸入烟草烟雾和多次肺部感染导致纤毛功能障碍，气道对微生物病原体的清除能力大大降低。②应用广谱抗生素：COPD病人急性加重期使用广谱抗生素可影响正常菌群的分布，在杀灭致病菌的同时，也杀灭正常寄生菌群，造成菌群失调，导致气道真菌定植迅速增加。有研究认为COPD病人住院治疗之前使用过广谱抗生素与侵袭性曲霉病的发展有关，10天之内使用3种或更多种类抗生素为COPD病人发生曲霉感染的风险因素。③长期使用激素：COPD病人稳定期长期使用吸入糖皮质激素或急性加重期全身使用激素治疗，对中性粒细胞、单核细胞、淋巴细胞的分布和功能可产生显著影响。长期使用激素治疗（包括吸入性糖皮质激素）病人有增加曲霉感染的风险。如今，长期使用激素治疗的严重COPD已成为住院曲霉感染病人最常见的共病。Guinea等研究表明COPD合并IPA的危险因素包括入住ICU、慢性心力衰竭、入院前3个月内接受抗生素治疗、入院前3个月内累积应用泼尼松或其等价物超过700mg、从入院到首次

分离出曲霉期间累计应用泼尼松或其等价物超过700mg。Patel等的一项大型回顾性研究显示，约85%的COPD合并IPA病人有大剂量激素使用史，大多数治疗时间超过14天。该研究中约0.7%的住院COPD病人（有超过14天的大剂量激素治疗史）发生了曲霉感染，当合并附加风险因素（如入住ICU、机械通气时）时，其发病率则上升至1.2%。④入住ICU：相比普通病房的COPD病人，入住ICU病人由于病情需要接受更高剂量的激素、更多种类的抗生素治疗及侵入性操作（如气管插管、深静脉置管、导尿等），导致ICU中COPD病人较普通病房COPD病人免疫力更为低下，且更容易发生真菌感染，发生IPA的风险及死亡率更高。⑤侵入性操作：危重COPD病人常根据病情需进行有创的医疗操作（如气管插管、气管切开、呼吸机辅助通气等），这些侵入性操作会导致呼吸道的机械损伤及外源性污染从而增加IPA患病风险。⑥适宜真菌生长的内环境：COPD病人机体易发生酸碱平衡失调、二氧化碳潴留，静脉内高营养产生的酸性环境更适宜真菌的生长。⑦COPD病人肺部表面活性物质的异常或缺乏、肺泡巨噬细胞和模式识别受体缺陷在一些COPD病人发生IPA中也起到一定作用。

COPD合并IPA病人最显著的临床特征是抗生素耐药的非特异性肺炎和呼吸困难的加重，且曲霉感染导致的喘息加重常在初始治疗获得临床好转后出现。有文献报道，发热是血液系统疾病合并IPA病人最常见的体征（87%），但由于大剂量糖皮质激素的使用，COPD合并IPA病人中发热的比例仅为38.5%。COPD合并IPA病人中胸痛及咯血的发生率亦低于血液系统疾病合并IPA病人。实验室检查常提示外周血白细胞计数升高（＞12.0×10⁹/L）；同时，C反应蛋白、纤维蛋白原及乳酸脱氢酶也可能轻度升高；血小板计数下降（＜100×10⁹/L）常出现于较晚期病人。因此，当激素依赖的重度或极重度COPD病人接受大剂量激素和广谱抗生素治疗时仍存在严重呼吸困难，尤其是胸部影像出现新发病灶和（或）痰液检查发现曲霉者，应高度警惕IPA。取自COPD病人下呼吸道标本曲霉培养阳性，但无呼吸困难急性加重、气道痉挛或新发肺部浸润，考虑曲霉定植可能。

对于考虑合并IPA的COPD病人应尽早给予伏立康唑治疗。替代治疗用药包括两性霉素B脂质体、艾沙康唑或两性霉素B其他脂质制剂。不推荐棘白菌素作为初始治疗药物，但棘白菌素可用于对唑类及多烯类抗真菌药物存在禁忌证的病人。Delsuc等的队列研究纳入50例ICU危重COPD合并IPA病人，32例（64.0%）接受抗真菌药物治疗。其中，使用伏立康唑19例（59.4%）、卡泊芬净9例（28.1%）、两性霉素B 1例（3.15）、氟康唑3例（9.4%），开始抗真菌药物治疗的中位时间为转入ICU后8天及首次于下呼吸道标本中发现曲霉后4天。该组短期和长期（1年）死亡率均显著升高。IPA是COPD危重病人死亡的一个强预测因子。入住ICU前使用皮质类固醇和抗生素是IPA的危险因素。值得关注的是，该研究的数据显示，是否接受抗真菌治疗对病人临床结局的影响无显著性差异，提示抗真菌药物治疗并不是决定病人预后的唯一因素。

（昆明市寻甸县人民医院呼吸科　宋俊华　提供）

20.病例20：男，62岁。间断胸闷、气短、咳嗽、咳痰10年，加重20天。病人近10年每逢秋冬季节变换及受凉感冒后即出现胸闷、气短，尤以劳累后明显，进行性加重，伴咳嗽、咳痰，周身乏力，抗炎治疗有效。20天前受凉后再次出现上述症状，行胸部CT检查示肺气肿表现。于当地诊所抗炎治疗10天，症状加重。5天前于哈尔滨某医院住院治疗，辅助检查：血常规示白细胞31.9×10⁹/L、中性粒细胞0.954、淋巴细胞0.019；血凝：纤维蛋白原5.30g/L、D-二聚体431ng/ml；N末端B型钠尿肽前体407pg/ml。心脏彩超：主动脉弹性减低，三尖瓣轻度反流，左心室顺应性减低，左心功能正常。痰真菌培养：烟曲霉，无念珠菌生长。给予哌拉西林/他唑巴坦、左氧氟沙星抗感染，甲泼尼龙40mg静脉推注等治疗5天，症状逐渐加重，复查血常规示白细胞34.7×10⁹/L、中性粒细胞0.88、血小板97×10⁹/L。肺功能：FVC降低，FEV1降低，FEV1/FVC降低。提示：极重度混合性通气功能障碍，支气管舒张试验阴性。血气分析：pH 7.416、PCO₂ 54.4mmHg、PO₂ 55.2mmHg。于2016-04-29入院诊治。查体：T 36.4℃，P 94次/分，R 20次/分，BP 120/80mmHg。一般状态较差，桶状胸，双侧语颤减弱，叩诊过清音，双肺散在干、湿啰音。

肺部CT（2016-04-29）：双肺沿支气管分布斑片影，支气管扩张，肺气肿（图6-147）。

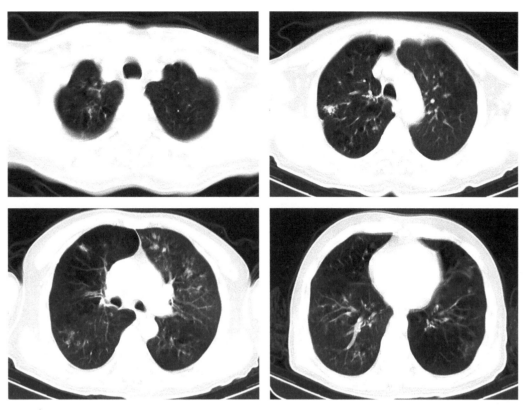

图6-147 肺部CT（2016-04-29）

【诊断】侵袭性肺曲霉病。

【诊断依据】老年男性，既往有COPD病史，本次受凉后再次发作，听诊双肺可闻及散在干、湿啰音，血气分析示Ⅱ型呼吸衰竭，考虑为AECOPD。发作前胸部CT检查未见明显感染征象，抗感染治疗15天，症状无明显缓解，复查胸部CT示双肺沿支气管分布斑片影，树芽征明显，局部可见小空洞影，鉴于抗感染治疗无效，病变分布符合气道侵袭性曲霉病的影像特点，外院痰培养示烟曲霉生长，首先考虑侵袭性肺曲霉病的可能。入院后完善相关检查，给予伏立康唑针剂抗真菌治疗。辅助检查（2019-05-04）：血常规示白细胞20.18×10⁹/L、中性粒细胞0.903；C反应蛋白25.2mg/L；生化：白蛋白26.3g/L、葡萄糖8.83mmol/L；G试验＞600pg/ml；GM试验0.41μg/L；血气分析：pH 7.471、PCO_2 46.9mmHg、PO_2 67.4mmHg。复查胸部CT（2019-05-05）：病变较前进展，双肺多发空洞影（图6-148）。行支气管镜检查，于左肺舌叶活检，病理回报：黏膜慢性炎并曲霉生长。病人自动出院，院外口服伏立康唑治疗，半个月后复查胸部CT（2019-05-20）示病变较前吸收（图6-149）。

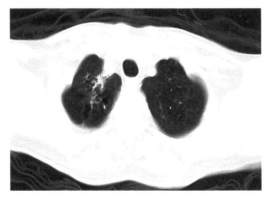

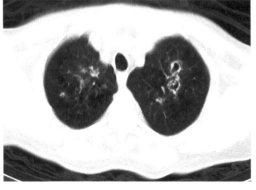

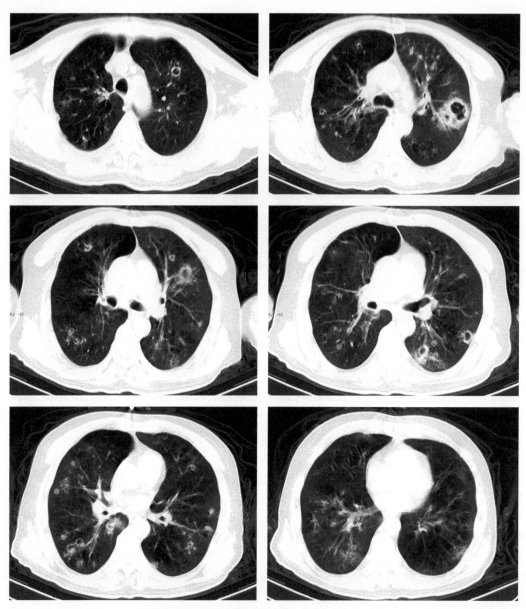

图6-148　病变较前进展，双肺多发空洞影（2019-05-05）

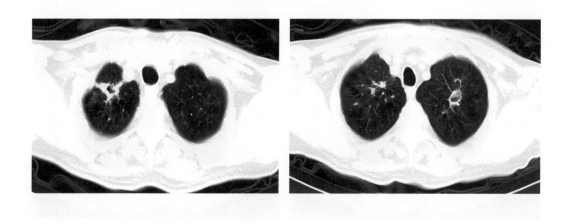

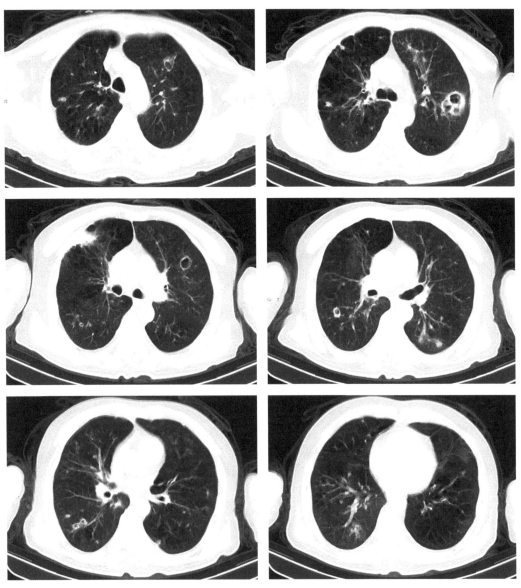

图6-149 病变较前吸收（2019-05-20）

【分析】COPD合并IPA的发病机制主要是肺构性改变，黏液纤毛功能障碍，气道屏障作用减弱，以及肺表面活性蛋白A、D缺乏或异常。吸入空气中的曲霉后容易在气道定植，当免疫功能低下时导致肺部曲霉感染。COPD合并IPA的诊断需结合临床表现、微生物检查、影像学、病理学等指标综合判断。微生物检查包括痰标本、支气管肺泡灌洗液（BALF）等下呼吸道标本对曲霉的检测。痰标本直接痰检可以迅速进行，分离出曲霉的意义取决于宿主的免疫状态。在免疫功能正常的病人中，它一般代表定植而无临床后果，但应进行适当的辅助检查以排除IPA。若从免疫功能低下病人痰标本中分离出曲霉高度提示侵袭性疾病，不应常规视为定植。痰标本培养阴性也不能排除IPA。Barberan等的回顾性队列研究表明，被认为是曲霉定植的COPD病人中，25.5%的病人在5年内发展为呼吸系统曲霉

病（包括IPA、变应性支气管肺曲霉病、曲霉肿等）。Perfect等统计了477例曲霉培养（主要为痰标本及支气管肺泡灌洗液真菌培养）阳性的具有潜在肺部疾病的病人，其中45例病人符合IPA的诊断标准。因此，尽管有曲霉定植或标本污染的可能，在使用激素并存在抗生素耐药的COPD病人中，痰液检查曲霉阳性尤其是多次阳性者，应高度怀疑合并IPA。

半乳甘露聚糖（GM）是大多数曲霉属和青霉属组成细胞壁的一种多糖成分，在侵犯组织时释放，并能在血清、BALF、尿或脑脊液中检测到。它可以在病人出现临床体征、胸部影像学异常或培养阳性之前数天被检测到，有利于早期确诊。连续的血清GM值的测定也有助于评估抗感染的治疗过程病情的进展演变。Sulahian等研究表明，GM试验可能在曲霉感染的临床症状及影像学表现出现前5~8

天即呈现阳性反应。有文献报道，GM试验在粒细胞缺乏病人中的敏感度和特异度分别高达94.7%和97.5%。然而，GM试验在非血液系统疾病病人中的诊断价值相对较低，其在COPD急性加重ICU病人诊断中的敏感度和特异度分别为54.0%和81.0%。此外，因GM存在于食品，可由消化道吸收，尤其是在化疗后黏膜炎的病人，可导致假阳性反应。药物如β-内酰胺类抗生素（如哌拉西林/他唑巴坦）也与假阳性相关，并且可能与其他细菌、真菌发生交叉反应，而抗真菌药物可以导致假阴性。这些因素在一定程度上限制了GM试验的诊断价值。

早期IPA病人的胸部影像学可无异常表现。随着疾病的进展，IPA病人可出现实变、结节、晕征、空气新月征等典型影像学表现。虽然晕征和空气半月征在粒细胞缺乏的病人中有很高的诊断价值，但COPD合并IPA病人中晕征及空气新月征出现的频率较低，常表现为非特异的实变影。Huang等研究表明，COPD合并IPA病人常见的影像学表现包括斑片影（76.2%）、多发结节影（33.3%）、血管侵犯表现（包括晕征19.0%、楔形实变影19.0%、空气新月征28.5%），其中，沿支气管分布的多发结节影的特异度高达92.5%。这些影像学差异与病人免疫反应的强度、基础肺疾病造成的肺实质改变、CT检查的时机等相关。

支气管镜检查有助于IPA的诊断。除了可获得下呼吸道样本进行真菌染色和培养，也可用BALF检测曲霉

抗原以及排除其他感染。Zhang等研究显示，支气管肺泡灌洗标本的GM试验对COPD合并IPA的诊断敏感度和特异度高达90.9%和96.3%，高于相同条件下的血清标本。某些病人也可考虑支气管活检。ICU病人下呼吸道标本分离出曲霉，不管是定植还是侵袭性感染均提示预后较差。

COPD病人尤其是重度、极重度COPD病人是IPA的高危人群，且合并IPA显著影响COPD病人的预后。临床医生需提高对COPD合并IPA的认识，及时诊断和治疗IPA有助于改善COPD病人的预后。

21.病例21：女，49岁。咳嗽、咳痰、发热10天。病人10天前受凉后出现咳嗽，咳较多白色黏痰，伴发热，体温最高达38.0℃，当地诊所治疗无效，且咳喘加重，咳较多黄脓痰，并出现呼吸困难，于2015-03-22转入我院。查体：T 37.2℃，P 104次/分，R 30次/分，BP 121/93mmHg，指脉氧82%（吸氧）。端坐位，精神差，口唇发绀，听诊双肺呼吸音粗，满布湿啰音。心率104次/分，律齐，无杂音。双下肢凹陷性水肿。辅助检查（2015-03-23）：血常规示白细胞29.43×10⁹/L、中性粒细胞0.9664；血气分析：pH 7.49、PCO_2 32mmHg、PO_2 59mmHg；红细胞沉降率85mm/h；C反应蛋白175.96mg/L；肝、肾功能基本正常。既往有慢性咳嗽、气喘病史4年余，未规律诊治。

胸部CT（2015-03-23）：双肺沿支气管分布实变、空洞、树芽征（图6-150）。

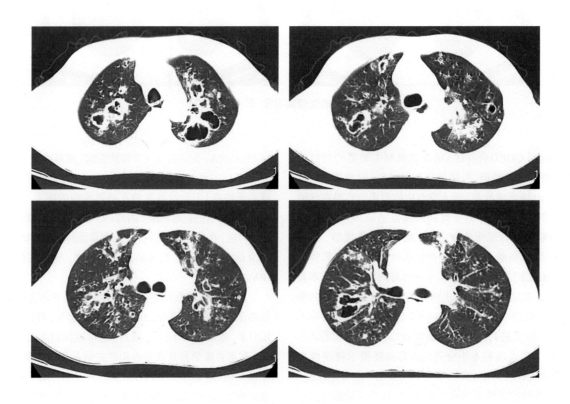

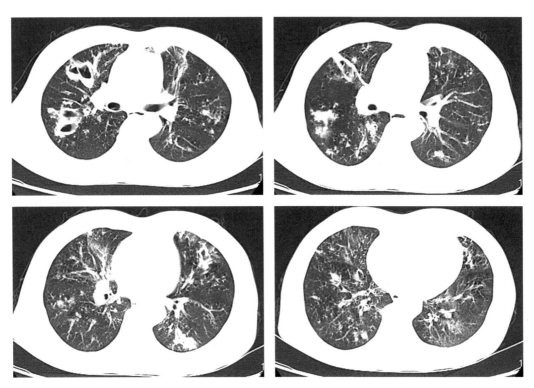

图6-150　胸部CT（2015-03-23）

【诊断】侵袭性肺曲霉病。

【诊断依据】中年女性，既往有慢性肺部疾病病史，急性起病，发热、咳嗽、咳痰，抗生素治疗疗效差，病情进行性加重，血气分析示Ⅰ型呼吸衰竭，查体双肺满布湿啰音，白细胞、红细胞沉降率、C反应蛋白等炎性指标均升高，胸部CT示双肺弥漫性病变，沿支气管分布，以空洞和树芽征为主，首先考虑侵袭性肺曲霉病。入院后给予伏立康唑抗真菌治疗。多次痰培养结果阴性，多次痰抗酸染色阴性，PPD试验（−），结核斑点试验（−）。2015-03-30行气管镜检查：气管及支气管管腔见较多灰白色黏液样分泌物附着管壁。刷片抗酸染色、灌洗液细菌培养阴性。2015-04-02再次行气管镜检查，行右主支气管内侧壁白色附着物活检，病理：小块状坏死组织内见曲霉菌丝。病人住院半个月后死于呼吸、循环衰竭。

【分析】近年来，由于艾滋病、器官移植、恶性肿瘤、长期且大量接受免疫抑制剂治疗、长期使用广谱抗菌药物或接受侵袭性诊治的病人数量大量增加，真菌感染特别是侵袭性真菌感染（IFI）的患病率明显上升，严重危及高危人群的生命安全。临床观察中发现，尽管免疫功能缺陷是宿主发生IFI的高危因素，但即使免疫缺陷程度一致，仍有相当比例高危人群不发生IFI，这提示宿主的遗传因素可能在其中发挥重要作用。宿主的遗传多态性可能成为影响宿主清除真菌的关键因素。

人的病原防御系统可以简单划分为3个层次：解剖和生理屏障、先天免疫系统和适应性免疫系统。宿主的天然免疫系统是抵御IFI的第一道防线，模式识别受体（PRRs）是其重要组成部分。PRRs主要通过识别真菌的病原体相关分子模式（PAMPs），激活一系列炎症反应，发挥抗真菌天然免疫作用。

PRRs的概念于1989年由美国免疫学家Janeway提出，是指由种系编码的固有免疫细胞表面受体，它能够识别病原微生物在进化上高度保守的特定分子结构，即PAMPs，从而激活一系列信号通路，募集、激活单核巨噬细胞、自然杀伤细胞、中性粒细胞以及诱导IFN-γ、炎症因子、趋化因子等的释放，引发天然免疫反应。大多数情况下，PRRs是由免疫细胞表达产生，比如：巨噬细胞、树突状细胞、中性粒细胞、单核细胞等。但是，在非免疫细胞中也可以表达PRRs，例如，组织特异性上皮细胞、内皮细胞及神经细胞等。

PAMPs是PRRs结合的配体，一般是指病原体之间某些共有的并且高度保守的分子结构，以及当宿主衰老损伤或凋亡时细胞表面呈现的特定分子结构。特点为：①通常为病原微生物所特有，宿主正常细胞不产生；②为微生物生存或致病性所必需。PAMPs根据来源可以分为两大类，即外源性的微生物相关分子模式（microbe-associated molecular patterns，MAMPs）和内源性的损伤相关分子模式（damage-associated molecular patterns，DAMPs）。MAMPs又可以再划分为细菌型PAMPs、病毒型PAMPs、真菌型PAMPs。DAMPs又称作警报素，一般是受损伤的或者受到胁迫的细胞发出的求救信号，包括热休克蛋白、钙调素、血清淀粉样蛋白及一些非蛋白类物质（如尿酸、ATP、钾离子流、活性氧簇、硫酸肝素等）。

PRRs是固有免疫中免疫受体的代表，由有限数量的胚系基因编码，进化上十分保守，对生物体的生存极为重要。与适应性免疫中淋巴细胞受体相比较，PRRs有4个特点。除了全部由胚系基因编码外，另外3个特点是：组成性地表达、引起快速应答和能够识别各种病原体。Toll样受体（Toll like receptors, TLRs）家族作为最先发现而且被广泛研究的模式受体，它们在先天免疫中占据了非常重要的地位。但是，TLRs为跨膜蛋白，主要位于细胞外及胞内的膜上；对于胞内溶质部分却缺乏监管。2000年，Philpott在观察一种叫弗氏志贺菌（Shigella flexneri）的肠道菌群入侵培养的表皮细胞时发现，在细胞内溶质中其实也存在检测外来细菌的分子。随后就发现了具有核苷酸结合寡聚域的NOD（nucleotide-binding oligomerization domain, NOD）样受体家族（NLRs），它们主要识别细菌的保守结构以及一些毒素物质和垂死或受伤细胞发出的危险信号分子。NLRs相对TLRs而言，在细胞定位上来说它们是互补的关系，它们联合起来形成了从质膜到细胞内的完美防御网络；然而对于识别的病原来说它们又是竞争的关系。RIG-I（retinoic acid-inducible gene Ⅰ, RIG-Ⅰ）样受体（RLRs）是2004年才发现的一类模式识别受体，能够识别细胞溶质中的病毒RNA，在抵抗入侵病毒中扮演重要角色。

PRRs根据其细胞定位可分为3种类型，即膜型、分泌型和胞质型。膜型PRRs包括TLRs家族中多数成员、清道夫受体（scavenger receptor, SR）、甘露糖受体（mannose receptor, MR）。分泌型PPRs包括甘露糖结合凝集素（mannose-binding lectin, MBL）、脂多糖结合蛋白（1ipopolysaccharide binding protein, LBP）和C型凝集素受体（C-type lectins receptors, CLRs）。胞质型PRRs由TLRs家族中TLR3、TLR7/8/9和NLRs家族中的所有成员构成。PRRs根据其识别病原的类型主要划分为五大类：①Toll样受体；②RNA识别受体（RIG-I、MDA5）；③DNA识别受体（AIM2、DAI）；④NOD样受体；⑤C型凝集素受体（CLRs）。TLRs、NLRs、RLRs是三类主要的PRRs，包括了PRRs的大部分成员。

PRRs的主要生物学功能包括调理、活化补体、吞噬、启动细胞活化和炎性信号转导及诱导凋亡等。目前有许多研究提示PRRs的多态性与曲霉的易感性有关，包括TLRs、CLRs、树突状细胞特异性的结合细胞间黏附分子-3的非整合素（dendritic cell-specific intercellular adhesion molecule-3-Grabbing Non-integrin, DC-SIGN）和正五聚蛋白3（Pentraxin 3, PTX3）等。在宿主抵抗外界深部真菌感染的研究中，针对TLRs与CLRs的研究最多。

目前，在哺乳类动物体内已发现11种TLRs，其中TLR1、TLR2、TLR4与TLR6主要识别病原真菌的壳聚糖、葡聚糖、甘露聚糖、蛋白类和糖脂类等，TLR3、TLR7与TLR9主要识别病原真菌的核酸物质。目前，对TLRs与曲霉易感性研究最多是TLR4受体，造血干细胞移植供者人群中D299G和T399I两个位点与受体对曲霉的易感性密切相关，携带该基因的病人曲霉感染的风险较高。CLRs是一个大的蛋白质超家族，能识别真菌的PAMPs，诱导下游先天免疫反应基因的表达。Dectin-1属于CLRs家族，是参与抗曲霉免疫的主要模式识别受体，在机体抵御曲霉感染中发挥重要作用。Dectin-1受体最先在巨噬细胞表面发现，广泛分布于巨噬细胞、树突状细胞及中性粒细胞等表面，可识别并结合烟曲霉细胞壁中的β-葡聚糖，其表达升高后可提高烟曲霉感染小鼠肺组织IL-1β及GM-GSF水平，同时募集大量中性粒细胞向肺内感染病灶聚集，从而减轻肺内真菌负荷，提高烟曲霉感染小鼠的生存率。Dectin-1中的SNP（Y238X）基因出现多态性时，Dectin-1终止密码子会提前出现，使Dectin-1糖基识别区的10氨基酸缺失。目前，对Dectin-1 Y238X多态性研究较多，在造血干细胞移植受体及供体同时存在Y238X多态性，较仅受体或供体一方存在多态性时，受体曲霉感染的风险明显增加。

PTX3属于五聚素蛋白家族成员。根据各成员所含氨基酸残基的不同，五聚素家族分为长五聚素和短五聚素：短五聚素包括C反应蛋白、血清淀粉样蛋白P成分（serum amyloid P component, SAP）等。PTX3是第一个被发现的长链五聚素，是一种典型的急性时相蛋白，作为一种可溶性模式识别受体在先天性免疫反应中发挥重要作用。PTX3多态性在各种感染性疾病中发挥重要作用，包括结核和铜绿假单胞菌等。血浆PTX3水平可以作为判断细菌感染病人预后的重要指标。在脓毒症病人中，有研究表明，PTX3在脓毒血症开始的第一天即可出现升高，升高幅度与脓毒血症的严重程度、死亡率呈正相关。在曲霉感染中，PTX3同样发挥着关键的作用。当曲霉入侵机体时，PTX3作为可溶性模式识别受体与入侵的曲霉孢子表面半乳甘露聚糖结合，激活相应补体系统，发挥调理素作用，促进巨噬细胞的吞噬功能。同时PTX3可以与各类模式识别受体结合，增强巨噬细胞吞噬能力。在随后的适应性免疫中，PTX3同样发挥着重要的作用。

Kabbani等分析了322个BAL样品，鉴定出15例IA，38例曲霉定植，17例曲霉培养阴性者半乳甘露聚糖阳性。IA病人中位BAL PTX3水平明显高于曲霉定植病人和健康对照组（439.20pg/ml、68.93pg/ml、13.67pg/ml）。半乳糖甘露聚糖阳性的BAL PTX3值＞319pg/ml和曲霉培养阳性的BAL PTX3值＞312pg/ml者患IPA的比率有4.5倍和5.5倍的升高。BALF中促炎性标志物PTX3可能有助于区分曲霉定植和感染，以避免过度诊断及不必要的抗真菌治疗。Biagi等在一项关于血液病患儿真菌感染的研究中发现，血液病患儿真菌感染时PTX3水平显著高于对照组，经过正规抗真菌治疗1周后，患儿血浆PTX3水平则明显下降。有研究报道，*PTX*3基因敲除小鼠无法通过巨噬细胞识别曲霉，且对曲霉的适应性免疫应答失调，使其对IA高度敏感。Cunha等研究发现，*PTX*3基因缺陷显著增加异基因造血干细胞移植和实体器官移植病人发生IPA的风险。

He等研究了COPD人群中*PTX*3基因多态性与肺曲霉病的关系。该研究纳入173例COPD住院病人，36例病人最终诊断为肺曲霉病。其中，IPA25例，CPA11例。采用聚合酶链反应直接测序法检测*PTX*3基因rs2305619、rs3816527、rs1840680，并评价其与肺曲霉病的关系。3个单核苷酸多态性（SNP）位点均符合哈迪-温伯格平衡（Hardy-Weinberg equilibrium）。SNP rs1840680的隐性模型表明，AA纯合子与COPD病人肺曲霉病（IPA和CPA）的高风险相关。rs2305619和rs3816527位点基因型和等位基因频率无统计学意义，单倍型的分布也无显著差异。该研究显示*PTX*3基因中rs1840680多态性与COPD病人肺曲霉病易感性有显著相关性。相比AG、GG基因型，AA基因型是曲霉感染发生的危险因素。另外，血浆PTX3水平不受COPD病人肺功能严重程度影响。曲霉感染病人血浆PTX3水平显著高于单纯COPD病人，提示血浆PTX3检测有可能作为COPD合并肺曲霉病的血清标志物。在合并曲霉感染病人中，rs1840680 AA基因型病人血浆PTX3水平虽有升高但明显低于AG/GG基因型病人，从而导致该基因型抵御曲霉能力下降，对曲霉易感，进一步证实携带rs1840680AA基因型病人是曲霉感染发生的危险因素。

目前，对基因多态性与曲霉易感性的研究越来越多。发现了许多与曲霉易感性相关的基因，对疾病的发病机制、预防等提供了有力的证据。真菌感染是多因素、多基因协同作用的结果，但现在的研究多是选取一个基因，不能完全说明该基因与易感性是否存在必然的联系。另外，上述的一些多态性研究仅局限在免疫抑制人群（造血干细胞移植、血液肿瘤），而曲霉感染不仅发生在免疫抑制人群，也可发生在无免疫抑制的宿主，如慢性阻塞性肺疾病和支气管扩张等。随着研究的深入及技术的成熟，基因检测和基因治疗可能是今后IA诊治的研究方向之一。

（安康市中医医院呼吸内科　唐　甦　提供）

22.病例22：男，29岁。发热、咳嗽、咳痰、憋喘半个月余。病人半个月前无明显诱因出现发热，体温最高达39.5℃，咳嗽、咳黄色黏液痰，伴憋喘。在当地卫生室输液治疗，具体用药不详，效果欠佳。2019-01-18就诊于当地卫生院，行胸部CT检查示双肺炎表现。辅助检查：血常规示白细胞11.85×10⁹/L、中性粒细胞0.8564；C反应蛋白57.2mg/L。给予相应药物诊疗（具体用药不详），效果欠佳。2019-01-22就诊于市人民医院，辅助检查：血常规示白细胞20.51×10⁹/L、中性粒细胞0.866；C反应蛋白81.4mg/L；血生化：AST 197.0U/L、ALT 332.0U/L、GLU 8.93mmol/L；D-二聚体3.28mg/L。急来我院急诊诊疗，给予"依替米星、热毒宁"等药物治疗，效果欠佳，2019-01-24于济南市市中区人民医院住院治疗，行胸部CT检查符合双肺炎症，纵隔淋巴结肿大（图6-151）。心脏彩超：三尖瓣少量反流，左心室充盈异常。腹部彩超：符合胆囊炎表现，双肾实质增强。血管彩超：未见明显异常。给予"莫西沙星、克林霉素、奥司他韦"等药物诊疗，效果一般。辅助检查（2019-01-30）：血常规示白细胞16.13×10⁹/L、中性粒细胞0.796；C反应蛋白69.22mg/L；病毒系列、G试验、GM试验、血管炎抗体系列、抗核抗体、类风湿因子、抗酸染色、结核杆菌T细胞检测均未见明显异常，于2019-02-01入我科治疗。查体：T 35.7 ℃，P 98次/分，R 23次/分，BP 128/69 mmHg，SPO₂ 95%。双肺呼吸音清，未闻及干、湿啰音。

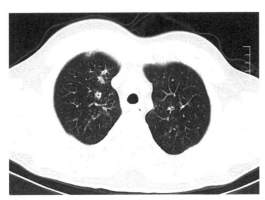
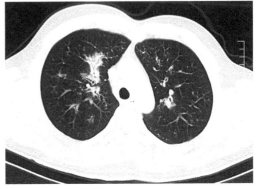

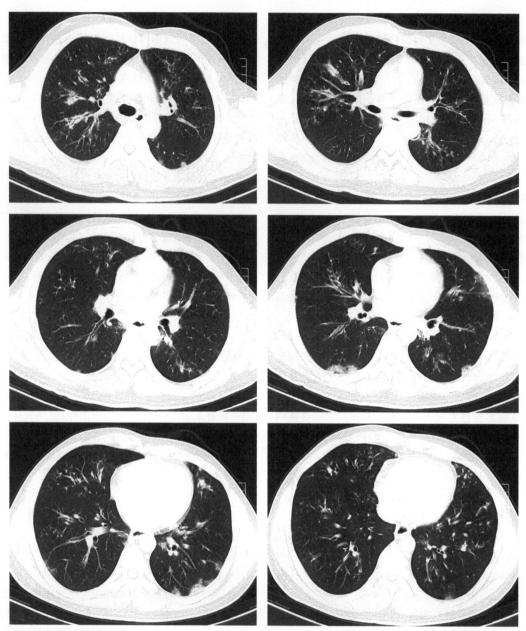

图6-151 双肺沿支气管分布斑片、实变影,支气管管壁增厚、树芽征明显,双下肺胸膜下磨玻璃样高密度影(2019-01-24)

【诊断】侵袭性肺曲霉病。

【诊断依据】青年男性,既往体健,急性起病,白细胞升高明显,考虑感染性疾病。病人C反应蛋白略有升高,抗感染治疗疗效差,不支持细菌感染。病人血糖偏高,胸部CT示双肺沿支气管对称性分布斑片、实变影,支气管管壁增厚、局部可见空洞影,树芽征明显,提示支气管受累,首先考虑气道侵袭性肺曲霉病。病人诉声音嘶哑,咳嗽、咳痰,辅助检查:肝功能+血生化:谷草转氨酶94 U/L、谷丙转氨酶260 U/L、谷氨酰转酞酶121 U/L、白蛋白28.7 g/L;C反应蛋白39.25mg/L;D-二聚体3.75 mg/L;降钙素原0.13 ng/ml,红细胞沉降率62 mm/h;给予伏立康唑200mg 12

小时1次静脉滴注治疗,并给予复方甘草酸(美能)和天晴甘平保肝治疗。入院第二天,痰涂片回报革兰染色镜检检出真菌菌丝,G试验、GM试验阴性。入院3天后咳嗽、咳痰较前减轻,症状明显缓解。复查胸部CT(2019-02-09):双肺多发斑片状、结节状高密度影,部分实变(图6-152)。病人自觉症状明显减轻,但复查胸部CT部分区域病变较前明显加重,考虑为影像的延迟效应,继续单药抗真菌治疗。2019-02-12痰涂片回报革兰染色镜检检出真菌菌丝,行气管镜检查,镜下见声带黄白斑,隆突处及右肺中叶均见一息肉样新生物(图6-153,图6-154)。声带黄白斑考虑曲霉感染的可能,活检。2019-02-13复查血常规、降钙素原均正常；肝功：谷丙转氨酶73 U/L。病人转氨酶较前明显降低，停用美能，单用天晴甘平口服改善肝功能；伏立康唑静脉滴注2周后序贯改为口服治疗。2019-02-15病人声音嘶哑、咳嗽、咳痰均明显改善，病理回报：（左上叶后

段）肺组织急慢性炎伴纤维组织增生；（声带）送检为曲霉。结合病理，病人声带、肺曲霉病诊断明确，好转出院，院外继续口服伏立康唑治疗。1个月后复查，病变基本吸收（图6-155）。

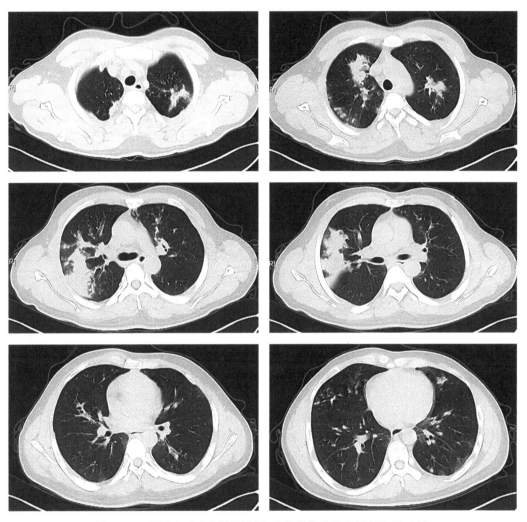

图6-152　双肺上叶病变较前进展，余部位较前吸收（2019-02-09）

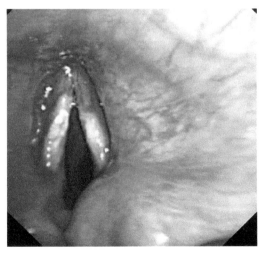

图6-153　声带黄白斑

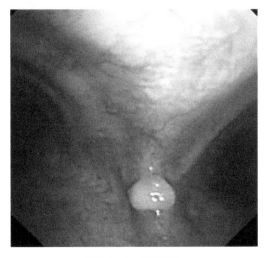

图6-154　隆突息肉

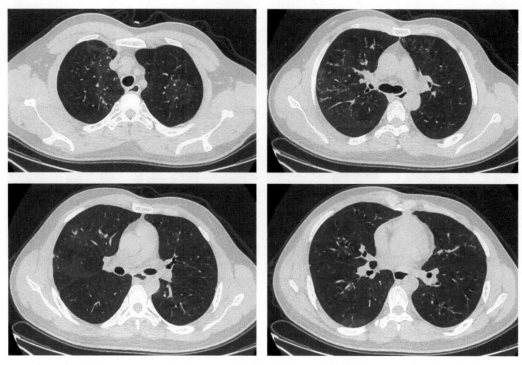

图6-155　病变基本吸收（2019-03-18）

【分析】曲霉是条件致病性真菌，广泛存在于自然界。常见感染部位为肺部、支气管及鼻窦，较少见于声带。声带曲霉病属于深部真菌病，常见于免疫受损人群，多为系统性真菌感染的局部表现。按发病原因可分为原发性和继发性。若曲霉感染宿主声带，并导致声带组织损害和功能障碍，而无声带外感染灶，即为侵袭性声带曲霉病。正常人体免疫状态下，由于鼻毛过滤、鼻甲阻拦、鼻黏液痰的吸附排出、喷嚏反射、声带运动等保护机制，真菌的孢子经空气直接进入声带导致的原发性声带曲霉病较为少见；呼吸道感染、用声过度、咽喉反流、月经期等因素均可导致声带充血水肿，局部黏膜物理屏障受损，增加局部真菌感染和定植的机会。继发性声带曲霉病则多由口咽、鼻部、肺部、支气管真菌感染发展而来，常见原因为免疫低下或缺陷（如艾滋病、骨髓移植后病人）、长期使用糖皮质激素（如治疗哮喘时）、滥用抗生素引起菌群失调、某些基础疾病（如COPD、糖尿病、Felty综合征等）。农民、木匠等长期接触霉菌环境的职业亦可增加声带曲霉病发病风险。本例既往体健，声带曲霉病考虑为气道侵袭性曲霉病继发感染所致。

声带曲霉病病人可急性发病，进展缓慢，病程长，多见于青壮年。最常见症状为声嘶，还可能伴或不伴咽异物感、咽喉痛、咽痒、干咳、胸闷等，发热较为少见。可为单侧或双侧声带受累，以双侧多见；发病部位多为声带前中部表面及游离缘，亦可见于声带后部，少数发生于声带或声门下。镜检可发现声带表面灰白色或灰黄色苔膜隆起，呈豆渣样或斑块状，边界清楚，表面不平，周围黏膜充血肿胀。因早期症状不典型，故而极易误诊为急性喉炎；待白膜形成后不易与声带白斑区分，病变累及声门下严重者可导致喉梗阻；亦有报道将声带曲霉病误诊为喉癌者。

声带曲霉病若得到及时治疗，一般预后好，复发率较低。治疗方法包括系统治疗、局部治疗、手术治疗或联合治疗。系统抗真菌药物多采用伏立康唑或伊曲康唑，病人多在用药1～2周症状好转。手术主要包括激光或低温等离子射频消融病灶。鉴于单纯药物治疗即可获得痊愈，且考虑到曲霉感染期间采取手术可能会使声带黏膜的物理屏障作用进一步受损，导致真菌播散，引发真菌血症，故手术不作为首选。对于假膜较厚或肉芽肿形成的可采用手术加系统抗真菌药物的联合治疗。

声带曲霉病可发生于无免疫受损疾病的宿主，广谱抗生素和糖皮质激素的使用是常见危险因素，确诊依赖于镜下组织活检及培养，抗真菌药物治疗效果好，复发率低，并发症少。声带曲霉病治疗的药物选择、给药途径及治疗疗程差别较大，需要更多临床观察，以制定切实可行的相关指南。

伏立康唑的不良反应主要为视觉异常、肝损害和皮疹，其中肝毒性可能与其主要在肝脏中通过细胞色素P450同工酶CYP2C19进行代谢有关。伏立康唑在成年人体内呈非线性药动学特征，当口服给药时，给予负荷剂量，第1天即接近于稳态血药浓度，给药后1～2小时达到峰浓度。急性肝损害者（ALT、AST增高）无须调整剂量，但应继续监测肝功能以观察是否有进一步升高。该病人发病后肝功能异常，入院后给予保肝治疗后肝功能指标明显降低，定期监测肝功能，肝功能各项指标无进一步恶化。

23.病例23：男，46岁。发热伴咳嗽、咳痰半个月余。病人半个月前无明显诱因出现发热，体温最高达39.7℃，伴咳嗽、咳痰、喘息，夜间加重，痰中带血丝，色鲜红。次日就诊于当地诊所，静脉滴注头孢类药物（具体不详），治疗4天体温未降，转为黑胶冻样痰。遂于盘锦市中心医院住院治疗，胸部CT（2018-12-16）示双下肺斑片影，辅助检查：血常规示白细胞11.6×10⁹/L、中性粒细胞0.837；血气分析（吸氧2L/分）：pH 7.44、PaCO₂ 34.1mmHg、PaO₂ 60.3mmHg、SaO₂ 92.9%），给予奥司他韦口服，莫西沙星、多索茶碱静脉滴注6天，症状无明显好转，气短呼吸困难较前加重。转上级医院急诊，行胸部CT（2018-12-23）示病变较前进展，双肺斑片、磨玻璃影，给予美罗培南、更昔洛韦、多索茶碱、甲泼尼龙抗感染，富露施、沙丁胺醇、普米克雾化吸入治疗4天，体温降至正常，呼吸困难减轻，于2018-12-28入院诊治。既往有支气管哮喘病史7年，规律应用舒利迭控制症状。查体：T 36.6℃，P 90次/分，R 18次/分，BP 109/78mmHg。呼吸略急促，双肺叩诊过清音，双肺广布哮鸣音。辅助检查：血常规示白细胞13.2×10⁹/L、中性粒细

胞0.805；血气分析：pH 7.399、PaCO₂ 40.3mmHg、 PaO₂ 62.6mmHg；PCT 0.07ng/ml；C反应蛋白85.5mg/L；肝、肾功能：ALB 28g/L、TP 51.9g/L、ALT 78U/L、Cr 57μmol/L、Urea 8.53μmol/L；单纯疱疹病毒抗体（＋）、风疹病毒抗体（＋）、军团菌IgM（＋）；巨细胞病毒抗体CMV-IgG 87.1U/ml。入院后诊断为支气管哮喘急性发作、社区获得性肺炎（病毒性肺炎可能性大）、低蛋白血症，给予低流量吸氧；奥司他韦75mg 每日2次和更昔洛韦250mg每日2次静脉滴注抗病毒，莫西沙星400mg每日1次联合哌拉西林/他唑巴坦2.5g每日2次，静脉滴注抗感染；甲泼尼龙40mg每日1次静脉注射（3天后停药）抗炎；舒利迭（50/500μg）、富露施、沙丁胺醇、普米克雾化吸入解痉平喘；复方甲氧那明胶囊、桉柠蒎肠溶软胶囊、孟鲁司特钠止咳平喘化痰治疗，3天后病人症状缓解，血气分析（未吸氧）：pH 7.41、PaCO₂ 38mmHg、PaO₂ 90mmHg。入院第10天（2019-01-06）病人开始发热，体温38℃，呼吸略急促，双肺广布哮鸣音。辅助检查：血常规示白细胞10.31×10⁹/L、中性粒细胞0.799；肝、肾功能：ALB 28g/L、TP 55.1g/L、ALT 121U/L、Cr 60μmol/L、Urea 5.74μmol/L；PCT 0.11ng/ml；C反应蛋白143.5mg/L；红细胞沉降率80mm/h；痰培养＋涂片：未生长致病菌。

胸部CT（2019-01-07）：双肺斑片、磨玻璃影较前吸收，右肺上叶新发实变、空洞影（图6-156）。

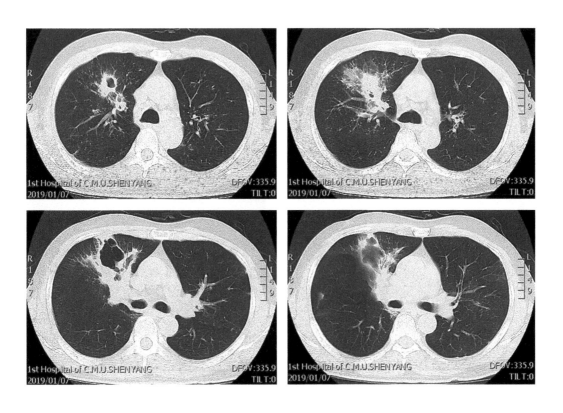

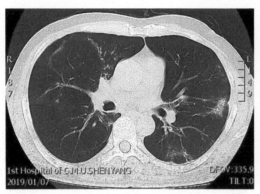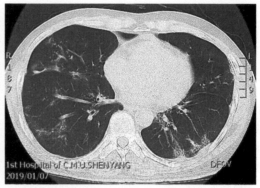

图6-156　胸部CT（2019-01-07）

【诊断】侵袭性肺曲霉病。

【诊断依据】中年男性，既往有哮喘病史，规律吸入舒利迭治疗。半月来出现发热、咳嗽、咳痰、痰中带血丝。胸部CT示双肺斑片、磨玻璃影，较前进展。辅助检查示单纯疱疹病毒抗体、风疹病毒抗体阳性，不除外病毒感染可能。病人应用抗生素、激素治疗后病情一度缓解后出现发热，CRP略有升高，PCT不明显，不支持细菌感染诊断。复查胸部CT示双肺斑片、磨玻璃影较前吸收，右肺上叶新发实变、空洞影，树芽征明显，结合病史需考虑侵袭性肺曲霉病可能。辅助检查：真菌过敏性气道疾病筛查阴性；GM阴性；痰培养＋涂片：未生长致病菌；涂片查抗酸杆菌：未找到抗酸杆菌；总IgE 528 KIU/L。于2019-01-11行气管镜检查，镜下：气管、隆突未见异常。右肺上叶气管、中间段，下叶及左肺下叶支气管黏膜可见大量白色黏膜覆盖，质脆易出血。右肺上叶管腔狭窄，余支气管镜所及各支气管管腔通畅，黏膜光滑，未见阻塞与狭窄。病理：（右上叶）化脓性坏死灶内见曲霉菌丝，符合曲霉感染。痰培养：曲霉（＋）（图6-157，图6-158）。病人侵袭性肺曲霉病诊断明确，给予伏立康唑200mg 12小时1次静脉滴注（第1天400mg 12

小时1次）抗真菌；头孢米诺2.0g每日2次静脉滴注抗感染；舒利迭（50/500μg）、富露施、沙丁胺醇、普米克雾化吸入解痉平喘等治疗，复查胸部CT（2019-01-29）：右肺上叶实变影，右侧液气胸（图6-159）。辅助检查（2019-02-01）：血常规示白细胞$8.28×10^9$/L、中性粒细胞$5.33×10^9$/L；血气分析：pH 7.43、$PaCO_2$ 39mmHg、PaO_2 65mmHg；PCT 0.06ng/ml；C反应蛋白33.2mg/L，病人病情稳定，好转出院。院外伏立康唑200mg每日2次口服抗真菌治疗；舒利迭（50/500μg）1吸每日2次。病人出院半个月后出现胸痛，起身或深呼吸时下胸部疼痛明显，呼吸可，复查肺CT示右肺上叶占位性病变，右肺下叶病变，双肺炎性病变，右肺肺大疱。45天后病人二次入院。复查胸部CT（2019-03-21）：右肺上叶实变影，较前吸收，叶间裂局限性气胸（图6-160）。行气管镜检查（2019-03-25），镜下：气管、隆突未见异常。双肺支气管黏膜充血，右上肺前段见黏膜隆起肿物，堵塞管口，远端无法探及。左上叶尖后段、下叶背段可见淡黄色痰痂。于右上叶前段活检。病理：见炎性细胞渗出（以浆细胞为主）及真菌菌团。静脉滴注伏立康唑抗真菌治疗2周，好转出院。

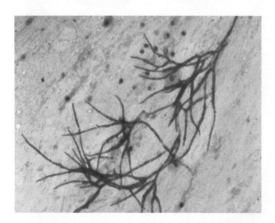

图6-157　痰标本，烟曲霉，抗酸染色×40

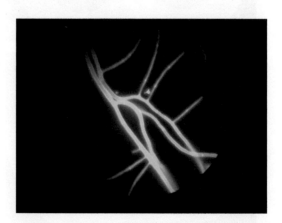

图6-158　烟曲霉，荧光染色

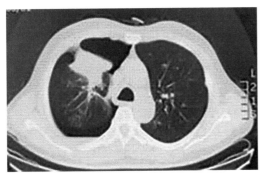
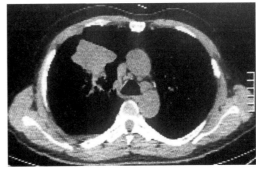

图6-159 右肺上叶实变影,右侧液气胸 (2019-01-29)

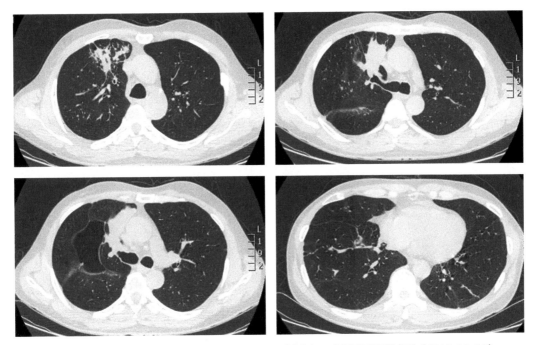

图6-160 右肺上叶实变影,较前吸收,周围可见树芽征,叶间裂局限性气胸 (2019-03-21)

【分析】IPA是肺曲霉病中最严重的类型,主要通过吸入曲霉孢子致病。支气管哮喘、COPD病人易并发IPA主要与长时间、较大剂量口服或静脉应用糖皮质激素有关。此外,高剂量长期糖皮质激素治疗病人经常合并高血糖、内分泌和电解质异常以及营养不良(抑制食欲/恶病质),进一步加重已经减弱的针对曲霉的免疫反应。Leav等首次报道了吸入糖皮质激素可导致IPA。病人为患有中重度哮喘的44岁男性,在1999年夏天哮喘症状加重。X线胸片显示双侧空洞性病变。1999年9月开胸肺活检显示慢性坏死性肺曲霉病。病人没有已知的免疫抑制史,治疗药物包括氟替卡松(1760 μg/d)和白三烯受体拮抗剂扎鲁司特(zafirlukast)(20mg/d)。该病人最初接受口服伊曲康唑治疗IPA,复查胸部CT显示疾病进展,咯血量增多。逐渐减少吸入皮质类固醇的剂量,病人咳嗽减少,未再出现咯血,肺部病变吸收。本例合并IPA即与长期高剂量吸入糖皮质激素治疗支气管哮喘和抗生素的应用有关,且导致病变吸收延迟。

不同类型IPA的影像学表现不同。气道侵袭型CT表现为小气道病变(小叶中心结节、树芽征)、气道周围渗出(实变、磨玻璃影)、支气管扩张或管壁增厚。血管侵袭型CT表现为结节或肿块、晕征、楔形实变影、空气新月征或空洞。混合型CT征象兼具血管侵袭型和气道侵袭型的影像表现。

IPA需与肺结核、转移瘤和肉芽肿性多血管炎相鉴别。结核结节病理上为结核性肉芽肿。CT表现为病变多位于双肺上叶尖后段及下叶背段,呈小叶、肺段或肺叶分布,边缘模糊,渗出性与增殖性多种病灶并存,常中心部分密度较高,周围较低,边缘模糊,有沿支气管分布的趋势,较大的病灶常有空洞形成,并以此为中心沿支气管播散。结合临床表现、病史、实验室检查有助于诊断。肺结核的增殖性结节多呈簇状分布,边界较清,无晕征,IPA结节以肺外带散在分布多见,边界不清,无簇状分布的特点;肺结核空洞为干酪样坏死物质完全排出后形成，空洞内无坏死物残留，内壁光滑，IPA空洞为菌丝部分断裂后，坏死物少量排出所致，因菌丝有阻碍坏死物排出的作用，故IPA内坏死物不易排出，空洞内可有条状或网格状影。肺有丰富的血管和淋巴管，是转移瘤最易发的部位，以血行转移最常见。瘤栓到达肺小血管及毛细血管后，浸润并穿过血管壁，在周围间质及肺泡内生长，形成肺转移瘤。多发结节型转移瘤最典型，CT表现为多发、随机分布的圆形或粟粒性结节，密度均匀，边缘光滑锐利，较大者圆形为主，可伴分叶征、毛刺征、空洞等，分布以胸膜下和肺基底部多见。结合其他部位原发恶性肿瘤病史，可明确诊断。转移瘤多为双肺随机分布的大小不等的结节，边缘光滑清楚，少有空洞形成；IPA结节边界多不清楚，空洞形成多见。肉芽肿性多血管炎多为双肺胸膜下多发结节或肿块，边界不清，约50%的结节或肿块内可以出现不规则的厚壁或薄壁空洞，影像学表现与IPA难以鉴别，抗中性粒细胞胞质抗体（ANCA）检测阳性有助于诊断本病。

（中国医科大学附属第一医院呼吸与危重症医学科
孔德磊　提供）

24.病例24：女，33岁。咳嗽7天，发热伴胸闷、气喘2天。病人7天前受凉后出现咳嗽，咳黄黏痰，伴流涕，自服"感冒药"治疗，症状稍改善。2天前出现发热，最高体温至38.5℃，伴胸闷、气喘，畏寒，遂至社区诊所就诊，给予"头孢类抗生素"治疗，症状无改善，今日就诊于当地中医院，辅助检查：血常规：白细胞$16.28×10^9$/L、中性粒细胞0.867；C反应蛋白234.61 mg/L；红细胞沉降率131mm/h，胸部X线片：双侧中下肺感染性病变，为求进一步诊治，于2019-04-17入院诊治。查体：T 37.5℃，P 113次/分，R 26次/分，BP 128/69 mmHg，口唇无发绀，呼吸稍促，双肺可闻及散在干、湿啰音。

胸部CT（2019-04-17）：双肺沿支气管分布斑片、磨玻璃影，双下肺明显（图6-161）。

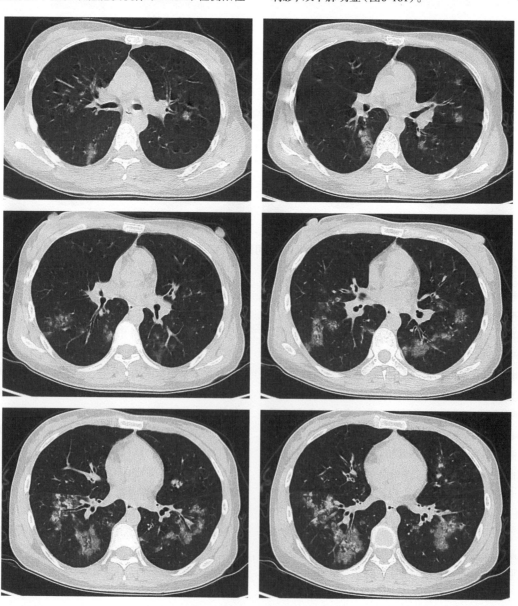

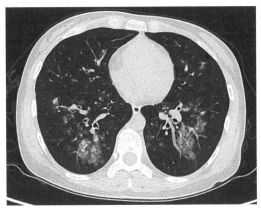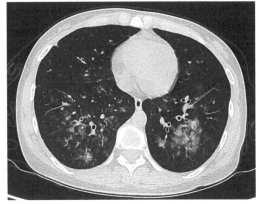

图6-161 胸部CT(2019-04-17)

【诊断】气道侵袭性曲霉病。

【诊断依据】青年女性,急性起病,发热、气喘、咳嗽、咳黄黏痰、流涕,提示上呼吸道感染,给予抗生素等治疗后症状无明显缓解,查体白细胞、C反应蛋白和红细胞沉降率等炎性指标均升高,胸部X线片:双侧中下肺感染性病变,胸部CT示双下肺为主沿支气管分布斑片、磨玻璃影,支气管管壁增厚,首先考虑气道侵袭性曲霉病。病人无哮喘病史,查体双肺可闻及散在干、湿啰音,嗜酸性粒细胞不高,需除外过敏性疾病的可能。入院后给予哌拉西林/舒巴坦3.0g 8小时1次和左氧氟沙星0.6g每日1次静脉滴注抗感染、氨溴索祛痰等对症治疗,2天后病人体温降至正常,痰量减少,胸闷、气喘症状较前缓解,辅助检查:血常规示白细胞14.67×10⁹/L、中性粒细胞0.864;C反应蛋白99.80 mg/L;IL-6 112.2 pg/ml;红细胞沉降率23 mm/h;甲流、乙流、H7N9-RNA(−);支原体抗体及RNA(−);G试验145.6pg/ml、GM试验阳性(I=3.61)。病人炎性指标较前下降,复查胸部CT(2019-04-23)示渗出性病变较前略有吸收,较前实变(图6-162)。复查G试验164.2pg/ml、GM试验阳性(I=7.04),行气管镜检查:各管腔通畅,气管中段、左主支气管、左上叶、左下叶前基底段、右上叶及各段支气管开口、右中叶、右下叶外基底段支气管黏膜多发结节,表面被覆黄白色坏死物(图6-163)。气管镜刷:细菌涂片(−)、真菌涂片(−)、结核(−);肺泡灌洗液:细菌培养(−);结核液基涂片(−)、TB-DNA(−)、结核X-pert(−);G试验38.24 pg/ml、GM试验阳性(I=5.16)。鉴于病人2次血清和1次肺泡灌洗液GM试验均阳性,结合影像和镜下特

点,于2019-04-26应用伏立康唑(威凡)0.4g 12小时1次静脉滴注抗曲霉治疗,应用后出现视物模糊、幻视等不良反应,2019-04-27调整为口服伏立康唑片(威凡)0.2g 12小时1次治疗。气管镜病理回报:(气管、左侧、右侧支气管黏膜活检)部分为支气管黏膜慢性炎伴鳞化,部分为化脓性炎,另见真菌菌丝及孢子,符合曲霉感染。2019-04-29伏立康唑CYP2C19基因检测示慢代谢型。2019-04-30复查气管镜:管腔通畅,黏膜水肿,结节较前减少,应用两性霉素B镜下治疗。2019-05-02查伏立康唑血药浓度3.58μg/ml(有效范围0.5~5.0μg/ml),2019-05-02出院,院外规律服用伏立康唑片0.2g 12小时1次治疗。伏立康唑应用半个月后复查胸部CT(2019-05-10)示病变基本吸收(图6-164)。行气管镜检查:气管中段右侧壁可见肉芽组织及坏死物,黏膜水肿。左主支气管开口及远端内侧壁、右中叶、右下叶外基底段局部黏膜糜烂、水肿,表面覆盖坏死物,右下叶外基底段管腔内可见息肉样肿物(图6-165),给予镜下治疗。病理:(气管、左主、右下叶支气管活检)少许支气管黏膜呈慢性炎伴鳞化,另见多量坏死渗出物,未见真菌菌丝和孢子。抗真菌治疗38天后复查胸部CT(2019-06-02):未见新发病灶。2019-06-03行气管镜检查:气管中段右侧壁可见治疗后瘢痕,黏膜稍充血。左主支气管开口及远端内侧壁、右下叶开口内侧壁可见数个结节状突起、肉芽及坏死物,局部黏膜糜烂、水肿,表面覆盖坏死物,较前减轻。病理:(左主末端内侧壁、右下叶开口内侧壁结节状突起)慢性肉芽肿性炎,形态不除外真菌感染,特染未见明确真菌菌丝和孢子。随诊。

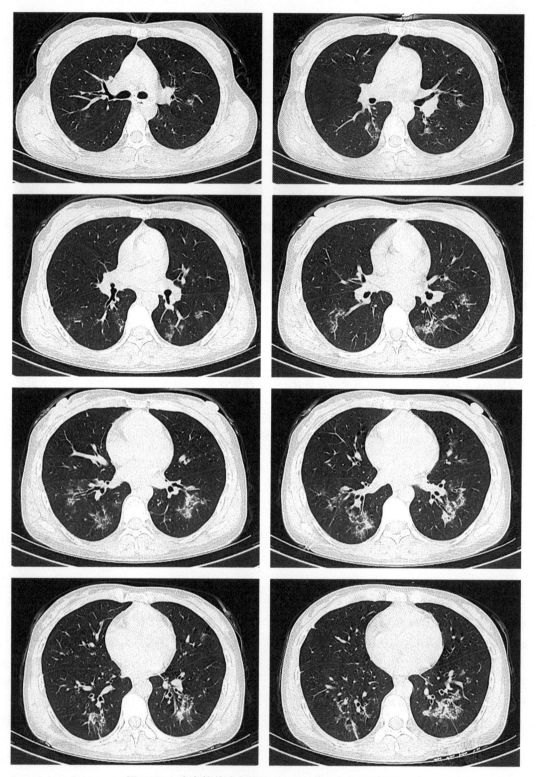

图6-162　病变较前略有吸收，实变明显（2019-04-23）

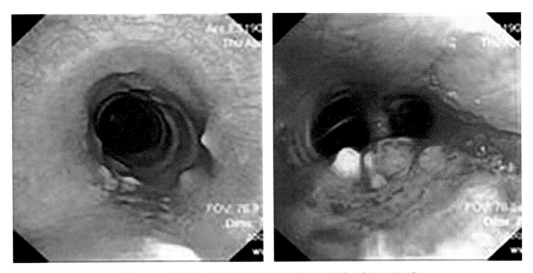

图6-163　气管、支气管黏膜多发结节，上覆黄白色坏死物质

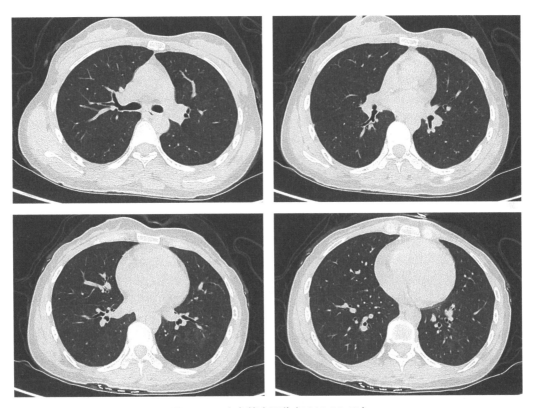

图6-164　病变基本吸收（2019-05-10）

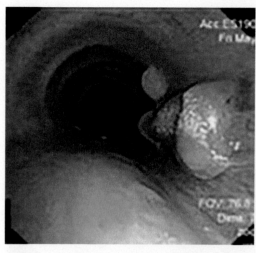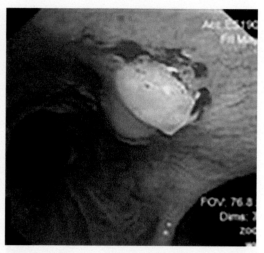

图6-165　气管中段右侧壁和左主支气管远端内侧壁可见肉芽组织及坏死物

【分析】免疫功能正常宿主中侵袭性气管支气管曲霉病（ITBA）的发病率越来越多。Lee等2012年报道了1例47岁免疫功能正常男子因咳脓痰3个月就诊。支气管镜检查显示左肺上叶上段左主支气管有白色斑块。经组织学和微生物学检查，最终确诊为气管支气管曲霉病（TBA）。该病人在确诊前因出国未经抗真菌治疗，10个月后自然好转，后续支气管镜检查显示先前发现的支气管内病变完全消退。他们认为正常的免疫功能和曲霉仅浅表浸润可以解释ITBA的自然好转，并建议免疫功能正常的病人，尤其是浅表浸润型，可以无须抗真菌治疗。目前，根据宿主免疫状态和曲霉侵入支气管的程度，TBA需要个体化治疗。伏立康唑仍是首选治疗方案。

伏立康唑安全治疗窗较窄，存在显著的个体差异。伏立康唑稳态谷浓度被认为是伏立康唑体内暴露剂量的良好指标，伏立康唑的血药浓度与疗效和毒性存在相关性。伏立康唑血药浓度<1mg/L的病人临床应答较低（如发生疾病进展），伏立康唑血药浓度>5.5mg/L的病人毒性反应发生率增加（如皮疹、视力、神经、肝脏的不良反应）。因此，对伏立康唑进行血药浓度监测可增加临床治疗的有效率，也可减少因药物不良反应终止药物治疗。对于伏立康唑目标浓度的范围，研究结果各不相同。目前，普遍接受的是IDSA建议的1～5.5mg/L。

伏立康唑主要通过肝脏细胞色素P450（Cytochrome P450，CYP）体系的CYP2C19、CYP2C9和CYP3A4同工酶代谢，并且该药转化为八种以上的不同代谢物，N-氧化物占血浆代谢产物的72%。伏立康唑的氧化代谢过程主要由CYP2C19完成，羟基化代谢过程主要由CYP3A4完成。CYP2C19、CYP3A4、CYP2C9均存在不同程度的基因多态性，CYP2C19的基因多态性是导致伏立康唑体内代谢个体间差异的主要影响因素。然而，也有研究认为CYP2C19及CYP2C9的基因多态性只对伏立康唑体内稳态谷浓度显示较微弱的作用，并不是伏立康唑体内代谢的决定性因素。此外，也有研究发现CYP3A4、CYP3A5（与CYP3A4底物相似）、CYP2C9、ABCB1的基因多态性及非遗传因素诸如年龄、性别、体重、低蛋白血症、合并用药等也可能是造成伏立康唑体内代谢个体间差异的因素；但是在这些研究中同样存在着结论相矛盾的情况。截至目前，尚不能完全解释伏立康唑显著个体差异的原因。

根据CYP2C19的基因型的不同，可以将病人分为伏立康唑纯合子快代谢型、杂合子快代谢型和纯合子慢代谢型。在白种人和黑种人中，CYP2C19慢代谢者发生率为3%～5%，而亚洲人中慢代谢者发生率则高达15%～20%。对健康白种人和健康日本人的研究显示，同一种族中慢代谢者伏立康唑的血药浓度比较强代谢者高4倍之多。亚洲人群的病人大部分为纯合子慢代谢型，所以一般有较高的血药浓度。另一方面，伏立康唑是CYP2C19、CYP3A4和CYP2C9的底物，此3种酶的底物、诱导剂和抑制剂均可对伏立康唑血药浓度产生影响。CYP450酶的诱导剂利福平、利福霉素、苯妥英钠、卡马西平、苯巴比妥、糖皮质激素等可加速伏立康唑的代谢，降低伏立康唑的血药浓度，导致治疗失败。CYP450诱导剂利福平可使伏立康唑的药时曲线下面积和峰浓度分别降低60%和89%，因此两药禁止联用。同样，利福霉素、卡马西平与苯巴比妥也通过诱导CYP活性，加速伏立康唑代谢，显著降低其血药浓度，临床上也应避免同时使用。CYP450抑制剂如红霉素、西咪替丁、茚地那韦、奥美拉唑等可能导致伏立康唑血药浓度增加。另有一些药物的药代动力学（pharmacokinetics，PK）过程可能会因伏立康唑的使用而改变，如他克莫司、西罗莫司、环孢素、芬太尼、奥美拉唑、华法林、咪达唑仑等。伏立康唑会造成免疫抑制剂如他克莫司、环孢素血药浓度明显升高，所以合用时尚需降低免疫抑制剂的剂量，保证其浓度在目标浓度范围内。

（郑州市中心医院呼吸内一科 陈艳乐 提供）

25.病例25：男，38岁。畏寒、发热伴咳嗽、咳痰、喘息1周。病人1周前无明显诱因出现发热，最高体温39℃，伴畏寒，发热无明显规律性，伴咳嗽、咳痰，痰为黄脓痰，较易咳出，量中等，伴活动后喘息，自服口服药物2天无明显好

转，就诊于晋江中医院，行胸部CT（2014-03-14）：肺纹理增粗、肺部感染。给予静脉抗感染治疗4天后体温仍控制不良，最高39℃，喘息加重，伴夜间盗汗，于2014-03-19入院诊治。从事橡胶工作10余年。

胸部CT（2014-03-19）：双肺散在斑片状密度增高影，边界欠清，部分病灶呈磨玻璃样改变（图6-166）。

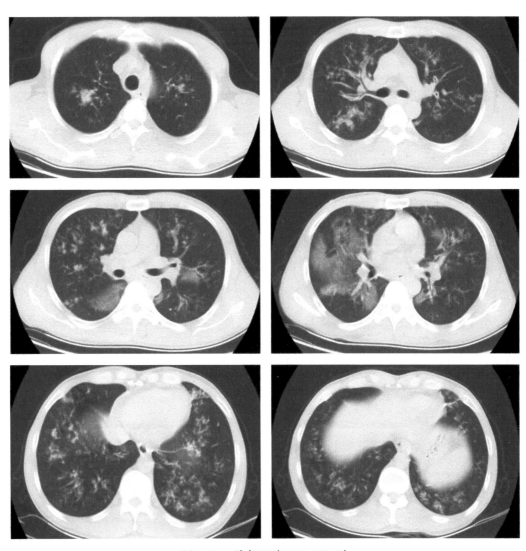

图6-166 胸部CT（2014-03-19）

【诊断】侵袭性肺曲霉病。

【诊断依据】青年男性，起病急骤，发热、咳嗽、咳黄痰，初起胸部CT示肺纹理增粗，5天后复查胸部CT示双肺沿支气管分布斑片、磨玻璃影，树芽征明显，结合抗生素治疗无效，首先考虑气道侵袭性曲霉病。查体：T 38.1℃，P 76次/分，R 30次/分，BP 106/75mmHg，急性病容，双肺呼吸音增粗，可闻及散在干啰音，双下肺可闻及少量湿性啰音。辅助检查：血常规示白细胞16.53×10⁹/L、淋巴细胞0.114；血气分析（鼻导管吸氧5L/min）：pH 7.510、PaCO₂ 33.2mmHg、PaO₂ 64mmHg；生化：丙氨酸氨基转

移酶74.2U/L、谷草转氨酶59.4U/L、钾3.35mmol/L、钠133.00mmol/L；超敏C反应蛋白79.60mg/L；红细胞沉降率71.0mm/h。2014-03-19行气管镜检查：管腔通畅，黏膜充血、水肿，上覆白苔。灌洗液涂片、培养：烟曲霉；（灌洗液）刷检：较多退变坏死的中性粒细胞及少量上皮细胞，未见恶性细胞；活检病理：（右肺上叶）送检坏死组织，其中见真菌菌丝，考虑曲霉。给予伏立康唑静脉滴注抗真菌治疗，1周后体温降至正常，症状逐渐好转，活动耐量增加。复查胸部CT（2014-03-26）：上肺病变较前略有进展，下肺病变较前吸收，磨玻璃影基本吸收（图6-167）。静脉滴注伏

立康唑2周后复查胸部CT（2014-04-02）：病变较前吸收，局部实变（图6-168）。病人好转出院，院外口服伊曲康唑治疗。2个月后复查胸部CT（2014-06-16）：病变较前明显吸收（图6-169）。

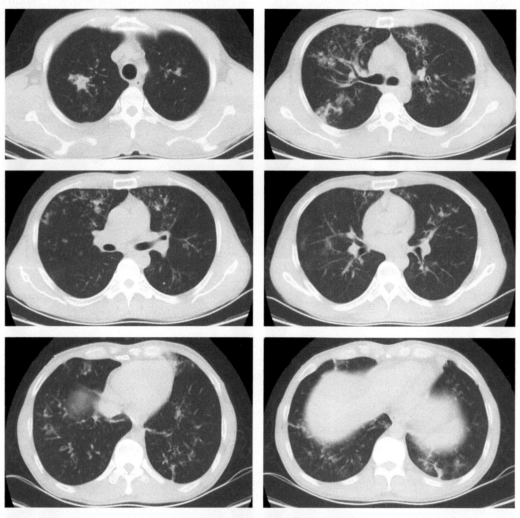

图6-167　上肺病变较前略有进展，下肺病变较前吸收，磨玻璃影基本吸收（2014-03-26）

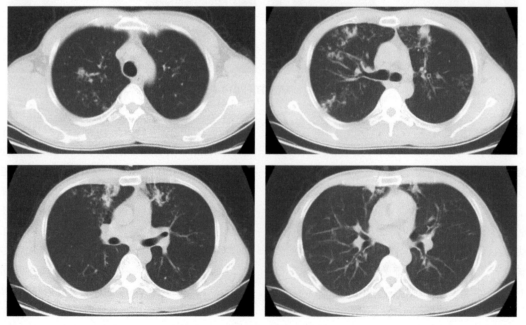

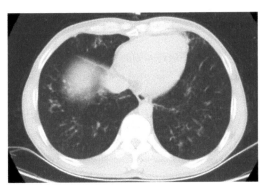
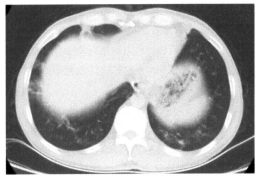

图6-168 病变较前吸收（2014-04-02）

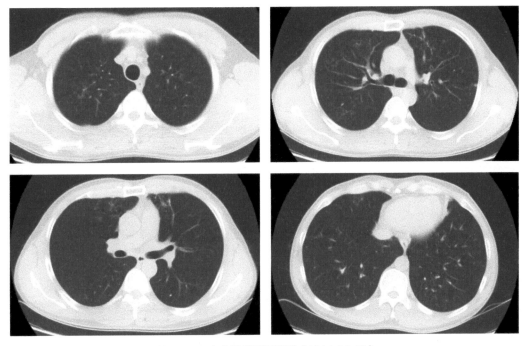

图6-169 病变较前明显吸收（2014-06-16）

【分析】目前临床可用于治疗曲霉感染的药物主要包括三唑类、棘白菌素类和多烯类三大类，其中，三唑类药物是治疗各种曲霉病的一线首选药物，包括伊曲康唑（1997年注册使用）、伏立康唑（2002年）、泊沙康唑（2006年）和艾沙康唑（2015年）等。而棘白菌素类（如卡泊芬净、米卡芬净）和多烯类（如两性霉素B）则往往由于毒性太大或疗效不佳而只能作为备选、挽救治疗或联合治疗药物使用。另外，只有三唑类药物具有口服剂型。在出现三唑类药物之前，IPA病人的出院死亡率常在50%以上，使用唑类药物可使IPA病人出院死亡率降至30%左右。可见，三唑类药物对于曲霉病的有效防治至关重要。

1997年美国首次报道检出对伊曲康唑耐药的烟曲霉，之后其他国家三唑类药物耐药烟曲霉检出报道也不断增加，并且开始出现对多种三唑类药物同时耐药的情况，已成为一个重要公共卫生问题。更为严重的是，三唑类耐药烟曲霉所致侵袭性感染病人死亡率高达88%～100%。荷兰、英国、印度等国家耐药株检出率相对较高，1994—1999年荷兰分离烟曲霉对伊曲康唑耐药率为1.8%，2009—2011年已达到6.8%，2015年不同医院烟曲霉对三唑类药物耐药率为5%～10%，高危病人分离菌株耐药率达30%；在英国，1997—1998年尚未见烟曲霉耐药报道，2009年三唑类药物耐药率已达20%。2005年中国北京大学课题组首次从1例肺病病人检出4株对伊曲康唑耐药的烟曲霉。2015年中国医学科学院Liu等从72株临床烟曲霉分离株中检出4株三唑类耐药株（5.6%）。2016年中国军事医学科学院疾病预防控制所Chen等从多地区收集的317株临床烟曲霉和144株环境烟曲霉分离株中分别检出8株（2.5%）和2株（1.4%）三唑类耐药株。提示我国烟曲霉耐药形势值得高度关注。更为重要的是，由于IPA病人临床标本的培养阳性率很低，进行药敏实验比例更小，因此，已经报道的烟曲霉耐药现象很可能仅是冰山一角，其实际耐药程度可能更为严峻。目前，至少有21个国家报道检出了三唑类耐药株，这些国家主要分布在欧洲和亚洲,美洲、大洋洲和非洲国家也有一些零星报道。另外,已有11个国家在医院周边和农业环境标本分离的烟曲霉中检出了耐药株。对当地流行病学的了解将有助于指导当地的治疗建议,因为专家建议在耐药率超过10%时应考虑避免三唑类单药治疗。

体外抗真菌药物敏感性试验(in vitro antifungal susceptibility testing, AFST)能够反映病原菌株在体外条件下对测试抗真菌药物的敏感程度,继而预测可能的体内治疗效果。虽然曲霉等丝状真菌的体外药敏检测结果与体内实际治疗效果间的一致性远不如细菌及酵母菌稳定且直接,多种因素诸如宿主免疫状态、抗真菌药物在体内的代谢及药物动力因素等均可以影响最终的治疗效果,对此,学术界普遍观点认为,体外药敏试验显示曲霉等真菌对测试抗真菌药物呈敏感状态,则体内应用该抗真菌药物后90%病人治疗有效;体外药敏试验显示菌株为耐药时,体内应用该抗真菌药物后60%病人治疗有效,即所谓的"90-60原则";故AFST一定程度上仍可以作为指导临床医生选择最佳治疗药物的有效依据。

烟曲霉对三唑类耐药的判定主要依据美国临床和实验室标准研究所(CLSI)或欧洲抗生素敏感性检测委员会(EUCAST)制订的针对丝状真菌的药敏实验方法测定的最低抑菌浓度(MICs)。两个委员会都定义了野生型(WT)MICs分布,以建立烟曲霉和三唑类的流行病学临界值(epidemiologic cutoff values, ECVs)。CLSI没有规定耐药的判定范围,通常根据ECVs来确定是否为非野生型菌株(伊曲康唑MIC>1mg/L、伏立康唑MIC>1mg/L或泊沙康唑MIC>0.5mg/L),而EUCAST则制定了耐药判定范围,即伊曲康唑MIC>2mg/L、伏立康唑MIC>2mg/L、泊沙康唑MIC>0.25mg/L或艾沙康唑>1mg/L(图6-170,图6-171)。

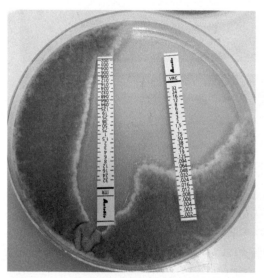

图6-170　E-test药敏试验伏立康唑MIC 0.048μg/ml,伊曲康唑0.002μg/ml,敏感菌株

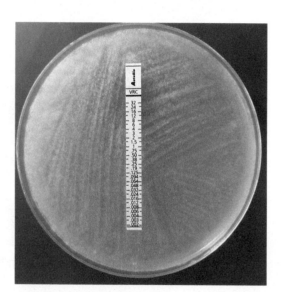

图6-171　伏立康唑MIC>32μg/ml,耐药菌株

目前已知的烟曲霉的主要耐药机制有靶蛋白点突变/过度表达、外排泵表达升高和应激适应介导耐药等三种。三唑类药物的作用靶点为烟曲霉细胞膜成分麦角固醇生物合成的一个关键酶—羊毛甾醇14-α-去甲基化酶(CYP51),三唑类药物通过与该酶结合,抑制麦角固醇生物合成,影响细胞膜的正常结构及功能,同时导致毒性固醇类物质在细胞内堆积,进而发挥杀菌作用。Mellado等于2001年发现CYP51的编码基因由cyp51A和cyp51B构成,目前已有的研究结果表明cyp51A在烟曲霉唑类耐药中发挥了主要作用,而cyp51B则几乎不参与三唑类耐药或作用较弱。cyp51A基因突变和(或)过表达均可导致菌株对唑类药物敏感性下降,其中又以基因突变更为主要。

cyp51A基因突变中一类是编码区单位点点突变而不

携带启动子区域插入突变,过去的近20年里已经发现了超过15个耐药相关的突变位点,如G54、G138、M220、G448等。此类基因突变主要发生在长期接受三唑类药物治疗的病人。54位甘氨酸(G54)被谷氨酸、精氨酸或赖氨酸置换与伊曲康唑和泊沙康唑的交叉耐药性相关。当54位甘氨酸置换为精氨酸或谷氨酸时,烟曲霉对伊曲康唑的耐药性大幅上升;而置换为色氨酸时,对泊沙康唑耐药性上升。220位甲硫氨酸(M220)被缬氨酸、赖氨酸或苏氨酸替代与三唑类易感性降低的不同模式有关。138位甘氨酸(G138)碱基置换导致烟曲霉同时对伊曲康唑和伏立康唑耐药。448位甘氨酸(G448S)的碱基置换导致烟曲霉对伏立康唑耐药,且导致对伊曲康唑和泊沙康唑易感性降低。其他点突变,如P216L、F219C、F219I、A284T、Y431C、G432S和

G434C，偶尔也会被描述为与唑类耐药性相关，但需要进一步研究以确认其在耐药性发展中的作用。此外，一组导致氨基酸变化的多态性（F46Y、M172V、N248T、D255E和E427K）经常被报道，单独或组合存在与不同的易感性模式相关（它们已经在三唑类易感和耐药菌株中检测到），具有比野生型菌株更高的MIC，尽管并不总是超过耐药的临界值。

另一类cyp51A基因突变型别为基因上游启动子区域一段34bp或46bp大小的重复序列（tandem repeat, TR）插入以及基因编码区点突变，常见的突变类型为TR34/L98H和TR46/Y121F/T289A，此类基因突变型别均可在环境中分离的唑类耐药烟曲霉中发现，且学术界普遍观点认为其起源于环境中的烟曲霉在唑类农药的长期选择压力下发生了基因突变，并且通过空气播散感染人类，因为在未接受过唑类药物治疗的病人体内仍可分离出携带此类突变型的三唑类耐药烟曲霉。TR34/L98H突变型烟曲霉于1997年首次在美国加利福尼亚州临床病人分离的三唑类耐药烟曲霉菌株中被发现，随后在欧洲、亚洲、非洲和美洲地区的多个国家检出，目前已发展为许多国家临床和环境烟曲霉的主要耐药机制。34bp串联重复序列（TR34）在基因启动子区域的整合，导致cyp51A基因的过表达以及98位亮氨酸被组氨酸取代（L98H），导致CYP51A过度表达。该型突变常导致烟曲霉对伊曲康唑高度耐药，耐药菌株同时对多种三唑类药物发生耐药或不敏感。Camps等利用微卫星的方法证实欧洲的TR34/L98H型菌株之间差异较小，很可能是来自同一个祖先。出现TR34/L98H突变（或同时携带S297T/F495I突变）也是我国烟曲霉耐药的主要分子机制。TR46/Y121F/T289A突变型烟曲霉于2011年首次在荷兰的IA病人中分离，启动子区域中的46bp串联重复插入和121位酪氨酸被苯丙氨酸取代（Y121F）和289位苏氨酸被丙氨酸取代（T289A），与伏立康唑高度耐药有关，而对伊曲康唑和泊沙康唑多敏感。研究人员从2009—2011年收集的1315株烟曲霉中发现21株TR46/Y121F/T289A突变株，并从6个不同的环境采样点分离出该突变株。2015年，我国首次在北京某医院病人分离的烟曲霉中报道检出TR46/Y121F/T289A突变基因型。目前三唑类耐药烟曲霉主要分布于我国东南地区和华北地区，TR34/L98H是播散范围最广的一种耐药机制。部分国家80%～90%的三唑类耐药烟曲霉与这两类突变有关。

针对非cyp51A突变介导的烟曲霉三唑类耐药机制相关研究较少。外排泵基因过表达引起的细胞内三唑类药物含量减少可能与烟曲霉对三唑类药物耐药有关，包括主要协同转运蛋白超家族（MFS）外排泵、ATP-结合盒蛋白（ABC）转运子等。通过对烟曲霉的基因组数据进行分析，研究人员发现其含有许多可能与药物外排或转运相关的基因，但是其中只有少部分被报道可能导致三唑类药物耐药，如ABC转运子基因AfuMDR1-4、AtrF、cdr1B等和MFS类转运子MFS56等。英国的研究人员对10株非cyp51A介导的唑类耐药烟曲霉进行研究发现，8株耐药株中的ABC类外排泵转运子CDR1B呈现基础表达水平升高，基因敲除后耐药株对伊曲康唑耐药性明显下降。还有一些转录调控因子可能通过调节cyp51A基因的表达水平而对三唑类耐药产生影响，包括甾醇调节元件结合蛋白家族的SrbA，CCAAT-序列结合转录因子复合体的亚基HapE，以及具有细胞色素b₅样亚铁血红素结合区域结构的损伤耐药蛋白家族（包括DapA、DapB和DapC）等。这些转录因子通过调节靶基因cyp51A的表达水平进而影响曲霉对唑类药物的敏感性，同时还参与细胞毒力、低氧适应及维持细胞极性生长等。

真菌应激反应或生物膜形成在念珠菌对三唑类药物耐药机制中较为常见，但是在烟曲霉中报道不多，与真菌应激适应有关的热休克蛋白90（HSP90）、钙调磷酸酶以及氧化应激反应相关的YAP蛋白可能在烟曲霉对三唑类药物耐药适应过程中也发挥了一定作用。

目前研究认为烟曲霉对三唑类药物耐药主要有两种途径，一是临床曲霉病病人长期使用三唑类药物，导致烟曲霉出现Cyp51A基因点突变（如G54、M220等）或其他机制介导的耐药，通常发生在接受长期三唑类治疗的慢性肺病病人，如COPD和慢性肺曲霉病（CPA）。使用伊曲康唑治疗的CPA病人中有13%发生了耐药，伏立康唑治疗组病人发生了5%的耐药，表明耐药性选择并不罕见。其特点还包括：单一临床样本可出现多种耐药机制；培养时同时出现唑类药物敏感和耐药株；对多种或全部唑类药物耐药；cyp51A基因出现点突变，包括G54、P216、M220、G138、Y431和G448等，以及出现非cyp51A介导的和未知的耐药机制；不同病人分离的耐药株具有高度遗传多样性；菌株可能出现异常的生长表型，产孢或生长能力下降。二是环境三唑类杀真菌剂的筛选压力，真菌在有机物质中大量繁殖，如果土壤中存在三唑类杀真菌剂残留，则会出现耐药。耐药性孢子释放到环境空气中，然后被人吸入，导致cyp51A基因及上游启动子出现TR34/L98H、TR46/Y121F/T289A等突变。许多检出这两类突变株的病人从未使用过三唑类药物治疗，而在医院和农业环境中也检出该类耐药株且高度同源。Van der Linden等发现在140株环境耐药菌株中，14株具有TR46/Y121F/T289A突变，126株具有TR34/L98H突变。在德国，对455株环境分离株进行的分析显示，有45株环境分离株存在TR34/L98H突变，6株存在TR46/Y121F/T289A突变。其特点还包括：大多数病人均出现1种耐药机制；培养时同时出现三唑类药物敏感和耐药株；对多种或全部三唑类药物耐药；不同病人分离的耐药株遗传多样性低；没有明显的适应性代偿。

上述两种耐药途径分别称为病人获得性耐药和环境

获得性耐药，这两种途径正好对应病人体内和体外两种不同环境作用压力，两种耐药获得方式存在很大差异，这也提示体内和体外不同环境因素作用压力下烟曲霉耐药进化的分子机制可能存在很大差异。

（浙江大学医学院附属第四医院呼吸科

李渺苗　提供）

26.病例26：男，51岁。咳嗽、咳痰20余天，发热1天。病人20天前受凉后出现咳嗽、咳痰，夜晚加重，咳灰黑色黏痰，量多，每天约50ml，伴左侧胸痛。就诊当地县医院（具体诊治不详），治疗后无好转。9天前就诊于市第一人民医院，行胸部增强CT检查：双肺感染并发多发空洞形成。给予抗感染（头孢曲松、左氧氟沙星）、止咳化痰、解痉平

喘、抗真菌（伏立康唑）等对症治疗后，症状好转不明显。1天前出现发热，最高体温38.1℃，于2019-02-27入院诊治。既往有糖尿病史10余年，规律服用二甲双胍降血糖治疗，血糖控制情况不详，目前应用甘精胰岛素＋重组人胰岛素控制血糖，具体用量及血糖控制情况不详。查体：T 36.7℃，双肺可闻及湿啰音，右侧较明显，双下肢轻度凹陷性水肿。辅助检查：血常规示白细胞9.29×10^9/L、中性粒细胞绝对值6.22×10^9/L；血糖4.6mmol/L；白蛋白28g/L；超敏C反应蛋白83.66mg/L；降钙素原<0.05ng/ml；红细胞沉降率81mm/h。

胸部CT：左肺上叶、右肺上叶和下叶实变、空洞影（图6-172）。

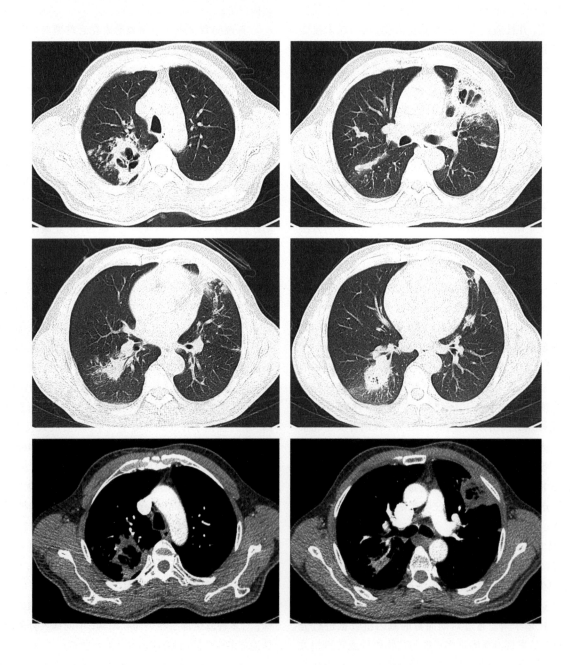

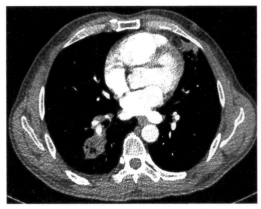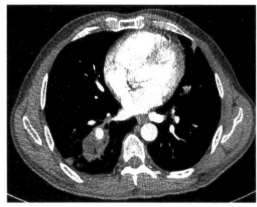

图6-172 胸部CT

【诊断】侵袭性肺曲霉病合并肺结核。

【诊断依据】中年男性，急性起病，胸部CT示双肺感染并发多发空洞形成，抗生素治疗疗效欠佳，结合超敏C反应蛋白和降钙素原等炎性指标升高不明显，暂不考虑细菌感染可能。病变以实变和空洞为主，空洞内见网格影，结合病人有糖尿病病史，需考虑曲霉感染可能；右肺上叶空洞周围可见多发结节影，似卫星灶，结合糖尿病亦为肺结核易感因素，需考虑合并肺结核可能。病人入院后给予伏立康唑抗真菌、氨溴索祛痰及吸氧等对症治疗。病人体温波动于37.5℃左右，于2019-03-04行气管镜检查：右肺上叶后段、下叶后基底段见黄白色、质韧、类似假膜样物阻塞管腔，于右肺上、下叶各段活检、刷检。辅助检查（2019-03-05）：血常规：白细胞$9.49×10^9$/L、中性粒细胞绝对值$5.39×10^9$/L；超敏C反应蛋白46.70mg/L。病人炎性指标略有下降，2天后刷片回报：抗酸杆菌（＋）；病理回报：（右肺上叶后段、下叶后基底段）曲霉感染，转入传染病医院继续治疗。

【分析】肺结核是由结核分枝杆菌引起的肺部感染性慢性呼吸道传染病。我国是结核病高负担国家。伴随着某些病人结核不规范的治疗，结核对肺部结构的破坏，广谱抗生素及激素的使用，病人免疫力下降，在肺结核基础上并发曲霉感染的概率也在升高。早期发现、早期治疗对于肺结核合并曲霉感染的预后非常重要。

曲霉几乎可侵犯人体各器官，最常侵犯支气管和肺。

IPA病变早期为弥漫性浸润渗出性改变；晚期为坏死、化脓或肉芽肿形成。病灶内可找到大量菌丝。菌丝穿透血管可引起血管炎、血管周围炎、血栓形成等，血栓形成又使组织缺血、坏死。

肺曲霉感染好发于肺结核病人的发病机制，主要归结为以下几点：①肺结核为慢性肺部疾病，肺组织结构多有严重的破坏。这些病理改变使气道的净化作用减退，口咽部的真菌易于下行而侵犯肺组织。肺结核病人多有空洞形成、支气管扩张或堵塞引起肺不张，使分泌物引流不畅，给曲霉的定植、生长提供了有利环境。②肺结核为慢性消耗性疾病，病人T淋巴细胞数量和（或）功能下降，细胞免疫功能低下，使曲霉感染率增高。③肺结核病人多有联合抗结核药物及广谱抗生素的使用，容易造成机体菌群失调，使条件性致病真菌趁虚而入。

IPA早期的影像学表现常为多发空洞或双肺弥漫性浸润影，故容易误诊为肺结核。肺结核合并肺曲霉感染影像表现多样，两者本身影像近似，容易误诊，诊断需要依靠临床症状、影像学、真菌学检查及活检等综合判断。影像学上的一些特异性征象对于确诊非常有帮助，有重要的临床意义。

（云南省第一人民医院呼吸科 孙丹雄 提供）

27.病例27：女，83岁。间断咳嗽、痰中带血7个月。

胸部CT：左肺下叶内前基底段支气管呈指套样改变（图6-173）。

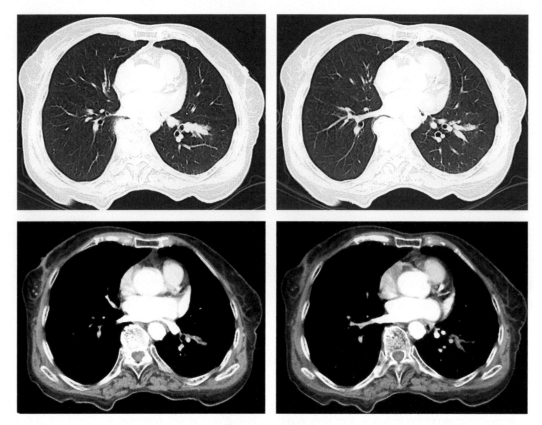

图6-173　胸部CT

【诊断】左肺下叶中心型肺癌合并曲霉感染。

【诊断依据】病人入院后行气管镜检查：左肺下叶内前基底段见息肉样新生物，上覆黄苔，阻塞管腔（图6-174）。活检病理：（左肺下叶内前基底段）少量支气管黏膜呈轻度慢性炎，部分柱状上皮呈鳞状上皮化生及轻度增生，其余为纤维素样坏死组织及血凝块，查见曲霉菌团（图6-175）。第2次支气管镜病理提示神经内分泌肿瘤，免疫组化考虑小细胞癌，局部为大细胞神经内分泌癌。

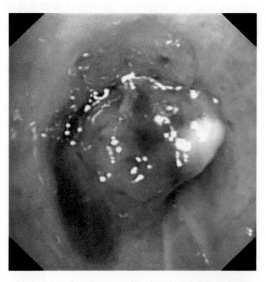

图6-174　左肺下叶内前基底段见息肉样新生物

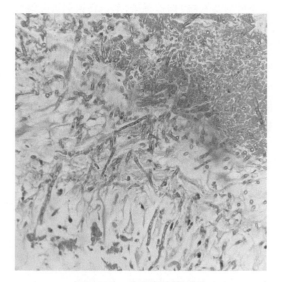

图6-175　病理示曲霉感染

【分析】随着人口老龄化和生活方式的转变,肺癌发病率逐年增高。手术、化疗和免疫治疗的迅速发展及皮质类固醇的广泛使用,导致免疫功能受损的肺癌病人数量急剧增加,肺癌合并肺部真菌感染的发病率也随之升高。

无免疫抑制病人肺癌合并癌旁曲霉感染考虑有以下原因:①曲霉在自然界广泛存在,具有极强的孢子生成能力,能够直接进入肺泡,使肺组织成为曲霉感染的主要靶器官。②作为条件致病菌的曲霉既可以在呼吸道定植,亦可以引起侵袭性感染。肺癌导致局部病灶处气道结构破坏,气道黏膜清除能力下降及肿瘤迅速生长导致局部低氧血症致使局部抵抗力下降,同时多有组织坏死,致使曲霉有机会定植、腐生,进而发生局部侵袭感染。

2003年Malik等对印度42例支气管肺癌病人进行支气管肺泡灌洗,以了解曲霉病的患病率,并采用免疫扩散试验(immunodiffusion, ID)、酶联免疫吸附试验(ELISA)和斑点印迹试验(dot blot assay, DBA)对病人血清进行抗曲霉抗体检测。共从6例(14.2%)支气管肺癌病人中分离出曲霉。其中,烟曲霉4例,黄曲霉2例。共有9例(21.4%)病人采用ID法、ELISA法和DBA法检测抗曲霉抗体均为阳性。2010年,Biswas等依据BALF培养、BALF及血清抗原检测结果,报道了60例印度慢性肺部疾病病人真菌定植情况。其纳入的慢性肺部疾病包括肺癌(31例)、结核后遗症(如空洞、胸廓塌陷、纤维条索)(16例)、支气管扩张(5例)、胸腔积液(2例)、支气管哮喘(2例)、COPD(3例)、间质性肺炎(1例)。共有28例(46.7%)培养阳性,念珠菌14例,曲霉13例。21例病人(35%)沉淀素抗体阳性。该研究发现,真菌定植的比率接近50%,不同慢性肺部疾病定植的真菌类型具有明显差异,曲霉在肺癌病人、念珠菌在结核后遗症病人中表现出一定的定植亲嗜性。培养阳性与特定的危险因素/放射学检查结果之间没有统计学意义。2013年Nilsson等总结了41例肺部肿瘤确诊同时合并曲霉感染病人文献,其中肺类癌6例,肺癌35例,未提及曲霉病诊断依据。在35例肺癌合并肺曲霉病病人中,最突出的特征是男性占绝大多数,该特征与肺癌、曲霉病在男性中发病率较高相一致。绝大多数病人有慢性肺部疾病危险因素,普遍有吸烟史,没有明显免疫抑制表现;少数病人有代谢疾病,营养失调、肿瘤高危因素致免疫系统受抑。肿瘤坏死、溃疡、局部免疫损伤、空洞形成和气道分泌物清除率下降等原因导致真菌易于定植、生长和侵袭。影像学表现为空洞性病变28例,曲霉球是最主要的表现形式,共23例,而与本文所述一致的非空洞性肺癌仅占7例。在7例非空洞性肺癌病人中,4例在坏死组织中发现曲霉菌丝,考虑定植;另外,3例为局部侵袭性肺曲霉病。35例病人中,19例最初仅诊断为曲霉球或曲霉病,并未怀疑恶性肿瘤,漏诊率达54.3%。由于肺癌确诊前行长时间的抗真菌或抗结核治疗致使16例病人延误肿瘤治疗。

如何界定肺癌旁合并曲霉感染的性质,即鉴别曲霉定植还是侵袭性肺曲霉病,是临床难题。因为肺癌合并肺曲霉感染大多为慢性肺曲霉病,诊断肺曲霉病时,即使呼吸道标本曲霉培养阳性,也需要结合临床症状及影像学表现来判定其临床意义。慢性肺曲霉病病人症状较轻,往往无发热,仅表现为慢性咳嗽、咳痰和痰中带血,影像学表现为肺部肿块影,伴或不伴空洞。这些表现与肺癌相似,给全面诊断带来困难。Malik等和Biswas等通过BALF培养、BALF和血清抗体检测诊断肺癌旁是否存在曲霉定植,Biswas等认为这些病人均为癌旁曲霉定植。Nilsson等认为无明显免疫抑制的空洞及非空洞病人中,肺癌合并非侵袭性曲霉病(曲霉球、定植)为主要的表现形式,但如前所述,在非空洞病人中也存在局部侵袭的表现形式。本例病人的曲霉感染性质可归纳为局部侵袭。另外,还有学者认为,即使在肿瘤表面的坏死组织中发现曲霉菌丝生长,也有可能为腐生,不能将其作为诊断肺曲霉病的病理证据。因此,有学者提出将其归为腐生性感染(saprophytic infection)这一中间状态。

随着肺癌发病率的上升及其生存期的延长,肺癌合并肺曲霉病的临床意义越来越显著。一方面,对于没有真菌易感因素的曲霉病病人,要考虑其合并肺癌的可能,必要时需积极、反复进行支气管镜和肺穿刺等检查以减少肺癌漏诊;另一方面,要关注肺癌确诊病人是否合并肺曲霉病,积极界定是曲霉定植还是侵袭。肺癌合并肺曲霉病如何治疗及其对于预后的影响,需在临床工作中进一步探索。

(枣矿集团中心医院呼吸科 郭辉 提供)

28.病例28:男,71岁。多饮、多食、多尿25年,头晕、行走不稳1年,流涕1天。病人25年前无明显诱因的出现多饮、多尿,日饮水量约3000ml,约等于日尿量,进食量较前增多,体重进行性减轻,具体不详。查空腹血糖18.0mmol/L,诊断为2型糖尿病,给予门冬胰岛素30注射液12U、12U早、晚餐前1小时,饮食控制,平时血糖监测示空腹血糖13～14mmol/L,餐后血糖20mmol/L,偶尔出现低血糖。20年前出现右眼底出血,伴视物模糊,期间院外复查眼底示右眼眼底出血,未进一步系统治疗。病程伴泡沫尿,血糖控制欠佳,未系统血糖监测。近1年病人出现头晕,曾诊断为耳石症,手法复位1次,仍有头晕,为头重脚轻,伴双下肢无力,行走不稳,曾多次行走中跌倒,夜间有心前区疼痛,阵发性发作,持续2～3分钟。上述症状较前加重。1天前出现打喷嚏、流清涕,轻微咳嗽,门诊查随机血糖15.6mmol/L,遂以"2型糖尿病、糖尿病视网膜病变"于2019-01-26收入院。病人入院后第3天出现发热,体温最高38.8℃,伴咳嗽、咳痰,行胸部CT检查(2019-01-28)未见明显异常,先后给予头孢唑肟、美罗培南抗感染治疗,疗效欠佳,2019-02-04真菌GM试验7.6(正常<0.5)。

胸部CT(2019-02-06):双肺沿支气管分布斑片、实变、结节影(图6-176)。

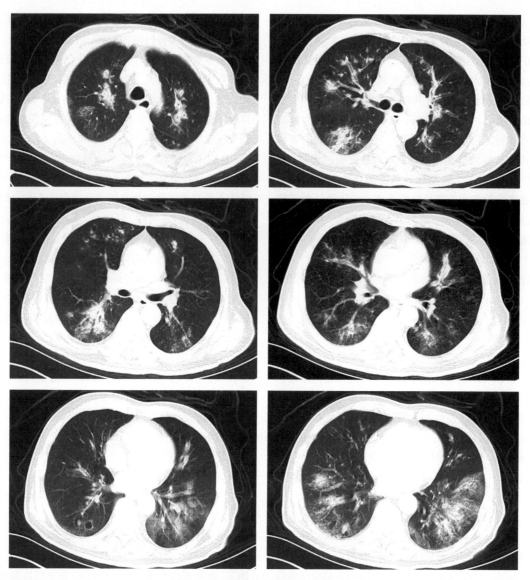

图6-176　胸部CT（2019-02-06）

【诊断】侵袭性肺曲霉病。

【诊断依据】老年男性，既往有糖尿病病史，入院前1天上呼吸道感染，入院2天行胸部CT检查未见异常，第3天出现发热，抗生素治疗无效。9天后复查胸部CT进展为双肺多发病变，沿支气管分布，表现为斑片、实变、结节影，支气管管壁增厚（红箭），结合GM试验阳性，首先考虑气道侵袭性曲霉病。给予伏立康唑抗真菌治疗，并积极控制血糖，营养支持，3天后体温好转，痰培养回报：黄曲霉生长（图6-177，图6-178）。复查胸部CT（2019-02-

12）：病变较前略有进展（图6-179）。2019-02-18复查GM试验：1.88。复查胸部CT（2019-02-21）：病变较前进展，实变明显（图6-180）。病人2019-02-26出现咯血，并伴有体温波动，鉴于影像吸收不理想，不除外伏立康唑耐药可能，加用卡泊芬净联合抗真菌治疗。2019-03-04复查GM试验阴性，复查胸部CT：病变较前略有吸收。病人未再出现咯血，无发热，咳嗽较前好转，出院。院外继续口服伏立康唑治疗，2个月后复查（2019-05-07）：病变较前吸收（图6-181）。

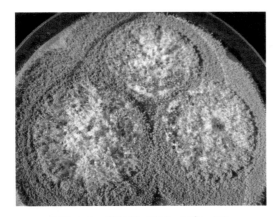

图6-177　黄曲霉，SDA，28℃，5天

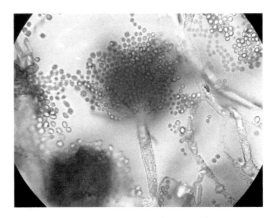

图6-178　分生孢子头，生理盐水镜检，×1000

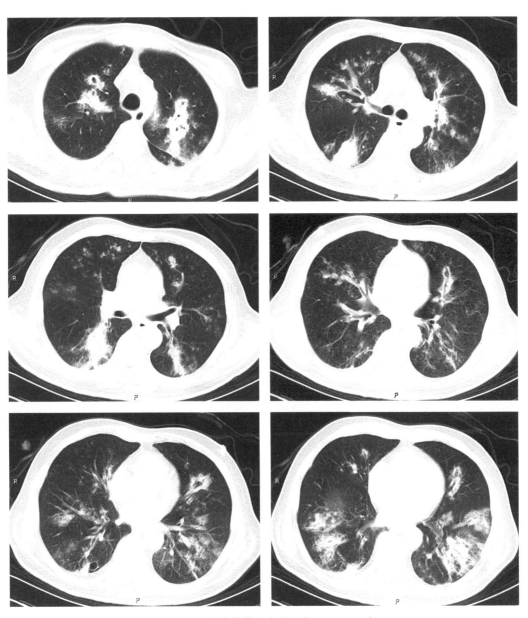

图6-179　病变较前略有进展（2019-02-12）

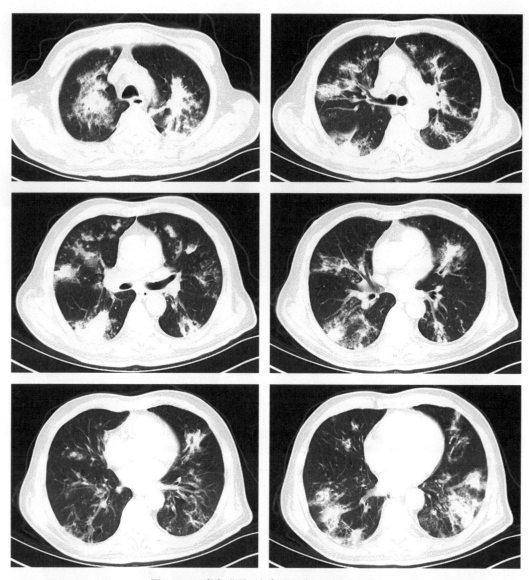

图6-180　病变进展，实变明显（2019-02-21）

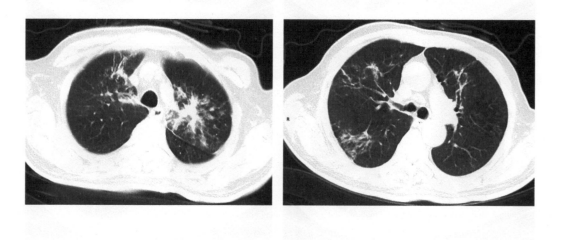

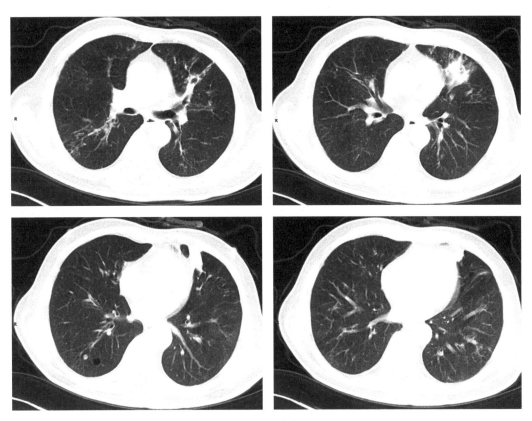

图6-181 病变较前吸收（2019-05-07）

【分析】曲霉属超过250个种，是导致人类疾病的最大丝状真菌之一。曲霉病的范围大致分为四类：免疫功能低下者的侵袭性危及生命的感染；患有结构性肺部异常或先前存在的肺部或鼻窦疾病或先天免疫的某些微妙缺陷的病人的亚急性或慢性感染；过敏性或嗜酸性粒细胞性疾病，如ABPA、嗜酸性鼻窦炎和外源性过敏性肺泡炎；由于创伤或手术（如角膜炎或术后感染）引起的局部侵袭性感染。

侵袭性曲霉病（IA）意味着曲霉菌丝侵入组织，最常见的器官是肺部，其次是鼻旁窦和中枢神经系统。黄曲霉是烟曲霉后IA的第二大常见病原体。气候和地理条件可能是曲霉属物种的当地流行和分布的重要决定因素。由黄曲霉引起的感染在亚洲、中东和非洲占主导地位，其可能原因是与其他曲霉相比，黄曲霉在炎热和干旱的气候条件下具有更好的生存能力。此外，黄曲霉在室内环境中很常见，经常在家庭和医院的空气中传播。研究表明，就正常和免疫功能低下的实验小鼠引起死亡所需的时间和初始接种量而言，黄曲霉比烟曲霉或其他曲霉毒性更强。

黄曲霉引起的临床综合征类似于烟曲霉，由黄曲霉引起的侵袭性曲霉病仍是全世界免疫受损病人（包括器官移植病人）发病率和死亡率的主要原因之一。侵袭性鼻-鼻窦炎和肺部感染是黄曲霉引起的IA的最常见表现。约10%的支气管肺部感染病例由黄曲霉引起，很少有慢性空洞性肺曲霉病和曲霉球与黄曲霉有关。黄曲霉引起肺部疾病的低发病率可能与其较大的直径限制了其分生孢子进入肺泡和萌发有关。Zarrinfar等从肺或呼吸系统疾病病人和实体器官移植病人的支气管肺泡灌洗样本中分离出黄曲霉的比例较高（39%～54%），在这些病人中，黄曲霉定植或感染的发生率较高。中枢神经系统曲霉病的鼻-脑形式是最常见的形式，因为鼻窦取样容易，可以早期诊断。这些病人由于早期清创和迅速的抗真菌治疗而具有低死亡率。这种形式在发展中国家更常见，因为鼻窦真菌感染在亚洲、中东和非洲更为普遍。中枢神经系统曲霉病在免疫功能低下病人血行播散后表现为脑内脓肿，由于缺乏任何典型的诊断特征和采样困难，因此常被诊断不足。大多数病人死于此类感染，并在尸检时被诊断出。在美国西部，器官移植病人中有24%的中枢神经系统曲霉病是由黄曲霉引起的。印度、巴基斯坦、中东和非洲报道了大多数由黄曲霉引起的神经系统曲霉病。由曲霉属引起的眼内炎通常与术后或创伤后的风险因素有关。Chakrabarti等对印度北部的一个医疗中心的研究发现，最常见的真菌性眼内炎病原体是曲霉（54.4%），单独黄曲霉感染占所有真菌眼内炎病例的24.6%。Narang等的另一项研究显示，27例白内障手术后眼内炎中，59%的病例中分离出黄曲霉。侵袭性真菌性鼻-鼻窦炎在发达国家中最常见的病原体是烟曲霉，但在发展中国家，由黄曲霉引起的病例越来越多。心脏曲霉病罕见,主要是在心脏手术后报道。黄曲霉与11.2%的病例有关,其中大多数与受污染的移植物、污染的缝合线或分生孢子的术中播散相关。天然和人工瓣膜均检测到黄曲霉。在1975—2017年移植后的曲霉心内膜炎综述中,共有28例确诊病例,其中2例由黄曲霉引起。由黄曲霉引起的伤口感染通常是中心静脉导管插入部位或由于血源性扩散引起的继发感染。病变可能表现为斑疹、丘疹、大疱、结节、溃疡和脓肿。在Bernardeschi等一项来自法国的多中心研究中,所有原发性皮肤曲霉病均由黄曲霉引起。术后伤口感染可能与手术室中高浓度的空气孢子有关。据报道,黄曲霉还会导致新生儿致命的曲霉病、心脏手术后的胸骨伤口感染和干细胞移植后感染。皮下曲霉病非常罕见,并且病变可以通过曲霉的初级创伤性接种或作为播散性曲霉病的表现而产生。最常见的原发性皮下曲霉病的临床形式是以肿胀、窦道和颗粒为特征的真菌性足菌肿(eumycetoma)。到目前为止,已报道了5例由黄曲霉引起的真菌性足菌肿,其中2例来苏丹,美国、伊朗和印度南部各1例。IA的肌肉骨骼受累罕见。黄曲霉被证明是创伤后骨髓炎的重要原因,它也是心脏手术后3～8个月肋骨和胸壁的深部胸骨伤口感染、肋软骨炎和骨髓炎的原因。Gabrielli等研究发现,310例曲霉骨髓炎病人中,12%的病例涉及黄曲霉。慢性肉芽肿病也被发现是黄曲霉感染椎骨的重要危险因素。在Koehler等的另一篇综述中,黄曲霉涉及18%的IA病例,包括乳突炎、椎间盘炎、椎骨骨髓炎、化脓性关节炎、颅底骨髓炎和硬膜外脓肿。曲霉关节炎通常在血行播散后作为播散性曲霉病的继发感染。病人出现水肿和膝关节疼痛,椎间盘和髋关节疼痛。在一项31例曲霉关节炎的研究中,从77%的病例中分离出烟曲霉,其次是黄曲霉(13%)。

除了IA之外,由黄曲霉引起的疾病表现出各种形式,包括过敏性综合征和空洞、鼻窦的腐生性定植。另外,黄曲霉可产生黄曲霉毒素(aflatoxins),其中黄曲霉毒素B$_1$是真菌产生的许多天然代谢产物中毒性最大的次生代谢物,是迄今最具毒性和最强的肝癌天然化合物之一。黄曲霉毒素主要由黄曲霉和寄生曲霉产生,它们几乎可以在任何作物和食物上生长和存在。除导致人类疾病外,黄曲霉还会导致多种农作物疾病以及人类和动物中与黄曲霉毒素相关的中毒。

黄曲霉组曾经包括具有黄绿色到棕色分生孢子头和深色菌核的种。Hedayati等2007年一篇关于黄曲霉复合群的综述中提到该组包含23个种及变种,其中包含2种有性期洋葱石座菌(*Petromyces alliaceus*)和艾伯塔石座菌(*P.albertensis*)。米曲霉(*A.oryzae*)与黄曲霉密切相关。黄曲霉可产生有害毒素,而米曲霉则用于食品工业和工业酶生产。基因组序列数据支持这两个是同一物种,米曲霉是黄曲霉的驯化变体(the domesticated variant)。黄曲霉对三唑类耐药很少见,但对两性霉素可能就有内在耐药性。

(济宁市人民医院呼吸科　边翠霞　提供)

29.病例29:女,61岁。咳嗽、咳痰3年,加重3个月。病人3年前(2013-05)劳动后出现咯血,量约3 ml,伴咳嗽及少量咳痰,于当地诊所输液治疗1天,口服头孢类抗生素4天后痊愈。其后间断咳嗽、咳白色泡沫痰,于劳累后或受凉后咳嗽加重,未给予重视。3个月前(2016-04)病人在劳动后出现咳嗽、咳痰,为白色泡沫痰,痰中带有血丝,未给予重视,咳嗽、咳痰渐加重,于2016-05-02行胸部CT检查示右肺中叶实变,给予抗感染治疗1周,症状无明显改善。2016-05-07出现1次咯血,量约2 ml。2016-05-09行支气管镜检查,右中叶外侧段见新生物,活检病理提示真菌感染(曲霉),给予氟康唑抗真菌治疗2周后症状无明显缓解,复查肺部CT较前无明显变化。于2016-07-08入院诊治。

胸部CT(2016-07-08):右肺中叶外侧段密度增高影(图6-182)。

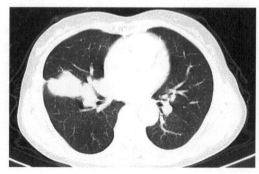
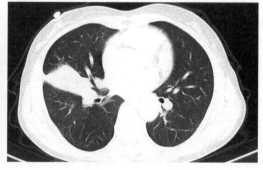

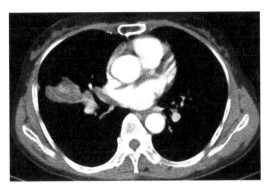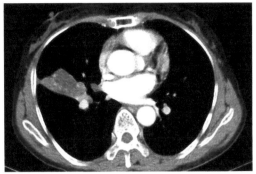

图6-182 胸部CT（2016-07-08）

【诊断】肺曲霉病。

【诊断依据】老年女性，病人间断咳嗽、咳痰、咯血3年，胸部CT示右肺中叶实变影，考虑阻塞性肺炎的可能，支气管镜检查示右中叶外侧见新生物，活检病理提示真菌感染（曲霉），2个月后病变无明显变化，支持右肺中叶支气管阻塞性病变存在可能。辅助检查：G试验、GM试验、新生隐球菌荚膜抗原均阴性。2016-07-14给予伏立康唑200mg 12小时1次静脉滴注，辅以化痰、镇咳等对症支持治疗，病人未再出现痰中带血情况，咳嗽、咳痰好转。2016-07-15行支气管镜检查：右中叶开口处见较多黄色黏稠分泌物，右中叶外侧支开口见一肉芽及大量黄色坏死物，周围黏膜充血肿胀。取右中叶外侧支分泌物、坏死物及碎组织分别送细菌培养＋药敏试验、真菌培养＋药敏试验及病理学检查。细菌培养提示嗜麦芽窄食单胞菌，菌量（＋＋＋），对左氧氟沙星、头孢他啶、复方磺胺甲噁唑、氯霉素敏感；真菌培养提示链格孢感染（图6-183）。组织病理检查：镜下见黏膜表面附曲霉孢子及菌丝，结合临床符合肺曲霉病诊断，阿新蓝/过碘酸雪夫染色（＋），抗酸染色（－）。鉴于真菌培养结果提示链格孢感染，组织病理学提示曲霉感染，于2016-07-21予以两性霉素B 5mg/d静脉滴注，根据病人耐受情况，每日增加5mg。2016-07-25维持两性霉素B 25mg/d静脉滴注，2016-08-01自动出院，院外口服伏立康唑治疗。

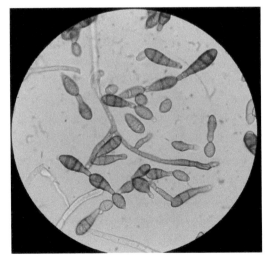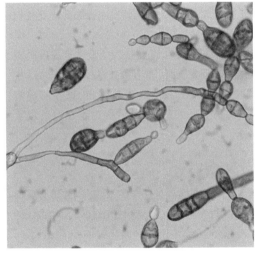

图6-183 棉蓝染色，×1000

【分析】链格孢（*Alternaria*），又称交链孢，属于真菌界、子囊菌门、子囊菌亚门、座囊菌纲（*Dothideomycetes*）、格孢腔目（*Pleosporales*）、格孢腔科（*Pleosporaceae*）、链格孢属。该属菌种菌落生长迅速，暗灰色的菌落，有浅色的气生菌丝。显微镜下见棕色分隔菌丝，分枝分隔，以合轴式延伸。分生孢子孔生，淡褐色，卵圆、倒置棍棒状，纵横分隔呈砖格状，表面粗糙，顶部有一鸟嘴状（喙状）凸起，较光滑，分生孢子大小不一，排列成向顶性的长链，或分枝状排列。

链格孢是一种在自然界广泛分布的暗色真菌，是土壤、植物、食品、工业材料上常见的腐生菌，也是实验室常见污染菌，主要侵害植物，如小麦叶枯病、葱紫斑病、玉米大斑病、茄子早疫病及白菜黑斑病等都是由链格孢属属真菌引起，可造成经济作物的病害。链格孢产生的多种次级代谢产物对人或牲畜具有诱变性、致癌性和致畸性等慢性或急性毒性作用。

链格孢孢子通过空气传播，是一种常见的重要的吸入性过敏原，可诱发过敏性鼻炎和支气管哮喘。临床标本可来源于伤口分泌物、指（趾）甲、皮肤脓液、呼吸道标本（痰、肺泡灌洗液等）、眼分泌物等。链格孢感染常发生在存在免疫功能低下、患自身免疫性疾病、慢性消耗性疾病及长期应用免疫抑制剂的人群中。浅部感染以皮肤损害多见。1933—2007年的210例文献报道中，74%的病例是皮肤受累。皮肤链格孢属感染分为内源性、外源性和皮病性3种。内源性者可能为吸入感染，导致系统性蔓延，最后继发皮肤损害，可以表现为疣状、湿疹样、溃疡斑块或者结节样皮损。外源性则由外伤处植入（比如，被真菌感染的植物根茎划伤或接触已确诊为皮肤真菌感染病人的皮损）。皮病性为病原菌在原有损害处寄生，多见于面部湿疹用皮质类固醇激素治疗后。除皮肤损害外，链格孢也可引起鼻窦炎、

骨髓炎、角膜炎、术后眼内炎、角膜炎等。链格孢深部感染，特别是肺部感染的病例极少。

本例为农民，平素在家务农，接触土壤、农作物。病人起病隐匿，表现为间断少量咯血或痰中带血，咳血均发生于咳嗽后，伴或不伴上呼吸道感染，无其他伴随症状，体格检查无特殊发现。胸部CT提示右肺中叶实变，气管镜检查提示曲霉感染，病史较长，可能存在局部免疫妥协，在此基础上合并了链格孢感染。

链格孢属感染可给予伊曲康唑200～400 mg/d，伏立康唑200～600 mg/d，两性霉素B 5mg/（kg·d）单独或者联合治疗，根据不同病情治疗4周至4个月，均能获得较好的疗效，病灶可基本痊愈。链格孢的抗真菌治疗药物的选择及服用时间并无明确的指南规定，唑类抗真菌药物相对而言效果更佳，为避免复发，药物治疗时间推荐至少6个月。

（中南大学湘雅二医院皮肤科　谭怡忻　提供）

第二节　慢性肺曲霉病

慢性肺曲霉病（chronic pulmonary aspergillosis, CPA）是一种逐渐破坏肺部组织的感染性疾病，往往发生在没有明显免疫缺陷但合并潜在肺部疾病的病人中，也可发生于免疫功能正常病人。全世界约有300万人罹患该病，其中，24万为欧洲人口。除非疾病晚期形成曲霉球，常规肺部检查可能无法发现CPA。一旦未能及时诊断并接受长期抗真菌治疗，CPA病人5年死亡率为50%～85%。

全球范围内，既往结核感染是CPA最常见的危险因素，其他相关危险因素包括：非结核分枝杆菌（NTM）感染、COPD、支气管扩张、纤维化型结节病、既往肺癌病史、ABPA和气胸等。许多病人往往同时存在数个危险因素。

一、分类

因临床、影像学和病理生理学的不同，CPA具有独特的分类。早在20世纪80年代，Geffer和Binder等对CPA进行了报道，分别定义为半侵袭性肺曲霉病（semi-invasive pulmonary aspergillosis, SIPA）和慢性坏死性肺曲霉病（chronic necrotizing pulmonary aspergillosis, CNPA）。因两者表现相似，一些文献将其等同。随后不同的命名方法和定义不断被提出。2003年，英国曼彻斯特大学Denning等分析了18例非免疫功能低下病人CPA的特点，并根据临床、影像和病理上的区分以及发病机制假说将其划分为CNPA、慢性空洞性肺曲霉病（chronic cavitary pulmonary aspergillosis, CCPA）和慢性纤维化性肺曲霉病（chronic fibrosing pulmonary aspergillosis, CFPA）。Denning等认为CNPA是IPA的亚急性表现，即亚急性侵袭

性肺曲霉病（subacute invasive aspergillosis, SAIA）。2008年美国感染性疾病学会（Infectious Diseases Society of America, IDSA）关于曲霉病的诊治指南提出CPA的3种主要临床亚型，即CNPA（归类于侵袭性曲霉病）、CCPA和曲霉球（aspergilloma）。

2015年12月23日欧洲呼吸学会（European Respiratory Society, ERS）和欧洲临床微生物与感染学会（European Society for Clinical Microbiology and Infectious Diseases, ECCMID）联合发布首个CPA联合指南，《慢性肺曲霉病：诊断和治疗的理论基础和临床指南》，在线发表于《欧洲呼吸杂志》。根据该指南，CPA可具体分为单发（或单纯）性肺曲霉球（single/simple pulmonary aspergilloma）、CCPA、CFPA、曲霉结节（aspergillus nodule）和SAIA。

需注意的是，几种亚型并非独立的疾病，彼此相互之间可有交叉，且随着机体免疫状态的变化及病情的进展可相互转变。例如，接受免疫抑制治疗时，CCPA可进展为SAIA；SAIA接受抗真菌治疗后最终可演化为CCPA。

二、定义

1.曲霉球　曲霉球是真菌球的形态学表现，由曲霉菌丝、纤维蛋白、黏液和其他细胞碎片组成。曲霉球是CPA的最具特征性的影像学表现，位于肺内、胸膜腔或扩张的支气管中。曲霉球是疾病晚期的表现，是沿空洞表面生长的真菌突入空洞腔内而形成的，几乎可见于所有形式的CPA。

2.单发肺曲霉球　是指在单个肺空洞中含有一个单发

真菌球，血清或微生物学证据提示曲霉感染，多见于非免疫功能低下的病人，症状轻微或没有症状，但也可出现轻至重度不等的咯血，随访至少3个月影像学无进展。单发肺曲霉球病程缓慢，多为偶然发现，最常见的症状是咯血。鉴于单发肺曲霉球的病程较为"良性"（benign course），其是否被纳入CPA亚群一直存在争议。但由于其与CCPA/CFPA关系密切，目前仍属于CPA范畴。

3.CCPA　是CPA最常见的形式，既往称为复杂曲霉球，通常表现为1个或多个肺空洞，可为薄壁或厚壁，可包含1个或多个曲霉球，或空洞内含有不规则物质，血清学或微生物证据提示曲霉感染，具有显著的肺和（或）全身症状，炎症因子增高，随访3个月影像学进展，可出现新的空洞、空洞周边病变浸润范围扩大或肺纤维化增多。CCPA发展缓慢，可持续数月，即使手术切除后也易出现复发。若不进行治疗，随着时间的推移，这些空洞会逐渐变大、融合，会出现曲霉球，也可能原有的曲霉球消失。若此时仍不治疗，肺部形成慢性瘢痕和肺纤维化范围扩大，最终出现纤维化，就变为CFPA，此时进行治疗并不能使病情得到改善。

CCPA病人若无以下情形，即未合并肺部症状、无体重减轻或明显疲劳、肺功能无重大损伤或渐进性减弱，可不进行抗真菌治疗，而是每3～6个月随访1次。具有全身症状或肺部症状者、肺功能进行性减弱或影像学检查病变进展者，应当进行至少6个月的抗真菌治疗。

4.CFPA　往往是CCPA未经治疗逐渐发展而来，广泛的肺纤维化累及至少2个肺叶伴有CCPA导致肺功能严重受损，通常是整个半侧胸腔，并且是不可逆的。严重的纤维化累及1个肺叶伴有1个空洞只能称为CCPA侵及该肺叶。纤维化通常主要表现为肺实变，但可看到周围纤维化的大空洞。虽然CFPA是从CCPA进展而来，但曲霉球在与CFPA相关的腔内罕见。

5.SAIA　既往称之为CNPA或SIPA，见于轻微免疫功能低下或非常虚弱的病人，如糖尿病、营养不良、酗酒、高龄、长期使用激素或其他免疫抑制药物、慢性阻塞性肺疾病（COPD）、结缔组织病、放射治疗、NTM感染或人类免疫缺陷病毒（HIV）感染者。SAIA与CCPA具有相似的临床和影像学特征，但进展相对更快，病程通常在1～3个月。SAIA临床表现多为慢性咳嗽、咳痰、发热等非特异性症状，影像学特点包括空洞、结节、进展性实变伴有脓肿形成，组织学活检可见菌丝侵及肺组织，微生物学证实为侵袭性曲霉感染，血液或支气管肺泡灌洗液（BALF）半乳甘露聚糖抗原试验明显阳性。虽然SAIA通常归入CPA，但其诊断和治疗与IPA类似。

SAIA临床上需与曲霉球和CCPA相鉴别，组织病理学检查是鉴别的金标准，并更好地观察曲霉感染后组织的反应。SAIA病理特点为局部肺组织的曲霉侵袭，组织坏死，肉芽肿形成或纤维包裹的出血坏死。曲霉球的特点是空腔内曲霉生长，但不侵袭周围空洞壁及肺组织。CCPA在切除的空洞内可发现有隔膜的菌丝，有时将空洞填充或使其闭塞，同时伴有慢性炎症反应，偶尔可见肉芽肿，周围可伴有纤维化或混有炎细胞浸润。相反，SAIA组织学表现为菌丝侵入肺实质，伴有急性炎症反应或坏死。由于CNPA与CCPA临床上往往难以区分，Izumikawa等建议将两者统一归类为慢性进展性肺曲霉病（chronic progressive plumonary aspergillosis, CPPA）。

6.曲霉结节　为单个或多个结节，可有或没有空洞，是CPA不常见类型。其与结核球、肺癌、肺转移癌、隐球菌结节、球孢子菌病或其他罕见病原体相似，只能用组织学才能明确诊断。尽管常出现坏死，但不表现为组织侵袭。类风湿关节炎病人的肺部结节可以是单纯的风湿结节，也可以含有曲霉，并且这两种病变可以同时存在于同一病人中。如曲霉感染病变直径>3cm，伴中心坏死，这时称之为"曲霉所致团块样病变"更为贴切。

三、临床表现

咳嗽是CPA病人最常见的症状，常为慢性进行性咳嗽伴随体重下降和气促。其他症状包括呼吸短促、咳痰和胸痛。可能危及生命的咯血在超过50%的CPA病人中被观察到，并且被认为是由于相关区域的支气管动脉丰富的血管形成所致。Ando等报道了30例CPA病人的临床特征，其中，14例死于呼吸衰竭，2例死于咯血。在CCPA、CFPA和SAIA中，发热、体重减轻和盗汗更常见，并且在单纯曲霉球和曲霉结节的病人中通常不存在。部分CPA病人，特别是曲霉结节病人，可能无症状。CPA病人的红细胞沉降率和C反应蛋白等炎症因子可能升高，尤其是CCPA、CFPA和SAIA病人。

四、影像学表现

CPA的影像学特征主要包括CPA本身的表现和与CPA同时存在的相关基础肺疾病的表现。CPA本身的影像学特征主要包括单发或多发肺曲霉球、新的和（或）不断进展的洞壁薄厚不一的空洞样病变，常伴有空洞周边肺实质破坏和（或）纤维化，以及明显的胸膜增厚，也可见曲霉脓胸。CPA的典型表现多无血管侵犯，最多会出现菌丝对空洞壁的中度侵犯。有学者认为，影像学特征为肺部因接触曲霉属真菌而产生的肺部免疫/炎症反应，引起已有的结构性肺实质病变而出现的多种影像学改变，而非真菌直接侵犯所致。

在形成曲霉球之前，一团真菌常沿空洞内表面生长，使空洞内壁凹凸不平，呈现出不规则的独特的外观。典型的曲霉球开始为表面感染，继之定植在肺（图6-184）或支气管扩张（图6-185）的空洞中。曲霉球是CPA的晚期表现，典型的多位于上叶，为实性、圆形或椭圆形的腔内团块，部分围绕着新月形的空气，称之为空气新月征（图6-186），可随体位变换而移动（图6-187，图6-188），也可表现为固定的、不规则的海绵样物质填充于含有空气的空洞内。从空洞内表面脱离的真菌团簇也可形成粗糙的、不规则的带有空隙的松散的网络，最终形成成熟的真菌球。在真菌球内也可看到钙化，可为斑片样、结节样或遍布曲霉。曲霉球在静脉注射造影剂后不被强化（图6-189），可分为单发性（图6-190）或复杂性（图6-191），后者见于CCPA。曲霉球的存在对CPA的诊断不是必需的，多达一半的CPA空洞不含真菌球。

CCPA的典型表现为单侧或双侧实变与多发进展厚壁空洞，可含有一个或多个曲霉球，周围致密实变区伴有不同程度的胸膜增厚（图6-192~图6-195）。胸膜外脂肪异常增厚，实质破坏程度较轻。这些病变往往是非对称性的，主要分布于既往存在的基础肺疾病对应的肺部病变区域。影像学演变通常较SAIA缓慢，可能历经数年也没有明显的进展，如不经治疗，空洞将逐渐增大并融合，曲霉球可能消失或再次出现。

CFPA是CCPA终末期进展为纤维化的结果。纤维化可局限于1个或2个上肺叶，也可累及整个半侧胸腔。除了周边可见空洞和真菌球外，CPA相关肺纤维化无显著特征。

曲霉结节在外观上与肿瘤、球孢子菌结节、NTM、放线菌病以及类风湿结节非常相似。大多数结节为圆形、中心可有密度减低区（图6-196）或空洞（图6-197），有些边缘

有毛刺（图6-198）。结节可为单发也可为多发。曲霉结节可大可小，偶可见大的团块样病变，常具有空洞。

SAIA病变进展较快，既往肺部可没有空洞样病变，起病最初常常表现为上叶单发实变，经数天或数周逐渐进展为空洞，典型的为薄壁空洞，经1~3个月逐渐扩大，同时可伴有胸膜增厚、曲霉球、气胸和胸腔积液。可见空气新月征，可能是发展为坏死的征象，常提示疾病的进展。

Godet等通过对36例CPA病人在接受适当的抗真菌治疗后6个月后CT扫描结果的系统分析，评价CT影像学改变的意义。在CPA诊断时，最常见的CT异常是空洞形成（32例，91.4%），21例（65.6%）为单侧，以上叶多见。31例病人（85.1%）的空洞壁较厚。20例（55.5%）病人的腔内含有真菌球，19例为单侧（86.4%）。29例病人（81.6%）发现胸膜增厚（与空洞相邻）。空洞周围浸润的其他主要特征包括实变（24例，66.7%）和树芽或结节（＞5mm）（16例，44.4%）。36例病人中，胸膜厚度减少是最常见的影像学表现。7例在治疗过程中出现临床恶化，放射学的显著变化包括空洞形成和胸膜增厚，且与临床进展有关。同样，洞壁和（或）胸膜厚度的减少与临床症状的改善具有显著的统计学意义。洞壁和胸壁厚度的变化可能是评价治疗反应最相关的CT影像学变量。真菌球的消失与临床和影像学的改善密切相关，但空洞大小的改变与CPA的演变无关。这些发现使客观的放射学标准首次应用于临床实践，以评估治疗的反应并促进长期监测。

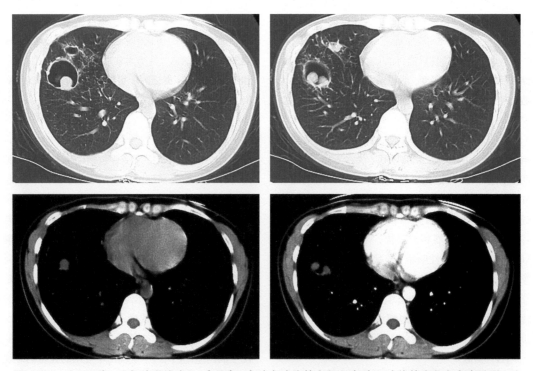

图6-184　女，27岁。反复咳嗽伴咯血5个月余。右肺中叶外基底段和右肺下叶前基底段多发囊腔影，腔内见2个边缘光滑球状物，增强扫描不强化。手术病理：肺支气管源性囊肿伴曲霉感染

（郴州市第一人民医院呼吸科　谭　辉　提供）

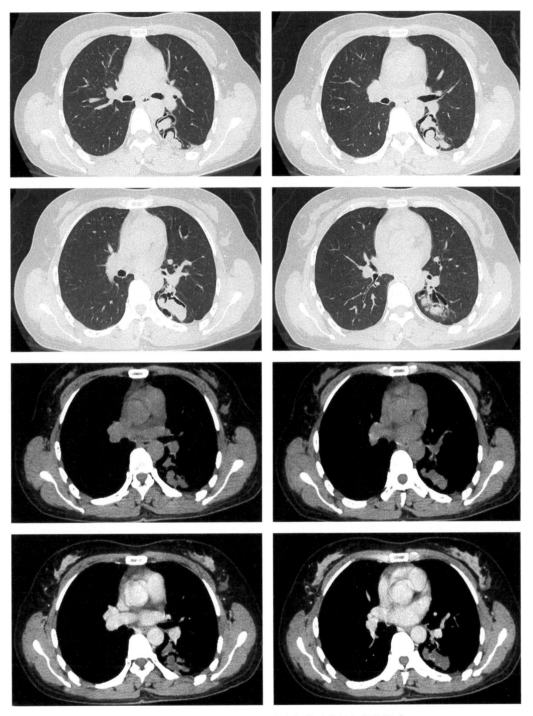

图6-185　女，47岁。左肺下叶支气管扩张并多发曲霉球

（福州肺科医院影像科　王　洁　提供）

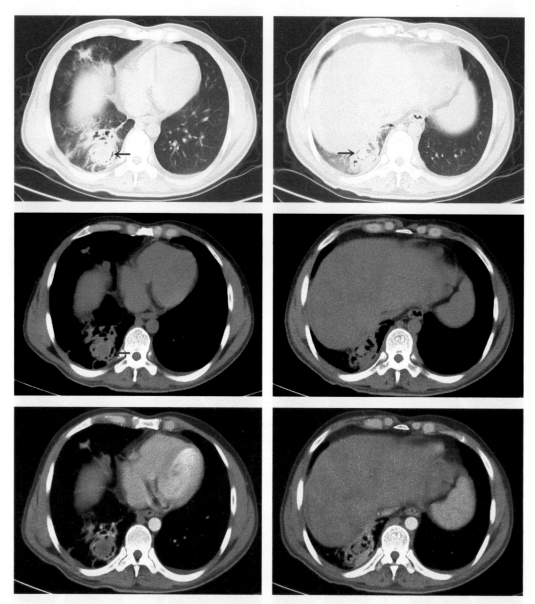

图6-186 男，31岁。间断咯血3年余。右肺下叶后基底段较大空洞形成，洞壁厚薄不均，内壁尚光整，腔内可见结节样密度增高影并形成新月样含气间隙（红箭），增强扫描强化不明显。术后病理：游离结节样组织为黄染无结构物，内见曲霉菌丝

（阳煤集团总医院影像科CT室　高彦平　提供）

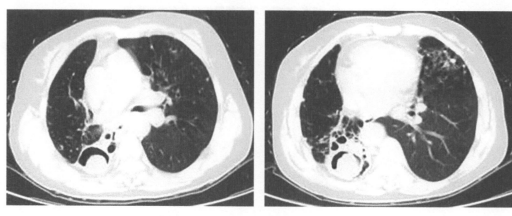

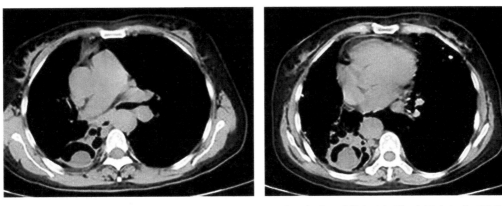

图6-187 女，53岁。咯血1天。既往有肺结核病史20余年。右肺下叶背段空洞影，空洞内有球形结节

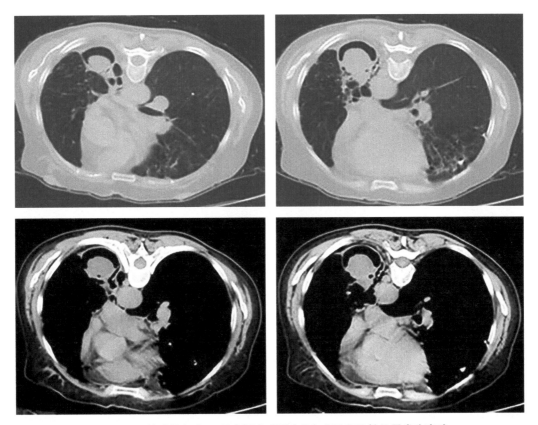

图6-188 俯卧位复查CT示空洞内球形病灶与仰卧位比较位置发生变动

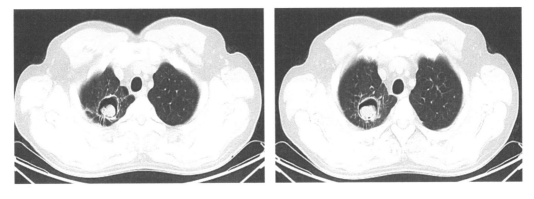

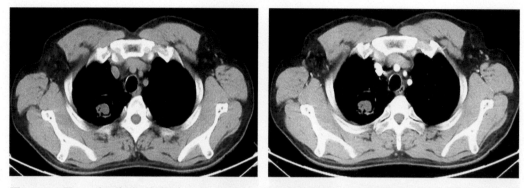

图6-189　男，48岁。咳嗽、咳痰3个月余。右肺上叶圆形薄壁空洞影，内见直径约2.2cm类圆形结节，增强扫描洞壁轻度强化，洞内结节未见明显强化。术后病理：送检肺组织支气管扩张，伴支气管腔内曲霉球形成

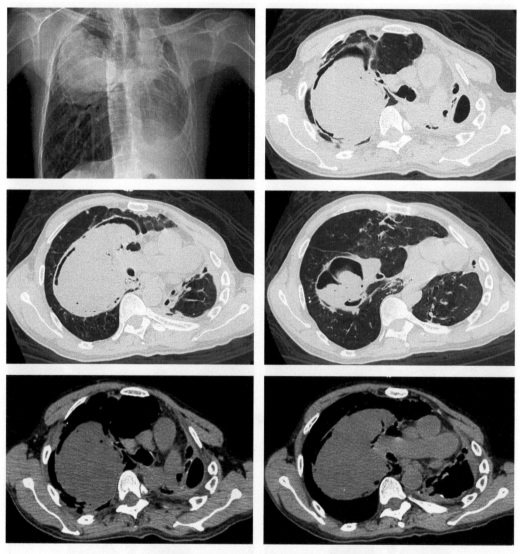

图6-190　男，56岁。右肺上叶巨大曲霉球

（福州肺科医院影像科　王　洁　提供）

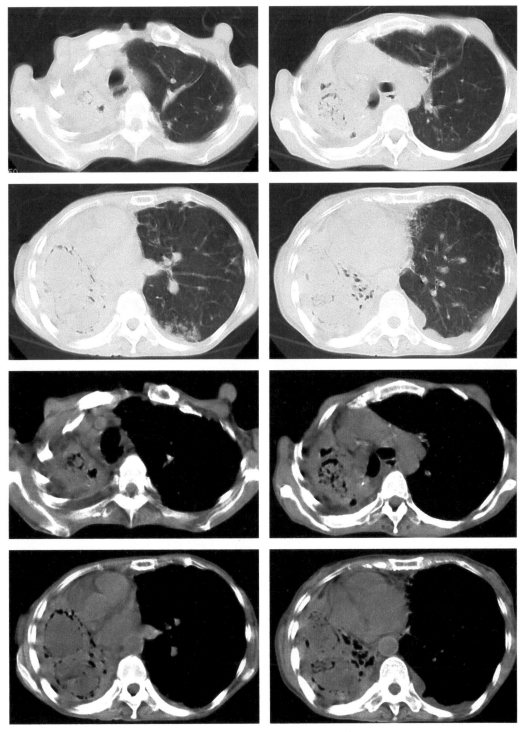

图6-191 女，59岁。右侧胸廓塌陷，右肺多发曲霉球，充满右侧胸腔

（福州肺科医院影像科 王 洁 提供）

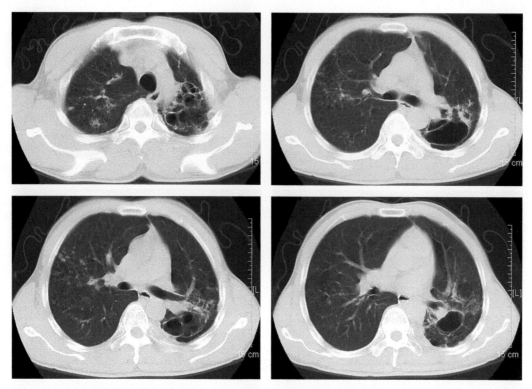

图6-192　男，44岁。既往有肺结核病史。左肺舌叶多发薄壁空洞影，右肺上叶多发结节、纤维条索影
　　　　（2007-06-11）

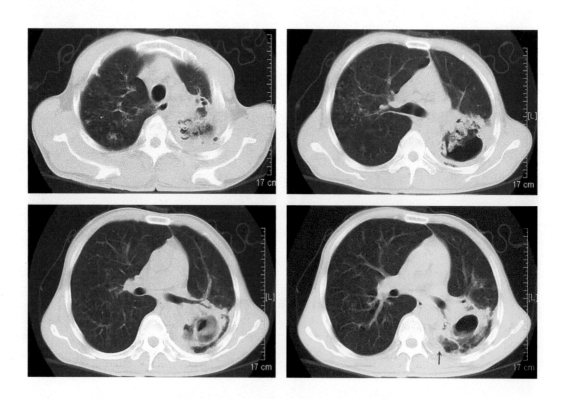

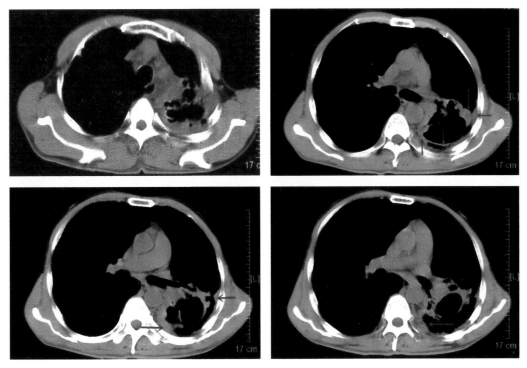

图6-193　左肺舌叶空洞壁增厚（蓝箭），空洞内见海绵样物质填充，邻近胸膜增厚（红箭）（2007-11-19）

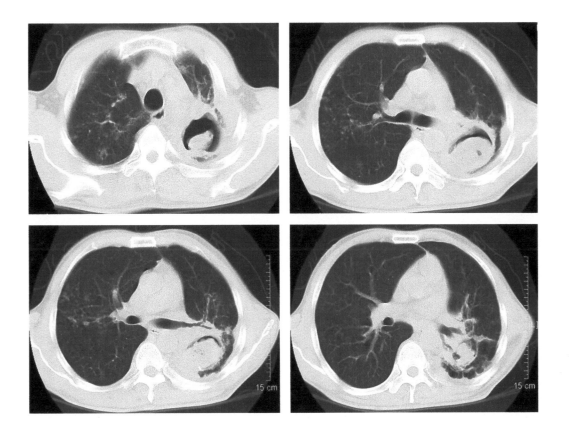

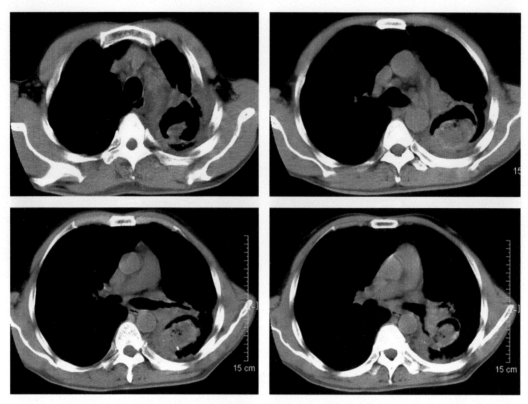

图6-194　左肺舌叶空洞内曲霉球形成，空洞壁、邻近胸膜增厚明显（2007-12-29）

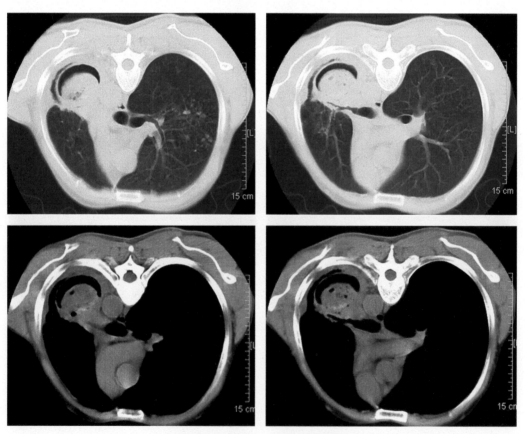

图6-195　俯卧位CT示曲霉球滚动

（福州肺科医院影像科　王　洁　提供）

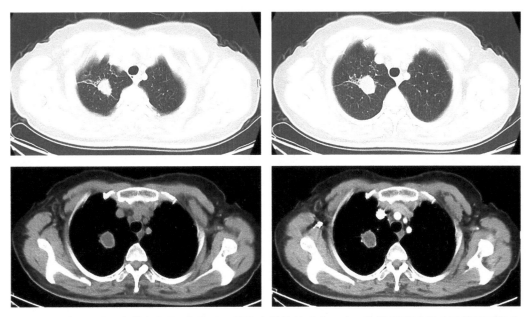

图6-196 女，50岁。咳嗽半个月、咯血5天。既往有肺结核病史25年。胸部CT示右肺上叶椭圆形结节影，内见低密度影，增强扫描无明显强化。病理：（肺穿刺活检）送检少许肺组织和支气管壁，呈慢性炎，局灶肺泡上皮增生；组织边缘查见数片真菌菌丝和孢子，考虑曲霉感染

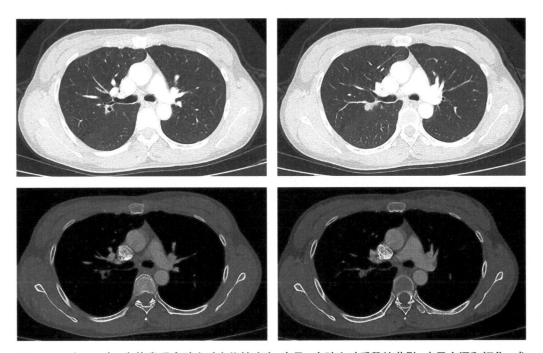

图6-197 女，40岁。查体发现右肺上叶占位性病变1个月。右肺上叶后段结节影，内见空洞和钙化。术中见右肺上叶与壁层胸膜部分有粘连，右肺上叶与中叶交界处有一肿物，大小约2.0cm，质地中等，边界尚清，与周围血管、气管紧密粘连。病理：右肺上叶、中叶肺曲霉病伴肉芽肿性炎改变，间质内可见腺体增生稍乱

（贵港市中西医结合骨科医院放射科 冼 成 提供）

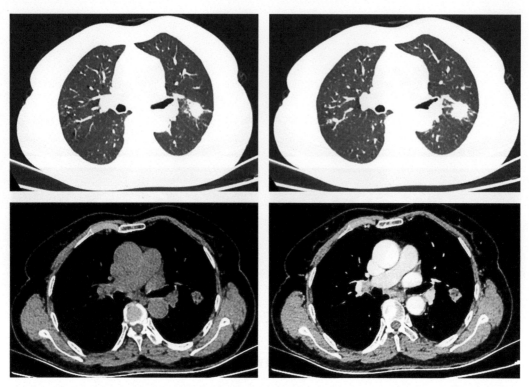

图6-198　女，72岁，间断咳血7个月余。左肺舌叶结节影，形态不规则，周围可见毛刺，内见多发小空洞影，增强扫描壁强化明显。穿刺病理：肺泡间隔纤维化，大量淋巴细胞浸润，见曲霉菌团

（上海市同济医院呼吸科　梁四维　提供）

Sato等2018年发表文章，评估CPA病人咯血的CT表现。他们回顾性分析了2007年1月—2017年2月共接受过829次CT检查的120例CPA病人（84例男性和36例女性，17～89岁，平均年龄68.4岁）的资料。120例病人中有51例（42.5%）发生咯血，在该医疗机构护理期间发生了138次，频率与其他文献类似。120例病人中最常见的潜在疾病是陈旧性肺结核（37例，30.8%），其次是肺气肿（24例，20.0%）。有咯血病史的病人之前的结核病发病率明显高于没有咯血的病人。11例病人接受了手术切除，并对CT图像与病理结果进行了比较。在829次CT扫描中的142次（17.1%）中观察到结痂样征（scab-like sign），其特点是空洞内壁局部不规则和（或）尖刺样（spiky）壁增厚。在90次因咯血进行CT扫描中，共有87次出现结痂样征。在51例咯血病人中有49例CT扫描发现结痂样征，而69例无咯血病人的CT扫描中仅1例检测到结痂样征，差异显著。在通过CT扫描进行治疗评估或定期监测的55例病人中，有54例（98.2%）在CT扫描后≤188天发生咯血。在这54例病人中，48例（88.9%）在CT扫描后55天内（平均12.0天）发生咯血。在没有痂样征象的687次（82.9%）CT扫描中，在接下来的6个月中，在相应的病人中仅有3次随后出现咯血。具有和不具有结痂样征的病人在CT扫描后发生的咯血频率上显著不同。病理学上，结痂样征对应于纤维蛋白脓性肿块或血痂。结痂样征预测咯血的敏感性和特异性分别为97.9%和99.9%。该研究还显示，咯血与空洞病变长轴的长度和最大真菌球的大小之间没有显著相关性。

五、实验室检查

1. 关键性检测　在非免疫抑制病人出现肺部空洞或小结节浸润时，呼吸道标本检测包括：菌丝直接镜检；痰或BALF真菌培养；组织学；经胸壁穿刺吸引标本真菌培养；呼吸道分泌物曲霉PCR；痰或呼吸道分泌物细菌培养。

2. 曲霉抗原检测　BALF检测GM，不推荐检测血清GM。

3. 曲霉抗体检测　曲霉IgG抗体或沉淀素检测。

六、诊断

2016年ESCMID/ERS联合发布的指南指出，CPA的诊断需同时满足以下条件：①胸部影像学的特征性表现；②显微镜、活检培养发现曲霉感染的直接证据或针对曲霉的免疫反应阳性；③除外其他疾病；④病程至少3个月。若影像学显示1个或多个空洞，且排除其他疾病，符合以下任何一条可确诊本病：①呼吸道引流液中曲霉

IgG或沉淀素阳性、曲霉抗原强阳性或DNA阳性；②经皮或切除活检在空洞内发现真菌菌丝或培养出曲霉。如镜下显示真菌菌丝侵入肺实质，则诊断为急性或亚急性侵袭性肺曲霉病。除少数病人外，通常不存在因HIV感染、肿瘤化疗或免疫抑制剂治疗所导致的免疫功能低下。

呼吸道标本（痰液、BALF等）培养检到曲霉或直接镜检到曲霉菌丝往往提示感染，但常因难以区分感染、定植或污染而不足以确诊CPA。Ohba等的研究发现，67.4%的病人存在曲霉定植，但仅有32.6%的病人被确诊为CPA。鉴于人群中曲霉定植率很高，从支气管镜检标本中分离出的曲霉属物种具有更高的诊断价值。阳性曲霉培养物或呼吸液中的强PCR信号可能有助于诊断。Urabe等研究发现，在BALF标本中，PCR与GM或G试验相比，具有稳定的敏感性（66.7%～86.7%）和特异性（84.2%～94.2%）。

如果怀疑是CPA，曲霉IgG抗体检测对于确认曲霉感染是必不可少的，并且结合真菌球的存在，在90%的病例中可表现为高滴度。滴度高低虽不能反应疾病严重程度，但滴度急剧升高往往提示治疗失败或复发。此外，曲霉IgG阳性对被感染和定植个体的鉴别也具有100%的阳性预测值，与其他诊断模式联合使用时，是一种强大的诊断工具。然而，曲霉IgG阳性并不仅见于CPA，也可以在多种其他条件下发现，比如无症状的个体、曲霉支气管炎、急性侵袭性曲霉病、亚急性侵袭性曲霉病、变应性支气管肺曲霉病/真菌致敏和近期原发性社区获得性肺曲霉病。另外，使用曲霉IgG抗体作为诊断工具要远远优于使用曲霉沉淀素，后者明显比现有的自动化曲霉IgG抗体检测灵敏度低。2016年ESCMID/ERS发布的CPA指南建议所有怀疑CPA或SAIA者均应检测曲霉IgG抗体或沉淀素；临床高度怀疑曲霉感染者，特别是哮喘、ABPA和囊性纤维化病人，应检测曲霉IgE或IgG，同时考虑其他方法（痰培养、PCR、曲霉抗原、经皮肺活检或针吸活检等）获得更多依据。使用纯化的抗体对烟曲霉的培养提取物或重组抗原进行检测，最初是为了检测烟曲霉。Tashiro等2011年的研究发现，日本75例CPA病人中，非烟曲霉占41.3%（31例）。抗体检测方法在某些地区诊断非烟曲霉引起的CPA可能存在局限性。还应注意的是，在小部分CPA病人中，即使存在提示疾病的症状、放射学和实验室诊断，曲霉IgG仍可能为阴性。造成这种情况的原因尚不清楚，但可能包括低丙种球蛋白血症、对曲霉没有产生适当的抗体反应，或者感染了除烟曲霉以外的其他物种。由于这个原因，曲霉IgG或沉淀素阴性不能作为排除诊断的决定性工具。单一、稳定的曲霉球或曲霉结节可出现曲霉IgG阴性。在抗体检测不确定但怀疑CPA的情况下，应使用其他技术寻找支持诊断的证据。

血清半乳甘露聚糖（GM）试验广泛用于IPA的诊断，但在CPA中其阳性率不高。Shin等对确诊为CPA的168例病人进行研究，发现血GM试验阳性率为23%，其敏感性为23%，特异性为85%，认为血GM试验不能用于CPA的血清学诊断。Park等研究发现，在曲霉球病人中，血清和支气管肺泡灌洗液检测GM抗原的敏感性分别为38%和92%，对于怀疑CPA者可行支气管肺泡灌洗检测GM抗原。Kono等的研究表明，CPA病人的支气管刷检标本检测GM抗原的敏感性为85.7%，较血清检测（敏感性为14.3%）更为敏感，但二者特异性相近（76.3% vs 78.9%）。BALF-GM试验敏感性较血清GM高，可用于CPA诊断。

七、治疗

CPA病人抗真菌治疗的目的在于控制感染、阻止肺纤维化的进行性发展，预防咯血、改善生活质量。CPA是慢性感染，对治疗反应亦较慢，往往需治疗数月后才取得临床获益。最优化的CPA治疗疗程尚未确定。

目前，全身应用抗真菌药物为CPA治疗的基石，对未接受手术治疗的病人而言更是如此。多种抗真菌药物中，三唑类抗真菌药物几乎对所有类型的CPA均有较好的疗效。病人较能够耐受三唑类抗真菌药物的副作用。因CPA常为慢性或亚急性过程，大多数病人并不需要静脉用药。静脉注射抗真菌药物治疗CPA可用于疾病进展和治疗失败、对唑类药物不耐受或耐药的病人。此外，一些研究提出了诱导期静脉注射继之给予口服维持治疗的抗真菌治疗策略。棘白菌素类抗真菌药物因其安全性得到改善，被认为是伏立康唑的替代药物。静脉应用棘白菌素类抗真菌药物的疗效并不优于伏立康唑，且棘白菌素类药物仅能静脉用药，这一缺点使得该药物的长期使用变得困难。有研究认为，静脉注射两性霉素B治疗CPA的有效率为80%。但是，这一疗效的维持期短，且两性霉素B具有多种毒性，长期治疗的疗效不甚理想。尽管两性霉素脂质复合物的安全性得到了改善，但尚无证据证明其疗效有所增强。

口服三唑类（伊曲康唑、伏立康唑和泊沙康唑）治疗CCPA现在被认为是标准治疗。口服伊曲康唑治疗在稳定CCPA病人临床和影像学表现优于手术治疗，治疗风险较低，耐受性较好。CFPA一般是未经治疗的CCPA的终末表现，与继发形成广泛肺纤维化有关。伊曲康唑长期治疗可能稳定病人的一般情况，对呼吸困难的改善有限。伏立康唑的结构不同于伊曲康唑，从而具有不同的特性，包括抗菌谱更广，涵盖少见的真菌菌种，不同的药动学特性、不同的药物相互作用和不良反应，可用于CCPA的原发治疗以及伊曲康唑治疗无效或不耐受伊曲康唑治疗病人的替代治疗药物。大多数CPA病人都需要长期用药治疗，副作用可能会成为限制治疗的一个关键因素。伊曲康唑可引起外周水肿、高血压和心力衰竭。肝毒性使得伏立康唑的应用受到限制，用药期间应定期行肝功能检测。药物的光毒性和可能的致癌作用（鳞状细胞癌）均已见报道。应对出现光毒性的病人停止用药，并定期行皮肤病相关检测。泊沙康唑是对于不能耐受或对伊曲康唑和伏立康唑治疗失败的又一个选择。

常用口服治疗CPA抗真菌药物包括：伊曲康唑200mg，每日2次，根据药物监测调整剂量；伏立康唑150～200mg，每日2次，根据药物监测调整剂量，建议年龄>70岁者减量，低体质量、严重肝病和东北亚血统的人药物代谢减慢。泊沙康唑400mg（口服悬液剂），每日2次或300mg（片剂），每日1次。

长期使用抗真菌药物往往导致耐药的发生。对于使用唑类药物失败或不能耐受唑类药物的病人，可考虑使用棘白菌素或两性霉素B治疗。棘白菌素或两性霉素B治疗疗程一般为3～4周，可以根据临床症状和反应来决定是否需要重复疗程。两个疗程中可以使用唑类药物进行维持治疗。吸入两性霉素B并不推荐使用，因为尚无研究证实其治疗有效，使用两性霉素B可能导致支气管痉挛的发生。对于那些干扰素介导免疫缺陷/受损病人，使用唑类药物无效时，可考虑给予干扰素治疗。

CCPA对抗真菌治疗的反应通常较为缓慢，多数病人到治疗6个月时才会有疗效反应，因此，CCPA病人初始抗真菌疗程推荐最低4～6个月的口服三唑类治疗。若初始治疗无效或病人无法耐受，则应停止治疗，考虑其他的治疗手段。若对治疗反应一般，初始治疗可延长至9个月。若反应良好，仍建议继续长期治疗（甚至终身），并根据病人肺功能、药物耐受性、经济状况等进一步权衡。由于CPA抗真菌治疗疗程十分漫长，治疗药物监测（therapeutic drug monitoring, TDM）显得十分重要，通过密切监测抗真菌药物血药浓度可帮助临床医生有效调整药物剂量，减少药物潜在不良反应，避免药物相互作用，以及预防耐药的发生。停止治疗后，疾病反复是常见的，但不是普遍存在的。SAIA/CNPA治疗的目的是治愈，推荐的疗程为6个月，对持续性免疫抑制的病人需要延长治疗时间。

大部分的CPA病人都会出现咯血，26%的病人死于咯血。曲霉感染引起的咯血可能的原因之一为真菌球和空洞壁血管间的机械性摩擦。轻中度咯血通常对氨甲环酸（500mg，每日3次）有疗效。氨甲环酸可抑制纤溶，阻止血块溶解，促进血栓形成。应用氨甲环酸时有些病人可发生卒中，但发生率较低，有时病人不能耐受，最常见的副作用是胃肠道不适。对于中重度咯血，支气管动脉栓塞术作为一种术前暂时性措施或作为一种确定性治疗非常必要。CPA病人的出血通常来自于接近病变部位的异常的体循环小血

管和新生的血管连接。血管通常来自于支气管循环，但也可来源于其他动脉，如肋间、锁骨下或胸廓动脉。存在多个异常连接很常见。支气管动脉栓塞术能够阻断向出血部位供血的血管。成功的栓塞可半永久性地闭塞这些血管。肋间和脊髓前动脉之间存在交通支，只能在保证导管安全地绕过脊髓前动脉时方可进行栓塞。3年以上病人再咯血发生率为30%～50%，这可能与仅对部分血管进行栓塞、CPA进展和弥漫性的肺部病变相关。成功的长期抗真菌治疗能够减少咯血复发。

局部的抗真菌药物疗效已经得到证实，对于没有咯血倾向的病人可在曲霉球空洞内灌注抗真菌药。用于灌注的药物包括两性霉素B、唑类药物、碘化钠和制霉菌素。报道的短期有效率在70%～100%。两性霉素B是首选药物（5%葡萄糖溶液20ml含50mg两性霉素），灌注量取决于空洞的可用空间。需要避免药物直接漏入支气管树。并发症包括咳嗽、胸痛、气胸或支气管内反流。如治疗成功，病人咯血停止、疼痛缓解、痰培养曲霉转阴、曲霉抗体滴度下降、偶尔曲霉球缩小甚至消失。

无症状单一曲霉球病人，以及空洞大小在既往6～24个月无进展者，应当继续进行病情观察。有症状者特别是严重咯血者，应当在没有禁忌证的情况下将其切除。CPA手术治疗主要适用于单纯性肺曲霉球以及经抗真菌药治疗无效和（或）存在威胁生命的咯血的病人。对于肺功能良好的病人，曲霉球切除术是最终治疗选择。对于大量咯血病人术前应用支气管动脉导管栓塞术很少完全有效，因此，支气管动脉导管栓塞术通常只作为最终手术治疗的前期工作。电视辅助胸腔镜手术（video-assisted thoracic surgery, VATS）可减少手术并发症，缩短住院时间，对于无胸膜粘连、未累及纵隔的病人推荐VATS。手术成功取决于能否完全切除曲霉球而没有把真菌物质溢露在胸膜腔。单纯曲霉球很少出现疾病和咯血复发，而CCPA成功率则较低。当不能完全切除曲霉球时，应抗真菌治疗以预防曲霉脓胸或避免疾病复发。被切除的单纯曲霉球且没有真菌物质溢出不需要辅助抗真菌治疗。如果因为手术操作复杂可能会导致真菌物质溢出而造成感染，则术前应用抗真菌治疗数周。指南指出，术后抗真菌治疗可以遵循以下原则：术前或术后真菌培养是否阳性，或在切除的肺实质内是否可见真菌菌丝（相对于空洞内）；围手术期病变清除困难，具有病变波及邻近肺段和（或）胸膜的风险；次优手术（suboptimal surgery, 遗有残留病灶）。关于未能完全切除曲霉菌球的抗真菌治疗的疗程没有做出建议，治疗方案应个体化。

停用抗真菌药物治疗后，CPA复发很常见，尤其是那些不止一叶受累的病人，很可能是由于潜在的肺部疾病以及遗传易感性联合作用所导致。因此，CPA的治疗目标不是治愈，而是达到长期控制。

八、预后

Lowes等对1992—2012年6月，共387例CPA病人进行回顾性研究，1、5和10年的存活率分别为86%、62%和47%，166例病人在研究期间死亡。预后不良因素包括NTM感染、COPD、胸膜受累、低体重指数、低白蛋白血症、老年、炎症标志物升高、圣乔治呼吸问卷（SGRQ）评分较低、呼吸困难、空洞性病变和曲霉球的存在等。影响CPA死亡率的因素较多，可作为评估CPA预后的工具。

参 考 文 献

Ando T, Tochigi N, Gocho K, et al. Pathological implication of computed tomography images of chronic pulmonary aspergillosis. Jpn J Infect Dis, 2016, 69: 118-126.

Beardsley J, Denning DW, Chau NV, et al. Estimating the burden of fungal disease in Vietnam. Mycoses, 2015, 58: 101-106.

Binder RE, Faling LJ, Pugatch RD, et al. Chronic neerotizing pulmonary aspergillosis: a discrete clinical entity. Medicine (Baltimore), 1982, 61（2）: 109-124.

Denning DW, Cadranel J, Beigelman-Aubry C, et al. Chronic pulmonary aspergillosis: rationale and clinical guidelines for diagnosis and management. Eur Respir J, 2016, 47: 45-68.

Denning DW, Pleuvry A, Cole DC. Global burden of chronic pulmonary aspergillosis complicating sarcoidosis. Eur Respir J, 2013, 41: 621-626.

Denning DW, Riniotis K, Dobrashian R, et al. Chronic cavitary and fibrosing pulmonary and pleural aspergillosis: Case series, proposed nomenclature change, and review. Clin Infect Dis, 2003, 37: S265-S280.

Geffer WB, Weingrad TR, Epstein DM, et al. Semi-invasive pulmonary aspergillosis: a new look at the spectrum of aspergillus infections of the lung. Radiol, 1981, 140（2）: 313-321.

Godet C, Laurent F, Bergeron A, et al. CT Imaging Assessment of Response to Treatment in Chronic Pulmonary Aspergillosis. Chest, 2016, 150（1）: 139-147.

Guimaraes MD, Marchiori E, de Souza Portes Meirelles G, et al. Fungal infection mimicking pulmonary malignancy: clinical and radiological characteristics. Lung, 2013, 191: 655-662.

Hedayati MT, Azimi Y, Droudinia A, et al. Prevalence of chronicpulmonaryaspergillosis in patients with tuberculosis fromIran. EurJ Clin Microbiol Infect Dis, 2015, 34（9）: 1759-1765.

Izumikawa K, Tashiro T, Tashiro M, et al. Pathogenesis and clinical features of chronic pulmonary aspergillosis-is it possible to distinguish CNPA and CCPA clinically?. J Infect Chemother, 2014, 20（3）: 208-212.

Jhun BW, Jung WJ, Hwang NY, et al. Risk factors for the development of chronic pulmonary aspergillosis in patients with nontuberculous mycobacterial lung disease. PLoS One, 2017, 12: e0188716.

Kang EY, Kim DH, Woo OH, et al. Pulmonary aspergillosis in immunocompetent hosts without underlying lesions of the lung: radiologic and pathologic findings. AJR Am J Roentgenol, 2002, 178: 1395-1399.

Kosmidis C, Denning DW. The clinical spectrum of pulmonaryaspergillosis. Thorax, 2014, 70（3）: 1988-1999.

Lowes D, Al-Shair K, Newton PJ, et al. Predictors of mortality in chronic pulmonary aspergillosis. Eur Respir J, 2017, 49（2）.

Muldoon EG, Sharman A, Page I, et al. Aspergillus nodules; another presentation of Chronic Pulmonary Aspergillosis. BMC Pulm Med, 2016, 16（1）: 123.

Nakamoto K, Takayanagi N, Kanauchi T, et al. Prognostic factors in 194 patients with chronic necrotizing pulmonary aspergillosis. Intern Med, 2013, 52（7）: 727-734.

Osmanov A, Denning DW. Burden of serious fungal infections in Ukraine. Mycoses, 2015, 58: 94-100.

Park SY, Lee SO, Choi SH, et al. Serum and bronchoalveolar lavage fluid galactomannan assays in patients with pulmonary aspergilloma. Clin Infect Dis, 2011, 53（7）: e149-152.

Rolston KV, Rodriguez S, Dholakia N, et al. Pulmonary infections mimicking cancer: a retrospective, three-year review. Support Care Cancer, 1997, 5: 90-93.

Sato H, Okada F, Matsumoto S, et al. The scab-like sign: A CT finding indicative of haemoptysis in patients withchronic pulmonary aspergillosis?Eur Radiol, 2018, 28（10）: 4053-4061.

Shin B, Koh WJ, Jeong BH, et al. Serum galactomannan antigen test for the diagnosis of chronic pulmonary aspergillosis. J Infect, 2014, 68（5）: 494-499.

Smith NL, Denning DW. Underlying conditions in chronic pulmonary aspergillosis including simple aspergilloma. Eur Respir J, 2011, 37（4）: 865-872.

Takeda K, Imamura Y, Takazono T, et al. The risk factors for developing of chronic pulmonary aspergillosis in nontuberculous mycobacteria patients and clinical characteristics and outcomes in chronic pulmonary aspergillosis patients coinfected with nontuberculous mycobacteria. Med Mycol, 2015, 54: 120-127.

Tashiro T, Izumikawa K, Tashiro M, et al. Diagnostic significance of Aspergillus species isolated from respiratory samples in an adult pneumology ward. Med Mycol, 2011, 49（6）: 581-587.

Urabe N, Sakamoto S, Sano G, et al. Usefulness of two

Aspergillus PCR assays and Aspergillus galactomannan and beta-d-glucan testing of bronchoalveolar lavage fluid for diagnosis of chronic pulmonary aspergillosis. J Clin Microbiol, 2017, 55, 1738-1746.

Walsh TJ, Anaissie EJ, Denning DW, et al. Treatment of aspergillosis: clinical practice guidelines of the Infectious Diseases Society of America. Clin Infect Dis, 2008, 46 （3）：327-360.

Yoon SH, Park CM, Goo JM, et al. Pulmonary aspergillosis in immunocompetent patients without air-meniscus sign and underlying lung disease: CT findings and histopathologic features. Acta Radiol, 2011, 52: 756-761.

病例解析

1.病例1：男，45岁。咳嗽、咯血、消瘦1年余。3年前患肺结核，痰涂（＋），抗结核治疗好转，残留空洞。既往有糖尿病史1年。

胸部CT：左肺上叶多发空洞，空洞周边可见纤维条索和结节影，空洞内见光滑结节，上方见空气新月征（图6-199）。

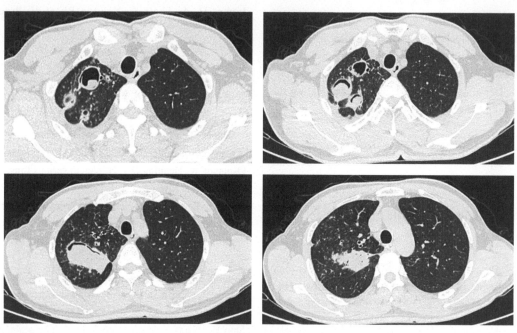

图6-199 胸部CT

【诊断】空洞型肺结核并多发曲霉球。

【诊断依据】中年男性，既往有空洞型肺结核和糖尿病病史，空洞下方边缘光滑结节影，上缘可见空气新月征，无明显壁结节，结合咯血症状，支持该诊断。病人行俯卧位CT检查，可见病变滚动（图6-200），诊断明确。手术切除病变（图6-201），病理示曲霉感染。

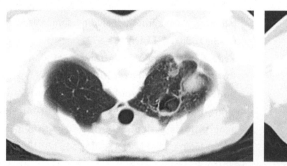 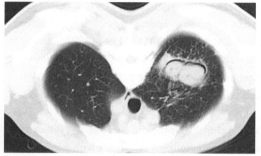

图6-200 俯卧位CT检查见病变滚动

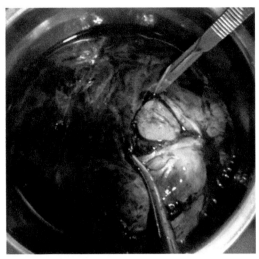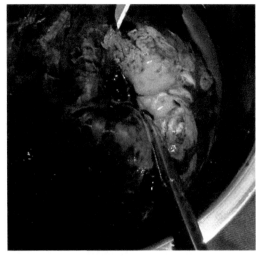

图6-201　曲霉球大体标本

【分析】当人体免疫力低下时,曲霉菌可进入肺内并在空洞(腔)内寄生繁殖,曲霉菌丝、菌体、黏液、细胞碎片及纤维蛋白聚集成的球形团块即曲霉球。虽然其他的真菌也可以形成真菌球(如毛霉和廉孢菌属),但曲霉属(特别是烟曲霉)更加常见。根据空洞(腔)来源分为原发性和继发性,继发者多见,常继发于结核性空洞、先天性肺囊肿、慢性肺脓肿、癌性空洞和支气管扩张等慢性空洞或空腔性疾病,以结核性空洞多见。原发者为曲霉直接造成肺组织的梗死并形成空洞。曲霉球通常是曲霉在肺内的良性腐物寄生状态,但可在此基础上发展为IPA。引流不畅可促进曲霉在空洞内的生长,通常不会侵犯周围肺实质或血管。

曲霉球可以不引起临床症状而存在多年,大部分病人会经历轻微的咯血,严重咯血多见于有结核病基础的病人。咯血原因包括曲霉局部侵犯空洞壁上的血管、曲霉释放有溶血性质的内毒素和蛋白溶解酶导致组织溶解以及曲霉球与空洞壁血管的机械摩擦,咯血引起的病死率为2%～14%。其他症状与基础肺疾病有关,包括慢性咳嗽、胸痛和呼吸困难等,除非继发细菌感染,发热少见。

免疫功能正常宿主肺曲霉球主要病变部位是在支气管或细支气管,空洞内可见曲霉菌丝组成的致密物质,空洞壁多为上皮组织或慢性炎性肉芽组织,周围肺组织可表现为间质纤维化或机化性肺炎,可没有菌丝侵犯。免疫功能轻度降低的宿主,可能进展为CPA。

肺曲霉球多继发于肺部慢性空洞性疾病,抗真菌药物很难透过较厚的空洞壁达到药物浓度,且多数病人长期使用抗结核药物、抗生素或激素,故药物治疗效果差。肺曲霉球无论咯血症状轻重,只要无手术禁忌证,外科手术应为首选。曲霉球的手术切除标本肉眼检查可见灰黄、糟脆、易脱落的曲霉球。镜下,扩张的支气管腔内可见曲霉菌丝密集生长。

肺曲霉球需与其他空洞性病变相鉴别。结核空洞因引流良好,空洞多位于近肺门侧,其透亮区一般为半月形,很少为环形或新月形,且干酪坏死物密度不均,边缘不规则,空洞周围有较多的卫星灶、纤维灶、钙化灶及继发性牵引性支气管扩张等征象。肺内其他部位往往可见结核播散灶,纵隔、肺门淋巴结常见钙化。空洞内容物不随体位改变而移动。癌性空洞多有壁结节,空洞壁厚薄不均,增强扫描可见强化,洞内病变边缘多不光滑。肺脓肿空洞周围常有斑片或片状渗出性炎症,其内坏死物常伴液平,临床表现常有发热、中性粒细胞及白细胞增高等。空气新月征是肺曲霉球较特异的影像学表现,表现为肺部结节或实变灶内出现新月形或环形气体密度影。其形成原因为肺部曲霉感染引起肺出血、小动脉栓塞及肺梗死,随着中央坏死区的收缩,边缘坏死区被白细胞吞噬吸收,两者之间逐渐形成新月形的含气间隙。空气新月征的出现代表曲霉感染处于恢复期,一般提示预后较好。空气新月征需与硬化性肺细胞瘤和肺包虫囊肿相鉴别。硬化性肺细胞瘤多表现为肺部孤立性结节或肿块,表面光整,边界清晰,增强扫描明显强化,除空气新月征外,尚有贴边血管征、动脉为主征、晕征等典型表现,较易鉴别。肺包虫囊肿可单囊或多囊,典型者有水上浮莲征。囊肿仅外囊破裂,内囊完整且有少量空气进入内外囊之间时,在囊肿上方可见新月状或条带状透明带,并随体位改变,气体环行于内外囊壁之间,此时囊肿仍保持较完整的圆形及类圆形高密度影。根据牧区生活史及接触史,以及典型影像学表现,多数病例可做出正确诊断。

(萍乡市人民医院呼吸科　李为洲　提供)

2.病例2:男,56岁。因"左股骨头缺血性坏死并髋关节骨性关节炎"拟行手术治疗,行胸部CT检查发现左上肺占位。

胸部CT:左肺上叶结节影(图6-202)。

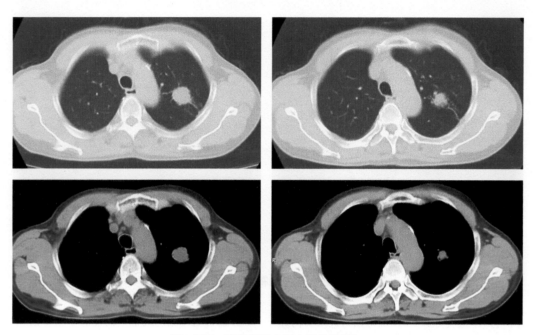

图6-202　胸部CT（左肺上叶结节影）

【诊断】曲霉结节。

【诊断依据】病人胸腔镜下行左上肺叶切除术，病理：（左上肺）慢性炎细胞浸润，纤维组织增生，一细支气管内见真菌菌丝，考虑曲霉。免疫组化：PAS（＋），六胺银染色（＋）。

【分析】在免疫功能正常的宿主中，CPA表现为单发或多发结节，无空洞形成，即曲霉结节。曲霉结节较易误诊，诊断通常是在切除或活检后明确。Kang等对韩国11例孤立性肺曲霉结节进行了回顾性分析，所有病人均经组织病理学证实为曲霉感染，共有3例在胸部CT上有空洞表现。在第二个韩国系列中，Yoon等发现有7例病人在没有免疫抑制或潜在的肺疾病的情况下，经活检证实患有曲霉病。遗憾的是，这两个系列都没有与曲霉IgG或沉淀素相关，而两者是CPA诊断的基础。

许多其他感染也可能伴有肺结节，仅凭影像学特征很难区分。鉴别诊断因地理位置的不同而有很大差异。在流行地区，其他真菌感染可在免疫功能正常个体出现持续性肺结节。这种真菌感染的表现类似于恶性肿瘤，通常在活检中确诊。Rolston等1997年对美国德克萨斯州的一个医疗中心的肺结节病例的研究显示，2098例肺结节病人中有17例最终诊断为组织胞浆菌病、隐球菌病或球孢子菌病，而不是恶性肿瘤。Guimaraes等对美国德克萨斯州和巴西圣保罗的两个医疗中心的27例表现为肺结节或肿块的肺部真菌感染病例进行了回顾性分析，所有病例最初均疑似恶性肿瘤。诊断包括组织胞浆菌病（26%）、球孢子菌病（22%）、隐球菌病（22%）、曲霉病（15%）、芽生菌病（7%）、毛霉病（4%）和副球孢子菌病（4%）。14例（52%）有过恶性肿瘤治疗史。15例（56%）病人有临床症状，13例（48%）病人出现咳嗽，7例（26%）出现胸痛，7例（26%）体

重减轻。所有病人PET检查均显示代谢活性，并在适当的抗真菌治疗下均表现出放射学的改善或消退。

曲霉结节的诊断具有挑战性。Muldoon等对组织病理学和（或）实验室检查确诊的33例曲霉结节病例进行了回顾性分析。所有病人至少出现呼吸困难、咳嗽、咯血或体重减轻等1项症状，所有病人均无发热。对32例病人进行曲霉IgG抗体检测，10例病人（31%）曲霉IgG在正常范围内（≤40 mg/L），只有4例病人曲霉沉淀素检查阳性（12.5%）。32例病人中有9例（31%）从痰标本中分离出烟曲霉。22例病人痰标本进行曲霉PCR检测，10例（45%）阳性。PCR检测4例（4/14）曲霉DNA阳性，培养未见曲霉生长。病变最常累及上叶，未见结节空洞。12例（36%）为单发结节，6例（18%）为2～5个结节，2例（6%）为6～10个结节，13例（39%）为10个以上结节。结节大小为5～50mm，平均大小为21mm。只有1例有多个结节的病人在一些结节内有钙化迹象。对13例病人进行组织病理学检查，7例（54%）查见真菌菌丝，其余病人组织学观察到肉芽肿性炎症和（或）坏死。9例病人接受了肺结节的手术切除，1例术后4年复发。在这项研究中，咳嗽是最常见的临床表现。曲霉结节的特征与肺部恶性病变相似。该系列有8例接受PET扫描，所有病例均为阳性，但FDG摄取较低（SVUmax＜5.4）。

曲霉结节是免疫功能正常的CPA较少见的表现。仅凭CT表现很难将曲霉结节与其他疾病区别开来，PET成像鉴别意义有限。此外，该类病人中有很大一部分没有检测到曲霉IgG，这意味着活检是排除恶性疾病的必要手段。

（郴州市第一人民医院呼吸内科　邓　莉　提供）

3.病例3：男，51岁。反复咳嗽、咳黄脓痰伴咯血6年，发热4天。病人6年前反复咳嗽、咳黄脓痰，多次诊断为"支

气管扩张、2型糖尿病、肺曲霉球"，近两年病情逐渐加重，发作次数频繁，多次因支气管扩张咯血反复住院治疗，一直拒绝抗真菌治疗。4天前受凉后出现发热，最高体温37.8℃，咳嗽、咳痰较前加重，痰中带血，于2016-03-04入院治疗。

胸部CT（2011-12-07）：支气管扩张并左肺上叶曲霉球表现（图6-203）。

胸部CT（2011-12-21）：曲霉球较前增大（图6-204）。

胸部CT（2014-02-28）：曲霉球较前增多，邻近胸膜增厚（图6-205）。

胸部X线片：双肺纤维条索影，左肺上叶曲霉球逐渐缩小，肺纤维化逐渐加重（图6-206～图6-209）。

胸部CT（2016-03-08）：左肺上叶巨大空洞，内有液平（图6-210）。

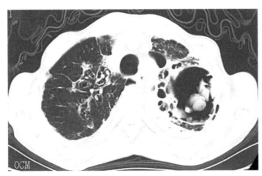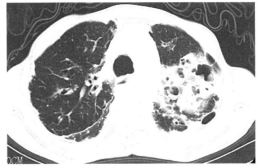

图6-203　胸部CT（2011-12-07）

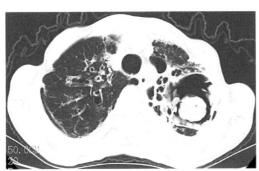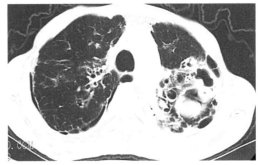

图6-204　胸部CT（2011-12-21）

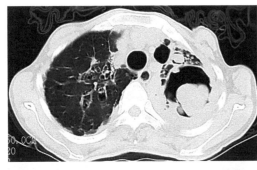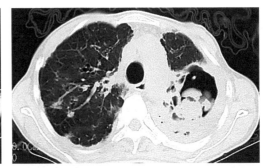
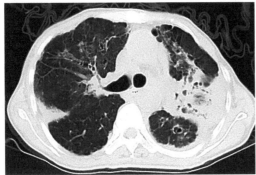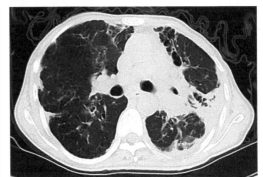

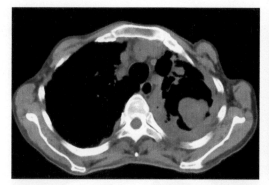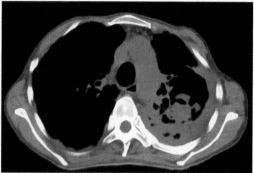

图6-205　胸部CT（2014-02-28）

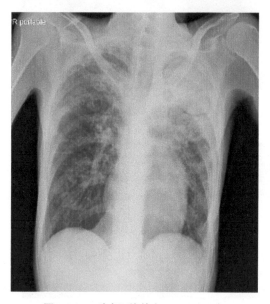

图6-206　胸部X线片（2014-07-10）

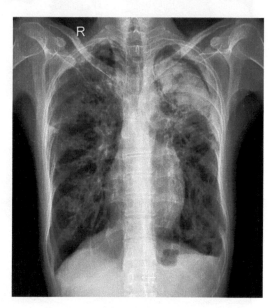

图6-207　胸部X线片（2015-03-10）

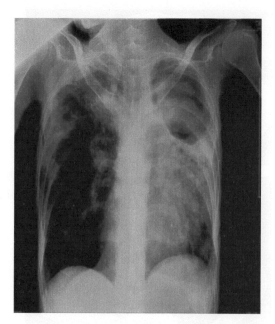

图6-208　胸部X线片（2016-01-18）

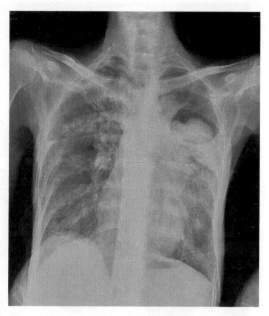

图6-209　胸部X线片（2016-01-30）

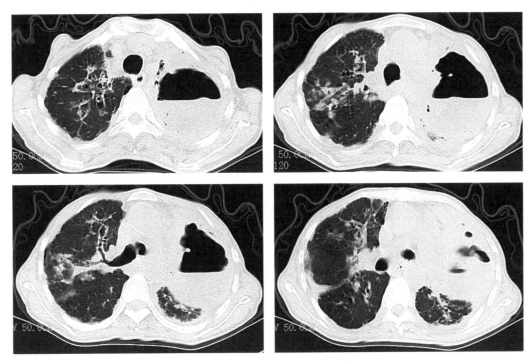

图6-210　胸部CT（2016-03-08）

【诊断】慢性肺曲霉病。

【诊断依据】老年男性，病史6年，反复感染，支气管扩张合并左肺上叶曲霉球，曲霉球由小到大，由少到多，双肺纤维化明显，体现了CCPA的演变过程。病人拒绝抗真菌治疗，1年前曲霉球由大变小，纤维化程度却逐渐加重，临床症状亦相应加重。此次再次出现发热、咯血，左肺上叶空洞较前增大，出现液平，考虑合并感染，给予亚胺培南西司他丁联合头孢哌酮/舒巴坦钠积极抗感染治疗14天，病人无发热，症状好转，复查胸部CT（2016-03-22）液平消失（图6-211）。3个月后（2016-06-14）复查胸部CT曲霉球较前明显增大（图6-212）。2016-11-12病人症状突然加重，行胸部X线片检查示双肺斑片实变影（图6-213），当天死亡。

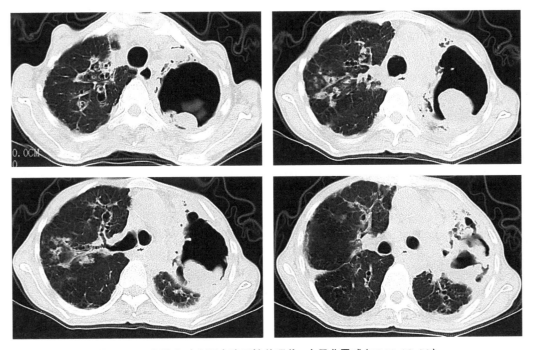

图6-211　左肺上叶空洞内液平较前吸收，内见曲霉球（2016-03-22）

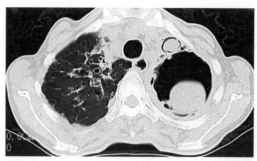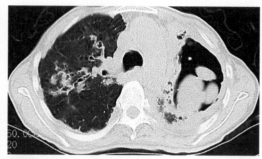

图6-212　空洞内曲霉球较前增大（2016-06-14）

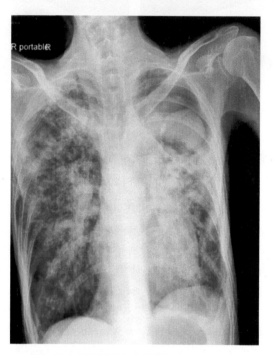

图6-213　双肺斑片实变影（2016-11-12）

【分析】CPA发生于已有基础肺部疾病的病人中，胸部CT影像学及动态变化对病程大于3个月的CPA有重要提示意义。CPA几乎只发生在患有肺结核、NTM、过敏性支气管肺曲霉病（ABPA）、结节病、气胸、COPD、手术治疗的肺癌和支气管扩张的病人中。

从全球范围来看，既往的肺结核感染远远超过其他原因成为CPA发展的主要诱发因素。Denning等2003年的研究显示，肺结核作为一种潜在危险因素存在于50%～72%的CPA病人中，但中国台湾、韩国、印度，肺结核存在于高达93%的CPA病人中，这可能与当地疾病流行病学有关。英国学者Smith等2011年的一项针对126例CPA病人的研究发现，大部分CPA病人常常同时存在多种风险因素，平均风险因素为1.8个/人，最常见的风险因素为既往典型肺结核病史（15.3%）。Hedayati等2015年对124例肺结核病人的研究发现，痰标本曲霉真菌培养阳性率可达12.9%，烟曲霉菌属所占比例最大，其IgG抗体阳性率为44.3%。来自世界卫生组织最新结核病报告的数据显示，仅2014年就有630万例

通报结核病病例，由于未能获得完整的数据，实际数字可能更高。CPA合并结核病的患病率是非常多变的，并且取决于当地人口中结核病的发病率。应用模型推算，世界上约有120万例作为肺结核后遗症的CPA病人，大多分布在世界卫生组织区划的东南亚区、西太平洋区和非洲区。预测5年患病率为18.0/10万，在西方发达国家和美国，每10万人中有1人患病，德国最低（0.4/10万），而在刚果民主共和国和尼日利亚，每10万人中有42.9人患病。中国和印度居中（分别为16.2/10万和23.1/10万）。随后的工作进一步确定了越南、乌克兰和伊朗等国家的CPA负担在很大程度上是由以前的肺结核感染造成的。

在结核病发病率较低的地区，COPD似乎是发生CPA的主要危险因素，报道的发生率为33.3%～42%。这些数字是根据确诊病例的数目计算的，鉴于诊断不足的比率很高，实际的疾病负担可能要高得多。

在结核发病率较低的国家，NTM感染与患有CPA的病人中存在的肺结核一样常见。NTM通常与鸟分枝杆菌复

合体、蟾分枝杆菌、堪萨斯分枝杆菌或玛尔摩分枝杆菌感染有关，支气管扩张和NTM感染的病人患曲霉相关肺部疾病的风险更高，曲霉血清学阳性水平更高。空洞性疾病和长期使用类固醇被认为是NTM病人发生CPA的独立危险因素。英国国家曲霉病中心2011年报道CPA基础疾病包括肺结核（15.9%）、NTM感染（14.3%）等。Jhun等2017年报道了566名病人的随访结果，这些病人在诊断为NTM肺病（NTM lung disease，NTM-LD）时没有CPA，并且接受了≥12个月的NTM-LD治疗。在所有NTM-LD病人中，7.2%发展为CPA，中位数为18个月。年龄较大、男性、体重指数低、COPD、全身性应用类固醇、作为病原体的脓肿分枝杆菌复合体和NTM-LD的纤维空洞形式仍然是CPA发展的重要预测因子。

Denning等2013年的研究显示，3%～12%的结节病病例合并CPA。据估算，全球并发于结节病的CPA为71 907例，主要分布在非洲次大陆和美洲，美国和非洲分别占24%和37%。CPA主要发生在有严重纤维空洞的结节病病人，主要以上叶分布为主，单侧和双侧受累。这组病人的预后似乎特别差，反映了潜在肺纤维化的严重程度，通常需要长期应用皮质类固醇或二线免疫抑制治疗。

已有文献报道恶性和非恶性病变胸外科术后CPA的发展情况，恶性肿瘤手术时CPA的发生率为3.6%，随着术后生存时间的延长，CPA的发生率不断增加。化疗/放疗和射频消融术治疗的肺恶性肿瘤与曲霉球和CPA的发生独立相关。CPA还见于支气管扩张、肺囊肿、肺囊性纤维化、强直性脊柱炎等许多疾病。

CPA患病率和死亡率均高，常需要长期的抗真菌治疗。本例病人拒绝抗真菌治疗，病情反复，逐渐进展，直至死亡。

（南通第三人民医院呼吸科 朱立成 提供）

第三节 变应性支气管肺曲霉病

变应性支气管肺曲霉病（allergic bronchopulmonary aspergillosis，ABPA）是由于人体对寄生于支气管内的曲霉发生变态反应所引起的支气管肺部疾病，是最常见的过敏性真菌病，表现为慢性哮喘和反复出现的肺部阴影，伴或不伴有支气管扩张等。ABPA在国外主要见于哮喘和囊性纤维化，在我国主要见于支气管哮喘和支气管扩张。ABPA的变应原主要为曲菌属，其中，烟曲霉最常见，偶可见于黄曲霉、黑曲霉、棒曲霉等其他曲霉。

一、流行病学

本病最早于1952年由英国学者Hinson等首先在哮喘病人中发现并命名，当时报道并回顾了8例ABPA病例，病人出现发热、肺部浸润、外周血嗜酸性粒细胞增多、痰中可见黏液栓和烟曲霉菌丝等临床表现。1968年Patterson等在美国首次报道了ABPA，之后才在全球范围内得到认可。1985年文昭明等在国内首次报道了3例ABPA。全球实际的成年人ABPA发病人数超过480万。ABPA在支气管哮喘病人中发病率为1%～3.5%，在连续就诊的哮喘病人中发生率约为2.5%，在哮喘专科或是呼吸专科就诊的哮喘病人中发生率约为12.9%，在激素依赖性哮喘病人中发病率为7%～14%，在患有严重哮喘发作的ICU病人中可高达39%，在肺囊性纤维化病人中发病率为1%～15%。由于囊性纤维化在北美洲白种人中最常见，其他人种极少见，故我国主要见于哮喘病人。ABPA的发病通常在哮喘诊断后多年发生，但亦可发生在新发哮喘中。与儿童期更常见的其他特应性疾病不同，ABPA的发病率在成人中最高。ABPA也可发生于其他基础疾病病人，如COPD、结节病、高IgE综合征、支气管中心性肉芽肿病、慢性肉芽肿性疾病及以往患肺结核的个体。

多达25%的哮喘病人对曲霉敏感，但只有一小部分患有ABPA。曲霉致敏（aspergillus sensitization，AS）可定义为针对烟曲霉抗原的即时皮肤超敏反应（或IgE水平升高）的存在。ABPA是AS的晚期，AS是ABPA发展的第一个发病阶段。除曲霉外，其他真菌也可引起和ABPA相似的临床症状，称之为变应性支气管肺真菌病（allergic bronchopulmonary mycosis，ABPM），与ABPA相比，其发病率很低。此外，真菌的长期存在亦会导致一些致敏性的呼吸系统疾病如真菌致敏性哮喘（fungal-allergic asthma）、真菌致敏性严重哮喘（severe asthma with fungal sensitization，SAFS）。2006年英国学者Denning首次提出SAFS，SAFS多由互格链格孢（*Alternaria alternata*）或烟曲霉等真菌过敏原诱发，与ABPA的临床表现与辅助检查有相似之处，不易鉴别。SAFS的诊断标准包括：①难以控制的重症哮喘；②真菌致敏，真菌变应原皮试阳性或真菌特异性IgE增高，但血清总IgE水平<1000U/ml。SAFS患者无肺部浸润和支气管扩张等影像表现。目前认为这两种疾病可能是同一种疾病的不同阶段，代表了从过敏性哮喘到SAFS以及最终发生ABPA的演变过程，但仍需要进行进一步研究探讨两者的关联性。2015年英国学者Kerry Woolnough提出了真菌过敏性气道疾病（allergic fungal airway disease，AFAD），认为哮喘合并真菌致敏需和SAFS、ABPA等真菌相关性肺部疾病区分。

然而，一些报道描述了患有ABPA而没有其他相关合并症的病人。Allmers等报道了1例没有任何呼吸系统疾病的29岁男性因从事垃圾收集和处理工作，出现呼吸困难、发热和类似流感的症状，最终确诊为由烟曲霉引起的ABPA，这种疾病可能是由于持续暴露于发霉的生活垃圾。在Akiyama报道的另一个案例中，一名19岁女学生因米曲

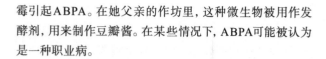

霉引起ABPA。在她父亲的作坊里,这种微生物被用作发酵剂,用来制作豆瓣酱。在某些情况下,ABPA可能被认为是一种职业病。

二、致病机制

ABPA的发病机制尚不完全清楚,与遗传因素和机体对曲霉的过敏反应有关。曲霉广泛分布于自然界中,特别是潮湿的环境适合曲霉生长,过敏体质和免疫低下的人吸入曲霉孢子后,孢子会定植在支气管壁,在合适的环境下增殖生长为菌丝,释放出抗原激活免疫反应和炎症反应。人类宿主对曲霉的免疫反应是Th1型CD4$^+$T细胞反应。然而,AS和ABPA中的免疫应答是Th2型免疫反应,继而产生IL-4、IL-5、IL-13等细胞因子,作用于肥大细胞、嗜酸性粒细胞及肺泡巨噬细胞等,导致血清总IgE和曲霉特异性抗体升高以及局部嗜酸性粒细胞浸润,引起气道壁及周围肺组织炎症反应。因此,ABPA是由多种炎症细胞、炎症介质和细胞因子参与的免疫反应,主要包括速发型和迟发型超敏(或变态)反应。

ABPA主要与曲霉特异性IgE介导的I型超敏反应及特异性IgG介导的III型超敏反应有关。I型和III型超敏反应密切相关。超敏反应(hypersensitivity),即异常的、过高的免疫应答。即机体与抗原性物质在一定条件下相互作用,产生致敏淋巴细胞或特异性抗体,如与再次进入的抗原结合,可导致机体生理功能紊乱和组织损害的免疫病理反应。又称变态反应。I型超敏反应又称过敏性反应(anaphylaxis)或速发型超敏反应,是指机体受到某些抗原刺激时,引起的由特异性IgE抗体介导产生的一种发生快消退亦快的免疫应答,表现为局部或全身的生理功能紊乱,具有明显个体差异和遗传倾向。凡进入机体能诱导产生特异性IgE类抗体,导致超敏反应的抗原称为变应原(allergen)。有些变应原为完全抗原,也有些为半抗原。一般变应原均属外源性抗原。III型超敏反应又称免疫复合物型超敏反应或血管炎型超敏反应,是由可溶性免疫复合物沉积于局部或全身多处毛细血管基底膜后,通过激活补体,并在中性粒细胞、血小板、嗜碱性粒细胞等效应细胞参与下,引起的以充血水肿、局部坏死和中性粒细胞浸润为主要特征的炎症反应和组织损伤。曲霉特异性IgE介导的I型超敏反应可引起支气管痉挛,腺体分泌增加,肥大细胞脱颗粒,嗜酸性粒细胞升高,血清IgE和烟曲霉特异性IgE增高,速发型皮肤试验呈阳性;特异性IgG介导的III型变态反应则引起气道损伤,导致中心性支气管扩张和肺纤维化,烟曲霉和血清沉淀素试验阳性,血清烟曲霉特异性IgG水平增高。同时,曲霉能释放各种蛋白,促进各种促炎因子的释放,这些蛋白能直接损伤气道内皮,造成细胞膜损伤和细胞死亡。后期肉芽肿的形成提示了IV型超敏反应(迟发性超敏反应)在ABPA发生机制中的作用。

ABPA的发生也与某些遗传因素有关。众所周知,哮喘具有家族遗传,而ABPA主要发生在哮喘病人。Shah等分析了某医疗单位22年来164例确诊为ABPA病人的家族性发生率。164例ABPA病人中,共有4对一级亲属有家族性发病,其中2对为亲子关系,2对为兄弟姐妹关系。家族性ABPA占全部病人的4.9%。

高达60%的囊性纤维化病人存在特应性。尽管其他因素可能也起作用,但重症纤维化病人的气道清除特征可能直接导致ABPA。囊性纤维跨膜转导调节因子(cystic fibrosis transmembrane regulator, CFTR)的基因突变和ABPA的发病机制之间被证明存在关系。Agarwal等2012年研究表明ABPA病人CFTR基因突变率高于一般人群及非真菌变应性哮喘病人。

另一种与ABPA有关的基因机制是人类白细胞抗原-DR(human leukocyte antigen, HLA-DR)。在哮喘和囊性纤维化病人中,HLA-DR2和HlA-DR5特别是DRB1-1501和DRB1-1503基因型的表达与暴露于烟曲霉后ABPA的风险增加相关。HLA-DQ2等位基因可作为保护基因,尤其携带DQB1-0201基因患ABPA的风险会较低。

此外,有研究表明IL-10启动子多态性、IL-4α链受体基因多态性、表面活性蛋白A2(SP-A2)基因多态性也与ABAP的发病存在密切关系。其中一些多态性与ABPA病人中总IgE和嗜酸性粒细胞增多水平升高有关。基于胶原区域中SP-A2的构象或亲和力的变化可能影响肺泡巨噬细胞的功能并损害宿主防御。

三、临床表现

本病20~40岁多见,性别无明显差异。湿润、温暖气候或冬季室内条件下高发。多数病人有特应性体质,对多种食物及药物过敏。本病缺乏特征性临床表现,高达1/3的ABPA和哮喘控制病人可能相对无症状,并在常规检查中被诊断出。常见症状有喘息、咳嗽、咳痰、咯血、胸痛、低热及消瘦等,31%~69%病人可咳出褐色或黑色黏液痰栓,这种痰栓中易查见真菌菌丝,故对诊断该病临床意义较大。如果哮喘病人伴有咯血、棕黑色痰栓和肺部浸润影,则高度提示ABPA的可能。少数病人可无哮喘病史,因肺部阴影和急性呼吸衰竭而诊断。如果诊治不及时,持续的气道炎症过程可导致支气管扩张和肺纤维化。

发作时病人双肺可闻及散在或广泛哮鸣音,肺局部浸润可闻及细湿啰音。病程较长者可出现肺气肿体征和杵状指(趾)。重症病人可出现肺实变、肺不张以及肺动脉高压、呼吸衰竭等并发症。

四、影像学表现

胸部CT表现有游走性的肺部浸润影(图6-214~图6-219)、均匀实变影(图6-220,图6-221)、支气管壁增厚、局限肺不张（图6-222，图6-223）、呼吸相气体潴留成马赛克衰减及中心型支气管扩张等。中央型支气管扩张（central bronchiectasis，CB）是ABPA的重要特征，指扩张的支气管局限在中线内侧2/3肺野内，表现为近端支气管呈柱状或囊性扩张，远端支气管可无病变（图6-224）。扩张的支气管内充满牙膏样、指套样、树芽样的黏液栓，特别是褐色痰栓可作为ABPA次要诊断标准。部分病例黏液栓消失后扩张的支气管可逐渐恢复，这与通常的支气管扩张症有所不同。ABPA的支气管扩张以双肺上叶多见，与普通支气管扩张多发生于肺下叶的外周支气管明显不同。26%～39%的ABPA只有周围性支气管扩张（图6-225），因此，目前认为支气管扩张只是ABPA的表现之一，而非诊断所必需。

28%～36%的ABPA病例黏液栓的密度较软组织高（图6-226，图6-227）。高密度黏液栓（high attenuation mucus，HAM）是指在胸部CT检查测量中，黏液密度高于正常骨骼肌肉的密度，测量CT值可超过70HU。支气管内的黏液栓呈现高密度是由于菌丝生长聚集导致黏液栓干燥黏稠，或黏液栓发生出血及钙盐或金属物质沉积（包含铁和锰元素）所致。有研究表明，高密度黏液栓与外周血嗜酸性粒细胞计数及烟曲霉特异总IgE相关，更容易发生支气管的嵌塞，局部炎症更为严重，且容易复发（图6-228～图6-230）。树芽征和小叶中心结节多位于支气管黏液栓的远端外周，代表小叶中心性细支气管管腔被黏液、脓液或其他炎症物质等填塞，为细支气管炎症的表现，无特异性。但是绝大多数的ABPA病人周围气道表现正常。

ABPA病人胸部CT还可表现为多发粟粒样或磨玻璃样结节，但十分少见。ABPA累及胸膜少见，部分病人胸膜可局限性肥厚，胸膜腔内少量积液。肺门及纵隔淋巴结肿大少见。病程进入纤维化期后，高分辨率CT可见小叶间隔增厚，胸膜下纹理呈网织状、蜂窝状改变；肺间质纤维化，肺体积缩小（图6-231）。部分病人可出现肺部空洞、曲霉球形成及上肺纤维化，提示并发慢性肺曲霉病。

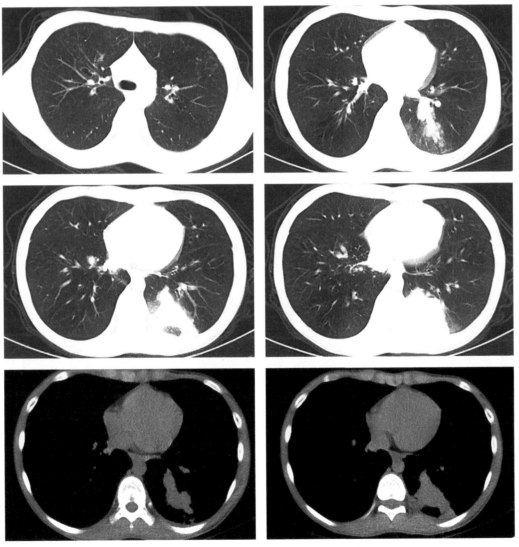

图6-214　男，14岁。发热、咳嗽、咳痰3天。既往有支气管扩张和支气管哮喘病史。胸部CT示双肺支气管扩张，左肺下叶实变影（2017-12-19）

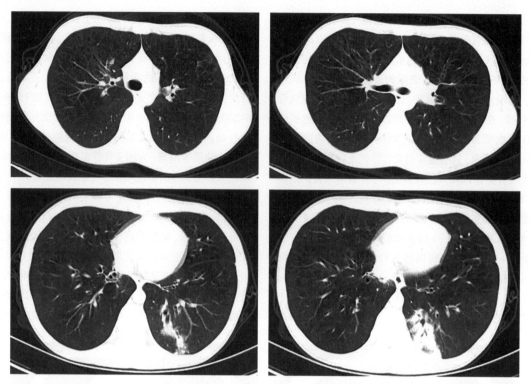

图6-215　病人烟曲霉皮试速发反应阳性，血清总IgE＞2500IU/ml，ABPA诊断明确。予以激素和伊曲康唑治疗后，病变较前吸收（2017-12-27）

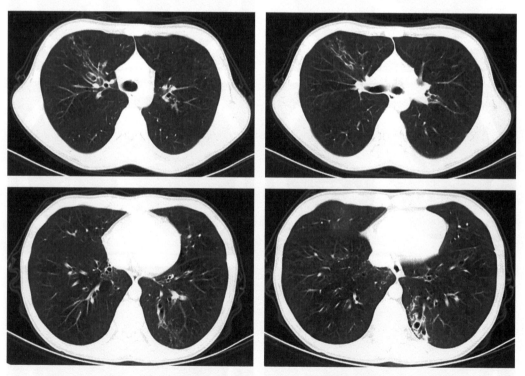

图6-216　继续治疗20天，左肺下叶病变吸收，右肺上叶病变较前进展（2018-01-16）

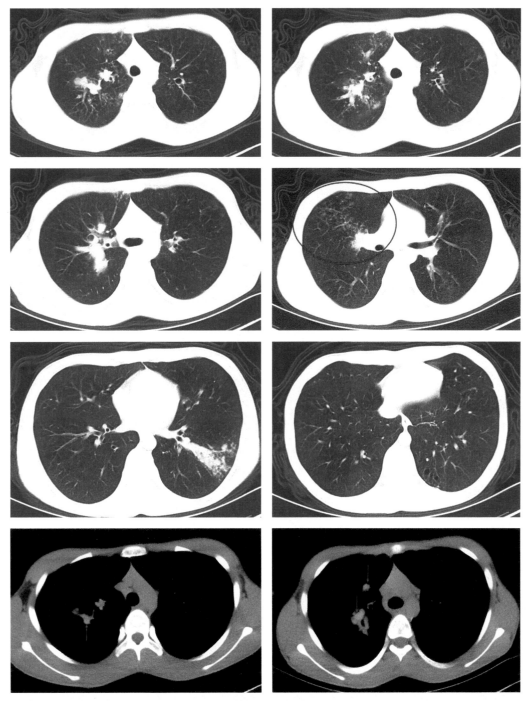

图6-217　病人继续治疗1个月后病变完全吸收，自行停药。2018-06再次发作，规律治疗4个月后停药。此后因受凉出现咳嗽、胸闷，症状持续2个月而再次入院。胸部CT示右肺上叶、左肺下叶支扩管扩张并感染，可见树芽征（红圈）和高密度黏液栓（蓝箭）（2019-01-01）

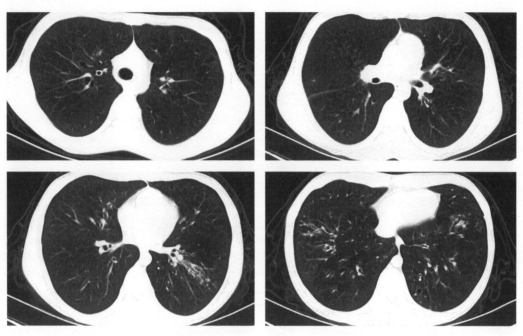

图6-218　激素和伊曲康唑规律治疗4个月后病变明显吸收（2019-04-29）

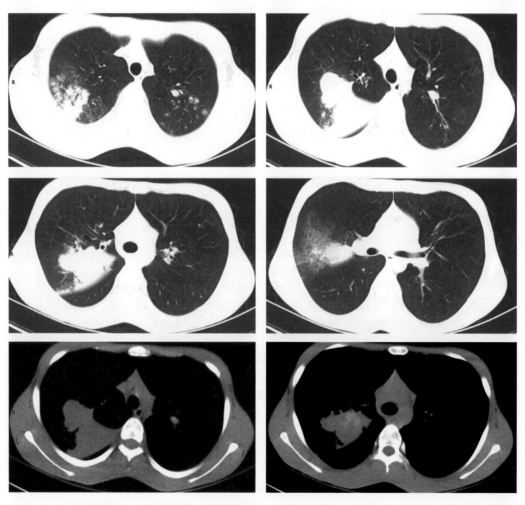

图6-219　病人继续治疗1个月后停药。因发热3天再次入院。胸部CT示双肺上叶斑片、实变影，可见树芽征和黏液栓（蓝箭）（2019-08-02）

（济宁市第一人民医院呼吸科　边翠霞　提供）

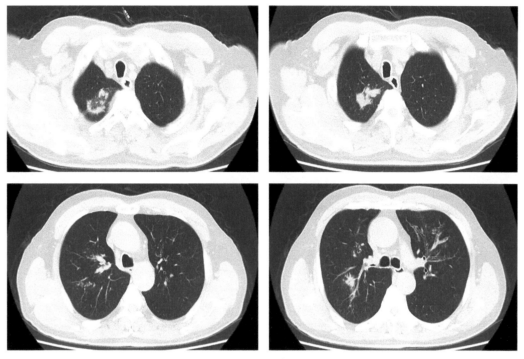

图6-220 男，66岁。活动后憋喘4个月。既往有支气管哮喘病史40年。双肺多发高密度灶，部分支气管管腔内痰栓形成（2019-05-30）

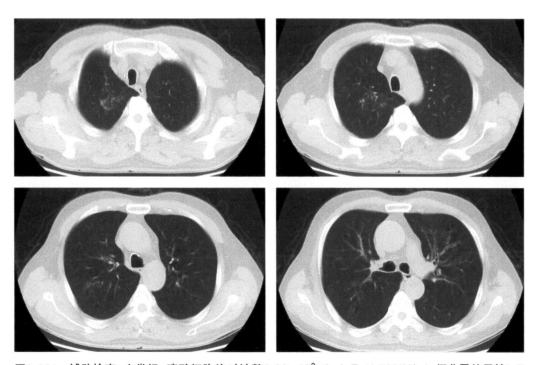

图6-221 辅助检查：血常规：嗜酸细胞绝对计数2.99×10^9／L；IgE 11 700IU/ml；烟曲霉特异性IgE 49.70kUA/L；痰培养：查到烟曲霉少量生长。ABPA诊断明确，给予激素联合伏立康唑治疗2周后变吸收（2019-06-18）

（山东省立医院东院保健呼吸科　倪玉华　提供）

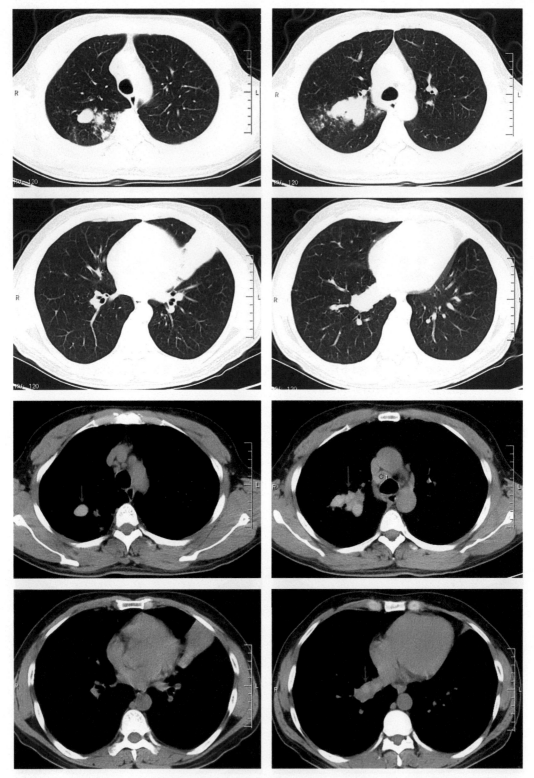

图6-222　男，43岁。病人3个月前接触玉米后出现咳嗽、咳痰，加重2天。既往10年每次接触玉米后均
　　　　有咳嗽不适症状。双肺支气管扩张，高密度黏液栓嵌塞（蓝箭），左肺舌叶不张，上腔静脉后
　　　　淋巴结肿大（2019-01-13）

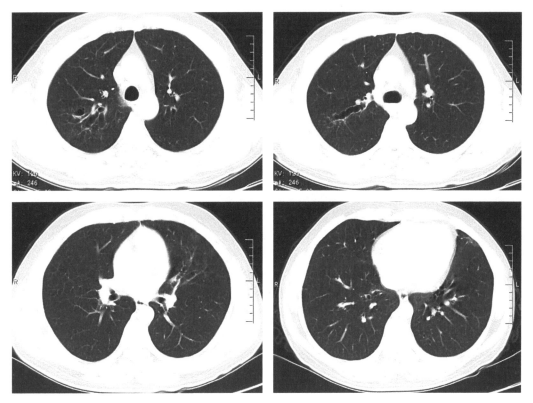

图6-223　入院查体：双肺呼吸音粗，可闻及干啰音及少量痰鸣音。辅助检查：血常规：嗜酸性粒细胞绝对计数$1.41×10^9$/L；IgE＞2500IU/ml；灌洗液培养见少量曲霉生长。激素联合伊曲康唑治疗3个月后黏液栓消失，见柱状支气管扩张（2019-04-21）

（枣庄市峄城区人民医院呼吸科　张　蕾　提供）

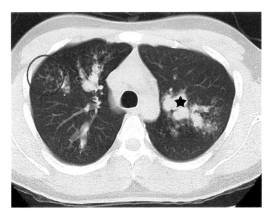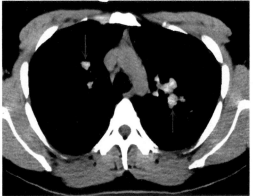

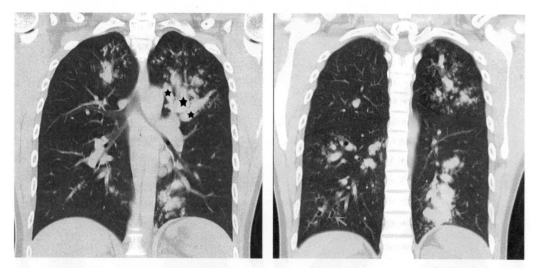

图6-224　男，21岁。反复咳嗽、咳痰伴喘息1年，发热2周。既往有支气管哮喘病史。气管镜活检病理镜下见小灶支气管壁组织，其内见大量嗜酸性粒细胞浸润及小血管增生，另见凝固性坏死灶，未见明确真菌菌团。胸部CT：双肺均可见中心型支气管扩张合并指套样黏液栓（黑星），部分扩张支气管内无黏液栓（绿箭），黏液栓密度高于周围软组织（红箭），病变周围树芽征明显（红圈）

（广东陆丰市人民医院放射科　陈华文　提供）

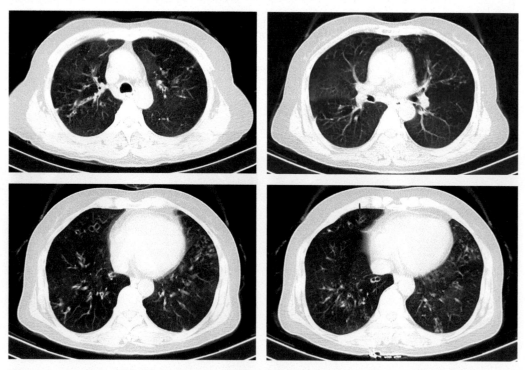

图6-225　女，50岁。咳嗽、咳痰、憋喘5年，加重5天。双肺支气管扩张并感染，外周肺部为主（红箭），双肺局限性肺气肿，双肺多发小结节灶。查体：双肺散在干啰音。辅助检查：血常规：嗜酸性粒细胞绝对计数$1.15×10^9$／L；烟曲霉特异性IgE 1.52kUA/L；血清总IgE 1387IU/ml；肺功能示重度阻塞性通气功能障碍，支气管舒张试验阳性

（济宁市人民医院呼吸科　付　甜　提供）

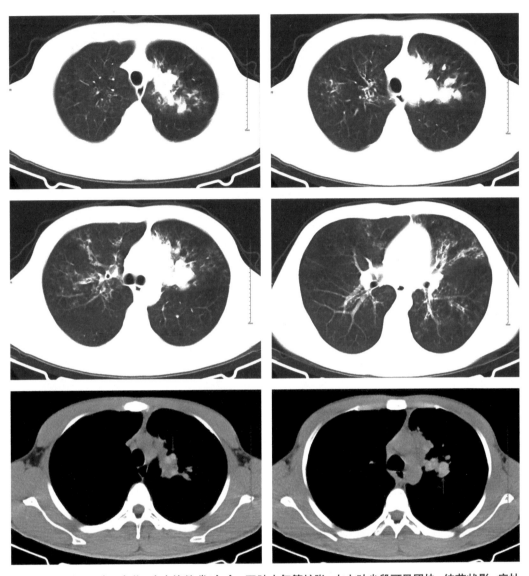

图6-226 男，38岁。咳嗽、咳痰伴憋喘2年余。双肺支气管扩张，左上叶尖段可见团块、结节状影，病灶中可见高密度影（蓝箭）（2019-03-19）

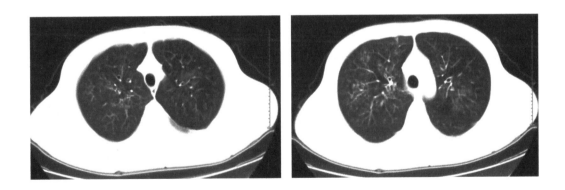

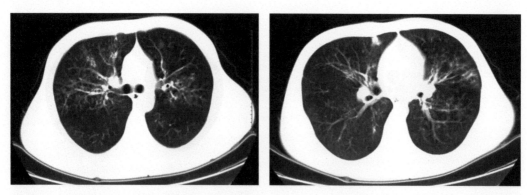

图6-227　辅助检查: 血常规: 嗜酸细胞绝对计数1.65×10⁹/L; 烟曲霉特异性IgE 7.51kUA/L; 血清总IgE 4153IU/ml; CEA 19.75ng/ml; 肺功能示中重度阻塞性通气功能障碍。伏立康唑胶囊联合泼尼松治疗4个月后复查CEA正常, 黏液栓消失(2019-07-13)

(武汉市肺科医院呼吸科　杨澄清　提供)

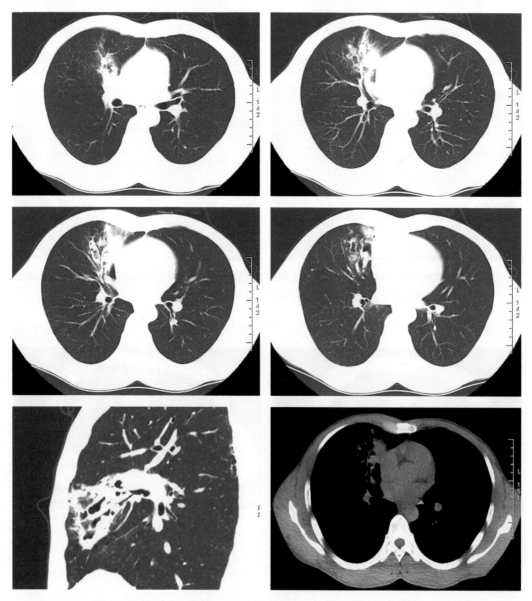

图6-228　男, 27岁。咳嗽、咳痰5年, 加重1个月, 咯血1天。右肺中叶高密度影(2017-10-31)

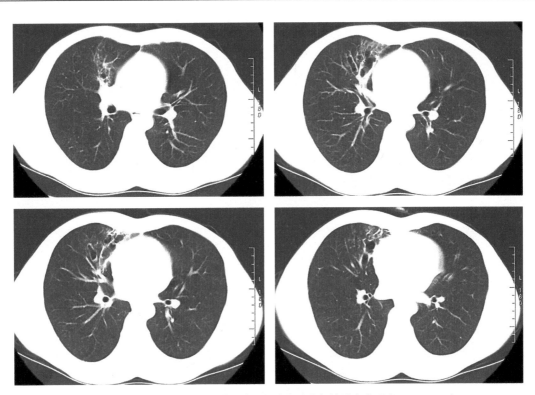

图6-229 抗炎治疗9天，病变吸收，右肺中叶支气管扩张表现（2017-11-19）

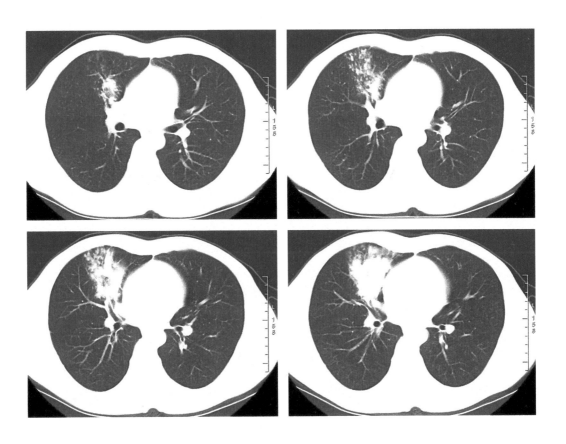

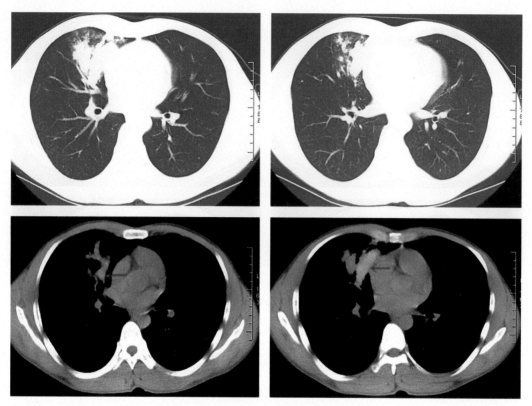

图6-230　10天后病人咳嗽、咳痰较前加重，胸部CT示右肺中叶高密度影，局部高于软组织密度（蓝箭）（2018-11-22）。辅助检查：血常规示嗜酸性粒细胞绝对计数0.54×10⁹／L；烟曲霉IgM、IgG抗体阳性；血清总IgE＞2500IU/ml；气管镜检查见右肺中叶内侧段黏液嵌塞

（冠县中心医院呼吸科　马立珍　提供）

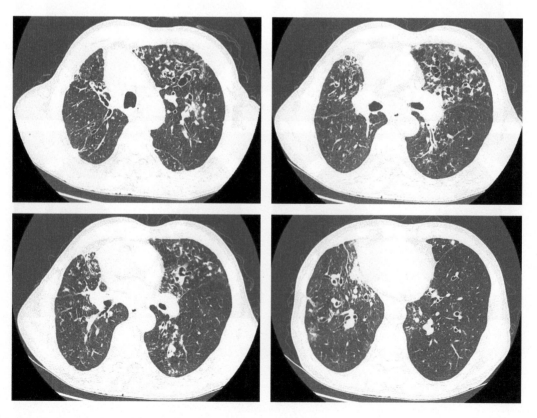

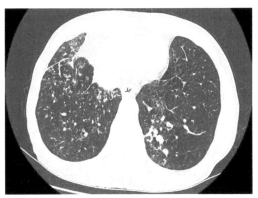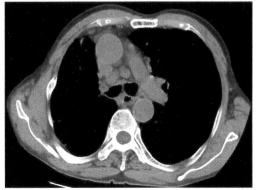

图6-231　男，75岁。反复咳、痰、喘30余年，加重半个月。双侧支气管扩张伴感染、纤维增殖钙化灶，左肺下叶肺气肿，纵隔多发肿大淋巴结。辅助检查：总IgE＞2500IU/ml，烟曲霉特异性IgE四级；烟曲霉IgG抗体＞500AU/ml（正常＜80AU/ml）

（浙江省立同德医院呼吸科　李国平　提供）

五、实验室检查

1.皮肤试验　皮肤试验是检测变应原简单、快速的方法，包括点刺试验和皮内试验。建议首选皮肤点刺试验，若结果阴性，可继续进行皮内试验，因为有的病人可能仅在皮内试验时出现变态反应。皮试每15分钟观察1次，共1小时，然后再观察6～8小时。阳性反应分为：Ⅰ型超敏反应是在1分钟内出现水疱与红斑，1～20分钟后达反应高峰，在1～2小时内消退，是ABPA的特征性表现，代表烟曲霉特异性IgE抗体的存在；Ⅲ型超敏反应在皮试后5小时出现，任何程度的皮肤水肿均为阳性反应，很可能代表免疫复合物过敏反应，其确切的意义仍不清楚。针对烟曲霉的阳性速发型皮肤反应是诊断ABPA的必备条件之一。但由于其他真菌也可致病，当烟曲霉皮试呈阴性反应，而临床又高度疑诊时，则应进行其他曲菌或真菌的皮肤试验，例如白念珠菌、链格孢、特异青霉等。

需要注意的是，受试者的受试部位、年龄、性别、试验时间，尤其是服用H₁受体阻断剂等药物均可影响皮试结果。

2.血清学检查

（1）血清总IgE（total IgE，TIgE）测定：血清总IgE水平是ABPA诊断及随访中最重要的免疫学指标之一。正常的血清IgE值（没有经过系统的激素治疗）通常可排除活动性的ABPA。健康人、过敏性哮喘及ABPA病人血清总IgE水平均存在较大波动。就诊前接受治疗、尤其是全身激素治疗，可导致血清总IgE下降。因此，一旦怀疑ABPA应尽早在治疗前进行总IgE测定，在治疗过程中应动态监测总IgE的变化以指导药物调整。

关于诊断ABPA的血清总IgE界值，一些工作组使用417IU/ml（相当于1000ng/ml）作为诊断临界值，目前大多数学者建议为＞1000IU/ml（1U/ml＝2.4ng/ml）。Agarwal等2014年报道，在鉴别哮喘和ABPA时，总IgE＞417IU/ml时，特异度和灵敏度分别为17.9%和100%；总IgE＞1000IU/ml时，特异度和灵敏度分别为36.8%和100%，并指出最佳的总IgE临界值为＞2374IU/ml，特异度和灵敏度分别为81.1%和86.8%。另外，总IgE、曲霉特异性IgE和嗜酸性粒细胞计数的临界值为2374IU/ml、1.91kUA/L和0.507×10⁹/L时，其敏感性和特异性分别为为87%和81%、99%和87%、79%和76%，对应的AUC值分别为0.95、0.90和0.82。上述三种检测方法的结合提供了100%的特异性。

ABPA经治疗后，血清总IgE水平可降低，但大多数病人血清总IgE水平不会降至正常，因此需要多次随访并确定其个人的基线值。Natarajan等2014年的研究显示，24例被诊断为ABPA的病人中，总IgE＞1000IU/ml的病人有22例（91.7%）。血清总IgE水平1个月平均下降26.1%，2个月平均下降58.9%。血清IgE监测可在2个月和6个月后进行。如果总IgE水平出现明显回升，提示疾病复发。如果在未经全身激素治疗时血清总IgE处于正常水平，一般可除外活动性ABPA。

（2）特异性IgE（sIgE）测定：1974年，Patterson等发现ABPA中存在烟曲霉特异性的IgE，并提出将烟曲霉特异性IgE作为ABPA诊断的最特异性的标志物。目前，我们知道烟曲霉特异性IgE的存在对于ABPA来说并不是特异性的（特异度为69%～78%），也可见于烟曲霉过敏性哮喘，虽然以较低的水平存在。曲霉特异性IgE是ABPA特征性的诊断指标，一般认为应高于曲霉致敏性哮喘病人曲霉特异性IgE抗体水平的2倍以上，目前用于诊断ABPA的界值为＞0.35kUA/L（A指的是变应原）。在一项涉及372例哮喘病人的研究中，发现烟曲霉特异性IgE＞0.35kUA/L在诊断ABPA时的敏感性和特异性分别为100%和66.2%。因此，烟曲霉特异性IgE<0.35kUA/L是一个很好的"排除"测试，应该用作ABPA的筛选试验。在诊断ABPA的过程中，建议进行曲霉变应原皮试和烟曲霉特异性IgE水平联合检测（后者更加灵敏）。Sehgal等研究表明，相比曲霉抗原皮内试验，检测血清曲霉特异性IgE可以减少5%～12%的ABPA漏诊。目前可用于检测曲霉特异性IgE的方法有多种，其中以ImmunoCAP系统的荧光免疫法最为可靠，推荐使用该方法同时检测总IgE、烟曲霉特异性IgE和（或）其他变应原特异性IgE。

虽然烟曲霉特异性IgE是一项良好的筛查试验，但在随访期间的效用有限。在Agarwal等2016年的一项研究中，他们发现治疗后烟曲霉特异性IgE的趋势是不可预测的。在治疗后50%的个体中，血清总IgE下降了52%，而烟曲霉特异性IgE增加（而不是预期的下降）。在恶化期间，虽然所有病人的IgE水平均升高，但烟曲霉特异性IgE仅增加38%，这使其在随访期间不可靠。

（3）烟曲霉血清沉淀素或特异性IgG（sIgG）测定：沉淀素指的是IgG抗体与微生物结合，通常使用免疫沉淀反应检测。采用琼脂凝胶双扩散法、酶联免疫法、荧光免疫法等均可检测血清特异性沉淀抗体。69%～90%的ABPA病人可出现曲霉血清沉淀素阳性，但也存在于10%的有或没有SAFS的哮喘病人中，对于ABPA的诊断特异性不高。2002年Greenberger等提出ABPA的最低诊断标准中，亦未提及血清沉淀素的检查。如果ABPA病人出现高滴度的曲霉特异性IgG抗体，同时伴有胸膜纤维化或持续性肺部空洞形成，则提示为慢性肺曲霉病。

ImmunoCAP的荧光免疫法测定曲霉特异性IgG，灵敏度高且重复性好，可用于治疗过程中特异性IgG水平的动态检测。但是，Agarwal等2017年的研究表明，烟曲霉特异性IgG临界值为27mgA/L时，诊断ABPA的敏感性、特异性、阳性和阴性预测值分别为88.6%、100%、100%和80%。相反，曲霉沉淀素的敏感性仅为27.4%。在用糖皮质激素治疗8周后，所有受试者中观察到临床和放射学改善，总IgE水平平均下降51.1%。治疗后，38例（37.2%）病人的烟毒特异性IgG升高，13例烟毒特异性IgG下降的病人中有3例（23.1%）病情加重。因此，烟曲霉特异性IgG在诊断和鉴别诊断ABPA时是一个非常有用的测试，但在监测该疾病的治疗反应方面不可靠。有研究报道提出商业化的特异性IgG测量在ABPA的诊断中比曲霉沉淀素更有优势。另外，Thia等研究发现，烟曲霉特异性IgG1、IgG2和IgG4抗体滴度在ABPA病人中升高，而IgG3抗体滴度不升高。对于ABPA的诊断，烟曲霉特异性IgG4在IgG亚型中最具特异性。

（4）血清癌胚抗原（CEA）：1965年由Gold和Freedman首先从胎儿及结肠癌组织中发现，其产生于胎儿发育过程中，出生后不久就停止，正常人血清中水平极低，

很难检测到。血清CEA增高常见于肺、消化道恶性肿瘤，是这些肿瘤特异性较高的标志物，是恶性疾病的标志物，但在良性疾病中也可升高，如特发性肺间质纤维化、肺脓肿、肺炎、肺肉芽肿性病变等。Noguchi等尝试探索CEA在ABPA中的诊断价值，评估血清CEA水平与ABPA病人外周血嗜酸性粒细胞计数、IgE总水平和CT结果的关系。通过对13例ABPA病人进行研究后发现，7例病人治疗前血清CEA水平高于正常值的上限。血清CEA水平与嗜酸性粒细胞计数或总IgE值无相关性。对9例病人治疗后血清CEA水平进行检测，发现随着肺实变的改善，CEA水平显著下降。肺实变病人治疗前血清CEA水平明显高于非肺实变病人，进而推测ABPA病人中血清CEA水平升高可能与肺部实变及肺内局部存在炎症有关。

3.血嗜酸性粒细胞计数　ABPA病人常有外周血嗜酸性粒细胞计数升高，但对于诊断ABPA的敏感性和特异性不高；由于外周血嗜酸性粒细胞与肺部嗜酸性粒细胞浸润程度并不平行，且肺嗜酸性粒细胞增多的程度远远大于外周血嗜酸性粒细胞增多，两者之间几乎没有相关性。因此，即使外周血嗜酸性粒细胞计数正常，亦不能排除ABPA。在一项研究中，近60%的ABPA病人外周血嗜酸性粒细胞计数<1.0×10^9/L，近25%的病人计数<0.5×10^9/L。目前建议将外周血嗜酸性粒细胞增多作为ABPA辅助诊断指标，诊断界值为>0.5×10^9/L。

4.痰液检查　痰液（特别是痰栓）显微镜检查可发现曲霉菌丝，偶可见到分生孢子，嗜酸性粒细胞常见，有时可见夏科-莱登（Charcol-Leyden）结晶。痰培养中曲霉易于造成污染，必须重复进行，多次出现同一真菌才有意义。ABPA病人痰曲霉培养阳性率为39%～60%，但对于ABPA的诊断并非必需。但考虑到耐药问题，建议对需要使用抗曲霉药物的病人，在治疗前进行痰培养，可根据药敏试验结果选择用药。

5.肺功能检查　对有反复呼吸道症状的病人，肺通气功能和支气管舒张（或激发）试验有助于诊断哮喘，评价肺功能受损状况。ABPA急性期表现为可逆性阻塞性通气功能障碍，慢性期则可表现为混合性通气功能障碍和弥散功能降低。不推荐采用曲霉抗原进行支气管激发试验，因为可能引起致死性支气管痉挛。肺功能检查可作为治疗效果的评价指标。

6.气管镜检查　通过气管镜收集下呼吸道分泌物可发现病原体，对诊断ABPA有重要意义。对于胸部CT不能发现的大气道黏液栓，气管镜可直观地了解黏液栓的黏稠度及颜色，对诊断有参考价值。对于临床表现不典型者，应尽早行支气管镜检查，通过支气管镜采集标本，进行分泌物或支气管肺泡灌洗液涂片、培养，从而提高ABPA的确诊率。此外，对于存在黏液栓的病人可经气管镜取出黏液栓，起到改善肺不张的治疗作用。

六、病理

ABPA的诊断一般不需要进行肺组织活检，但对于不典型的病例，肺活检有助于除外其他疾病（如肺结核、肺部肿瘤等）。ABPA的病理学特征包括：①支气管腔内黏液栓塞，嗜酸性粒细胞等炎症细胞浸润，可见夏科-莱登结晶；②富含嗜酸性粒细胞的非干酪性肉芽肿，主要累及支气管和细支气管；③嗜酸性粒细胞性肺炎；④支气管扩张。

早期阶段病理可见支气管壁单核细胞和嗜酸性粒细胞的浸润，随着疾病的进展病理可见黏液嵌塞和嗜酸性粒细胞肺炎，随后可见到闭塞性细支气管炎、肉芽肿性支气管炎和肺间质纤维化等病理改变（图6-232，图6-233）。病人支气管内有大量稠厚的黏液和纤维，管腔内可见曲霉菌丝，菌丝一般不侵入气道壁及肺组织。

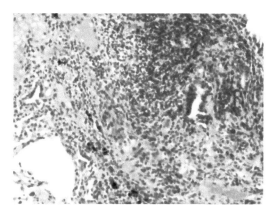

图6-232 支气管黏膜慢性炎，较多淋巴细胞及少量嗜酸性粒细胞浸润

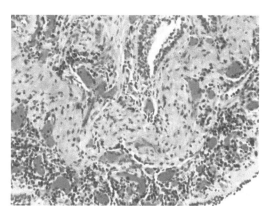

图6-233 间质可见小血管增生及大量嗜酸性粒细胞浸润

七、诊断标准

第1个ABPA诊断标准由Rosenberg和Pattemson于1977年建立，分为主要标准和次要标准。主要标准：①发作性支气管哮喘；②血清总IgE升高；③曲霉抗原皮内试验呈速发型阳性反应；④外周血嗜酸性粒细胞增多；⑤曲霉变应原沉淀素抗体（IgG）阳性；⑥中心性支气管扩张；⑦肺部游走性或固定浸润影。次要标准：①咳黄褐色黏液痰；②痰培养曲霉阳性；③烟曲霉迟发型皮肤试验阳性。具备其中任意5条或5条以上主要标准均可诊断。研究表明，只有在同时满足6条主要诊断标准时此方法诊断ABPA才具有较高灵敏度和特异度，但是，该标准不能体现各个条件在诊断中价值的区别。

1986年Patterson等根据ABPA有无合并中心性支气管扩张或支气管黏液栓，将ABPA分为中央支气管扩张型（ABPA-central bronchiectasis，ABPA-CB）及不存在支气管扩张的血清阳性型（serologic ABPA or ABPA-seropositive，ABPA-S）。ABPA-S被视为ABPA的早期，被曲霉侵袭的程度较轻，预后较好；而ABPA-CB提示疾病的晚期，出现肺部结构性改变，支气管扩张，利于曲霉的定植，炎症反应较重，常出现不可逆的肺功能改变。

1991年Schwartz等对上述诊断标准进行了补充，将痰培养烟曲霉阳性、影像学黏液栓及特异性IgE阳性纳入了诊断标准。①ABPA-CB：哮喘病史；烟曲霉抗原快速皮肤试验阳性；血清总IgE水平增高；特异性IgE与IgG水平增高；中心型支气管扩张。②ABPA-S：哮喘病史；烟曲霉抗原快速皮肤试验阳性；血清总IgE水平增高；特异性IgE与IgG水平增高；肺部浸润影。③附加表现：咳棕色黏液痰；痰培养烟曲霉阳性；烟曲霉沉淀素阳性；肺实质浸润；烟曲霉变应原迟发型皮肤试验阳性。

2002年Greenberger提出了ABPA最低诊断标准：①哮喘；②烟曲霉皮肤敏感试验速发阳性反应；③血清总IgE > 1000ng/ml（417IU/ml）；④血清抗烟曲霉IgE和（或）IgG升高；⑤中心型支气管扩张。5条均满足者诊断为伴中心型支气管扩张的ABPA，无中心型支气管扩张但满足其余4条者诊断为血清阳性型ABPA。该诊断标准突出了高分辨率CT对诊断ABPA-CB型的决定意义，且该标准更简化，适宜用于早期诊断。

2008年美国感染学会制定的曲霉病临床实用指南中提出的ABPA的诊断标准，7条主要标准：①阵发性支气管阻塞（哮喘）；②外周血嗜酸性粒细胞增多；③曲霉抗原皮试呈速发型阳性反应；④血清曲霉变应原沉淀素抗体阳性；⑤血清总IgE水平升高；⑥游走性或固定性肺部浸润影；⑦中心型支气管扩张。4条次要标准：①多次痰涂片或痰培养曲菌阳性；②咳褐色痰栓；③特异性针对曲霉抗原的IgE水平升高；④曲霉变应原迟发型皮肤反应阳性。该诊断标准所提及的主要标准和次要标准更加细化，但对具体需符合几条主要或次要诊断标准进行诊断，仍存在争议。

上述标准虽然结合了临床、影像和血清免疫学等指标，但仍存在一些问题：①各项指标并没有说明确切的临界值，界限不清晰；②诊断标准过于复杂，至少要符合6条主要诊断标准；③各项指标被赋予相同的权重，但实际上曲霉皮肤点刺试验和曲霉特异性IgE要比曲霉IgG重要的多；④部分ABPA病人外周血嗜酸性粒细胞数量升高不明显或者影像学不一定存在中心型支气管扩张。

2013年国际人类和动物真菌学学会（International Society for Human & Animal Mycology, ISHAM）修订了ABPA的诊断标准，将支气管哮喘和囊性纤维化作为ABPA的易患疾病。诊断的两条必需的条件是：①Ⅰ型曲霉皮试阳性（针对曲霉变应原的速发型皮肤超敏反应），或针对烟曲霉的IgE水平升高；②总IgE水平大于1000IU/ml。还需至少符合以下3条其他条件中的2条：血清曲霉沉淀素或特异性IgG抗体阳性；影像学与ABPA一致的肺部阴影：包括一过性病变，如肺实变、小叶中心结节、牙膏征、指套征、游走性片状高密度影，或持续性病变，如双轨征、印戒征、支气管扩张和胸膜肺纤维化等；在未使用糖皮质激素的病人血嗜酸粒细胞计数＞$0.5×10^9$/L。如果病人满足其他所有的诊断标准，而血清总IgE值＜1000IU/ml亦可诊断为ABPA。临床实践中，疑诊为ABPA的病人可能未满足诊断标准，可初步诊断为"ABPA可能"，并密切监测和随访。该标准更加全面，同时体现不同条件在诊断价值中的差异。咳棕褐色痰栓、曲霉抗原迟发型皮试阳性、痰培养或纤支镜冲洗液培养出曲霉等更支持诊断。曲霉特异性IgE及胸部CT上高衰减黏液嵌塞分别是诊断ABPA最具敏感性及最特异性的指标。

中华医学会呼吸病学分会哮喘学组结合我国实际情况，在2013年诊断标准基础上，于2017年9月制定了中国的《变应性支气管肺曲霉病诊治专家共识》，诊断标准如下。①相关疾病（至少符合1条）：哮喘；其他，如支气管扩张症、慢性阻塞性肺疾病、肺囊性纤维化等。②必需条件（2条均需符合）：血清烟曲霉特异性IgE水平升高（＞0.35kUA/L）或烟曲霉皮试速发反应阳性；血清总IgE水平升高（＞1000IU/ml）。③其他条件（至少符合2条）：外周血嗜酸性粒细胞＞$0.5×10^9$/L（使用激素者可正常，以往的数据可作为诊断条件）；影像学与ABPA一致的肺部阴影（一过性病变包括实变、结节、牙膏征或指套征、游走性阴影等，持久性病变包括支气管扩张、胸膜肺纤维化等）；血清烟曲霉特异性IgG或沉淀素阳性。

八、分期

根据临床表现、血清学和影像学检查，1982年Patterson等将ABPA的自然病程分为Ⅰ～Ⅴ期，这有助于指导疾病的管理。Ⅰ期（急性期）：主要特点为哮喘急性发作，影像学可出现肺部浸润影或表现正常。血清总IgE常＞1000IU/ml，血清曲霉特异性IgG/IgE或者沉淀抗体升高，激素治疗敏感；Ⅱ期（缓解期）：治疗后病情和血清学缓解，通常无症状，影像学正常或者肺部浸润影显著吸收，6周内IgE水平下降35%～75%；Ⅲ期（复发加重期）：有25%～50%的病人可出现复发，可表现为急性发作的症状，伴有新的肺部游走性或固定的浸润影，血清IgE水平升高到基线值的2倍以上，激素治疗反应仍良好；Ⅳ期（激素依赖期）：是不受控制的症状阶段，除常有的症状及肺部浸润影外，病人必须依靠口服糖皮质激素控制哮喘症状或ABPA的活动性，血清学在这个阶段通常是阴性的；Ⅴ期（终末期）：发展为肺纤维化（以上叶纤维化为主），引起不可逆的肺损害。这个阶段病人可能会出现呼吸困难、发绀、啰音和肺心病，杵状指，血清IgE水平和嗜酸性粒细胞计数降低或升高，该期病人预后较差。

临床发现ABPA的这5个阶段并非该病的必然过程，提示我们在具体工作中要采用个体化的原则。早期诊断和治疗被认为与未来晚期疾病风险较低有关。值得注意的是，ABPA血清学最有可能在Ⅰ期和Ⅲ期呈阳性。在急性或恶化阶段（第Ⅱ或Ⅲ期）开始应用激素之前是送检ABPA血清学的理想时间。

2013年EISHAM临床分期：0期（无症状期）：符合ABPA诊断标准，既往未诊断ABPA，哮喘控制好。1期（急性期）：符合ABPA诊断标准，既往未诊断ABPA，哮喘控制不佳。1a期（伴有黏液嵌塞）：有黏液嵌塞的的肺部影像和支气管镜表现；1b（无黏液嵌塞）：无黏液嵌塞的证据。2期（敏感期）：临床症状及影像学改善，治疗8周时，血清总IgE下降≥25%。3期（复发加重期）：临床症状及影像学加重，血清总IgE较前升高≥50%。4期（缓解期）：停用激素后，IgE波动＜50%，维持6个月以上。5a期（ABPA治疗依赖期）：停止治疗6个月内，病人出现2次以上复发，或药物治疗过程中临床、影像、免疫学指标再次加重；5b期（哮喘伴激素依赖期）：ABPA已控制，仍需口服激素控制难治性哮喘。6期（晚期）：合并Ⅱ型呼吸衰竭或（和）肺心病，伴有肺纤维化影像。

九、治疗

ABPA治疗的主要目的是保护气道和肺组织的正常结构及功能，包括控制急性症状、抑制机体对曲霉抗原的变态反应、在曲霉定植于气道内之前将其清除。

1.避免接触变应原　ABPA病人应尽量避免接触曲霉等变应原，脱离过敏环境对于控制病人症状、减少急性发作非常重要。

2.药物治疗

（1）激素：糖皮质激素可以抑制炎症反应和机体对烟曲霉抗原的免疫反应。抗真菌治疗可以清除气道内定植的曲霉,抑制烟曲霉抗原引起的变态反应,减轻气道的损伤,降低激素的用量及改善肺功能。鉴于此,目前ABPA的治疗常为口服糖皮质激素联合抗真菌药物的治疗。对传统治疗反应差的病人可短期内静脉使用甲泼尼龙。口服糖皮质激素是目前ABPA的治疗首选。激素可通过抑制机体对曲霉抗原的免疫反应,从而缓解哮喘症状,降低血清IgE水平,清除肺部浸润影,防止肺组织破坏和病情恶化。早期应用口服激素治疗,可防止或减轻支气管扩张及肺纤维化造成的慢性肺损伤。绝大多数ABPA病人对口服激素治疗反应良好,短时间内症状缓解、肺部阴影吸收。口服激素的剂量及疗程取决于临床分期。有研究提示,中等剂量激素与高剂量激素在治疗效果上相当,同时不良反应更少。高剂量激素治疗方案:泼尼松0.75mg/(kg·d),持续6周,然后0.5mg/(kg·d),持续6周,之后每隔6周减量5mg,持续治疗总疗程至少6~12个月。治疗过程中每6周检测血总IgE、胸部CT等以评价疗效及调整用药。该方案多用于激素相对敏感或初治病人。对于Ⅰ期和Ⅲ期病人,Greenberger等提出的中等剂量激素治疗方案:泼尼松起始剂量为0.5mg/(kg·d),1~2周;继以0.5mg/kg,隔日一次,共6~8周。然后根据病情试行减量,一般每2周减5~10mg,直至停药。每6~8周复查血清总IgE,每4~8周复查胸片或胸部CT以评价疗效。治疗时间依据疾病严重程度不同而有所差异,总疗程通常在6个月以上。对于Ⅳ期病人,可能需要长期口服小剂量激素维持治疗。

为减少口服激素的全身不良反应,并达到同等疗效,许多学者尝试吸入中到大剂量的激素,但研究未能证明吸入糖皮质激素能预防ABPA的肺损伤。单一吸入糖皮质激素不应作为ABPA的一线治疗方案,其主要用于泼尼松口服剂量减量至≤10mg/d时哮喘的控制。

(2)抗真菌药物:抗真菌药物可能通过减少真菌定植、减轻炎症反应而发挥治疗作用。对于激素依赖病人、激素治疗后复发病人,建议使用。目前应用于ABPA的抗真菌药物主要有三唑类及两性霉素B,其中三唑类抗真菌药在临床上使用更为广泛。

研究发现口服伊曲康唑可通过降低病人气道内真菌负荷来降低抗原刺激引发的免疫反应,缓解哮喘症状,并能减少或避免激素的使用,同时降低血清总IgE水平、减少痰嗜酸性粒细胞数目。成年病人通常的用量为200mg,口服,每日2次,疗程4~6个月;如需继续用药,亦可考虑减至200 mg,每日1次,4~6个月。伊曲康唑有口服胶囊和口服液2种剂型。服用胶囊制剂需要胃酸以利吸收,可与食物或酸性饮料一起服用,应避免同时服用质子泵抑制剂和抗酸药;而口服液则需空腹时服用。由于口服伊曲康唑生物利用度个体差异大,有条件者建议进行血药浓度监测。伊曲康唑在肝脏代谢,肝功能不全者慎用。总体而言,伊

曲康唑不良反应少见,包括皮疹、腹泻、恶心、肝毒性等。建议用药期间监测肝功能。值得注意的是,伊曲康唑与几种糖皮质激素之间存在药物之间相互作用,因此,建议临床上进行血液药物浓度监测。伊曲康唑通过抑制细胞色素P450依赖性CYP3A来抑制糖皮质激素的代谢,这种作用能导致医源性的皮质醇增多症和下丘脑-垂体轴的长期抑制。

近年研究发现其他唑类如伏立康唑也具有同样的疗效,临床改善可见于68%~78%的病人,不良反应少见,包括肝功能损害、肢端水肿、皮疹、恶心、呕吐。视觉异常相对多见,停药后可很快恢复。对于伊曲康唑治疗无改善的病人,换用伏立康唑仍可见疗效。伏立康唑的用法用量:200mg,口服,12小时1次(体质量≥40kg),或100mg,口服,12小时1次(体质量<40kg)。疗程同伊曲康唑。

对于合并囊性纤维化的ABPA病人,如果囊性纤维化频繁发病和(或)1秒用力呼气容积下降者,建议在治疗药物监测下采用口服伊曲康唑治疗,并尽量减少使用糖皮质激素。如果血药浓度不能达到治疗水平,要考虑使用其他抗真菌唑类药物。另外,雾化吸入两性霉素B已应用于该病治疗。雾化吸入两性霉素B虽有诱发支气管痉挛的风险,但对激素依赖及唑类抗曲霉治疗无效者,可以尝试。

抗真菌治疗可以提高病人的整体疗效,降低血清IgE水平,但仍需要更多高质量的随机对照研究选择最适治疗方式。

(3)其他药物:曲霉作为过敏原可活化机体的B细胞分化为浆细胞,合成并分泌IgE。IgE通过速发相和迟发相反应,一方面使效应细胞释放促炎症介质,导致气道平滑肌收缩及黏液分泌等;另一方面促进炎症细胞的附着和浸润,级联扩大IgE生成,导致慢性炎症、气道收缩、组织损伤以及气道重塑。ABPA的诊断标准中,血清IgE升高始终是一项重要的诊断依据。近年来,抗IgE单克隆抗体奥马珠单抗(omalizuma)受到许多学者的广泛关注,已被批准用于治疗严重过敏性哮喘和慢性特发型荨麻疹,并成功地运用在部分ABPA合并囊性纤维化病人中。奥马珠单抗是一种针对IgE的免疫制剂,结合血液循环中游离的IgE,并下调炎症细胞表面IgE受体的表达。应用奥马珠单抗治疗过敏性哮喘病人,病人气道中嗜酸性粒细胞和IL-4$^+$细胞减少,这可能是治疗ABPA病人的作用机制。奥马珠单抗对于不能耐受激素副作用、激素依赖的病人以及进行系统激素和抗真菌治疗后临床症状及肺功能恶化的ABPA病人,治疗后可明显改善临床症状,减少激素用量,是否能够改善病人肺功能目前尚无定论。

目前在ABPA病人中,奥马珠单抗的使用剂量尚无统一标准,但可借鉴奥马珠单抗治疗过敏性哮喘的中国专家

共识中的相关剂量推荐，每次给药剂量为75～600mg，若剂量≤150mg，则于一个部位皮下注射；若剂量＞150mg，则按需分1～4个部位分别皮下注射。奥马珠单抗每次给药的最大推荐剂量为600mg，每2周1次。我国奥马珠单抗说明书中，用于计算剂量的基线血清总IgE水平的范围为30～1500IU/ml。病人总IgE＜30IU/ml或＞1500IU/ml均超出奥马珠单抗适应证，不建议使用奥马珠单抗。其严重过敏反应发生频率为0.2%，大多数过敏反应发生于给药后2小时以内，因此推荐前3次注射后观察2小时，3次以后注射可观察30分钟，以及时发现过敏反应。奥马珠单抗治疗应至少使用12～16周以判断其有效性。

抗IgE治疗ABPA的有效性、安全性及适应证仍缺乏足够证据，需要更多随机对照研究证实。此外，奥马珠单抗制剂的费用较高，这可能成为限制其应用的一个重要原因。

3.支气管镜治疗 气管镜不仅是一种检查手段，对于存在黏液栓或脓性气道分泌物的ABPA病人，可经气管镜取出黏液栓或反复冲洗回吸，发挥局部治疗作用，控制局部炎症，使患者的肺功能得到显著改善。

十、病情监测和预后

ABPA病人接受治疗后，最初每6～8周随访1次，评估症状、血清总IgE水平、胸部X线片、肺功能等。症状缓解，肺部阴影消失，外周血嗜酸粒细胞降低，血清总IgE降低并稳定，可视为病情缓解。经过激素治疗持续6～9个月并停用激素3个月以上无急性加重者，称之为"完全缓解"，而复发时血清总IgE增高早于临床症状复发，故完全缓解以后均要随访测定总IgE。总IgE水平是反映疾病活动性的重要指标，治疗目标是使总IgE水平下降35%～50%以上；在ABPA病人总IgE水平很难恢复到正常范围。一般Ⅰ期或Ⅲ期病人每6～8周监测总IgE，以后每2个月复查1次；完全缓解后，每6个月至1年复查1次。在这一过程中，根据临床缓解情况，确定每一病人个人的总IgE基线值；若总IgE较基线水平升高＞2倍，即使没有出现临床症状及肺部浸润影等改变，也提示疾病复发。肺功能检查可以评估病人肺通气功能受损程度，建议每年至少复查1次。

ABPA如能早期诊断并规范治疗，病情可缓解并长期控制，预后较好。即使大多数V期病人，其病情也可以稳定数年，但肺功能受损严重（第1秒用力呼气容积＜0.8L）的病人预后较差。ABPA远期并发症包括严重气流受限、肺不张、侵袭性肺曲霉病及肺纤维化。

参考文献

文昭明,乔秉善,王字,等.变态反应性支气管肺曲霉病的诊断（附三例报告）.中华结核和呼吸杂志,1985,8:89-92.

Agarwal R, Aggarwal AN, Garg M, et al. Cut-off values of serum IgE (total and A. fumigatus-specific) and eosinophil count in differentiating allergic bronchopulmonary aspergillosis from asthma. Mycoses, 2014, 57 (11): 659-663.

Agarwal R, Aggarwal AN, Sehgal IS, et al. Utility of IgE (total and Aspergillus fumigatus specific) in monitoring for response and exacerbations in allergic bronchopulmonary aspergillosis. Mycoses, 2016, 59 (1): 1-6.

Agarwal R, Chakrabarti A, Shah A, et al. Allergic bronchopulmonary aspergillosis: review of literature and proposal of new diagnostic and classification criteria. Clin Exp Allergy, 2013, 43 (8): 850-873.

Agarwal R, Dua D, Choudhary H, et al. Role of Aspergillus fumigatus-specific IgG in diagnosis and monitoring treatment response in allergic bronchopulmonary aspergillosis. Mycoses, 2017, 60 (1): 33-39.

Agarwal R, Khan A, Aggarwal AN, et al. Link between CFTR mutations and ABPA: a systematic review and meta analysis. Mycoses, 2012, 55 (4): 357-365.

Agarwal R, Khan A, Gupta D, et al. An alternate method of classifying allergic bronchopulmonary aspergillo-sis based on high-attenuation mucus. PLoS ONE, 2010, 5: e15346.

Akiyama K, Takizawa H, Suzuki M, et al. Allergic bronchopulmonary aspergillosis due to Aspergillus oryzae. Chest, 1987, 91: 285-286.

Allmers H, Huber H, Baur X. Two year follow-up of a garbage collector with allergic bronchopulmonary aspergillosis (ABPA). Am J Ind Med, 2000, 37: 438-442.

Denning DW, O'Driscoll BR, Hogaboam CM, et al. The link between fungi and severe asthma: a summary of the evidence. Eur Respir J, 2006, 27 (3): 615-626.

Greenberger PA. Allergic bronchopulmonary aspergillosis. J Allergy Clin Immunol, 2002, 110 (5): 685-692.

Greenberger PA. When to suspect and work up allergic bronchopulmonary aspergillosis. Ann Allergy Asthma Immunol, 2013, 111: 1-4.

Greenberger PA, Bush RK, Demain JG, et al. Allergic bronchopulmonary aspergillosis. J Allergy Clin Immunol Pract, 2014, 2 (6): 703-708.

Greenberger PA, Miller TP, Roberts M, et al. Allergic bronchopulmonary aspergillosis in patients with and without evidence of bronchiectasis. Ann Allergy, 1993, 70: 333-338.

Hinson KF, Moon AJ, Plummer NS. Broncho-pulmonary aspergillosis: a review and a report of eight new cases. Thorax, 1952; 7 (4): 317-333.

Khan NA, Sumon SM, Rahman A, et al. Miliary nodules in a patient of allergic bronchopulmonary aspergilosis. Mymensingh Med J, 2014, 23 (2): 366-371.

Knutsen AP, Slavin RG. Allergic bronchopulmonary aspergillosis in asthma and cystic fibrosis. Clin Dev

Immunol, 2011, 2011: 1-13.

Kumar R. Mild, moderate, and severe forms of allergic bronchopulmonary aspergillosis: a clinical and serologic evaluation. Chest, 2003, 124: 890-892.

Mahdavinia M, Grammer LC. Management of allergic bronchopulmonary aspergillosis: a review and update. Ther Adv Respir Dis, 2012, 6 (3): 173-187.

Mastella G, Rainisio M, Harms HK, et al. Allergic bronchopulmonary aspergillosis in cystic fibrosis. A European epidemiological study. Epidemiologic Registry of Cystic Fibrosis. Eur Respir J, 2000, 16: 464-471.

Natarajan S, Subramanian P. Allergic bronchopulmonary aspergillosis: A clinical review of 24 patients: are we right in frequent serologic monitoring?. Annals of Thoracic Medicine, 2014, 9 (4): 216-220.

Noguchi T, Yamamoto K, Moriyama G, et al. Evaluation of serum levels of carcinoembryonic antigen in allergic bronchopulmonary aspergillosis. J Nippon Med Sch, 2013, 80 (6): 404-409.

Pasqualotto AC, Powell G, Niven R, et al. The effects of antifungal therapy on severe asthma with fungal sensitization and allergic bronchopulmonary aspergillosis. Respirology, 2009, 14 (8): 1121-1127.

Patterson R, Golbert TM. Hypersensitivity disease of the lung. Univ Mich Med Cent J, 1968, 34: 8-11.

Patterson R, Greenberger PA, Halwig M, et al. Allergic bronchopulmonary aspcrgillosis: nature history and classification of early diagnosis by serologic androentgenographic studies. Arch Inter Med, 1986, 146 (5): 916-918.

Patterson R, Greenberger PA, Radin RC, et al. Allergic bronchopulmonary aspergillosis: staging as an aid to management. Ann Intern Med, 1982, 96: 286-291.

PattersonR, RobertsM. IgE and IgG antibodiesagainst Aspergillus fumigates in sera of patients with bronchopulmonary allergic aspergillosis. Int Arch Allerg Appl Immunol, 1974, 46 (1): 150-160.

Radin RC, Greenberger PA, Patterson R, et al. Mold counts and exacerbations of allergic bronchopulmonary aspergillosis. Clin Allergy, 1983, 13: 271-275.

Rosenberg M, Pattemson R, Mintzer R, et al. Clinical and immunologic criteria for diagnosis of allergic bronchopulmonasy aspergillosis. Ann Intern Med, 1977, 86 (4): 405-414.

Schwartz HJ, Greenberger PA. The prevalence of allergic bronchopulmonary aspergillosis in patients with asthma. determined by serologic and radiologic criteria in patients at risk[J]. Lab Clin Med, 1991, 117 (2): 138-142.

Sehgal IS, Agarwal R. Specific IgE is better than skin testing for detecting Aspergillus sensitization and allergic bronchopulmonary aspergillosis in asthma. Chest, 2015, 147 (5): e194.

Shah A, Kala J, Sahay S, Panjabi C. Frequency of familial occurrence in 164 patients with allergic bronchopulmonary aspergillosis. Ann Allergy Asthma Immunol, 2008, 101: 363-369.

Thia LP, Balfour Lynn IM. Diagnosing allergic bronchopulmonary aspergillosis in children with cystic fibrosis. Paediatr Respir Rev, 2009, 10: 37-42.

Viegas S, Veiga L, Verissimo C, et al. Occupational exposure to aflatoxin B1: the case of poultry and swine production. World Mycotoxin J, 2013, 6: 309-315.

Walsh TJ, Anaissie EJ, Denning DW, et al. Treatment of aspergillosis: clinical practice guidelines of the Infectious Diseases Society of America. Clin Infect Dis, 2008, 46 (3): 327-360.

Ward S, Heyneman L, Lee MJ, et al. Accuracy of CT in the diagnosis of allergic bronchopulmonary aspergillosis in asthmatic patients. AJR Am J Roentgenol, 1999, 173: 937-942.

Woolnough K, Fairs A, Pashley CH, et al. Allergic fungal airway disease: pathophysiologic and diagnostic considerations. Curr Opin Pulm Med, 2015, 21 (1): 39-47.

病例解析

1.病例1：男，61岁。咳嗽、胸闷1个月。病人1个月前感冒后出现咳嗽，干咳为主，较频繁，伴胸闷，于当地诊所抗炎治疗6天（具体用药不详）无好转，行胸部X线片检查考虑肺炎，给予头孢唑肟、依替米星抗炎治疗8天，无好转，于2018-10-03入院诊治。既往有糖尿病史10余年，应用诺和灵30R治疗。在粮库工作30余年，有时接触发霉作物。辅助检查：血常规：嗜酸性粒细胞绝对计数1.43×10⁹/L、嗜酸性粒细胞0.187；红细胞沉降率20mm/h；C反应蛋白、D-二聚体正常。

胸部CT（2018-10-03）：段以下支气管管壁增厚，管腔不同程度扩张，双肺见沿纹理分布散在多发的结节、斑片灶，以右肺上叶为著（图6-234）。

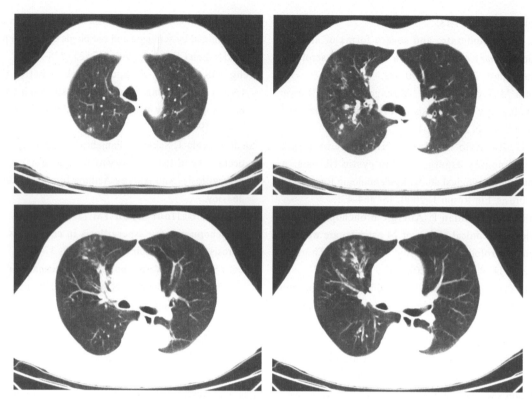

图6-234　胸部CT（2018-10-03）

【诊断】ABPA。

【诊断依据】老年男性，既往无肺部疾病，有粮库工作史30余年，近1个月有咳嗽、胸闷症状，查体无阳性体征，抗感染治疗疗效差，胸部CT示支气管扩张表现，血嗜酸性粒细胞计数及百分比均增高，需考虑ABPA可能。辅助检查（2018-10-08）：sIgE阳性；血清总IgE＞1200IU/ml；曲霉半乳甘露聚糖抗原1.24μg/L；痰真菌培养示黄曲霉（图6-235，图6-236）。病人ABPA诊断明确，给予甲泼尼龙40mg静脉滴注，每日1次联合伏立康唑0.2g 12小时1次口服治疗。2天后复查胸部CT，病变较前略有吸收（图

6-237）。行气管镜检查：左肺上叶舌支、右肺上叶前段支气管及中叶、下叶各基底段支气管管腔内可见大量淡黄色胶冻样黏稠痰栓，给予反复生理盐水灌洗吸除。气管镜刷检涂片未查见癌细胞，其中见真菌菌丝。病人病情缓解，咳嗽减轻，咳少量白黏痰，5天后再次行气管镜检查：双肺各支段可见较多黄色黏稠痰栓，给予充分吸引后各支段管腔通畅，可见黏膜充血水肿，未见新生物。3天后复查血常规（2018-10-18）：白细胞20.81×10⁹/L、嗜酸性粒细胞绝对计数0.00×10⁹/L、中性粒细胞0.859，病人病情好转，出院。

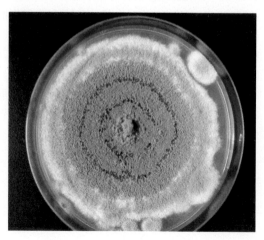

图6-235　黄曲霉，PDA，28℃，7天

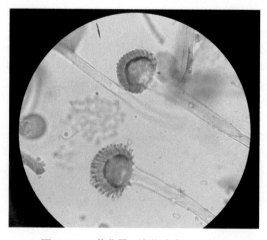

图6-236　黄曲霉，棉蓝染色，×1000

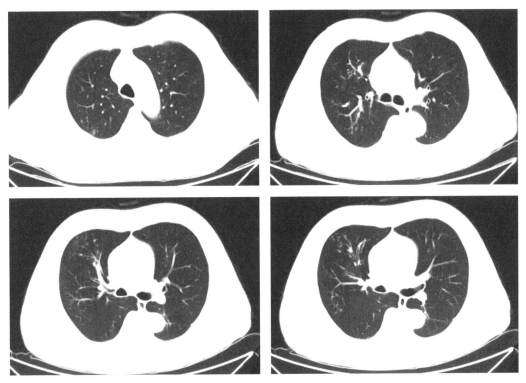

图6-237 病变较前略有吸收（2018-10-10）

【分析】鼻窦炎、鼻炎、真菌致敏性严重哮喘（SAFS）和ABPA是与曲霉职业接触相关的疾病。处理、分拣或加工有机材料的工人，例如，农民、锯木厂工人、废物收集者、蘑菇加工工人或处理谷物、干草或稻草的工人，均可能接触高浓度的真菌颗粒，高达10^8cfu/m³。除了农业、木材和食品工业，屠宰场（家禽、猪和牛）和酿酒厂、废物处理工厂（如焚烧、堆肥厂和废物分类厂）和其他涉及污染有机材料的职业环境也被描述为真菌高负荷环境。

真菌感染取决于宿主易感性与病原微生物之间的相互作用。肺部暴露的症状可从轻微（流涕、打喷嚏、咳嗽、充血、咽喉痛、眼睛发痒）到严重（鼻窦感染、哮喘、ABPA、SAFS、鼻窦炎、过敏性肺炎、癌症甚至死亡）不一而足。这些症状的严重程度取决于环境质量，而环境质量取决于空气中真菌的数量以及某些真菌物种甚至菌株的存在。其他因素，如温度、湿度、通风以及大量灰尘和其他颗粒的存在，将影响室内环境的微生物质量，因为缺乏通风有利于真菌生长和高浓度孢子的存在。这些对工人或接触者的不利健康的程度也取决于他们的免疫系统、遗传背景和其他个人特征，如性别、吸烟、药物摄入或以前的呼吸状况。

真菌毒素可以抵抗诸如高温或低温等不利环境因素，并且可以在生产其的真菌物种死亡和解体后仍持续很长时间。这就解释了为什么真菌毒素即使在没有任何可见真菌的情况下也能存在于环境中。真菌毒素通常存在于空气中的粉尘及真菌生长的孢子和碎片中，两者均可以作为真菌毒素载体进入工人的呼吸系统。Huttunen等研究了几种职业环境中室内空气中真菌毒素的流行情况，发现动物饲养和食品、饲料工业较易检测到黄曲霉毒素和赭曲霉毒素A。在Viegas等进行的一项研究中，在34名猪饲养和13名家禽饲养工人中，分别在53%和56%的血清中检测到黄曲霉毒素B1（AFB1），而对照组均为阴性。这表明可检测水平是由于从这些职业环境吸入受污染的颗粒所致。

在没有事先暴露于药物的情况下，在某些曲霉属物种中天然存在初级（内在）耐药性。这些物种在其基因组中编码耐药基因，使它们能够在抗真菌制剂存在的环境下生长。最初易感微生物可在生物体暴露于药物后产生次级耐药性，即获得性耐药性。在整个欧洲、美国、亚洲国家和拉丁美洲，在不同的环境中发现了耐三唑类的烟曲霉分离株。其原因可能与从农业、动物饲养、水产养殖以及医院来源的抗真菌药应用有关。例如，在农业中，三唑类农药（也称为DMI-甾醇去甲基化抑制剂）用于保护作物并保护材料免受真菌腐烂。它们具有与临床药物非常相似的化学结构。另外，暴露于具有高曲霉负荷的特定环境以及对抗真菌制剂较不敏感的物种（或菌株）将增加病人/暴露工人获得难以治疗的感染的机会。因此，人们担心三唑类药物耐药性可能成为全球公共卫生威胁。

ABPA是一种炎症性疾病，由于呼吸道分泌物清除不良，经常出现在哮喘或囊性纤维化病人中。在某些情况下，患有哮喘或ABPA的病人会在暴露于真菌较多的环境后出现哮喘的急性加重或发生ABPA病人的肺嗜酸性粒细胞增多症。Radin等发现，在芝加哥地区，5年的时间里，75%的ABPA急性加重发生在6—11月，此时室外真菌总数最高，曲霉暴露水平与ABPA急性加重之间存在正相关。一些报告也描述了患有ABPA而没有其他相关合并症的病人，本例既无肺部疾病，其工作环境为其诱发因素。因此，认识到可能在室内和职业环境中接触真菌而致病是至关重要的，因为它将允许适当的卫生干预措施，例如，实施暴露监测计划，采用适当的预防和保护措施，以及为可能暴露的工人实施适当的健康监测计划。例如，应避免可能导致吸入大量曲霉分生孢子的活动，如园艺、农业和农场相关活动、家庭或其他建筑物翻新、靠近堆肥场地的住房，以及

清洁陈旧的尘土环境（如酒窖、阁楼空间、旧书和其他档案馆）。如果活动不可避免，使用外科口罩可以最大限度地减少孢子的吸入。

2.病例2：男，35岁。发热、咳嗽、憋闷3天。平素制酒厂工作，长期接触酒糟。既往有哮喘病史1年。查体：T 37.3℃，双肺广布哮鸣音。辅助检查（2016-10-19）：血常规示白细胞$15×10^9$/L，嗜酸性粒细胞$0.84×10^9$/L；IgE 2256IU/ml；自身抗体、ANCA、风湿免疫指标均阴性；血气分析：pH 7.42、PCO_2 38mmHg、PO_2 75mmHg。

胸部CT（2016-10-17）：双肺沿支气管走行向心性分布斑片状条索影（图6-238）。

胸部CT（2016-10-21）：病变较前进展（图6-239）。

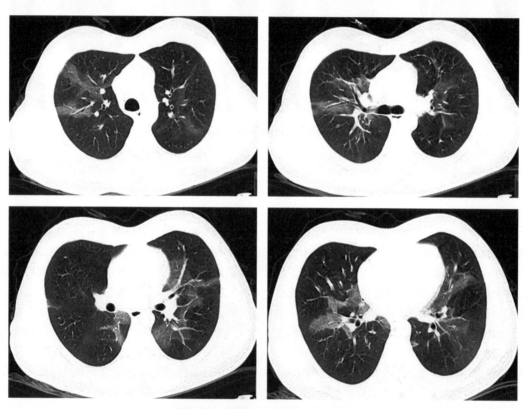

图6-238　胸部CT（2016-10-17）

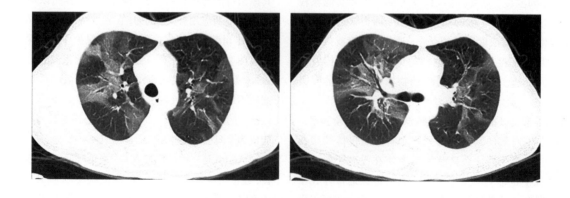

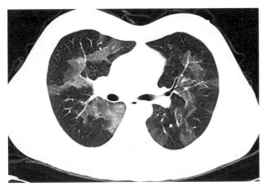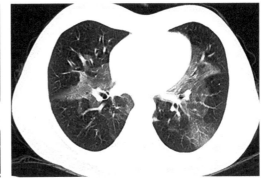

图6-239　胸部CT（2016-10-21）

【诊断】血清阳性型ABPA。

【诊断依据】青年男性，有哮喘病史，长期接触酒糟，有曲霉接触史，血清IgE和嗜酸性粒细胞均升高，胸部CT示双肺沿支气管走行向心性分布斑片状条索影，4天后进展明显，首先考虑该诊断。病人入院后给予甲泼尼龙80mg，每日2次静脉滴注，症状仍日益恶化，呼吸困难明显加重，甲泼尼龙160mg，每日2次静脉滴注，症状稍缓解。复查血清IgE 6270IU/ml（2016-10-20），烟曲霉速发试验阳性，血清阳性型ABPA诊断明确。加用伏立康唑治疗后喘憋症状迅速缓解，2周后复查胸部CT病变明显吸收（图6-240），血清IgE 366IU/ml（2016-11-06）。

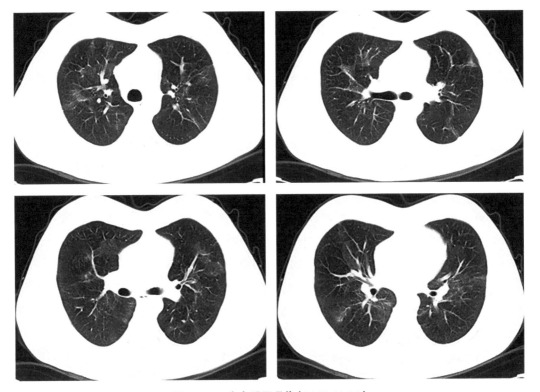

图6-240　病变明显吸收（2016-11-06）

【分析】ABPA是机体对寄生在支气管内曲霉发生的超敏反应，早期主要表现为支气管壁大量单核细胞和嗜酸性粒细胞浸润等血清指标阳性，为可逆性病变期，随着病情发展，可出现黏液嵌塞、中心性支气管扩张，晚期出现广泛肺纤维化。其作用机制为：曲霉抗原刺激人体产生大量IgE和IgG抗体，进而引起超敏反应，造成致敏肥大细胞释放炎症介质而导致支气管痉挛及嗜酸性粒细胞大量堆积，继而形成的免疫复合物与补体反应性结合并进一步促进机体释放炎性介质，而炎性介质诱导的炎性反应可进一步破坏支气管并引起支气管扩张，最终导致肺间质炎性反应和肺纤维化。

ABPA在放射学上主要分为血清阳性型（ABPA-S）和中心性支气管扩张型（ABPA-CB）两种类型。Greenberger

等1993年研究认为，ABPA-S作为ABPA的早期阶段，与ABPA-CB相比，具有不太严重的免疫学发现。然而，在他们的研究中，只有烟曲霉特异性IgG水平在ABPA-CB中更高，而其他免疫学参数（总IgE和烟曲霉特异性IgE）在两组中相似。此后，Kumar等在2003年将ABPA分为3组，即ABPA-S、ABPA-CB和伴有其他放射学特征的ABPA-CB（ABPA with central bronchiectasis and other radiologic features，ABPA-CB-ORF）。这项研究仅包括18名病人（每组6名），各组均有针对烟曲霉的特异性IgE升高，ABPA-CB-ORF最高，为47.91IU/ml。ABPA-CB-ORF是最严重的ABPA形式，具有最高水平的血清总IgE，曲霉菌特异性IgE，具有肺纤维化、肺气肿、肺大疱、气囊、气胸、实质瘢痕、纤维空洞病变、胸腔积液、胸膜增厚和伴中央支气管扩张的放射学特征。最好在疾病的早期阶段（轻度形式）诊断疾病（即ABPA-S），并开始可能预防疾病进展的必要治疗。Agarwal等2010年在一项涉及234例ABPA病人的研究中将ABPA分为ABPA-S、ABPA-CB和ABPA-CB-HAM。基于HAM的分类方案始终与免疫严重性相关，即ABPA-S

（轻度），ABPA-CB（中度）至ABPA-CB-HAM（严重）。ABPA-CB-HAM易复发，曲霉特异性IgE水平和嗜酸性粒细胞计数高于其他形式的ABPA。

2013年国际人类和动物真菌学会ABPA专家组提出新的影像学分类。①ABPA-S型：胸部HRCT无ABPA导致的异常病变。②ABPA-CB型：胸部HRCT可见支气管扩张。③ABPA伴高密度黏液嵌塞（ABPA-HAM）型：胸部HRCT可见高密度黏液嵌塞征象，病情最严重，易复发。④ABPA伴慢性胸膜肺纤维化（ABPA with chronic pleuropulmonary fibrosis，ABPA-CPF）型：至少具备以下2～3种影像学改变，如肺纤维化、肺实质瘢痕、纤维空洞性病变、无黏液嵌塞和高密度黏液栓的曲霉球和胸膜增厚。

总之，ABPA-S为疾病的早期阶段，治疗的主要目的是控制急性症状，在曲霉定植于气道之前将其清除，降低抗原负荷，减轻气道炎症反应，抑制机体对曲霉抗原的变态反应，减少支气管和肺炎性渗出，缓解气道高反应性，保护气道和肺组织的正常结构和功能。

（临沂市中心医院呼吸科　邢士刚　提供）

第7章

毛 霉 目

毛霉病（muconnycosis）由毛霉目（Mucorales）真菌感染所致，通常在免疫功能低下和高血糖的情况下发生。

一、简介

毛霉目真菌大多为腐生菌，很多种类可以从土壤、动物粪便、动植物、食品上分离出来。少数种类为其他真菌、动植物以及人的寄生菌。本目通常菌丝体发达，气生菌丝往往生长繁茂，呈毛状，中文的名字即由此而来。

毛霉目既往属于接合菌门（Zygomycota），接合菌纲（Zygomycetes）。接合菌的名字来源于希腊语"zygos"，意为平衡。在古希腊语和现代希腊语中，"接合子（zygos）"是一种平衡两种不同元素的工具，"轭（yoke）"指的是在性结合中两个配子囊（gametangia）融合时产生的接合孢子（zygospore）。接合菌病（zygomycosis）是指由接合菌亚门真菌引发的各种感染，包括毛霉目真菌引起的毛霉病以及虫霉目真菌引起的虫霉病，通常以组织活检中丝带样宽大、透明、无隔、直角分支的菌丝为该病的主要特征。由于虫霉病通常局限于热带及亚热带少数地区，因此人们当提及接合菌病时，更多的是指毛霉病。

分子鉴定的应用对接合菌的研究做出了较大的修订，2001年已将球囊霉目（Glomerales）移出接合菌门，并建立了单系的球囊菌门（Glomeromycota）。2007年Hibbett等60余位真菌分类学专家基于多基因序列构建的种系发生树研究显示，接合菌纲并非像原先认为的由仅有的一类真菌组成，而是包括多种种系发生距离较远的真菌类别。毛霉和虫霉则是其中各自独立且种系关系相当远的两大类真菌。Ajello1976年命名的接合菌病的名称已不能满足目前真菌界分类学的重大变化，而重新使用1968年Clark命名的毛霉病和虫霉病用于毛霉亚门和虫霉亚门的感染，则显得更合时宜。此外，以往接合菌病的诊断是限于条件，未能分离到病原菌或无法鉴定到种属水平时采用的较为笼统的说法。随着医学的进步，接合菌感染的病原菌通常可借助分子测序等方法实现准确鉴定，故更倾向于采用更为具体的毛霉病与虫霉病的诊断。因此，上述学者把真菌重新定义和分类，接合菌门和接合菌纲被取消。根据种系发生研究的结果，接合菌门被重新划分成4个亚门，即毛霉亚门（Mucoromycotina）、虫霉亚门（Entomophthoromycotina）、梳霉亚门（Kickxellomycotina）和捕虫霉亚门（Zoopagomycotina）。2011年，Hoffmann等根据多基因的系统发育分析，在接合菌分类上进行修订，建立了5个亚门，即毛霉亚门、虫霉亚门、梳霉亚门、捕虫霉亚门和被孢霉亚门。2014年Karl等又将传统的接合菌分类系统进行再度修订，重新划分为五大类，包括一个虫霉门（Entomophthoromycota）以及4个系统位置未定的亚门：梳霉亚门、被孢霉亚门、毛霉亚门和捕虫霉亚门。2016年，Spatafora等在新分类中将毛霉亚门升为毛霉门（Mucoromycota），原来与它并列的被孢霉亚门归其门下，而球囊菌门也降为亚门列其门下。

目前，在真菌界下面直接分成毛霉门和虫霉门。毛霉目隶属毛霉门、毛霉纲，下设7个科：横梗霉科（Lichtheimiaceae）、毛霉科（Mucoraceae）、根霉科、枝霉科（Thamnidiaceae）、共头霉科（Syncephalastraceae）、小克银汉霉科（Cunninghamellaceae）和Saksenaeaceae。

横梗霉科下设横梗霉属（Lichtheimia）和根毛霉属（Rhizomucor）。

横梗霉属，原名犁头霉属（Absidia）或茎霉属（Mycocladus），主要菌种包括伞枝横梗霉（L.corymbifera）、分枝横梗霉（L.ramosa）和华丽横梗霉（L.ornata）。伞枝横梗霉原名伞枝茎霉（Mycocladus corymbifera）或伞枝犁头霉（Absidia corymbifera），分枝横梗霉原名分枝犁头霉，华丽横梗霉原名华丽犁头霉。伞枝犁头霉是临床较为常见的病原菌，多见于外伤或烧伤后皮损的继发感染。2007年，Hoffman等根据形态学、生理生化及种系发生特征的研究发现，犁头霉属实际分属于3个差别较大的进化群，一个是寄生性真菌群，一个是与小克银汉霉属在相同分枝上的不耐热群，还有一个耐高温群，其耐热物种伞枝犁头霉、短刺犁头霉（A.blakesleeana）和透孢犁头霉（A.hyalospora）被单独归入茎霉科（Mycocladiaceae），茎霉属，伞枝犁头霉亦被更名为M.corymbifera。由于存在命名上的争议，2009年茎霉属被更名为横梗霉属，归入横梗霉科，伞枝犁头霉亦相应更名为伞枝横梗霉。同年，Garcia-Hermoso等发现，根据培养的大体和镜下形态、碳源同化及内转录间隔区测序的差异，伞枝横梗霉实际又可分为伞枝横梗霉和分枝横梗霉两个种，伞枝横梗霉的真菌体外药敏表现出更高的两性霉素B耐药性。2010年，Alastruey-Izquierdo等又将横梗霉属重新划分为5个种：伞枝横梗霉、分枝横梗霉、华丽横梗霉、*L.hyalospora*（*L.blakesleeana*）和*L.sphaerocystis*，前3种是与临床相关的病原菌。伞枝横梗霉具有典型的梨形孢子囊，可见锥形囊轴和明显的囊托。单凭形态学特征不足以可靠地区分伞枝横梗霉、分枝横梗霉和华丽横梗霉。虽然华丽横梗霉长有大而密的分枝巨细胞，而分枝横梗霉具有更多的椭圆形到圆柱形的孢囊孢子和更快的生长速度，但这些特征往往不易区分，需要分子方法来准确区分这些种。

根毛霉属主要致病菌种为微小根毛霉（*R.pusillus*）和米黑根毛霉（*R.miehei*）。

毛霉科下设毛霉属（Mucor）、放射毛霉属（Actinomucor）和鳞质霉属（Apophysomyces）。

毛霉属包含约50个已确认的种，多个种分布广泛，具有相当重要的经济意义。然而，只有少数耐热种具有医学意义，主要致病菌种包括卷枝毛霉（*M.circinelloides*）、印度毛霉（*M.indicus*）、不规则毛霉（*M.irregularis*）、分枝毛霉（*M.ramosissimus*）和两栖毛霉（*M.ambimorum*）。冻土毛霉（*M.hiemalis*）和总状毛霉（*M.racemosus*）也有作为病原菌的报道，但是因为它们不能在32℃以上的温度生长，这使人们怀疑它们作为人类病原体的合理性，它们的致病作用可能仅限于皮肤感染。不规则毛霉原名多变根毛霉（*R.variabilis*），1991年首次分离自中国一例原发性皮肤毛霉病病人的手背部皮损并由郑儒永院士命名，我国也是报道多变根毛霉感染最主要的国家。在此基础上，我国又于1993年发现并命名多变根毛霉规则变种（*Rhizomucor variabilis var.regularior*）的新种。多变根毛霉最初的命名主要依据菌落及镜下形态、生理生化等表型特征，而近年围绕毛霉进行的多基因位点序列分析为基础的多项种系发生研究中，人们发现多变根毛霉实际与根毛霉属的其他菌种有相当远的的种系进化距离，与毛霉属，尤其是冻土毛霉关系最近，而多变根毛霉规则变种则与卷枝毛霉卷枝变种标准株的序列完全一致。卷枝毛霉根据囊轴和孢囊孢子的形态不同，分为4个变种。基于以上结果，2011年，Álvarez等将多变根毛霉被更名为不规则毛霉，纳入毛霉属；而多变根毛霉规则变种则作为卷枝毛霉的同义名不再被单独使用。

放射毛霉属主要包括雅致放射毛霉（*Actinomucor elegans*）。雅致放射毛霉主要用于腐乳等豆制品的生产加工。2001年阿根廷首次报道雅致放射毛霉引起的一例免疫健全病人的颌窦炎。此后，又先后有报道糖尿病病人由该菌感染引起的足部溃疡、爆炸伤导致多发性软组织感染后播散致死以及再生障碍性贫血病人的皮肤软组织感染。雅致放射毛霉感染多起始于皮肤软组织，其预后与病人的免疫状态有较大关系，感染如果不能有效控制，可引起播散感染并致死。

鳞质霉属主要菌种为雅致鳞质霉（*Apophysomyces elegans*），最早分离自印度的土壤，是临床相对少见的病原菌。2010年，Alvarez等对16株雅致鳞质霉进行了种系发生、形态学、生理生化、配合试验等系统研究，将其划分为4个种，包括经典的雅致鳞质霉、多变鳞质霉（*A.variabilis*）、骨质鳞质霉（*A.ossiformis*）和梯形鳞质霉（*A.trapeziformis*）。大多数病例来自美国和印度的温暖气候。其中，多变鳞质霉的菌株广泛分布于印度、澳大利亚、美国、巴拿马、荷兰等世界各地，雅致鳞质霉的菌株来自印度，骨质鳞质霉和梯形鳞质霉均来自美国。鳞质霉属主要见于软组织和肌肉坏死的创伤背景下。尽管使用了两性霉素B和清创术，这些软组织感染在免疫功能正常和免疫功能低下情况下均会迅速进展，且死亡率很高。

根霉科下设根霉属（*Rhizopus*），根霉属既往属于毛霉科，主要菌种为少根根霉（*R.arrhizus*）、小孢根霉（*R.microsporus*）、戴尔根霉（*R.delemar*）、匍枝根霉（*R.stolonifer*）、希泊拉根霉（*R.schipperae*）、*R.caespitosus*、*R.homothallicus*和*R.reflexus*等，少根根霉原名米根霉（*R.oryzae*）。根霉属最早由Ehrenberg于1821年描述。Fischer等于1892年首先命名了少根根霉，比Went & Prinsen Geerligs1895年命名的米根霉早3年。Fischer的描述很短，缺乏图谱，且没有典型资料留存。相比之下，Went & Prinsen Geerligs对米根霉的描述是全面的，包括图谱，且CBS112.07菌株在1907年作为米根霉的模式菌株被存入CBS菌种保藏中心。因此，米根霉这个名字比少根根霉更受许多学者的喜爱。少根根霉这个名字不受欢迎的另一个原因是，Fischer将少根根霉的囊轴描述为椭圆形甚至扁平状，并认为是这个物种的特异之处。综上所述，Schipper在1984年将少根根霉列为可疑物种。Ellis等于1985年再次采用了少根根霉这个名字，并指定NRRL1469是少根根霉的ex-neotype菌株。该命名和Schipper的决定一样合法，所以该物种在命名上有两个有效的名字，因对原物种的不同解释而被认可。Zheng等2007年在对根霉属进行综合形态学研究时，更倾向于将其命名为少根根霉。目前认为，Fischer对少根根霉的描述是结论性的，因为该描述包括了识别该物种的所有特征，明确地指示其为一个新类型（neotype），因此，NRRL1469菌株更倾向于使用少根根霉这个名称，而不是米根霉。

枝霉科下设科克霉属（*Cokeromyces*），主要菌种为屈弯科克霉（*C.recurvatus*），主要分布在北美洲（美国和墨西哥），可以从土壤或兔子、老鼠、蜥蜴的粪便中分离到。

共头霉科下设共头霉属（*Syncephalastrum*），与人类感染有关的菌种为总状共头霉（*S.racemosum*）。

小克银汉霉科下设小克银汉霉属（*Cunninghamella*），主要致病菌种包括灰色小克银汉霉（*C.bertholletiae*）和刺孢小克银汉霉（*C.echinulata*）。

*Saksenaea*由印度学者S.B.Saksena于1953年首次从印度Patharia森林土壤中分离出来并命名的毛霉类真菌。因其独特的烧瓶状孢子囊与其他物种区别开来，因此命名为"*vasiformis*"。1976年，人类首次感染了*S.vasiformis*。国内根据该菌的形态特点译为瓶霉，但瓶霉在暗色真菌瓶霉属（*Phialophora*）中已经使用，并且早于Saksenaea使用这一中文名，且*Phialophora*在临床工作中更为常见，早已被大家广泛认识，为避免一个中文名对应两个不同的丝状真菌，根据该菌形态，*Saksenaea*译为长颈霉或壶霉较好，或直接应用英文名。壶霉科（Saksenaeaceae）下设壶霉属（Saksenaea），包括*S.vasiformis*、*S.oblongispora*、*S.erythrospora*、*S.trapezispora*和*S.loutrophoriformis*等菌种。

二、生殖方式

毛霉目真菌有无性生殖和有性生殖两种生殖方式。在自然界中，毛霉目主要通过无性生殖传代，有性生殖很少发生。无性生殖形成各种孢子，如厚垣孢子、节孢子、酵母状细胞、芽生细胞等。最重要的是形成在孢子囊内的孢囊孢子。孢囊孢子无鞭毛，不能游动。孢子囊有大、小两种类型：孢子数目很多，一般有发达囊轴的为大型孢子囊（通常即称作孢子囊）；孢子数目很少而无囊轴的为小型孢子囊，只有单个孢子的为单孢孢子囊。孢子囊成熟后破裂，孢子随风散布，在适宜条件下再萌发长成菌丝。在环境不利时，有性生殖"＋""－"菌丝靠近，前端膨大形成配子囊，配子囊接触，前端破裂，原生质体融合，形成接合孢子（合子），此为异宗配合。接合孢子在环境中很少播散和产孢，因此在发病机制中不发挥任何作用。成熟的接合孢子通常是厚壁，经过一个时期的休眠后萌发芽管，芽管顶端形成芽孢子囊，芽孢子囊内为孢囊孢子。在少数情况下，芽管也可直接形成菌丝体。减数分裂一般发生在接合孢子萌发前或萌发过程中，形成"＋""－"菌丝。有的种类可在同一菌丝的不同部位产生配子囊，形成接合孢子，为同宗配合。

毛霉目特征性结构包括假根（rhizoid）、匍匐菌丝（stolon）、孢囊梗（sporophore）、孢子囊（sporangium）、囊轴（columella）、囊托（apophysis）、囊领（collar, collarette）和孢囊孢子（sporangiospore）。假根是与根类似的短分枝菌丝。匍匐菌丝是沿培养基表面细长匍行的或水平的菌丝。孢囊梗是一种特化的菌丝，其上面形成孢子囊。孢子囊是内部可分裂产生孢子的囊状结构。囊轴是孢囊梗末端膨大部分，伸入囊内，常在孢子囊消解后方明显露出，有球形、卵球形等各种形状。囊托是孢子囊的漏斗状基部，孢子囊壁和囊轴在该处连合。囊领是孢囊梗顶端孢囊壁残余的环状结构。孢囊孢子是孢子囊内产生的无性孢子。

三、培养及镜检

1.培养

（1）沙氏琼脂培养基上，25～30℃培养生长良好，大多数菌种37℃生长不良，通常4天可发育成熟。菌落开始为白色绒毛状（图7-1），继续培养，可呈浅灰色、深灰色或褐色棉絮状，其间缀有灰色、黑色的孢子囊颗粒（图7-2）；菌丝向上生长可触及培养皿盖板。菌落反面无色或浅黄色（图7-3，图7-4）。致病性卷枝毛霉在有氧条件下呈菌丝生长，而在厌氧/高CO_2条件下则转变为多芽酵母生长（图7-5～图7-8）。

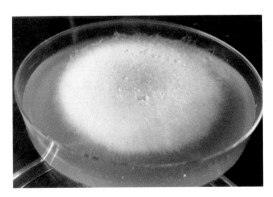

图7-1　毛霉，SDA，28℃，2天

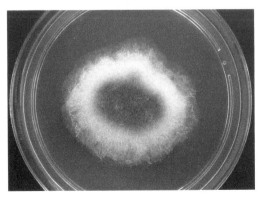

图7-2　根毛霉，SDA，28℃，2天

（厦门大学附属第一医院检验科　徐和平　提供）

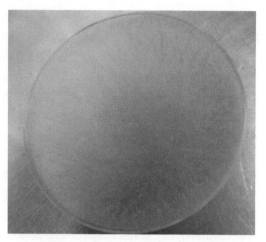

图7-3 毛霉，SDA，28℃，2天，正面

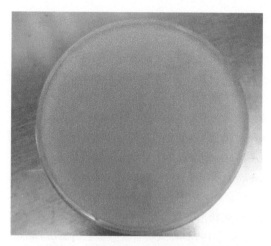

图7-4 毛霉，SDA，28℃，4天，反面

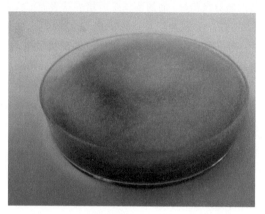

图7-5 卷枝毛霉，SDA，25℃，有氧，3天

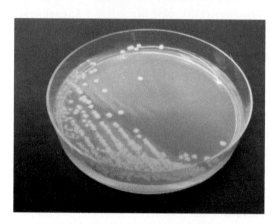

图7-6 卷枝毛霉，SDA，35℃，厌氧，3天

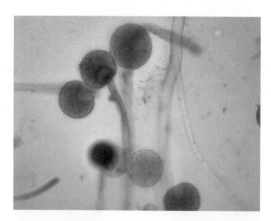

图7-7 卷枝毛霉，25℃，3天，棉蓝染色，400×

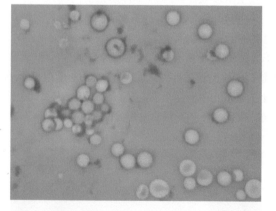

图7-8 卷枝毛霉，35℃，2天，厌氧，棉蓝染色，400×

（上海市复旦大学附属华山医院 检验医学中心 刘 红 提供）

（2）马铃薯葡萄糖培养基上，毛霉生长同沙氏琼脂培养基上相似，只是菌落生长速度较慢，菌丝纹路较清晰，孢子囊颗粒较明显。

2. 镜下结构 毛霉目菌丝较宽，直径为6～16μm，最大可达25μm，分枝不规则且分离出稀疏菌丝。菌丝无隔或极少分隔，一般无假根及匍匐菌丝，个别菌种罕见假根。孢子囊较大，球形，顶生，内含孢子量多，囊壁易消融。囊轴形态多样，无色、灰色、灰褐色或橘红色等。无囊托，囊领可有可无。孢囊孢子球形、椭圆形或不规则形，壁薄光滑。孢囊梗单生、不成束，单轴分枝或假单轴样分枝。厚壁孢子顶生或侧生,光滑无色。

四、致病机制

毛霉目真菌对人类感染的途径可以是经鼻吸入、经口腔摄入或者真菌孢子经破损的伤口植入。其发病机制主要为吸入真菌孢子引起,孢子进入机体后可以停留在鼻窦或上呼吸道,也可以直接进入肺泡内。毛霉的毒力较弱,机体对其有很强的免疫力,正常情况下人体肺泡巨噬细胞可以有效阻止孢子发芽形成菌丝,并且可有效杀死活动的孢子,但肺泡巨噬细胞和中性粒细胞却不易杀死休眠的孢子。吞噬细胞,特别是中性粒细胞和肺泡巨噬细胞,对于控制孢子增殖至关重要。这些细胞通过产生和释放活性氧代谢产物、阳离子多肽(如防御素)、穿孔素和其他抗微生物酶,直接引起孢子和菌丝的破坏并吞噬。此外,它们还产生促炎性细胞因子,例如肿瘤坏死因子(TNF)-α,IFN-γ和IL-1b,促进其他免疫细胞的激活和募集。这种早期炎症反应的缺乏或延迟会迅速导致组织破坏和疾病扩散。通过与病原体相关的分子模式或模式识别受体结合,引起细胞内信号的激活和转导。在这些受体中,Toll样受体(Toll-like Receptors,TLRs),特别是TLR2在这种早期的促炎症反应中起着重要的作用。毛霉与TLR2结合,导致NK-κB信号通路的激活并释放细胞因子,例如IL-6、IL-8和TNF-α。与曲霉属不同,后者被TLR2和TLR4识别,并导致较少的IL-6和TNF-α释放。高血糖、酸中毒和类固醇会损害肺泡巨噬细胞和吞噬功能,从而降低宿主防御毛霉能力。例如,实验研究发现,暴露于皮质类固醇使小鼠肺泡巨噬细胞无法阻止孢囊孢子萌发。在另一项研究中,模拟的酮症酸中毒条件阻止了吞噬细胞的细胞毒性作用并增强了米根霉的生长,这种作用在酸中毒纠正后被完全逆转。当机体免疫功能下降或功能紊乱时,吸入的孢子或体内休眠的孢子会发芽生长繁殖,然后形成菌丝,导致发病。向上侵袭入眼眶入脑,向下侵袭气管入肺,因此鼻-眶-脑型和肺脏型毛霉病最为常见。毛霉和烟曲霉是真菌病的重要病原体。毛霉病病例少于烟曲霉的原因之一可能是孢了的大小。毛霉的孢子比烟曲霉的孢子大6倍,故烟曲霉孢子更容易沉积在肺泡腔中(平均孢子大小为2~3μm)。胃肠型毛霉病常因直接摄入含毛霉孢子的食物所致,如发酵的牛奶和谷物酿制的酒精饮品。皮肤型毛霉病常常因皮肤黏膜破损,导致真菌直接种植而感染。

个体的正常生理功能(血清pH 7.35~7.45)会抑制毛霉生长。早在1982年,Artis等就发现在4例糖尿病酮症酸中毒病人中(pH 6.74~7.27),毛霉大量生长,当pH控制到7.4时,它的生长被抑制。然而,在酸性和高血糖状态(如糖尿病酮症酸中毒)下可促进其生长。毛霉目真菌含有一种称为酮还原酶(ketone reductase)的酶,可以使微生物在酸性高血糖的环境中快速生长。毛霉是一种嗜血管性真菌,

菌丝进入血管后可以沿血液播散感染,其侵犯血管后导致血栓形成,血管栓塞可以引起局部组织酸中毒,导致远端肺组织缺血、缺氧、坏死,又有利于毛霉的繁殖、扩散,形成恶性循环。

1.毛霉的毒力因子 病原体在人体内致病主要有两个步骤:感染微生物躲避免疫系统并在宿主内存活的能力;干扰免疫系统并对宿主细胞造成损伤。已鉴定出毛霉的几个特征,这些特征可导致其具有侵袭性:先天耐热性;快速生长;在内皮细胞表面结合的能力;从宿主生物中获取铁的能力;下调与病原体识别、免疫防御和组织修复有关的宿主防御基因;抑制IFN-γ的表达;米根霉全基因组测序所揭示的涉及能量利用和毒力有关的系统的进化复制。

病原菌的毒力因子在其破坏过程中起着关键的作用。在真菌感染的一般致病因素中,高温、渗透压、缺氧和双相生长能力是相似的。毛霉通过高亲和性铁离子渗透酶(high-affinity iron permease)、孢子衣壳蛋白(CotH)、碱性根霉蛋白酶(alkaline Rhizopus protease,ARP)、ADP核糖基化因子(ADP-ribosylation factor,ARF)、二氢硫辛酸脱氢酶(dihydrolipoyl dehydrogenase)、钙调磷酸酶(calcineurin)、丝氨酸和天冬氨酸蛋白酶(serine and aspartic protease,SAPs)等毒力因子在感染过程中起关键作用。

铁超载和去铁胺治疗在毛霉病的发病机制中起主要作用。毛霉生长需要铁,但人体血清和黏膜表面可供使用的铁非常少,而毛霉自身仅可分泌极少量携铁物质以促进铁吸收。毛霉通过两种主要机制从宿主生物体中获取铁:铁载体或高亲和力的铁离子渗透酶。米根霉的基因组测序表明其存在2个拷贝的血红素氧合酶,这暗示了从血红蛋白摄取铁的第三个机制,与其他真菌中的观察结果相似。临床观察表明,微生物从宿主获取铁的能力与毛霉的主要毒力因子密切相关。例如,高血糖、糖尿病酮症酸中毒和其他形式的酸中毒,血清pH下降,转铁蛋白螯合铁的能力受损,使血清中的游离铁增多,毛霉可以利用游离铁促进自身的生长,使宿主易患毛霉病。高亲和性铁离子渗透酶由*FTR1*基因编码,具有三价铁结合位点Glu-Xaa-Xaa-Glu的结构单元,承担的作用主要是将胞外的铁转入细胞,供生物进一步改造利用,在毛霉体中起着铁吸收和转运的作用,特别是在环境缺铁的情况下。*FTR1*基因在米根霉感染免疫缺陷小鼠时高表达,*FTR1*基因的敲除降低了米根霉的毒力和铁吸收。

既往,因输血而导致铁超载的慢性肾衰竭透析病人也曾使用细菌铁载体,即去铁胺进行治疗。这些病人对致命形式的毛霉感染特别敏感。去铁胺(deferoxamine)是一种携铁物质,主要从革兰阳性菌(如链霉菌和诺卡菌)以及革兰阴性肠杆菌科中分离出来。虽然从人类宿主的角度来看,去铁胺是一种铁螯合剂,可通过有效地螯合来自宿

主的铁来防止铁超载毒性,但真菌可利用这种铁载体获取铁,包括毛霉、曲霉、隐球菌和酿酒酵母。其他铁螯合剂不充当铁载体,因此不会增加感染风险。Boelaert等分析了透析病人国际登记处登记的59例毛霉病病例,70%的病人没有真菌感染的已知危险因素,如糖尿病、肝病、脾切除术、中性粒细胞减少、类固醇治疗或其他免疫抑制治疗。然而,78%的病人接受了去铁胺治疗。这使得笔者怀疑去铁胺治疗是毛霉病的危险因素。那些接受去铁胺治疗并患上毛霉病的病人的死亡率非常高(80%)。根霉可利用去铁胺的富铁形式铁草胺(ferrioxamine)来获得铁。在微生物中,铁草胺对铁的吸收机制既包括对整个铁载体合体的吸收,又包括将Fe^{3+}还原为Fe^{2+}从铁基中释放出来,然后通过氧化酶/渗透酶系统对铁进行吸收,或者两者兼而有之。铁草胺结合(ferrioxamine binding, Fob)细胞表面蛋白(Fob1和Fob2)是毛霉目表面铁吸收的受体,主要由铁草胺诱导产生,在铁草胺存在的情况下高表达,促进真菌通过还原酶/渗透酶途径摄取铁,而不会使铁载体-铁复合体内化。Fob1/Fob2表达降低的米根霉菌株在以铁草胺为唯一铁源的培养基上发芽、生长和铁的吸收受抑制。这些受体在用铁螯合剂去铁胺治疗米根霉感染小鼠中起关键作用。有研究表明,新的铁螯合剂如地拉罗司(deferasirox)和去铁酮(deferiprone)有效地螯合铁而不会使病人易患毛霉病。Spellberg等对8例已确诊的毛霉病病人应用地拉罗司进行辅助治疗,仅有2例病人出现皮疹,地拉罗司治疗与肾或肝功能、全血计数或移植免疫抑制水平的变化无关。然而,同一组作者进行了另一项随机、双盲对照试验,以确定地拉罗司和两性霉素B脂质体治疗(DEFEAT Mucor研究)对毛霉病的疗效和安全性。与两性霉素B脂质体单独治疗组相比,两性霉素B脂质体联合地拉罗司治疗组的30天和90天的死亡率更高,分别为45% vs 11%和82% vs 22%。因此,该研究不支持使用地拉罗司作为治疗毛霉病的初始、辅助治疗。Chitasombat等对2011—2017年接受去铁酮作为辅助治疗的6例确诊的毛霉病病例的回顾性研究显示,67%的病人在12周的随访中具有更好的安全性和耐受性,并取得了成功,180天随访死亡率为50%。

毛霉病的标志是广泛的血管浸润,导致血管血栓形成和组织坏死。感染组织的缺血性坏死可阻止白细胞和抗真菌药物向感染灶的传递。毛霉和血管内皮细胞上表达的葡萄糖调节蛋白78(glucose-regulated protein 78, GRP78)之间的相互作用与其易侵袭血管这一特性相关。GRP78又称为免疫球蛋白重链结合蛋白,属于热休克蛋白70家族中的一员,一般存在于内质网中,是发现最早的一类内质网伴侣蛋白,在维持内质网蛋白质合成及正确折叠和细胞钙稳态方面起着重要的作用。热休克、内质网库存钙耗竭或异常蛋白堆积、低糖、病毒感染等均能有效刺激GRP78 mRNA的表达和GRP78的合成。GRP78不仅表达于内质

网,也可表达于细胞膜、细胞核等。细胞表面也有GRP78的表达,表达在细胞表面的GRP78在细胞信号的转导、病原体的入侵和抗原递呈中发挥作用。血管内皮细胞表面的GRP78可作为毛霉受体,且在高糖、高铁环境中表达增多,毛霉与GRP78相结合后引发了内皮细胞对毛霉的内吞作用,毛霉进入细胞内进行复制,进而造成对内皮细胞的损伤,导致宿主细胞死亡。与正常小鼠相比,糖尿病酮症酸中毒小鼠在靶器官中表达更多GRP78,当给予抗GRP78抗体时,可以保护糖尿病酮症酸中毒小鼠不受毛霉病的侵袭。GRP78不与白念珠菌或烟曲霉结合并且抗GRP78抗体不影响这两种真菌的内皮细胞入侵这一事实清楚地表明,存在着由毛霉目真菌介导的内皮细胞入侵和损伤的独特机制。此外,当GRP78被阻滞或抑制时,根霉介导的内皮细胞的侵袭和损伤没有完全消除,这表明根霉与内皮细胞相互作用还涉及其他因素,比如血小板衍生生长因子(platelet-derived growth factor, PDGF)途径被激活。毛霉孢子衣壳蛋白同源物CotH蛋白家族是真菌入侵宿主细胞过程中介导与GRP78结合的配体,是另一种能在所有毛霉表面检测到的毒力因子,但在其他物种如烟曲霉上没有检测到。通过使用抗CotH抗体在生物化学上阻止CotH蛋白的功能,或通过减弱CotH的表达在遗传学上阻断CotH蛋白的功能,降低了戴尔根霉在体外侵袭和伤害内皮细胞的能力,并降低了小鼠疾病的严重性。个体中的GRP78可能存在单核苷酸多态性,使得其与某些CotH序列更易结合。CotH3对GRP78的亲和力最高,其次是CotH2,二者密切相关,在氨基酸水平上的同源性约为77%。与CotH2和CotH3具有20%～24%氨基酸同源性CotH1则不与GRP78结合。

如前所述,高血糖可引起蛋白质(如转铁蛋白和铁蛋白)过度糖基化,从而降低其铁亲和力。而且,在由于酮体(如β-羟丁酸)累积而导致酸中毒的情况下,血管中的低pH会严重削弱转铁蛋白螯合铁的能力。葡萄糖、铁和β-羟丁酸可增强真菌的生长。体外实验表明,它们还诱导GRP78和CotH的表达,并且这种增强的表达导致真菌侵袭的增加以及内皮细胞的后续损伤。碳酸氢钠通过阻止铁从转铁蛋白中释放并中和酸性物质来保护内皮细胞免受根霉介导的侵袭和伤害。重要的是,糖尿病酮症酸中毒小鼠或接受β-羟丁酸治疗的小鼠的血液pH较低,血清铁水平升高,在其靶器官(如肺和鼻窦)中表达更多的GRP78,并且对毛霉病极度敏感。因此,在高血糖症和酮症酸中毒下,GRP78和CotH蛋白的独特相互作用及其增强的表达解释了糖尿病酮症酸中毒病人对毛霉病的特异性易感性。靶向CotH/GRP78相互作用的策略可作为毛霉病病人的辅助治疗方法。

小孢根霉须状变种(*R.microsporus var.rhizopodiformis*)临床分离物培养滤液中检测到碱性根霉蛋白酶(ARP),该酶对毛霉病病人凝血过程有促进作用。

López-Fernández等对卷枝毛霉高毒力和无毒力菌株（分别为CBS277.49和NRRL3631）的基因组扩展和表型研究发现，与高毒力菌株相比，NRRL3631株中有773个基因被截断、不连续和缺失；无毒菌株对热和细胞壁应力的耐受性较低。这些观察说明了细胞壁成分作为毒力因子的重要性。NRRL3631基因组中的*ID112092*基因在其他物种无同源基因，敲除编码胞外蛋白的*ID112092*基因后，卷枝毛霉的毒力显著降低，证实了表面蛋白作为毛霉致病因子的重要性。*ID112092*基因的酶活性和生物学作用有待进一步研究。

ADP核糖基化因子（ARF）是*Ras*基因超家族的成员，是大小约20kDa的鸟嘌呤核苷酸结合蛋白。ARF最初发现作为霍乱毒素ADP-核糖转移酶的辅助因子共同作用于G蛋白α亚基，促使其ADP-核糖基化。近来人们发现ARF还参与囊泡运输、调节磷脂酶D的活性，在细胞内物质运输和信号转导过程中具有更加重要的生理功能。ARF是囊泡运输过程的关键调节因子，与真菌的生长和毒性有关。卷枝毛霉是一种用于研究细胞分化的双相真菌，现已成为毛霉病的特征性模型。Arfs是卷枝毛霉生长、真菌二态性和毒力所必需的毒力因子。Patiño-Medina等鉴定了4个Arf编码基因（*arf1~4*），并研究了它们在形态发生（morphogenesis）和毒力中的作用。Arf1和Arf2的同源性为96%，Arf3和Arf4的同源性为89%。研究发现*arf1*和*arf2*都是产孢所必需，但这些基因也有不同的功能：*arf2*参与酵母发育，而*arf1*参与需氧生长。相反，*arf3*和*arf4*在需氧生长过程中发挥的作用很小。此外，该研究还发现，在小鼠和线虫（nematode）模型中，所有的*arf*突变株都比野生型毒株更具毒性，其中，*arf3*突变株毒性最强。总之，该研究揭示了Arfs蛋白调控卷枝毛霉重要的细胞过程，如形态发生和毒力，为这种调控的分子网络特征奠定了基础。

研究表明，人类单核细胞与热灭活的根霉孢子共培养可强烈诱导IL-6和TNF-α分泌。少根根霉和其他人类致病性毛霉目真菌的灭活芽管（germ tubes）和休眠孢子均显著促进促炎细胞因子的mRNA合成和分泌。此外，少根根霉孢子诱导单核细胞来源树突状细胞共刺激分子表达的上调和一种特异的T辅助细胞反应。烟曲霉和其他空气传播的真菌孢子的休眠分生孢子几乎不引起炎症反应。真菌细胞壁主要由β-葡聚糖、半乳甘露聚糖和壳多糖组成，暴露于先天免疫细胞，导致人和鼠吞噬细胞发生炎症反应。毛霉孢子的免疫原性可以通过细胞外壁组成的差异来解释。烟曲霉休眠孢子的细胞壁被含黑色素的棒状疏水蛋白层覆盖。这些分生孢子的疏水蛋白在细胞壁最外层形成高度不溶的疏水层，促进了真菌孢子以气溶胶方式播散且在气液界面的生长。在成熟过程中，烟曲霉和其他子囊孢子的分生孢子膨胀并失去其疏水蛋白层。用氢氟酸处理烟曲霉分生孢子以去除棒状疏水蛋白，提高了免疫原性，而单

核细胞对休眠少根根霉的细胞因子反应不受氢氟酸影响。Wurster等研究证实，在毛霉目的孢子表面上缺乏由棒状疏水蛋白组成的疏水层（这是烟曲霉的重要毒力因子），人类单核细胞对子囊菌门和毛霉目休眠期的反应的显著差异可能是由于毛霉目孢子中缺乏具有免疫保护作用的疏水蛋白层所致。

伞枝横梗霉被证明是农民肺的重要病原。农民肺源于持续吸入农产品（如干草、稻草、谷壳等）中的孢子，引起过敏性肺炎。Bellanger等通过测量炎性细胞因子IL-8和过敏性细胞因子IL-13的量，研究了肺泡上皮细胞系与各种抗原来源（包括伞枝横梗霉）的相互作用。他们的研究显示，在暴露于上皮细胞8小时后，伞枝横梗霉是唯一具有上调IL-8和IL-13表达的微生物。这有力地证明了伞枝横梗霉在农民肺发生中起关键作用。Rognon等鉴定了41个与农民肺相关的伞枝横梗霉免疫反应蛋白，与健康暴露个体相比，二氢硫辛酸脱氢酶被确定为患有农民肺的病人血清中最丰富的抗原，且是用ELISA法区分农民肺病人和健康暴露者的最有效的重组抗原，其敏感性和特异性分别为81.4%和77.3%。

在许多病原真菌中，形态转化与致病性密切相关。许多致病真菌是双相的，在酵母和丝状体之间转换。毛霉属真菌属双相真菌，根据不同的生长条件表现出菌丝或酵母的生长方式。致病性毛霉在有氧条件下呈菌丝生长，而在厌氧/高CO_2条件下则转变为多芽酵母生长。虽然在形态发生变化的过程中，双相毛霉种类对环境的反应各不相同，但诱导酵母生长的常见关键因素包括氧浓度、CO_2浓度和碳源。此外，几种抑制线粒体功能的化学物质，包括氰化钾和抗霉素A（阻断电子传递）或寡霉素和苯醇（抑制氧化磷酸化），在毛霉中诱导酵母生长，即使在有氧条件下也是如此。氯霉素抑制细胞色素b和其他线粒体成分的合成，也会导致毛霉酵母相生长。脂肪酸合成酶抑制剂浅蓝菌素（cerulenin）和s-腺苷蛋氨酸合成酶抑制剂环亮氨酸（cycloleucine）都能阻止酵母在有氧条件下向菌丝生长过渡。值得注意的是，在培养基中加入cAMP可以诱导毛霉属的酵母相生长。cAMP激活cAMP依赖的蛋白激酶A（protein kinase A，PKA），提示PKA在毛霉双相转变中的作用。PKA在毛霉的萌发、分枝和极化生长等多种形态发生过程中也起着关键作用。钙调磷酸酶（CaN）是钙和钙调蛋白依赖性的丝氨酸/苏氨酸蛋白磷酸酶，并且是毛霉目关键的毒力因子，因为它在卷枝毛霉由酵母向菌丝的转化过程中起着切实的作用。Lee等发现，卷枝毛霉编码3个钙调蛋白催化A亚基（*CnaA*、*CnaB*和*CnaC*）和一个钙调蛋白调节B亚基（*CnbR*）。在钙调磷酸酶抑制剂FK506和环孢素A存在的情况下，卷枝毛霉只出现多芽酵母生长。毛霉*cnbR*突变体缺乏钙调蛋白调节亚基的必要的钙调蛋白活性，被永久锁定在酵母相生长，表明菌丝生长需要钙调蛋

白。该研究进一步证明，这些突变体的毒性减弱，说明菌丝或酵母菌丝转化与毒性有关。PKA活性在FK506存在或酵母锁定的cnbR突变体中升高，表明PKA活性与钙调磷酸酶密切相关。钙调磷酸酶编码基因的紊乱产生的孢子也比野生型大，而孢子大小与毒力大小有关。钙调磷酸酶途径协调了酵母菌丝和孢子大小的双相转变，有助于增强这种常见毛霉病原体的毒力。

丝氨酸和天冬氨酸蛋白酶（SAPs）是伞枝横梗霉基因组中最常见的分泌性蛋白酶，分别占总预测蛋白的55%和36%。与其他真菌病原体相比，热休克转录因子在伞枝横梗霉的基因组中占主导地位，这一事实可能解释了毛霉目真菌的耐热性。约3.3%的伞枝横梗霉全基因组被预测为编码对毒力不可或缺的分泌蛋白，约6%的鳞质霉属基因组与已知的毒力因子有关，例如CotH蛋白、丝氨酸蛋白酶等水解酶和铁摄取途径的组成部分。此外，糖类活性酶（carbohydrate active enzymes, CAZymes）代表大多数分泌蛋白，可能在环境和宿主的相互作用中发挥作用。

2.毛霉与免疫系统的相互作用　支气管肺泡巨噬细胞是先天免疫系统的最重要组成之一，是机体第一道防线。Waldorf等1985年的研究发现，米根霉对糖尿病小鼠的致死率高于烟曲霉，但对非糖尿病健康小鼠无影响。健康小鼠支气管肺泡巨噬细胞内的米根霉孢子萌发受到抑制，糖尿病小鼠米根霉孢子萌发增强。相比之下，烟曲霉在吞噬初期被肺泡巨噬细胞杀死。在免疫抑制小鼠中，肺泡巨噬细胞既不能抑制二者孢子萌发，也不能杀死孢子。大鼠和人肺泡巨噬细胞均能抑制根霉孢子的萌发。然而，这两种细胞类型的抑菌活性发生的条件是不同的。Jorens等1995年的研究发现，大鼠肺泡巨噬细胞对根霉孢子萌发的抑制作用需要巨噬细胞的激活、血清和L-精氨酸的存在。L-精氨酸氧化为亚硝酸盐是抑制大鼠肺泡巨噬细胞中米根霉孢子萌发的关键。人巨噬细胞介导的抗真菌活性与大鼠巨噬细胞介导的血清需求量相似，但不需要L-精氨酸，而IFN-γ和内毒素的结合则是抑制人巨噬细胞中米根霉孢子萌发的关键。与休眠和肿胀的孢子相比，孢子调理作用（opsonization）增强了小鼠肺泡巨噬细胞对伞枝横梗霉孢子的吞噬率。肺泡巨噬细胞被假定为携带者（shuttle），将伞枝横梗霉的孢子转移到其他器官。根霉在免疫活性小鼠肺部的持续时间延长，与曲霉的快速清除形成鲜明对比，并与毛霉病的致病性增加一致。孢子壁的组成似乎决定了吞噬细胞的识别和胞内杀伤。从免疫活性小鼠肺中获得的支气管肺泡巨噬细胞在体外能够摄取和抑制米根霉菌孢子的萌发，但不致其死亡。Andrianaki等研究表明，巨噬细胞不能杀死根霉是由于一种被称作LC3相关吞噬（LC3-associated phagocytosis, LAP）过程的抑制。LAP确保死亡细胞被巨噬细胞吞噬后正确地消化和处理，是吞噬体发生的一个特殊途径，在调节免疫稳态和抗真菌宿主防御中

起中心作用。这些早期的抑制作用导致吞噬体成熟停滞，并解释了根霉对巨噬细胞杀伤的抵抗性。根霉和曲霉吞噬体在生物发生上的一个根本区别是根霉分生孢子的胞内肿胀消失，这是导致细胞壁黑色素的长时间保留以及随后对LAP和吞噬体反应的抑制的原因。此外，黑色素通过持续激活Akt/PI3K信号通路抑制巨噬细胞凋亡的能力有助于细胞内长时间的休眠。总之，根霉通过孢子表面黑色素诱导的吞噬体成熟停滞来建立细胞内的长时间休眠。此外，抑制巨噬细胞内的根霉生长是依赖于铁饥饿的营养免疫的宿主防御机制。

上皮细胞是位于皮肤或腔道表层的细胞，因此提供了与真菌病原体的第一线接触。在肺毛霉病中，吸入的孢子必须黏附并侵入气道上皮细胞，从而引起感染。毛霉目真菌通常以相同的比例破坏上皮细胞，没有任何明显的差异。Chibucos等对伞枝横梗霉、米根霉、戴尔根霉和灰色小克银汉霉与人类气道上皮细胞（A549）相互作用的转录组学分析表明，血小板衍生生长因子受体B（platelet-derived growth factor receptor B, PDGFRB）信号是宿主对不同病原真菌核心反应的一部分。阻断PDGFRB可以减少毛霉对A549细胞的损害。基底膜主要由层粘连蛋白和IV型胶原蛋白组成的细胞外蛋白基质构成，将上皮或内皮细胞与间质分开。由于上皮细胞损伤（如由于糖尿病或化学疗法），细胞外基质蛋白暴露，与吸入或摄入的孢子直接相互作用。毛霉孢子同等地附着于细胞外基质（如层粘连蛋白或IV型胶原），但在添加纤连蛋白或葡聚糖的情况下附着失败。该结果表明，凝集素在毛霉目真菌与免疫细胞的相互作用中不发挥关键作用，并提示孢子黏附在上皮基底膜上。真菌孢子与细胞外基质的附着是特异性的，因为抗层粘连蛋白和抗胶原蛋白抗体以及受体竞争试验阻止了其对细胞外蛋白质的黏附。Watkins等通过转录组学分析显示，表皮生长因子受体（EGFR）在戴尔根霉和肺上皮细胞相互作用期间表达上调，这种激活介导了真菌对肺上皮细胞的入侵。EGFR抑制剂西妥昔单抗或吉非替尼在体外降低了毛霉侵袭上皮细胞并对其造成损害的能力，消除了真菌的负担，并减弱了毛霉在体内的毒性。

多形核白细胞或中性粒细胞是先天免疫系统的重要组成部分，并参与适应性免疫系统的调节。中性粒细胞通过产生细胞因子和形成中性粒细胞胞外捕获（NETs）在对抗病原体方面发挥关键作用。关于中性粒细胞与毛霉相互作用的研究可追溯到1978年，Diamond等研究表明，中性粒细胞可以在体外杀死米根霉菌丝。3年后，Chinn和Diamond发现，米根霉菌丝可产生多种趋化因子，趋化因子可能影响中性粒细胞对毛霉目病原体的炎症反应。在酮症酸中毒和高血糖条件下，趋化因子分泌减少，导致人类中性粒细胞杀死米根霉真菌菌丝减少。Waldorf等1985年的研究表明，在小鼠模型中，肿胀的孢子以比休眠孢子更有

效的方式激活米曲霉和烟曲霉中中性粒细胞的迁移。Liles等研究表明，体内给予粒细胞集落刺激因子可增强中性粒细胞介导的抗真菌致病菌的活性，米根霉比烟曲霉对中性粒细胞杀灭的抵抗力更高。菌丝会降低中性粒细胞的趋化性。Chamilos等研究表明，中性粒细胞对临床毛霉分离菌丝的氧化损伤能力低于烟曲霉菌丝。中性粒细胞对毛霉菌丝的减毒效果可能部分解释了这些真菌较高的致病性。与毛霉目真菌的菌丝接触后，中性粒细胞细胞内和细胞外超氧阴离子产量增加，但少于曲霉。与烟曲霉菌丝相似，根霉属菌丝选择性地激活中性粒细胞中的TLR2 mRNA，以及其他关键的促炎反应基因，如IL-1B和TNF-α。TLR是参与非特异性免疫（天然免疫）的一类重要蛋白质分子，也是连接非特异性免疫和特异性免疫的桥梁。TLR是单个的跨膜非催化性蛋白质，可以识别来源于微生物的具有保守结构的分子。当微生物突破机体的物理屏障，如皮肤、黏膜等时，TLR可以识别它们并激活机体产生免疫细胞应答。两性霉素B脂质体通过激活中性粒细胞，将TLR信号传导途径从TLR2转变为TLR4，减少了促炎反应，达到抗真菌作用。Gil-Lamaignere等研究表明，单独或联合使用IFN-γ和粒细胞-巨噬细胞-集落刺激因子（GM-CSF）刺激中性粒细胞释放TNF-α，导致菌丝破坏和根除毛霉。IFN-γ减少了中性粒细胞与毛霉目真菌接触过程中IL-8的释放。

T细胞在对抗真菌方面有许多潜在的作用，从刺激先天免疫反应到潜在的直接诱导菌丝损伤。不幸的是，这些作用绝大多数适用于念珠菌或曲霉，只有少数适用于毛霉。Castillo等研究发现，抗原特异性T细胞可作为控制感染性疾病，尤其是毛霉病的有前途的诊断工具。仅在患有毛霉病的病人中发现了毛霉目特异性T细胞，而在其他产生白介素（IL-4、IL-10和IL-17）和IFN-γ的病人中未发现。用IL-2、IL-7或两种细胞因子处理T灭活的细胞可增强毛霉目特异性T细胞及其细胞因子IL-5、IL-10和IL-13的产生。根霉抗原早期清除依赖于IL-5激活嗜酸性粒细胞。IL-13激活巨噬细胞中的肝受体同源物-1（liver receptor homolog-1，LRH-1），可以使这些细胞具有抗真菌表型，缺乏LRH-1的动物非常容易受到真菌感染。上述方法扩增的细胞包括17%～83% CD4+T细胞，毛霉为其特异性抗原。这种新的免疫治疗方法是增加T细胞对毛霉病反应的有前途的方法。

自然杀伤（Natural killer, NK）细胞来源于骨髓淋巴样干细胞，其分化、发育依赖于骨髓及胸腺微环境，主要分布于骨髓、外周血、肝、脾、肺和淋巴结。NK细胞不同于T、B细胞，是一类无须预先致敏就能非特异性杀伤肿瘤细胞和病毒感染细胞的淋巴细胞。NK细胞表达各种受体，这些受体可以识别受感染的细胞并抑制主要的组织相容性复合体（MHC）Ⅰ类分子，从而抑制受体的激活。刺激或未刺激的NK细胞破坏了毛霉目真菌的菌丝，但NK细胞

未对静止（休眠）的孢子造成任何损害。NK细胞产生的穿孔蛋白具有类似于补体系统的结构和功能，可引起毛霉目菌丝损伤。菌丝减少了NK细胞分泌的调节激活正常T细胞表达和分泌细胞因子（regulated upon activation normal T expressed and secreted, RANTES）和IFN-γ等免疫调节分子的释放。这种损害与真菌生长有关，在感染的早期似乎更有效。

血小板不仅在止血中起着关键性作用，而且在病原体的识别和杀伤中也起着关键作用。接触入侵的病原体后，它们的抗微生物和抗真菌功能包括：分泌含有促炎和抗炎细胞因子和趋化因子的颗粒，例如转化生长因子-β和具有杀真菌特性的凝血酶抑制素；膜结合分子（如CD154和血小板Toll样受体）的表达，促进血小板的结合和各种细胞的激活（如与内皮细胞的结合激活细胞间黏附分子1和血管细胞黏附分子1途径，与单核细胞的结合导致巨噬细胞的活化或分化，与树突状细胞的结合诱导其成熟，而与B和T淋巴细胞的结合则诱导活化）；黏附在毛霉孢子和菌丝上，导致血小板活化、血小板聚集和血块形成的趋势增加，并通过抑制菌丝生长而引起真菌破坏，增强血块形成，并导致血小板消耗。此外，血小板聚集和黏附在真菌壁上可能会阻止真菌的血源性传播。Perkhofer等研究发现，血小板黏附在毛霉目真菌的孢子和菌丝上，对菌丝的损伤呈时间依赖性，并且显著降低了菌丝伸长。血小板具有基于颗粒依赖机制的对毛霉的抗真菌能力，并显著降低了毛霉的生长和传播，这两者在侵袭性疾病的发生过程中都具有重要意义。Schulze等的动物实验研究显示，在不同器官中未发现明显的真菌生长的坏死区域可能是血栓性缺血的结果，表明由于系统性的血小板活化而导致了血栓性缺血的发生。血小板活化是否仅仅是血管侵犯的结果，或者是特定的真菌因素导致了这种现象，还有待阐明。

内皮细胞组成血管的内层，在病原体识别和维持生理功能中具有多种重要作用。内皮细胞能够吞噬并破坏毛霉目真菌的孢子。葡萄糖调节蛋白78（GRP78）是存在于内皮细胞表面的一种受体，可以特异性识别毛霉，但不识别烟曲霉等其他真菌病原体。此外，GRP78介导毛霉目真菌侵袭和破坏内皮细胞。与正常小鼠相比，糖尿病酮症酸中毒小鼠铁和葡萄糖浓度的增加导致内皮细胞表面，尤其是脑、肺和鼻窦内皮细胞表面GRP78的表达增强。毛霉与GRP78相结合后引发了内皮细胞对毛霉的内吞作用，毛霉进入细胞内进行复制，进而造成对内皮细胞的损伤。

树突状细胞（dendritic cell, DC）是机体功能最强的专职抗原递呈细胞（antigen presenting cells, APC），它能高效地摄取、加工处理和递呈抗原，未成熟DC具有较强的迁移能力，成熟DC能有效激活初始T细胞，处于启动、调控、并维持免疫应答的中心环节。人体内大部分DC处于非成熟状态，表达低水平的共刺激因子和黏附因子，体外激

发同种混合淋巴细胞增殖反应的能力较低，但未成熟DC具有极强的抗原吞噬能力，在摄取抗原（包括体外加工）或受到某些因素刺激时即分化为成熟DC，成熟的DC表达高水平的共刺激因子和黏附因子。DC在成熟的过程中，由接触抗原的外周组织迁移进入次级淋巴器官，与T细胞接触并激发免疫应答，能够诱导特异性的细胞毒性T淋巴细胞（cytotoxic T lymphocyte, CTL）生成。毛霉目真菌的静止（休眠）孢子和芽管刺激DC的成熟。相比之下，烟曲霉的静止孢子不影响DC的成熟。

总之，先天性免疫系统对毛霉病的防御作用取决于对吞噬细胞和肉芽肿中的孢子的控制，以抑制孢子萌发。在易感个体中，失去了这种控制，导致丝状真菌生长。单核细胞、巨噬细胞和NK细胞可以识别和破坏菌丝，但不能杀死菌丝。在体外，人多形核白细胞可有效杀死菌丝。

五、流行病学

毛霉目下的11属和27个种与人类感染有关。少根根霉（即米根霉）是全球最常见的引起毛霉病的病原菌，其次是横梗霉属、毛霉属、鳞质霉属、根毛霉属和小克银汉霉属。

季节变化会影响毛霉病的发生，大多数感染发生在8—11月份。印度热带和亚热带气候区秋季毛霉病的发病率特别高，表明气候条件可能影响感染率；在这些气候条件下，不受控制的糖尿病被认为是一个主要的危险因素。毛霉在中东秋季也常与不受控制的糖尿病一起被报道，这可能是因为空气中孢子浓度秋季最高，夏季最低。有证据表明，季节性温度和湿度的变化会影响空气中颗粒物的浓度和毛霉的生长，从而导致毛霉病的发病率增加。

围绕毛霉的地域分布情况，不同地区均有相关研究报道。Alvarez等通过核糖体DNA内转录间隔区（ITS）的测序，对美国2001—2007年毛霉病流行病学进行研究，共检测了190株形态鉴定为毛霉的菌株。分子鉴定表明，米根霉约占这些分离株的一半（44.7%），其余分别为小孢根霉（22.1%）、卷枝毛霉（9.5%）、伞枝横梗霉（5.3%）、微小根毛霉（3.7%）、灰色小克银汉霉（3.2%）、印度毛霉（2.6%）、刺孢小克银汉霉（1%）和雅致鳞质霉（0.5%）。2004—2008年，在北美25个中心开展了前瞻性抗真菌治疗（prospective Antifungal Therapy, PATH）联盟，研究了121例毛霉病病例，根霉属（63例，52.1%）最常见，其次是毛霉属（28例，23.1%）、其他或未知（17例，14.0%）、根毛霉属（9例，7.4%）和横梗霉属（4例，3.3%）。物种之间的生存率存在较大差异，感染横梗霉属真菌的生存率最高（0.5），其次是根霉（0.47）、毛霉（0.40）和根毛霉（0.15）。Skiada等对欧洲2005—2007年13个国家230例毛霉病研究发现，至少50%的病原菌没有鉴定到种水平。在172例已鉴定的菌种中，最常见的是根霉属（34%），

其次是毛霉属（19%）、横梗霉属（19%）和小克银汉霉属（5%）。法国2005—2007年的Retrozygo研究中，少根根霉（32%）、横梗霉属（29%）和小孢根霉（17%）是最常见的分离物种。印度2000—2004年进行的一项的调查中，米根霉超过50%，雅致鳞质霉亦占到总数的27%。Prakash等对印度4所主要三级护理中心2013—2015年毛霉病进行了前瞻性研究，少根根霉（124例，51.9%）是主要的病原，其次是小孢根霉（30例，12.6%）、多变鳞质霉（22例，9.2%）和同合根霉（R.homothallicus）（6例，2.5%）。

物种分布也因不同器官而有所差异。在埃及，2010年1月—2010年12月，肺和鼻脑毛霉感染主要由横梗霉属引起（40%），其次是根霉属（30%）、共头霉属（20%）和根毛霉属（10%）。在西班牙，2007—2015年，患有血液系统恶性肿瘤以及与外伤或手术伤口相关的并发症的毛霉感染病人中，横梗霉属是最常见的物种，占42%，其次是根霉（21%）和灰色小克银汉霉（16%）。对毛霉病病例的荟萃分析显示，根霉属物种通常与鼻-眶-脑毛霉病有关；小克银汉霉属物种患有肺部疾病或播散性疾病；鳞质霉属和Saksenaea物种通常从皮肤毛霉病中分离；酮症酸中毒倾向于根霉物种而不是横梗霉属物种，而皮质类固醇倾向于横梗霉物种。Schulze等的动物实验表明，链脲佐菌素（streptozotocin）诱发的酮症酸中毒虽然能促进小鼠根霉感染，但不易使小鼠感染伞枝横梗霉和分枝横梗霉。这一发现可能部分解释了在酮症酸中毒高发国家，根霉作为毛霉病优势病原体的原因。小克银汉霉物种相关的死亡率显著高于毛霉目任何其他物种。

毛霉病1855年由Kurchenmeister首次报道。肺毛霉病最早在1876年由Furbringer描述。自那时以来，仅报道了几百例。在1955年的一次经典回顾中，Baker彻底描述了先前报道的所有毛霉病病例，包括德国文献中的6例和美国文献中的10例。他认为毛霉病是美国的一种新疾病，并将其发病率上升归因于抗生素、糖皮质激素和促肾上腺皮质激素的大量使用。呼吸道被认为是毛霉感染的入口，这些真菌很容易侵入动脉、静脉和淋巴管，并引起血栓形成和梗死。在20世纪上半叶，除碘化钾外，尚无抗真菌治疗方法。1971年，Baker进一步扩大了他的研究范围，包括当时文献报道的所有49例毛霉病病例（包括39例肺部病例）。1994年，Tedder等对在其机构接受治疗30名病人和225例文献报道病例进行了综述。相关疾病包括白血病或淋巴瘤（37%）、糖尿病（32%）、慢性肾衰竭（18%）、器官移植史（7.6%）或已知实体瘤（5.6%）。在死亡前确诊的92例病人中，有61%接受了抗真菌药物治疗，21%接受了外科手术治疗，18%接受了药物和外科手术联合治疗。孤立性肺毛霉病的住院死亡率为65%，播散性疾病的住院死亡率为96%，总死亡率为80%。手术治疗组的死亡率为11%，显著低于内科治疗组的68%。最常见的死亡原因是真菌性菌血症（42%）、呼吸功

能不全（27%）和咯血（13%）。肺毛霉病有很高的死亡率，但是抗真菌药物可以提高生存率。此外，手术切除可为局限于单肺的肺毛霉病病人提供额外的益处。Lee等描述了1970—2000年英文文献报道的87例单纯肺毛霉病病例。在他的综述中，55例病人接受了抗真菌药物治疗，其中大多数接受了两性霉素B治疗，只有7例接受了唑类治疗。纤维支气管镜检查是一种有用的诊断方法，组织病理学检查比真菌培养更敏感。总生存率为44%。采用联合手术治疗的病人比未经手术治疗的病人有更好的疗效。

毛霉病好发于有基础疾病和免疫功能低下的病人，常见于糖尿病或合并酮症酸中毒、长期应用糖皮质激素、中性粒细胞减少、接受实体器官或造血干细胞移植后、创伤、艾滋病、去铁胺治疗、铁超负荷、营养不良、注射药物的使用等人群。据报道，西方国家和亚洲国家之间毛霉病的风险因素/基础疾病存在差异。在发达国家，毛霉感染主要发生于化疗中的血液系统恶性疾病、实体器官或骨髓移植的病人，以肺部感染为主要表现。在发展中国家，糖尿病病人（尤其是未经控制的糖尿病、酮症酸中毒）则是毛霉感染的高发人群，糖尿病失控的鼻-眶-脑毛霉病（Rhino-Orbito-Cerebral Mucormycosis, ROCM）占主导地位。

血液系统恶性肿瘤是欧洲和美国毛霉病最常见的潜在疾病，范围从38%到62%不等。急性髓系白血病、骨髓增生异常综合征、造血干细胞移植（HSCT）和急性淋巴细胞白血病病人在中性粒细胞减少期感染毛霉的风险更高。法国2005—2007年的RetroZygo研究共发现101例毛霉病病例，血液系统恶性肿瘤是主要的潜在疾病，占50%，其次是糖尿病（23%）、创伤（18%）和SOT（3%）。2004—2008年，北美PATH联盟研究了121例毛霉病病例，报道的血液系统恶性肿瘤占61%，其次是糖尿病（23%）和SOT（5%）。这些结果与2005—2007年和2006—2009年进行的两个大型欧洲系列调查结果相似，血液系统恶性肿瘤占多数（分别为44%和63%）。据报道，血液系统恶性肿瘤是伊朗3.4%毛霉病的危险因素，印度为6.3%，墨西哥为13.6%。在印度，糖尿病是毛霉病最常见的基础疾病（2000—2004年为74%，2006—2007年为44%）。

Xhaard等在法国的一项多中心队列研究显示，在2003—2008年，HSCT受者毛霉病患病率为0.4%。一项来自意大利HSCT病人的回顾性队列研究报道，1999—2003年毛霉病的发病率＜0.1%。Kontoyiannis等对美国移植物相关感染监测网络（TRANSNET）进行了前瞻性研究，2001—2006年HSCT受者毛霉感染是导致侵袭性真菌感染的第三大原因，占病例总数的8%，年累计患病率为0.29%。

实体器官恶性肿瘤和实体器官移植（SOT）也是毛霉病的重要危险因素。各种研究报道SOT是2%～15%毛霉病的潜在病因。TRANSNET研究报道，SOT病人毛霉

病的12个月累计患病率为0.07%。Almyroudis等报道了10例有毛霉病的实SOT受者（发病率2/1000），并回顾了106例英文文献，包括肾（73例）、心脏（16例）、肺（4例）、心/肺（2例）、肝（19例）和肾/胰腺（2例）移植受者。所有病人均接受免疫抑制剂和绝大多数接受类固醇治疗。临床表现包括鼻-眶-脑（20例）、鼻脑（16例）、肺（28例）、胃肠（13例）、皮肤（18例）、肾（6例）和播散性疾病（15例）。最常见的分离株是根霉属（73%），其次是毛霉属（13%）。总死亡率为49%。鼻-眶-脑型预后最好，鼻脑型死亡率最高（93%）。毛霉病的发病率因SOT类型而异：肾脏受者为每千名病人0.4～0.5例，肝脏受者为每千名病人4～16例，心脏受者为每千名病人8例，肺部受者为每千名病人13.7～14.0例。在SOT受者中，肾衰竭（58%）、糖尿病（38%）和伏立康唑或卡泊芬净（26%）抗真菌预防应用病人更容易发生毛霉病。这些病人的免疫抑制治疗和高类固醇剂量（＞600mg泼尼松）使病人易患毛霉病。皮质类固醇损害巨噬细胞和中性粒细胞功能并使病人易感。一个好的预后与病变局限、可手术治疗和早期的外科手术以及两性霉素B的使用有关。

除SOT受者外，类固醇通常用于治疗自身免疫性疾病。Kennedy等报道称自身免疫性疾病是12%毛霉病的基础疾病。Jeong等全球综述记录了2%的毛霉病病人患有自身免疫性疾病。毛霉病可以发生在HIV或静脉注射药物滥用者，也可以引起健康人群的皮肤感染，其中20%与接触污染的土壤有关。

HIV感染并非固有地易患毛霉病。Antinori等在一项大型回顾性研究中，对1984—2002年死于HIV感染的病人进行1630例尸检，结果只有2例病人合并毛霉感染。与其他免疫功能低下的人群相比，感染HIV的病人发生霉菌病的概率更低。这可能是由于他们的T淋巴细胞而不是吞噬细胞功能障碍。HIV感染病人中的大多数毛霉病病例都与静脉内吸毒有关。Moreira等2016年回顾了67例HIV病人的毛霉病，并报告静脉注射药物（50%）为主要诱发因素，其次为中性粒细胞减少症（29.7%）、皮质类固醇激素（15%）和糖尿病（15.6%）。这些病人通常表现为播散性毛霉病。虽然Jeong等2019年报道16%的毛霉病病人使用钙调磷酸酶抑制剂，但其他研究显示，在应用他克莫司（一种钙调磷酸酶抑制剂治疗SOT受者）后，毛霉病的风险降低。钙调磷酸酶抑制剂与其他抗真菌剂具有协同作用，并提高抗真菌效力和更好的宿主存活率。

毛霉病与血管侵犯和高死亡率有关，毛霉病的全因死亡率从40%到80%不等，具体取决于受感染影响的器官、病原真菌种类和病人的医疗状况。有研究报道，在患有鼻窦感染的病人中观察到46%的死亡率，肺和弥漫性毛霉病感染的死亡率分别为76%和96%。死亡率根据潜在疾病而有所不同。血液系统恶性肿瘤、糖尿病和创伤后病人的死亡

率分别为60%、32%和11%。在接受干细胞和实体器官移植的病人中，死亡率分别为8%和2%。具有至少两种危险因素的病人的死亡率高于一种或没有危险因素的病人。糖尿病是最常见的临床危险因素，其存活机会更高。通常，存活率的提高与早期诊断和采用积极的包括外科手术在内的多学科早期治疗方法有关。

Roden等系统回顾性分析了1940—2003年以来英文文献中929例符合条件的关于接合菌病的病例。病人平均年龄38.8岁，65%是男性。在患病率和总死亡率方面，糖尿病者分别为36%和44%；无基础疾病者分别为19%及35%；恶性肿瘤者分别为17%和66%。最常见的感染类型是鼻窦（39%）、肺（24%）和皮肤（19%），播散性感染在23%的病例中发生。死亡率因感染部位而异：播散性感染、胃肠道感染和肺部感染的死亡率分别为96%、85%和76%。大多数恶性肿瘤病人（60%，92/154）有肺部疾病，而大多数糖尿病病人（66%，222/337）有鼻窦疾病。与恶性肿瘤病人（4%，6/154）相比，糖尿病病人（33%，145/337）更常发生鼻脑疾病。皮肤血行播散罕见，然而，在176例皮肤感染中，有78例（44%）合并深部扩散或播散。未接受治疗的病人存活率为3%（8/241），接受两性霉素B-去氧胆酸盐治疗的病人存活率为61%（324/532），仅接受手术治疗的病人存活率为57%（51/90），接受抗真菌药物治疗和手术治疗的病人存活率为70%（328/470）。通过多因素分析，小克银汉霉感染和播散性感染与死亡率的增加独立相关。

Kennedy等对2004—2012年确诊的和临床诊断的毛霉病病例进行了多中心回顾性研究，以确定澳大利亚的流行病学和预后决定因素。共发现74例（63例确诊，11例临床诊断）。绝大多数病例（54.1%）由根霉引起。与无外伤的病人相比，外伤病人更容易发生非根霉感染。恶性血液病（48.6%）、化疗（42.9%）、皮质类固醇（52.7%）、糖尿病（27%）和创伤（22.9%）是最常见的合并症或危险因素。风湿性/自身免疫性疾病9例（12.1%）。8例（10.8%）无潜在并发症，与创伤关系密切（7/8，87.5%）。39.2%的病例有播散性感染。在免疫能力强的宿主中，鳞质霉属和Saksenaea物种感染多见，多与创伤或局部感染有关，而非肺和鼻窦感染。180天死亡率为56.7%，大多数死亡发生在1个月内。死亡的最强预测因子是风湿病/自身免疫性疾病、血液恶性肿瘤和入住重症监护室。总之，在免疫受损的宿主中，毛霉病的死亡率仍然很高。风湿病/自身免疫性疾病是以前未被重视的感染风险和不良预后原因。

Jeong等对2000年1月—2017年1月的851例病例荟萃分析后发现，糖尿病是最常见的基础疾病（340/851，40%），71例（20%）有酮症酸中毒。其次是血液系统恶性肿瘤（275/851，32%），116例（42%）患有急性髓系白血病。实体器官移植占14%（116/851），67例（58%）已接受肾脏移植。最常见的临床表现是鼻-眶-脑毛霉病（288/851，

34%），其次是皮肤（187/851，22%）和肺毛霉病（172/851，20%）。有111例病人发生了播散感染（13%）。但是，没有明确描述发生播散的原发部位。糖尿病是发生鼻-眶-脑毛霉病的独立风险因素，严格控制血糖对降低这些病人毛霉病的发生率的影响尚待确定。潜在的血液系统恶性肿瘤与播散性感染相关，先前的实体器官移植与肺部、胃肠道或播散性毛霉病相关。在诱发因素中，使用皮质类固醇激素最为常见（273/851，33%），其次是中性粒细胞减少症（169/851，20%）和主要/轻微创伤（166/851，20%）。癌症化疗和钙调磷酸酶抑制剂的使用分别占18%（149/851）和16%（133/851）。皮质类固醇激素的使用似乎并不是毛霉病的独立危险因素。尽管皮质类固醇疗法与毛霉病之间尚无因果关系，但由于长期使用皮质类固醇激素可能通过巨噬细胞/中性粒细胞功能障碍或高血糖而介导毛霉病风险增加。中性粒细胞减少症是潜在的血液系统恶性肿瘤和（或）造血干细胞移植病人中常见的合并症，是肺毛霉病的独立危险因素。创伤是皮肤毛霉病的重要危险因素，可能是直接将真菌孢子接种到开放性伤口中所致。在85例主要创伤相关感染中，有28例（33%）是由机动车事故引起的，而在进行大型整形外科、胃肠道、妇科或心血管手术后，则观察到26例（30%），在龙卷风或海啸幸存者中与创伤有关的毛霉病仅观察到4例（5%）。静脉内、肌肉内、胰岛素注射或导管插入相关部位所致感染占轻微创伤总数的42%（34/81）。在447例（53%）病例中共鉴定出8属（24种）毛霉，其中，根霉属（213/447，48%）最常见，其次是毛霉属（63/447，14%）。根霉属中，最常见的是米根霉（70/213，33%）。大多数毛霉属未被鉴定到种水平（47/63，75%）。与其他属相比，根霉属主要感染鼻-眶-脑毛霉病病人（75/213，35% vs 34/234，15%）。小克银汉霉属主要分离于肺部疾病（17/30，57%）或播散性疾病（10/30，33%）。鳞质霉属（22/34，65%）、横梗霉属（27/60，45%）和壶霉属（Saksenaea complex）（9/12，75%）在皮肤毛霉病病人中更常见。致病的毛霉似乎因地理区域而异，可能反映了其不同的自然栖息地。在欧洲和非洲未发现鳞质霉属真菌感染，而横梗霉属在欧洲多见（40/173，23% vs 20/275，7%）。三株Saksenaea erythrospora分离株均在北美或南美报道。九株Saksenaea vasiformi分离株4例来自印度，其他5例分别来自西班牙（2例）、澳大利亚（2例）和美国（1例）。4例总状共头霉感染病例，埃及报道了2例，澳大利亚和美国各报道了1例。389例（46%）病人死亡。播散性毛霉病病人中死亡率最高（68%），皮肤感染病人死亡率中最低（31%）。与小克银汉霉属毛霉感染相关的死亡率显著高于其他毛霉目真菌引起的死亡率（23/30，71% vs 185/417，44%）。尽管在79%的病例中培养出毛霉目真菌，但仅在53%的病例中分离株的形态学评估有助于毛霉属病原菌的属/种鉴定。鉴定属或种水平对于流行病学和（或）暴发的

调查研究、为毛霉病的管理提供信息和抗真菌药敏试验均非常重要，因此，需要现代的基于分子的物种鉴定和诊断方法来鉴定毛霉。

毛霉病的发病率（incidence）正在全球上升，在未控制的糖尿病病人中，印度和中国的发病率非常高。在印度，毛霉病的发病率是全世界毛霉病总发病率的70倍，2010年1月—2014年12月，发病率为14/10万。Jeong等的荟萃分析研究提供了一个不同的迹象，表明欧洲的疾病负担高于亚洲，大多数病例（290/851，34%）来自欧洲，其次是亚洲（267/851，31%）和北美或南美（239/851，28%）。其余病例来自非洲（28/851，3%）、澳大利亚和新西兰（27/851，3%）。相反的数据结果可能是由于亚洲国家在此期间报道不足。

一些国家报道了以毛霉病为主的人群患病率（prevalence）。患病率也称现患率，指某特定时间内总人口中某病新旧病例所占比例。发病率表示在一定期间内，一定人群中某病新病例出现的频率。Rees等1992—1993年在加利福尼亚州阿拉米达、康特拉科斯塔和旧金山3个城市（人口294万）开展了基于人群的侵袭性真菌感染主动实验室监测。侵袭性真菌感染的累计年患病率为178.3/100万人口，毛霉病为1.73/100万人口（每年500例）。Lewis等对来自美国一个大型癌症治疗中心20年间（1989—2008年）的一项基于尸检的研究表明，在研究期间，尸检率和侵袭性真菌感染患病率均显著下降，但血液系统恶性肿瘤病人的毛霉病发病率从1989—1993年的每100例尸检0.006例上升至2004—2008年的0.018例。Kontoyiannis等通过对2005年1月—2014年6月美国560家医院和1.04亿名病人进行回顾性分析，估计毛霉病相关住院患病率为0.12/10 000次。如果毛霉病的定义放宽到不需要使用两性霉素B或泊沙康唑治疗，则毛霉病的发病率增加到0.16/10 000次。欧洲的一些报告报道了毛霉病患病率的上升。Torres-Narbona等来自西班牙2005年的一项多中心研究报道了毛霉病的患病率为0.43/100万居民和0.62例/10万入院病人。Guinea等另一项来自西班牙的单中心研究中，记录了毛霉病的患病率从1.2/10万入院病人（1988—2006年）增加到3.3/10万入院病人（2007—2015年）。在法国，Bitar等根据全国人口为基础的研究报道了毛霉病病例的增加，1997年患病率为0.7/100万人口，2006年上升到1.2/100万人口。Ambrosioni等对瑞士日内瓦大学医院与该病患病率增加相关的流行病学因素进行调查。19例已证实的侵袭性感染中，有3例是在1989—2003年确诊的，另外16例是在2003—2008年确诊的。年患病率从0.57/10万入院病人（2003年之前）增加到6.3/10万入院病人（2003年之后）。所有病例均不相关，没有发现任何院内接触源或季节性聚集。病例的增加与伏立康唑和卡泊芬净使用量的增加以及免疫抑制病人数量的增加相一致，尤其是异基因骨髓移植受者。改变抗真

菌药物的预防和治疗处方可能有助于控制毛霉病发病率。Saegeman等报道，比利时一所大型大学医院的毛霉病感染发病率的增加与伏立康唑的使用无关，但很可能与高危病人的增加有关，特别是那些血液系统恶性肿瘤病人。亚洲的一些研究报道了患病率的类似上升。Prakash等对印度一个三级护理中心的研究显示，毛霉病从每年24.7例（1990—2007年）增加到每年89例（2013—2015年）。Chakrabarti等对印度11个ICU的一项多中心研究中报道，毛霉病占所有侵袭性霉菌感染的24%。Dolatabadi等来自伊朗报道，毛霉病的发病率从2008年的9.7%上升到2014年的23.7%。Yamazaki等一项关于日本医学尸检的全国调查报道称，毛霉病发病率从1969年的0.01%增加到1989年的0.16%。毛霉病的真实发病率/患病率可能更高，因为许多病例由于难以从深部组织采集样本和诊断测试的低灵敏度而未被诊断。

虽然毛霉病被认为是一种社区获得性疾病，但院内毛霉感染报道越来越多。使用受污染的导管和弹性塑料黏合剂敷料导致毛霉病例已有报道。Alsuwaida报道1例罕见的气管内插管黏合胶带导致的原发性皮肤毛霉病。病人为患有系统性红斑狼疮的39岁女性，在固定气管内导管的胶带下面，形成四个环状、穿孔溃疡，溃疡中心坏死，在左脸颊呈线状分布。组织活检显示，在表皮和真皮中发现广泛的、分枝的、不分隔的菌丝，符合毛霉。培养示根霉生长。静脉注射两性霉素B治疗成功。Rammaert等详尽地回顾了1970—2008年发生的所有与医疗保健相关的毛霉病病例。共研究169例（29%儿童，61%男性），72%的病例是1990年以后报道的。这些病人的基础疾病包括糖尿病（22%）、实体器官移植（24%）、类固醇治疗（37%）、严重早产（21%）和恶性肿瘤（12%）。皮肤是最常见的部位（57%），其次是胃肠道（15%）、肺部（8%）、鼻窦和脑部（4%）。2%的病人有播散感染。根霉属（43%）最常见。感染的入口包括手术和存在的医疗设备，如导管或胶带。毛霉的暴发流行很罕见，主要见于使用污染的胶带（19例）、污染的木制压舌板（5例）、造口术引流袋（2例）、水电路损坏（2例）和相邻建筑施工（5例）。

Cheng等调查了我国一家教学医院6个月时间内12例血液学恶性肿瘤病人因小孢根霉引起的肠道毛霉病暴发的原因。小孢根霉具有耐热性，即使在50℃时也能繁殖。住院期间的服用别嘌醇片和发病前2周的商业包装即食食品摄入被发现是肠道毛霉病发生的独立危险因素。污染的主要来源可能是用于制造别嘌醇片或即食食品的玉米淀粉。Duffy等报道了美国一家儿童医院中与受污染的亚麻制品有关的疫情。5例病人在11个月内发生了医院相关的皮肤毛霉病，所有病人均死亡。这些病例发生在整个医院的几个不同的病房，医院的床单是被确定为病人共有的唯一接触物。从干净的亚麻制品及相关区域采集的62个样本中，有

26个（42%）发现了根霉，从非亚麻制品相关项目采集的25个样本中，有1个（4%）发现了根霉。部分病人感染了戴尔根霉，该物种也从非现场洗衣设施的干净亚麻织物培养物和干净亚麻织物投递箱中分离出来。医院床单被鉴定为戴尔根霉与易感病人接触的载体。侵袭性毛霉病是造成体弱病人死亡的重要原因，临床医师应高度警惕，以预防疾病在医院环境中的暴发。

儿童毛霉病已成为一种越来越重要的感染，发病率和死亡率均较高。在儿科病例回顾中，早产也是侵袭性毛霉病的危险因素，年龄<12个月是死亡的独立危险因素。既往对儿童毛霉病的认识是基于几十年来的病例报道和小系列报道，缺乏大量病人队列的数据。Pana等对2005—2014年两个大型国际注册中心（Zygomyco.net和FungiScope™）中登记的不到19岁的毛霉病病例进行分析。欧洲（54例）和非欧洲国家（9例）共登记63例（44例确诊，19例临床诊断）。中位年龄为13岁，女性略占优势（54.1%）。基础疾病为血液系统恶性肿瘤（46%）、其他恶性肿瘤（6.3%）、造血干细胞移植（15.9%）、实体器官移植（4.8%）、创伤/手术（4.8%）、糖尿病（4.8%）和各种其他疾病（7.9%），9.5%的病人未发现基础疾病。46%的病人出现中性粒细胞减少。主要感染部位为肺（19%）、皮肤软组织（19%）、鼻窦/眶（15.8%）和鼻脑（7.9%）。24例发现了播散性感染，占38.1%。毛霉病的诊断采用多种方法相结合，培养结合组织学检查31例（49.2%）。真菌分离株包括根霉属（39.7%）、横梗霉属（17.5%）、毛霉属（12.7%）、灰色小克银汉霉（6.3%）和未分类（23.8%）。两性霉素B（AmB）单药治疗占31.7%，AmB联合其他抗真菌药物治疗占47.7%，14.3%病例未接受抗真菌药物治疗。单纯手术占6.3%，联合抗真菌治疗占47.6%。最后一次随访的粗死亡率为33.3%。在回归分析中，播散性疾病和既往造血干细胞移植与死亡概率增加相关，而全身抗真菌治疗与手术相结合与生存率提高相关。

六、临床表现

毛霉病分为鼻-眶-脑型、肺型、皮肤型、胃肠型、肾型和播散型，骨骼、心脏、耳、腮腺、子宫、膀胱和淋巴结亦可受累。

鼻-眶-脑型是最常见的类型，在临床上占25%～39%，多见于糖尿病酮症酸中毒或血糖控制欠佳的糖尿病病人，以及静脉吸毒者。最初，病人表现为发热、头痛、鼻涕、充血和鼻窦疼痛等鼻窦炎症状，类似于病毒/细菌性鼻窦炎，然后扩散到相邻的结构。典型的临床表现为上腭坏死、腭骨裂、鼻甲骨破坏、周围肿胀、面部皮肤红斑或发绀。如果眼眶受累，可能导致眼眶周围水肿、眼球突出和失明。一篇综述显示了以下体征/症状：鼻窦炎（26%）、发热（44%）、鼻溃疡/坏死（38%）、眼眶周围肿胀（34%）、视

力下降（30%）、眼麻痹（29%）和头痛（25%），大多数病例进展很快。如果发生颅内扩散，精神状态的改变普遍存在，同时伴有脑神经麻痹。这种形式最常见的潜在疾病是糖尿病（高达70%的病例与糖尿病相关）。对于有危险因素和鼻窦炎的病人，需要对鼻、口咽、腭部和脑神经进行全面检查。

肺型在血液恶性疾病中列首位，在糖尿病病人中仅次于鼻-眶-脑位居第2位，在临床上占24%～30%。血液系统恶性肿瘤是主要的危险因素（32%～40%），其次是糖尿病（32%～56%）、造血干细胞移植（1%～9.8%）、实体器官移植（6.5%～9%）和肾脏疾病（13%～18%）。Prakash等报道肺结核（21%）是肺毛霉病的危险因素之一。毛霉具有极强的组织穿透能力，释放的弹力酶样蛋白水解酶极易侵犯血管，浸润、血栓形成和坏死是毛霉病特征性改变，当肺实质受到毛霉侵蚀后可在局部形成空洞并产生咯血症状（16%～28%），当大血管受侵蚀后可能发生危及生命的大咯血。发热（38%～70%）、咳嗽（50%～61%）、咳痰、呼吸困难（19%～34%）和胸痛（22%～37%）等症状也较常见，但无诊断特异性。毛霉具有侵袭性，容易侵袭肺外组织，如横膈、胸壁和胸膜。糖尿病病人毛霉感染更倾向于支气管的管腔内病变，甚至可造成气道阻塞进而引起肺不张。

皮肤毛霉病最常见的发病诱因是局部创伤或烧伤导致皮肤的完整性破坏或皮下组织损伤。同时机会性接种大量孢囊孢子，可以发生在免疫受损或免疫健全病人。Skiada等关于皮肤毛霉病的综述报道，43%～67%的病人免疫功能正常。糖尿病（10%～15%）和SOT受者（5%～16%）偶尔可能患皮肤毛霉病。皮肤毛霉病的主要诱发因素是穿透性创伤（23%～88%）。其他风险因素包括医疗机构肌内注射（42%）、开放性创伤（21%）、机动车事故（3%～33%）、手术（8%～30%）、污染敷料（8%～15%）、烧伤（5%～11%）、自然灾害（5%）、动物咬伤和划痕（9%）。在32%～56%的病人中观察到局部感染，通常限于皮肤和皮下组织而不侵入相邻部位。深度延伸指的是肌肉、骨骼和肌腱的侵入，发生于24%～52%的病人。在这些病人中，感染通常表现为坏死性筋膜炎和红斑性坏死性焦痂。作为播散性感染的一部分的皮肤毛霉病是指除了皮肤部位之外涉及其他非邻近部位的感染，并且在16%～20%的皮肤感染中可见。相比而言，皮肤感染很少从其他部位播散而来。皮肤毛霉病根据临床表现和病情进展分为浅表型和坏疽型两种。皮肤型最常见的病原菌是米根霉、小孢根霉和卷枝毛霉，病变始于蜂窝织炎的单个疼痛区域，该区域通常发展为类似于脓疱（ecthyma）的病变。如果病人有创伤性伤口，则坏死会迅速发展。受累部分迅速出现紫红斑块、坏死、溃疡、局部血栓，如得不到及时有效治疗，常可危及生命。但还有一种相对特殊的皮肤型慢性感染，病史通常超过3个月，主要见于免疫健全的病人，表

现为慢性起病的局部浸润性斑块、结节、轻度破溃结痂、萎缩性瘢痕形成，缓慢外延。病理上早期见不到毛霉病典型的血管侵袭性，而以感染性肉芽肿为主要表现，死亡率相对较低。可引起慢性皮肤感染的病原菌主要包括不规则毛霉、壶霉、雅致鳞质霉等。不规则毛霉感染主要发生在中国，特别是温暖、潮湿的中南部地区，农民多见。不规则毛霉热耐受力显著下降，不能在54℃环境中生存，其最高生长温度为38℃，最佳生长温度为24~30℃。而高温耐受能力是制约真菌感染人体的重要因素，正因为如此，不规则毛霉不易播散感染宿主深部组织器官，常表现进展缓慢的惰性皮肤感染。多数病人病史较长，最长者18年，早期表现为进展缓慢的红斑、结节，后期突然出现溃疡、坏死伴骨质破坏，进展迅速，表明慢性病人可以由浅表型发展为坏疽型。皮肤感染可以局部扩散或血行播散，但很少从其他部位播散而来。

胃肠型毛霉病较少见，生前最难诊断，约占7%，常见于低出生体重儿、营养不良或腹膜透析病人。由于毛霉入侵形成的病变以坏死为主，溃疡形成可导致穿孔、腹膜炎、出血并可播散到肝脏。胃肠型病人预后差。在1948—2017年，已有200例胃肠道毛霉病的文献报道。Kaur等回顾性分析了176例有详细病例资料的病例。大多数病例（50.6%）来自亚洲。在成人和儿童中，该病的发病率几乎相等。自2001年以来，生前诊断有了显著改善。根霉是主要的病原（67.5%）。两性霉素B是最常用的药物（93.4%）。尽管在术前诊断和治疗方面有所改善，但成人和儿童的死亡率分别为60.5%和67.5%。内科和外科联合治疗（47.8%）病人的生存率明显高于单独接受这两种治疗的病人。在具有胃肠型毛霉病的经典免疫受损宿主中，该疾病常见于实体器官移植（52%）、血液系统恶性肿瘤（35%）和中性粒细胞减少（38%）。然而，在非经典的病人组中，糖尿病（12.2%）、慢性酒精中毒（6.3%）、营养不良（16.7%）、腹膜透析（8.5%）和使用广谱抗生素（37.1%）是主要风险因素。糖尿病和腹膜透析是成年人群中的主要危险因素，因为广谱抗生素的使用和营养不良与儿童显著相关。最常见的感染部位是肠道（64.2%），其次是胃（33%）和食管（3.4%）。病人通常出现腹痛（35.3%~68%）、胃肠道出血（34%~48%）、腹胀（49.7%）和腹泻（8%）。

孤立的肾毛霉病多见于印度和中国的健康个体中，其发生仍然是一个谜。来自印度的各项研究表明，在所有毛霉病病例中，孤立性肾毛霉病的比例从5.4%增加到14%。在中国和印度，33%~100%的孤立性肾毛霉病病人没有潜在的疾病。这些病人通常有静脉导管、静脉内药物使用或艾滋病作为危险因素。病人通常出现发热、腰痛、血尿或无尿。计算机断层扫描和超声波有助于肾毛霉病的早期诊断。腹部CT显示双侧肾脏肿大，肾盂增厚，实质梗死。

孤立的中枢神经系统受累是由鼻旁窦感染引起的，类似于肾脏受累。静脉吸毒者和HIV病人最有可能患中枢神经系统毛霉病。病人经常出现反应迟钝、意识模糊和局灶性神经功能缺损。病原体倾向于累及基底神经节。

疾病最后可发展为播散型，相对罕见，多见于严重免疫缺陷病人、烧伤病人、接受去铁胺治疗病人。Skiada等荟萃分析报道，13%的毛霉病病例存在播散性疾病。肺（91.2%）是最常见的播散部位，其次是中枢神经系统（53%）、鼻窦（32.4%）、肝（17.6%）和肾（14.7%）。实体器官移植受者和血液系统恶性肿瘤病人发生播散性毛霉病的风险增加，播散型的死亡率达到96%。

实验室检查无特异性，多数病人外周血白细胞计数升高。

七、影像学表现

胸部CT是侵袭性肺毛霉病的一项重要检查，影像学表现有渗出、实变（58%~96%）（图7-9）、单个（图7-10）或多发性结节或肿块、气道狭窄（图7-11，图7-12）、空洞或楔形梗死样阴影（图7-13，图7-14）、胸腔积液（6%~21%）、晕征、反晕征（图7-15，图7-16）等，亦可见肺门或纵隔淋巴结肿大（3.3%）、空气新月征（1.1%~8%）和气胸（1%~3%）。当怀疑有侵袭性真菌感染时，出现反晕征表明可能存在肺毛霉病。在免疫功能低下的病人中，初次或随访CT出现反晕征更支持肺毛霉病而不是侵袭性肺曲霉病。尽早进行胸部CT扫描可能为区分毛霉病和曲霉病提供重要信息。但是，反晕征对肺毛霉病的影像诊断不是特异性的。Choo等研究发现肺毛霉病胸部CT变化规律如下：发病初期病变中心实变，周围磨玻璃影，表现为晕征，随后毛霉侵袭血管引起出血，出现反晕征。晕征或反晕征通常是由肺毛霉病的血管侵袭引起的出血或梗死所致，病变周围可形成肉芽组织为主的机化性肺炎。病变进一步发展表现为中央坏死、周围实变，到病程后期，坏死性空洞或脓肿形成，伴液平面（图7-17~图7-19）。这种顺序变化与侵袭性肺曲霉病的病理变化相似。此外，有研究证实胸腔积液是肺毛霉病的独立危险因素，毛霉侵蚀肺实质可在局部形成空洞，多呈光滑厚壁空洞（6%~37%），短期内发展为空洞型病变为肺毛霉感染共同特点。病灶内部易出现坏死液化，增强扫描呈不均匀强化或不规则环形强化，实质部分强化明显，但以延迟强化为主，侵犯血管可能发生危及生命的大咯血。肺毛霉病通常是单侧（62%~75%），偶尔双侧（16%~25%）。在单侧肺部疾病中，通常涉及上叶（40%~45%），其次是下叶（16%~21%）和中叶（1%~3%）；6%~12%的肺毛霉病病人可见多叶受累。病变以双上肺多见，大气道闭塞可致肺实变不张（图7-20），少数可有假性动脉瘤。

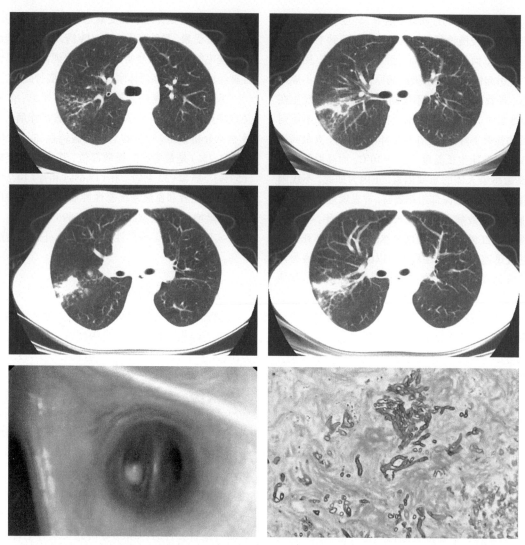

图7-9 男,23岁。咳嗽半年,间断发热半个月。有1型糖尿病病史5年。右肺上叶后段实变影,内见空洞,病变周围树芽征明显。行支气管镜检查:右肺上叶后段黏膜充血,亚段开口处见坏死物质阻塞管腔。气管镜刷检涂片(右肺下叶):未查见癌细胞,其中见真菌菌丝,形态符合毛霉。气管镜活检:炎性坏死组织伴霉菌感染,考虑毛霉

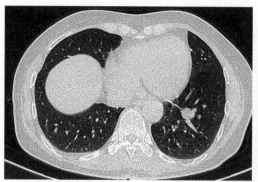
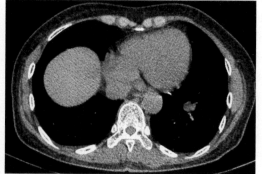

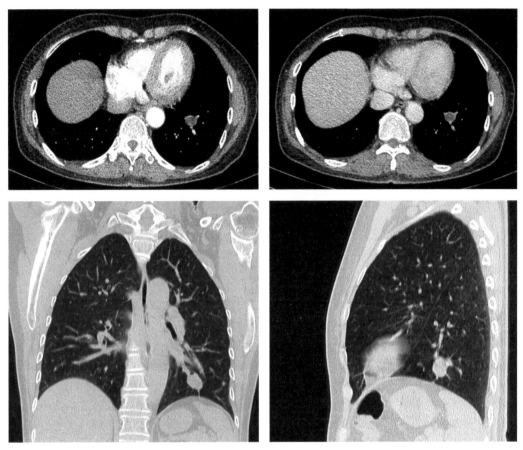

图7-10 女,59岁。咳嗽、咯血半个月余。左肺下叶结节影,增强扫描内见坏死,边缘环形强化,平扫、动脉期、静脉期CT值分别为33、47和48HU。肺穿刺活检:(左下肺组织):送检肺组织急慢性炎症伴纤维组织增生,并见大量真菌菌丝团(倾向毛霉)

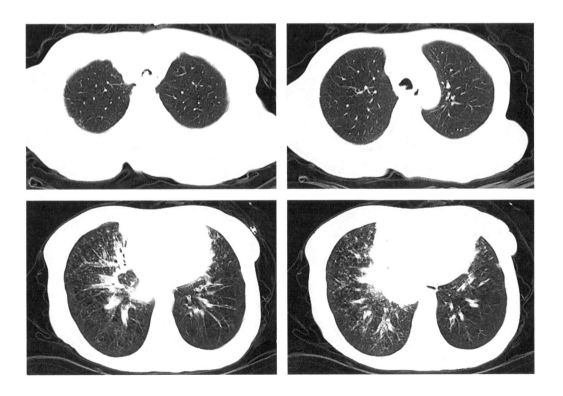

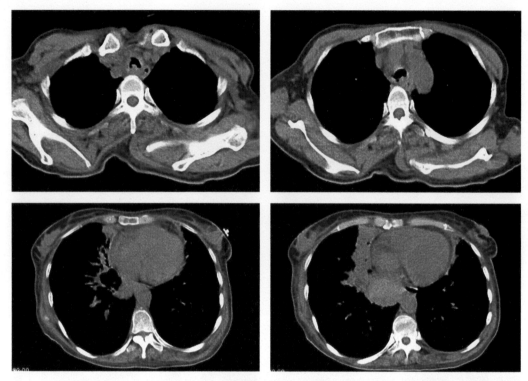

图7-11　女，58岁。咳嗽、胸闷20余天。既往有糖尿病病史10余年。气管膜部见不规则新生物，双肺中、下叶实变、树芽征（2018-03-11）。支气管镜检查：气管狭窄，声门下1cm膜部见长约4cm新生物隆起，上覆白苔。左肺下叶、右肺中叶见大量白色脓液溢出。病理：（气管下段）支气管黏膜组织慢性炎症，另见少量坏死渗出物，可见毛霉菌丝

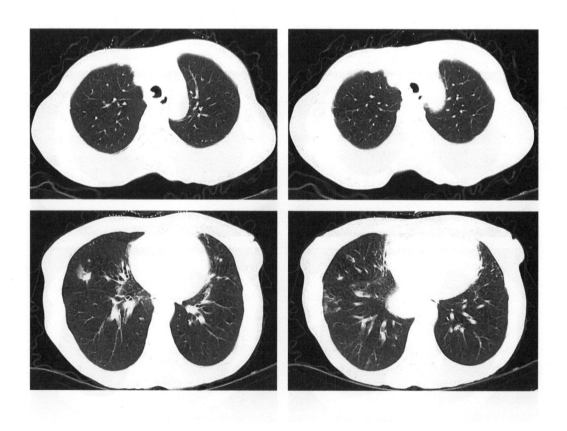

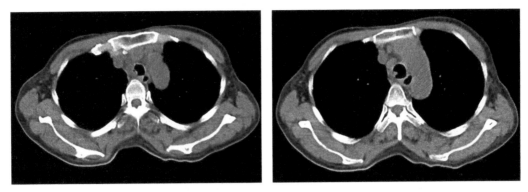

图7-12　两性霉素B脂质体治疗1个月后,病变吸收(2018-04-15)

（临沂市中心医院呼吸科　邢士刚　提供）

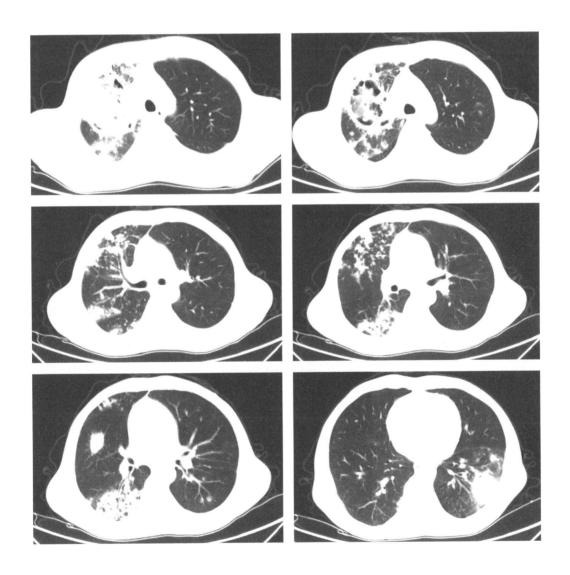

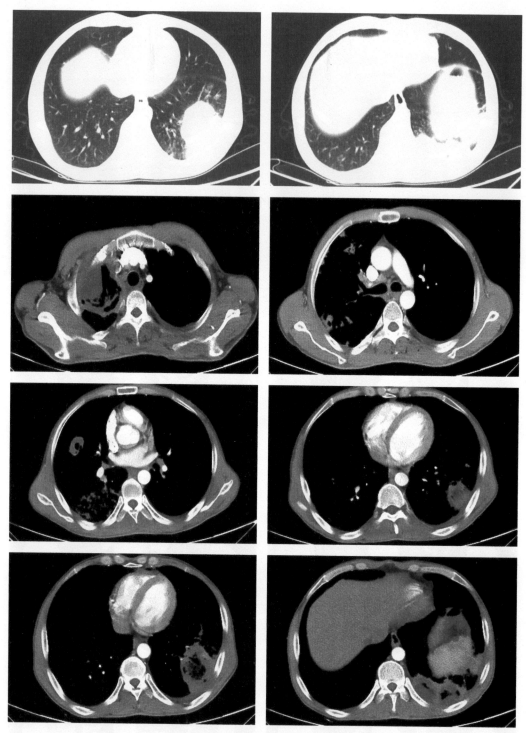

图7-13　男，43岁。发热伴乏力20余天。既往有糖尿病病史3年余。双肺多发实变、结节、空洞影，树芽征明显（2019-03-06）

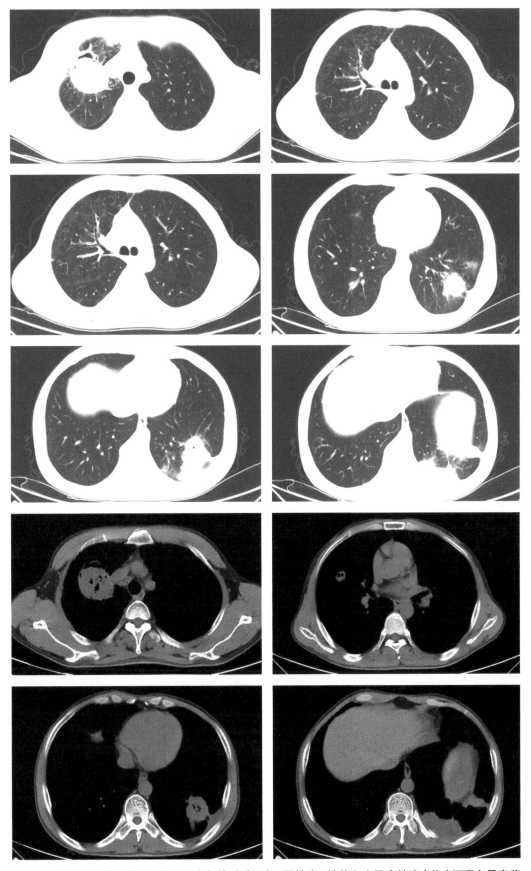

图7-14 病人行气管镜检查，病理示支气管黏膜呈急、慢性炎，鳞状上皮及炎性渗出物中可见多量真菌菌团，形态符合毛霉。给予两性霉素B脂质体治疗1个月后复查，病变明显吸收（2019-04-25）

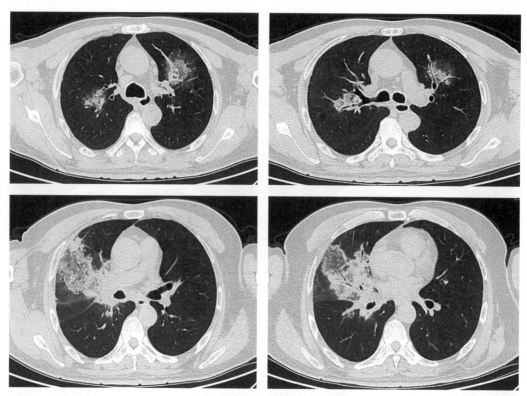

图7-15　男，55岁。咳嗽、咳痰2周，发热、耳痛5天。既往有2型糖尿病病史，血糖控制不佳。双上肺斑片、实变、磨玻璃影（2019-01-29）

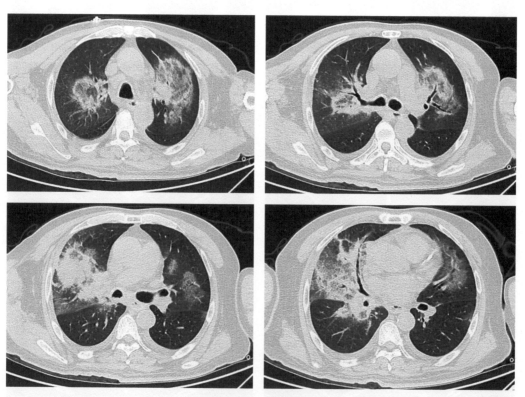

图7-16　4天后复查，病变较前进展，部分呈反晕征表现（2019-02-02）。行气管镜检查，病理：送检组织可见纤维素样渗出物中散布真菌菌丝，考虑毛霉。2019-02-13临床死亡

（北京老年医院呼吸二科　吴海玲　提供）

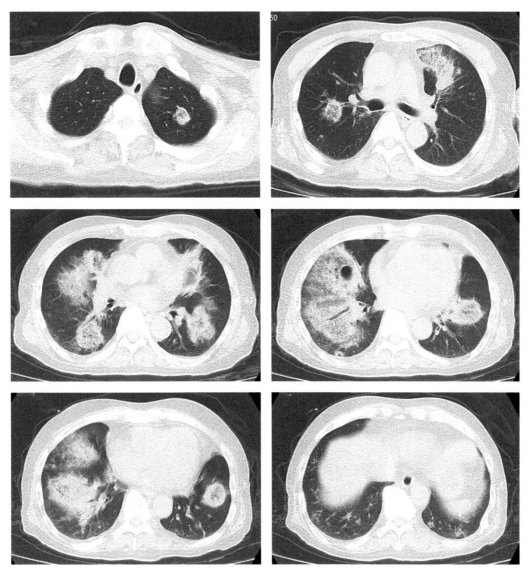

图7-17 男，68岁。发热3天。双肺多发病变，以反晕征为主（2018-04-20）

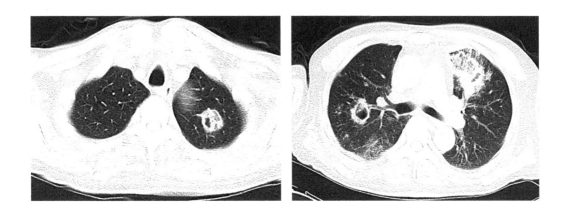

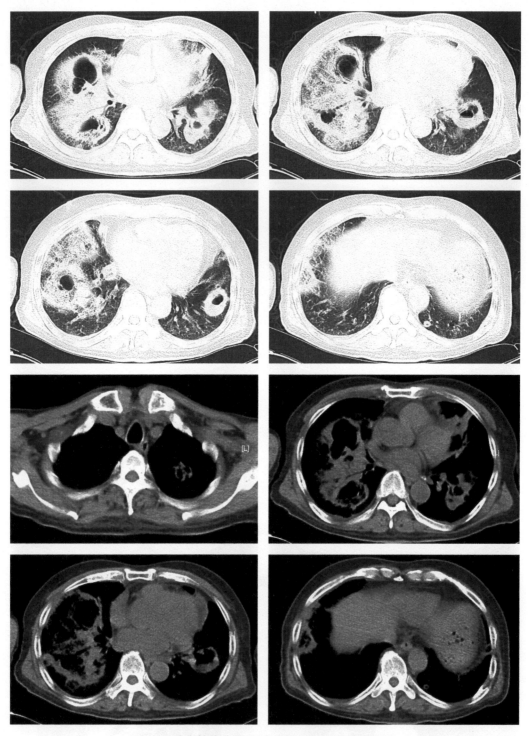

图7-18 病变较前进展，以空洞影为主（2018-04-26）

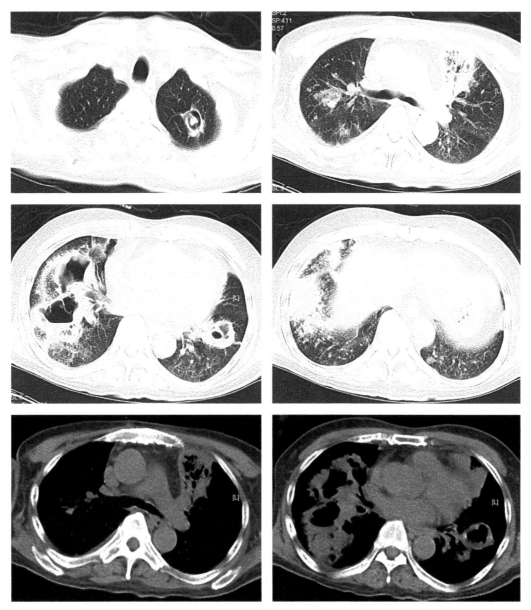

图7-19　病变进一步液化、坏死（2018-05-08）。肺泡灌洗液培养见毛霉

（延边大学附属医院呼吸科　朴红梅　提供）

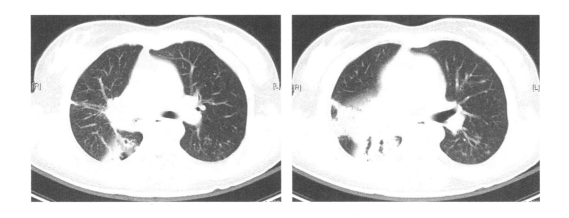

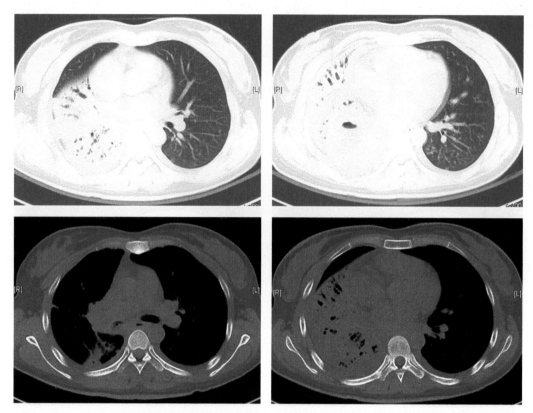

图7-20　女，36岁。右主支气管阻塞并右肺下叶不张。病理：（右主支气管）主要为坏死、退变组织及炎性渗出，可见真菌菌丝，形态学考虑为毛霉

八、诊断

肺毛霉病诊断困难，因为环境中的毛霉有可能会污染送检标本或在口腔、气管等黏膜表面定植，所以通过痰或支气管肺泡灌洗液来诊断肺毛霉病特异性较差。大多数毛霉在选择性和非选择性培养基中均生长良好。菌落形态呈纤维样或棉花糖样。菌落颜色变化较大，可从白色到棕色、灰色或黑色，这与产生的孢子颜色有关。培养基的背面通常没有颜色，这和菌丝无色、透明有关。

G试验和GM试验在毛霉感染时多为阴性。Angebault等的一项前瞻性研究报道了在6例毛霉病中有3例的血清G试验阳性（所有3项阳性试验均为米根霉感染），而没有已知的原因假阳性测试。尽管存在与未鉴定的产葡聚糖的真菌共感染导致阳性测试的可能性，但已知米根霉具有β-葡聚糖合酶，该酶可导致β-葡聚糖的合成，并在小范围的毛霉病病例中提出了毛霉特异性阳性的问题。

通过取自无菌部位的标本进行病原学和组织病理学检查是确诊肺毛霉病的金标准。矛盾的是，即使在组织病理学分析中发现了真菌菌丝，真菌培养仅在50%的病例中是阳性的。鉴于临床标本的培养常为阴性，且组织病理学需要多个步骤，诊断时间相对较长，这些样品的直接显微镜检查可以立即检测到菌丝并导致快速治疗。由于毛霉菌丝很脆弱，因此必须仔细处理样品。显微镜检查可将标本

用湿片法进行直接检查，或滴加氯唑黑后直接检查。最好应用荧光增白剂（钙荧光白或Blankophor），可将细胞壁中的壳多糖特异性染色，使真菌在荧光显微镜下发出浅蓝色荧光，易于辨认。毛霉菌丝的形态特征具有特异性，可将其与其他如曲霉、镰刀菌或赛多孢子分开来。毛霉菌丝粗大（5～25μm）、不规则、透明、没有或者少量分隔、薄壁带状形态，经常表现出扭曲或者折叠的外观（图7-21，图7-22）。其他透明丝状真菌的组织学表现与毛霉病有相似性，但菌丝较细，有分隔，呈锐角分支。相比于曲霉的45°分支，宽大菌丝分支角≥90°提示毛霉目真菌。如果菌丝破碎，典型的特征会丢失，这使得直接显微镜镜检很难做出可靠的诊断。在经过六胺银或过碘酸雪夫染色后的组织标本中可以观察到同样的特征。值得注意的是，采用HE染色难以发现毛霉目真菌。有时如果只存在少量菌丝，组织切片通过菌丝的横截面，它可以产生酵母样形态或呈空泡状，使形态难以辨认。通常毛霉侵犯静脉和动脉血管壁，同时经常伴随周围组织的梗死。梗死部位由于出血多，有利于真菌生长。镜下显示病变呈急性炎症过程，组织坏死、化脓，其中可见较多巨噬细胞、中性粒细胞和嗜酸性粒细胞浸润，间质纤维组织增生，毛细血管壁增厚。病变区域内包括坏死区、血管壁、血管腔和血栓内均可见大量菌丝，但极少见到肉芽肿，这是本病的特征性改变。部分病例表现为肉芽肿形成，其中可见多核巨细胞包裹菌丝，并侵犯血管

壁。菌丝侵入组织致坏死，可侵入支气管壁软骨内，有时菌丝周围没有任何炎症改变。

　　基于分子的检测包括传统的聚合酶链反应（PCR）、限制性片段长度多态性分析（RFLP）、确定基因区域的DNA测序和PCR产物的曲线分析等。2013年Bernal-Martínez等报道对22例培养的毛霉菌株和12例确诊的毛霉病病人活检标本中毛霉核糖体ITS序列进行多重实时定量PCR，检测特异度达到100%。Ino等也报道通过PCR检测病人血清中毛霉目的循环DNA来实现对毛霉病的诊断，诊断特异度达到了100%，此外该方法还可定量毛霉DNA的负荷量，从而可作为治疗效果的监测手段。与培养相比，血清中基于分子的诊断导致了更早的诊断，并且总体上证实了培养确诊的病例。目前，分子诊断测定方法可以作为对常规诊断程序的补充的有价值的工具。

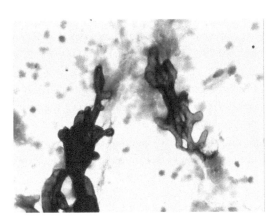

图7-21　灌洗液标本见宽大、透明、无分隔菌丝

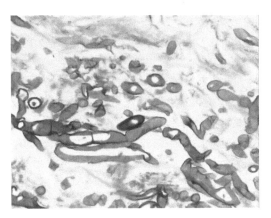

图7-22　病理标本见宽菌丝，菌丝壁两侧不平行，分支直角

九、治疗

　　肺毛霉病治疗困难，其预后主要取决于4个方面：早期快速诊断、去除易感因素、适当的外科手术切除病变组织以及恰当的抗真菌药物治疗。早期快速诊断可以使小的或局限的病变在进展或远处播散之前得到有效的控制。Chamlos等研究表明，在毛霉病诊断5天内开始多烯类药物治疗比5天后开始者生存率明显提高（83% vs 49%）。去除危险因素是治疗成功的基础。合并肺毛霉病的糖尿病酮症酸中毒病人，应尽快将血糖控制在正常范围内，快速补液达到酸碱平衡。接受免疫抑制剂尤其是糖皮质激素治疗的病人，在内科医师对病情充分评估的基础上，可考虑减药甚至停药。由于肺毛霉病能够使肺血管内血栓形成以及组织坏死，极易阻塞局部血管和支气管，从而导致抗真菌药物在病变部位的通透性降低，单用药物往往效果不佳，现多主张在病人身体状况允许的情况下尽可能切除病变组织并联合药物治疗，可以明显提高病人的生存率。

　　目前针对肺毛霉病有确切疗效的抗真菌药物是两性霉素B，仅对少数小克银汉霉属和鳞质霉属物种无效，及早应用会显著降低肺毛霉病的病死率，推荐总量为75mg/kg（3～5g），疗程至少8～10周，当尿素氮＞40mg/dl或血肌酐超过3mg/dl需停药或隔日给药。两性霉素B应避光输注，输注时间应＞6小时。由于两性霉素B肝肾功能毒性较大，临床现常用两性霉素B脂质体，每日剂量为5～10mg/kg。每天摄入10mg/kg的病人血清肌酐明显升高，且大多是可逆的。如果出现明显的肾毒性，可以根据需要减少剂量，建议每日剂量低于5mg/kg。剂量不应缓慢增加；相反，应该从第一个治疗日开始就应用全日剂量。Lanternier等在法国真菌病研究小组进行的AmbiZygo研究中，病人在治疗的第一个月内接受了10mg/（kg·d）的两性霉素B脂质体的治疗，并酌情接受了手术治疗。共有40例病人入选。在第4周对33例病人的反应进行分析。大多数病人的主要基础疾病是血液系统恶性肿瘤（53%）。71%的病例接受了高剂量两性霉素B脂质体联合手术治疗，在第4周时总体缓解率为36%，在第12周时总体缓解率为45%。总死亡率在第12周为38%，在第24周为53%。16例（40%）病人血清肌酐增加了1倍，63%的病人（10/16）在12周内恢复正常。Lanternier等的研究结果显示，以前的研究相比（6周成功率36%，12周成功率45%），静脉注射两性霉素B脂质体≥7.5mg/（kg·d），并未带来额外的生存益处，却有较高的肾损伤发生率（40%）。不推荐氟胞嘧啶、利福平、四环素等药物和两性霉素B的联合应用，因其能导致不良的药物相互作用。

　　艾沙康唑的疗效与两性霉素B制剂相似，可以口服和静脉内给药，在美国已被获准作为治疗毛霉病的一线药物。艾沙康唑与其他唑类不同，它不是细胞色素P450酶的抑制剂，因此只有很少的药物与之有相互作用。其口服生物利用度为极好（98%），与胃酸度和食物摄入无关。艾沙康唑虽然可以缩短Q-T间隔时间，但肝毒性较低。

　　泊沙康唑对肺毛霉病也有一定疗效，可作为两性霉素B无效或不能耐受时的替代药物，或作为两性霉素B的降级治疗,其口服混悬液已成功应用于一线治疗,推荐剂量200mg 6小时1次或400mg每日2次。泊沙康唑与全脂肪膳食和较低的胃酸pH一起服用时,口服生物利用度增强。因此,泊沙康唑必须在进餐期间或进餐后(20分钟内)后立即服用,特别是与脂肪类食物、液体营养补充剂或酸性碳酸饮料一起服用。泊沙康唑在机体内不通过肝细胞色素酶代谢,主要以化合物原形通过粪便排出,不良反应明显低于两性霉素B。泊沙康唑对于轻度到重度肾功能不全均无须调整剂量,毒副作用较小。由于泊沙康唑不稳定的吸收导致不可预测的水平,且需要达到治疗窗浓度才能有效治疗,因此使用泊沙康唑期间需要监测药物浓度。有研究报道,联合应用两性霉素B脂质体及口服泊沙康唑并不比单独应用两性霉素B脂质体更加有效。然而,联合治疗组的大多数病人有播散性疾病,因此在基线检查时病情更重。鉴于泊沙康唑具有更高的血药浓度(plasma concentration,Cmin),其Cmin>1mg/L,泊沙康唑缓释片或静脉用泊沙康唑制剂可能是泊沙康唑口服混悬液的有用替代品。由于泊沙康唑亦抑制细胞色素P450 3A4酶(简称CYP3A4)的活性,可引起他克莫司、环孢素A等药物的血药浓度增高,因此应用泊沙康唑时,应监测上述药物的血药浓度,确保药物在有效安全的范围内。应用格列吡嗪降糖时应监测血糖变化。泊沙康唑的疗程应个体化,根据感染控制的情况及免疫缺陷程度而定。如果病人治愈后再次应用糖皮质激素或免疫抑制剂,应考虑应用泊沙康唑作为预防性用药。

高压氧治疗可以通过产生自由基、减少组织缺氧和酸中毒、增强中性粒细胞功能和成纤维细胞胶原生成等作用抑制毛霉。通过逆转酸中毒,高压氧治疗可促进两性霉素B的作用。此外,高氧压通过升高组织氧水平和释放生长因子来抑制真菌的生长并提高伤口愈合的速度。因此,高压氧治疗可能是毛霉病的外科手术和抗真菌治疗的有益辅助,特别是在患有鼻窦炎的糖尿病病人或皮肤毛霉病中。但由于高压氧可能的副作用及目前没用临床对照研究证实其真正的有效性,故并不推荐常规使用高压氧治疗。细胞因子治疗如IFN-γ和GM-CSF可在一定程度上提高吞噬细胞的吞噬能力,对毛霉病的治疗可能有效,尤其在有中性粒细胞减少的病人,但目前亦缺乏严格的对照研究证实其确切效果。

治疗毛霉病所需的治疗持续时间未知。通常给予数周至数月的治疗。如果免疫缺陷得到解决(如糖尿病得到控制,中性粒细胞减少症得到明确解决,免疫抑制作用可能逐渐减弱或停止),则可以继续治疗直至感染所致症状、体征消失和影像学表现缓解或者稳定。艾沙康唑一线或挽救性治疗的中位持续时间为静脉或口服治疗84天。在几项泊沙康唑口服混悬液研究中,治疗持续时间从1周到3年不等,平均持续时间约为6个月。长期存活者的晚期复发已有文献记载。

参 考 文 献

Ajello L, Dean DF, Irwin RS. The zygomycete Saksenaea vasiformis as a pathogen of humans with a critical review of the etiology of zygomycosis. Mycologia, 1976, 68(1): 52-62.

Alastruey-Izquierdo A, Hoffmann K, de Hoog GS, et al. Species recognition and clinical relevance of the zygomycetous genus Lichtheimia (syn. Absidia pro parte, Mycocladus). J Clin Microbiol, 2010, 48(6): 2154-2170.

Almyroudis NG, Sutton DA, Linden P, et al. Zygomycosis in solid organ transplant recipients in a tertiary transplant center and review of the literature. Am J Transplant, 2006, 6: 2365-2374.

Alsuwaida K. Primary cutaneous mucormycosis complicating the use of adhesive tape to secure the endotracheal tube. Can J Anesth, 2002, 49: 880-882.

Alvarez E, Cano J, Stchigel AM, et al. Two new species of Mucor from clinical samples. Med Mycol, 2011, 49(1): 62-72.

Alvarez E, Sutton DA, Cano J, et al. Spectrum of zygomycete species identified in clinically significant specimens in the United States. J Clin Microbiol, 2009, 47(6): 1650-1656.

Alvarez E, Sutton DA, Cano J, et al. Spectrum of zygomycete species identified in clinically significant specimens in the United States. J Clin Microbiol, 2009, 47(6): 1650-1656.

Ambrosioni J, Bouchuiguir-Wafa K, Garbino J. Emerging invasive zygomycosis in a tertiary care center: epidemiology and associated risk factors. Int J Infect Dis, 2010, 14: e100-103.

Andrianaki AM, Kyrmizi I, Thanopoulou K, et al. Iron restriction inside macrophages regulates pulmonary host defense against Rhizopus species. Nat Commun, 2018, 9: 3333.

Angebault C, Lanternier F, Dalle F, et al. Prospective evaluation of serum beta-glucan testing in patients with probable or proven fungal diseases. Open Forum Infect Dis, 2016, 3: ofw128.

Antinori S, Nebuloni M, Magni C, et al. Trends in the postmortem diagnosis of opportunistic invasive fungal infections in patients with AIDS: A retrospective study of 1630 autopsies performed between 1984 and 2002. Am J Clin Pathol, 2009, 132: 221-227.

Baker RD. Mucormycosis-a new disease? JAMA, 1957, 163: 805-808.

Baker RD. Mucormycosis. The Pathologic Anatomy of Mycoses Human Infection With Fungi, Actinomyces, and Algae. New York Springer-Verlag NY Inc, 1971: 832-918.

Bellanger AP, Reboux G, Botterel F, et al. New evidence of the involvement of Lichtheimia corymbifera in farmer's lung disease. Med Mycol, 2010, 48（7）：981-987.

Ben-Ami R, Luna M, Lewis RE, et al. A clinicopathological study of pulmonary mucormycosis in cancer patients: extensive angioinvasion but limited inflammatory response. J Infect, 2009, 59（2）：134-138.

Bernal-Martínez L, Buitrago MJ, Castelli MV, et al. Development of a single tube multiplex real-time PCR to detect the most clinically relevant mucormycetes species. Clinical Microbiology & Infection, 2013, 191）：E1-E7.

Bitar D, Van Cauteren D, Lanternier F, et al. Increasing incidence of zygomycosis（mucormycosis）, France, 1997-2006. Emerg Infect Dis, 2009, 15：1395-1401.

Boelaert JR, Fenves AZ, Coburn JW. Deferoxamine Therapy and Mucormycosis in Dialysis Patients: Report of an International Registry. Am J Kidney Dis, 1991, 18（6）：7660-7667.

Bourcier J, Heudes PM, Morio F, et al. Prevalence of the reversed halo sign in neutropenic patients compared with non-neutropenic patients: Data from a single-centre study involving 27 patients with pulmonary mucormycosis（2003-2016）. Mycoses, 2017, 60（8）：526-533.

Castillo P, Wright KE, Kontoyiannis DP, et al. A new method for reactivating and expanding T cells specific for Rhizopus oryzae. Mol Ther Methods Clin Dev, 2018, 9：305-312.

Chakrabarti A, Kaur H, Savio J, et al. Epidemiology and clinical outcomes of invasive mould infections in Indian intensive care units（FISF study）. J Crit Care, 2019, 51：64-70.

Chamilos G, Lewis RE, Kontoyiannis DP. Delaying amphotericin B-based frontline therapy significantly increases mortality among patients with hematologic malignancy who have zygomycosis. Clin Infect Dis, 2008, 47（4）：503-509.

Chamilos G, Lewis RE, Lamaris G, et al. Zygomycetes hyphae trigger an early, robust proinflammatory response in human polymorphonuclear neutrophils through toll-like receptor 2 induction but display relative resistance to oxidative damage. Antimicrob Agents Chemother, 2008, 52（2）：722-724.

Chamilos G, Luna M, Lewis RE, et al. Nvasive fungal infections in patients with hematologic malignancies in a tertiary care cancer center: An autopsy study over a 15-year period（1989-2003）. Haematologica, 2006, 91：986-989.

Chamilos G, Marom EM, Lewis RE, et al. Predictors of pulmonary zygomycosis versus invasive pulmonary aspergillosis in patients with cancer. Clin Infect Dis, 2005, 41（1）：60-66.

Chayakulkeeree M, Ghannoum MA, Perfect JR. Zygomycosis: the re-emerging fungal infection. Eur J Clin Microbiol Infect Dis, 2006, 25（4）：215-229.

Cheng VC, Chan JF, Ngan AH, et al. Outbreak of intestinal

infection due to Rhizopus microsporus. J Clin Microbiol, 2009, 47（9）：2834-2843.

Chibucos MC, Soliman S, Gebremariam T, et al. An integrated genomic and transcriptomic survey of mucormycosis-causing fungi. Nat Commun, 2016, 7：12218.

Chitasombat MN, Niparuck P. Deferiprone as adjunctive treatment for patients with invasive mucormycosis: A retrospective case series. Infect Dis Rep, 2018, 10（2）：7765.

Choo JY, Park CM, Lee HJ, et al. Sequential morphological changes in follow-up CT of pulmonary mucormycosis. Diagn Interv Radiol, 2014, 20（1）：42-46.

Dillon ML, Sealy MC, Fetter BF. Mucormycosis of the bronchus successfully treated by lobectomy. J Thoracic Surgery, 1958, 35：464-468.

Dolatabadi S, Ahmadi B, Rezaei-Matehkolaei, et al. Mucormycosis in Iran: A six-year retrospective experience. J Mycol Med, 2018, 28：269-273.

Duffy J, Harris J, Gade L, et al. Mucormycosis Outbreak Associated with Hospital Linens. Pediatr Infect Dis J, 2014, 33（5）：472-476.

Ellis JJ. Species and varieties in the Rhizopus arrhizus-Rhizopus oryzae group as indicated by their DNA complementarity. Mycologia, 1985, 77：243-247.

Furbringer P. Beobachtungen uber lungenmycose beim menschen. Arch Pathol Anat Physiol Klin Med, 1876：66330-66365.

Garcia-Hermoso D, Hoinard D, Gantier JC, et al. Molecular and phenotypic evaluation of Lichtheimia corymbifera （formerly Absidia corymbifera）complex isolates associated with human mucormycosis: rehabilitation of L. ramosa. J Clin Microbiol, 2009, 47（12）：3862-3870.

Gasparetto EL, Escuissato DL, Davaus T, et al. Reversed halo sign in pulmonary paracoccidioidomycosis. AJR Am J Roentgenol, 2005, 184（6）：1932-1934.

Gebremariam T, Liu M, Luo G, et al. CotH3 mediates fungal invasion of host cells during mucormycosis. J Clin Invest, 2014, 124（1）：237-250.

Gil-Lamaignere C, Simitsopoulou M, Roilides E, et al. Interferon-gamma and granulocyte-macrophage colony-stimulating factor augment the activity of polymorphonuclear leukocytes against medically important zygomycetes. J Infect Dis, 2005, 191（7）：1180-1187.

Guinea J, Escribano P, Vena A, et al. Increasing incidence of mucormycosis in a large Spanish hospital from 2007 to 2015: Epidemiology and microbiological characterization of the isolates. PLoS One, 2017, 12：e0179136.

Haleem Khan AA, Mohan Karuppayil S. Fungal pollution of indoor environments and its management. Saudi journal of biological sciences, 2012, 19（4）：405-426.

He R, Hu C1, Tang Y, et al. Report of 12 cases with tracheobronchial mucormycosis and a review. Clin Respir J, 2018, 12 (4): 1651-1660.

Hibbett DS, Binder M, Bischoff JF, et al. A higher-level phylogenetic classification of the Fungi. Mycol Res, 2007, 111 (Pt 5): 509-547.

Hoffmann K, Discher S, Voigt K. Revision of the genus Absidia (Mucorales, Zygomycetes) based on physiological, phylogenetic, and morphological characters; thermotolerant Absidia spp. form a coherent group, Mycocladiaceae fam. nov. Mycol Res, 2007, 111 (Pt 10): 1169-1183.

Hoffmann K, Voigt K, Kirk PM. Mortierellomycotina subphyl. nov, based on multi-gene genealogies. Mycotaxon, 2011, 115 (11): 353-363.

Ino K, Nakase K, Nakamura A, et al. Management of pulmonary mucormycosis based on a polymerase chain reaction (PCR) diagnosis in patients with hematologic malignancies: a report of four cases. Intern Med, 2017, 56 (6): 707-711.

Jeong W, Keighley C, Wolfe R, et al. Contemporary management and clinical outcomes of mucormycosis: A systematic review and meta-analysis of case reports. Int J Antimicrob Agents, 2019, 53 (5): 589-597.

Jeong W, Keighley C, Wolfe R, et al. The epidemiology and clinical manifestations of mucormycosis: A systematic review and meta-analysis of case reports. Clin Microbiol Infect, 2019, 25 (1): 26-34.

Jorens PG, Boelaert JR, Halloy V, et al. Human and rat macrophages mediate fungistatic activity against Rhizopus species differently: in vitro and ex vivo studies. Infect Immun, 1995, 63 (11): 4489-4494.

Jung J, Kim MY, Lee HJ, et al. Comparison of computed tomographic findings in pulmonary mucormycosis and invasive pulmonary aspergillosis. Clin Microbiol Infect, 2015, 21 (7): 684. e11-18.

Kaur H, Ghosh A, Rudramurthy SM, et al. Gastrointestinal mucormycosis in apparently immunocompetent hosts-A review. Mycoses, 2018, 61 (12): 898-908.

Kennedy KJ, Daveson K, Slavin MA, et al. Mucormycosis in Australia: contemporary epidemiology and outcomes. Clin Microbiol Infect, 2016, 22 (9): 775-781.

Kontoyiannis DP, Azie N, Franks B, et al. Prospective antifungal therapy (PATH) alliance (®): focus on mucormycosis. Mycoses, 2014, 57 (4): 240-246.

Kontoyiannis DP, Marr KA, Park BJ, et al. Prospective surveillance for invasive fungal in fections in hematopoietic stem cell transplant recipients, 2001-2006: overview of the Transplant-Associated Infection Surveillance Network (TRANSNET) Database. Clin Infect Dis, 2010, 50 (8): 1091-1100.

Kontoyiannis DP, Yang H, Song J, et al. Prevalence, clinical and economic burden of mucormycosis-related

hospitalizations in the United States: a retrospective study. BMC Infect Dis, 2016, 16 (1): 730.

Kraibooj K, Park HR, Dahse HM, et al. Virulent strain of Lichtheimia corymbifera shows increased phagocytosis by macrophages as revealed by automated microscopy image analysis. Mycoses, 2014, 57: 56-66.

L'opez-Fern'andezL, SanchisM, Navarro-Rodr'iguezP, et al. Understanding Mucor circinelloides pathogenesis by comparative genomics and phenotypical studies. Virulence, 2018, 9: 707-720.

Lamaris GA, Ben-Ami R, Lewis RE, et al. Increased virulence of Zygomycetes organisms following exposure to voriconazole: a study involving fly and murine models of zygomycosis. J Infect Dis, 2009, 199 (9): 1399-1406.

Lanternier F, Dannaoui E, Morizot G, et al. French Mycosis Study Group. A globa lanalysis of mucormycosis in France: the RetroZygo Study (2005-2007). Clin Infect Dis, 2012, 54 (Suppl 1): S35-S43.

Lanternier F, Poiree S, Elie C, et al. Prospective pilot study of high-dose (10 mg/ kg/day) liposomal amphotericin B (L-AMB) for the initial treatment of mucormy-cosis. J Antimicrob Chemother, 2015, 70: 3116-3123.

Lee FY, Mossad SB, Adal KA. Pulmonary mucormycosis: the last 30 years. Arch Intern Med 1999; 159 (12): 1301-1309.

Lee SC, Li A, Calo S, et al. Calcineurin plays key roles in the dimorphic transition and virulence of the human pathogenic zygomycete mucor circinelloides. PLoS Pathog, 2013, 9 (9): e1003625.

Legouge C, Caillot D, Chrétien ML, et al. The reversed halo sign: pathognomonic pattern of pulmonary mucormycosis in leukemic patients with neutropenia? Clin Infect Dis, 2014, 58 (5): 672-678.

Lewis RE, Cahyame-Zuniga L, Leventakos K, et al. Epidemiology and sites of involvement of invasive fungal infections in patients with haematological malignancies: A 20-year autopsy study. Mycoses, 2013, 56 (6): 638-645.

Lewis RE, Georgiadou SP, Sampsonas F, et al. Risk factors for early mortality in haematological malignancy patients with pulmonary mucormycosis. Mycoses, 2014, 57 (1): 49-55.

Lien MY, Chou CH, Lin CC, et al. Epidemiology and risk factors for invasive fungal infections during induction chemotherapy for newly diagnosed acute myeloid leukemia: A retrospective cohort study. PLoS One, 2018, 13 (6): e0197851.

Liu M, Lin L, Gebremariam T, et al. Fob1 and Fob2 Proteins Are Virulence Determinants of Rhizopus oryzae via Facilitating Iron Uptake from Ferrioxamine. PLoS Pathog, 2015, 11 (5): e1004842.

Moreira J, Varon A, Galhardo MC, et al. The burden of mucormycosis in HIV-infected patients: A systematic

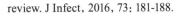

review. J Infect, 2016, 73: 181-188.

Okubo Y, Ishiwatari T, Izumi H, Pathophysiological implication of reversed CT halo sign in invasive pulmonary mucormycosis: a rare case report. Diagn Pathol, 2013, 8: 82.

Pagano L, Cornely OA, Busca A, et al. Combined antifungal approach for the treatment of invasive mucormycosis in patients with hematologic diseases: a report from the SEIFEM and FUNGISCOPE registries. Haematologica, 2013, 98 (10): e127-130.

Pagano L, Offidani M, Fianchi L, et al. Mucormycosis in hematologic patients. Haematologica, 2004, 89: 207-214.

Pana Z, Danila Seidel D, Skiada A, et al. Invasive mucormycosis in children: an epidemiologic study in European and non-European countries based on two registries. BMC Infect Dis, 2016, 16: 667.

Panigrahi MK, Manju R, Kumar SV, et al. Pulmonary mucormycosis presenting as nonresolving pneumonia in a patient with diabetes mellitus. Respiratory Care, 2014, 59 (12): 201-205.

Pappas PG, Alexander BD, Andes DR, et al. Invasive fungal infections among organ transplant recipients: results of the Transplant-Associated Infection Surveillance Network (TRANSNET). Clin Infect Dis, 2010, 50 (8): 1101-1111.

Patiño-Medina JA, Maldonado-Herrera G, Pérez-Arques C, et al. Control of morphology and virulence by ADP-ribosylation factors (Arf) in Mucor circinelloides. Curr Genet, 2018, 64 (4): 853-869.

Perkhofer S, Kainzner B, Kehrel BE, et al. Potential antifungal effects of human platelets against zygomycetes in vitro. J Infect Dis, 2009, 200 (7): 1176-1179.

Prakash H, Ghosh AK, Rudramurthy SM, et al. A prospective multicenter study on mucormycosis in India: Epidemiology, diagnosis, and treatment. Med Mycol, 2019, 57 (4): 395-402.

Quan C, Spellberg B. Mucormycosis, pseudallescheriasis, and other uncommon mold infections. Porc Am Thorac Soc, 2010, 7 (3): 210-215.

Rammaert B, Lanternier F, Zahar JR, et al. Healthcare-associated mucormycosis. Clin Infect Dis, 2012, 54 (Suppl 1): S44-S54.

Reed C, Bryant R, Ibrahim AS, et al. Combination polyene-caspofungin treatment of rhino-orbital-cerebral mucormycosis. Clin Infect Dis, 2008, 47 (3): 364-371.

Rees JR, Pinner RW, Hajjeh RA, et al. The epidemiological features of invasive mycotic infections in the San Francisco Bay area, 1992-1993: Results of population-based laboratory active surveillance. Clin Infect Dis, 1998, 27 (5): 1138-1147.

Roden MM, Zaoutis TE, Buchanan WL, et al. Epidemiology and outcome of zygomycosis: a review of 929 reported cases. Clin Infect Dis, 2005, 41 (5): 634-653.

Rodríguez MM, Serena C, Mariné M, et al. Posaconazole combined with amphotericin B, an effective therapy for a murine disseminated infection caused by Rhizopus oryzae. Antimicrob Agents Chemother, 2008, 52 (10): 3786-3788.

Rognon B, Barrera C, Monod M, et al. Identification of Antigenic Proteins from Lichtheimia corymbifera for Farmer's Lung Disease Diagnosis. PLoS One, 2016, 11 (8): e0160888.

Saegeman V, Maertens J, Meersseman W, et al. Increasing incidence of mucormycosis in University Hospital, Belgium. Emerg Infect Dis, 2010, 16 (9): 1456-1458.

Schipper MAA. Arevision of the genus Rhizopus. 1. The Rhizopus stolonifer-group and Rhizopus oryzae. Stud Mycol, 1984, 25: 20-34.

Schmidt S, Schneider A, Demir A, et al. Natural killer cell-mediated damage of clinical isolates of mucormycetes. Mycoses, 2016, 59 (1): 34-38.

Schulze B, Rambach G, Schwartze VU, et al. Ketoacidosis alone does not predispose to mucormycosis by Lichtheimia in a murine pulmonary infection model. Virulence, 2017, 8 (8): 1657-1667.

Singh N, Aguado JM, Bonatti H, et al. Zygomycosis in solid organ transplant recipients: a prospective, matched case-control study to assess risks for disease and outcome. J Infect Dis, 2009, 200 (6): 1002-1011.

Skiada A, Pagano L, Groll A, et al. Zygomycosis in Europe: analysis of 230 cases accrued by the registry of the European Confederation of Medical Mycology (ECMM) Working Group on Zygomycosis between 2005 and 2007. Clin Microbiol Infect, 2011, 17 (12): 1859-1867.

Skiada A, Rigopoulos D, Larios G, et al. Global epidemiology of cutaneous zygomycosis. Clin Dermatol, 2012, 30 (6): 628-632.

Song Y, Qiao JJ, Giovanni G, et al. Mucormycosis in renal transplant recipients: review of 174 reported cases. BMC Infect Dis. 2017, 17 (3): 283.

Spatafora JW, Chang Y, Benny GL, et al. A phylum-level phylogenetic classification of zygomycete fungi based on genome-scale data. Mycologia, 2016, 108 (5): 1028-1046.

Spellberg B, Andes D, Perez M, et al. Safety and outcomes of open-label deferasirox iron chelation therapy for mucormycosis. Antimicrob. Agents Chemother, 2009, 53 (7): 3122-3125.

Spellberg B, Fu Y, Edwards JE, et al. Combination therapy with amphotericin B lipid complex and caspofungin acetate of disseminated zygomycosis in diabetic ketoacidotic mice. Antimicrob Agents Chemother, 2005, 49 (2): 830-832.

Spellberg B, Ibrahim AS, Chin-Hong PV, et al. The Deferasirox-AmBisome Therapy for Mucormycosis (DEFEAT Mucor) study: A randomized, double-blinded, placebo-controlled trial. J Antimicrob Chemother, 2012, 67 (3)：7715-7722.

Spreer A, Rüchel R, Reichard U. Characterization of an extracellular subtilisin protease of Rhizopus microsporus and evidence for its expression during invasive rhinoorbital mycosis. Med Mycol, 2006, 44(8)：723-731.

Tedder M, Spratt JA, Anstadt MP, et al. Pulmonary mucormycosis：results of medical and surgical therapy. Ann Thorac Surg, 1994, 57(4)：1044-1050.

Tobon AM, Arango M, Fernandez D, et al. Mueormycosis （zygomycosis）in a heart-kidney transplant recipient：recovery after posaconazole therapy. Clin Infect Dis, 2003, 36(11)：1488-1491.

Torres-Narbona M, Guinea J, Martínez-Alarcón J, et al. Impact of zygomycosis on microbiology workload：A survey study in Spain. J Clin Microbiol, 2007, 45：2051-2053.

Ville S, Talarmin JP, Gaultier-Lintia A, et al. Disseminated Mucormycosis With Cerebral Involvement Owing to Rhizopus Microsporus in a Kidney Recipient Treated With Combined Liposomal Amphotericin B and Posaconazole Therapy. Exp Clin Transplant, 2016, 14(1)：96-99.

Wahba H, Truong MT, Lei X, et al. Reversed halo sign in invasive pulmonary fungal infections. Clin Infect Dis, 2008, 46(11)：1733-1737.

Waldorf AR, Levitz SM, Diamond RD. In vivo bronchoalveolar macrophage defense against Rhizopus oryzae and Aspergillus fumigatus. J Infect Dis, 1984, 150：752-760.

Watkins TN, Gebremariam T, Swidergall M, et al. Inhibition of EGFR Signaling Protects from Mucormycosis. MBio, 2018, 9(4)：e01384-13818.

Winston DJ, Bartoni K, Territo MC, et al. Efficacy, safety, and breakthrough infections associated with standard long-term posaconazole antifungal prophylaxis in allogeneic stem cell transplantation recipients. Biol Blood Marrow Transplant, 2011, 17(4)：507-515.

Wurster S, Thielen V, Weis P, et al. Mucorales spores induce a proinflammatory cytokine response in human mononuclear phagocytes and harbor no rodlet hydrophobins. Virulence, 2017, 8(8)：1708-1718.

Xhaard A, Lanternier F, Porcher R, et al. Mucormycosis after allogeneic haematopoietic stem cell transplantation：a French Multicentre Cohort Study（2003-2008）. Clin Microbiol Infect, 2012, 18(10)：396-400.

Xhaard A, Lanternier F, Porcher R, et al. Mucormycosis after allogeneic haematopoietic stem cell transplantation：a French Multicentre Cohort Study（2003-2008）. Clin Microbiol Infect, 2012, 18(10)：E396-E400.

Yamazaki T, Kume H, Murase S, et al. Epidemiology of visceral mycoses：Analysis of data in Annual of the Pathological Autopsy Cases in Japan. J Clin Microbiol, 1999, 37, 1732-1738.

Yamin HS, Alastal AY, Bakri I. Pulmonary Mucormycosis Over 130 Years：A Case Report and Literature Review. Turk Thorac J, 2017, 18(1)：1-5.

Zaki SM, Elkholy IM, Elkady NA, et al. Mucormycosis in Cairo, Egypt：review of 10 reported cases. Med Mycol, 2014, 52：73-80.

Zheng RY, Chen GQ, Huang H, et al. A monograph of Rhizopus. Sydowia, 2007, 59：273-372.

病例解析

1.病例1：女，72岁。发热、咳嗽、咳痰10天。病人10天前受凉后出现发热，体温38℃，伴咳嗽，咳白色黏痰，夜间较重，憋喘较为明显。在当地诊所行相关药物治疗（具体不详），效果欠佳，于2018-01-12入院诊治。既往有糖尿病、高血压病史，血糖控制欠佳。查体：T 37.5℃，BP 112/74mmHg。双肺呼吸音粗，左下肺可闻及湿啰音，双下肢轻度水肿。辅助检查：血常规示白细胞计数30.06×10⁹/L；超敏C反应蛋白＞200mg/L；红细胞沉降率93mm/h；血糖8mmol/L。

胸部CT（2018-01-15）：左肺舌叶反晕征（图7-23）。

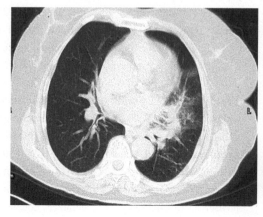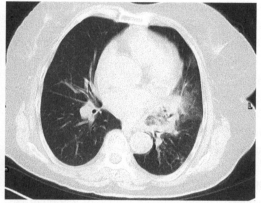

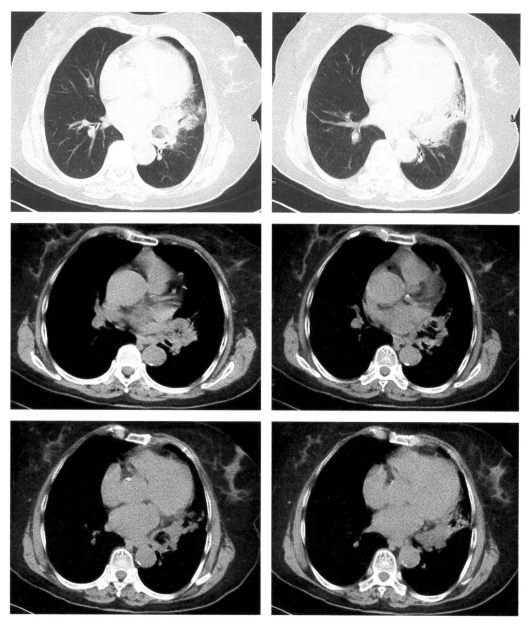

图7-23　胸部CT（2018-01-15）

【诊断】肺毛霉病。

【诊断依据】老年女性，既往有糖尿病病史，血糖控制欠佳。急性起病，查体左肺下叶可闻及湿啰音，影像学检查示左肺舌叶可见明显反晕征，结合白细胞计数、C反应蛋白和红细胞沉降率等炎性指标明显升高，首先考虑感染性疾病，肺毛霉病可能性大。入院后给予莫西沙星抗感染、祛痰以及控制血糖（胰岛素）等治疗。咳嗽、憋喘症状稍减轻，体温反复，最高达38℃，辅助检查（2018-01-21）：血常规：白细胞计数10.93×10⁹/L、中性粒细胞0.783、血红蛋白96g/L；超敏C反应蛋白＞200.00mg/L；糖化血红蛋白14.60%。予以胰岛素控制血糖，监测空腹血糖较平稳，维持在6mmol/L左右。复查CT（2018-01-23）：病变进展，符合左肺大叶性肺炎，左肺舌段支气管管壁增厚表现（图7-24）。病人于2018-01-26行支气管镜检查：左上叶舌支黏膜充血、肿胀，管口完全堵塞，左下叶内前段管口外压性狭窄。病理：支气管黏膜组织慢性炎伴真菌感染，形态符合毛霉。活检脱落细胞：查见炎性细胞及纤毛柱状上皮细胞，未查见癌细胞，见真菌菌丝，形态符合毛霉。病人肺毛霉病诊断明确，外院治疗。7个月后复查，病变基本吸收。

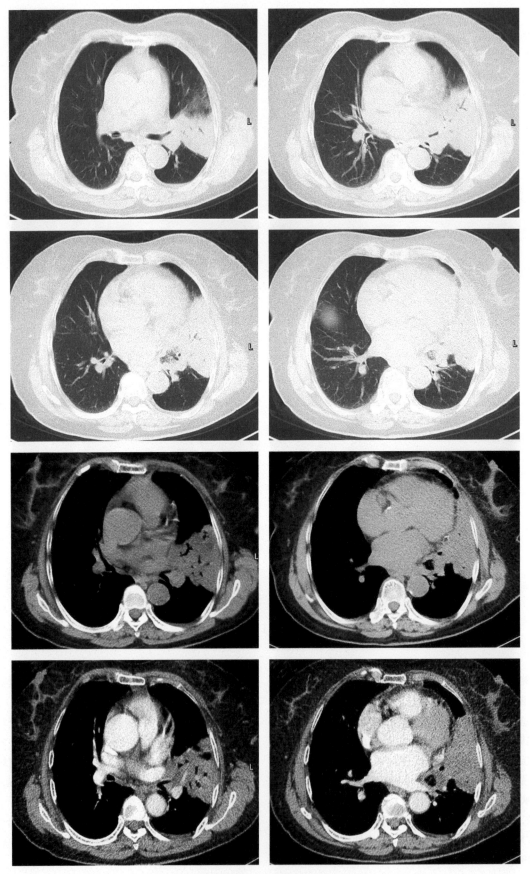

图7-24　病变进展，实变明显（2018-01-23）

【分析】肺毛霉病临床表现与侵袭性肺曲霉病（IPA）相似，临床上缺乏鉴别肺毛霉病与IPA的标准。Chamilos等回顾性分析了2002—2004年16例合并肺毛霉病和29例合并IPA的癌症病人的临床特征和计算机断层扫描（CT）结果。几乎所有肺毛霉病病人（16例中的15例）和IPA病人（29例中的28例）都有潜在的血液系统恶性肿瘤和侵袭性霉菌感染的典型危险因素。在临床特征的Logistic回归分析中，并发鼻窦炎和伏立康唑预防治疗与肺毛霉病显著相关。在放射参数的Logistic回归分析中，多发结节（>10个）和胸腔积液是肺毛霉病的独立预测因子。肺部真菌感染的其他征象（如肿块、空洞、晕征或新月征）在两者之间没有明显差异。

Wahba等首次对189例肺真菌感染病人的CT影像进行回顾性分析，以确定是否存在反晕征，即中心为密度减低的磨玻璃密度影，周围为新月形或环形高密度影。反晕征出现在疾病过程的早期，在189例病人中，有8例（4%）出现反晕征，7例患有肺毛霉病（7/37，19%），1例患有IPA（1/132，0.7%），20例镰刀菌病病人均未发现反晕征。8名反晕征病人中有7名患有白血病，另1例病人患有糖尿病。病人出现的症状为发热（7例）、咳嗽（3例）、咯血（2例）和呼吸急促（1例）。5例病人（71%）在随后的CT研究中出现空洞，出现在反晕征初次出现后的23～55天（平均32.6天）。在观察到空洞时，病人的中性粒细胞减少已恢复正常。对3例病人进行了包括反晕征在内的整个病变的组织病理学评估。反晕征可归因于梗死的肺组织，其周围出血量大于中心出血量。作者推测反晕征在肺毛霉病中比IPA更为常见的原因是毛霉比曲霉更具侵袭性，血管侵袭能力更强。

Gasparetto等研究发现，约10%的副球孢子菌病病人出现反晕征。病理组织学上，病变中心区域由肺泡间隔内的炎性浸润组成，包括巨噬细胞、淋巴细胞、浆细胞和一些巨细胞组成，肺泡腔相对保存。病灶周围有致密均匀的肺泡内炎性细胞浸润，没有机化性肺炎的证据。在这些病人中，这一征象反映了以间质性炎症为主的中心区域的存在，周围主要是气腔（air-space）浸润。

Okubo等报道一例64岁日本男性因急性淋巴母细胞白血病接受化疗，在骨髓功能恢复时，临床上发现反晕征。手术切除的肺组织学检查显示侵袭性毛霉感染。反晕征病灶中心由局灶凝固性坏死和含气肺组织所组成，外缘由三层结构组成，从内层到外层为液化、实变和机化。该学者认为反晕征可能是一种免疫重建炎症综合征，是空气新月征的初始和早期状态。该学者发现，IPA致密结节的中心由肺泡腔渗出物组成，而肺毛霉病肺泡腔不充满渗出物。曲霉在肺中的广泛渗透能够引起血浆渗出，而毛霉则穿过毛细血管或小血管的管腔（lumen）进入间隔（septal wall）。因此，毛霉和曲霉在渗透强度和血管侵袭性上的差异可能是肺毛霉病和IPA之间反晕征差异的基础。

Legouge等回顾性分析了合并肺毛霉病的急性白血病病人临床记录、实验室结果和CT资料，以评估反晕征在早期诊断和治疗肺毛霉病方面的临床效用。在2003—2012年，752例接受化疗的急性粒细胞性或淋巴细胞性白血病病人中共有16例确诊为合并肺毛霉病。在诊断出肺毛霉病时，除1例病人外所有病人均有中性粒细胞减少。连续胸部CT扫描的研究表明，在疾病的第1周内，在16例病人中有15例（94%）观察到了反晕征。最初，多发结节和胸腔积液较少见，但在病程后期出现（第1周内分别为6%和12%，第1周后为64%和55%）。确诊为肺毛霉病后，总体中位生存期为25周（范围为3～193周），有6例病人（38%）在90天内死亡。早期CT扫描中的反晕征可能对肺毛霉病的诊断和管理产生重大影响，从而对特定的急性白血病和中性粒细胞减少症病人的结局产生重大影响。

Jung等进一步比较了肺毛霉病和IPA的影像学特征，几乎50%的肺毛霉病或IPA病人患有血液系统恶性肿瘤。肺毛霉病病人（54%）比IPA病人（6%）更易出现反晕征，而IPA病人更易出现小叶中心结节、支气管周围实变和支气管管壁增厚等气道侵袭特征（52% vs 29%；49% vs 21%；34% vs4%）。Legouge等研究已证明，在中性粒细胞减少的状态下，反晕征可能会更频繁出现。该研究也发现，在症状出现后的11天内，在5例中性粒细胞减少症病人中有4例出现了反晕征。

Bourcier等回顾性分析了2003年9月—2016年4月该中心27例肺毛霉病病人的反晕征及其与中性粒细胞减少的关系。反晕征在中性粒细胞减少组中的检出率为78%（11/14），在非中性粒细胞减少组中的检出率为31%（4/13）。当中性粒细胞减少组病人的基础疾病为急性白血病或骨髓增生异常综合征时，反晕征的比率高达82%（9/11）。两组均未发现其他放射学征象在统计学上有差异。15例反晕征中有13例（87%）在磨玻璃密度影中有网状结构。中心网状结构是肺毛霉病反晕征的特征表现，有助于与其他原因所致反晕征区分开来。另外，有6例病人（22%）伴有临床诊断的IPA（每组3例）。总之，与非中性粒细胞减少症病人相比，中性粒细胞减少症病人发生肺毛霉病时反晕征表现更为频繁。在免疫功能低下的病人中，其存在提示尽早应用针对毛霉的抗真菌药物治疗，而在非中性粒细胞减少的情况下，其不存在不足以排除肺毛霉病诊断。

（曲阜市人民医院呼吸科 陈 琳 提供）

2.病例2：女，16岁。发热、咳嗽、气短15天。病人入院前15天受凉后出现咳嗽、咳痰、痰黄色黏稠样、不易咳出，伴发热、气短，体温最高39.0℃，就诊于当地医院，给予美罗培南抗感染治疗后体温逐渐下降，但咳嗽、咳痰仍较多，轻微活动即感气短明显，于2014-02-15入院诊治。既往有1型糖尿病病史。查体：意识模糊，口唇及甲床轻度发绀，双肺散在大量湿啰音和干鸣音。辅助检查：血常规示白细胞17.47×10⁹/L、中性粒细胞0.929；肝功能：白蛋白23.2g/L；

K⁺ 2.8mmol/L；巨细胞病毒、EB病毒、支原体、军团菌抗体均阴性；抗酸杆菌阴性；T-Spot试验阴性；血气分析（吸氧6L/min）：pH 7.27、PO_2 89.1mmHg、PCO_2 39.3mmHg、HCO_3^- 17.9mmol/L。

胸部CT（2014-02-15）：右肺下叶空洞影，双肺弥漫性分布树芽征，左侧为著（图7-25）。

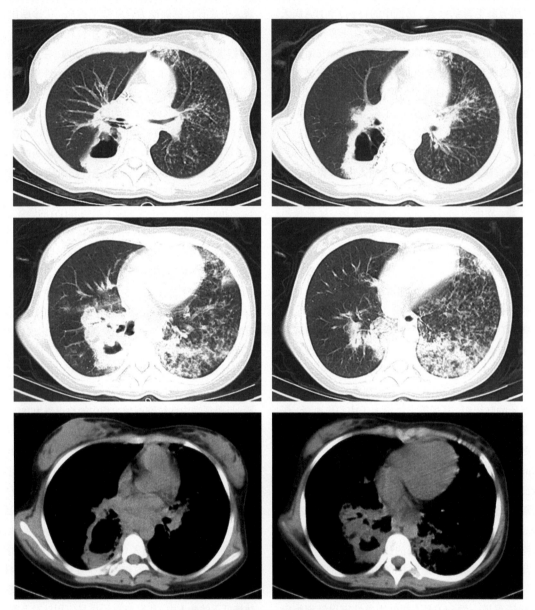

图7-25　胸部CT（2014-02-15）

【诊断】肺毛霉病。

【诊断依据】青少年女性，既往有1型糖尿病病史，胸部CT示弥漫性细支气管炎表现，提示免疫低下，反复感染可能。本次急性起病，发热、咳嗽、咳痰、气促，右肺下叶空洞影，提示肺脓肿可能。入院查体有神志障碍、低蛋白血症、低钾血症，血气分析提示酸中毒，需考虑肺毛霉病可能。入院后给予伏立康唑抗真菌联合亚胺培南西司他丁抗细菌治疗，给予胰岛素严格控制血糖，同时加强氧疗、化痰、解痉平喘及加强拍背体位引流。痰培养：产气肠杆菌，

药敏：对头孢曲松、头孢他啶、头孢呋辛耐药，对头孢哌酮/舒巴坦、美罗培南、亚胺培南敏感。抗感染治疗10天后复查胸部CT（2014-02-26）：病变较前进展（图7-26）。行支气管镜检查：气管下段管壁可见黄白色脓苔覆盖，隆突结构不清，黏膜呈结节样隆起，可见肉芽形成及脓痂。气管内大量黄白色脓液溢出。左肺各叶段支气管通畅、黏膜充血水肿，未见肿物。右肺各叶段支气管管壁均被覆脓苔，并可见大量脓性分泌物，于隆突黏膜隆起处活检。病理：黏膜内急慢性炎细胞浸润，查见坏死组织，可见大量真菌菌丝及

孢子。气管隆突查见小片肉芽组织伴坏死及大量真菌菌丝及孢子，考虑毛霉（图7-27，图7-28）。给予两性霉素B脂质体治疗，用量：第1天4mg、第2天10mg、第3天20mg、第4天40mg、第5天60mg、第6天70mg、第7天80mg，复查胸部CT（2014-03-06）：病变较前有所吸收（图7-29）。治疗第8天查体双肺湿啰音消失，仍有少许干鸣音，治疗第9天病人精神状况较前明显好转。治疗第11天病人突然出现大咯血，量约1000ml，鲜红色、较多血凝块，呼吸困难，指脉氧急剧下降，5分钟后意识丧失、呼吸微弱。最终抢救效果欠佳，家属放弃，自动出院。

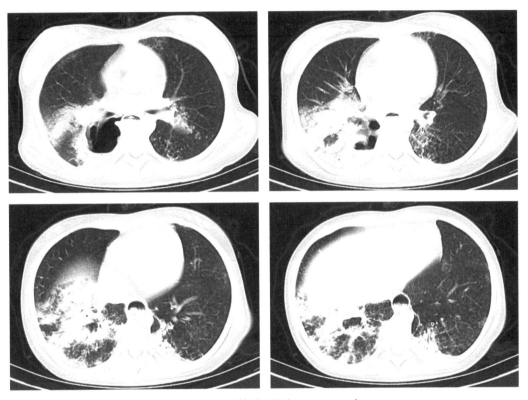

图7-26 病变较前进展（2014-02-26）

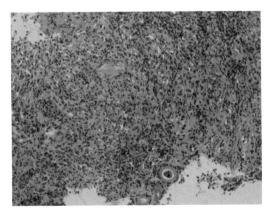

图7-27 黏膜炎性渗出及坏死，×200

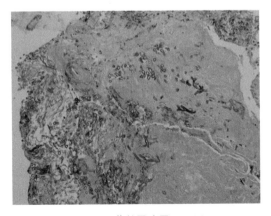

图7-28 菌丝及孢子，×200

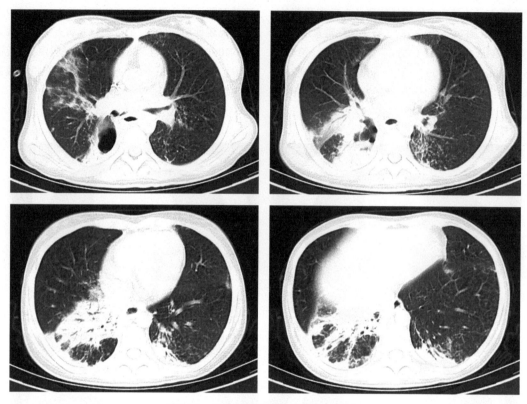

图7-29　病变较前吸收（2014-03-06）

【分析】近几十年来，毛霉病的发病率一直在增加，这主要是由于严重免疫功能低下的病人数量的增长。在发达国家，这种疾病仍然不常见，并且多见于血液系统恶性肿瘤病人。相比之下，在发展中国家，尤其是在印度，毛霉病更为常见，且病例主要发生在糖尿病或糖尿病失控（尤其是酮症酸中毒）的病人中。糖尿病病人很容易继发各种感染，是公认的毛霉病的诱发因素，其原因如下：①糖尿病病人免疫功能发生改变，表现为多形核白细胞趋化性降低，血管内皮细胞迁移受损以及产生的超氧化物减少；②发生酮症酸中毒时能破坏血清转铁蛋白结合铁的能力，释放的游离铁增加了真菌的繁殖力；③真菌体内的酮还原酶还能使毛霉在新陈代谢过程中利用宿主体内的酮体，从而增加了宿主对真菌的易感性；④高血糖和血清pH低下减弱了中性粒细胞对菌丝的趋化性和黏附性，也减弱了肺泡巨噬细胞对芽孢和菌丝的抑制作用。

糖尿病作为诱发因素在全球范围内占毛霉病的17%～88%。来自印度的3个主要病例系列报道了超过50%的毛霉病病例合并糖尿病，相比之下，在两个独立的荟萃分析研究中糖尿病作为诱发因素占全球毛霉病数据的36%～40%。在美国，糖尿病作为毛霉病的一个危险因素，存在于52%的毛霉病病例中。在伊朗（74%）和墨西哥（72%），糖尿病也被报道为一个重要的危险因素。来自墨西哥的一项大型研究回顾了418例毛霉病病例，72%的病人有糖尿病。与其他地区相比，欧洲的研究显示这一风险因素较低，从17%到29%不等：欧洲医学真菌学联盟（European Confederation of Medical Mycology，ECMM）研究的比例为17%，法国2005—2007年的RetroZygo研究占23%，意大利为18%，希腊为29%。在儿童中，患有毛霉病、中性粒细胞减少、早熟和恶性肿瘤的病人中有15%存在糖尿病。

据估计，全球糖尿病患病人数将从2011年的3.66亿人上升到2030年的5.22亿人。中国位居榜首，据估计从2011年的9000万人增长到1.297亿人。紧随其后的是印度（2011年为6130万人，2030年将达到1.012亿人）和美国（2011年为2370万人，2030年将达到2960万人）。在巴西、日本、墨西哥、埃及和印度尼西亚也出现了同样的情况。考虑到糖尿病人口的增加，毛霉病的数量也在增加。

糖尿病和糖尿病酮症酸中毒病人主要导致鼻-眶-脑型毛霉病，也可表现为肺毛霉病，但除非出现肺出血，病程通常比较缓慢。肺毛霉病通常表现为坏死性肺炎，病人可能会出现呼吸困难、咳嗽和胸痛，有时伴有发热。临床表现通常与其他原因所致的肺炎没有区别，并且常规获得的痰培养物通常在诊断上没有意义。影像学检查结果多样且非特异性，可包括肺结节、实变、肿块、空洞、淋巴结肿大和胸腔积液等。明确诊断需要进行活检，并证明其具有组织浸润以及培养阳性的特征性广谱非分隔菌丝。由于非特异性症状以及实验室和影像学检查结果，通常会导致活检和明确诊断的延迟。

糖尿病病人在血糖控制不佳的情况下,身体各方面功能欠佳,如若感染毛霉病则病情凶险。早期诊断至关重要,以便迅速启动必要的治疗干预措施,以防止进行性组织侵袭及其破坏性后遗症,改善预后和生存率。对于患有不受控制的糖尿病并怀疑患有毛霉病的病人,必须快速纠正代谢异常。实验证据表明,使用碳酸氢钠(联合胰岛素)逆转酮症酸中毒,无论酸中毒是轻度还是严重,都可能与疾病的较好预后有关,因为毛霉侵入宿主组织的能力发生了逆转。通过对毛霉病病人采取积极抗真菌药物治疗,病人的死亡率也有较为明显的降低,常采用的抗真菌药物为两性霉素B及其脂质体。外科手术切除亦是切实可行的治疗方案。

(武警山西总队医院老年病科　庞志刚　提供)

3.病例3:女,49岁。发热伴咳嗽15天。病人15天前无明显诱因出现发热,最高体温达39℃,伴畏寒、寒战,咳嗽,咳少许黑痰,右侧胸痛,于2018-01-27入院。既往有糖尿病病史,口服二甲双胍及格列美脲治疗。入院查体:贫血貌,右下肺可闻及湿啰音,双下肢水肿。辅助检查:血常规示白细胞$28.77×10^9$/L、中性粒细胞0.943、HGB 86g/L;C反应蛋白251.5mg/L;PCT 0.96ng/ml;血糖24.70mmol/L;尿常规:尿糖(＋＋＋)、尿酮体阴性;BNP正常;血气分析:pH:7.5、PCO_2 32.7mmHg、PO_2 66mmHg。病人入院后给予头孢哌酮/舒巴坦、左氧氟沙星抗感染治疗,疗效差。

胸部CT(2018-02-03):右肺下叶实变、空洞影,双侧胸腔积液(图7-30)。

【诊断】肺毛霉病。

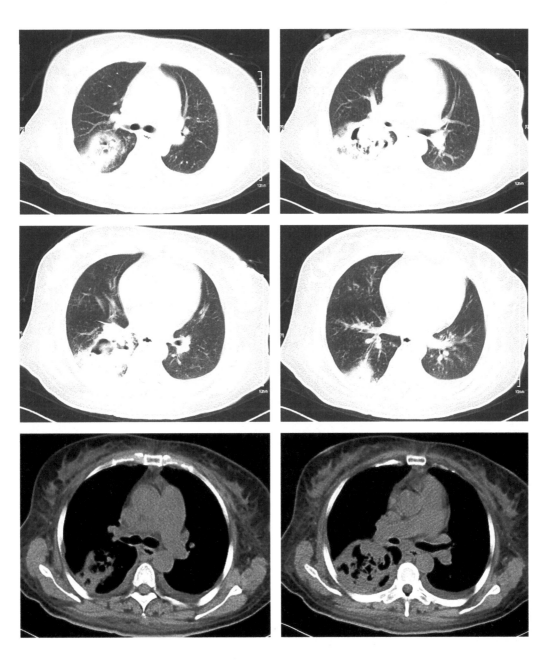

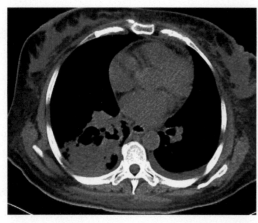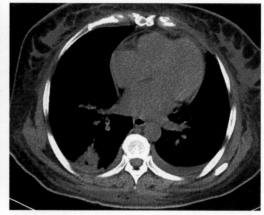

图7-30　胸部CT（2018-02-03）

【诊断依据】中年女性，既往有糖尿病病史，急性起病，发热、咳嗽、咳痰、胸痛，胸部CT示右肺下叶实变、空洞影，首先考虑感染性疾病。病人经头孢哌酮/舒巴坦联合左氧氟沙星抗感染治疗，病情无明显缓解，首先考虑特殊感染，真菌感染可能性大，毛霉不除外。2018-02-03改用亚胺培南西司他丁联合利奈唑胺治疗，2018-02-07出现大咯血，约300ml，于2018-02-08行右肺下叶切除术，术中发现部分肺动脉瘤样扩张，术后病理考虑毛霉感染。给予两性霉素B治疗。2018-02-14病人突发心室颤动，意识丧失，给予心肺复苏、气管插管，2018-02-15意识转清，考虑术后出现肾功能不全及两性霉素B副作用，2018-03-03给予泊沙康唑治疗，2个月后复查，恢复良好。

【分析】毛霉是在环境中普遍存在的快速生长的耐热真菌，37℃以上生长良好，在环境中和宿主体内均以菌丝形式生长；在大多数常规培养基上2~5天即可快速生长并形成孢囊孢子，后者可以播散。真菌孢子易于雾化，并可通过吸入、局部接种（如皮肤病变）或通过胃肠道摄入而进入人体。无论切入点如何，毛霉病的发生都需要某些关键步骤，包括将孢子接种到宿主组织中（如皮肤或肺泡，取决于进入部位）；逃避巨噬细胞和中性粒细胞的吞噬作用并发芽成菌丝（真菌的血管侵入形式）；通过利用个体宿主条件（如高血糖症、酮症酸中毒、铁超负荷、中性粒细胞减少症）提高其生长和毒力；通过特定的受体附着于内皮，随后诱导内吞作用并引起内皮损伤；通过出血、血栓形成和组织坏死引起临床上明显的疾病；最终进入循环并通过血行传播导致系统性疾病和多器官受累。

近年来，许多大的临床中心报道毛霉病的发病率增加，这可能与干细胞和实体器官移植的增多、强力的免疫抑制药物和大剂量皮质类固醇的使用等有关。在免疫抑制人群中广泛使用抗真菌药物预防常见的真菌（念珠菌属和曲霉属）感染也可能造成毛霉病的发病率增高。随着诊断和治疗手段的进步，毛霉病的预后有所改善。然而，肺毛霉病病人的预后普遍较差，死亡率仍然很高。这些病人中有

许多人会有菌血症、呼吸衰竭和咯血。毛霉与其他霉菌具有许多共同特征，包括感染途径（气道、黏膜和皮肤屏障破坏）、先天宿主防御（多形核中性粒细胞和单核吞噬细胞）、真菌孢子中的特定配体（如病原体相关的分子模式和免疫细胞toll样受体）以及组织病理学和临床特征。但是，米根霉和某些其他毛霉目物种（包括横梗霉属、根毛霉属）相比，具有独特的毒力因子，使其能够感染患有糖尿病酮症酸中毒或其他形式酸中毒的病人。并且，与其他真菌相比，能够发挥独特的宿主-病原体相互作用，即使治疗也有助于宿主逃避和疾病进展。

毛霉病感染的特征是广泛的血管浸润，导致血管血栓形成和随后的组织坏死。感染组织的缺血性坏死可以阻止白细胞和抗真菌药物向感染灶的传递。这种血管浸润可能有助于生物体通过血源性传播播散到其他靶器官。患有肺毛霉病的病人通常死于播散而不是死于肺部疾病的后遗症。在中性粒细胞减少症病人中，肺部感染似乎具有最高的播散性。与其他真菌（如曲霉或念珠菌）相比，某些毛霉目真菌（如米根霉）对先天宿主防御的敏感性降低，从而使其更难治疗，与死亡率增加相关。

当毛霉侵犯血管形成血栓或单独使用抗真菌药物治疗效果欠佳时，外科手术联合抗真菌药物治疗可以有效改善病人预后。手术疗法似乎比单独使用抗真菌药具有更好的疗效，尤其是在鼻-眶-脑感染、软组织感染或单肺叶受累情况时。对于局限于肺的孤立性毛霉病病人，可以进行叶段切除或全肺叶切除。在对病灶进行切除时，应以正常活体组织作为边缘进行切除，使组织液充满切口，便于抗炎、改善抗菌药物的接触面积。尤其对于口鼻部位的感染，对病灶进行切除能够在很大程度上降低菌丝进行播散转移的风险，但对病变已经累及中枢神经系统的疗效较差。术后应给予抗真菌治疗，否则，复发风险增加。复发的另一个风险因素是并发鼻窦受累，可作为将来复发的感染源。

即使在接受广泛（并经常截肢）外科清创术和大剂量

两性霉素B脂质体治疗的病例中，总死亡率仍然很高，在某些人群中甚至可能超过90%。与死亡率增加相关的因素包括中性粒细胞减少、感染部位和播散性感染、治疗延迟、小克银汉霉感染和老龄等。

（日照市人民院呼吸科 刘 涛 提供）

4.病例4：男，55岁。反复咳嗽、咳痰40余天。于2017-03-09入院。既往有糖尿病病史10余年，最近应用优思灵30R控制血糖，空腹血糖在8mmol/L左右。

胸部CT（2017-03-09）：右肺上叶大片实变，密度不均，中心密度低，内可见空洞形成（图7-31）。

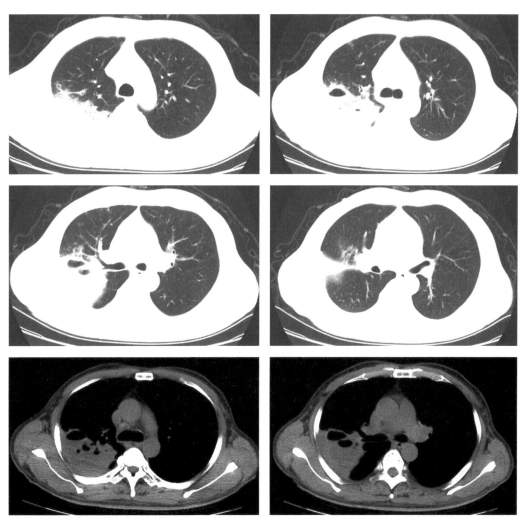

图7-31 胸部CT（2017-03-09）

【诊断】肺毛霉病。

【诊断依据】中年男性，既往有糖尿病病史，咳嗽、咳痰40余天，呈慢性过程。胸部CT示右肺上叶实变、空洞影，考虑脓肿可能。辅助检查：血常规示白细胞7.25×10⁹/L、中性粒细胞0.654、血红蛋白106g/L；降钙素原0.1ng/ml。入院后给予抗感染、化痰、控制血糖等治疗。于2017-03-13行支气管镜检查，病理：（右上肺尖后段）活检组织为小片炎变的支气管黏膜，见真菌，考虑毛霉感染。病人一般情况尚可，拒绝应用两性霉素B及其脂质体，给予泊沙康唑10ml 每日2次口服，6天自动出院。继续口服治疗2个月后复查（2017-05-19），病变较前吸收（图7-32）。6个月后复查（2018-01-14）：病变明显吸收（图7-33）。

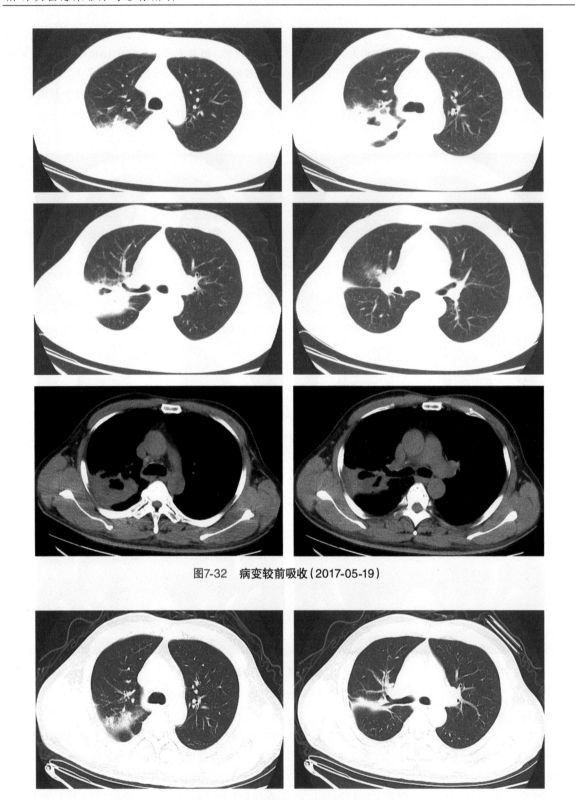

图7-32 病变较前吸收（2017-05-19）

图7-33 病变明显吸收（2018-01-14）

【分析】随着新型抗真菌药物的出现，毛霉病的最佳治疗方法仍有待于充分阐明。泊沙康唑（posaconazole）是伊曲康唑的衍生物，于2006年在FDA上市的第二代三唑类抗真菌药物。由于泊沙康唑具有良好的安全性和体外对毛霉的活性，因此是治疗毛霉病的一种有吸引力的替代方法。在当前研究中与泊沙康唑治疗相关的病人预后良好。使用泊沙康唑口服混悬液治疗更适用于具有免疫功能的无需手术切除和长期住院的肺毛霉病病人。

Tobon等2003年首次报道了临床应用泊沙康唑治疗毛

霉病。1例心、肾移植的播散性根霉感染的病人，应用总剂量达1600mg的两性霉素B和手术清创治疗无效，后应用泊沙康唑200mg，每日4次，治疗1周即有明显改善，后持续治疗6个月逐渐恢复。

Yamin等首次在英文文献中检索了所有应用泊沙康唑治疗的肺毛霉病病例。在2000—2016年发表的18篇文章中发现23例。14例为男性，7例为女性，男女比例为2∶1，2例未提及性别。平均年龄41.8岁（10～63岁）。以恶性血液病为基础的病人共14例（60.8%），器官移植6例（26%），未控制糖尿病3例（13%）。2例病人（8.7%）感染了艾滋病毒，1例病人（4.34%）患有狼疮性肾炎，1例病人（4.34%）患有甲巯咪唑引起的中性粒细胞减少症，1例病人（4.34%）没有已知的潜在疾病（注：病人可能有1种以上的潜在疾病）。在23例病人中，有12例在接受预防性抗真菌药物治疗时发生了毛霉感染（10例恶性肿瘤病人和2例器官移植病人）。大多数病人（70%）仅接受药物治疗，30%的病人接受了药物和手术的联合治疗，没有人单独接受手术治疗。所有23例病人均接受口服泊沙康唑治疗，这是其医疗方案的一部分。泊沙康唑的剂量范围为600～800mg/d，治疗时间为2周（因病人死亡）至7个月。口服泊沙康唑的生物利用度较差，但如果与高脂饮食一起服用，生物利用度将提高400%。在一名病人中，高脂饮食和每天2次使用2mg洛哌丁胺（即易蒙停，用于治疗与化疗有关的腹泻）使泊沙康唑水平从262ng/ml升高到708ng/ml。82%的病人联合使用两性霉素B脂质体和8.7%的病人联合使用棘白菌素。两性霉素B脂质体静脉注射剂量为5～10mg/kg，持续时间为1周至3个月。停药的主要原因是发生或避免发生急性肾损伤。如果认为抗真菌药物治疗不足以控制疾病，则进行外科治疗，主要包括局部清创加楔形切除或肺叶切除。23例病人总生存率为52.1%（12例存活），单药治疗组（生存率31.2%）与联合手术治疗组（生存率100%）的生存率有较大差距。恶性肿瘤病人的生存率最低，为42.85%。

Jeong等对2000年1月—2017年1月发表的18岁以上病人的毛霉病病例进行了鉴定，系统地评价了毛霉病的现代治疗和预后。在确定的3619篇文章中，有600篇（851例个案）被纳入综述。在851例病人中，785例有抗真菌药物治疗细节。静脉注射两性霉素B制剂仍然是最常用的一线抗真菌药物（96.8%，760/785），88.2%（670/760）为单一治疗，11.8%（90/760）为联合抗真菌治疗。泊沙康唑口服混悬液单药治疗11例，并分别对39例和25例进行了维持或挽救治疗。在接受泊沙康唑口服混悬液单药治疗的11例病人中，有1例患有播散性疾病的病人死亡。同样，在泊沙康唑口服混悬液维持治疗期间仅报告了1例复发感染。伊曲康唑胶囊单药治疗（10例）主要用于未接受任何免疫抑制治疗的病人的皮肤毛霉病。90天全因死亡率为41.0%（349/851）。与静脉注射两性霉素B或两性霉素B脂质体相比，联合抗真菌药物的初始治疗并没有降低90天死亡率。与单用抗真菌药物治疗相比，联合手术和抗真菌药物治疗的90天死亡率显著降低。研究结果表明，一线抗真菌药物仍然是一个急待解决的问题。虽然手术是提高生存率的基础，但联合抗真菌药物治疗或泊沙康唑单药治疗的临床应用尚需进一步研究。

5.病例5：女，54岁。咳嗽、咳痰3个月余。病人3个月前无明显诱因出现咳嗽，间断咳黄褐色痰，伴胸闷、憋气、乏力。就诊于当地医院，行胸部CT检查诊断为肺部感染、2型糖尿病，给予抗炎、降血糖对症治疗，后因血糖控制不佳，曾出现糖尿病酮症酸中毒，因昏迷入住ICU，给予降血糖、补液对症治疗后好转。病人肺部病灶经抗感染治疗后一度好转，后出现肺不张，先后多次给予气管镜检查，发现可疑真菌菌丝，给予伏立康唑等药物治疗，病人仍有咳嗽、胸闷，复查胸部CT未见好转。为求进一步诊治于2018-05-25入院。病来饮食睡眠稍差，体重下降约10kg。既往有糖尿病史9年余，应用二甲双胍等药物控制。查体：T 36.7℃，P 96次/分，R 24次/分，BP 123/83mmHg。慢性病容，表情疲惫，右肺呼吸音清，左肺呼吸音稍低。辅助检查（2018-05-26）：血常规示白细胞11.48×10^9/L、中性粒细胞0.08、血红蛋白110g/L；红细胞沉降率92mm/h；血糖8.08mmol/L。

胸部CT（2018-05-28）：左肺上叶肺门处见不规则软组织密度影，内见不规则空洞，洞内壁欠光整，远端见斑点、索条样密度增高影，边缘模糊，增强后实性部分呈明显不均匀性强化，内见强化不明显的低密度区。左主支气管及左肺上叶支气管管壁增厚，管腔狭窄，远端闭塞（图7-34）。

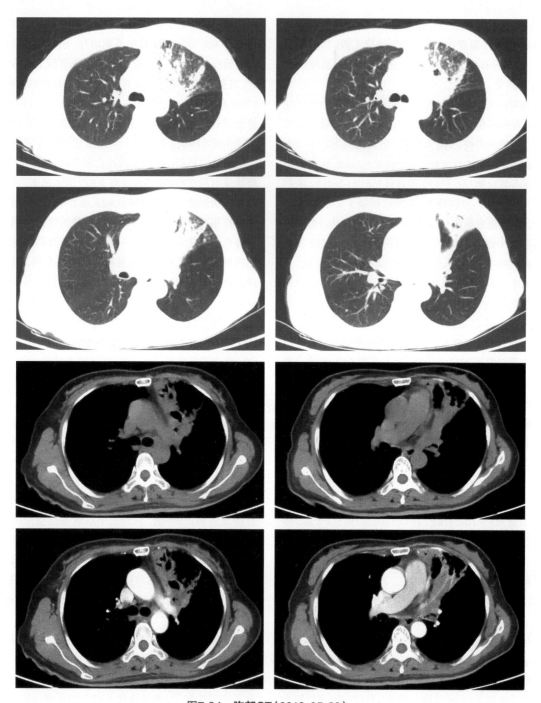

图7-34 胸部CT（2018-05-28）

【诊断】肺毛霉病。

【诊断依据】中年女性，有糖尿病和糖尿病酮症酸中毒病史，病史较长，有咳嗽、咳痰症状，胸部CT示左肺上叶实变、空洞影，考虑慢性、化脓性感染性疾病。多次气管镜检查发现可疑真菌菌丝，结合病史和影像学表现，首先考虑曲霉或毛霉感染可能，但伏立康唑抗真菌治疗疗效差，不支持曲霉，更符合肺毛霉病可能。入院后给予两性霉素脂质体等药物抗毛霉及对症治疗，病情一度平稳。2018-05-31行气管镜检查，见左主支气管远端黏膜瘢痕，管腔明显狭窄，直

径5.9mm，气管镜难以进入，且见黄白色条形坏死物游离管腔。给予钳除，刷检查真菌培养、一般细菌培养。给予直径10mm球囊扩张左主支气管远端（压力4、5大气压，时间30秒），管腔扩大，气管镜勉强进入，观察上叶开口被新生物阻塞，新生物表面有坏死附着，下叶各支段管腔通畅。给予活检钳钳取坏死物时出现大出血，给予氩气刀烧灼止血。病理：送检"左上叶坏死物""左上叶组织"查见大片坏死的软骨、坏死及真菌菌丝，倾向毛霉。病人病情平稳，复查胸部CT（2018-06-19）：左肺上叶不张（图7-35），好转出院。

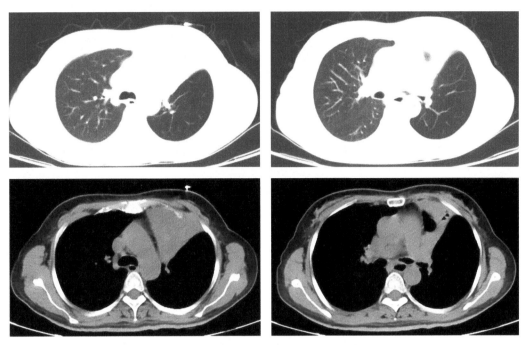

图7-35 左肺上叶不张 (2018-06-19)

【分析】毛霉在自然界中无处不在,主要分布于土壤及腐败的食物中,生长迅速,易形成大量孢子进入呼吸道,但其毒力很弱,机体又对其有很强的免疫力,所以毛霉病的发病率很低。毛霉感染的高危人群主要为:免疫抑制人群,如中性粒细胞计数值减少、使用皮质类固醇、患恶性血液病及其进行实体器官移植的病人;糖尿病病人,尤其是伴有酮症酸中毒者;铁超负荷且使用去铁胺治疗者;因创伤、烧伤或中暑致皮肤损伤的病人;进行造血干细胞移植治疗者;其他如经静脉吸毒、艾滋病病人等。高糖及酸性环境有利于毛霉的生长繁殖,因此糖尿病酸中毒病人吸入毛霉孢子很容易进展为肺毛霉病。

毛霉具有极强的组织穿透能力,浸润、血栓形成和坏死是毛霉目真菌的特征性改变,多急性或亚急性起病,临床表现为咳嗽、胸痛、呼吸困难及咯血等症状。影像学表现为进行性、均质性肺叶或肺段的实变,也可表现为单个或多发性肺结节或肿块,上叶病变多见,其次为下叶。超过40%的病例出现空洞,也可出现肺不张、胸腔积液和纵隔淋巴结肿大。有研究显示,糖尿病病人毛霉感染更倾向于支气管的管腔内病变。本例临床、实验室检查及肺部影像学均符合毛霉感染。肺毛霉病在少数情况下亦可表现为慢性过程,特别是在糖尿病病人中,易和肺结核混淆,本例既是如此。

肺毛霉病缺乏特异性的症状和体征,很难与其他真菌感染(如曲霉)区分开。与侵袭性曲霉病不同,毛霉的诊断缺乏经过验证的生物标志物。毛霉是快速生长的真菌,但是培养物的产量很低,可能是由于标本的积极加工或先前的抗真菌药物治疗所致。因此,肺毛霉病的诊断比其他真菌感染更难,组织病理学比培养更敏感。标本的直接显微镜检查是很重要的诊断手段,因为它可以区分病原体和污染物。在发达国家和发展中国家,糖尿病的发病率都在上升,因此要提高对肺毛霉病的认识。

肺毛霉病影像缺乏特异性,应与下列病变相鉴别:①结核空洞。一般好发于上叶尖后段或下叶背段,多为薄壁空洞,进展相对缓慢,常伴有卫星灶;肺毛霉病空洞无好发位置,多为厚壁,进展快,易有肺动脉栓塞形成。②癌性空洞。多为偏心空洞,常有壁结节,外壁分叶明显和短毛刺多,易伴肺门、纵隔淋巴结肿大;肺毛霉病空洞易多发,内壁多数光滑,且外壁可有长毛刺,短毛刺极少见。③肺曲霉病。多为薄壁空洞,伴有曲霉球者易鉴别。

6.病例6:男,62岁。胸闷、乏力10个月余,发热1天。病人10个月前出现胸闷、乏力,症状逐渐加重,5个月前医院就诊,血常规发现幼稚细胞,骨髓穿刺诊断为MDS转急性髓细胞白血病,给予地西他滨、阿柔比星、阿糖胞苷等化疗,1天前无明显诱因出现发热,于2016-08-05入院诊治。查体:T 38.3℃,双肺呼吸音粗,右上呼吸音偏低。辅助检查:血常规示白细胞1.00×10^9/L、中性粒细胞0.341、Hb 65.0g/L、PLT 22×10^9/L;C反应蛋白>160mg/L;红细胞沉降率60mm/h;血气分析:pH 7.44、PO_2 77.1mmHg、PCO_2 35.7mmHg、SaO_2 96.4%;血D-二聚体1060μg/L;PCT 0.35ng/ml;血肺炎支原体、衣原体抗体、结核抗体阴性;多次痰培养阴性,痰找抗酸杆菌阴性;血隐球菌荚膜抗原阴性。

胸部CT(2016-08-05):右肺中叶外侧段胸膜下楔形影,右肺中叶内侧段斑片、实变影,内见支气管充气征(图7-36)。

胸部CT(2016-08-11):右肺上叶多发团块影,中叶内侧段病变较前增大,呈反晕征表现(图7-37)。

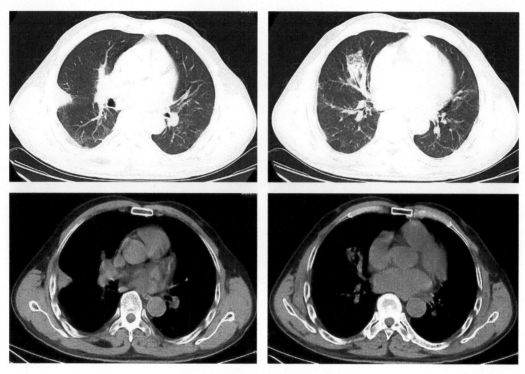

图7-36 胸部CT(2016-08-05)

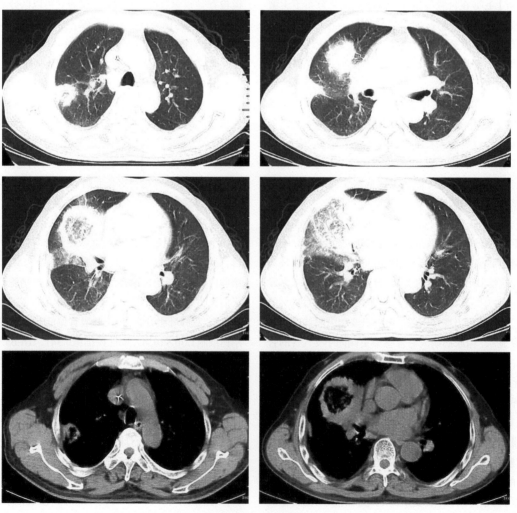

图7-37 胸部CT(2016-08-11)

【诊断】肺毛霉病。

【诊断依据】老年男性，有急性髓系白血病化疗病史。1天前出现发热，胸部CT示右肺中叶外侧段胸膜下楔形影，尖端指向肺门，右肺中叶内侧段斑片、实变影。6天后右肺上叶出现新发病变，为多发团块、空洞影，周围可见晕征，楔形影变化不大，不除外肺梗死可能，中叶内侧段病变呈反晕征表现，结合病史和影像学典型表现，首先考虑毛霉感染可能。病人行纤维支气管镜检查，右肺中叶内侧段内支（B5b）活检和刷检，ROSE细胞学染色示毛霉（图7-38），病理见少量退变的真菌菌丝，考虑毛霉可能（图7-39）。特染：PAS（＋），PASM（＋）。组织培养亦为毛霉（图7-40，图7-41）。泊沙康唑联合两性霉素B脂质体治疗8周后病变吸收明显（图7-42）。

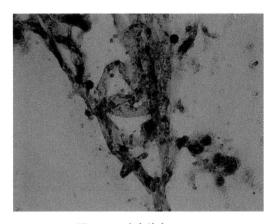

图7-38　迪夫染色200×

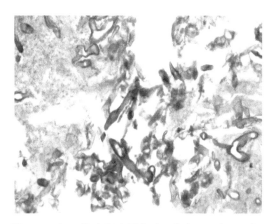

图7-39　坏死物内见大量粗大、中空、无分隔、直角分支的毛霉菌丝

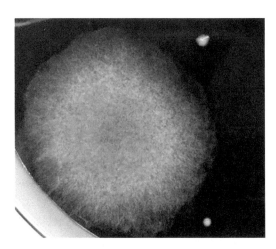

图7-40　培养第3天，生长迅速，棉花糖样菌落

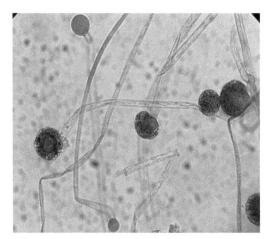

图7-41　棉蓝染色，孢子囊梗发自匍匐菌丝，无假根，孢子囊球形

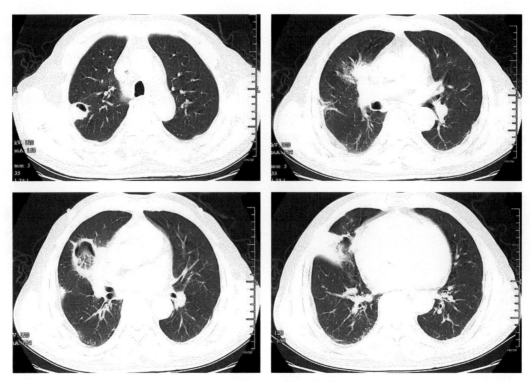

图7-42 治疗8周后病变较前吸收

【分析】密集化疗和干细胞移植已大大改善了血液系统恶性肿瘤病人的预后。尽管近年来在血液恶性肿瘤领域取得了一些进展，如早期诊断的非侵袭性生物标志物、影像学筛查和新型抗真菌药物的广泛应用，侵袭性真菌感染（IFI）仍然是急性髓系白血病（AML）病人发病和死亡的主要原因。关于亚洲的IFI流行病学的数据很少，特别是在亚热带或热带地区，这些地区的环境特别适合真菌生长。2015年，一项为期2年的观察研究确定，亚洲8个国家/地区血液病病人中IFI的流行病学与西方中心相似，30天总死亡率为22.1%。然而，病人群体并不包括高危人群。

Lien等回顾性研究了2008年11月—2014年12月中国台湾某医院血液病房新诊断的105例AML病人接受第一次诱导化疗而未进行抗真菌预防治疗的IFI发病率和危险因素。在整个研究期间，80%的AML病人的治疗方案是相似的。21例确诊或临床诊断的IFI中16例（76%）为侵袭性曲霉病，2例（10%）为毛霉病，3例（14%）为酵母菌感染。在6年的研究期间，已确诊或临床诊断的IFI的发生率为20%。结合拟诊病例，IFI的发生率上升到33%。与其他研究相比，该IFI的发生率超过了西方国家报道的发生率，其原因与接受诱导化疗的AML病人没有使用抗真菌药物预防治疗有关。肺是最常见的受累部位（16例，76%），2例病人（10%）发展为真菌性鼻窦炎。IFI病例多为男性。在多变量分析中，持续>30天的中性粒细胞减少病人与IFI发生相关。另外，吸烟和化疗期间接受肠外营养的病人与IFI显著相关。烟草中存在曲霉孢子，燃烧被污染的烟草会导致孢子释放，从而进一步增加免疫缺陷病人对曲霉的暴露。此外，吸烟可以导致免疫细胞损

伤和细胞内信号激活失败，从而对肺泡巨噬细胞、树突状细胞、自然杀伤细胞和中性粒细胞的免疫保护系统具有抑制作用。意大利学者的一项研究显示，在新诊断的AML成人病人中，第一个疗程化疗后30天内，住院前暴露于真菌来源与IFI发生之间存在密切联系。在该研究中，发现IFI与环境因素（包括工作、爱好和最近的房屋装修）之间存在显著关联。中国台湾潮湿和温暖的气候有利于真菌感染的增长，但该研究没有发现雨季和IFI之间存在任何关联。对于所有国家/地区，IFI的当地流行病学信息极为重要，因为AML病人的感染控制实践因医院而异。

（杭州市第一人民医院呼吸科 叶 健 提供）

7.病例7：男，31岁。2013-03-29确诊急性髓系白血病（AML-M2），IA方案诱导1个疗程达PR，MA方案再诱导1个疗程达CR，之后给予MA、中剂量Ara-C方案巩固强化各疗程。2013-09-27行异基因造血干细胞移植（HLA全相合同胞姐姐）。本次因转氨酶升高、黄疸、乏力、干咳伴低热于2014-05-28入院（移植后8个月）。查体：巩膜皮肤轻度黄染，体温37.2～37.4℃。辅助检查：血生化示ALT 393U/L、AST 322U/L、TBIL 46.8μmol/L、DBIL 29.3μmol/L；G、GM试验阴性；腹部超声未见异常；骨穿检查：MRD阴性；胸部CT正常。入院诊断：肝脏慢性移植物抗宿主病（cGVHD），给予免疫抑制治疗（甲泼尼龙琥珀酸钠、环孢素、硫唑嘌呤）和保肝退黄等治疗，治疗期间ALT 1630U/L、TBIL 172μmol/L、DBIL 98.6μmol/L。2013-06-16（免疫抑制治疗2周）病人仍偶有干咳，查体：未闻及干、湿啰音。辅助检查：血常规示白细胞10.04×10⁹/

L、HGB 129g/L、PLT 162×10⁹/L；血生化：ALT 313U/L、TBIL 55.8μmol/L、SCRP 4ng/L；痰培养：嗜麦芽窄食单胞菌，烟曲霉；TB-SPOT、G试验、GM试验检查阴性，给予口服伊曲康唑预防性抗真菌治疗。2014-06-20晚（免疫治疗3周）病人再次发热，体温最高38.2℃，咳铁锈色痰，行胸部CT（2014-06-21）检查示左肺上、下叶空洞样病变，周围可见磨玻璃影。考虑肺部真菌感染，给予泊沙康唑治疗。2014-06-24日病人咳血痰，给予泊沙康唑联合两性霉素

B脂质体治疗。2014-06-25晨起7时较频繁咯血，急行胸部CT检查示病变进一步坏死。给予蛇毒血凝酶、酚磺乙胺、垂体后叶素等止血治疗，13时咯血停止，共咯鲜血和团块500～600ml。14时查体：左肺呼吸音消失（考虑血块堵塞左支气管），生命体征尚平稳。

胸部CT（2014-06-21）：左肺上、下叶空洞样病变（图7-43）。

胸部CT（2014-06-25）：病变进一步坏死（图7-44）。

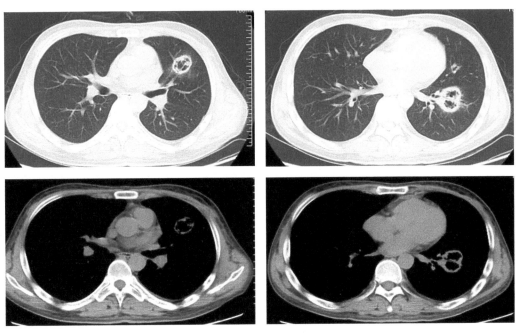

图7-43 胸部CT（2014-06-21）

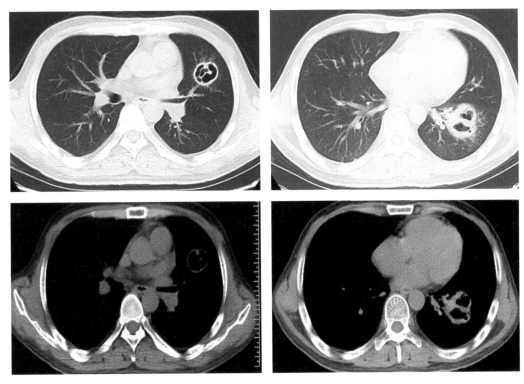

图7-44 胸部CT（2014-06-25）

【诊断】肺毛霉病。

【诊断依据】青年男性，有急性髓系白血病化疗、干细胞移植和免疫抑制治疗病史。治疗期间出现发热、咳铁锈色痰症状，胸部CT示左肺上、下叶病变，病灶中心见网格影，粗细不均，壁较厚，考虑为反晕征，病变周围见磨玻璃影，考虑为晕征，不除外出血可能，结合病史和影像学典型晕征和反晕征表现，首先考虑毛霉感染可能。病人应用泊沙康唑联合两性霉素B脂质体抗感染治疗症状仍逐渐加重，出现血痰和咯血，复查胸部CT见病变进一步坏死，可见粗大分隔，符合毛霉病变易血管侵袭，进展迅速，并最终进展为空洞的特点。肺毛霉病能够使肺血管内血栓形成

以及组织坏死，极易阻塞局部血管和支气管，从而导致抗真菌药物在病变部位的通透性降低，单用药物往往效果不佳，本例即出现上述情况，故行胸腔镜下左肺上叶舌段和下叶切除术，病理：（左肺上叶舌段及左肺下叶）均为肉芽肿性炎伴液化性坏死，空腔形成，坏死空腔开放性，大小分别为2.5cm×2cm×1.8cm、4.0cm×3.0cm×2.5cm，与支气管腔相通，腔内含炎性坏死物，可见较粗大的真菌菌丝（PAS染色＋），空腔外肉芽肿结节较小，异物巨细胞较多，有较多的淋巴单核细胞及中性粒细胞浸润，并可见少量嗜酸性粒细胞，符合肺毛霉病（图7-45～图7-48）。标本培养：根霉。

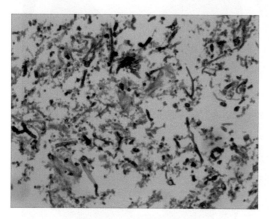

图7-45　HE染色，×10

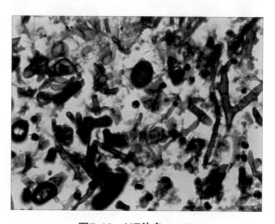

图7-46　HE染色，×40

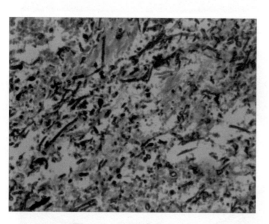

图7-47　PAS染色，×10

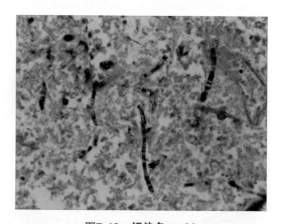

图7-48　银染色，×20

【分析】在血液系统恶性肿瘤病人中，关键的危险因素已经被确定。在Retrozygo研究中，危险因素包括中性粒细胞减少（80%），其次是激素（26%）、造血干细胞移植（24%）、糖尿病（18%）和移植物抗宿主病（10%）。以急性髓系白血病（34%）为主，其次为淋巴瘤（30%）、急性淋巴细胞白血病（20%）及其他恶性肿瘤（16%）。Lewis等对2000—2012年在德克萨斯州休斯顿MD安德森癌症中心诊断为肺毛霉病的所有血液系统恶性肿瘤病人进行了回顾性分析。在75例肺毛霉病中，43例（57%）有活动性血液系统

恶性肿瘤，30例（40%）有急性髓系白血病或骨髓增生异常综合征，36例（48%）为HSCT受者，23例（31%）诊断为糖尿病，中性粒细胞减少、单核细胞减少和严重淋巴细胞减少分别为43例（57%）、39例（52%）和34例（45%）。伏立康唑是一种抗曲霉的有效药物，但不抗毛霉，在本研究中54%的病例出现了突破性感染。

异基因造血干细胞移植（allo-HSCT）后的病人，由于移植后免疫力尚未重建，同时长期使用免疫抑制剂预防移植物抗宿主病（GVHD），致使其成为侵袭性真菌病的高发

人群。国外一项多中心研究报道，allo-HSCT术后侵袭性念珠菌病病人诊断后12周内病死率高达49%，侵袭性曲霉菌病人病死率为35%～67%。

成人HSCT毛霉病的发病率高达1.5%。对于HSCT受者，已描述了双峰危险期：中性粒细胞减少前植入期和植入后合并GVHD的阶段。已发现许多毛霉病的危险因素，反映了这种双峰感染分布起病，包括供体不匹配或无关的供体，移植后中性粒细胞减少的时间延长，以及GVHD的治疗，尤其是糖皮质激素的暴露。有报道指出，法国48%的allo-HSCT后的毛霉感染者伴有糖尿病，另有报道其致死率可达78%～100%。糖尿病病人最常见鼻-眶-脑型毛霉病，而血液病病人最常见肺型毛霉病，鼻-眶-脑型毛霉病次之，本例符合。

在血液系统恶性肿瘤病人中，毛霉病最常影响肺（58%～81%）。Chamilos等对血液系统恶性肿瘤病人进行的为期15年的单中心尸检研究表明，经尸检证实的毛霉病病例的发生率显著增加了3倍，从0.9%增加到3%。当血液系统疾病病人出现肺毛霉病时，结果通常是致命的。Chamilos等对70例合并毛霉病的血液系统恶性肿瘤病人的另一项研究显示，将两性霉素B治疗推迟到确诊后6天以上，导致12周时死亡率增加了2倍（83% vs 49%）。Kontoyiannis等描述了相似的结果，与第3天后开始治疗的病人相比（0.32），第3天开始接受AmB治疗的病人具有更高的生存率（0.72）。在Chamilos等的研究中，诊断出毛霉感染时的活动性恶性肿瘤和单核细胞减少症也与不良预后相关，而基于泊沙康唑的抢救治疗和中性粒细胞恢复则预示良好的预后。Lewis等对70例合并毛霉病的血液系统恶性肿瘤病人的研究显示，肺毛霉病诊断时APACHE Ⅱ评分、严重的淋巴细胞减少和严重的乳酸脱氢酶水平是28天内疾病快速进展和死亡的独立标志。手术/药物联合治疗可能比单独的药物治疗提供更好的生存结果。

早期诊断和及时治疗是减少毛霉病死亡率的关键。allo-HSCT期间常使用的预防真菌感染的药物（伊曲康唑、伏立康唑）对毛霉感染无效。应加强毛霉病高危因素的病人allo-HSCT的初级预防，减少移植过程中或移植后细胞重建期的毛霉感染风险。由于毛霉侵袭性生长、侵犯并破坏血管，形成血栓致血管阻塞，导致组织坏死，使药物难以渗入病灶。及时尽早地手术清创治疗是控制病灶扩散、减少死亡率的关键，CT、MRI等影像学表现可为手术切除范围提供参考。术中需尽可能地清除坏死病灶，必要时需要反复地手术清除，以减少毛霉向邻近组织扩散，术后必须长期联合抗真菌药物治疗。

有研究表明，高压氧、细胞因子、铁螯合剂等治疗可增加中性粒细胞、巨噬细胞对毛霉的吞噬或减少毛霉生长所需的铁元素而抑制毛霉生长，从而有助于改善毛霉病预后，但目前缺乏足够的数据支持。

（解放军307医院放射科 乔鹏岗 提供）

8.病史8：男，66岁。咳嗽、咳痰、胸闷、心悸20天，加重6天。病人入院前20天劳累及受凉后出现咳嗽、咳少量白痰，活动后感胸闷、心悸、气促，并出现双下肢水肿。就诊于当地卫生院，给予输液治疗（具体用药不详），症状无改善。13天前外院X线胸片示右上肺炎，给予"阿奇霉素、左氧氟沙星"等口服药物治疗，症状稍有减轻。11天前受凉后出现畏冷、发热（具体温度不详），咳少许白色黏痰，胸闷、心悸、气促加重，再次外院就诊，胸部CT检查示：右上肺炎，并收入院。入院后完善相关检查，血常规：白细胞10.1×10⁹/L、PLT 98.0×10⁹/L；监测血糖最高达13.8mmol/L。双下肢彩超示：双下肢动脉粥样硬化伴斑块形成、右下肢深静脉血栓形成、左下肢静脉未见明显异常。给予抗感染、化痰止咳、改善循环、营养心肌、抗凝、调脂、降血糖等治疗，症状曾明显改善。6天前病人因用力解大便后突发胸闷、心悸、气促、气喘、呼吸困难，平卧时症状仍明显，考虑右下肢深静脉血栓脱落引起肺栓塞可能，行胸部CT示：右上肺炎症较前加重，同时出现双侧胸腔积液。辅助检查：D-二聚体3.1ng/ml；C反应蛋白252.0mg/L；红细胞沉降率104.0mm/h；血生化：尿素2.7mmol/L、肌酐38μmol/L、葡萄糖5.8mmol/L、总蛋白60g/L、白蛋白25g/L、丙氨酸转氨酶94U/L、碱性磷酸酶294U/L、谷草转氨酶283U/L、胆碱酯酶2290U/L。心脏彩超提示冠心病、三尖瓣反流、肺动脉压增高、左心室舒张功能降低。加强抗凝、改善循环等处理，于2008-08-26转入上级医院。既往高血压病史2年，未规律服药，有"皮肤病"史数十年，外院按"牛皮癣"治疗，平时不规律服用激素治疗。

胸部CT（2008-08-27）：双肺多发空洞影，增强扫描可见持续强化，双侧肺动脉主干及其分支内多发充盈缺损影，双侧胸腔积液（图7-49）。

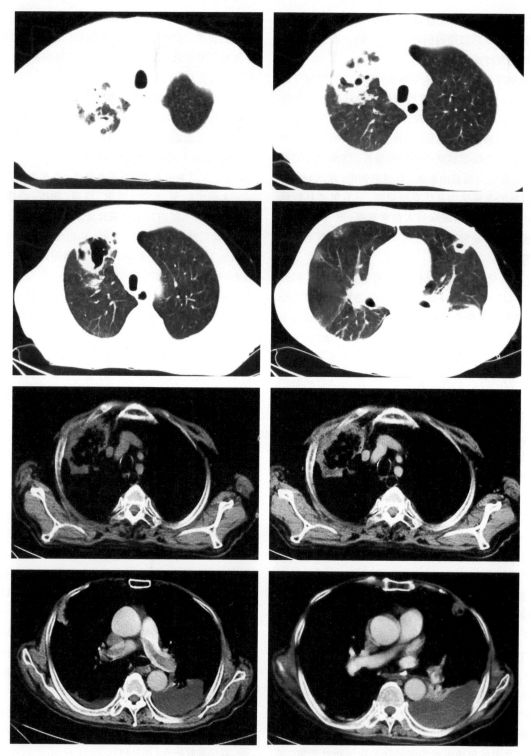

图7-49　胸部CT（2008-08-27）

【诊断】肺毛霉病；肺栓塞。

【诊断依据】病人既往有口服激素史，血糖高，呼吸系统症状明显，抗生素治疗无效。胸部CT示双肺多发空洞影，右肺上叶磨玻璃样密度影。左、右肺动脉可见明显"骑跨"的充盈缺损，支持肺栓塞诊断。空洞多发，内壁形态不一，多数内壁光滑，大空洞内可见坏死后残留物。结核和隐球菌空洞多光滑，粗大分隔少见，影像不支持；空洞内无明显液平，可除外金葡菌感染。侵袭性肺真菌病可见细小丝状坏死物，本例病变内可见粗大分隔，可除外曲霉感染。结合病人栓塞明显，首先考虑肺毛霉病诊断。病人右肺穿刺活检标本示：送检为坏死渗出组织，PAS、PAM染色可见大小不等真菌菌丝，抗酸染色阴性，符合毛霉感染。给予两性霉素B脂质体治疗（总用量1366mg），1个月后复查CT（2008-10-10）动脉血栓消失，病变较前明显吸收（图7-50）。

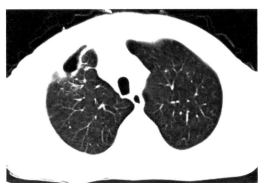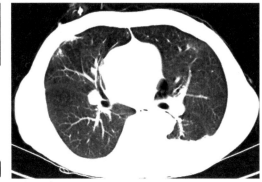

图7-50　动脉血栓消失，病变较前明显吸收（2008-10-10）

【分析】免疫功能低下、肺部多发不规则团块影或多发厚壁空洞影的病人，除考虑肺结核、肺隐球菌病、肺曲霉病外，肺毛霉病也应作为诊断与鉴别诊断疾病之一。肺毛霉病空洞多发，多为厚壁，空洞外壁可不规整，内壁多光滑，增强扫描，病灶内部易出现坏死液化，出现不均匀强化或欠规则环形强化，实性部分通常强化明显，且以延迟强化为主。

毛霉对血管具有特殊的亲和力，大多直接侵犯大、小动脉，破坏了血管内膜的完整性，利于血小板黏附、聚集，促进了血栓的形成，引起组织梗死出血和炎症，或者由于快速生长的霉菌本身堵塞小动脉，引起组织循环障碍。Ben-Ami等描述了1990—2007年20例接受尸检或肺活检的肺毛霉病癌症病人的组织病理学特征，19例（95%）有恶性血液病。他们观察到血管浸润（100%）、出血性坏死（90%）、凝固性坏死（85%）和肺泡内出血（85%）的发生率较高，而炎症浸润的发生频率较低（30%）。在中性粒细胞减少、非中性粒细胞减少和异基因造血干细胞移植（HSCT）病人中发现了一些组织病理学差异，揭示了潜在疾病对毛霉病病理生理学的影响。与非中性粒细胞减少病人相比，中性粒细胞减少病人有更广泛的血管侵犯（77% vs 29%）。HSCT受者均患有移植物抗宿主病，其炎性细胞浸润比非HSCT病人多（分别为67%和14%），但肺泡内出血较少（分别为50%和100%）。

肺内磨玻璃样密度影也是肺毛霉病较常见的表现之一，有肾移植、糖尿病等基础疾病病人磨玻璃影更为常见，双肺纹理增多、增粗明显，小叶间隔线增厚通常较明显。毛霉容易侵袭肺外组织，如横膈、胸壁和胸膜，可伴有双侧或单侧少量胸腔积液。

毛霉的危险因素很多，如糖尿病、尿毒症、器官移植、血液病、癌症、COPD、类固醇激素、免疫抑制剂或大量抗生素等均能诱发。毛霉侵犯支气管，可出现声嘶；当毛霉侵犯血管时，可形成肺动脉栓塞、肺梗死、肺动脉瘤及假性血管瘤，病变进展迅速，如不治疗，多数死于大咯血。

毛霉预后与基础病变密切相关，恶性血液病、粒细胞缺乏病人肺毛霉病进展快，预后差，病死率高达75%；而糖尿病病人合并肺毛霉病则症状相对较轻，预后相对较好。积极控制血糖，合理规范应用抗菌药物，早期诊断、早期应用两性霉素B治疗是提高糖尿病合并肺毛霉病治愈率的关键。

9.病例9：男，39岁。肾移植术后6个月，发热、咳嗽伴气促4天。病人2009年2月因"慢性肾小球肾炎，尿毒症"行肾移植术。术后应用他克莫司＋吗替麦考酚酯＋泼尼松预防排斥反应，肾功能恢复良好。4天前无明显诱因出现发热，最高体温为39.8℃，阵发性干咳伴活动后气促，抗生素（具体不详）效果不佳，于2009-08-05入院。查体：T 39.1℃，双肺呼吸音粗，双肺底可闻及少许湿啰音，移植肾无肿大及压痛。辅助检查：血常规、肾功能正常。胸部CT（2009-08-05）示双肺多发斑片、磨玻璃影，边界模糊，以双下肺为著。给予美罗培南、利奈唑胺抗炎、更昔洛韦抗病毒、卡泊芬净抗真菌治疗；停用吗替麦考酚酯，继续口服他克莫司（2.5mg/d），静脉滴注甲泼尼龙（40mg每日2次）抗排斥反应。病人仍持续高热，气促加重。EB病毒、巨细胞病毒（-）；痰找结核菌2次、痰真菌培养6次均阴性。12天后病人体温正常，2天后复查胸部CT（2009-08-20）病变有所吸收。先后停用美罗培南、卡泊芬净、更昔洛韦和利奈唑胺，改为头孢类药物降阶梯治疗。胸部CT（2009-08-29）提示双肺多发高密度影，内含空洞及结节。

胸部CT（2009-08-05）：多发斑片、磨玻璃影，以双下肺为著（图7-51）。

胸部CT（2009-08-20）：病变局部较前吸收，局部进展（图7-52）。

胸部CT（2009-08-29）：双肺多发空洞、结节影（图7-53）。

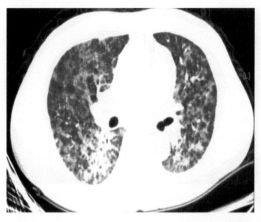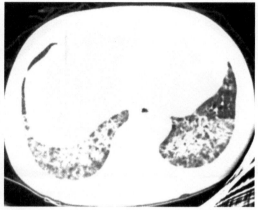

图7-51　胸部CT（2009-08-05）

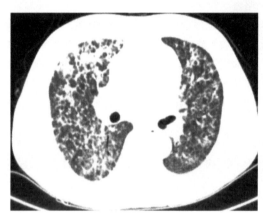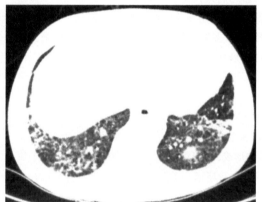

图7-52　胸部CT（2009-08-20）

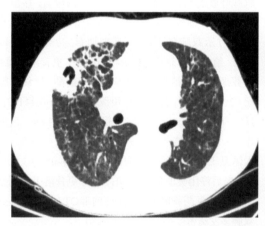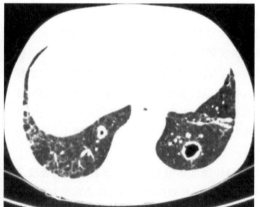

图7-53　胸部CT（2009-08-29）

【诊断】播散性毛霉病。

【诊断依据】青年男性，有肾移植史，长期服用免疫抑制剂，入院前4天突发高热，查体双肺底可闻及少许湿啰音，胸部CT示双肺多发斑片、磨玻璃影，肺部感染诊断明确。给予美罗培南、利奈唑胺、卡泊芬净等药物治疗后，病变吸收、进展交替，提示细菌、真菌混合感染可能。降阶梯

治疗后复查胸部CT示双肺多发空洞、结节影，综合临床、影像和治疗过程，首先考虑真菌感染，不除外毛霉感染可能，给予伊曲康唑口服抗真菌治疗。2009-09-08行CT引导下经皮肺穿刺术，病理诊断为毛霉感染。建议两性霉素B脂质体治疗，病人及其家属拒绝并自动出院，院外口服伊曲康唑治疗。2009-09-16胸部CT示双肺弥漫性浸润影基本

吸收，双肺可见多发薄壁空洞（图7-54）。2009-09-18无明显诱因出现无尿伴有移植肾区轻度疼痛，血肌酐430μmol/L。移植肾彩超提示移植肾肿大，输尿管轻度扩张，肾盂积水，血流2～3级，阻力指数明显升高，弓形动脉舒张期血流中断。行移植肾穿刺术，病理诊断为急性排斥反应，静脉滴注环孢素A（300mg/d，5天）及甲泼尼龙（500mg/d，3天），加强抗排斥反应治疗，并停用伊曲康唑。病人仍持续无尿，2天后血肌酐升至723μmol/L，血钾为6.5mmo/L，给予血液

透析及连续肾脏替代治疗。2009-09-22再次出现发热，痰中带血丝伴胸痛。2009-09-24胸部CT提示双肺多发空洞有所增大，周围渗出性病变较前明显增多（图7-55）。给予伊曲康唑（400mg/d）静脉滴注治疗，并规律血液透析治疗，仍持续无尿。移植肾彩色超声检查提示血流0级。2009-09-26行移植肾切除术，术后病理提示移植肾广泛血栓形成，发现肾组织内较多毛霉菌丝。病人持续高热、气促，无尿。于2009-10-01死亡。

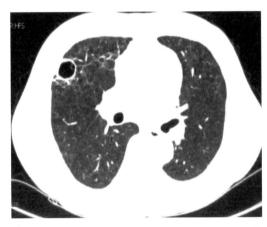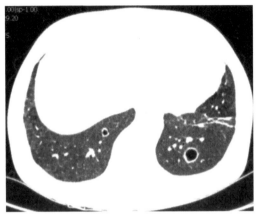

图7-54　双肺多发薄壁空洞（2009-09-16）

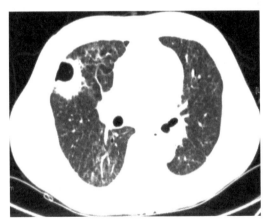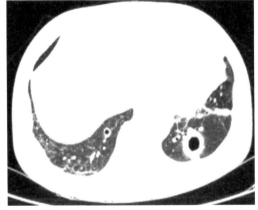

图7-55　空洞壁较前增厚（2009-09-24）

【分析】实体器官移植（SOT）受者的侵袭性真菌感染（IFI）与明显的发病率和死亡率相关。在器官移植受者中，最常见的感染发生顺序是侵袭性念珠菌病、隐球菌病和霉菌感染（主要是曲霉病和毛霉病）。毛霉病可表现急性发作，经常导致致命的血管侵袭，危及生命，尤其是在移植受者中。

IFI发生在20%的肾移植受者中。在肾移植受者中，IFI占所有感染的5%。超过80%的真菌感染发生在移植后的前2个月内，其死亡率为27%～77%。Pappas等2010

年的一项前瞻性多中心TRANSNET研究中，造血干细胞移植受者12个月的毛霉病累积发病率为0.29%，实体器官移植受者为0.07%，这比侵袭性曲霉病的平均发病率低10倍。实体器官移植受者多为肺部毛霉感染，约为39%。肾移植术后毛霉感染的发生率相对较低，早期文献报道肾移植术后病人的毛霉感染率为0.2%～1.2%，近年来在移植病人中有上升趋势，达0.4%～1.6%，可能与供肾本身感染、取肾、供肾运输保存、供肾修整及移植手术中的污染有关。本例为肺、肾感染，属播散性毛霉病，在SOT

人群中，播散的风险与感染的主要部位和移植的类型直接相关。9%～26%的病例发生播散性疾病，肝移植受者（26%～55%）发病率最高并在移植后更早发生毛霉病，其次是肺（11%～25%）、心脏（11%～20%）和肾移植受者（9%～13%）。

Song等总结了截至2015年12月在PUBMED数据库中174例肾移植后合并毛霉感染的文献报道。大多数病例（76%）为男性。主要基础疾病为糖尿病（43.1%）。病人术前合并糖尿病及术后大量免疫抑制药物引起的糖耐量异常升高是毛霉感染的高危因素。感染部位以鼻脑最常见（33.3%）。根霉最常见（59.1%）。合并毛霉感染的多器官联合移植受者病死率远高于单纯肾移植受者（75% vs 43.8%）。多器官联合移植并不是感染毛霉死亡的独立危险因素。播散性毛霉病（76.0%）和移植肾感染（55.6%）的死亡率均高于其他部位。手术清创联合两性霉素B/泊沙康唑治疗组的总生存率（70.2%）明显高于单纯抗真菌治疗组（32.4%）、单纯手术组（36.4%）和未经治疗组（0）。泊沙康唑和两性霉素B脂质体组的总生存率高于两性霉素B脱氧胆酸盐组（分别为92.3%、73.4%和47.4%）。毛霉病是肾移植受者的一种严重感染。外科清创联合抗真菌药物，特别是两性霉素B脂质体和泊沙康唑，能显著提高病人的整体生存率。

肾移植病人并发肺毛霉病与长期应用免疫抑制剂使机体免疫功能低下，同时较多合并肾性贫血长期应用铁螯合剂治疗等有关。Singh等研究发现，肾移植期间使用输尿管、延长ICU住院时间、肾衰竭和之前接触卡泊芬净或伏立康唑会增加毛霉病的风险（分别为3.17和4.41）。使用他克莫司可将患毛霉病的风险降低4倍，这可以解释为钙调磷酸酶抑制剂和三唑类抗真菌药物在体外对某些真菌感染的协同作用。肾移植者由于免疫抑制剂的长期应用使肺部感染的临床表现不典型，致病菌复杂，诊断困难。肾移植者并发肺毛霉病进展相对缓慢，易被误诊、漏诊。移植肾功能的维持需长期免疫抑制，而毛霉为条件致病菌，治疗应增强免疫，抗真菌药与免疫抑制剂之间的相互作用使得免疫抑制剂的浓度难以调控。本例即因免疫抑制诱发毛霉感染，经伊曲康唑治疗后肺部病灶有所吸收，强化免疫抑制治疗后肺部病灶再次进展并最终导致病人死亡。CT及超声对真菌感染导致移植肾组织坏死的敏感性较差，只

能判断是否存在移植肾破裂或动脉瘤形成，但从影像学结果无法判定感染，行MR检查可直观反映移植肾感染坏死的范围和程度。毛霉感染易侵及血管，本例即侵犯移植肾血管，形成血栓导致组织大片坏死，使抗真菌药很难渗透到感染部位，此时应立即行移植肾切除术，术后行抗真菌治疗。

毛霉病的总死亡率为38%～56.5%。感染的主要部位在决定预后方面起着重要作用，当播散发生时死亡率显著增加。据报道，孤立性肺部感染的死亡率为33%～60%（播散时为95%），胃肠道感染为85%～100%，皮肤感染为10%～17%（播散时为94%），鼻脑感染为31%～93.3%（传播至中枢神经系统时为98%）。毛霉病的种类也会影响治疗结果。Singh等研究发现，SOT受者合并毛霉病总的治疗成功率为60%，根霉的治疗成功率最高，其次是毛霉和横梗霉（分别为68%、59%和50%）。Almyroudis等的文献回顾发现，维持治疗的病人的死亡率与诊断前1个月内接受诱导免疫抑制或急性排斥反应治疗的病人的死亡率相当，分别为65例中的28例（43%）和50例中的29例（58%）。停止或减少免疫抑制剂与更好的生存率相关（69.5% vs 46.1%）。这反映了即使在诱导后很长一段时间内，免疫抑制的状态也可能具有相同的感染风险，这也可以解释为什么TRANSNET研究中33.3%的非曲霉感染发生在移植后2年以上。

总之，毛霉病是肾移植受者中一种罕见但严重的感染。两性霉素B脂质体治疗仍是治疗的基石，外科清创是局部疾病的重要治疗手段。尽管早期诊断和治疗，播散性毛霉病病人的移植物失活和死亡率仍然很高。

10.病例10：男，57岁。发热、咳嗽、咳痰10天，咯血2天。病人10天前无明显诱因出现咳嗽，咳痰，量少，白色黏痰，不易咳出，伴发热，体温最高38.9℃，于当地医院住院诊断"肺部感染、糖尿病"，给予"哌拉西林/他唑巴坦联合莫西沙星"抗感染治疗8天，发热好转，症状减轻出院。出院后间断咯血，鲜红色，最多一次量约100ml，间断口服药物对症处理，于2017-12-25入院诊治。既往有糖尿病病史7～8年，平时口服二甲双胍、格列本脲控制血糖，血糖控制欠佳。

胸部CT（2017-12-25）：左肺下叶反晕征，左侧胸腔积液（图7-56）。

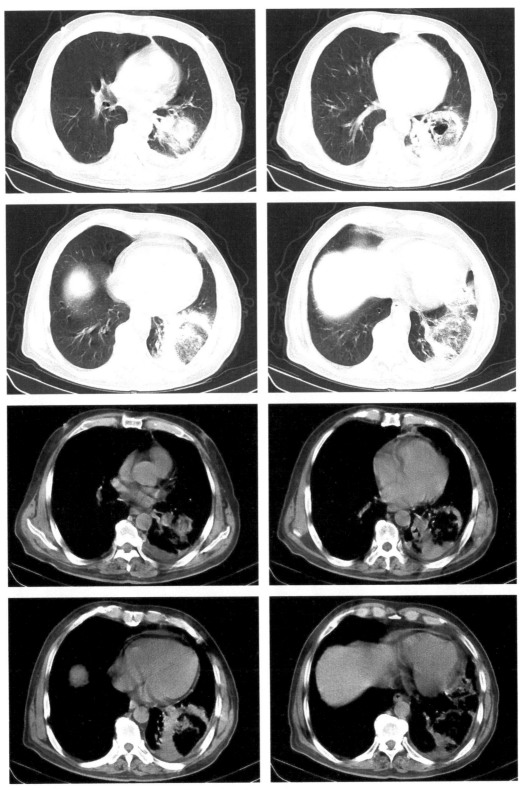

图7-56　胸部CT（2017-12-25）

【诊断】肺毛霉病。

【诊断依据】中年男性，既往有糖尿病病史，血糖控制不佳，急性起病，发热、咳嗽、咳痰，抗生素治疗后症状有所减轻，但出现咯血，胸部CT示右肺下叶病变，反晕征为主，同侧胸腔积液，以上特点支持肺毛霉病诊断。行气管镜检查示左肺下叶基底段管腔狭窄，坏死物覆盖整个管腔。病理：（左肺下叶基底段开口）肺毛霉病。给予两性霉素B脂质体治疗，3个月后复查胸部CT（2018-03-26）：病变较前吸收（图7-57）。继续治疗4个月（2018-07-22），病变明显吸收（图7-58）。

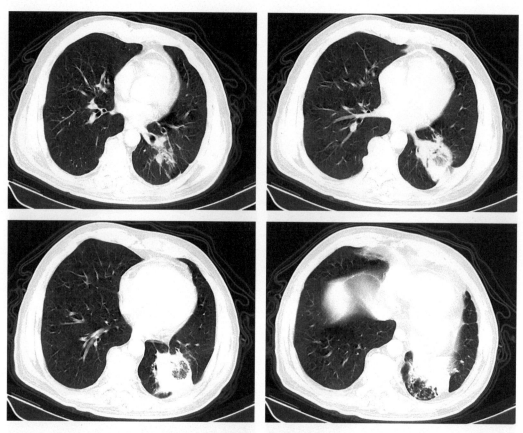

图7-57　病变较前吸收（2018-03-26）

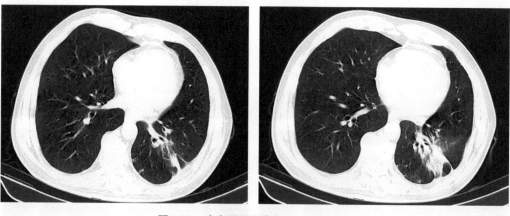

图7-58　病变明显吸收（2018-07-22）

【分析】毛霉感染只有通过病原学及组织病理学明确诊断。气管镜下检查及活检是确诊肺毛霉病的重要手段，镜下常见表现有黏膜红斑、肉芽组织增生、凝胶状或黏液状分泌物、管腔狭窄或阻塞、真菌性或息肉状肿块、坏死假膜和黏膜溃疡等，难以与支气管结核相鉴别。肺毛霉病病人中有1/3发现支气管内病变。Lee等回顾了1970—2000年英文文献报道的局部肺毛霉病病例。在40例病例中，有34例（97%）患有各种可见的支气管内疾病，即狭窄（24%）、黏膜红斑（18%）、气道阻塞（12%）、黏液样分泌物（12%）、息肉样肿块（12%）和肉芽组织（9%）。在这些

支气管内受累病人中，85%的病人主要的潜在疾病是糖尿病。糖尿病病人肺毛霉病更倾向于支气管的管腔内病变，对于肺部合并气管腔内病变的侵袭性肺毛霉病，可考虑镜下治疗清除肉芽及坏死。

如果支气管内受累，大支气管主要受到影响，死亡率高。支气管内毛霉病（endobronchial mucormycosis，EBM）病人主要表现为呼吸困难和咯血。EBM有时会导致主要气道阻塞，导致肺萎陷或主要肺血管侵入，从而导致致命性咯血。在支气管镜检查中，该病变通常表现为块状或灰白色的纤维状栓塞阻塞支气管。EBM的其他表现是黏膜脱落、颗粒状病

变、溃疡、狭窄和伪膜形成。此外，在这些病人中，肺毛霉病的病程倾向于更亚急性和进展缓慢。该例最初表现类似于对细菌治疗有部分反应的急性细菌性肺部感染，随后表现出EBM的常见特征——咯血。继发性细菌感染可能会改变肺毛霉病的临床和影像学表现，从而进一步延迟诊断。

气管支气管毛霉病（Tracheobronchial mucormycosis，TM）是一种罕见但严重的肺部毛霉病形式，其中真菌感染完全或主要限于气管支气管树。1876年描述了第1例肺毛霉病，1958年报道了其支气管内形态。由于病原体侵入气道和肺门血管而引起严重的并发症，可导致肺不张、脓肿形成和出血。病原体还可以导致气道壁和肺门血管浸润，并伴有梗死或严重咯血。相反，很少报道支气管结构的主要累及。He等对该院确诊的12例TM和48例先前英文文献中报道的病例进行回顾性研究。根霉是最常见感染物种（66.7%），上叶（占病例的51%）为好发部位。阻塞性性坏死和黏膜坏死是最常见的病理形式（分别为40%和34.5%）。最常见的症状是发热（59.3%）、咳嗽（59.3%）、呼吸困难（40.7%）和咯血（30.5%）。95%的病人患有免疫抑制疾病，糖尿病（66.7%）、糖尿病酮症酸中毒（21.7%）、糖皮质激素治疗（20%）和肾功能不全（18.3%）是最常见的诱发因素。糖尿病在肺毛霉病中的比例远低于TM，这可能表明糖尿病病人倾向于局部感染气管支气管树而不是肺实质。在肾功能不全病人中已有文献报道细胞介导的免疫力降低和中性粒细胞功能受损，这似乎是导致机会性感染概率增加的主要因素。中性粒细胞减少症占13.2%，多见于非糖尿病病人。76.7%的病理诊断采用经气管活检。最常见的治疗是静脉注射两性霉素B（79.7%）、手术（33.3%）和外科手术结合两性霉素B治疗（28.3%）。总体院内死亡率为52.5%，咯血、呼吸困难和血管浸润是独立的危险预后因素。

（保定市第二中心医院呼吸科　牛建明　提供）

11.病例11：女，44岁。发热、咳嗽10余天。病人10余天前受凉后出现发热，体温最高达38.3℃，伴咳嗽、咳痰、头痛、乏力，于当地医院静脉滴注"青霉素"等药物治疗，症状加重，行胸部CT示双肺纹理增强、紊乱，双肺内见多发大小不等的圆形结节、空洞，边界清楚，其中最大空洞直径约1.8cm，部分空洞内见软组织密度影，于2015-01-15入院诊治。病人既往有免疫性血小板减少症病史2年，长期服用甲泼尼龙片治疗。

胸部CT（2015-01-15）：双肺多发结节、空洞影（图7-59）。

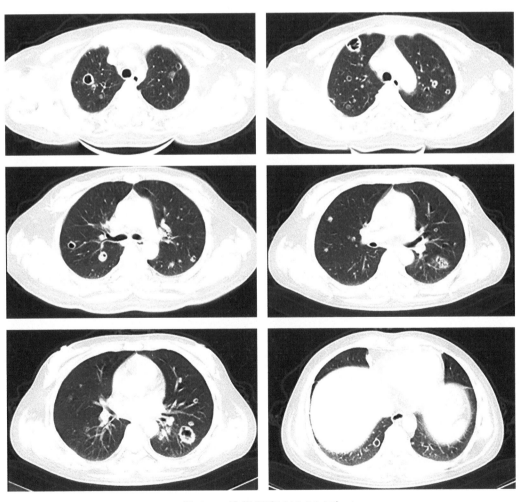

图7-59　胸部CT（2015-01-15）

【诊断】肺毛霉病。

【诊断依据】青年女性，既往有长期服用激素病史，免疫低下，本次急性起病，双肺多发结节、空洞影，考虑感染性疾病，抗生素治疗疗效差，真菌感染不能除外，入院后应用伏立康唑抗真菌治疗。入院查体：T 36.4℃，P 66次/分，R 19次/分，BP 136/86mmHg。颈部抵抗，双肺呼吸音粗，闻及湿啰音。辅助检查：血常规示白细胞11.46×10^9/L、中性粒细胞0.8754；C反应蛋白35.0mg/L。痰、脑脊液浓缩集菌真菌涂片、细菌涂片阴性，痰、脑脊液培养阴性，G试验、GM试验阴性。颅脑MRI（2015-01-16）：双额叶、左颞叶、左顶枕叶及脑室内病灶，呈环状、片状强化（图7-60）。2015-01-17行CT引导下肺穿刺，病理示大部分为坏死性肉芽组织，其中见真菌菌丝，符合毛霉感染。2015-01-18行腰椎穿刺术，脑脊液呈白色米汤样，脑压$231mmH_2O$，脑脊液常规：潘氏试验阳性（2+），见细小凝块，白细胞计数3180×10^6/L。分析病人颅脑MRI特点：双额叶、左颞叶、左顶枕叶内见多发斑片状长T_1长T_2信号影，弥散加权成像显示扩散受限，强化后可见周围水肿，提示脓肿可能性大；右侧脑室脉络丛及四脑室背侧见片状长T_1长T_2信号影，T_2-FLAIR像、DWI呈相对高信号影，双侧上颌窦及筛窦黏膜增厚，呈长T_2信号。增强扫描：双额叶、左颞叶、左顶枕叶病灶及脑室内病灶呈环状、片状强化，提示病人脑室感染、脑膜感染及颅内感染。根据其临床表现，考虑脑内病灶为

毛霉感染可能性大。2015-01-24给予两性霉素B联合伏立康唑治疗，首次给予5mg两性霉素B避光静脉滴注，联合伏立康唑200mg静脉滴注，以后每天两性霉素B加量5mg，每日1次，伏立康唑每次200mg，每日2次，治疗1周后，维持两性霉素B每日35mg、伏立康唑每日400mg治疗3天，复查肝、肾功能无异常，复查电解质：血钾2.7mmol/L，给予氯化钾补钾治疗，复查胸部CT（2015-02-01）：双肺内多发结节、空洞，较前吸收（图7-61）。但病人仍头痛，间断恶心、呕吐，复查颅脑MRI（2015-02-04）：双额叶、左颞叶、左顶枕叶病灶及脑室内多发异常信号影，病变水肿较前明显（图7-62）。病人经两性霉素B治疗后，肺内病灶好转，但颅脑病变较前加重，考虑到两性霉素B通过血脑屏障差，故停用两性霉素B，给予泊沙康唑联合伏立康唑抗真菌治疗，口服泊沙康唑每次10ml每日2次、伏立康唑每次200mg每日2次，1周后，病人头痛较前减轻，间断出现恶心、呕吐、癫痫发作，复查颅脑MRI（2015-02-20）：双额叶、左颞叶、左顶枕叶病灶及脑室内多发异常信号影，病变较前缩小，右侧侧脑室较前扩大。病灶较前缩小提示治疗有效，但病人右侧侧脑室扩大，考虑与颅内感染所致脑脊液的循环通路发生阻塞，导致脑室内压力升高。给予泊沙康唑抗真菌治疗后，颅脑病灶较前好转，结合毛霉病特点及病人的影像学资料，考虑颅内为毛霉血行播散所致。病人因经济原因于2015-02-24自动出院。

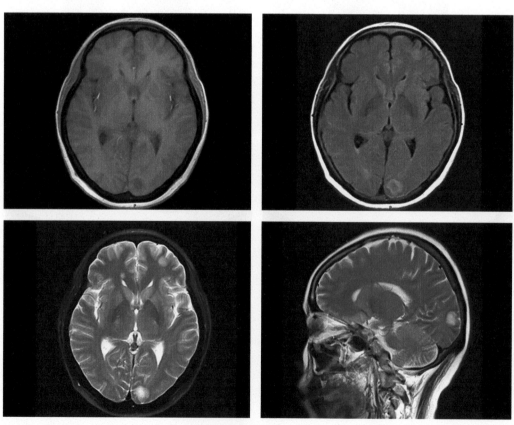

图7-60　双额叶、左颞叶、左顶枕叶及脑室内病灶，呈环状、片状强化（2015-01-16）

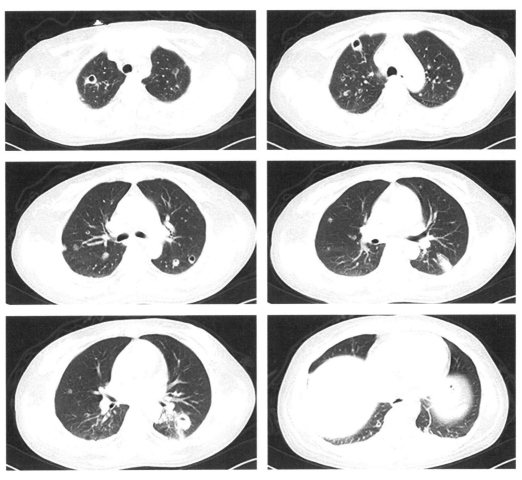

图7-61 病变较前吸收（2015-02-01）

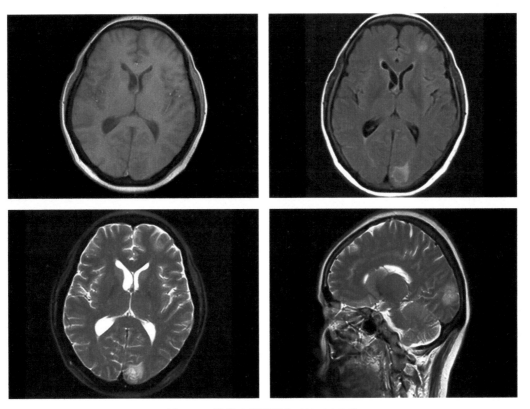

图7-62 较前水肿明显（2015-02-04）

【分析】毛霉病主要通过吸入环境中的孢囊孢子而感染。大多数孢囊孢子非常小，能逃逸呼吸道的防御机制，直达远端的肺泡腔。大于10μm的孢囊孢子可以寄居在上呼吸道。健康人的固有免疫系统能阻止进入机体的毛霉孢囊孢子的芽殖，阻止本病的发生，而免疫受损人群的毛霉病发病率明显升高。孢囊孢子可以定植并侵袭上皮细胞，尤其是细胞毒性药物化疗、感染等导致上皮细胞的屏障作用被破坏时。它具有独特的组织黏附能力，并可侵袭完整内皮细胞屏障，如根霉的孢囊孢子可以与内皮下的基质蛋白如层粘连蛋白和Ⅳ型胶原紧密黏附。一旦孢囊孢子被内皮细胞吞噬，就会损伤内皮细胞。如孢囊孢子通过内皮层，吞噬细胞可以通过吞噬作用、氧化和非氧化等方式发挥抗感染效应。如果吞噬功能受损则易感本病，如粒细胞缺乏导致吞噬细胞的数量下降，或者长期大剂量使用糖皮质激素、高血糖、酸中毒等情况下导致吞噬功能下降。糖皮质激素可以影响支气管肺泡巨噬细胞的迁移、消化和吞噬溶酶体的融合作用。进一步导致清除呼吸道黏膜上孢囊孢子的能力下降。正常人血清可天然抑制根霉的生长，糖尿病酮症酸中毒病人的血清却能促进该菌的增殖。其可能的机制是高血糖、低pH损伤中性粒细胞的吞噬和趋化作用以及氧化和非氧化的杀真菌能力。铁是很多微生物如毛霉的毒力和生长必需的因子，酸中毒时血液中游离铁负荷增加，促进毛霉的生长。

播散型毛霉病罕见，一般为一个感染部位通过血源性播散至全身其他部位所致，多见于严重免疫抑制的病人和接受去铁胺治疗病人。该型可在高危人群中引起严重的发病率和死亡率，病死率高达96%。临床上最常见的原发感染部位为肺，其次为胃肠道、鼻窦或皮肤；播散最易累及的部位为肺和脑，也可累及脾脏、心脏、皮肤和其他器官。本例即为肺部原发，肺、脑播散。

毛霉通过多种途径感染神经系统，多由肺经血行播散侵犯脑，也可因耳、鼻、副鼻窦直接扩散而引起。真菌侵入中枢神经系统后，常累及脑实质，并有多发性小脓肿和肉芽肿形成。临床上起病常隐匿，表现为慢性或亚急性过程，有发热、头痛、恶心、呕吐、意识障碍等症状，脑膜刺激征阳性，有脑神经损害的体征或感觉异常。

由于多烯类抗真菌药穿过血脑屏障的能力有限，所以当治疗中枢神经系统感染时，可考虑将两性霉素B脂质体剂量增加至10mg/kg，比此更高的使用剂量并未体现出更好的药动学优势。泊沙康唑能够透过血脑屏障，可作为颅内毛霉感染治疗的一线药物。Ville等报道一例肾移植病人并发播散性毛霉病并脑部受累。大剂量两性霉素B脂质体和泊沙康唑联合治疗后，临床和影像学均得到缓解。

（济宁医学院附属医院呼吸科　蒋胜华　提供）

12.病例12：女，53岁。乏力半年，加重伴发热、淋巴结肿大9天。病人半年前无明显诱因出现乏力，伴夜间盗汗，偶见鼻腔、牙龈出血，当地诊所诊治，具体不详。9天前病人自觉乏力加重，发现双侧颈部、腋下、腹股沟多发肿块，最大约3cm×4cm，质软，无压痛，伴食欲缺乏，发热，最高体温达38.5℃，当地县人民医院就诊，给予头孢哌酮联合左氧氟沙星抗感染、保肝、抑酸等治疗，行CT检查（2018-12-06）：双侧颈部、双侧腋下、纵隔内、腹膜后多发肿大淋巴结，考虑淋巴瘤；2018-12-11行淋巴结活检示：（左、右颈部）淋巴结大部分结果破坏，仅见少量残存淋巴滤泡，建议会诊及免疫组化除外淋巴瘤。于2018-12-15上级医院诊治。发病以来，神志清，精神差，食欲、睡眠欠佳，近半年体重下降约10kg。辅助检查：血常规示白细胞14×10⁹/L、血红蛋白62g/L；骨髓涂片：骨髓增生活跃，原始幼稚细胞占94.5%，该类细胞胞体中等，类圆形或不规则形，胞质量中等，可见凸起、拖尾、伪足等，胞核类圆形，可见凹陷，染色质细颗粒状，核仁1～3个，隐显不一，POX阴性；粒红巨三系增生受抑，血小板少见；片尾易见篮状细胞。流式分析：骨髓可见两群异常原始细胞，异常髓系原始细胞（80.23%），表型：表达CD7，CD38；部分表达CD34，CD117，CD33，HLA-DR，CD123，MPO，TDT，CD99，CD5；弱表达CD11b，CD13；不表达CD14，CD15，CD64，CD22，CD20，CD2，CD19，CD10，CD36，CD4，cCD79a，CD9，mCD3，CD56，CD1a，CD16，CD8，cCD3。原始T细胞表型：表达cCD3，CD7，CD38；部分表达TDT；弱表达CD5；不表达CD33，CD1a，CD8，CD16，CD56，mCD3，cCD79a，CD9，MPO，CD4，CD14，CD36，CD10，CD19，CD20，CD2，CD22，CD13，CD11b，CD64，CD15。活检：异常细胞增生，倾向淋巴细胞，部分细胞偏幼稚。43种融合基因：均阴性。染色体：正常。诊断为：急性混合表型白血病。给予DA+VP方案化疗，具体方案：柔红霉素80mg d1～3，阿糖胞苷150mg d1～7；长春地辛4mg d1，泼尼松50mg d1～5。并予碱化、水化，托烷司琼止吐、复方甘草酸单铵保肝、酚磺乙胺防止出血等治疗，化疗后出现骨髓抑制，粒细胞缺乏，反复发热，合并败血症，给予亚胺培南联合去甲万古霉素抗细菌，泊沙康唑预防真菌感染。2019-01-07骨穿示：骨髓增生极度减低，原始细胞占23.5%。2019-01-11复查胸部CT提示病情进展，考虑真菌感染，给予头孢哌酮/舒巴坦联合伏立康唑治疗，仍反复发热。2019-01-15复查骨髓MRD：异常T淋巴细胞占0.75%，髓系原始细胞占0.06%。2019-01-18复查胸部CT提示肺部感染，给予莫西沙星、头孢他啶等药物抗细菌，伏立康唑抗真菌治疗，仍反复发热。

胸部CT（2018-12-16）：肺门淋巴结肿大，双侧少量胸腔积液（图7-63）。

胸部CT（2019-01-11）：左肺下叶大小不等结节影，周围晕征明显，较大结节内见支气管充气征和坏死（图7-64）。

胸部CT（2019-01-18）：病变较前进展（图7-65）。

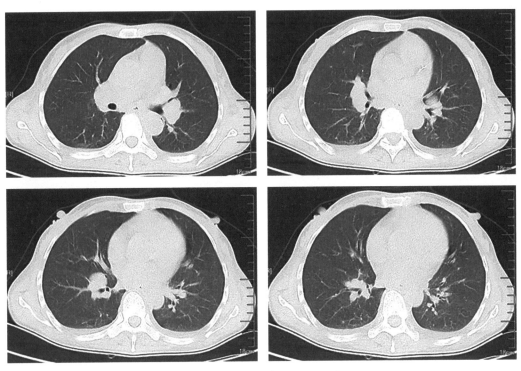

图7-63 胸部CT（2018-12-16）

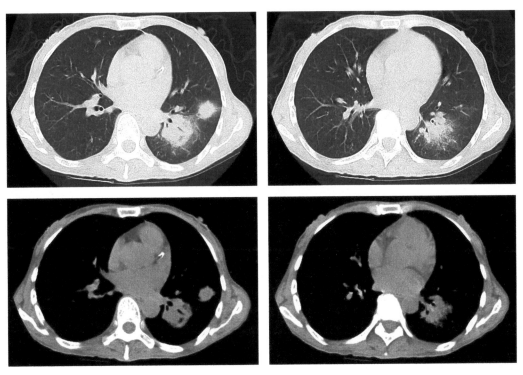

图7-64 胸部CT（2019-01-11）

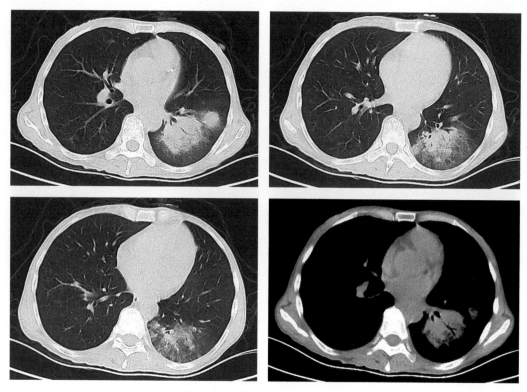

图7-65 胸部CT（2019-01-18）

【诊断】肺毛霉病。

【诊断依据】中年女性，有急性白血病病史，化疗后出现骨髓抑制，粒细胞缺乏，反复发热，抗生素治疗疗效差，暂不考虑细菌感染。行胸部CT检查示左肺下叶大小不等结节影，周围可见晕征，首先考虑真菌感染，给予泊沙康唑和伏立康唑治疗后，病人仍反复发热，复查胸部CT示病变较前增大、进展，首先考虑毛霉感染可能。病人于2019-01-23行CT引导下肺穿刺，培养：根霉属生长（图7-66，图7-67）。调整为两性霉素B抗真菌治疗，仍反复发热，后改为两性霉素B脂质体加强抗感染治疗，并给予输血、补钾、尿毒清改善肾功能及对症支持治疗，体温渐恢复正常。复查胸部CT（2019-02-07）：病变吸收，演变为空气新月征（图7-68）。2019-02-14复查骨髓示：骨髓增生减低，CR。MRD示：异常T淋巴细胞0.07%，髓系原始细胞0.06%。好转出院。4个月后复查胸部CT（2019-06-30）：左肺下叶薄壁空洞影（图7-69）。

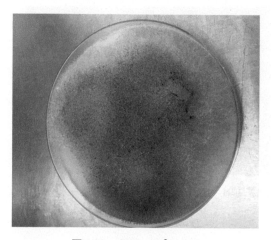

图7-66 SDA，28℃，3天

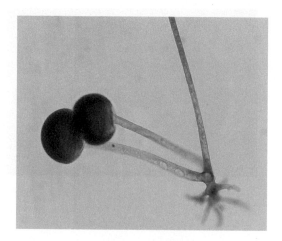

图7-67 小培养

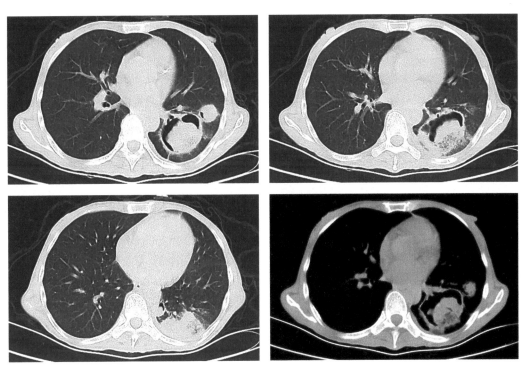

图7-68　病变吸收，见空气新月征（2019-02-07）

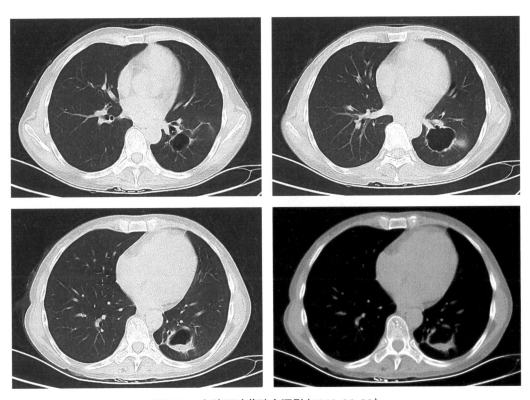

图7-69　左肺下叶薄壁空洞影（2019-06-30）

【分析】毛霉目菌落大多质地为絮状，颜色从白色（Saksenaea）至黄色（毛霉属）、褐色（鳞质霉属）或灰色（横梗霉属、根毛霉属）。根霉的菌丝无隔膜、有分枝和假根，营养菌丝体上产生匍匐枝，匍匐枝的节间形成特有的假根，从假根处向上丛生直立、不分枝的孢囊梗，顶端膨大形成圆形的孢子囊，囊内产生孢囊孢子。根霉孢子囊内囊轴明显，球形或近球形，囊轴基部与梗相连处有囊托。根霉的孢子可以在固体培养基内保存，能长期保持生活力。由于有色的孢囊梗和孢子囊的存在，菌落变成褐色到黑色。根霉属和根毛霉属均有假根，根霉属孢囊梗单个或成簇，无分枝,而根毛霉属孢囊梗有分枝,可资鉴别。

根霉在自然界分布很广,用途广泛,其淀粉酶活性很强,是酿造工业中常用糖化菌,自古以来就被用于非洲和亚洲传统食品和调味品的制备。我国最早利用根霉糖化淀粉(即阿明诺法)生产酒精。根霉菌株被广泛应用于食品工业和生物技术,用于生产有机酸、乙醇、生物柴油和水解酶。少根根霉有单一或成簇的棕色孢子梗,高度1~2mm,囊轴呈球形或近球形或卵圆形,呈淡褐色,直径30~200μm,可以见到厚壁孢子,可以在40℃生长。少根根霉产生的脂肪酶适用于乳制品业以及石油加工,表面活性剂的生产和纯药物的制备。在生物可降解塑料的分解过程中,少根根霉菌株受到了广泛关注。匍枝根霉不致病,是发酵工业上常使用的微生物菌种,也常出现于发霉的食品上,瓜果蔬菜等在运输和贮藏中的腐烂及甘薯的软腐都与其有关。匍枝根霉最适生长温度约为28℃,超过32℃不再生长。与少根根霉相比,匍枝根霉具有更长的孢子梗(>2mm)和更大的囊轴(直径达275μm)。小孢根霉可以从土壤或木制品中分离出来,菌落浅棕灰色,孢子梗从匍匐茎长出,长达400μm。孢子深褐色(直径最大80μm),囊轴圆锥形,孢囊孢子有棱、椭圆形。除了典型的小孢根霉小孢变种,还有3个变种:小孢根霉中国变种(R.microsporus var.chinensis)、小孢根霉寡孢变种(R.microspores var.oligosporus)、小孢根霉跟足变种(R.microsporus var.rhizopodiformis),它们可以通过孢子囊基本形态和温度耐受性进行区分。

(洛阳市中心医院呼吸科　张娜莉　提供)

13. 病例13:男,30岁,咳嗽、咳痰、发热1周。病人1周前接触了霉变的木板后出现发热,最高39℃,咳嗽、咳痰,当地医院就诊,血常规示白细胞20.71×10⁹/L、中性粒细胞0.898,X线胸片示支气管肺炎,给予抗感染治疗,疗效差,于2018-01-04入院诊治。职业史:家具厂工作。体检:T 38.7℃,P 130次/分,R 22次/分,BP 151/83mmHg。双下肺可闻及散在湿啰音。辅助检查:血常规示白细胞19.32×10⁹/L、中性粒细胞0.865;PCT 0.2ng/ml。心电图示窦性心动过速。

胸部CT(2018-01-05):双肺支气管壁增厚,周围可见斑片影(图7-70)。

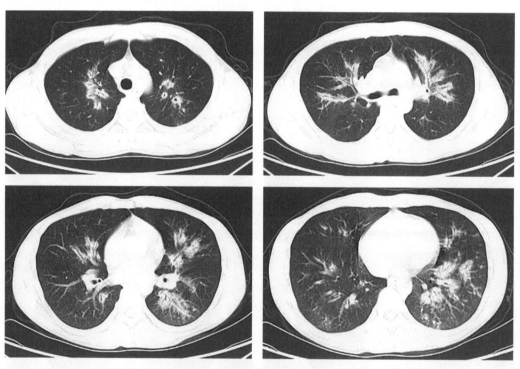

图7-70　胸部CT(2018-01-05)

【诊断】肺毛霉病。

【诊断依据】青年男性,家具厂工作,发病前1周前接触了霉变的木板后出现咳嗽、咳痰、发热,胸部CT示双肺病变沿支气管走行,支气管管壁增厚,周围可见斑片、实变影,首先考虑侵袭性真菌感染,曲霉或毛霉感染可能。入院后给予盐酸莫西沙星联合哌拉西林/他唑巴坦抗感染,氧疗、平喘、化痰、退热补液等对症治疗。病人仍间断高热,最高时超过39℃,咳嗽、咳黄痰,气喘加重,肺部湿啰音增多。复查血常规:白细胞31.75×10⁹/L、中性粒细胞0.933;血气分析:pH 7.54、PCO₂ 24.5mmHg、PO₂ 72.0mmHg。急行床边气管镜:咽部及声带均见白色脓苔覆盖,气管管壁见白色脓苔覆盖,黏稠不易剥离,局部管壁充血、糜烂,触之易出血,管腔内见大量黄脓痰,黏稠,经气管镜吸出后见隆突锐利,左右主支气管及两肺各叶段、管腔内均见大量脓苔覆盖,白色附着物黏稠不易剥离,经气管镜镜下冲洗及吸引后见各叶段支气管黏膜充血、水肿、糜烂，黏膜质脆，触之易出血，管腔内无狭窄及新生物。灌洗液送细菌培养及药敏、抗酸染色、革兰染色。2018-01-07灌洗液培养及涂片均查见毛霉。血气分析：pH 7.50、PCO_2 40.3mmHg、PO_2 55.0mmHg。应用两性霉素B抗真菌，胸腺肽提高免疫力，无创呼吸机辅助呼吸及支持对症治疗。病人病情无好转，胸闷、气喘，间断发热，痰黏稠不易咳出。每天行床旁气管镜吸痰治疗，3次灌洗液培养均为毛霉生长，血培养正常。复查胸部CT（2018-01-10）：双

肺病变较前明显加重，并出现支气管扩张及多发空洞（图7-71）。2018-01-17病人病情仍呈进行性加重，反复高热，明显呼吸困难，双下肢水肿，无创呼吸机辅助呼吸下血氧饱和度波动在80%左右，心率明显增快，波动在130～140次/分。给予气管插管，呼吸机辅助呼吸，两性霉素＋泊沙康唑＋泰能治疗，静滴免疫球蛋白及加强支持营养治疗，无效，于24日凌晨心率、血压下降，家属放弃治疗，自动出院。

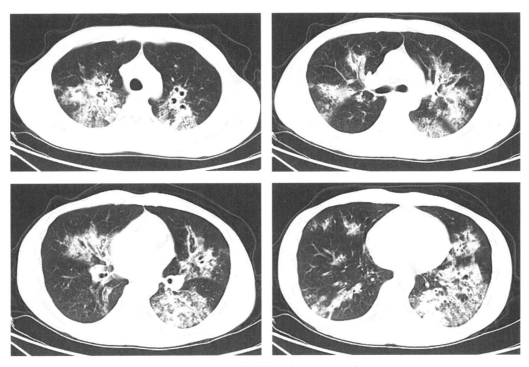

图7-71　病变较前进展（2018-01-10）

【分析】毛霉病是一种潜在的致命感染，多烯类抗真菌药物是治疗的首选。多烯类与棘白菌素类及多烯类与三唑类药物的结合可能会提高疗效。

棘白菌素在标准药敏试验中没有针对毛霉的体外活性。但是，一些毛霉目病原体，包括米根霉，表达1,3-β-D-葡聚糖合成酶，是棘白菌素的靶酶。Spellberg等研究表明，在米根霉感染小鼠动物模型中，与单药治疗或安慰剂相比，接受卡泊芬净和两性霉素B脂质复合物联合治疗的糖尿病酮症酸中毒小鼠协同提高了生存率，但未改善器官清除率。此外，预防性联合治疗并不比单纯预防性两性霉素B脂质复合物治疗更有效。其他棘白菌素类（包括米卡芬净或阿尼芬净）与多烯类药物联合使用也发现了类似的发现。对人体进行的小型回顾性研究表明，这种组合可能具有潜在的益处。Reed等评估了41例经活组织检查证实的鼻-眶-脑毛霉病病人，这些病人接受了多烯类和棘白菌素类药物的联合治疗。与接受多烯类单药治疗的病人相比，接受联合治疗的病人成功率更高（100% vs 45%）和Kaplan-Meier生存时间更长。与其他多烯类药物相比，应

用两性霉素B脂质复合物治疗的病人成功率较差（37% vs 72%）和临床失败率较高（45% vs 21%）。然而，与单用两性霉素B脂复合物治疗的病人相比，应用两性霉素B脂复合物联合卡泊芬净治疗的病人有更高的成功率（100% vs 20%）和生存时间。与单药治疗相比，联合治疗的益处在脑部受累病人中最为明显（100% vs 25%）。在多变量分析中，仅接受联合治疗与改善预后显著相关。这些发现令人鼓舞，并与动物数据一起为人类进行更大规模的前瞻性研究提供了依据，以确定多烯类联合棘皮菌素类治疗是否优于目前对毛霉病的管理标准。但是，目前的数据不足以推荐这种方法用于毛霉病的常规治疗。

关于多烯和三唑类联合治疗毛霉病的数据尚无定论。虽然在多烯类和泊沙康唑的组合物中已观察到协同作用，但在鼠模型中进行的现有研究表明，将这些药物一起使用不会产生任何益处。Rodríguez等在两株米根霉临床分离株感染的中性粒细胞减少症小鼠中评估不同的两性霉素B和泊沙康唑剂量组合的研究发现，在小鼠播散性毛霉病模型中，低剂量两性霉素B［0.3 mg/（kg·d）］与泊沙康

唑［40 mg/（kg·d）］联合使用，与对照组和两种药物单独使用相比，延长了生存期并降低了组织负担，但结果与两性霉素B单独以0.8mg/（kg·d）给药的结果相似。

评估多烯类和三唑类联合治疗的的人类研究有限。Pagano等回顾性的评估了32例血液系统恶性肿瘤或再生障碍性贫血以及经多烯类和泊沙康唑联合治疗的已确诊/临床诊断的侵袭性毛霉病病人。在诊断时，有22例病人（69%）的中性粒细胞计数低于0.5×10⁹/L。诊断前1个月，12例病人接受了类固醇激素治疗异体干细胞移植后的移植物抗宿主病（7例）或治疗基础疾病（5例）。只有3例病人（9%）受到与类固醇给药无关的糖尿病的影响。有21例病人（66%）在侵袭性毛霉病发作前接受了抗真菌预防性治疗，中位持续时间为35天（范围2～109天）。仅3例接受了具有抗毛霉活性的药物预防。在侵袭性毛霉病发作时发生中性粒细胞减少的22例病人（69%）中，有16例（73%）从中性粒细胞减少症中恢复。13例病人（41%）接受了手术切除感染组织。29例病人（91%）由于对抗真菌单一疗法缺乏反应而开始使用两性霉素B脂质体和泊沙康唑联合治疗。在29例病人中，75%（15例）的病人已使用过两性霉素B制剂，包括两性霉素B脂质体（12例）、两性霉素B脂质复合物（2例）和两性霉素B（1例）；5例已给予泊沙康唑（2例）、伏立康唑（1例）和卡泊芬净（2例）治疗；9例（28%）病人在联合治疗之前已进行了两种不同的治疗。仅3例（3/32，9%）应用两性霉素B脂质体和泊沙康唑作为一线治疗药物。联合治疗3个月后，有18例病人（56%）出现临床改善，其中11例（34%）完全缓解，7例（22%）部分缓解，5例病人（16%）稳定，9例病人（28%）对治疗无反应，死于疾病进展。在接受两性霉素B脂质体和泊沙康唑作为一线治疗的3例病人中，只有2例完全缓解，而第3例死于侵袭性毛霉病。这个小样本代表了第1个用多烯类和泊沙康唑联合治疗侵袭性毛霉病的病例系列。

（洛阳市解放军989医院呼吸科　梅海豫
郑晓丹　提供）

14.病例14：男，66岁。间断发热伴咳嗽2个月，加重10余天。病人2个月前因全身乏力、活动后胸闷、气短就诊，后考虑为贫血，于当地县人民医院血液科住院治疗，行骨穿考虑骨髓增生异常综合征可能，3天后出现发热，体温最高至39.6℃，伴有咳嗽、咳痰，为少许白痰，胸闷、憋气逐渐加重，行胸部CT（2018-01-21）示双肺多发高密度影，给予抗感染等对症支持治疗5天，效果不佳。2018-01-26至齐鲁医院血液科住院治疗，辅助检查：血常规示白细胞2.39×10⁹/L、中性粒细胞0.271；HGB 66g/L、PLT 77×10⁹/L；G试验阳性；GM试验阴性。2018-01-31行骨穿仍考虑骨髓增生异常综合征。鉴于病人不除外真菌感染可能，加用伏立康唑0.2g 12小时1次抗真菌治疗5天，病人未再发热，院外口服伏立康唑200mg每天2次治疗。10余天前（2018-02-20）病人受凉后再次出现发热，体温波动在37.5℃左右，伴有咳嗽、咳少许白色黏痰，于当地诊所给予消炎、祛痰等对症治疗，效果不佳，后于县中医院住院治疗，仍效果不佳，2018-02-24复查胸部CT示双肺多发高密度影较前明显吸收，右肺下叶背段新增团块样高密度灶。二次痰培养提示为烟曲霉，于2018-03-05上级医院住院诊治。

胸部CT（2018-03-06）：右肺上叶、下叶实变影，右侧胸腔积液（图7-72）。

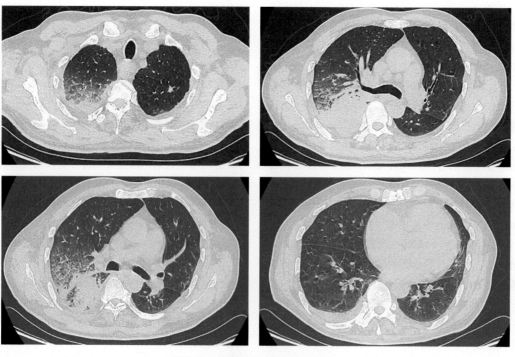

图7-72　胸部CT（2018-03-06）

【诊断】侵袭性真菌感染。

【诊断依据】老年男性，确诊骨髓增生异常综合征2个月，有发热、咳嗽、咳痰等症状，胸部CT示肺部感染，抗生素治疗疗效欠佳，G试验阳性，经验性应用伏立康唑抗真菌治疗后体温降至正常。病人口服伏立康唑期间再次出现发热，复查胸部CT示双肺多发高密度影较前明显吸收，但右肺下叶背段新增团块样高密度灶。二次痰培养提示为烟曲霉，入院后复查胸部CT示病变较前进展，不除外侵袭性肺曲霉病可能。病人入院后给予伏立康唑200mg每日2次抗真菌，哌拉西林/他唑巴坦、莫西沙星、比阿培南等抗细菌治疗，病人病情无缓解，2018-03-14肺穿刺病理回报：坏死组织内查见少量真菌，考虑毛霉。给予两性霉素B静滴及口服泊沙康唑治疗。复查胸部CT（2019-03-21）：病变较前进展，双侧胸腔积液（图7-73）。继续治疗2周，复查胸部CT（2019-04-03）：病变较前吸收（图7-74）。病人好转出院，嘱院外口服泊沙康唑治疗。随访出院不久病人死亡。

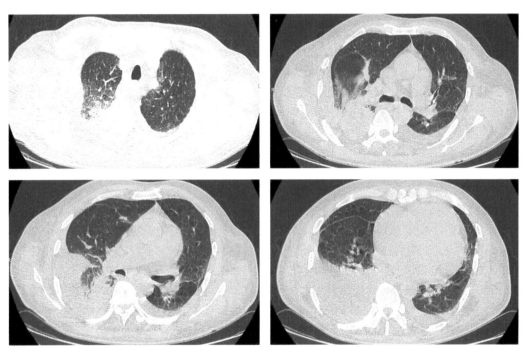

图7-73　病变较前进展，双侧胸腔积液（2019-03-21）

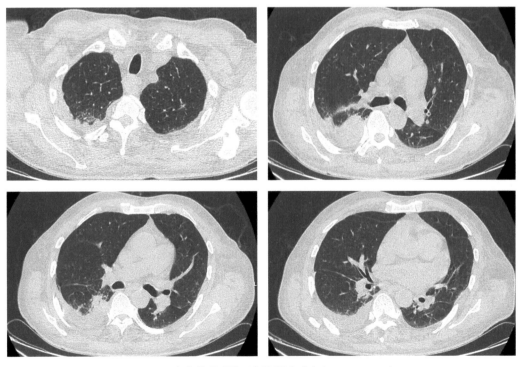

图7-74　病变较前吸收，胸腔积液减少（2019-04-03）

【分析】真菌突破性感染（breakthrough infection）是指在应用系统抗真菌药物预防或治疗期间发生的真菌感染。毛霉目真菌通常对两性霉素B以外的大多数抗真菌药物耐药。在广泛使用各种抗真菌药物作为免疫缺陷宿主预防用药的今天，毛霉引起的突破性感染尤其值得关注。

Xhaard等分析了法国2003—2008年接受同种异体造血干细胞移植的病人毛霉病的发病情况，共发现29例毛霉病病人，患病率为0.4%，其中23例为突破性感染，平均在移植术后225天发病。在诊断时，有26例病人（89%）正在接受类固醇激素［中位剂量为1mg/（kg·d）］治疗。10例病人（10/23，43%）正在接受针对先前的侵袭性真菌感染（最常见为侵袭性曲霉病）的维持治疗。突破性感染期间应用的抗真菌药物涉及伏立康唑（11例）、伊曲康唑（4例）、泊沙康唑（3例）、两性霉素B脂质体和卡泊芬净（2例）、卡泊芬净（1例）、卡泊芬净和伏立康唑（1例）和氟康唑（1例）。最常见的病原菌是根霉，其次是横梗霉和根毛霉等。以肺型和鼻-脑-眶型为主。感染后3个月的生存率为34%，1年后的生存率仅为17%。随访期间共有24例病人死亡。毛霉病归因的死亡率为59%。最后一次归因于毛霉病的死亡发生在诊断后115天。

Chayakulkeeree等关于伏立康唑突破性感染的回顾分析显示，2002—2006年，许多国家至少报道了23例应用伏立康唑期间发生毛霉病的病例。在这23例病例中，有17例为造血干细胞移植，2例为实体器官移植，4例为血液系统恶性肿瘤。伏立康唑分别用于预防和治疗14例和9例侵袭性真菌感染。伏立康唑的暴露持续时间为7～210天，中位用药时间为36天。23例毛霉病中，13例为肺型，5例为播散型，2例为胃肠型，鼻脑型、气管和鼻窦感染各1例。死亡率高达83%。

实验研究试图探索伏立康唑暴露增加毛霉生长和毒力的可能机制。Lamaris等2009年进行的一项关于伏立康唑与毛霉突破性感染相关性的动物实验研究显示，伏立康唑压力选择培养的米根霉和卷枝毛霉菌株感染果蝇和小鼠模型后，其生存率、肺部真菌载量、血管侵袭性、炎症因子相关基因表达均明显高于烟曲霉和无伏立康唑对照组，提示应用伏立康唑不仅不能抑制毛霉的生长，反而可能增加毛霉的毒力。伏立康唑暴露终止后，高毒表型消失，表明其为表观遗传修饰而不是遗传改变。该研究组的后续研究进一步证实，当米根霉与烟曲霉按1∶10的浓度感染小鼠时，伏立康唑干预组小鼠肺部米根霉的真菌载量远远高于两性霉素B和米卡芬净组。从临床和实验室研究结果来看，伏立康唑毫无疑问是目前发生毛霉突破性感染最主要的药物，但还不能明确究竟是因为临床上伏立康唑的应用范围最广造成其突破性感染病例最多，还是因为伏立康唑确实有增加毛霉毒力的作用。有学者认为，预防性应用伏立康唑的病人其毛霉病的发病率有所增高的原因可能是除毛霉外大部分真菌对伏立康唑较敏感从而使生存压力改变，导

致毛霉的过度生长，也可能与伏立康唑治疗了潜在的混合真菌感染而延长了病人的生存时间有关。

不仅伏立康唑，其他抗真菌药物亦不断有突破性感染的报道。泊沙康唑一直被认为是除了两性霉素B外抗毛霉活性最好的药物，并可作为毛霉病治疗的替代药物用于病人不能耐受两性霉素B的治疗选择。但近年关于应用泊沙康唑引起突破性毛霉感染亦时有发生，先后有报道应用泊沙康唑期间发生的米根霉和小孢根霉的突破性感染。发生突破性感染的小孢根霉菌株体外药敏即表现为耐药，但米根霉菌株体外药敏表现为敏感，提示该药对于毛霉病的体内疗效与体外药敏试验结果并不完全平行。这一方面可能与泊沙康唑对毛霉的抗真菌活性存在种间或株间差异有关，另一方面也可能与泊沙康唑体内药动学有关。作为伊曲康唑的衍生物，泊沙康唑具有和伊曲康唑非常相似的特点，均需通过细胞色素P450酶代谢，其口服混悬液剂型同样需要脂餐以利于其吸收。日口服次数、胃肠黏膜吸收功能、胃酸水平、肠外营养等均可对其生物利用度和血药浓度造成极大影响。尤其用于免疫缺陷宿主预防感染时，病人通常同时使用多种药物，也会对泊沙康唑血药浓度产生难以预知的影响。因此，在应用泊沙康唑预防或治疗侵袭性毛霉病时，应对其进行血药浓度监测，从而保证其有效药物浓度防止突破性感染出现。

值得注意的是，有研究发现在毛霉突破性感染显著增高的同时，侵袭性曲霉病的发生率却相应下降，这实际上与抗真菌药物的耐药谱密切相关。由于侵袭性真菌感染最常见的念珠菌和曲霉大多对伏立康唑及棘白霉素类药物表现出较好的敏感性，并使其成为临床抗真菌治疗的一线用药。在这样的药物压力选择作用下，势必使得其他较为少见但耐药性强的病原菌如毛霉、镰刀菌、毛孢子菌、赛多孢等引起的突破性感染快速增多。Winston等在一项应用泊沙康唑预防异基因造血干细胞移植受者真菌感染的临床研究中发现，2007年1月—2008年12月，106例病人连续接受预防性泊沙康唑治疗。8例（7.5%）在干细胞移植后6个月内发生突破性侵袭性真菌感染，3例在停用预防性泊沙康唑后发生侵袭性真菌感染。虽然预防治疗期间，没有发现毛霉的突破性感染，但却出现了念珠菌（8例）、曲霉（2例）及粗球孢子菌（1例）的突破性感染。测试的9株感染菌株中只有2株（均为光滑念珠菌）对泊沙康唑有耐药性（最低抑制浓度为0.1mg/ml）。4例病人（3.7%）发生了侵袭性真菌死亡。这些结果表明，标准的长期口服泊沙康唑预防同种异体造血干细胞移植是安全的，与很少的侵袭性霉菌感染有关。然而，由泊沙康唑易感菌（经常是念珠菌）引起的突破性感染可能在目前推荐的预防剂量下发生。因此，在使用预防性泊沙康唑时，需要考虑改善泊沙康唑暴露的策略，包括使用更高剂量、使用酸性饮料和限制质子泵抑制剂等。

（菏泽市立医院呼吸科　任兆强　刘训超　提供）

第 8 章

赛多孢属

赛多孢属（*Scedosporium*）是1919年以尖端赛多孢（*S.apiospermum*）为模式种所建立，隶属真菌界（Fungi）、双核菌亚界（Dikarya）、子囊菌门（Aseomycota）、子囊菌亚门（Pezizomycotina）、粪壳菌纲（Sordariomycetes）、肉座菌亚纲（Hypocreomycetidae）、小囊菌目（Microascales）、小囊菌科（Microascaceae）。

一、分类

该属的分类相当复杂，自20世纪10年代初描述该属的第一个分离株以来已发生了变化。Saccardo于1911年在意大利撒丁岛从一名患有足菌肿（mycetoma）的病人中分离出一种新真菌，将其称为尖端单孢子菌（*Monosporium apiospermum*）。分离株仅存在无性状态，被归类为半知菌（deuteromycete）。多年后，Saccardo将该真菌命名为赛多孢（*Scedosporium*）。但是，他没有描述这种真菌，也没有正式提出将其归为新属。1919年，Castellani和Chalmers确认了"*Scedosporium*"，并提出了新的名称尖端赛多孢（*S.apiospermum*），但多年来一直未被真菌学家广泛接受。1921年，Boyd和Crutchfield从美国德克萨斯州的一位足菌肿病人中分离出来的一种含有子囊孢子（有性型）的真菌。1922年，Shear描述了这种新的有性型子囊菌（ascomycete）的生命周期，并命名为*Allescheria boydii*，是一种同宗配合的（homothallic）真菌，可产生棕褐色的闭囊壳（cleistothecia）、环痕孢子（annelloconidia）和单一的或成束的分生孢子（分生孢子梗束或平行融合的分生孢子）。*Monosporium apiospermum*和*Allescheria boydii*普遍被认为是足菌肿的不同病原体，直到1944年，才被Emmons证明是一种真菌有性和无性形式，但并未被普遍接受。1951年，Ajello从土壤中分离出了这种真菌，确立了它的腐生性。1970年，Malloch将*Allescheria boydii*重新分类为*Petriellidium boydii*。*Petriellidium*属后来被认为是假阿利什霉属（*Pseudallescheria*）的同义词，1982年被重新分类为波氏假阿利什霉（*Pseudallescheria boydii*）。*Monosporium apiospermum*被重命名尖端赛多孢，并认为波氏假阿利什霉和尖端赛多孢是有性型（teleomorph）和无性型（synanamorph）的有效名称。2008年，Gilgado等基于对141株波氏假阿利什霉复合体及其亲缘物种的形态、生理和分子（β-微管蛋白基因）的研究，发现了新物种*S.dehoogii*，并认为尖端赛多孢和波氏假阿利什霉是两个不同的物种，并为后者的无性型提出了新的名称*Sedosporium boydii*。他们还提供了用于区分假阿利什霉/赛多孢的关键形态和生理特征的摘要。

1974年，Hennebert和Desai从温室土壤中分离出一株形态学上易于辨认的真菌，命名为*Lomentospora prolificans*（*L.prolificans*）。1984年，Malloch和Salkin从一名具有免疫能力的儿童的骨活检标本中分离出1株赛多孢属的新物种*S.inflatum*。1991年，Gueho和De Hoog基于相似的形态和分子特征，提出将*S.inflatum*和*L.prolificans*进行组合。1994年，Lennon等研究了6株*S.inflatum*、2株*L.prolificans*、5株尖端赛多孢和5株波氏假阿利什霉共18株分离株的核糖体DNA内部转录间隔区（ITS），即ITS1和ITS2。在8株*S.inflatum*和*L.prolificans*分离株中发现了相同的ITS限制性片段长度多态性。该结果支持Gueho和De Hoog提出的将*S.inflatum*和*L.prolificans*合并为二项式赛多孢的提议，即多育赛多孢（*Scedosporium prolificans*）。然而，他们发现尖端赛多孢的ITS1序列以及尖端赛多孢和波氏假阿利什霉的ITS限制性片段长度多态性与*S.inflatum*和*L.prolificans*明显不同。

赛多孢属的有性型为假阿利什霉属（*Pseudallescheria*）。目前认为，尖端赛多孢和波氏赛多孢（*S.boydii*）是两个不同的种，有性型分别为尖端假阿利什霉（*P.apiospermum*）和波氏假阿利什霉（*P.boydii*）。波氏假阿利什霉为同宗配合，其有性型在临床标本中很常见。尖端假阿利什霉为异宗配合，临床标本的培养物中见不到相应的有性型。这两种真菌的无性型在形态学上很难区分，它们的典型特征是透明、Fontana-Masson染色阳性的菌丝，从不明显的环痕梗上按照从上到下的顺序产生黏滑、浅棕色的分生孢子。在澳大利亚检出率较高的橘黄赛多孢（*S.aurantiacum*）是与上述真菌亲缘关系较近的一个种，以产生黄色到橘色的色素为特征，2005年由Gilgado等首次报道。另一个临床上重要的种是多育赛多孢（*S.prolificans*），不属于波氏假阿利什霉复合体,有形态单一、表现为烧瓶形的产孢细胞,因此既往称为膨胀赛多孢(S.inflatum)。赛多孢属物种菌丝透明,但是分生孢子和菌丝体是暗色的,菌落颜色通常从灰色到黑色深浅不一。

2014年,在欧洲医学真菌学联合会/国际人类和动物真菌学学会的联合出版物中,假阿利什霉属/赛多孢属感染工作组将多育赛多孢重新分配给Lomentospora属,更名为L.prolificans。根据阿姆斯特丹真菌命名法的声明,假阿利什霉属属名将不在使用。Mycobank数据库显示,赛多孢属目前包括尖端赛多孢、波氏赛多孢、多育赛多孢、橘黄赛多孢、德氏赛多孢(S.dehoogii)、S.sclerotiale、S.magalhaesii、S.minutisporum、S.deficiens、S.desertorum、S.cereisporum、S.rarisporum和S.sanyaense。L.prolificans本书仍按多育赛多孢介绍。

二、培养

赛多孢属耐受放线菌酮,该属菌落生长速度相对较快,尖端赛多孢和波氏赛多孢的菌落相似。尖端赛多孢在25℃生长迅速,最高生长温度为40℃,适宜温度为30～37℃。棉花样至绒毛样,气生菌丝可充满整个培养基,

最初呈白色(图8-1),背面呈灰黑色,后随着色素或褐色分生孢子的产生,使菌落变灰,成熟后变为褐色甚至黑色(图8-2),但其菌丝实质上是无色的,7天内菌落成熟。菌丝较粗、分支、分隔,分生孢子梗可长可短,分生孢子单细胞卵圆形,长6～12μm,壁光滑,着生于分生孢子梗顶端,为环痕产孢,环痕在光学显微镜下几乎不可见,有时可以产生数个孢子(图8-3)。有性阶段生成闭囊壳,一般位于菌落中央,破裂时释放卵圆形子囊孢子(图8-4)。还有一种产孢方式为黏束产孢,其特征是直立的、黄棕色菌丝成束,菌丝束末端是细长的产孢细胞丛。偶尔培养物发白变质,不产生分生孢子,菌丝细胞局部膨胀和不规则关节脱落像多细胞的关节孢子(图8-5)。

多育赛多孢缺乏气生菌丝,所以快生长的丝状真菌可以掩盖其生长。与尖端赛多孢相比,多育赛多孢可在45℃生长,菌丝有宽大和纤细两种菌丝形态;分生孢子梗基部膨大,有狭窄的颈部,有时存在二级分支;分生孢子在梗端多聚积成小堆,或直接着生于菌丝上(侧生);菌落形态及颜色多变,常较暗黑。多育赛多孢可在黑色酵母样菌落与白色短绒样丝状菌落之间转变,相应镜下形态可以从菌丝相向厚壁孢子型转变(图8-6～图8-8)。

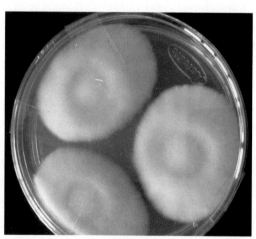

图8-1　尖端赛多孢白色菌落

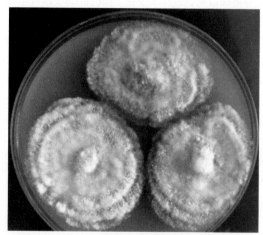

图8-2　尖端赛多孢灰褐色菌落

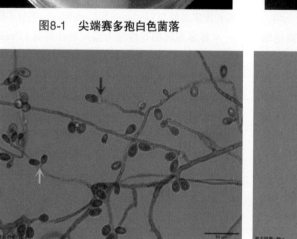

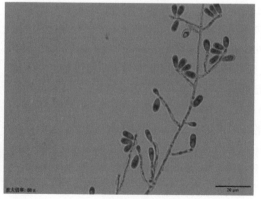

图8-3　乳酸酚棉蓝染色,菌丝分支、分隔,分生孢子梗细长,分生孢子卵圆形,着生于分生孢子梗子顶端(红箭),有时可以产生双生(绿箭)或数个孢子

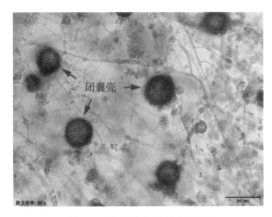

图8-4　尖端赛多孢的闭囊壳

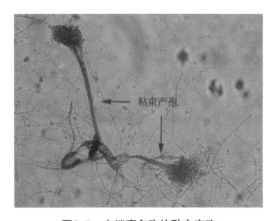

图8-5　尖端赛多孢的黏束产孢

（厦门大学附属第一医院检验科　徐和平　提供）

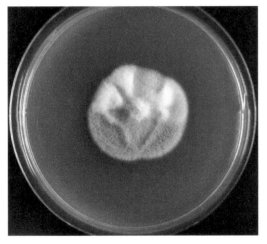

图8-6　多育赛多孢，SDA，28℃，16天

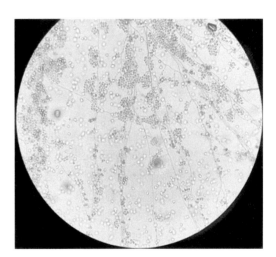

图8-7　分生孢子在梗端聚积成小堆

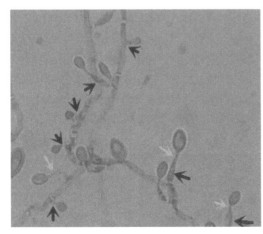

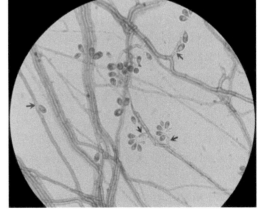

图8-8　多育赛多孢，可见狭长的颈部（绿箭），膨胀的分生孢子梗（红箭），侧生的分生孢子（缺如分生孢子梗，蓝箭）

（宁波美康盛德医学检验所有限公司　冯长海　提供）

三、致病机制

赛多孢属的致病机制尚不清楚，一些研究阐明了宿主-真菌之间的相互作用。赛多孢属的分生孢子通过吸入进入呼吸道。在类似于肺曲霉病的过程中，赛多孢的分生孢子可以通过黏膜纤毛自动摆动或肺泡巨噬细胞的吞噬而清除。如果巨噬细胞不能破坏这些分生孢子，则分生孢子萌发导致菌丝侵入下呼吸道，然后需要多形核白细胞来控制菌丝和分生孢子，肉芽肿的形成可控制感染。但是，由于多形核白细胞缺陷，免疫受损的宿主可能无法完成这种反应。在中性粒细胞减少的宿主中，未经抑制的菌丝增殖可能导致血管入侵和潜在的血源性传播。这种真菌在体内特征性的芽孢形成也可能有利于血源性传播。曲霉属和赛多孢属菌种之间的主要区别在于后者是较少见的机会病原体，并且在感染后，吞噬细胞在根除过程中作用较差，导致免疫调节反应加剧。

宿主对烟曲霉的先天性免疫反应主要由多形核白细胞、单核细胞以及单核细胞衍生的巨噬细胞组成，尤其是肺泡巨噬细胞。真菌分生孢子或菌丝表面上的许多病原体相关分子模式（PAMPs）与吞噬细胞的模式识别受体（PRRs）结合，并为吞噬细胞的促炎和抗真菌活性产生分子信号。Toll样受体（TLRs）、甘露糖受体、dectin-1等在识别真菌模式和信号的胞质内转导中起关键作用。通常，酵母可以通过3种不同的识别系统识别，即TLR4、dectin-1和TLR2，而烟曲霉则可以通过TLR2和TLR4识别。吞噬细胞能够通过氧依赖性和非氧依赖性机制破坏曲霉和毛霉菌丝。虽然单核细胞和巨噬细胞可以破坏菌丝，但大部分作用来自多形核白细胞。氧依赖的机制包括一系列反应，这些反应从产生超氧阴离子开始，超氧阴离子被歧化为过氧化氢，然后，髓过氧化物酶催化过氧化氢和卤化物生成次卤化物，如次氯酸盐（HOCl）和氯胺，它们具有强大的抗真菌活性。阳离子肽（防御素和抗菌肽）是吞噬细胞不依赖氧的途径的一部分。多种细胞因子、趋化因子和生长因子在宿主反应和丝状真菌感染的发病机制中发挥重要作用。

Gil-Lamaignere等体外研究表明，尖端赛多孢和多育赛多孢分生孢子和菌丝以与烟曲霉相当的方式易受吞噬细胞的影响，差异很小。具体而言，尽管多育赛多孢的分生孢子（3～7μm）比曲霉大，但巨噬细胞仍能以类似于吞噬曲霉分生孢子的方式吞噬赛多孢分生孢子，巨噬细胞抑制多育赛多孢分生孢子萌发的能力低于烟曲霉。体外研究表明，在存在血清的情况下，吞噬细胞能够表现出足够的氧化爆发，以抑制多育赛多孢菌株。然而，在没有血清的情况下，似乎减少了超氧阴离子的产生。吞噬细胞倾向于与烟曲霉菌丝相同或更高的程度破坏多育赛多孢菌丝。多育赛多孢对吞噬细胞的敏感性与其对抗真菌药物的高耐药性形成对比，并且可能与其致病性极低有关。Gil-Lamaignere

等的另一项研究评估了人类多形核白细胞、单核细胞和巨噬细胞对尖端赛多孢两种临床分离株SA54A和SA1216的抗真菌活性。SA54A对两性霉素B具有耐药性，并且是致命性播散感染的原因。SA1216（培养自成功治疗的局部皮下感染）对两性霉素B敏感。巨噬细胞对两个分离株的分生孢子表现出相似的吞噬活性。但是，多形核白细胞和单核细胞对这两个分离株的菌丝的反应不同。菌丝的血清调理作用导致多形核白细胞对SA54A释放的超氧阴离子水平高于SA1216。尽管增加了超氧阴离子的产生，但多形核白细胞和单核细胞对SA54A的菌丝损害少于SA1216，表明SA54A菌株对氧化损伤的抵抗力相对较高。为了研究造成这些差异的潜在机制，在存在抗真菌氧化代谢产物以及一系列多形核白细胞功能抑制剂和清除剂的情况下评估了菌丝损坏。甘露糖、过氧化氢酶、超氧化物歧化酶、二甲基亚砜和肝素对多形核白细胞诱导的两种分离株的菌丝破坏均无影响。但是，叠氮化物（azide）可抑制多形核白细胞髓过氧化物酶的活性，显著降低对SA1216菌丝的损害，而不降低对SA54A菌丝的损害。SA1216的菌丝比SA54A更易受到氧化途径产物（特别是HOCl）的影响。因此，尖端赛多孢对抗真菌的吞噬功能有不同程度的敏感性，这可能与尖端赛多孢不同菌株的致病性和对两性霉素B耐药性的差异有关。

免疫抑制是侵袭性真菌感染激增的重要危险因素。Warris等研究表明，与曲霉属相比，多育赛多孢诱导人单核细胞释放更多的TNF-α和IL-6。这可能归因于多育赛多孢细胞壁的特定组成，会产生更有效的刺激分子，且能与特定真菌的毒力有关。另有研究表明，IL-15的存在显著增强了多形核白细胞诱导的多育赛多孢菌丝损伤和氧化呼吸暴发，但对尖端赛多孢没有增强作用。此外，IL-15增加了多育赛多孢刺激的多形核白细胞中IL-8的释放，而TNF-α的释放不受影响。IL-15不能显示出对尖端赛多孢菌丝的增强损害，这与其是人类最大的内在毒力（intrinsic virulence）是一致的。这些发现表明，IL-15对多形核白细胞对赛多孢属的抗真菌活性具有物种特异性的增强作用。此外，一些细胞因子诱导的作用已被证明是直接作用于多形核白细胞的结果，而另一些与IL-8以自分泌方式作用于多形核白细胞的释放增加有关，导致间接抗真菌作用增强。

宿主对真菌的反应部分取决于进化保守受体的激活，包括toll样受体（TLRs）和吞噬受体。TLRs激活通过IL-1R和IL-18R共有的保守途径启动信号级联反应，该途径需要衔接蛋白（如MyD88）导致NF-κB激活和不同促炎基因的诱导。Bittencourt等报道了从波氏赛多孢细胞壁分离出α-葡聚糖的结构特征，并评估了其在诱导先天免疫应答中的作用。可溶性α-葡聚糖而不是β-葡聚糖导致分生孢子吞噬作用的剂量依赖性抑制。此外，当通过用α-淀粉葡糖苷酶的酶处理从分生孢子表面除去α-葡聚糖时，吞噬指数降低，表明α-葡聚糖在巨噬细胞内化波氏赛多孢中的作用。α-葡聚糖通过TLR2、CD14和MyD88诱导先天免疫系统细胞（巨噬细胞和树突状细胞）分泌细胞因子。相比之下，烟曲霉的β-葡聚糖通过巨噬细胞的dectin-1诱导TNF-α、IL-1α、IL-6和其他促炎症细胞因子的产生。与波氏赛多孢相似，烟曲霉还与TLR2和巨噬细胞MyD88相互作用，诱导细胞因子的释放。Lamaris等开发了一种在果蝇中传播真菌感染的模型，并证明了Toll受体（相当于人中的TLRs）对尖端赛多孢和多育赛多孢的重要作用。他们发现，虽然野生型果蝇对两种物种均具有抵抗性，但Toll缺陷型果蝇易感并导致急性感染和高死亡率。

尖端赛多孢能分泌33kDa的胞外丝氨酸蛋白酶，该酶能够降解人纤维蛋白原，提示其作为组织损伤和炎症的介质。Silva等首次报道，从尖端赛多孢的菌丝体中发现两个28和35kDa的胞外肽酶。还发现这类肽酶属于金属型肽酶，可能是锌依赖性的，在酸性pH（5.5）下显示出最高的活性。这些肽酶通过分解纤连蛋白和层粘连蛋白，可能构成对宿主效应细胞如纤连蛋白激活的巨噬细胞和单核细胞的逃逸机制。此外，基质蛋白的降解可以帮助侵入性真菌细胞迁移到更深的相邻组织中并扩展到循环中。诸如患有囊性纤维化或原发性免疫缺陷的病人，通过产生丝氨酸蛋白酶的微生物对呼吸道进行了腐生性感染，它们可能因宿主蛋白（如纤维蛋白原和基底膜层粘连蛋白）降解而遭受肺损伤，或间接地通过超敏机制而遭受损害。

人们认为，多育赛多孢在体内比尖端赛多孢更具毒性。与这一观察一致的是，Cortez等在435例病例的文献综述中发现，单因素分析显示，多育赛多孢致死率明显高于尖端赛多孢或波氏赛多孢。多育赛多孢的毒力因子包括黑色素，有助于真菌对环境压力的耐受性以及对宿主防御机制的体内保护。黑色素可以作为吞噬细胞在氧化爆发期间产生的氧和氮自由基的清除剂。黑色素还可以通过螯合宿主防御蛋白或通过交联或保护细胞壁成分免受水解酶的作用而赋予耐热性。这些逃避宿主的机制和在体内孢子形成的能力可能解释了多育赛多孢感染病人易患真菌血症的原因。

多育赛多孢和尖端赛多孢含有铁载体活性，使其具有铁依赖性，这也可以解释它们的嗜神经性，因为与血清相反，中枢神经系统含有游离铁。赛多孢可能至少以四种不同方式进入中枢神经系统：创伤的直接接种；在淹溺后从肺部进行血源性传播；静脉导管；从感染的鼻旁窦直接延伸。

四、生态学

赛多孢属真菌通常在温带气候中发现，在热带气候中则较少见。尽管感染发生在温带气候下，但该物种具有耐热性，并且能够在非常低的氧气压力下生存。该真菌耐受高盐浓度（5%）和高渗透压，能够利用天然气和（或）芳香族化合物作为碳源，因此可以在通风不良和高渗透压的污染环境中生存。赛多孢属物种与营养丰富的底物有关，例如土壤和家畜、家禽、牛的粪便。从环境中检测荚膜组织胞浆菌时发现，蝙蝠、鸡和黑鹂（blackbird）的鸟粪中存在赛多孢属物种。同样，从印度和尼泊尔的竹林和竹鼠的洞穴中分离出波氏赛多孢。此外，赛多孢属物种也从低通气、营养丰富的浓稠泥浆中分离出来，例如沼泽、沟渠泥浆和池塘底部，废水处理厂的污水，沿海滩涂泥浆，以及盐水和微咸水。真菌在这些环境中的存在解释了居住在这些地方的小型野生动物存在的赛多孢定植现象。真菌已从两栖动物的肠道和蜥蜴的肺中分离出来，也从沙鼠、驴咽和鸽子的下部胃肠道中分离出来。1981年和1982年，两项研究报道了从水样，包括游泳池中回收了尖端赛多孢。1984年，Bakerspigel等报道了1例种植烟草的农民患有化脓性中耳炎。从他的耳朵中收集到的淡黄色和颗粒状液体的培养物中分离出波氏赛多孢。环境调查确定了病人发病的根源，从他自己的烟草田地收集的土壤样品中发现该真菌。2014年，Babu等在对韩国真菌群落进行调查中，也从一个农作物土壤中首次分离到了波氏赛多孢。同年，Alvarez等在对智利城市地区的土壤真菌进行调查期间获得了一些样本，从土壤样品中分离到4株德氏赛多孢。

与在农村和城市地区以及在室外和室内环境中普遍存在的烟曲霉相反，关于赛多孢与室内环境关系的报道非常少。1989年，Summerbell等分析了加拿大一家医疗单位的五种盆栽植物中是否存在机会性真菌病原体。真菌生物区系的分析发现大量的尖端赛多孢，这表明盆栽植物对免疫抑制病人构成重要的霉菌危害。盆栽植物也是囊性纤维化病人社区获得性赛多孢感染的危险因素。2007年，Sidot等对6例赛多孢定植的囊性纤维化病人的家中进行了环境研究。样本来自卧室、浴室和客厅的空气和地面样本，淋浴间或浴缸的水，以及来自各个花园的土壤样本，还对宠物窝和盆栽植物的土壤进行了采样。空气（0/18）和水（0/9）样本均未发现赛多孢。同样，赛多孢从未从宠物窝或花园土壤样品中回收，只有一个表面样品（1/52）培养呈阳性。相比之下，72%的盆栽植物（41/57）的土壤样品中有赛多孢属物种。每个家庭研究了5～13种室内植物，50%～89%受到赛多孢物种的污染。这项研究清楚地证实了盆栽植物是这些病原真菌的主要贮藏地。

在过去的十几年中，一些研究为环境中不同赛多孢属物种的相对丰度提供了新的见解。在奥地利和荷兰，Kaltseis等对4种不同类型的栖息地进行了调查，使用赛多孢选择性培养基SceSel⁺分析了136个土壤样品。工业区（11个地点）真菌的密度最高，其次是公园和游乐场（11个地点），而在农业地区（14个地点）则发现最低的密度。这些真菌从未在自然栖息地中被检测到，例如奥地利的森林

（38个地点）和荷兰的沙丘（62个地点）。在人为影响的地区，尖端赛多孢最多，58.7%～77.7%赛多孢分离株来自工业区、公园、游乐场和农田，这些土壤中氨（ammonium）浓度与赛多孢密度之间呈正相关，表明这些物种的生长需要土壤中高氮含量。从人为环境中也可以分离出大量德氏赛多孢（13.8%～28.8%），橘黄赛多孢和波氏赛多孢的含量较低，仅在工业区发现了S.minutisporum（5.8%）。另外，他们发现了赛多孢在pH为6.1～7.5的土壤中更丰富。以上数据表明，由于人类和动物活动，这些真菌的存在与环境中的有机污染物（如来自人类、动物和工业废物的碳氢化合物或原油）密切相关。Harun等进行的研究进一步说明了人类活动对赛多孢栖息地的影响。在这项研究中，涵盖了澳大利亚大悉尼地区城市、半农村和农村的25个地点的土壤样品。在高人类活动区（距悉尼市中心3km以内）收集的所有土壤样品（4/4）、在低人类影响区（距悉尼市中心20km以内）收集的8/15个样品和从偏远农村地区（距悉尼45～100km）收集了5/6个样本中发现赛多孢属物种。城市地区的真菌负荷明显高于人为影响较低的地区和农村地区。在1年中的不同时间重复采样未发现任何变化。就物种分布而言，橘黄赛多孢最常见（54.6%），其次是多育赛多孢（43%）、波氏赛多孢（2.1%）和德氏赛多孢（0.3%）。不过，其他国家/地区的情况可能有所不同，尤其是在北美和欧洲，冬季和其他季节之间的天气差异更为明显。同样，Al-Yasiri等从位于法国地中海沿岸的蒙彼利埃和马赛附近的5个地点收集了黄腿银鸥的粪便样本，这些地点的特点是受到人为因素的影响。尖端赛多孢几乎仅在里约群岛上被发现，该群岛高度受到人为污染，污水从马赛释放到这些岛屿附近的海域。该发现表明，特定的真菌物种或物种组合可以用作暴露于人为污染的生态系统的替代标志。

赛多孢属的物种分布在不同国家之间有很大的不同。Rougeron等研究了法国赛多孢物种的分布。在法国西部，通过培养对119个土壤样品进行了分析，回收了约300株赛多孢菌株，其中，德氏赛多孢最丰富，橘黄赛多孢、波氏赛多孢和尖端赛多孢表达相等，仅鉴定出1株S.minutisporum。这项研究还证实了人类活动对赛多孢物种生态的影响，对11个不同地区进行了调查，包括森林、海滨、葡萄园、农田、河岸、城市公园、游乐场、工业区以及废水处理厂产生的污水。在受人类影响的地区中，赛多孢分离株的密度最高，从森林中收集的土壤样品中未检测到赛多孢。大多数赛多孢培养阳性的土壤样品的pH为6～8。在葡萄园以外的所有受人类影响的地区类型中都检测到德氏赛多孢，而橘黄赛多孢主要出现在农业地区。波氏赛多孢和尖端赛多孢主要分别存在于海滨和运动场。S.minutisporum仅在操场上被发现过1次。此外，还描述了新物种S.cereisporum，来自于废水处理厂的污水中收集的两株分离株。有学者从墨西哥的22个州中分离出赛多孢物

种，最常见是尖端赛多孢（69株），其次是波氏赛多孢、橘黄赛多孢和德氏赛多孢。Luplertlop等从曼谷10个公园中随机收集的68个土壤和16个水样中分离并鉴定了赛多孢属的种类。从10个公园中的8个公园的土壤中分离出赛多孢属物种，但仅在一个水样中检测到。从68个土壤样品中的41个（60.29%）和15个水样品中的1个（6.67%）分离出的菌落形态与尖端赛多孢复合体的菌落形态一致。根据DNA测序和β-微管蛋白基因的系统发育分析，鉴定出了3种类型的尖端赛多孢复合体：尖端赛多孢（71株）、橘黄赛多孢（6株）和德氏赛多孢（5株）。无法通过基因测序来鉴定出其中的16株分离株，这表明可能存在新赛多孢菌种。根据该环境调查，泰国曼谷的土壤中普遍存在着赛多孢属物种，尖端赛多孢是最丰富的物种。Luplertlop等进一步对分布在泰国23个省和6个地理区域的35个人口密度高和知名度高的地点的350个土壤样本中的赛多孢属物种进行了全面调查。仅有来自4个省的191例样本阳性，其中，尖端赛多孢188株，德氏赛多孢1株，2株无法准确鉴定。本研究证实，泰国的不同地区（东北、中部和西部）的土壤中都含有尖端赛多孢，确定了土壤是泰国赛多孢物种的生态位。赛多孢在非洲分布的数据较少。Mouhajir等对摩洛哥Rabat Sale Kenitra和Fez Meknes地区的99个土壤样品进行了一项环境研究。在48个样品中检测到赛多孢属物种，废水处理厂和垃圾填埋场的土壤中密度最高，其次是路边和污染河岸的土壤，从而证实了人类活动对其生态的影响。最常见的物种是尖端赛多孢，其次是波氏赛多孢和橘黄赛多孢，只有少数分离株为德氏赛多孢。对土壤化学参数的分析表明，赛多孢属物种的存在主要与中等电导性、pH为7.0～7.6、营养丰富和中等磷含量有关。pH是土壤中赛多孢存在的最重要参数之一。法国西部和奥地利以及泰国的赛多孢阳性样本也发现了相同的pH范围。相比之下，在法国西部，赛多孢菌种的pH范围更广，为4.9～8.5，尽管大多数培养阳性样品的pH为6.1～7.9。海岸主要是碱性的或略碱性的，这至少可以部分解释为什么这些样品中不含赛多孢。尽管如此，来自森林的土壤样品也处于最适pH范围内，但只有一株是赛多孢培养阳性。磷是自然界中生物量增长的主要限制因素，赛多孢物种能够在富含磷的环境中发育，最适磷含量在200～300 ppm。该特征至少可以部分解释污水处理厂中丰富的赛多孢物种。这些环境富含磷，被认为是进入河流的磷的主要来源。

迄今为止进行的所有环境研究表明，赛多孢物种的生态受到人类活动的强烈影响。这些真菌通常不存在于森林和沙丘等自然栖息地。相反，在工业区、城市公园和游乐场、废水处理厂或农业用地的废水中密度最高。经过所有这些生态学研究，仍不清楚这些真菌的自然栖息地是什么。最近，已经从食木的或食腐的昆虫中分离了一些赛多孢菌株，包括象白蚁属，以及未指定的树皮甲虫，它们本身不

能降解植物细胞壁的成分,需与共生真菌一起生活。该发现可能解释了从食虫的蝙蝠和鸟的粪便中回收到这些真菌的原因,但应进一步研究。

多育赛多孢已从土壤和动物中分离出来,例如猫和马,但似乎其生态系统可能更局限于土壤和盆栽植物。尖端赛多孢在世界范围内更加广泛地分布,但多育赛多孢似乎仅限于伊比利亚半岛的北部和澳大利亚,以及加利福尼亚州和美国南部。具体而言,由多育赛多孢引起的局部骨关节感染在美国南部和加利福尼亚似乎更为普遍。

五、流行病学

赛多孢病(scedosporiosis)是由赛多孢属真菌所引起的一系列疾病,于1889年首次被发现是导致人类中耳炎的原因,最初通常在长期住院的移植病人中发现。1982年,Fisher等在与环境感染有关的淹溺的病人中发现了赛多孢。在东南亚,赛多孢于2008年在肾移植后的脑脓肿中首次发现。赛多孢可能引起多种人类疾病,从免疫能力强的个体的局部感染到严重免疫受损的病人的弥漫性感染。近年来已报道了由这些病原体引起的严重感染并以越来越高的频率出现,故该属成员已被描述为"新兴"的真菌病原体。

由于赛多孢病不是强制性报道的疾病,因此尚不清楚其流行程度,但在北美(美国、加拿大和墨西哥)、南美(巴西和智利)、欧洲(西班牙、英国、法国、意大利、荷兰、希腊、比利时、德国和奥地利)、澳大利亚和新西兰以及亚洲(中国、印度、以色列、日本、马来西亚、巴基斯坦、新加坡、韩国、泰国、土耳其)均有报道。在美国、欧洲和亚洲报道的大量病例都与正常和免疫缺陷病人有关。免疫缺陷包括囊性纤维化、器官移植、白血病、HIV/AIDS、肺结核、慢性阻塞性肺病(COPD)、糖尿病和肺炎的病人。在具有免疫能力的病人中,通常与因事故而受伤、吸入和溺水有关。在移植、创伤、肺部疾病和溺水的情况下,正常和免疫缺陷个体中也报告了局部和播散性的赛多孢病病例。据报道,在囊性纤维化病人中,赛多孢是仅次于烟曲霉的第二重要的丝状真菌。

在北美和南美,赛多孢病通常与器官移植和囊性纤维化有关。大多数病例涉及移植后有长期免疫抑制治疗史的老年病人,最常见的病因是尖端赛多孢,其次是波氏赛多孢、橘黄赛多孢和德氏赛多孢。在欧洲国家,例如西班牙、法国、荷兰、德国和奥地利,报道的病例与囊性纤维化有关,主要由尖端赛多孢引起,其次是波氏赛多孢、橘黄赛多孢和S.Minutispora。然而,仍未从囊性纤维化病人中分离到德氏赛多孢。在澳大利亚和新西兰,大部分病例由尖端赛多孢引起,其次是波氏赛多孢和橘黄赛多孢。在亚洲国家,最常见的病原体是尖端赛多孢,其次是波氏赛多孢、橘黄赛多孢和德氏赛多孢。

足菌肿是一种临床综合征,涉及皮肤和皮下组织、筋膜、关节和骨骼,由土壤细菌(放线菌)或真菌引起。在世界范围内,最流行的致病菌是马杜拉放线菌,约占所报道病例的70%,通常来自热带地区,如印度、苏丹和马达加斯加。赛多孢足菌肿主要见于温带地区,在组织中产生白色颗粒,约占所报道病例的10%。在美国,Green和Adams审查了来自23个州的63例病例,发现波氏赛多孢是足菌肿的最常见真菌病因。引起足菌肿的赛多孢病广泛分布于温带和亚热带地区。约50%的病例来自德克萨斯州(23例)和加利福尼亚州(6例)。Queiroz-Telles等在巴西南部巴拉那州观察到的21例足菌肿病例中,放线菌足菌肿占67%(14例),33%(7例)是真菌足菌肿,主要病因是波氏赛多孢。

患有晚期HIV感染、原发性免疫缺陷(主要是慢性肉芽肿性疾病和高IgE综合征)或血液系统恶性肿瘤的病人,以及干细胞移植受者和接受常规肿瘤或免疫抑制治疗的病人,特别容易感染丝状真菌。晚期HIV感染的病人,在中性粒细胞减少期间,可能会感染赛多孢。与隐球菌病和组织胞浆菌病不同,赛多孢感染可能不会在艾滋病毒感染的早期发生。Tammer等回顾性分析了22例HIV阳性赛多孢感染病人。波氏赛多孢复合体占14例,多育赛多孢8例。54.5%的病人为侵袭性赛多孢病,播散的比率为66.7%。与定植的病人相比,侵袭性赛多孢感染病人的$CD4^+$细胞计数<100/μl。中枢神经系统受累的病人$CD4^+$细胞计数<50/μl。确诊为侵袭性赛多孢感染病人的死亡率为75%,具有播散/中枢神经系统表现病人的死亡率为100%。与单独使用抗真菌药物治疗的病人相比,使用抗真菌药物加手术治疗的病人的死亡率更低。在慢性肉芽肿性疾病(CGD)病人中由赛多孢属引起的大多数感染与尖端赛多孢有关。在Bhat等2007年的研究中,首次发现多育赛多孢是CGD病人脑脓肿的病原体。最常见的感染部位是肺和软组织,偶尔延伸到骨骼。尽管很少见,在高IgE综合征病人中赛多孢引起的感染亦有报道。

在实体器官移植(SOT)受者的真菌感染中,念珠菌属仍然是主要的病原体(在某些研究中占53%),其次是曲霉、毛霉和隐球菌。赛多孢易导致播散感染并与高死亡率相关,在非曲霉丝状真菌感染病例中的比例高达30%。Castiglioni等的研究显示,1976—1999年在宾夕法尼亚州匹兹堡SOT受者中,有23例尖端赛多孢感染(肝4例、肾8例、心脏8例、肺2例、心肺1例),总发病率为1‰,并且在肺移植受者中发病率呈上升趋势。移植后诊断真菌感染的中位时间为4个月(0.4~156个月)。其中,13例(57%)患有肺疾病,11例(48%)患有侵袭性肺炎。在11例侵袭性肺炎病人中,6例(54.5%)出现脑脓肿,10例(91%)死于感染。3名肺移植受者的呼吸道分泌物持续分离出尖端赛多孢,在接受伊曲康唑预防治疗时,没有人经历疾病进展。在这一队列中,22例病人有16例(72.7%)死亡。Marr等对1985—

1999年在弗雷德·哈钦森癌症研究中心（西雅图）5589例接受造血干细胞移植（HSCT）的病人进行了分析。1992年之后，同种异体移植受者中侵袭性曲霉病的发生率有所增加，并在20世纪90年代一直居高不下。在20世纪90年代后期，尤其是接受多次移植的病人中，非烟曲霉、镰刀菌属和毛霉的感染较前增加。9例HSCT受者因赛多孢感染出现了侵袭性疾病，多发生在中性粒细胞减少病人中。赛多孢感染通常发生在移植后前30天内，预后通常很差，所有9例病人在诊断后1个月内死亡。Husain等对1985—2003年文献报道的患有赛多孢感染的80例移植受者的病例进行了分析。大多数赛多孢病发生在肾（35%）、心脏（28%）和肝（18%）移植受者。75%的HSCT受者和61%的SOT受者感染在移植后6个月内发生，69%和46%的HSCT和SOT受者中存在播散性感染，33%的HSCT受者和11%的SOT受者中存在真菌血症。与SOT受者相比，HSCT受者多育赛多孢感染更常见，感染发作较早，中性粒细胞减少多见。患有赛多孢病的移植受者的死亡率为58%，伏立康唑治疗与更好的生存趋势相关。Neofytos等分析了2004年3月—2007年9月美国17个移植中心的数据，肺移植受者患赛多孢病的风险最大，但未提供详细的临床信息。Johnson等对2000—2010年匹兹堡大学医学中心赛多孢培养阳性的移植受者进行了单中心回顾性研究。在27例病人中，分别有67%（18例）和33%（9例）感染了尖端赛多孢和多育赛多孢。共有67%的病人接受了免疫抑制治疗，74%的病人接受了预防性抗真菌治疗。在这些病人中，59%（16例）为赛多孢定植，41%（11例）为赛多孢感染，定植仅发生在肺移植受者，仅在呼吸道定植，75%（12/16）定植株为尖端赛多孢，25%（4/16）为多育赛多孢，尖端赛多孢和多育赛多孢感染的比率分别为55%（6/11）和45%（5/11）。55%（6/11）的赛多孢病发生在肺移植受者，18%（2/11）发生在多器官移植受者，心脏、肝脏或小肠移植受者各1例。肺移植受者赛多孢病的发病率为0.6%（6/944），33%（2/6）的病例可能是由于手术时播散所致。赛多孢感染引起的疾病谱包括肺炎（7例）、纵隔炎（2例）和真菌血症/播散性感染（2例），2例播散感染的病人均为感染多育赛多孢的多脏器移植受者。6个月后临床结局分别是死亡（6例）、进展（2例）、稳定（1例）和完全缓解（2例）。死亡的病人在移植后发病较早，并且更容易发生纵隔炎或弥漫性感染，平均死亡时间为45.5天（25～88天）。移植后1年以上发生赛多孢病的3例病人均存活。所有存活的病人均接受含伏立康唑的治疗。

Lamaris等回顾性分析了1989—2006年德克萨斯大学MD安德森癌症中心25例赛多孢病病例。住院病人发病率从1993—1998年的0.82/10万增加到1999—2005年的1.33/10万。全部25例均为血液系统恶性肿瘤病人，其中，12例为骨髓移植病人。尖端赛多孢是21例病人的病原体，多育赛多孢是4例病人的病因。另有26例病人存在赛多孢定植（18例实体瘤病人和8例血液系统恶性肿瘤；24例病原体为尖端赛多孢，2例病原体为多育赛多孢）。与赛多孢感染相关的危险因素包括淋巴细胞减少症（88%）、类固醇治疗（80%）、血清白蛋白水平<3mg/dl（88%）、突破性感染（76%）（74%的病人接受两性霉素B治疗）、中性白细胞减少（52%）（多育赛多孢感染病例中100%在诊断时与中性粒细胞减少有关，而在中性粒细胞减少时诊断为尖端赛多孢感染的病例为43%）、糖尿病（56%）和巨细胞病毒再激活（24%）。67%（14例）的尖端赛多孢感染病人和50%（2例）的多育赛多孢感染病人中发现了播散性感染。88%的播散性感染病人存在肺炎。69%的赛多孢感染病人发现有真菌血症。尖端赛多孢和多育赛多孢感染的12周死亡率分别为70%和100%。赛多孢感染导致的死亡与播散性感染、真菌血症、入住重症监护病房、APACHE评分>11、长期和持续中性粒细胞减少和突破性赛多孢感染有关。

在许多国家，溺水是意外死亡的前三大主要原因之一，尤其是在年轻人和其他健康人群中。溺水综合征是具有免疫能力的个体的肺和中枢神经系统感染的一种独特的临床综合征。1980年后，溺水是尖端赛多孢感染常见原因，溺水后的真菌感染几乎多与尖端赛多孢有关。在溺水发生后的几天至几周内，往往是在病人病情暂时好转之后，才出现与溺水相关的赛多孢感染，据报道潜伏期可长达4.5个月。感染症状通常出现较晚，这与细菌感染有所不同。溺水综合征赛多孢感染的可能病理生理机制包括从大脑附近部位（如鼻旁窦或筛状板）的局部扩散，以及从肺部的血源性扩散。污水中的赛多孢可以通过呼吸道迅速进入肺部，在肺内生长和繁殖后，赛多孢会侵袭多个组织和器官，引起侵袭性肺炎、颅内脓肿、眼部感染、膝关节感染、骨髓炎和肝、肾脓肿等。Katragkou等回顾了2007年以前文献中报道的23例（8例儿童和15例成人）淹溺后赛多孢感染病例。即使在具有免疫能力的宿主中，淹溺后赛多孢感染也具有较高的死亡率（16/23，70%）。溺水后赛多孢感染是一种缓慢的进行性疾病（平均生存时间为87天），涉及几乎所有身体器官。所有23例病人均显示肺部疾病临床和（或）放射学证据。中枢神经系统的播散最常见（21/23，91%），主要表现为多发性脑脓肿（15/23，65%），还包括脑膜炎、脑炎、脑室炎、脑血管炎，偶尔也可发生真正的霉菌性动脉瘤和脑出血。临床表现可能有所不同，包括发热、头痛、精神状态改变、癫痫发作和锥体束征。脑积水和脑水肿可能会加重临床表现并导致脑疝和脑死亡。大多数病人（20/23，87%）接受了抗真菌治疗并接受了神经外科手术（脓肿引流）。考虑到溺水后潜在的致命结果和较长的赛多孢感染潜伏期，应在发作后数周密切随访此类病人，甚至细微的神经系统症状也应进行中枢神经系统成像。在影像学表现异常的情况下，应积极进行微生物学诊断，并适当使用伏立康唑进行经验性治疗。

多育赛多孢被认为是真正的新兴病原体。从1984年发现可导致人类感染以来，主要引起免疫功能不全个体的骨骼和软组织感染。1992年在欧洲报道了第一批播散和致命的病例。Rodriguez-Tudela等对162例多育赛多孢病例进行了回顾性分析。病人的中位年龄为45岁（从几个月到81岁不等），男性多见，为102例（63%）。多育赛多孢病的危险因素是恶性肿瘤（74/162，45.7%）、囊性纤维化（19/162，11.7%）和实体器官移植（14/162，8.6%）。最常见的临床表现为播散性感染（72/162，44.4%）、肺霉菌病（47/162，29%）和骨或关节感染（17/162，10.4%）。所有播散性感染均有基础疾病，主要是血液系统恶性肿瘤，占80%（57/72）。70%的播散性真菌病病人的血培养呈阳性。中性粒细胞减少、发热和脑部症状与播散性感染的发展独立相关。对于血液系统恶性肿瘤病人，从再生障碍（aplasia）中恢复与降低播散风险显著相关。病人的总死亡率为46.9%，但播散性疾病的死亡率为87.5%。幸存与手术切除和从再生障碍中恢复独立相关。抗真菌治疗与死亡风险降低无关。

六、临床表现

赛多孢感染最常损害的部位是肺部、关节（其中膝关节最常受累）、颅内、眼部、窦、皮下组织等，可以出现肺炎、窦部感染、脑脓肿、关节炎、骨髓炎、椎间盘炎、心内膜炎、腹膜炎、脑膜脑炎、腮腺炎、甲状腺脓肿、耳真菌病、眼内炎、角膜炎、脉络膜视网膜炎、皮下组织感染、足菌肿等。

在免疫功能正常的个体中，赛多孢可在创伤或手术后引起局部感染；而在免疫功能受损的个体中，则可引起严重的播散性疾病。在慢性肉芽肿病、长期使用糖皮质激素、造血干细胞移植、血液系统恶性肿瘤或实体器官移植的病人中，尖端赛多孢常常会累及病人的呼吸道。首发症状通常包括发热、咳嗽、咳痰、胸痛、呼吸急促和不适。赛多孢感染可表现为肺的局部感染，也可从肺部向多个器官播散，包括脑和皮肤。在巴西，赛多孢病最常见的临床表现为在肺结核痊愈后病人肺部形成真菌球。眼部赛多孢感染可表现为角膜局部感染，或在播散性感染的情况下表现为内源性眼内炎。角膜赛多孢感染可引起症状明显的角膜溃疡、擦伤、穿孔、浸润及前房积脓。在免疫功能受损的个体中，尖端赛多孢引起的内源性眼内炎发生在血行播散之后。首发症状包括眼痛、光敏性及视力下降。尖端赛多孢感染在免疫功能正常和免疫功能低下的病人中都可引起脑脓肿。尖端赛多孢侵入脑的途径可能是直接通过鼻窦连续传播，也可能是从肺经血行播撒而来。病人表现为意识混沌、发热，并常伴有与淹溺事件相关的严重缺氧。尖端赛多孢感染的皮肤损害表现为结节、红色至紫色的丘疹或大疱，有可能形成坏死中心。偶可见淋巴管炎性播散的模式，伴多

发性结节和脓疱。可由血行播散或创伤的情况下引起的局部软组织感染。四肢是最常受累的部位，但也有研究报道了累及脊柱或颅骨的病例。播散性感染在免疫功能严重受损的病人极易发生，可引起休克及多器官衰竭。与尖端赛多孢复合体相比，多育赛多孢感染的真菌血症更为常见。

七、诊断

赛多孢感染的诊断主要依据微生物学、组织病理学、影像学、分子生物学及血清学。赛多孢感染的组织病理学缺乏特异性，表现为纤维结缔组织增生，大量炎症细胞浸润，包括淋巴细胞、浆细胞、多核巨细胞，或形成肉芽肿。传统的形态学鉴定方法仍然是丝状真菌鉴定最重要、使用最广泛的方法。由于此方法缺乏统一的结果判定标准，菌株表型特征多变，极易受到实验室人员个人经验的影响；尖端赛多孢感染的临床特征和组织形态学与曲霉属、镰刀菌感染非常相似，尤其是均具有菌丝透明、有分支、分隔且成锐角等形态学特点，仅靠组织形态学很难与曲霉属、镰刀菌区别开。另外，临床上常用G试验筛查真菌感染，但此方法难以区分菌种，不能确诊。尖端赛多孢及多育赛多孢感染时G试验可呈阳性。由于赛多孢感染的临床表现和病理特征都与曲霉感染类似，GM试验有助于鉴别，尖端赛多孢感染时GM试验呈阴性，而曲霉感染时阳性多见。菌丝氧化氢酶抗体检测也可作为赛多孢感染的血清学诊断方法。

在肺部感染中，影像学与其他感染非常相似。肺部感染会模拟曲霉病，在原有的空洞和空腔中会出现真菌球，亦可表现为脓肿。赛多孢感染可引起坏死性肺炎，尤其是在免疫功能低下的宿主中。在中性粒细胞减少症病人中，肺曲霉病或赛多孢感染的病例似乎更经常出现"空气新月"征象。赛多孢引起的肺部感染的影像学是可变的，包括孤立的或多发的结节性病变、有或无空洞、局灶性浸润、大叶性浸润和双侧弥漫性浸润。

鉴于上述鉴别困难，人们采取了新的方法，包括利用核酸测序和质谱等非基于培养的分子方法。基于核苷酸序列的分析是当前真菌鉴定的金标准；rDNA内部转录间隔区（ITS）测序可正确鉴定赛多孢中的主要物种，但需要部分β-微管蛋白基因来区分密切相关的物种。基质辅助激光解吸电离飞行时间质谱（MALDI-TOF MS）可用于丝状真菌的一线鉴定，准确性与DNA测序相当。

八、治疗

赛多孢感染灶局限且可行手术的情况下，手术清除感染灶可提高病人预后。尤其对于鼻窦的非侵袭性感染，单纯手术即可达到治愈。手术切除玻璃体在眼内炎的治疗中也十分重要。对于真菌性角膜炎，那他霉素（natamycin）滴眼联合多途径应用伏立康唑为主要治疗，药物治疗疗效差时需行穿透性角膜移植术。皮肤感染预后良好，抗真菌药

物系统或局部治疗均可有效。肺部感染尚局限时,可选择手术联合抗真菌药物。为提高肺部局部药物浓度,国外也有系统联合雾化吸入伏立康唑治疗的报道,疗效及耐受性均较好。对于侵袭性、播散性感染,系统应用抗真菌药物为主要手段,也可同时手术切除主要病灶,此类病人预后较差。

欧洲临床微生物学和传染病学会(ESCMID)真菌感染研究组(EFISG)和欧洲医学真菌学联合会(ECMM)2014年联合指南指出赛多孢属对两性霉素B和氟胞嘧啶耐药,并且对伊曲康唑、伏立康唑、泊沙康唑和米卡芬净表现出易变的敏感性。伏立康唑是唯一在体外对尖端赛多孢具有良好活性的药物。因此该指南推荐对于赛多孢感染无论是免疫抑制病人,还是溺水、肺囊性纤维化、肺移植、脑脓肿等病人,A级推荐用药均为伏立康唑。Troke等对107例使用伏立康唑治疗尖端赛多孢感染的病例进行分析。主要感染部位为肺鼻窦(24%)、中枢神经系统(20%)和骨骼(18%),21%的病人已播散感染。实体器官移植(22%)、血液系统恶性肿瘤(21%)和手术/创伤(15%)是主要的基础疾病。总体治疗有效率为57%,肺组织感染的有效率为54%,骨感染的有效率为79%,超过98%的病人接受了≥28天的治疗。对伏立康唑疗法的反应因病人基础条件而异,癌症和干细胞移植病人成功率最差(40%),实体器官移植病人成功率为63%,创伤及术后病人成功率最高(72%)。共有43例(40%)病人死亡,73%是由于赛多孢病而死亡。与尖端赛多孢感染的病人相比,多育赛多孢感染的病人的生存时间显著减少,并且死于真菌感染的可能性更大。

从体外药物敏感性来看,尖端赛多孢在体外对伏立康唑最敏感,泊沙康唑次之,伊曲康唑变化较大,两性霉素B的敏感度最差。棘白菌素类中卡泊芬净略有活性,但米卡芬净、阿尼芬净无效。多育赛多孢体外基本均耐药,成功治愈多育赛多孢播散性感染的报道较为罕见,外科手术及去除宿主的免疫抑制状态为减缓感染进展的主要手段。赛多孢属物种之间高度的内在抗真菌药物耐药性使这些感染难以控制,对赛多孢病病人分离株进行药敏试验是治疗的基础。

近年来,抗真菌联合疗法已成为一种常规的方案,可以在较低浓度下可以取得治疗效果并减少不良反应,提高安全性和耐受性,同时有可能预防治疗失败。伏立康唑联合特比萘芬为目前报道中较为有效的治疗方法。伏立康唑与多烯类或棘白菌素的组合已显示出对尖端赛多孢和多育赛多孢的协同作用。然而,这些组合在人类感染的治疗中已显示出不同的结果。

2015年3月,FDA批准了广谱三唑类药物艾沙康唑用于侵袭性曲霉病和毛霉病的治疗。这种新的抗真菌药物的优点包括水溶性静脉内制剂的可用性、口服制剂的优异生物利用度以及可预测的成人药动学。尽管该药物尚未被批准用于治疗赛多孢病,但体外数据表明它可能具有良好的活性。Guinea等检查了艾沙康唑对1986—2007年收集的1000多株机会性真菌的活性,其中包括22株赛多孢。多育赛多孢和尖端赛多孢表现出明显的药敏性差异:艾沙康唑显示出对尖端赛多孢的良好活性,MIC_{90}与曲霉属非常相似,而多育赛多孢相对耐药。Pfaller等的后续研究证实了这一发现。艾沙康唑对全球范围内的机会性真菌表现出了广谱活性。但是,艾沙康唑治疗赛多孢病的临床经验有限,因此不建议常规使用。

新型化合物F901318代表了一类新型的抗真菌药物,称为orotomides,可抑制嘧啶生物合成中的关键酶二氢乳清酸脱氢酶(dihydroorotate dehydrogenase, DHODH)。该试剂对一系列丝状真菌(包括曲霉属、镰刀菌属和毛霉)表现出强大的体外活性。Wiederhold等研究显示,F901318对尖端赛多孢、波氏赛多孢、德氏赛多孢和橘黄赛多孢分离株显示了良好的活性,MIC范围为$0.008\sim0.25\mu g/ml$。与其他抗真菌药物相比,F901318还保持了对多育赛多孢分离株的活性(范围为$0.12\sim0.25\mu g/ml$),而其他抗真菌药物均未表现出体外活性。Biswas等体外研究发现。F901318是针对多育赛多孢的最有效的药物(MIC_{90} $0.25\mu g/ml$),MIC(23~80倍)明显低于伊曲康唑、伏立康唑、泊沙康唑、艾沙康唑和两性霉素B。F901318还对尖端赛多孢、波氏赛多孢和橘黄赛多孢具有良好的活性,与伏立康唑和泊沙康唑相当,但在这3个物种上都比艾沙康唑更具活性。有关临床试验正在进行中。

因赛多孢感染多发生在免疫抑制的病人中,恢复固有的宿主防御往往是成功治疗感染的关键。粒细胞集落刺激因子(G-CSF)可促进中性粒细胞的恢复,粒细胞输注可稳定感染。IFN-γ和粒细胞巨噬细胞集落刺激因子(GM-CSF)增强了对赛多孢的抗真菌活性。这些细胞因子诱导Th1反应,有利于抗真菌病,在转录水平上调节NADPH氧化酶亚基的基因表达,增强巨噬细胞中抗菌肽的合成。

参 考 文 献

Aho R, Hirn J. A survey of fungi and some indicator bacteria in chlorinated water of indoor public swimming pools. Zentralblatt Bakteriol Mikrobiol Hyg B, 1981, 173: 242-249.

Ajello L, Zeidberg LD. Isolation of Histoplasma capsulatum and Allescheria boydii from soil. Science, 1951, 113: 662-663.

Al-Yasiri MH, Normand AC, Mauffrey JF, et al. Anthropogenic impact on environmental filamentous fungi communities along the Mediterranean littoral. Mycoses, 2017, 60(7): 477-484.

Alvarez E, Sanhueza C. New record of Scedosporium dehoogii from Chile: phylogeny and susceptibility profiles to classic and novel putative antifungal agents. Rev Iberoam Micol,

2016, 33（3）：224-229.

Babu AG, Kim SW, Yadhav DR, et al. A new record of Pseudallescheria boydii isolated from crop field soil in Korea. Mycobiology, 2014, 42（4）：397-400.

Bakerspigel A, Schaus D. Petriellidosis（pseudallescheriasis）in southwestern Ontario, Canada. Sabouraudia, 1984, 22：247-249.

Bhat SV, Paterson DL, Rinaldi MG, et al. Scedosporium prolificans brain abscess in a patient with chronic granulomatous disease：successful combination therapy with voriconazole and terbinafine. Scand J Infect Dis, 2007, 39（1）：87-90.

Biswas C, Law D, Birch M, et al. In vitro activity of the novel antifungal compound F901318 against Australian Scedosporium and Lomentospora fungi. Med Mycol, 2018, 56（8）：1050-1054.

Bittencourt VC, Figueiredo RT, da Silva RB, et al. An alpha-glucan of Pseudallescheria boydii is involved in fungal phagocytosis and Toll-like receptor activation. J Biol Chem, 2006, 281（32）：22614-22623.

Boyd M, Crutchfield ED. A contribution to the study of mycetoma in North America. Am J Trop Med, 1921, 1：215-289.

Castiglioni B, Sutton DA, Rinaldi MG, et al. Pseudallescheria boydii（Anamorph Scedosporium apiospermum）. Infection in solid organ transplant recipients in a tertiary medical center and review of the literature. Medicine（Baltimore）, 2002, 81（5）：333-348.

Castón JJ, Linares MJ, Rivero A, et al. Clinical differences between invasive pulmonary infection by Scedosporium apiospermum and invasive pulmonary aspergillosis. Mycoses, 2011, 54（5）：e468-473.

Cimon B, Carrere J, Vinatier JF, et al. Clinical significance of Scedosporium apiospermum in patients with cystic fibrosis. Eur J Clin Microbiol Infect Dis, 2000, 19：53-56.

Creitz S, Harris HW. Isolation of Allescheria boydii from sputum. Am Rev Tuberc, 1955, 71：126-130.

Emmons CW. Allescheria boydii and Monosporium apiospermum. Mycologia, 1944, 36：188-193.

Fisher JF, Shadomy S, Teabeaut JR, et al. Near-drowning complicated by brain abscess due to Petriellidium boydii. Arch Neurol, 1982, 39：511-513.

Gil-Lamaignere C, Maloukou A, Rodriguez-Tudela JL, et al. Human phagocytic cell responses to Scedosporium prolificans. MedMycol, 2001, 39（2）：169-175.

Gil-Lamaignere C, Roilides E, Lyman CA, et al. Human phagocytic cell responses to Scedosporium apiospermum（Pseudallescheria boydii）：variable susceptibility to oxidative injury. Infect Immun, 2003, 71（11）：6472-6478.

Gilgado F, Cano J, Gené J, et al. Molecular and phenotypic data supporting distinct species statuses for Scedosporium apiospermum and Pseudallescheria boydii and the proposed new species Scedosporium dehoogii. J Clin Microbiol, 2008; 46（2）：766-771.

Gilgado F, Cano J, Gené J, et al. Molecular phylogeny of the Pseudallescheria boydii species complex：proposal of two new species. J Clin Microbiol, 2005, 43（10）：4930-4942.

Green WO, AdamsTE. Mycetoma in the United States：a review and report of seven additional cases. Am J Clin Pathol, 1964, 42：75-91.

Gueho E, de Hoog GS. Taxonomy of the medical species of Pseudallescheria and Scedosporium. J Mycol, 1991, 1：3-9.

Guinea J, Hagen F, Peláez T, et al. Antifungal susceptibility, serotyping, and genotyping of clinical Cryptococcus neoformans isolates collected during 18 years in a single institution in Madrid, Spain. Med Mycol, 2010, 48（7）：942-948.

Harun A, Gilgado F, Chen SC, et al. Abundance of Pseud-allescheria/Scedosporium species in the Australian urban environment suggests a possible source for scedosporiosis including the colonization of airways in cystic fibrosis. Med Mycol, 2010, 48（Suppl 1）：S70-76.

Hennebert GL, Dessai BG. Lomentospora prolificans, a new hyphomycete from greenhouse soil. Mycotaxon, 1974, 1：50.

Husain S, Muñoz P, Forrest G, et al. Infections due to Scedosporium apiospermum and Scedosporium prolificans in transplant recipients：clinical characteristics and impact of antifungal agent therapy on outcome. Clin Infect Dis, 2005, 40：89-99.

Johnson LS, Shields RK, Clancy CJ, et al. Epidemiology, clinical manifestations, and outcomes of Scedosporium infections among solid organ transplant recipients. Transpl Infect Dis, 2014, 16（4）：578-587.

Kaltseis J, Rainer J, de Hoog GS. Ecology of Pseudallescheria and Scedosporium species in human-dominated and natural environments and their distribution in clinical samples. Med Mycol, 2009, 47：398-405.

Kantarcioglu AS, de Hoog GS, Guarro J. Clinical characteristic and epidemiology of pulmonary pseudallescheriasis. Rev Iberoam Micol, 2012, 29：1-13.

Katragkou A, Dotis J, Kotsiou M, et al. Scedosporium apiospermum infection after near-drowning. Mycoses, 2007, 50（5）：412-421.

Lackner M, de Hoog SG, Yang L, et al. Proposed nomenclature for Pseudallescheria, Scedosporium and related genera. Fungal Divers, 2014, 67：1-10.

Lamaris GA, Chamilos G, Lewis RE, et al. Scedosporium infection in a tertiary care cancer center：a review of 25 cases from 1989-2006. Clin Infect Dis, 2006, 43：1580-1584.

Lamaris GA, Chamilos G, Lewis RE, et al. Virulence studies of Scedosporium and Fusarium species in Drosophila melanogaster. J Infect Dis, 2007, 196（12）：1860-1864.

Lennon PA, Cooper CR, Salkin IF, et al. Ribosomal DNA internal transcribed spacer analysis supports synonomy of Scedosporium inflatum and Lomentospora prolificans. J Clin Microbiol, 1994, 32(10): 2413-2416.

Luplertlop N, Muangkaew W, Pumeesat P, et al. Distribution of Scedosporium species in soil from areas with high human population density and tourist popularity in six geographic regions in Thailand. PLoS ONE, 2019, 14(1): e0210942.

Luplertlop N, Pumeesat P, Muangkaew W, et al. Environmental screening for the Scedosporium apiospermum species complex in public parks in Bangkok, Thailand. PloS ONE, 2016, 11(7): e0159869.

Malloch D. New concepts in the Microascaceae illustrated by two new species. Mycologia, 1970, 62: 727-739.

Malloch D, Salkin IA. A new species of Scedosporium associated with osteomyelitis in humans. Mycotaxon, 1984, 21: 247-255.

Marr KA, Carter RA, Crippa F, et al. Epidemiology and outcome of mould infections in hematopoietic stem cell transplant recipients. Clin Infect Dis, 2002, 34(7): 909-917.

Mouhajir A, Poirier W, Angebault C, Scedosporium species in soils from various biomes in Northwestern Morocco. PLoS ONE, 2020, 15(2): e0228897.

Neofytos D, Fishman JA, Horn D, et al. Epidemiology and outcome of invasive fungal infections in solid organ transplant recipients. Transpl Infect Dis, 2010, 12(3): 220-229.

Pfaller MA, Messer SA, Rhomberg PR, et al. In vitro activities of isavuconazole and comparator antifungal agents tested against a global collection of opportunistic yeasts and molds. J Clin Microbiol, 2013, 51(8): 2608-2616.

Pham T, Giraud S, Schuliar G, et al. Scedo-Select III: a new semi-selective culture medium for detection of the Scedosporium apiospermum species complex. Med Mycol, 2015, 53: 512-519.

Queiroz-Telles F, McGinnis MR, Salkin I, et al. Subcutaneous mycoses. Infect Dis Clin North Am, 2003, 17(1): 59-85.

Rodriguez-Tudela JL, Berenguer J, Guarro J, et al. Epidemiology and outcome of Scedosporium prolificans infection, a review of 162 cases. Med Mycol, 2009, 47(4): 359-370.

Rougeron A, Schuliar G, Leto J, et al. Human-impacted areas of France are environmental reservoirs of the Pseudallescheria boydii/Scedosporium apiospermum species complex. Environ Microbiol, 2015, 17(4): 1039-1048.

Saccardo P A. Sylloge fungorum ommium hucusque cognitorum. Borntragen(Leipzig), 1911, 4: 282.

Seyedmousavi S, Rafati H, Ilkit M, Systemic Antifungal Agents: Current Status and Projected Future Developments. Methods Mol Biol, 2017, 1508: 107-139.

Shear CL. Life history of an undescribed ascomycete isolated from a granular mycetoma of man. Mycologia, 1922, 14: 239-243.

Sidot C, Simon P, Bouchara JP, et al. Scedosporium apiospermum. Environmental study in the homes of patients with cystic fibrosis. J Cyst Fibros, 2007, 6(Suppl 1): S29.

Silva BA, Pinto MR, Soares RM, et al. Pseudallescheria boydii releases metallopeptidases capable of cleaving several proteinaceous compounds. Res Microbiol, 2006, 157(5): 425-432.

Summerbell RC, Krajden S, Kane J. Potted plants in hospitals as reservoirs of pathogenic fungi. Mycopathologia, 1989, 106: 13-22.

Symoens F, Knoop C, Schrooyen M, et al. Disseminated Scedosporium apiospermum infection in a cystic fibrosis patient after double-lung transplantation. J Heart Lung Transplant. 2006, 25(5): 603-607.

Tammer I, Tintelnot K, raun-Dullaeus RC, et al. Infections due to Pseudallescheria/Scedosporium species in patients with advanced HIV disease diagnostic and therapeutic challenge. Int J Infect Dis, 2011, 15(6): e422-e429.

Tortorano AM, Richardson M, Roilides E, et al. ESCMID and ECMM joint guidelines on diagnosis and management of hyalohyphomycosis: Fusarium spp. , Scedosporium spp. and others. Clin Microbiol Infect, 2014, 20(3): 27-46.

Troke P, Aguirrebengoa K, Arteaga C, et al. Treatment of scedosporiosis with voriconazole: clinical experience with 107 patients. Antimicrob Agents Chemother, 2008, 52(5): 1743-1750.

Warris A, Netea MG, Verweij PE, et al. Cytokine responses and regulation of interferon-gamma release by human mononuclear cells to Aspergillus fumigatus and other filamentous fungi. Med Mycol, 2005, 43(7): 613-621.

Wiederhold NP, Law D, Birch M. Dihydroorotate dehydrogenase inhibitor F901318 has potent in vitro activity against Scedosporium species and Lomentospora prolificans. J Antimicrob Chemother, 2017, 72(7): 1977-1980.

病例解析

简单病史：男，61岁。咳嗽、咳痰伴间断痰中带血11个月。病人11个月前无诱因出现咳嗽、咳痰，痰中带血，当地医院胸部CT示右肺上叶空洞伴周围渗出灶，考虑继发性肺结核，给予异烟肼、利福平、乙胺丁醇治疗，咯血停止，期间定期复查肺部CT，空洞有增大趋势，空洞内可见半球形病变。1周前病人再次出现咯血，鲜血，量少，查胸部CT示：右肺上叶空洞伴两肺感染性病变（图8-9）。遂行电子气管镜检查，肺泡灌洗液培养提示尖端赛多孢（图8-10，图8-11），为求进一步诊治收住病房。既往体健，无免疫缺陷病、无服用免疫抑制剂、激素及器官移植病史。辅助检查：血气分析：pH 7.410、PCO_2 35.0mmHg、PaO_2 71.0mmHg；G、GM试验阴性。

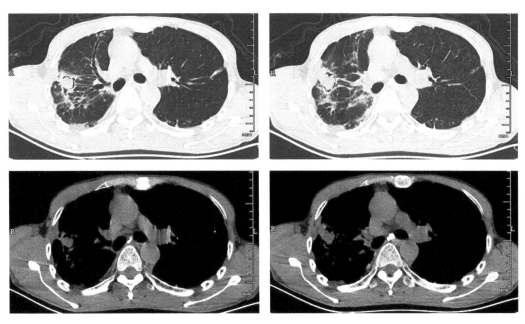

图8-9 右肺上叶空洞,内见真菌球

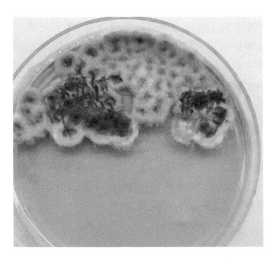

图8-10 沙保氏培养基,灰绿色绒毛样菌落生长

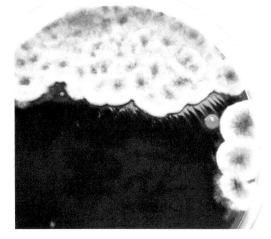

图8-11 血琼脂培养基,白色绒毛样菌落生长

【诊断】尖端赛多孢感染。

【治疗】入院后给予伏立康唑0.2g静脉滴注12小时1次抗感染治疗,病人咳嗽咳痰减少,咯血症状逐渐消失,

治疗1周后出院,改用伏立康唑片0.2g 12小时1次继续治疗3个月后复查肺部CT病人空洞内真菌球有所减小(图8-12),随访中未复发。

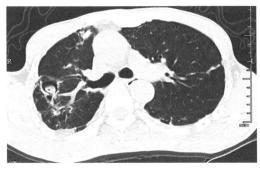

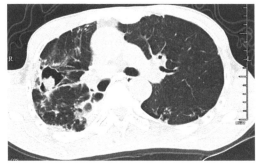

图8-12 抗真菌治疗3个月,真菌球略有缩小

【分析】肺和上呼吸道是除了足菌肿以外，赛多孢感染最常见的非机会性感染部位。这些疾病分为几类：短暂的局部定植、支气管肺的腐生感染、真菌球的形成和侵袭性赛多孢病（赛多孢肺炎）。肺部受累可始于呼吸道定植。在呼吸道解剖学正常且具有免疫能力的宿主中，这种定植似乎是短暂的。但是，在某些呼吸道解剖学改变的病人中，定植可能会持续存在，从而导致腐生感染。患有囊性纤维化、空洞性肺结核或结节病及支气管扩张的病人会发生这种情况。改变具有呼吸道定植或腐生感染的病人的先天宿主防御机制的状况可能导致侵袭性疾病，表现为局部或播散感染。可能导致侵袭性赛多孢病的疾病包括中性粒细胞减少、皮质类固醇治疗和慢性肉芽肿性疾病等。支气管肺腐生状态似乎是肺赛多孢病最常见的表现。在腐生状态下，尽管有些病人可能没有症状或症状很少，但有些病人可能会出现肺浸润甚至有或没有症状的真菌球，而其他病人则对真菌的存在产生过敏反应。描述这种情况的第一份报道由Creitz和Harris在1955年发表。在该报道中，作者描述了一名肺脓肿后残存空洞的病人，有赛多孢定植。几年后，病人死亡，通过尸体解剖从双肺上叶空洞中以"线状和团块"的形式分离出该菌。许多诊断为哮喘或囊性纤维化的病人可能会出现类似于变应性支气管肺曲霉病的临床症状。赛多孢作为变应性支气管肺真菌病（ABPM）的病原体亦有报道。

赛多孢定植形成的真菌球与更常见的曲霉球在放射学上没有区别，二者的不同点是尖端赛多孢导致的致死性感染进展更快速。真菌团块与空腔壁紧密相连，形成空气新月征，在真菌球的气体接触面常有分生孢子存在。本例影像学表现符合上述表现。尽管真菌球最常累及肺部和鼻窦，但在其他器官中也可以找到真菌球，并且它们的组织学特征在受累器官之间可能会有所不同。所有器官中的真菌球均源自坏死的宿主组织，这是由于真菌入侵和肺部血管血栓形成引起的结节性梗阻所致。

在肺部定植中，诱发因素通常是预先形成的空洞或囊肿，及时治疗，一般预后较好。但是，Symoens等2006年描述了一例26岁的囊性纤维化病人，在双肺移植后因播散性赛多孢感染而死亡，该报道强调在免疫功能低下的病人中，定植会导致致命的播散。赛多孢可以在引流不畅的支气管或鼻旁窦内腐生良好，而不会引起侵袭性疾病。Cimon等一项涉及128例囊性纤维化病人的前瞻性研究表明，在11例病人（8.6%）的呼吸道培养物中分离到了尖端赛多孢，在气道真菌中仅次于烟曲霉。Kantarcioglu等报道非侵入性和侵入性感染病人的死亡率分别为26.8%和57.2%。

在由赛多孢引起的肺部感染的临床特征中，发热是大多数系列中最常见的单一临床体征和症状，其他常见的临床症状是呼吸困难和胸膜炎。胸部影像学检查结果从局灶性单侧到双侧弥漫性浸润，从结节到支气管肺炎不等。近年来发现尖端赛多孢引起的感染大多为深部感染，特别是在系统应用大量糖皮质激素、接受实体器官和骨髓移植以及有基础肺病的病人，可侵犯人体的多种器官导致疾病，并常引起致死性感染。痰、支气管肺泡灌洗液、关节液、脑脓肿穿刺液、血液等送检培养，病变皮肤组织病理检查等均可确定诊断。Castón等在一项前瞻性队列研究中发现，与侵袭性肺曲霉病相比，二者临床表现无明显差异，但侵袭性赛多孢感染更容易发生在移植后晚期和接受两性霉素B预防的病人。该研究进一步强调了通过分子诊断或培养对赛多孢进行明确诊断的重要性。

（浙江省中西医结合医院呼吸科　何　飞　提供）

第9章

马尔尼菲篮状菌

马尔尼菲篮状菌（*Talaromyces marneffei*），原名马尔尼菲青霉，是一种罕见的致病真菌，主要见于东南亚（泰国、老挝、越南等）、印度东北部和中国南部。

一、分类

马尔尼菲篮状菌由Capponi等于1956年在越南巴斯德研究所从中华竹鼠（*Rhizomys sinensis*）肝脏中首次分离，但没有对其正式的描述，该鼠自发地死于网状内皮细胞真菌病。Segretain、Capponi和Sureau在包括小鼠、大鼠、仓鼠和豚鼠在内的各种动物模型中进一步证明了马尔尼菲篮状菌的致病性。1959年，实验室研究员Gabriel Segretain不小心被本应该接种给仓鼠的装满马尔尼菲篮状菌的针头刺破了自己的手指，感染后第9天，在接种部位出现了一个小结节，随后出现腋淋巴结肿大，尽管使用制霉菌素治疗，炎症仍然存在并局限于局部，感染30天后治愈，他的康复可能是自发的，归因于自身的免疫力，因为制霉菌素的口服生物利用度可忽略不计，这是首次出现的后天感染的马尔尼菲篮状菌病。他首先描述了马尔尼菲篮状菌的真菌学特征，将其描述为青霉状的真菌，并鉴定为新物种。为了纪念该所主任Hubert Marneffe，该真菌被命名为马尔尼菲青霉（*Penicillium marneffei*）。该研究发表在1959年的《霉菌病》（mycopathologia）中。根据形态特征，按Biourge分类法将其分类为半知菌亚门（Deuteromycotina）、丝孢纲（Hyphomycetes）、丝孢目（Hyphomycetales）、丛梗孢科（Moniliaceae）、青霉属（*Penicillium*）和双轮亚属（*Biverticillium*），或按照Raper和Thom的分类法将其分类为子囊菌亚门、不整囊菌纲、散囊菌目、散囊菌科、青霉属。

半知菌亚门因在其成员的生活史中尚未发现有性阶段，仅发现了无性阶段而得名。它们的分枝菌丝均具隔膜，菌丝每个细胞中常含多核。分生孢子梗单生、簇生或集结成孢梗束，其内（外）合生或离生产孢细胞，产孢细胞产生形形色色的分生孢子。该亚门真菌只能以分生孢子或菌丝的断片进行繁殖。种类多、繁殖快、分布广、适应性强，多腐生于陆地或水中。半知菌亚门分类不以亲缘关系为依据，

一般根据孢子梗和孢子的形态及产生方式分类，故该亚门现已被取消。许多已发现有性世代的半知菌，均已分别归属，如青霉属、曲霉属及赤霉属已归入子囊菌门。

早期对青霉属（指广义的青霉属）的分类主要依据其形态学特征，尤其是分生孢子梗的分支，传统的分类学将其分为4个无性型的亚属：狭义的青霉菌亚属（*Penicillium sensu stricto*）、曲霉样亚属（*Aspergilloides*）、镰样亚属（*Furcatum*）和双轮霉亚属（*Biverticilliun*）。这4个亚属均归属于发菌科（*Trichocomaceae*）。2014年10月6日Visagie等公布的青霉属菌名共计354种。这些种的分类基于ITS、BenA、CaM及RPB2的分子系统进化分类结果。青霉属（*Penicillium*）现隶属于真菌界（*Fungi*）、双核菌亚界（*Dikarya*）、子囊菌门（*Ascomycota*）、子囊菌亚门（*Pezizomycotina*）、散囊菌纲（*Eurotiomycetes*）、散囊菌目（*Eurotiales*）、曲霉科（*Aspergillaceae*）。

青霉属以腐生方式生活，生长在腐烂的水果、蔬菜、肉类和各种潮湿的有机物上。青霉菌丝体生长在植物的表面或深入物体内部，由分枝很多的菌丝组成，细胞壁薄，内含一个或多个细胞核。青霉可使许多农副产品腐烂，也有少数种类可使人或动物致病，但它能分泌一种抗生素-青霉素，对葡萄球菌、肺炎链球菌、淋球菌、破伤风杆菌等有高度杀伤力。

因为很多青霉在37℃条件下被强烈抑制或完全抑制，所以很少引起人类感染，即便从病人标本中重复分离到青霉也不能表明其为致病菌，包括分离自一些慢性肺部疾病病人（如支气管扩张和囊性纤维化）的菌株，在这些病人的气道内青霉可长期定植。已证实青霉可引起过敏和过敏性肺炎。尽管如此，由青霉属的菌种引起的感染偶有报道，如角膜炎、耳真菌病、腹膜炎、肺炎和心内膜炎，相关菌种包括橘青霉（*P.Citrinum*）、普通青霉（*P.Commune*）、产黄青霉（*P.chrysogenum*）、橘灰青霉（*P.aurantiogrzseun*）和短密青霉（*P.brevicompactum*）等。

自从首次发现马尔尼菲青霉以来，其分类学一直保持稳定。但多基因系统发生学分析表明青霉属的4个亚属中有3个（类曲霉亚属、镰样亚属和青霉亚属）（即狭义的

青霉属）是多谱系演化的，而双轮亚属形成了1个单谱系类群，其特点是存在对称的双轮生分生孢子梗。双轮亚属独特的形态学和生理学特征导致其在分类学中的定位不断变化。2011年，根据种系遗传学分析和表型分析，Samson等将马尔尼菲青霉与青霉属双轮亚属的其他成员一起转移到了篮状菌属中，并获得了现名马尔尼菲篮状菌。基于线粒体基因组的系统发育分析也支持这种转移。马尔尼菲篮状菌被重新分类为发菌科的一员，属真菌界（Fungi）、双核菌亚界（Dikarya）、子囊菌门（Ascomycota）、子囊菌亚门（Pezizomycotina）、散囊菌纲（Eurotiomycetes）、散囊菌亚纲（Eurotiomycetidae）、散囊菌目（Eurotiales）、发菌科（Trichocomaceae）。该微生物是200多种篮状菌中唯一的温度依赖型双相真菌。

双相真菌是指能分别以酵母细胞（Yeast）和菌丝（Hyphal/Mold）方式独立生存的真菌，其主特征是酵母相和菌丝相能够相互转化。酵母相和菌丝相的转换与温度、营养、O_2和CO_2浓度等有关。根据相位转换与温度的关系将双相菌分为温度诱导型双相真菌（Thermally dimorphic fungi）和非温度诱导型双相真菌（Non-thermal dimorphic fungi）。温度诱导型双相真菌能够在土壤或室温培养环境中以菌丝方式长，并产生感染性孢子；在宿主体内或37℃培养环境中则转换成酵母细胞。

早在1955年美国真菌学家Chester Ray Benjamin就描述了篮状菌属的菌种，在有性期能形成柔软的棉质样子囊果，子囊果细胞壁由紧密交织的菌丝组成，类似篮子，篮状菌属的名称也由此命名而来。*Talaromyces*由"Talaros"和"myces"组成：希腊文"Talaros"英文词义为"basket"，即篮子；"myces"，即"真菌"。

篮状菌属是由青霉属的个别种重新分类而来，区分这两个菌属主要依靠子囊果。狭义的青霉属具有菌核样的子囊果，为壁厚、等径的细胞，成熟需几个月的时间，多数不形成子囊孢子，而篮状菌属子囊果的特征是较软的细胞壁中含有多层交织的菌丝，可在数周内成熟。篮状菌属与青霉属其他区别包括：①篮状菌属致病性更强，可引起人的致病，青霉属通常不对人致病；②篮状菌属中的菌种常有深绿色分生孢子，气生菌丝产色素且被包绕，菌落背面为黄色、橙色或红色到紫色，青霉属通常不产生色素；③篮状菌属有性期形成裸囊壳，青霉属为闭囊壳；④篮状菌属有性期形成椭球形子囊孢子，青霉属有性期形成扁豆形子囊孢子。

二、培养

马尔尼菲篮状菌是唯一一种双相型的篮状菌，在25～28℃时呈现菌丝相，其形态部分类似于微紫青霉（*P.janthinellum*）和橘青霉（图9-1，图9-2），而在37℃时呈现酵母相，只有在37℃生长才有致病力。菌丝相是多细胞的菌丝体，有一定的生物形态结构，如帚状枝、分生孢子梗，链状分生孢子和孢间链；而酵母相为单细胞或双细胞的形态。

马尔尼菲篮状菌在SDA培养基上28℃生长速度明显快于35℃，且易发生颜色变化，初为白色、浅黄色绒毛样菌落（图9-3），培养3～7天后菌落呈现黄间白或黄间红色，亦可呈黄绿色或灰绿色。菌落培养2～3天即可产生色素，使培养基呈现为淡红色（图9-4），随着培养时间逐渐推移，色素颜色由淡红色转变为深红色，且整个培养基中均扩散有深红色色素（图9-5，图9-6）。显微镜下可见有分枝、分隔无色透明的菌丝，可见帚状枝，双轮或单轮生，孢子梗均光滑，且呈现圆形或者卵圆形，可见孢子间存在明显的连体现象（图9-7）。37℃培养可见其表面出现灰白色至棕褐色、光滑的菌落，菌落为圆形乳酪样，周围无色素，呈现酵母相（图9-8）。随着时间的推移，可见菌落逐渐变大，并呈现中心湿润、边缘褶皱呈脑回状沟纹的形态（图9-9），横径为2～3.5μm、长径为4～10μm，为典型腊肠状细胞。在此温度下，真菌通过横向分隔（裂殖）而不是芽殖将其分开，也可见短的菌丝成分。裂殖酵母细胞代表马尔尼菲篮状菌的寄生形式，这种形式见于巨噬细胞的细胞内感染。镜下可见菌体呈现圆形或卵圆形，为单细胞或双细胞形态，表面透明、光滑，部分菌体可呈现腊肠样，中部可见横膈，无色素生成（图9-10）。

马尔尼菲篮状菌在PDA培养基上生长速度及产孢较在SDA上稍快，菌落形态特征、色素产生与SDA相似。由酵母相转向菌丝相时生长速度较快，48小时后培养基内可见红色色素（图9-11，图9-12），而由菌丝相转向酵母相时生长速度较慢，需要3～4周。

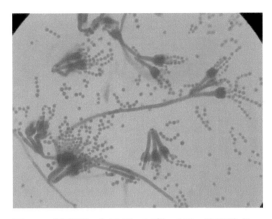

图9-1 橘青霉，血平板，35℃，3天，棉蓝染色，
1000×

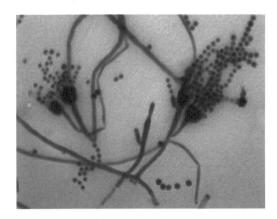

图9-2 橘青霉，SDA，28℃，3天，1000×

（上海市复旦大学附属华山医院 检验医学中心 刘 红 提供）

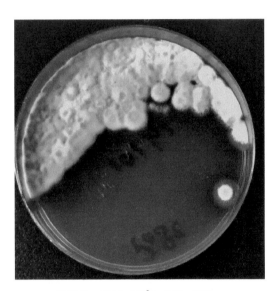

图9-3 SDA，28℃，2天，400×

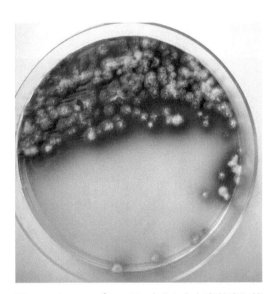

图9-4 SDA，28℃，2天，产生红色色素并渗入基
质，培养基被染成玫瑰红色

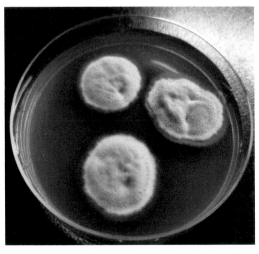

图9-5 SDA，28℃，6天，菌落呈白色绒毛状带有
淡黄绿色，边缘有扩散的酒红色色素

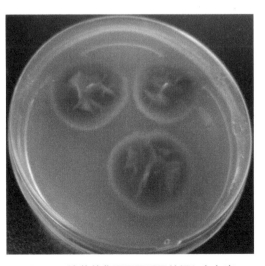

图9-6 培养基背面可见明显的酒红色色素

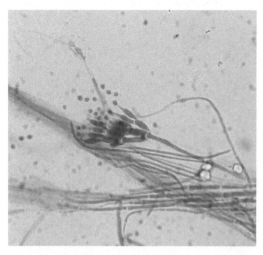

图9-7 SDA，28℃，2天，棉蓝染色，200×，镜下可见"帚状枝"、双轮生、梗基上3～6个瓶梗，顶端变窄，分生孢子光滑，卵圆形或球形，有明显的孢间连体

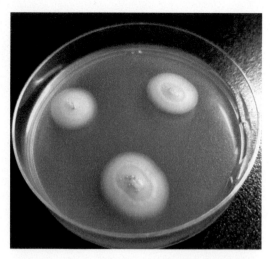

图9-8 SDA，35℃，6天，可见白色酵母样菌落

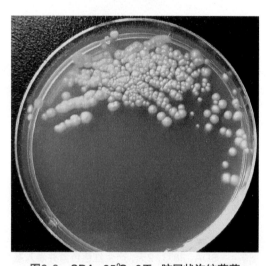

图9-9 SDA，35℃，3天，脑回状沟纹菌落

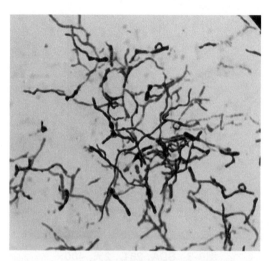

图9-10 SDA，35℃，2天，革兰染色，1000×，菌丝粗细均匀，见两头钝圆的腊肠状孢子，内有横膈

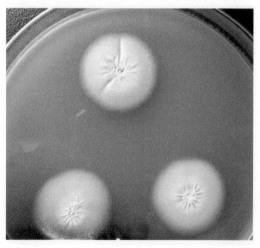

图9-11 PDA，35℃，5天

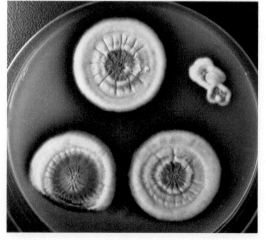

图9-12 PDA，35℃培养5天转28℃培养2天

（宝鸡市人民医院检验科 白雅红 李海英 提供）

三、生态学

鉴于未经治疗的马尔尼菲篮状菌感染病人（尤其是免疫功能低下的病人）的死亡率很高，因此确定马尔尼菲篮状菌的可能来源非常重要。特别是，前往流行地区旅行也可能会感染马尔尼菲篮状菌的事实，意味着短期暴露于真菌源足以触发感染，并且感染源来自游客接触的环境。从20世纪80年代开始的研究确定了许多竹鼠物种，包括中华竹鼠、银星竹鼠（R.pruinosus）、大竹鼠（R.sumatrensis）和小竹鼠（Cannomys badius），是马尔尼菲篮状菌的自然宿主。在中国广西省的两份报告中，Deng等在捕获的19只银星竹鼠中，有18只从其一个或多个内脏器官中培养出马尔尼菲篮状菌；Li等在捕获的16只银星竹鼠中，有15只携带马尔尼菲篮状菌，在接受培养的内脏器官中，肺的阳性率最高，为87.5%，其次为肝（56.3%）、脾（56.3%）和肠系膜淋巴结（50%）。这些动物感染了这种真菌，但没有生病的迹象。Wei等对广西地区的进一步调查显示，该真菌从179只银星竹鼠中的114只（63.7%）中分离出来。多位点基因型显示，来自人类的马尔尼菲篮状菌分离株与感染竹鼠的马尔尼菲篮状菌具有相似或相同的基因型。在不同物种的竹鼠中，感染的流行性存在区域差异，或者在感染的易感性方面存在地理差异。Gugnani等对印度东北部曼尼普尔邦竹林中的六种啮齿类动物（小板齿鼠、褐家鼠、屋顶鼠、Rattus niditus、小家鼠和本土红棕色小竹鼠）进行了全面调查。仅从110只小竹鼠中的10只（9.1%）的内脏中分离到马尔尼菲篮状菌，在其他5种72只啮齿类动物的组织中没有发现马尔尼菲篮状菌感染的迹象。由于该地区的所有啮齿类动物的暴露率大概相似，因此这项研究有力地支持了马尔尼菲篮状菌易感性存在种特异性差异的假设。Li等研究也发现，23只竹鼠中有16只（70%）携带马尔尼菲篮状菌，而田鼠和疫区家鼠等其他种鼠类和土壤中并没有分离出马尔尼菲篮状菌。Chariyalertsak等的一项研究发现，在竹鼠的亚种之间也发现了感染率的种内差异。在泰国的清迈地区，51只小竹鼠灰黑色亚种均不携带马尔尼菲篮状菌，而13只（92.8%，13/14）大竹鼠和3只（30%，1/10）红棕色小竹鼠的内脏中分离出马尔尼菲篮状菌。综上所述，啮齿类动物中马尔尼菲篮状菌分布具有宿主因素和地理因素。马尔尼菲篮状菌还见于野生竹鼠的粪便以及洞穴的土壤中，但在人工的竹鼠饲养场中没有发现。除了竹鼠及其相关的土壤样品外，Chaiwun等通过两种不同的PCR方法在泰国清迈13%的户外犬的鼻拭子中也检测到了马尔尼菲篮状菌，但培养结果是阴性的。Pryce-Miller等2008年一项环境研究使用分子方法从竹鼠栖息地以外收集的土壤样品中检测到马尔尼菲篮状菌，包括蝙蝠洞、大象营地和有马尔尼菲篮状菌感染历史的佛教寺庙周围环境。大象营地多年来均检测到了马尔尼菲篮状菌，大象可能是除竹鼠和犬以外另一个与马尔尼菲篮状菌关联的动物。但是，仍无法从这些阳性土壤样品中获得马尔尼菲篮状菌的可行培养物。在泰国，该国北部地区的马尔尼菲篮状菌感染比其他地方更为普遍。实际上，在北部省份以外很少见到马尔尼菲篮状菌。在北部地区已报道的艾滋病病人中，有6.8%患有马尔尼菲篮状菌病，而在该国其他地方的艾滋病病人中，仅有1%患有这种感染。Chariyalertsak等比较了80例马尔尼菲篮状菌感染的艾滋病病人和160例未感染马尔尼菲篮状菌的艾滋病病人的风险相关行为和暴露情况。所有受试者均于1993年12月—1995年10月进入清迈大学医院接受治疗。接触或食用竹鼠并不构成马尔尼菲篮状菌病的危险因素，啮齿类动物所居住的竹丛或森林与马尔尼菲篮状菌感染之间也没有显著关联。但是，近期有职业或其他原因土壤接触史，特别是雨季（5—10月份），与马尔尼菲篮状菌病有关。该研究表明，泰国北部艾滋病病人中最近暴露于土壤中潜在的环境有机物可能与散播的马尔尼菲篮状菌感染有关。上述流行病学数据表明，人类和竹鼠暴露于尚未发现的常见环境感染源中，马尔尼菲篮状菌可能利用竹鼠来扩大其生物量（biomass）和地理分布。泰国和越南进行的研究表明，马尔尼菲篮状菌感染在雨季有所增加。越南学者Le等发现马尔尼菲篮状菌病雨季发病率与其他季节比较增加了27%。雨季有利于马尔尼菲篮状菌在土壤或其他非人类环境中维持腐生生活。Bulterys等随后在越南进行的一项研究发现，马尔尼菲篮状菌病与环境湿度有关，而与降雨、温度或风无关。湿度可能会促进马尔尼菲篮状菌生长或帮助分生孢子释放到环境中。此外，暴露后3周内出现原发性播散性马尔尼菲篮状菌感染的比例似乎很高。

以上研究提示马尔尼菲篮状菌病不是人畜共患病，马尔尼菲篮状菌来源于自然生态环境。有研究者试图从土壤中获得马尔尼菲篮状菌来证明这一结论，但是很多研究结果都得到了甚微的效果。Vanittanakom等在无菌土壤中接种马尔尼菲篮状菌（100个分生孢子/1.5g土壤），获得80%~85%的马尔尼菲篮状菌，而接种在有菌土壤中，只能获得6%的马尔尼菲篮状菌。马尔尼菲篮状菌能够在无菌土壤中生存数周，但是在有菌土壤中却只能生存数天。这都表明马尔尼菲篮状菌在土壤中与其他菌种的生存竞争能力较低，在自然环境中不易于生存。我国学者Deng等1986年从广西省野生地区的3个土壤样本中成功地培养出马尔尼菲篮状菌。在泰国，Chariyalertsak等1996年从马尔尼菲篮状菌病病人居住环境里取得的67份土壤中均没有培养出马尔尼菲篮状菌，从大竹鼠洞穴中取得的28份土壤中只有一份培养出了马尔尼菲篮状菌。在印度，Gugnani等未能从竹鼠洞穴中培养出马尔尼菲篮状菌。2012年，Huang等在广东省共采集到270份样本，竹鼠洞穴周边地区的样本（8.2%，15/184）中马尔尼菲篮状菌的比率远高于距离竹鼠洞穴距离超过1km的非鼠类相关场所（2%，1/50）和竹鼠人工养殖场（0，0/36）。一个可能的解释是，人工繁殖农场的竹鼠活动范围有限。需要进一步的努力来确定这种真菌的环境来源，并将这些环境因素与动物宿主和人类联系起来，以便确定感染的途径。

四、致病机制

马尔尼菲篮状菌是兼性的细胞内病原体，其致病机制与其真菌学特征、流行病学特征、外分泌酶、宿主免疫状况、双相性转变过程中的基因、蛋白表达差异有关。已经鉴定了许多马尔尼菲篮状菌的毒力因子，这些毒力机制包括产生黑色素、丝红醇（mitorubrinol）和丝红酸（mitorubrinic acid）、天冬氨酰蛋白酶、过氧化氢酶-过氧化物酶、漆酶和超氧化物歧化酶，在宿主体温下诱导乙醛酸循环，在宿主体内利用非优选氮源，利用柠檬酸甲酯循环降解丙酰辅酶A，以及隔离宿主的促炎脂质。机体抵抗马尔尼菲篮状菌以细胞免疫为主，主要涉及巨噬细胞对真菌的吞噬和致敏T细胞介导的杀伤作用。马尔尼菲篮状菌主要侵犯单核-巨噬细胞网状内皮系统，故在富含单核巨噬细胞的组织、器官如淋巴结、肝、脾、肺、皮肤等发生病变。

尽管如上所述，马尔尼菲篮状菌的感染途径仍不清楚，但通常认为病人可通过吸入获得病原性分生孢子。菌丝相分生孢子是病原传播体，具有极强的抗非特异性吞噬杀灭作用的功能，可经呼吸道吸入、消化道食入、皮肤破损侵入及血源播散等途径传播。马尔尼菲篮状菌感染的第一个重要机制是分生孢子向酵母相的转化。双相真菌由菌丝相向酵母相转换的同时除了真菌的形态发生改变，其细胞壁的组成成分、抗原分子及其毒力因子的表达也发生了改变。酵母相细胞是致病体，为胞内寄生感染。尽管两个生长阶段涉及的基因和途径可能存在重叠，但某些基因可能对于一个或另一个阶段是唯一的。从2000年开始，已鉴定出许多与形态发生和相变有关的基因，包括abaA、brlA、cflA、cflB、drkA、gasA、gasC、hgrA、madsA、myoB、pakA、pakB、PmHHK1、rasA、rfxA、rttA、sadA、sakA、slnA、stuA、tupA和yakA等。这些基因中的大多数与转录调控、G蛋白信号传导通路及其编码蛋白有关。例如：abaA基因是真核细胞分裂调控基因家族ATTS基因组中的一员，参与无性发育和酵母生长，由brlA基因编码调节因子C2H2型锌指蛋白调控abaA基因表达；编码Ras和Rho家族的鸟苷酸三磷酸酶的基因与酵母和菌丝的形态发生有关；pakA控制酵母样细胞的孢子萌发和极化生长；pakB在菌丝生长过程中高度表达，在体外酵母形态发生和生长过程中几乎没有可检测的转录物，在25℃抑制酵母样细胞的形态发生；slnA和drkA与巨噬细胞感染过程中的分生孢子萌发和双态转换有关；tupA可促进菌丝形成、无性生殖及抑制酵母细胞的形成。G蛋白在真菌的致病性和发育过程中

起着调节作用，gasA、gasC、stuA、cflB和cflA等基因编码这类蛋白。Zuber等克隆出一个与构巢曲霉fadA基因高度相似的基因，其编码G蛋白的α亚单位，命名为gasA。gasA基因对马尔尼菲篮状菌的无性期发育起负性调节作用，还发现该基因对马尔尼菲篮状菌的双相性转变无显著影响。Zuber等又克隆出编码马尔尼菲篮状菌G蛋白α亚单位的另外一个基因，命名为gasC。gasC活化的菌株出芽速度加快，而gasC基因突变菌株出芽推迟，由此推测gasC基因调节着马尔尼菲篮状菌的出芽，还发现gasC基因与gasA基因一样，负性调节着马尔尼菲篮状菌的分生孢子的生成。Bornemand等发现马尔尼菲篮状菌stuA基因的缺失可能导致分生孢子梗的缺失。Boyce等从马尔尼菲篮状菌中克隆出cflB基因和cflA基因，分别属Rac和Cdc42的同系物，编码产物同属G蛋白。cflB基因和cflA基因共同调节马尔尼菲篮状菌细胞的生长发育，cflB基因主要调节分生孢子梗细胞的极化生长和菌丝分支，但不影响酵母细胞的生长，而cflA基因主要调节酵母细胞的极化生长，但不影响无性发育，说明这两个基因在马尔尼菲篮状菌生长发育中所起作用既有重叠又有不同。

马尔尼菲篮状菌进入宿主的气道后，分生孢子与细胞外基质结合，后者由甘油醛-3-磷酸脱氢酶（GAPDH）介导，并黏附在宿主的支气管肺泡上皮上，导致分生孢子与呼吸道组织紧密结合，不易被支气管黏液或纤毛系统排出。在那里，真菌与上皮细胞相互作用，并被肺巨噬细胞吞噬。作为一种细胞内病原体，马尔尼菲篮状菌如何被巨噬细胞识别不仅是其致病的关键，也是宿主启动抗感染免疫的前提。巨噬细胞为机体先天性免疫的最重要免疫细胞之一，其表面的模式识别受体包括：Toll样受体（Toll-like receptors，TLRs）、清道夫受体（scavenger receptor，SR）、甘露糖受体（mannose receptor，MR）、IgGFc受体（FcγR）以及补体受体（complement receptor，CR）等。这些模式识别受体可和病原体上相应的病原相关分子模式（PAMPs）结合，诱导某些免疫分子的表达，启动信号传导途径，可非特异地吞噬、清除病原微生物。在巨噬细胞识别、吞噬病原体的过程中，可能需要依靠多种模式识别受体和多种细胞因子的共同协作，因此，有学者提出"受体合作体（receptor collaboration）"的概念。鼠类实验已经确定，TLR和Dectin-1是马尔尼菲篮状菌酵母形式的关键传感受体。模式识别受体Dectin-1由髓系细胞表达，包括树突状细胞、巨噬细胞、单核细胞、中性粒细胞以及部分T细胞，是自然杀伤细胞受体样C型凝集素家族的一员，具有免疫调节活性。Dectin-1识别β-葡聚糖（主要存在于真菌的细胞壁中）后，能够通过真菌胞质内的免疫受体酪氨酸活化基序介导细胞内信号转导，诱导IFN-γ、IL-2、IL-6、IL-10和IL-23等细胞因子和趋化因子的合成。将马尔尼菲篮状菌孢子与巨噬细胞共培养，检测到上清液中模式识别

受体TLR2、TLR4、Dectin-1表达增加，提示巨噬细胞通过模式识别受体识别马尔尼菲篮状菌，并启动细胞信号转导及相关靶基因转录，表达炎性细胞因子TNF-α、IFN-γ等，促进巨噬细胞的吞噬和杀菌活性。但是，在感染马尔尼菲篮状菌的不同宿主体内，巨噬细胞对马尔尼菲篮状菌的杀伤活性并不相同。免疫正常小鼠在感染马尔尼菲篮状菌后巨噬细胞可自行清除胞内菌体，小鼠能长期存活；免疫抑制或IFN-γ基因敲除小鼠则出现播散性感染，导致大部分小鼠2周内死亡。对马尔尼菲篮状菌病人病变组织的免疫病理及细胞免疫反应的研究发现，在不合并HIV感染、细胞免疫功能未见异常的病人中，免疫反应存在个体差异。免疫反应强的"肉芽肿性炎"病人，组织中淋巴细胞增生明显，巨噬细胞内仅见少量的菌体，组织中炎症因子IFN-γ、TNF-α、IL-2表达增高；而在"无反应/坏死性炎"病人组织中淋巴细胞少，IFN-γ、TNF-α、IL-2表达明显降低，巨噬细胞吞噬马尔尼菲篮状菌后不能将其杀灭，反而成为马尔尼菲篮状菌大量繁殖的场所。

巨噬细胞的主要抗菌机制是氧化剂的产生和吞噬体的酸化。巨噬细胞通过创造难以正常代谢的恶劣环境以及活化降解病原体的水解酶来破坏真菌病原体。为了实现酸化，吞噬体液泡膜H⁺-ATP酶促进了H⁺泵入吞噬体，吞噬体H⁺进一步与NADPH氧化酶激活产生的超氧阴离子（O₂⁻）结合，然后产生对马尔尼菲篮状菌有毒的几种活性氧簇（reactive oxidative species，ROS），例如过氧化氢（H₂O₂）和羟自由基（OH⁻）。一氧化氮合成酶（NOS）促进吞噬体中一氧化氮（NO）的产生，与NADPH氧化酶产生的氧自由基反应后，NO转化为剧毒的活性氮（RNS）。ROS和RNS一起会破坏吞噬体内的病原体的DNA、脂质和蛋白质。在小鼠巨噬细胞中已经证明了NO在杀死马尔尼菲篮状菌过程中的重要性。据报道，在杀灭马尔尼菲篮状菌方面，NO比ROS之一的超氧阴离子更有效。此外，经抑制NO合成的N-单甲基-L-精氨酸处理后，激活的小鼠巨噬细胞未能清除吞噬的分生孢子，证实NO在杀灭机制中的作用。但是，人类单核吞噬细胞不能产生足够水平的NOS，无法消除吞噬的繁殖体，即使它们被脂多糖或IFN-γ激活。此外，NO途径依赖于L-精氨酸的代谢，人单核吞噬细胞缺乏通过该机制代谢L-精氨酸的相关精氨酸酶或尿素循环活性。另外，人单核吞噬细胞缺乏合成四氢生物蝶呤所需的酶系统，而四氢生物蝶呤是NO合成所必需辅助因子。虽然可能在人巨噬细胞中发生外源性四氢生物蝶呤的导入，但其水平不足以支持NO合成。

许多致病微生物可以寄居于宿主的吞噬细胞并最大限度的逃避宿主的适应性免疫应答。胞内寄生是马尔尼菲篮状菌一个重要的组织病理学特点，其被吞噬细胞吞噬后仍然可以继续生长，并可随吞噬细胞在体内游走播散，其致病性也取决于此。马尔尼菲篮状菌可以抑制吞噬体-溶

酶体融合，亦可分泌抗氧化剂分子以中和ROS/RNS毒性。RAW267鼠巨噬细胞感染模型已证明抑制吞噬体成熟有助于马尔尼菲篮状菌细胞内存活。在吞噬体中，真菌必须克服活性氧杀伤、温度、渗透压的急剧变化和营养缺乏的压力。已经报道了一些与氧化和热应激反应有关的基因，它们的转录物在分生孢子中积累，并上调酵母形式的表达，表明这些蛋白质在该真菌的酵母致病期中具有潜在的作用。马尔尼菲篮状菌拥有有效且足够的系统来应对巨噬细胞的吞噬环境。已经报道了编码抗氧化蛋白的两个基因，包括超氧化物歧化酶（sodA）和过氧化氢酶-过氧化物酶（cpeA）。这些抗氧化蛋白已被证明有助于抵抗机体对真菌病原体的吞噬杀灭作用。Pongpom等在对马尔尼菲篮状菌酵母相的cDNA文库进行抗体筛查时，分离出cpeA，编码748个氨基酸多肽，分子量为82.4KDa。其氨基酸序列与许多细菌和真菌过氧化氢酶-过氧化物酶的同源性为45%～69%，在这个多肽序列里含有潜在的铁调节结合序列和过氧化物酶保守活性位点。cpeA基因具有高表达的能力，尤其是当温度到达37℃时，此时马尔尼菲篮状菌转化为具有致病能力的酵母相，其cpeA基因表达更强。当使用cpeA基因缺失突变体和野生型菌株感染THP-1巨噬细胞细胞系时，该突变体的生存能力下降。该结果表明，cpeA在对吞噬细胞杀伤的抵抗性中起作用。

另一个重要的抗氧化分子是黑色素。黑色素是一类广泛存在于植物、动物以及微生物中的深褐色至黑色的结构复杂的聚合体，特点是分子量大、带负电荷、难溶于水、不溶于酸和大部分有机溶剂等。真菌能产生多种色素，而色素通常认为是致病性真菌重要的毒力因子之一，而所有的色素中尤以黑色素最常见。在20世纪60年代，黑色素被证明存在于真菌中。许多对人类有致病性的真菌，例如烟曲霉和卡氏枝孢霉（Caradosporium carionii），以及所有已知的致病性温度依赖性双相真菌，都会产生黑色素。研究发现，黑色素能增强真菌的毒力，其机制包括吸收紫外线、抗氧化、抗溶酶体、耐受抗真菌类药物等。微生物主要通过酪氨酸酶、漆酶、邻苯二酚酶和聚酮合成酶（polyketides，PKS）途径产生黑色素，真菌中黑色素沉积在细胞壁和细胞质上，并从这些真菌中分离出与原始细胞的具有相同大小和形状的黑色素颗粒。依据产生黑色素的通路不同，黑色素又可分为二羟基萘（DHN）-黑色素和多巴黑色素两种类型，多巴黑色素主要存在于高等动物及人类，DHN-黑色素多存在真菌中。马尔尼菲篮状菌能产生包括红色素、黑色素、黄色素在内的三种色素。马尔尼菲篮状菌基因组拥有大量的聚酮合成酶基因，色素的产生与之相关。2005年，Youngchim等首先报道了在体外马尔尼菲篮状菌的分生孢子和酵母细胞均可以产生黑色素类化合物，而在体内仅酵母细胞能合成黑色素，推测黑色素可能参与马尔尼菲篮状菌的毒力发挥。2010年，Woo报道了马尔尼菲篮状菌的DHN-黑色素生物合成基

因簇。该基因簇包含6个基因,编码两种氧化酶(ABR1和ARB2)、一种色素生物合成蛋白(AYG1)、一种小柱孢酮脱水酶(scytalone dehydratase)(ARP1)、1,3,6,8-四羟基萘还原酶(tetrahydroxynaphtalene reductase)和聚酮合成酶(pks4,也命名为alb1),并且跨越真菌基因组的25.3 kb区域。聚酮合成酶首先将醋酸盐变成1,3,6,8-四羟基萘,经还原酶变成小柱孢酮,小柱孢酮在脱水酶作用下变成1,3,8-三羟基萘,在脱氢酶的作用下还原成3,8-二羟基-3,4-二氢-1-萘酮,再脱水变成1,8-二羟基萘(DHN),最后氧化聚合成DHN-黑色素,DHN-黑色素途径在不同真菌中略有改变。敲除albl基因后马尔尼菲篮状菌黑色素的合成减少,这表明马尔尼菲篮状菌通过PKS途径产生黑色素。Liu等发现添加外源性的左旋多巴能促进酵母态马尔尼菲篮状菌产生黑色素和黑色颗粒,而添加外源性的曲酸后马尔尼菲篮状菌黑色素产生减少。Woo等还证实马尔尼菲篮状菌霉菌形式产生的黄色素是由丝红醇和丝红酸组成。这是第一次发现pks基因负责丝红醇和丝红酸生物合成,敲除pks11和pks12后,黄色素产生减少,证了pks11和pks12依次参与生物合成丝红醇和丝红酸。总之,马尔尼菲篮状菌在人体内可以利用左旋多巴或L-酪氨酸等底物合成黑色素,从而增强其自身逃避宿主免疫杀伤的能力。已证明马尔尼菲篮状菌的黑色素化可在体外抗氧化和提高耐热性。马尔尼菲篮状菌的黑色素亦能增强细胞壁稳定性,减弱抗真菌药物进入细胞膜及细胞质,从而降低对抗真菌药物的敏感性。

病原体的经典毒力因子之一是耐受人体温度的能力。马尔尼菲篮状菌通过启动酵母形态发生来适应人体温度,而酵母形态发生与生物体的毒力紧密相关。在感染过程中,热休克蛋白(Hsp)在病原真菌的适应过程中起着重要作用。研究表明Hsp家族中Hsp90、Hsp70和Hsp20~40在真菌中出现的频率较高,主要在形态转化、压力适应和耐受抗真菌药物等方面发挥作用。HSP70和HSP40是HSP90的协同伴侣分子,通常一起发挥作用。鉴于Hsp60、Hsp70和Hsp90在马尔尼菲篮状菌酵母期高表达,对这些蛋白质中的突变体进行的类似研究也将引起人们的兴趣。有研究表明,Hsp90抑制剂不仅可抑制马尔尼菲篮状菌生长、减少黑素产生,甚至促进其向无致病性的菌丝相转化。Vanittanakom等在对马尔尼菲篮状菌的cDNA文库进行抗体筛查时,分离出编码马尔尼菲篮状菌Hsp30的基因,其DNA序列以及编码的氨基酸与其他真菌的Hsp30基因有高度相似性;通过Northern blot分析,在37℃酵母相中Hsp30转录水平增强,在25℃时,菌丝体细胞中的转录水平很低或无法检测到。推测这种小分子量的热休克蛋白在马尔尼菲篮状菌酵母细胞在体内能适应及避免热应激和细胞免疫反应有一定的作用。马尔尼菲篮状菌的基因组中也存在Hsp家族的其他成员,可能在双相真菌的发病机制中起重要作用。

高渗透性甘油促丝裂原活化蛋白激酶通路(Hog1-MAPK),参与多种真菌的渗透压、氧化应激以及形态转换等,是影响真菌致病力的因素之一。在马尔尼菲篮状菌中,Hog1的同源基因为sakA(stress-activated kinase)。Nimmanee等发现马尔尼菲篮状菌中的sakA基因可编码一组蛋白并激活应激活化蛋白激酶(stress-activated protein kinase SAPK)通路,使马尔尼菲篮状菌对外界温度、氧化压力、渗透压的变化具有强大的适应能力,Nimmanee等剔除了马尔尼菲篮状菌的sakA基因并与野生型马尔尼菲篮状菌对照培养后发现,剔除组较野生型马尔尼菲篮状菌对外界环境温度、氧化压力、渗透压的变化更为敏感。该基因不仅参与抗氧化和热应激的耐受,而且与无性繁殖、红色色素的产生和体外酵母细胞形成有关。sakA基因的缺失导致人巨噬细胞细胞内分生孢子的存活率降低,表明它们可能在保护分生孢子免受巨噬细胞杀伤中起作用。

碳源和氮源是胞内寄生真菌生长繁殖必需的营养物质,胞内寄生真菌易侵犯含丰富碳源和氮源(氨基酸、蛋白质)的宿主细胞。由于葡萄糖在吞噬体生态位中要么有限,要么不存在,因此马尔尼菲篮状菌细胞必须适应葡萄糖缺乏的压力,同时在宿主细胞环境中开发替代碳源。葡萄糖通常以低浓度存在于吞噬体中,而这个生态位包含来自宿主的替代碳源的复杂混合物,如氨基酸、羧酸、乳酸和脂肪酸等。为了细胞内的生存,马尔尼菲篮状菌必须吸收这些替代碳源来产生能量。马尔尼菲篮状菌通过乙醛酸循环利用脂肪酸作为碳源,参与这个循环的基因和致病有关。该途径使用来自三羧酸循环的乙酰辅酶A作为能源,编码异柠檬酸裂解酶的基因acuD是乙醛酸转导通路中的关键酶。该酶的表达在马尔尼菲篮状菌的酵母期和巨噬细胞感染期间增加。此外,编码重要的糖异生酶的基因,包括果糖-1,6-双磷酸酶,已从酵母相cDNA文库中分离出来,这些基因在酵母形态发生过程中高度表达。此外,酪氨酸通过糖异生途径促进碳的获取。酪氨酸可以转化成富马酸和乙酰乙酸,然后分解为三羧酸循环的底物乙酰辅酶A,以产生能量。除营养供应外,酪氨酸分解代谢产物还可用于生产脓黑色素(pyomelanin)。如前所述,马尔尼菲篮状菌产生黑色素分子,在致病性中发挥作用。为了增加糖异生作用的活性,马尔尼菲篮状菌降低了以葡萄糖为底物的糖酵解活性。在巨噬细胞感染期间,糖酵解酶甘油醛-3-磷酸脱氢酶的表达降低。总之,这些数据表明,马尔尼菲篮状菌对葡萄糖饥饿做出反应,并通过减少糖酵解、诱导乙醛酸转导通路和糖异生来获得能量。另外,铁已被证明对马尔尼菲篮状菌的生长和致病性至关重要。铁超载会促进马尔尼菲篮状的胞内和胞外生长。通过使用抗疟药氯喹,吞噬体内细胞内铁的消耗抑制了这种真菌的生长。然而,马尔尼菲篮状菌获取铁和与宿主铁结合蛋白的相互竞争的详细机制还值得进一步研究。

除巨噬细胞等先天性(非特异性)免疫反应外,

CD4⁺T细胞也是抗马尔尼菲篮状菌的关键介质。适应性免疫应答具有特异性、获得性、多样性、记忆性、耐受性等特点，贯穿于整个抗真菌免疫反应的过程中。T淋巴细胞是一个功能高度特异性细胞群体，在疾病的发生发展过程中发挥重要的作用。初始CD4⁺T淋巴细胞在接受相应的激活信号后，可以选择性分化成Th1、Th2、Th17及调节性T细胞（regulatory cells, Tregs）。Th1细胞以介导细胞免疫反应为主，在清除胞内病原体中发挥重要作用。Th2细胞介导体液免疫，仅在清除胞外病原体发挥较弱的作用。Th1/Th2两型免疫反应存在平衡，Th1细胞可活化杀伤性细胞毒T细胞和NKT细胞发挥细胞毒作用直接杀伤抗原细胞，其分泌的IFN-γ、TNF-α和IL-12诱导CD4⁺T细胞向Th1分化，对真菌产生抑制作用；Th2细胞诱导单核细胞向吞噬细胞转化，对细胞毒T细胞、NKT细胞产生抑制作用。对隐球菌的研究中发现，Th2细胞所分泌的IL-4、IL-5和IL-10可诱导CD4⁺T细胞向Th2分化，对Th1免疫反应产生负性调节作用，降低炎症反应并加重感染。Th17细胞是近年来发现的一种新的T细胞亚群，其在各种感染性炎症、风湿结缔组织疾病、肿瘤中均发挥重要作用。目前认为Th17细胞主要参与黏膜免疫反应，合成抗菌肽，参与募集中性粒细胞至炎症部位。研究发现Th17细胞参与机体对真菌的免疫反应，但对其在真菌感染中的作用还有争议。裸鼠或T淋巴细胞耗竭小鼠中的马尔尼菲篮状菌感染总是致命的，而健康小鼠可在3周内将其清除。Sisto等通过感染小鼠模型发现，与正常健康小鼠相比，感染马尔尼菲篮状菌小鼠体内与Th1细胞相关的细胞因子（IL-12、IFN-γ等）浓度明显增高，Th2细胞相关的细胞因子（IL-4、IL-10）浓度下降，且伴随着小鼠组织的真菌负荷量下降，提示Th1细胞在体内发挥着抗马尔尼菲篮状菌的作用。

总之，马尔尼菲篮状菌在人体内以酵母相生长，其大小适宜于巨噬细胞吞噬，巨噬细胞呈递真菌抗原至致敏CD4⁺T细胞淋巴细胞，致其在体内被马尔尼菲篮状菌激活，致敏的CD4⁺T细胞可合成和释放多种细胞因子，吸引巨噬细胞聚集于马尔尼菲篮状菌感染灶，并使之活化。活化的巨噬细胞吞噬杀伤功能明显增强，达到杀菌作用。由于AIDS晚期病人细胞免疫功能明显低下，机体内CD4⁺T细胞减少，巨噬细胞不但不能及时吞噬杀灭入侵的马尔尼菲篮状菌孢子，而使马尔尼菲篮状菌在体内迅速繁殖，从而造成该菌在体内广泛播散，而引发播散性马尔尼菲篮状菌病。

近年来，与HIV无关的免疫缺陷病人中的马尔尼菲篮状菌病例数量不断增加，有关发病机制需要进一步研究。

五、流行病学

马尔尼菲篮状菌在自然界主要存在于土壤中，其孢子易随风播散，该菌也可以在水中长期存活。马尔尼菲篮状菌是一种地方性条件致病菌，其流行地区包括泰国北部、老挝、柬埔寨、马来西亚、越南、缅甸、印度东北部、中国南方（含香港和台湾）。东南亚和我国南部地区特点为温暖、潮湿，适合竹林和甘蔗生长，有竹鼠出没。春夏季南方雨水较多，真菌生长迅速，因此也是马尔尼菲篮状菌病多发的季节。在非流行地区，例如澳大利亚、比利时、法国、德国、日本、荷兰、阿曼、瑞典、瑞士、多哥、英国和美国，多与流行地区旅行有关。

Disalvo于1973年报道了人类首例自然感染，来源于一位曾居住于越南的61岁霍奇金病合并脾局部感染的美国牧师。1984年Pautler等在佛罗里达州报告的第2例也是在东南亚旅行的美国人。该病人因支气管炎和支气管扩张而反复出现咯血。尽管应用各种抗生素治疗肺结核，左肺上叶肉芽肿性病变仍然存在。肺切除术后的病理组织学特征包括中央坏死区的肉芽肿和嗜中性粒细胞浸润，并有许多酵母样细胞，真菌培养证实为马尔尼菲篮状菌。同年，Jayanetra等在泰国曼谷又报道了发生在1974—1982年的5起病例，3例死亡。我国学者邓卓霖等1985年首次报道了8例发生在广西南部农村的该病，这些病例发生在1964—1983年，均无易感疾病或免疫功能降低的证据。对5例病人进行了尸检，并从其他3例受试者中获取了活检标本。随后在广西南部地区又报道了20例，在香港报告了6例。在人类免疫缺陷病毒（HIV）流行之前，总计报道了40例左右马尔尼菲篮状菌病。当全球艾滋病大流行波及东南亚时，人类马尔尼菲篮状菌病的罕见性发生了变化。从1988年开始，在晚期HIV感染病人中开始观察到马尔尼菲篮状菌感染病例。首例由Piehl等报道，为1名患有肺结核且曾到东南亚流行地区旅行的艾滋病病人。Peto等随后报道了1例在泰国流行地区感染的本地艾滋病病人。在东南亚艾滋病病人中，具有特征性丘疹性皮肤病变的弥漫性马尔尼菲篮状菌病很快成为疾病末期最常见的机会性感染之一。随着HIV感染者日见增多，马尔尼菲篮状菌病报道也逐年增加，为艾滋病病人重要的死因之一。1990年6月—2004年6月，在泰国清迈大学医院的HIV感染病人中发现了1843例播散性马尔尼菲篮状菌感染。1984年9月—2004年10月，泰国确诊了约6709例马尔尼菲篮状菌感染。在泰国北部省份的艾滋病病人中，该病是继结核和隐球菌的第3位机会性感染性疾病，发病率为6.8%，已被归为艾滋病的临床诊断指征之一，而在泰国其他地方，该病在艾滋病病人中的发病率却不到1%。我国内地HIV感染者中，马尔尼菲篮状菌病发病率为9%～25%，且呈增长趋势；在香港，约8%的HIV阳性者感染马尔尼菲篮状菌。在越南，马尔尼菲篮状菌病占艾滋病相关住院人数的4%～11%，是仅次于隐球菌病的第二常见的血流感染原因。在越南等艾滋病毒感染呈上升趋势的地区，人类马尔尼菲篮状菌病的感染率正在增加。然而，在通过控制方法减少了HIV传播的地方，已发现马尔尼菲篮状菌病的病例数随之减少。

另外，Hilmarsdottir等1994年报道了第2例实验室获得性感染。其中一例病人是一名HIV阳性的刚果男子，他在巴黎巴斯德研究所参加了为期4个月的热带微生物学课程，并在课程结束后不久被诊断出患有马尔尼菲篮状菌病。该病人从未去过亚洲，在他参加巴斯德研究所课程的大楼里，正在教授一门真菌学课程。课程的一部分涉及马尔尼菲篮状菌的形态学鉴定。病人两次进入真菌学教室看望一位朋友。从病人住所或巴斯德研究所大楼采集的空气样本中均未培养出马尔尼菲篮状菌。该作者建议将马尔尼菲篮状菌培养视为3级生物危害病原体。另一名非洲病人是一名38岁的异性恋加纳男子，他一直在非洲从事水果采摘工作，于1997年4月到达德国，在他抵达德国后不久被诊断出艾滋病毒感染。1997年8月，出现肠炎沙门菌血症，应用环丙沙星治疗。几周后，发热反复发作，并出现连续性溃疡。1997年10月，因高热、体重减轻和严重贫血而入院。CD4细胞计数为27/μl。腹部超声检查显示肝脾肿大和少量腹水。胸部X线检查未发现任何疾病证据。由于怀疑有弥漫性沙门菌感染和疱疹性唇炎，因此应用抗生素和抗病毒治疗，但体温仍波动在40℃左右。在入院的第6天，血液、尿液、溃疡和鼻部涂片均培养出马尔尼菲篮状菌，并通过测序确认。应用伊曲康唑200mg每日2次治疗后，临床迅速改善。本病例的不同寻常之处在于该病人从未去过亚洲，亦未与任何东南亚人的接触，否认与东南亚的动物或进口材料接触，从未去过医学实验室，也没有发现接触任何其他感染源。他于1997年4月和1997年7月入住汉堡的监狱医院，该医院未报道类似病情的病人。除了缺乏明显的暴露史以外，该病人没有典型的感染性软疣样皮肤病变。这两个案例提示马尔尼菲篮状菌在地理上并不局限于东南亚和印度尼西亚。

马尔尼菲篮状菌病可发生于健康者，但更多见于免疫缺陷或免疫功能抑制者。自20世纪90年代以来，马尔尼菲篮状菌感染的流行病学发生了变化，在HIV阴性的细胞介导的免疫系统受损的病人中，马尔尼菲篮状菌感染的数量不断增加，多继发于血液恶性肿瘤、糖尿病、结核、系统性红斑狼疮、器官移植受者、新型靶向疗法的应用（如抗CD20的单克隆抗体和激酶抑制剂）、抗IFN-自身抗体引起的免疫缺陷或有糖皮质激素、细胞毒性药物用药史的病人。

在已报道的马尔尼菲篮状菌病病例中，6%～7.5%病人的年龄从3个月到16岁不等。与先前大多数HIV阳性的儿科病例的报道不同，最近的研究表明，大多数儿科病人均为HIV阴性。近年来，免疫学和遗传学研究确定了与儿童马尔尼菲篮状菌感染相关的各种与免疫相关的基础疾病和原发性免疫缺陷（primary immunodeficiency, PID），包括白血病、高IgM综合征、高IgE综合征、CYBB和CD40L突变或获得性STAT1/STAT3途径的功能突变，导致IFN-γ和IL-17免疫反应的功能缺陷。潜在的原发性免疫缺陷病应成为散发的马尔尼菲篮状菌病的排除原因。

六、临床表现

马尔尼菲篮状菌病（talaromycosis mameffei, TSM）是马尔尼菲篮状菌感染后引起的一种深部真菌病，其潜伏期是高度可变的，在急性疾病中可能为1～3周，在暴露后数年潜伏感染可能会重新激活。马尔尼菲篮状菌主要侵犯单核巨噬细胞系统，可表现为局限型和播散型感染。非HIV感染者及免疫功能尚在正常水平的病人全身症状轻微，临床症状多符合局限型感染表现，HIV感染后免疫功能不全者，全身症状较为严重，临床症状多符合播散型感染。在艾滋病等免疫功能低下的病人中，死亡率高。局限型多见于皮肤及皮下组织感染，表现为局部皮下结节、皮下脓肿或淋巴结肿大。病变局限于肺者，其临床表现很容易误诊为其他感染，如肺结核、组织胞浆菌、隐球菌和恶性肿瘤等，血培养多阴性。播散型多见，主要是侵犯单核吞噬细胞系统，首先由上呼吸道侵入肺部引起肺部感染，然后通过淋巴和血液循环扩散到肝、脾、骨髓、淋巴结、皮肤等各个部位，导致多系统损害而出现相应临床症状。临床上可表现为发热、咳嗽、消瘦、皮疹、淋巴结和肝、脾大等，并伴有局部脓肿和溶骨性病变。皮肤出现传染性软疣样中央坏死的脐窝样损害（图9-13），咽喉部和（或）上腭丘疹、溃疡和假膜对诊断均有提示意义。皮肤病变可以是马尔尼菲篮状菌感染的单一或首发症状。在感染了HIV的个体中，皮肤病变通常是类似于软疣的脐状丘疹，而在未感染HIV的个体中，脓肿是皮肤受累的更常见表现。中央坏死的丘疹主要位于头部和上胸部，有时涉及上肢、躯干和下肢，见于70%的HIV感染者和40%的非HIV感染者，有助于快速诊断。另外，丘疹、脓疱、结节、皮下脓肿、囊肿或溃疡也可能发生（图9-14）。在因抗IFN-γ自身抗体而患有成人发作的免疫缺陷综合征的非HIV感染病人中，可能会发生反应性皮疹，例如Sweet综合征。Sweet综合征又名急性发热性嗜中性皮病，以发热，四肢、面、颈部有疼痛性红色丘疹、斑块或结节，组织病理见真皮有密集的中性粒细胞浸润，末梢血中性粒细胞增多为最突出的特点，女性较为多发。播散型主要侵袭呼吸系统，临床症状为咳嗽、咳痰、咯血、胸痛、气喘，听诊呼吸音减弱，可闻及湿啰音，影像学检查示肺部炎症改变。消化系统临床症状为腹痛、腹胀、腹泻、稀便或脓血便，多发于AIDS儿童，腹腔淋巴结肿大亦常见。贫血是血液系统主要表现。骨关节系统表现为受累骨密度下降，可见虫蚀状溶骨性破坏，也可有骨质增生、骨关节病变。中枢神经系统损害鲜见报道，主要表现为脑水肿或微循环障碍，造成不可逆转脑损害。

马尔尼菲篮状菌感染病人多有白细胞、淋巴细胞下降，伴有贫血及血小板减少，这除了与感染、疾病消耗因素有关，还与马尔尼菲篮状菌可侵犯骨髓有关。大部分病人有肝损害，以谷草转氨酶（AST）升高为特点，尤以重症病人明显。

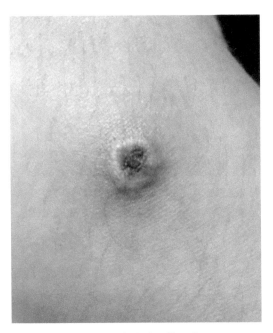

图9-13 中央脐凹状丘疹

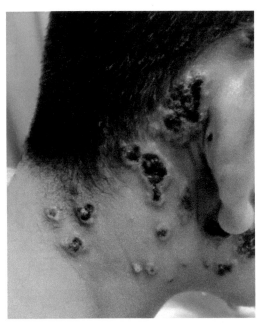

图9-14 颈面部大小深浅不一的溃疡,部分深达肌层,周边皮肤硬肿,部分溃疡表面覆黑色痂皮,伴有脓性分泌物

七、影像学表现

马尔尼菲篮状菌病无特征性影像改变,病变多样化,与其病理过程相关。同一病人可以同时具有多种病变类型,或以其中一种为主。常见以下几种类型:①肺间质病变及肺内浸润性为主病变(图9-15,图9-16):支气管肺纹理增多、增粗,网织状纹理,纹理间夹杂点片状、小片状病灶,常见于HIV阳性病人;②弥漫性点状、结节状为主病变:两肺弥漫性分布粟粒状(图9-17)、结节状(图9-18)密度增高影,同时可见点片状、小片状肺内浸润病灶(图9-19);③弥漫性斑片状(图9-20)、磨玻璃状(图9-21,图9-22)为主病灶;④团块状病灶:较少见,多为单侧(图9-23~图9-25),多为肉芽肿病变;⑤肺内实变影(图9-26~图9-28);⑥单发/多发肺脓肿或空洞影(图9-29~图9-31);⑦肺门、纵隔淋巴结肿大;⑧胸腔积液:主要表现为少量或中等量胸腔积液,多为渗出性胸腔积液。

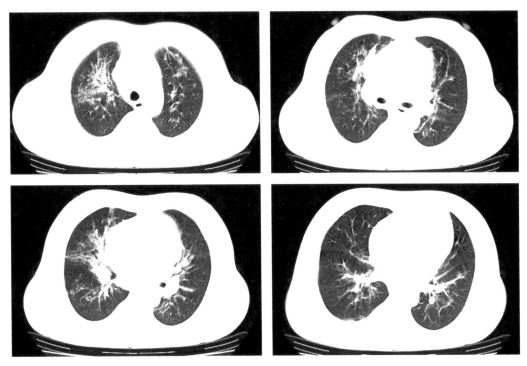

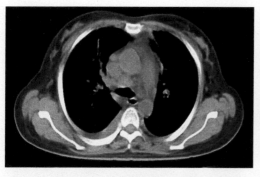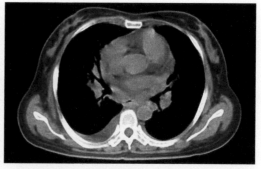

图9-15　女，48岁。HIV抗体阳性。发热、气促10余天。血常规及血生化提示重度贫血、血小板减少、低蛋白血症、电解质紊乱、中毒性肝炎。胸部CT示双肺沿支气管、血管束分布斑片、磨玻璃、结节影，纵隔淋巴结肿大，双侧胸腔积液（2016-09-05）

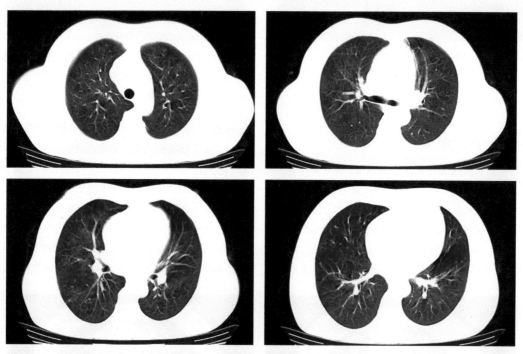

图9-16　病人血培养示马尔尼菲篮状菌，给予两性霉素B联合伊曲康唑治疗2周，病变明显吸收（2016-09-20）

（长沙市第一医院呼吸科　周志国　提供）

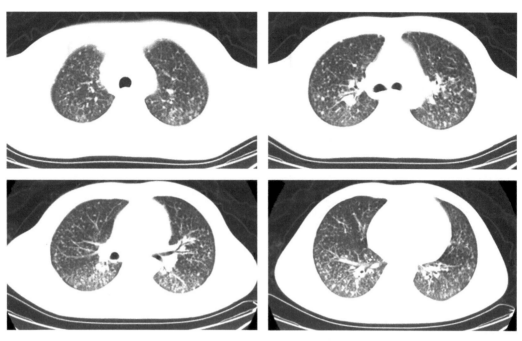

图9-17 男，25岁。反复发热2个月，确诊AIDS 1周。双肺弥漫性分布粟粒样结节影，纵隔、腹腔、腹股沟多发淋巴结肿大。查体：面部多发脐凹样皮疹。血培养：马尔尼菲篮状菌

（永嘉县人民医院感染科 黄有全 提供）

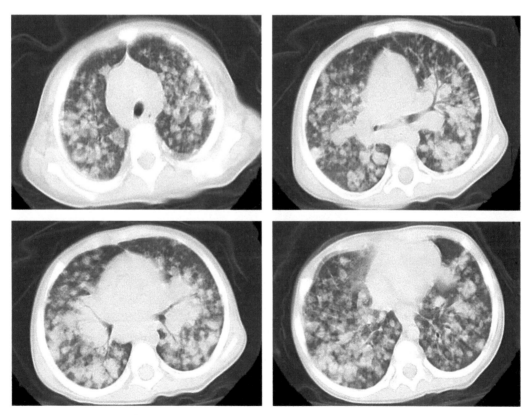

图9-18 男，2岁。咳嗽、气促伴发热1个月余。双肺多发大小不等结节影。右颈部淋巴结活检病理：马尔尼菲篮状菌肉芽肿性炎

（福州肺科医院影像科 王 洁 提供）

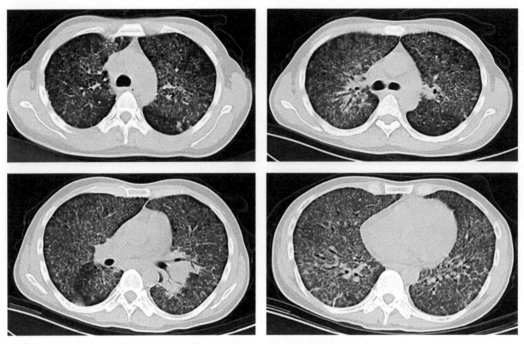

图9-19　男，37岁。咳嗽伴发热半个月。HIV阳性。双肺弥漫性粟粒灶、点片状渗出影，左肺门增大。胰腺周围及腹膜后区多发淋巴结，双侧锁骨上淋巴结肿大

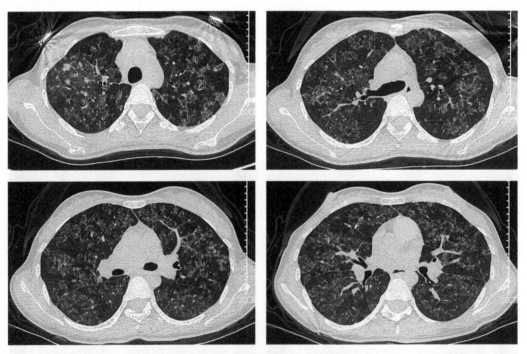

图9-20　女，24岁。发现颈部淋巴结肿大1个月。发病前2个月有福建厦门旅游史。双肺弥漫性分布斑片、结节影，树芽征明显。TBLB病理：肉芽肿性炎。肺泡灌洗液、咽拭子、颈部淋巴结真菌培养：马尔尼菲篮状菌

（宁波市第二医院呼吸科　胡之琳　提供）

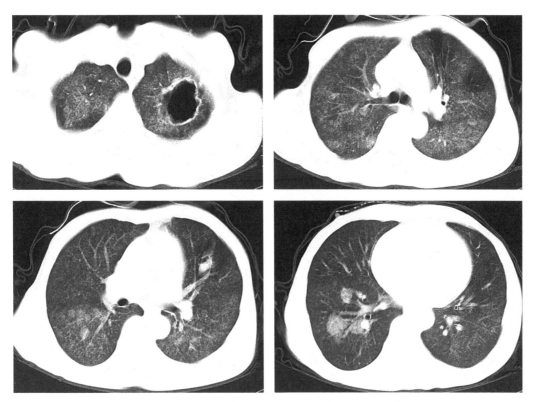

图9-21 男，45岁。咽痛5个月余，咳嗽、咳痰、发热3个月。双肺弥漫性分布磨玻璃、结节影，左肺上叶薄壁空洞影（2017-11-02）

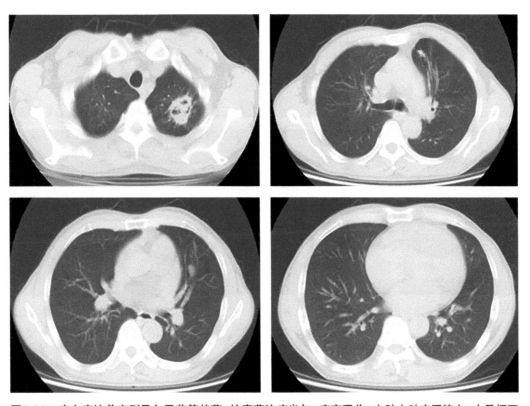

图9-22 病人痰培养查到马尔尼菲篮状菌，抗真菌治疗半年，病变吸收，左肺上叶空洞缩小，内见坏死（2018-05-04）

（南平市第一医院呼吸科 张祥斌 提供）

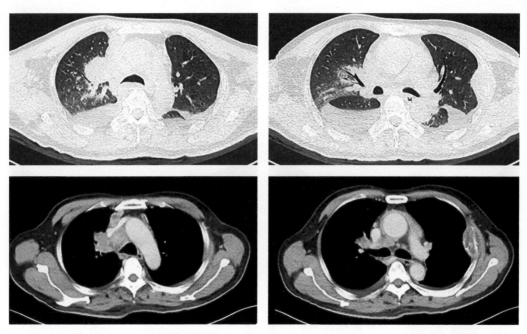

图9-23　男，62岁。心悸3天。既往糖尿病病史，血糖控制欠佳。右肺上叶纵隔旁肿块影、纵隔淋巴结肿大，左侧第5肋骨溶骨性骨质破坏，双侧胸腔积液（2019-04-07）

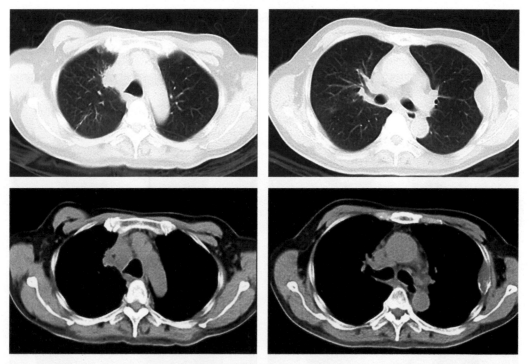

图9-24　病人经皮肺穿刺标本培养示马尔尼菲篮状菌，抗真菌治疗1个月，病变有所吸收（2019-05-30）

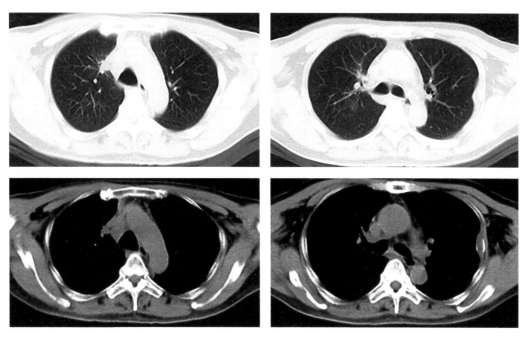

图9-25 继续治疗45天,病变明显吸收(2019-07-16)

(广西壮族自治区南溪山医院呼吸科 屈东明 提供)

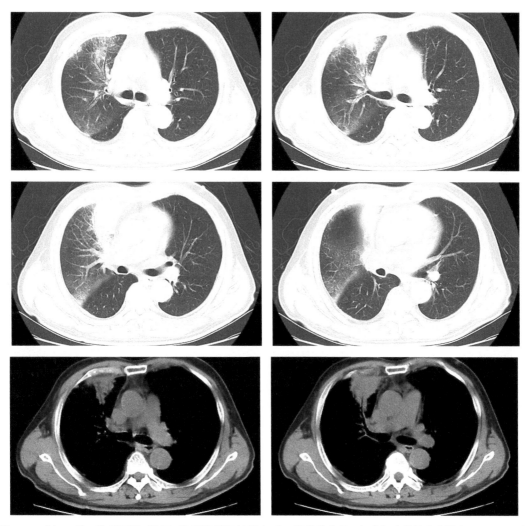

图9-26 男,68岁。发现颈部、腋下、腹股沟淋巴结肿大1年,发热半个月。右肺上叶前段实变影(2019-12-03)

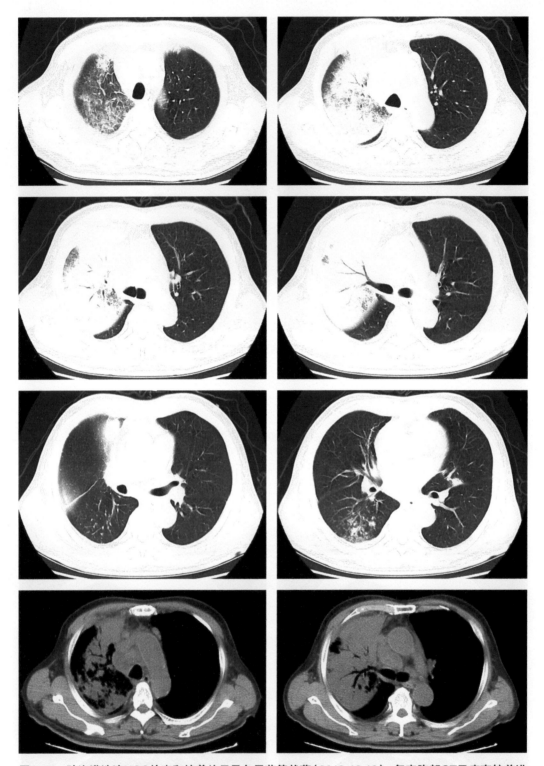

图9-27 肺泡灌洗液NGS检查和培养均示马尔尼菲篮状菌（2019-12-16），复查胸部CT示病变较前进展，右肺下叶斑片、结节影，树芽征明显，右侧胸腔积液，纵隔淋巴结肿大（2019-12-17）

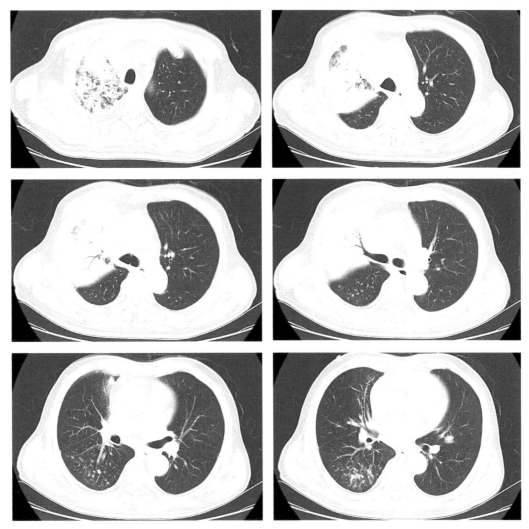

图9-28 伏立康唑治疗10天,病变较前略有进展(2019-12-28)

（杭州市第一人民医院呼吸科 叶 健 提供）

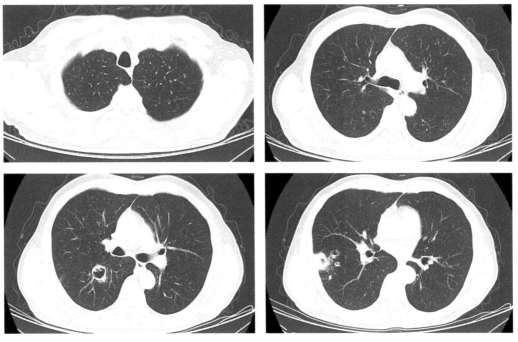

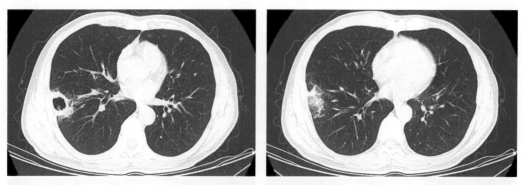

图9-29 男，58岁。咳嗽、咳痰3个月余，胃胀1周。HIV抗体阳性。2019-02-05给予异烟肼、利福布丁、乙胺丁醇、吡嗪酰胺联合莫西沙星抗结核治疗。2019-02-13行胸部C检查示双上肺多发结节影，右肺下叶多发空洞影

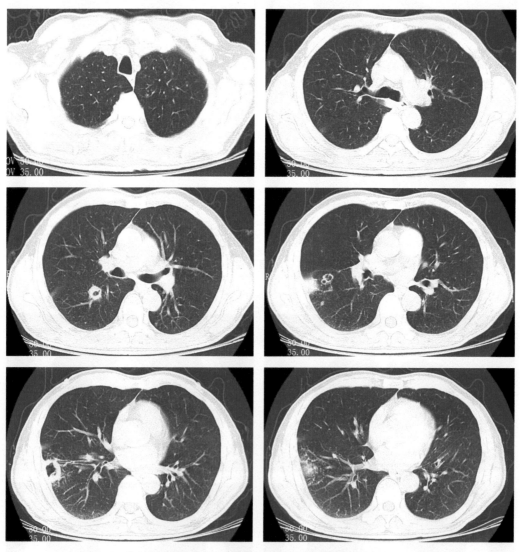

图9-30 抗结核治疗1个月，复查胸部CT病变吸收不明显（2019-03-06）

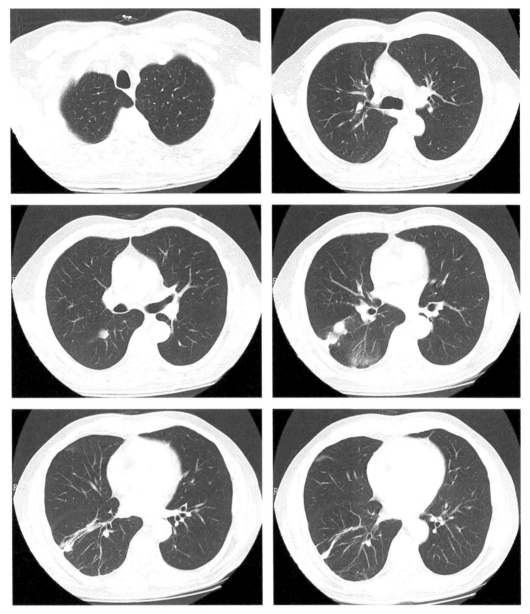

图9-31 病人行颈部淋巴结穿刺，NGS检查回报查到马尔尼菲篮状菌，系统抗真菌治疗4个月后复查，病变吸收，结节闭合（2019-07-03）

（南通市第三人民医院呼吸科 朱立成 提供）

八、组织病理学

马尔尼菲篮状菌感染造成的病理改变主要有3种类型：免疫正常人群中，多为肉芽肿改变或呈化脓性炎症；免疫缺陷人群中，多表现为伴巨噬细胞、组织细胞浸润的无反应性坏死性炎症。在肉芽肿病变中，可见巨噬细胞吞噬直径3～8μm，形态一致的圆形或椭圆形酵母样孢子，周围绕以淋巴细胞及浆细胞。随着肉芽肿病变扩大，其中央可见坏死，中性粒细胞大量浸润和纤维素沉积，演变为化脓性病变。坏死性病变常见于免疫功能低下，主要是艾滋病病人播散型病变中，常见灶性坏死及吞噬大量酵母样真菌的巨噬细胞，无淋巴细胞、浆细胞及中性粒细胞浸润。

九、诊断

组织或体液的真菌学培养是诊断马尔尼菲篮状菌感染的金标准，标本常来自皮损、淋巴结、骨髓、支气管肺泡灌洗液、尿液、痰液、血液等。最经典的方法是培养出双相性马尔尼菲篮状菌，25℃时长成菌丝相有帚状枝，并产生红色色素渗入培养基中；37℃时培养为酵母相，无色素产生（图9-32～图9-35）。但其耗时长（3～14天），不利于早期诊断治疗，特别是对于没有皮肤病变的病人。在Supparatpinyo等的研究中，以骨髓培养（100%）最为敏感，其次是皮肤活检（90%）和血培养（76%）。马尔尼菲篮状菌在体内主要侵犯人体的单核巨噬细胞细胞系统，包括骨髓、肝、脾、肺、淋巴组织以及肠道淋巴结等。马尔尼菲篮状菌的嗜性特点是极易侵犯血液及骨髓，故血液和骨髓真菌培养是检测马尔尼菲篮状菌的有效方法。马尔尼菲篮状菌播散性感染早期先进入血液循环，当血液中的马尔尼菲篮状菌尚未侵犯骨髓时可出现血液培养阳性而骨髓真菌阴性的结果。当马尔尼菲篮状菌侵犯骨髓后，由于骨髓中的网状细胞吞噬活跃，常常将马尔尼菲篮状菌吞噬使之聚集于细胞内。AIDS病人因为细胞免疫功能低下，使依赖于T细胞激活的网状细胞不能将吞噬于细胞内的马尔尼菲篮状菌杀灭，反而对药物起屏障作用，这些因素可能是一些病人骨髓真菌培养马尔尼菲篮状菌阳性而血液培养马尔尼菲篮状菌阴性的原因。

另一种方法是组织切片或涂片。马尔尼菲篮状菌的病理镜检为淋巴细胞显著减少甚至消失，取而代之的是大量增生的巨噬细胞，组织切片经HE染色，马尔尼菲篮状菌不着色（图9-36），当病原体较多时，可见巨噬细胞胞质内有淡蓝色颗粒（马尔尼菲篮状菌的核），但在病原体数量少时，HE染色无法鉴定病原体。经过碘酸雪夫染色（PAS）和六胺银染色后过碘酸雪夫染色（PAS）形态与涂片相同，胞质内见大量成堆聚集或弥漫分布的淡紫色圆形酵母状真菌及孢子（图9-37）。

涂片检查可采用病人的皮损刮取物、溃疡分泌物、脓液、骨髓穿刺物及血液、痰等标本进行直接镜检，但由于孢子形态较小（2～8μm），需采用特殊染色（图9-38～图9-43）。常用的染色方法包括：瑞氏染色、姬姆萨染色、PAS及六胺银染色。涂片中可见病原体多位于巨噬细胞内，只有少数分布于巨噬细胞外，呈圆形、类圆形或带横膈的腊肠形，这是与其他真菌相鉴别的要点。骨髓涂片经姬姆萨及瑞氏染色可见圆形、卵圆形酵母样菌体在单核细胞内大量堆积形成桑葚体，细胞外的真菌多数为圆形，直径2～3μm，有些处于分裂前状态的真菌呈粗短的腊肠状（3～4μm），菌体中部有横膈，横径与长径之比约为1:2～1:4。PAS和六胺银染色可见菌体轮廓比HE着色更清晰，PAS染色能将菌壁染成红色，六胺银染色将菌壁染成黑色。桑葚状细胞团、腊肠状细胞和横膈三大特点是马

尔尼菲篮状菌的主要组织形态学改变。血涂片及骨髓穿刺涂片在特殊染色下菌体颜色较HE染色清楚、明显、不易漏诊，该种方法耗时短，极有利于早期诊断，但应注意与在骨髓涂片中大小、形态较接近于马尔尼菲篮状菌的荚膜组织胞浆菌、黑热病杜利氏小体及弓形体滋养体鉴别。荚膜组织胞浆菌也呈双相性，25℃培养中不产生红色色素，为出芽繁殖，出芽时在菌体一端形成膨大的芽孢，与母体相连处逐渐狭窄似瓶颈，后脱落形成两个菌体，但芽孢与母体分离前胞壁未将两者分开，不会出现横膈，因此镜检只能见窄颈单芽孢，无典型的腊肠形分隔的孢子，横径与长径之比<1:2，且主要流行区在美洲。血和（或）骨髓马尔尼菲篮状菌培养和（或）涂片阳性提示播散性马尔尼菲篮状菌病，往往意味着感染更广泛而严重，容易出现全身性炎症反应综合征及脓毒血症。

非基于培养的检测方法的发展可用于快速检测马尔尼菲篮状菌感染。已经开发出基于PCR的检测方法，例如针对核糖体DNA或MP1基因（编码细胞壁甘露糖蛋白抗原）的巢式PCR和TaqMan实时PCR，以检测包括全血、血浆或石蜡包埋的组织。该方法具有很高的诊断特异度（100%），灵敏度分别为67%～77%。这些测定为快速诊断马尔尼菲篮状菌感染提供了有用的工具。基于单克隆的免疫测定法已用于检测病人血浆中的马尔尼菲篮状菌Mp1p抗原，其敏感度为75%（15/20），特异度为99.4%（537/540）。Mp1p是马尔尼菲篮状菌细胞壁特异性的多糖抗原，是马尔尼菲篮状菌感染巨噬细胞的重要致病因子。Wang等应用该测定法检测了2004—2011年中国广州8131例HIV感染病人的Mp1p抗原，检测到9.36%（761/8131）的Mp1p抗原血症，为快速诊断马尔尼菲篮状菌感染提供了另一种工具。应用单克隆抗体，通过乳胶凝集试验可检测病人血清和尿标本中的马尔尼菲篮状菌半乳甘露聚糖（GM）抗原，但易与烟曲霉存在交叉反应，而马尔尼菲篮状菌未释放入血或释放入血后被迅速清除则会使GM试验出现假阴性，导致漏诊、误诊的情况。上述方法要求医生在检查前怀疑病原体，这可能会限制其应用。近来，基于宏基因组学的下一代测序（NGS）已成功地应用于播散性马尔尼菲篮状菌感染的诊断，这不依赖于医生的先前假设，而是提供了一种快速病原诊断的新技术。NGS可用性受到限制，尤其是在资源受限的设置中。总体而言，谨慎使用几种方法的组合以获得最高的诊断率。

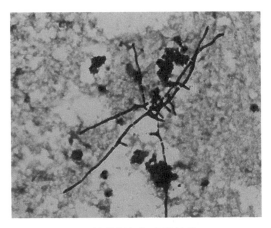

图9-32 血培养需氧瓶直接涂片,1000×

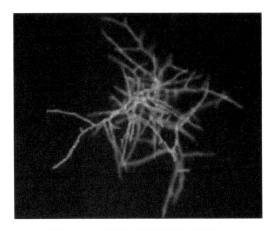

图9-33 血培养,荧光染色,1000×

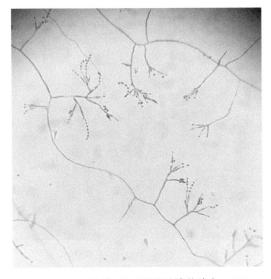

图9-34 SDA培养5天,乳酸酚棉蓝染色,400×

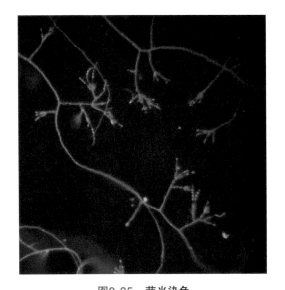

图9-35 荧光染色

(温州医科大学附属乐清医院检验科 林雪峰 提供)

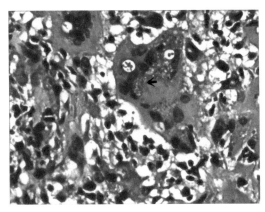

图9-36 组织细胞内可见2~4μm无色球形孢子
　　　　（黑箭）,400×

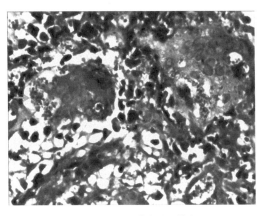

图9-37 PAS染色为紫色(绿箭),400×

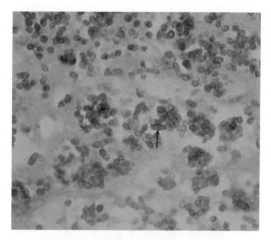

图9-38　淋巴结，PAS染色，1000×

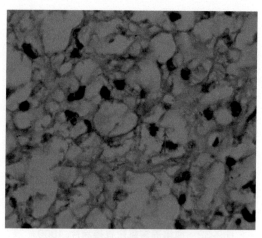

图9-39　淋巴结，GMS染色，1000×

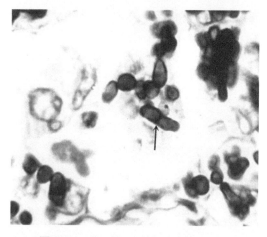

图9-40　淋巴结，六胺银染色，1000×

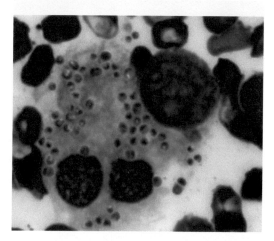

图9-41　骨髓，PAS染色，1000×

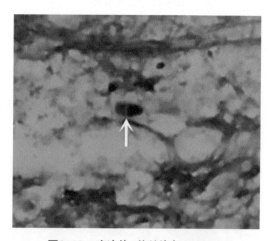

图9-42　痰涂片，革兰染色，1000×

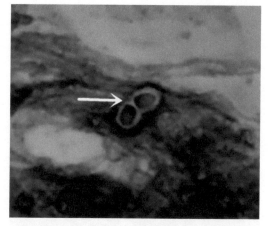

图9-43　痰涂片，瑞氏染色，1000×

（南方医科大学珠江医院检验科　付　亮　提供）

十、治疗

马尔尼菲篮状菌病主要侵犯单核巨噬细胞系统，预后极差，如不及时治疗，病死率高。体外药敏试验证明多种抗真菌治疗对马尔尼菲篮状菌感染有效，包括两性霉素B、伊曲康唑、伏立康唑、泊沙康唑，但马尔尼菲篮状菌对氟康唑敏感性低，甚至耐药。目前，尚无可参考的指南用于体外对马尔尼菲篮状菌的药敏试验。但是，使用不同方法的研究表明，泊沙康唑、伏立康唑、伊曲康唑和其他唑类药物对马尔尼菲篮状菌具有很高的活性（氟康唑除外），两性霉素B表现出中等的抗真菌活性，而棘白菌素则显示出中等的耐药性。

两性霉素B脱氧胆酸盐（D-AmB）仍然是严重马尔尼菲篮状菌感染的一线初始抗真菌治疗药物。美国疾病预防控制中心推荐HIV阳性病人采用2周两性霉素B［0.5～1mg/（kg·d）］诱导后序贯伊曲康唑（400mg/d）方案治疗10周。然后200mg/d作为二级预防，维持至CD4细胞上升至100/µl持续半年。每天3～5 mg/kg的两性霉素B脂质体（L-AmB）比D-AmB有效且耐受性更好。感染较轻时可直接应用伊曲康唑治疗10～12周。伏立康唑是播散性马尔尼菲篮状菌的一种有效的治疗选择，在HIV病人中给予6mg/kg每日2次1天，4mg/kg每日2次10～14天，然后口服伏立康唑200 mg每日2次12周。据报道伏立康唑对两性霉素B初始治疗无反应的病人有效。考虑到它可以通过口服途径给药或通过静脉-口服序贯疗法给药，伏立康唑可能比目前推荐的治疗方案更方便。马尔尼菲篮状菌合并艾滋病病人的治疗应同时接受高效抗逆转录病毒治疗（HAART）。

由于潜伏期持续时间未知，通常会阻碍对感染病人的管理。CD4细胞计数<100/µl的病人在流行区居住多年后可能重新激活潜伏感染。一些从流行地区返回的度假旅行者可在返回数周后出现症状，而另一些人则在数年后感染该疾病。De Monte等报道了一名79岁患有慢性阻塞性肺病的法国病人的病例，该病人于1979年前往泰国北部并于2002年前往中国（广东、广西、上海和北京）。自2005年以来，他的呼吸功能逐渐恶化，病情加重。2007年首次出现肺部病变，并于2012年底被诊断出患有马尔尼菲篮状菌病。他没有发热、体重减轻、不适、淋巴结肿大或皮肤病变等播散性马尔尼菲篮状菌病的表现。人类免疫缺陷病毒（HIV）血清学阴性，CD4和CD8 T细胞计数正常。该病人未显示任何全身免疫抑制状态的迹象，例如恶性血液病或自身免疫性疾病。该病人具有免疫能力，但由于严重的COPD和吸入皮质类固醇激素的治疗，其肺部免疫力可能受损，这导致了局限于肺部的马尔尼菲篮状菌病。衰老也可能参与了免疫防御功能受损。这表明，马尔尼菲篮状菌可能作为一种细胞内病原体保持潜伏状态，并在免疫防御减弱期间被激活。为预防起见，在流行地区生活或旅行的艾滋病毒感染者当CD4细胞计数<100/µl时，建议使用伊曲康唑每天口服200mg治疗，直至CD4细胞计数>100/µl并超过6个月。

目前，尚无关于未感染艾滋病毒的病人适当治疗和预防马尔尼菲篮状菌的标准建议。在文献中，未感染艾滋病毒的病人的治疗时间明显长于感染艾滋病毒的病人，有些情况可能需要终身治疗。

马尔尼菲篮状菌感染起病隐匿，病情发展快，病死率高，不治疗死亡率可达91.3%～100%，治疗后HIV阴性和（或）HIV阳性的成年病人的死亡率分别为20%和29.4%。在治疗后的HIV病人中，泰国和中国香港的死亡率为10%，而中国和越南的死亡率为33%，与诊断和ART的时间相关。由于潜在的免疫缺陷和治疗延迟，儿童马尔尼菲篮状菌病病人的死亡率可能高达55%，明显高于成年病人。死亡的病例多与年龄大、发现较晚、病情重、症状持续时间短、呼吸困难、无发热或皮肤病变、血小板减少、乳酸脱氢酶浓度升高、合并症多、严重贫血、肝肾功能损害和未能有效治疗有关。

在艾滋病马尔尼菲篮状菌感染病人治疗过程中，应警惕免疫重建炎症综合征（imumune reconstitution inflammatory syndrome, IRIS）的发生。其表现为有效的抗病毒治疗后不久，机体免疫功能逐渐恢复，抗炎反应能力增强，现有的机会性感染症状恶化。目前对IRIS的治疗尚无特别有效的办法，鉴于其发病机制是一种炎症相关的疾病，可给予非甾体抗炎药和（或）激素治疗，可能缓解症状。

参考文献

Borneman AR, Hynes MJ, Andrianopoulos A. A basic helix-loop-helix protein with similarity to the fungal morphological regulators, Phd1p, Efg1p and StuA, controls conidiation but not dimorphic growth in Penicillium marneffei. Mol Microbiol, 2002, 44（3）: 621-631.

Boyce KJ, Hynes MJ, Andrianopoulos A. Control of morphogenesis and actin localization by the Penicillium marneffei RAC homolog. J Cell Sci, 2003, 116（7）: 1249-1260.

Browne SK, Burbelo PD, Chetchotisakd P, et al. Adult-onset immunodeficiency in Thailand and Taiwan. N Engl J Med, 2012, 367（8）: 725-734.

Bulterys PL, Le T, Quang VM, et al. Environmental predictors and incubation period of AIDS-associated Penicillium marneffei infection in Ho Chi Minh City, Vietnam. Clin Infect Dis, 2013, 56（9）: 1273-1279.

Capponi M, Sureau P, Segretain G. Pe´nicilliose de Rhizomys sinensis. Bull Soc Pathol Exot, 1956, 49: 418-421.

Chaiwun B, Vanittanakom N, Jiviriyawat Y, et al. Investigation of dogs as a reservoir of Penicillium marneffei in northern Thailand. Int J Infect Dis, 2011, 15（4）：e236-239.

Chan JF, Chan TS, Gill H, et al. Disseminated infections with Talaromyces marneffei in Non-AIDS patients given monoclonal antibodies against CD20 and kinase inhibitors. Emerg Infect Dis, 2015, 21：1101-1106.

Chan JF, Lau SK, Yuen K, et al. Talaromyces（Penicillium）marneffei infection in non-HIV-infected patients. Emerg Microbes Infect, 2016, 5：e19.

Chan YF, Chow TC. Ultrastructural observations on Penicillium marneffei in natural human infection. Ultrastruct Pathol, 1990, 14：439-452.

Chariyalertsak S, Sirisanthana T, Khuanchai S, et al. Case-control study of risk factors for Penicillium marneffei infection in human immunodeficiency virus-infected patients in northern Thailand. Clin Infect Dis, 1997, 24（6）：1080-1086.

Chariyalertsak SP, Vanittanakom KE, Nelson T, et al. Rhizomys sumatrensis and Cannomys badius, new natural animal hosts of Penicillium marneffei. J Med Vet Mycol, 1996, 34：105-110.

De Monte A, Risso K, Normand AC, et al. Chronic pulmonary penicilliosis due to Penicillium marneffei：late presentation in a French traveler. J Travel Med, 2014, 21（4）：292-294.

Deng ZL, Connor DH. Progressive disseminated penicilliosis caused by Penicillium marneffei. Report of eight cases and differentiation of the causative organism from Histoplasma capsulatum. Am J Clin Pathol, 1985, 84（3）：323-327.

Deng ZL, Yun M, Ajello L. Human penicilliosis marneffei and its relation to the bamboo rat（Rhizomys pruinosus）. J Med Vet Mycol, 1986, 24（5）：383-389.

DiSalvo AF, Fickling AM, Ajello L. Infection caused by Penicillium marneffei：description of first natural infection in man. Am JClin Pathol, 1973, 60（2）：259-263.

Ge Y, Xu Z, Hu Y, et al. Successful voriconazole treatment of Talaromyces marneffei infection in an HIV-negative patient with osteolytic lesions. J Infect Chemother, 2019, 25（3）：204-207.

Gugnani H, Fisher MC, Paliwal-Johsi A, et al. Role of Cannomys badius as a natural animal host of Penicillium marneffei in India. J Clin Microbiol, 2004, 42（11）：5070-5075.

Guo J, Li BK, Li TM, et al. Characteristics and Prognosis of Talaromyces marneffei Infection in Non-HIV-Infected Children in Southern China. Mycopathologia, 2019, 184（6）：735-745.

Han XJ, Su DH, Yi JY, et al. A Literature Review of Blood-Disseminated P. marneffei Infection and a Case Study of this Infection in an HIV-Negative Child with Comorbid

Eosinophilia. Mycopathologia, 2019, 184（1）：129-139.

Hilmarsdottir I, Coutellier A, Elbaz J, et al. A French case of laboratory-acquired disseminated Penicillium marneffei infection in a patient with AIDS. Clin Infect Dis, 1994, 19（2）：357-358.

Huang X, He G, Lu S, et al. Role of Rhizomys pruinosus as a natural animal host of Penicillium marneffei in Guangdong, China. Microb Biotechnol, 2015, 8（4）：659-664.

Jayanetra P, Nitiyanant P, Ajello L, et al. Penicilliosis marneffei in Thailand：report of five human cases. Am J Trop Med Hyg, 1984, 33（4）：637-644.

Kawila R, Chaiwarith R, Supparatpinyo K. Clinical and laboratory characteristics of penicilliosis marneffei among patients with and without HIV infection in Northern Thailand：a retrospective study. BMC Infect Dis, 2013, 13：464.

Larsson M, Nguyen LH, Wertheim HF, et al. Clinical characteristics and outcome of Penicillium marneffei infection among HIV-infected patients in northern Vietnam. AIDS Res Ther, 2012, 9（1）：24.

Le T, Hong Chau TT, Kim Cuc NT, et al. AIDS-associated Cryptococcus neoformans and Penicillium marneffei coinfection：a therapeutic dilemma in resource-limited settings. Clin Infect Dis, 2010, 51（9）：e65-68.

Le T, lbers M, Chi NH, et al. Epidemiology, seasonality, and predictors of outcome of AIDS-associated Penicillium marneffei infection in Ho Chi Minh City, Viet Nam. Clin Infect Dis, 2011, 52（7）：945-952.

Lee PP, Chan KW, Lee TL, et al. Penicilliosis in children without HIV infection-are they immunodeficient? Clin Infect Dis, 2012, 54（2）：e8-e19.

Li JC, Pan LQ, Wu SX. Mycologic investigation on Rhizomys pruinous senex in Guangxi as natural carrier with Penicillium marneffei. Chin Med J（Engl）, 1989, 102（6）：477-485.

Li X, Yang Y, Zhang X, et al. Isolation of Penicillium marneffei from soil and wild rodents in Guangdong, SE China. Mycopathologia, 2011, 172（6）：447-451.

Liu D, Wei L, Guo T, et al. Detection of DOPA-Melanin in the Dimorphic Fungal Pathogen Penicillium marneffei and Its Effect on Macrophage Phagocytosis In Vitro. PLoS One, 2014, 9（3）：e92610.

Lo Y, Tintelnot K, Lippert U, et al. Disseminated Penicillium marneffei infection in an African AIDS patient. Trans R Soc Trop Med Hyg, 2000, 94（2）：187.

Louthrenoo w, Thamprasert K, Sirisanthana T. Osteoarticular penicilliosis marneffei. A report of eight cases and review of the literature. B J Bheumatol, 1994, 33（12）：1145-1150.

Lu S, Hu Y, Lu C, et al. Development of in vitro macrophage system to evaluate phagocytosis and intracellular fate of Penicillium marneffei conidia. Mycopathologia, 2013, 176

（1-2）：11-22.

Maniar JK, Chitale AR, Miskeen A, et al. Penicillium marneffei infection: an AIDS-defining illness. Indian J Dermatol Venereol Leprol, 2005, 71: 202-204.

Nimmanee P, woo PC, Kummasook A, et al. Characterization of sakA gene from pathogenic dimorphic fungus Penicillium mameffei. Int J Med Microbiol, 2015, 305（1）: 65-74.

Nuttapol Chruewkamlow, Kodchakorn Mahasongkram, Supansa Pata, et al. Immune Alterations in Patients with Anti-Interferon-γ Autoantibodies. PLoS One, 2016, 11（1）: e0145983.

Ouyang Y, Cai S, Liang H, et al. Administration of voriconazole in disseminated Talaromyces（Penicillium）marneffei infection: a retrospective study. Mycopathologia, 2017, 182（5-6）: 569-575.

Pautler KB, Padhye AA, Ajello L. Imported penicilliosis marneffei in the United States: report of a second human infection. Sabouraudia, 1984, 22（5）: 433-438.

Peto TE, Bull R, Millard PR, et al. Systemic mycosis due to Penicillium marneffei in a patient with antibody to human immunodeficiency virus. J Infect, 1988, 16（3）: 285-290.

Piehl MR, Kaplan RL, Haber MH. Disseminated penicilliosis in a patient with acquired immunodeficiency syndrome. Arch Pathol Lab Med, 1988, 112（12）: 1262-1264.

Pongpom P, Cooper CR Jr, Vanittanakom N. Isolation and characterization of a catalase-peroxidase gene from the pathogenic fungus, Penicillium marneffei. Med Mycol, 2005, 43（5）: 403-411.

Pryce-Miller E, Aanensen D, Vanittanakom N, et al. Environmental detection of Penicillium marneffei and growth in soil microcosms in competition with Talaromyces stipitatus. Fungal Ecol, 2008, 1: 49-56.

Qiu Y, Liao H, Zhang J, et al. Differences in clinical characteristics and prognosis of Penicilliosis among HIV-negative patients with or without underlying disease in Southern China: a retrospective study. BMC Infect Dis, 2015, 15: 525.

Qiu Y, Zhang J, Liu G, Zhong X, et al. Retrospective analysis of 14 cases of disseminated Penicillium marneffei infection with osteolytic lesions. BMC Infect Dis, 2015, 15: 47.

Ranjana KH, Priyokumar K, Singh TJ, et al. Disseminated Penicillium marneffei infection among HIV-infected patients in Manipur state, India. J Infect, 2002, 45（1）: 268-271.

Samson R, Yilmaz N, Houbraken J, et al. Phylogeny and nomenclature of the genus Talaromyces and taxa accommodated in Penicillium subgenus Biverticillium. Stud Mycol, 2011, 70: 159-183.

Sirisanthana V, Sirisanthana T. Disseminated Penicillium marneffei infection in human immunodeficiency virus-infected children. Pediatr Infect Dis J, 1995, 14（11）: 935-940.

Sisto F, Miluzio A, Leopardi O, et al. Differential Cytokine Pattern in the Spleens and Livers of BALB/c Mice Infected with Penicillium mameffei: Protective Role of Gamma Interferon. Infect Immun, 2003, 71（1）: 465-473.

Sun HY, Chen MY, Hsiao CF, et al. Endemic fungal infections caused by Cryptococcus neoformans and Penicillium marneffei in patients infected with human immunodeficiency virus and treated with highly active anti-retroviral therapy. Clin Microbiol Infect, 2006, 12（4）: 381-388.

Supparatpinyo K, Khamwan C, Baosoung V, et al. Disseminated Penicillium marneffei infection in Southeast Asia. Lancet, 1994, 344（8915）: 110-113.

Supparatpinyo K, Schlamm HT. Voriconazole as therapy for systemic Penicillium marneffei infections in AIDS patients. Am J Trop Med Hyg, 2007, 77（2）: 350-353.

Tse E, Leung RY, Kwong YL. Invasive fungal infections after obinutuzumab monotherapy for refractory chronic lymphocytic leukemia. Ann Hematol, 2015, 94: 165-167.

Vanittanakom N, Cooper CJ, Fisher MC, et al. Penicillium marneffei infection and recent advances in the epidemiology and molecular biology aspects. Clin Microbiol Rev, 2006, 19（1）: 95-110.

Vanittanakom N, Mekaprateep M, Sribure P, et al. Efficiency of the flotation method in the isolation of Penicillium marneffei from seeded soil. J Med Vet Mycol, 1995, 33（4）: 271-273.

Vanittanakom N, Pongpom M, Praparattanapan J, et al. Isolation and expression of heat shock protein 30 gene from Penicillium marneffei. Med Mycol. 2009. 47（5）: 521-526.

Visagie CM, Houbraken J, Frisvad JC, et al. Identification and nomenclature of the genus Penicillium. Stud Mycol, 2014, 78: 343-371.

Wang YF, Xu HF, Han ZG, et al. Serological surveillance for Penicillium marneffei infection in HIV-infected patients during 2004-2011 in Guangzhou, China. Clin Microbiol Infect, 2015, 21（5）: 484-489.

Wei XG, Ling YM, Li C, et al. Study of 179 bamboo rats carrying Penicillium marneffei（in Chinese）. Chin J Zoonoses, 1987, 3: 34-35.

Woo PC, Tam EW, Chong KT, et al. High diversity of polyketide synthase genes and the melanin biosynthesis gene cluster in Penicillium marneffei. FEBS J, 2010, 277（18）: 3750-3758.

Youngchim S, Hay RJ, Hamilton AJ. Melanization of Penicillium marneffei in vitro and in vivo. Microbiology, 2005, 151: 291-299.

Zhang JQ, Yang ML, Zhong XN, et al. A comparative analysis of the clinical and laboratory characteristics in disseminated penicilliosis marneffei in patients with and without human immunodeficiency virus infection. Zhonghua Jie He He Hu

Xi Za Zhi, 2008, 31：740-746.

Zuber S, Hynes MJ, Andrianopoulos A. G-protein signaling mediates asexual development at 25 degrees C but has no effect on yeast like growth at 37 degrees C in the dimorphic fungus Penicillium mameffei. Eukaryot Cell, 2002, 1（3）：440-447.

病例解析

1.病例1：男，33岁。反复皮疹、发热、咽痛1个月余，加重4天。病人1个月前无明显诱因出现皮疹，散在分布于面部，以红色丘疹为主，凸起于皮面，疹间皮肤正常，表面无化脓。随后出现发热，最高体温达40℃，夜间明显，伴咽痛、流涕、乏力、畏寒、寒战、盗汗，未系统诊治。上述症状反复发作，4天前自觉咽痛较前加重，进食少量流质饮食即感咽痛明显，于2018-10-15入院诊治。既往确诊AIDS 2个月余，规律抗病毒治疗。查体：T 39.6℃，P 110次/分，R 22次/分，BP 115/68mmHg。面部及躯干散在分布红色丘疹，凸起于皮面，疹间皮肤正常。

胸部CT（2018-10-16）：双肺多发粟粒状、斑点状、小结节状、斑片状高密度影，双肺下叶为著；左肺下叶外基底段胸膜下见一厚壁空洞，病灶大小约44mm×25mm，壁厚约12mm，空洞内壁光整，病灶边缘毛糙；纵隔内见多发肿大淋巴结（图9-44）。

【诊断】艾滋病并马尔尼菲篮状菌病。

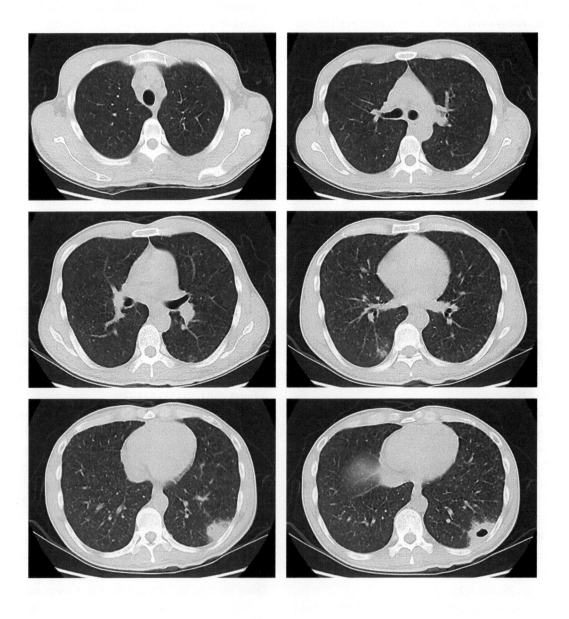

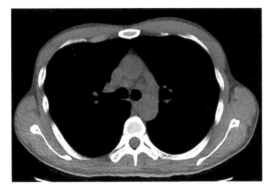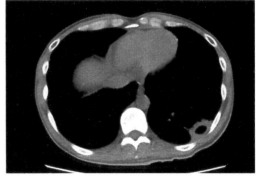

图9-44 胸部CT（2018-10-16）

【诊断依据】青年男性，有AIDS病史2个月余。发热、咽痛、面部及躯干特征性皮疹，结合双肺多发粟粒状、斑点状、小结节状、斑片状高密度影，首先考虑马尔尼菲篮状菌病。入院后血培养（2瓶）4天报阳，查见马尔尼菲篮状菌，CD4细胞计数74.82/µl。

【分析】马尔尼菲篮状菌病是由马尔尼菲篮状菌感染引起的一种致死性深部真菌病，主要感染免疫功能低下的病人，尤其是HIV/AIDS病人。发病与竹鼠的地域分布密切相关，主要分布于东南亚国家以及我国南方地区（广东、广西、云南、福建、湖南和香港）。马尔尼菲篮状菌病是东南亚国家艾滋病病人继结核和隐球菌感染后的第三大机会性感染和主要死亡原因之一，在雨季发病率最高，而其他机会性感染没有季节性倾向。

Kawila等研究发现，在HIV阳性病人中，马尔尼菲篮状菌病的常见表现包括发热（87.1%）、皮肤病变（40.5%）、肝大（36.2%）、淋巴结病（31.9%）和咳嗽（27.6%）。但是，几项研究报道了所有病人中超过80%的皮肤受累。例如，Ranjana等2002年报道印度曼尼普尔邦的J.N.医院就诊的198例HIV阳性病人中，46例（25%）感染了马尔尼菲篮状菌。有详细记录的36例病人者中的29例（81%）有特征性皮肤病变。同样，Larsson等对2006年7月—2009年9月收治于越南河内国家热带病医院的所有实验室确诊的127例HIV阳性马尔尼菲篮状菌感染病人进行了回顾性分析。常见临床表现为发热（92.9%）、皮损（82.6%）、肝大（61.4%）、淋巴结病变（40.2%）、体重减轻（59.1%）和咳嗽（49.6%）。发病与季节无关，并发机会性感染占22.0%，其中50%为肺结核。呼吸困难、腹水和乳酸脱氢酶水平升高是死亡率的独立预测因素。特征性皮肤病变有助于早期诊断。

马尔尼菲篮状菌病胸部影像学缺乏特异性，呈棉絮状、结节状、团块状、粟粒状、斑片状改变，形态各异，亦可出现空洞，累及两肺，并伴有纵隔淋巴结肿大及胸腔积液。两肺粟粒状改变的影像特征，排除血播型粟粒性肺结核外，结合其他相关检查可早期诊断马尔尼菲篮状菌病。

AIDS并马尔尼菲篮状菌病时肺部空洞形成的发生率较低。空洞主要存在于单侧肺部，双侧均有相对较少，多表现为规则或不规则的厚壁空洞，洞壁未见钙化，内壁多光整，外壁多模糊，呈渗出性改变。另外，AIDS在不同发病阶段可合并多种病原微生物的混合感染，可遮盖马尔尼菲篮状菌病本身的表现特征。

AIDS并马尔尼菲篮状菌病与其免疫功能状态具有明显相关性，对于$CD4^+T$淋巴细胞计数<50/µl的艾滋病病人，特征性脐凹状皮疹具有诊断意义；即使没有皮疹，若同时出现发热（或伴有腹痛、消化道出血）、贫血、血小板减少、肝或肾功能异常、超声示肝脾大及腹腔或腹主动脉旁淋巴结增大（或两肺粟粒状改变）等多系统改变时均应想到本病的可能，行马尔尼菲篮状菌培养的同时，及早给予经验用药，降低AIDS并马尔尼菲篮状菌病的病死率，提高病人生存质量。

（汕头大学医学院第一附属医院呼吸科
蒋超文 提供）

2.病例2：男，50岁。咳嗽、咳痰、食欲缺乏、乏力2个月。病人2个月前不明原因出现咳嗽，干咳为主，偶咳少量白色黏液痰，偶有痰中带血，曾于当地医院给予止咳、祛痰及抗感染治疗10余天，未见明显好转。2016-01-06就诊于上级医院，胸部CT示双肺多发病变，考虑"继发性肺结核"，脾大。为求进一步诊治，于2016-01-09入院诊治。病人乏力、食欲缺乏，体重减轻约2kg，近10天双耳听力明显下降。查体：T 36.5℃，P 86次/分，R 20次/分，BP 125/67mmHg。慢性病容，精神差，查体无明显阳性体征。辅助检查：结核抗体阴性；ESR 41.00mm/h；痰涂片抗酸杆菌阴性；肝功能：TP 65.2g/L、ALB 24.2g/L、TBIL 18.9µmol/L、AST 209.6U/L、ALT 98.4µmol/L、TBA 6.5µmol/L；肾功能：BUN 4.36mmol/L、Cr 89.0µmol/L、UA 138.6µmol/L；电解质：钾3.27mmol/L、钠126.3mmol/L、氯91.4mmol/L；血常规示白细胞$7.67×10^9$/L、中性粒细胞0.953、HB 86g/L、PLT $231×10^9$/L；血气分析：pH 7.588、PCO_2 31.1mmHg、PO_2 99mmHg。给予头孢西丁抗感染、保肝、纠正电解质紊乱、输注白蛋白等对症、支持治疗。辅助检查（2016-01-12）：铁蛋白＞2000ng/dl、血清铁5.4μmol/L；HIV-Ab初筛阳性；TPAB阳性（＋）；h-CRP 91.22mg/L；痰涂片抗酸杆菌（＋＋）；心脏彩超：左心室舒张功能减退，心包少量积液；腹部彩超：肝实质回声稍强。病人HIV-Ab初筛阳性，考虑AIDS可能性大，完善HIV确诊试验。肺结核诊断明确，考虑病人肝功能异常，停用头孢西丁，给予左氧氟沙星、链霉素、乙胺丁醇抗结核治疗。辅助检查（2016-01-16）：血常规示白细胞5.49×10⁹/L、中性粒细胞0.936、HB 81g/L、PLT 96×10⁹/L；肝功能：ALT 184.6IU/L、AST 626.3IU/L、TBIL 13.2μmol/L、TP 58.3g/L、ALB 23.6g/L、TBA 20.4μmol/L；电解质：钾3.11mmol/L、钠120.0mmol/L、氯90.3mmol/L；血糖6.17mmol/L；降钙素原4.52ng/ml；血气分析：pH 7.536、PCO_2 21.1mmHg、PO_2 68.4mmHg；

C3 0.92g/L、C4 0.09g/L；免疫球蛋白: IgE、IgG、IgA、IgM均增高；CD4细胞计数14/μl。病人转氨酶较前明显增高，加用谷胱甘肽加强护肝治疗；听力有所下降，停用链霉素。查体（2016-01-20）：T 37.7℃，P 114次/分，R 20次/分，BP 120/67mmHg，神清，精神极差，面部散在软疣样皮疹，顶端结痂，双侧颈部多发淋巴结肿大，黄豆大小，质中，活动度可，无明显压痛。双肺呼吸音低，可闻及明显干、湿啰音。腹软，全腹无压痛有反跳痛，移动性浊音阳性。双下肢轻度水肿。辅助检查：血气分析示pH 7.538、PCO_2 26.6mmHg、PO_2 51.1 mmHg；电解质示钾2.72mmol/L、钠127.1mmol/L。

胸部CT（2016-01-21）：双肺向心性分布实变、空洞、磨玻璃影，纵隔淋巴结肿大，心包积液，双侧胸腔积液（图9-45）。

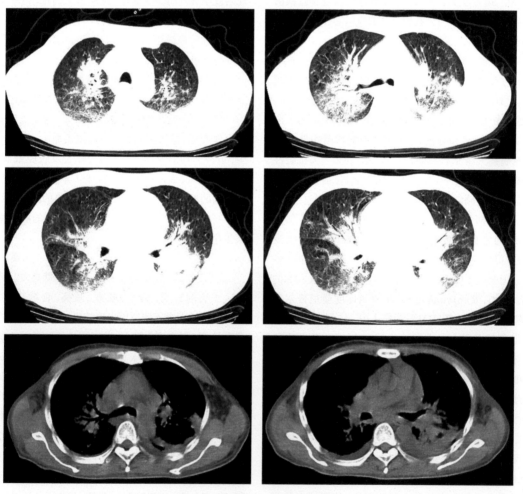

图9-45 胸部CT（2016-01-21）

【诊断】艾滋病并马尔尼菲篮状菌病、肺结核。

【诊断依据】中年男性，咳嗽、咳痰、食欲缺乏、乏力2个月，HIV初筛阳性，痰涂片抗酸杆菌阳性，艾滋病并继发性肺结核、低蛋白血症、电解质紊乱、Ⅰ型呼吸衰竭诊断明确。病人CD4细胞仅为14/μl，极易继发真菌感染。结

合病人有发热、中度贫血、血小板减少、肝功能转氨酶升高，结合新发面部特征性皮疹，颈部、纵隔淋巴结肿大，考虑合并马尔尼菲篮状菌病可能。病人肝功能、心肌酶异常，考虑感染所致中毒性肝炎、中毒性心肌炎所致。给予伊曲康唑抗真菌、乙胺丁醇抗结核、泮托拉唑抑酸、蒙

脱石散保护胃肠黏膜、血凝酶和酚磺乙胺止血、补液护肝等对症支持治疗。辅助检查（2016-01-22）：pH7.54、$PCO_2$28.2mmHg、$PO_2$86.5mmHg；肝功能：谷丙转氨酶149.6U/L、谷草转氨酶620U/L、白蛋白22.7g/L；乳酸脱氢酶1291.2U/L；腺苷脱氨酶76.3U/L。病人肝功能较前有所好转，加用异烟肼抗结核治疗。病人诉乏力、气促症状有所缓解，查体双肺未闻及明显干、湿啰音。血培养回报（2016-01-24）：丝状真菌生长。辅助检查（2016-01-26）：血常规示白细胞13.44×10^9/L、中性粒细胞0.963、HB72g/L、PLT74×10^9/L；电解质：钾3.23mmol/L、钠132.9mmol/L；肝功能：谷草转氨酶217.8U/L、谷丙转氨酶74.1U/L；心肌酶谱：肌酸激酶208.4U/L、乳酸脱氢酶672.8U/L；白蛋白20.5g/L；腺苷脱氨酶41.5U/L。疾病预防控制中心HIV抗体确认阳性，艾滋病诊断明确，加用两性霉素B加强抗真菌治疗。病人仍诉乏力、食欲缺乏，咳嗽症状较前好转，未诉发热等其他不适。面部散在皮疹，较前稍有减少。辅助检查（2016-01-29）：血常规示白细胞11.64×10^9/L、中性粒细胞0.953、HB73g/L、PLT78×10^9/L。双下肢水肿消失。三次血培养均示：马尔尼菲篮状菌生长，马尔尼菲篮状菌病诊断明确。继续补充白蛋白纠正低蛋白血症。复查血常规、肝肾功能等。两性霉素B加量至40mg，已达治疗剂量，停用伊曲康唑。复查胸部CT（2016-02-03）：肺内渗出较前明显吸收，部分肿块缩小，胸腔积液稍吸收，心包积液部分吸收（图6-46）。辅助检查：血常规示白细胞7.51×10^9/L、中性粒细胞0.89、HB56g/L、PLT44×10^9/L；降钙素原0.08ng/ml；钾2.29mmol/L。病人严重低钾，血红蛋白及血小板下降明显，考虑两性霉素B副作用所致，停用两性霉素B，改用伊曲康唑继续抗真菌治疗。辅助检查（2016-02-14）：血常规示白细胞1.93×10^9/L、HB 55g/L；肝功能：谷草转氨酶69.6U/L、谷丙转氨酶70U/L。病人肝功能好转，加用利福平抗结核治疗。病人家属诉有胡言乱语现象，不除外颅内感染可能，行头部MRI检查（2016-02-19）：两侧颞叶、岛叶皮质改变，考虑感染可能，脑室系统略大，两侧乳突炎。2016-02-22行腰椎穿刺检查。结果回报：脑脊液墨汁染色阴性；革兰染色阴性；抗酸染色未见抗酸杆菌；细胞分类：单核细胞85%；脑脊液常规：白色、微浑、白细胞15×10^6/L、葡萄糖2.72mmol/L、蛋白定量430.4mg/L、氯117.1mmol/L。辅助检查：血常规示白细胞4.79×10^9/L、血红蛋白70g/L、血小板194×10^9/L；电解质：钾3.43mmol/L、钠125.5mmol/L；肝功能：谷草转氨酶341.3U/L、谷丙转氨酶164.3U/L、白蛋白20.2g/L；腺苷脱氨酶28.8U/L；梅毒螺旋体抗体阳性。病人肝功能异常加重，考虑考虑药物的肝损害所致，治疗上停用利福平、异烟肼，加用左氧氟沙星联合抗结核治疗；颅内感染考虑病毒性感染可能，加用阿昔洛韦抗病毒治疗。病人继续治疗1个月，神志不清逐渐加重，2016-03-23上午9时病人昏迷程度加深，呼之不应，压眶无反应。查体：P 130次/分，R 9次/分，BP 40/20mmHg，双肺未闻及啰音，腹软，双下肢轻度水肿。病人家属要求出院，给予签字出院，嘱回当地继续治疗。

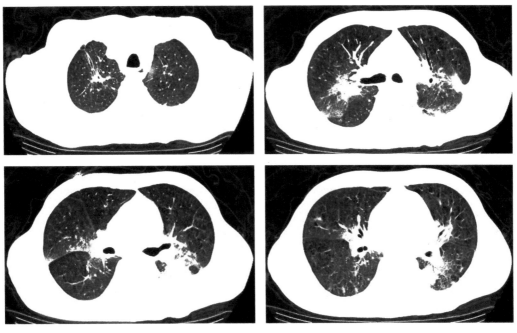

图9-46 病变较前吸收（2016-02-03）

【分析】艾滋病病毒是一种逆转录病毒，侵入人体后主要攻击CD4⁺T细胞，与淋巴细胞受体结合后不断完成自我复制，CD4⁺T细胞逐渐溶解坏死。另外，HIV可以侵犯骨髓细胞，细胞组织间各种微环境发生改变，抑制CD4⁺T细胞分化生殖，导致成熟的CD4⁺T细胞生成减少，人体的免疫力极为脆弱，机体对体内已存在的或外来的病原微生物杀伤力显著下降，病原菌得以大量生长繁殖，最终引起各种复杂、多变的机会性感染。机会性感染中特别是肺部感染是HIV感染者发病和死亡的主要原因，尤其是CD4⁺T淋巴细胞低于100/μl的病人，如果没有适当的治疗，肺部感染会迅速发展为呼吸衰竭而死亡。

艾滋病病人中两种以上病原体共同感染的病例多发生在HIV感染晚期病人中，如马尔尼菲篮状菌和结核分枝杆菌共同感染、马尔尼菲篮状菌和胞内分枝杆菌共同感染、新生隐球菌和分枝杆菌共同感染、结核分枝杆菌和耶氏肺孢子菌共同感染等。肺部是艾滋病病人机会性感染最常累及的器官。艾滋病合并肺结核或马尔尼菲篮状菌感染占很大比例。马尔尼菲篮状菌感染的严重程度和临床表现取决与机体的自身免疫力。AIDS病人由于免疫功能低下，特别是CD4⁺T细胞小于50/μl时，病情发展快，播散全身，表现为多脏器的功能性或器质性改变。主要临床表现包括发热、体重减轻、具有特征性的皮肤损伤、广泛淋巴结肿大、肝脾大。本例病人CD4⁺T细胞计数小于50/μl，临床表现与上述研究结果一致。

腺苷脱氨酶（adenosine deaminase，ADA）是嘌呤核苷代谢中重要的酶类，属于巯基酶，每分子至少含有2个活性巯基，其活性能被对氯汞苯甲酸完全抑制。ADA能催化腺嘌呤核苷转变为次黄嘌呤核苷，再经核苷磷酸化酶作用生成次黄嘌呤，其代谢缓和终产物为尿酸。ADA是一种与机体细胞免疫活性有重要关系的核酸代谢酶。测定血液、体液中的ADA及其同工酶水平对某些疾病的诊断、鉴别诊断、治疗及免疫功能的研究日趋受到临床重视。ADA活性是反映肝损伤的敏感指标，可作为肝功能常规检查项目之一。ADA包含两种同工酶，在各类组织和细胞中的分布不同。ADA1在脾、红细胞、淋巴细胞、单核细胞和中性粒细胞中占优势。ADA2只存在于单核巨噬细胞系统，当单核巨噬细胞系统激活后，ADA2活性明显增加，有研究指出ADA可作为诊断AIDS病人合并马尔尼菲篮状菌感染的辅助指标。本例血清ADA即大于诊断界值。

艾滋病合并马尔尼菲篮状菌病肺部影像学征象呈多元化不典型改变，侵及肺泡，多表现为斑片、絮片状模糊影；侵及小叶间隔、支气管血管束，则表现以间质渗出性炎症为主，呈磨玻璃样改变、网格状影及小叶间隔增厚等；侵及胸膜及心包，表现为胸腔积液和心包积液。同时合并肺结核及马尔尼菲篮状菌的感染肺部影像学征象与单纯的结核或马尔尼菲篮状菌并无明显差别，考虑与肺结核渗出增殖改变和马尔尼菲篮状菌的单核巨噬细胞浸润相似的病理学基础有关。

（长沙市第一医院呼吸科 孔祥龙 提供）

3.病例3：男，53岁。咳嗽、咳痰1个月余，加重伴气促半个月。病人1个月前无明显诱因出现咳嗽，咳痰，为少量白色黏痰，伴间断发热，体温具体未测，发热无明显规律，伴畏寒，寒战，当时未给予重视及治疗。2017-10-24于长沙珂信肿瘤医院行PET/CT检查：左肺上舌段空洞性结节影，PET于相应部位见异常放射性浓缩影，考虑肺癌。半个月前咳嗽症状加重，并出现气促，活动后明显，感精神、食欲明显下降，乏力明显。当地人民医院住院治疗，查HIV抗体阳性，9天前至长沙市疾控中心行HIV确认阳性，于2017-11-16入院诊治。病来体重减轻10kg。查体：T 36.2℃，P 114次/分，R 20次/分，BP 80/60mmHg。神清，消瘦，极度乏力，全身可见散在的红色丘疹，面部多见，部分呈脐凹样改变。口腔可见黏膜白斑。辅助检查：血常规示白细胞1.58×10⁹/L、血红蛋白93g/L、血小板57×10⁹/L；血气分析：pH 7.504、PCO_2 27mmHg、PO_2 93.7mmHg。腹部B超：肝实质光点稍粗，轻度脂肪肝，腹腔多发淋巴结肿大。

胸部CT（2017-11-17）：双肺弥漫性间质改变，左肺上叶舌段空洞影，右肺门、纵隔淋巴结肿大（图9-47）。

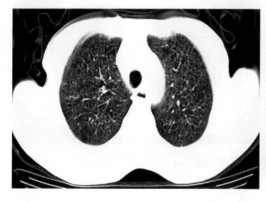
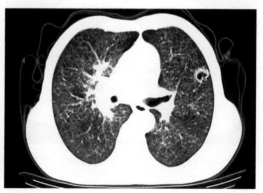

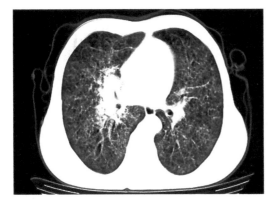
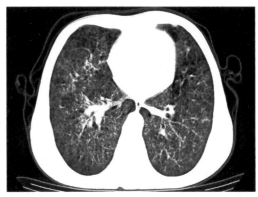

图9-47　胸部CT（2017-11-17）

【诊断】艾滋病并马尔尼菲篮状菌病、隐球菌病。

【诊断依据】中年男性，HIV抗体阳性，病史较长，咳嗽、咳痰，气促、乏力，全身可见散在的红色丘疹，面部多见，部分呈脐凹样改变，口腔可见黏膜白斑，血常规三系减低，结合肺部病变以间质改变为主，肺门、纵隔、腹腔淋巴结肿大，首先考虑艾滋病合并马尔尼菲篮状菌病可能，左肺舌叶结节不除外隐球菌感染可能。辅助检查（2017-11-18）：血常规示白细胞$1.01×10^9$/L、血红蛋白78g/L、血小板$58×10^9$/L；电解质：钾3.36mmol/L、钠128.9mmol/L；肝功能：谷草转氨酶68.3U/L、白蛋白20.8g/L、腺苷脱氨酶25.7U/L；降钙素原2.61ng/ml。给予伏立康唑、美罗培南抗感染、输血、输白蛋白、护肝、补液等对症支持治疗。2017-11-21血培养回报：丝状真菌生长。病人出现发热，体温最高39℃，免疫细胞：$CD3^+$Abs Cnt 57/µl、$CD3^+CD4^+$Abs Cnt 4/µl、$CD3^+CD8^+$Abs Cnt 53/µl、HIV-RNA载量821 000copies/ml，提示病人免疫力低下，病毒复制活跃，符合艾滋病晚期改变，改用两性霉素B抗真菌治疗。2天后病人热退，面部皮疹稍消退。2017-11-24结果回报：大便常规：显微镜检发现酵母样菌，符合真菌性肠炎改变。血培养：新生隐球酵母生长；马尔尼菲篮状菌生长（图9-48，图9-49）。两性霉素B加量至35mg，达治疗

剂量。病人无发热，咳嗽好转，面部皮疹明显消退，复查胸部CT（2017-11-30）：肺内渗出稍吸收，右肺门稍缩小（图9-50）。颅脑CT未见明显异常。辅助检查：血常规示白细胞$4.55×10^9$/L、血红蛋白80g/L、血小板$93×10^9$/L；钠128.1mmol/L；肝功能：谷草转氨酶56.9U/L、白蛋白30.2g/L；降钙素原0.23ng/ml。腰穿脑脊液回报：红细胞$200×10^6$/L、白细胞$5×10^6$/L、潘氏试验阳性、蛋白定量815.7mg/L、脑脊液培养阴性。辅助检查（2017-12-07）：血常规示白细胞$2.67×10^9$/L、血红蛋白61g/L、血小板$63×10^9$/L；血培养回报阴性。病人贫血考虑两性霉素B副作用所致，鉴于血培养转阴，提示疗效可，停用两性霉素B，改用伊曲康唑及氟康唑继续巩固治疗。2017-12-11病人出现午后低热，复查胸部CT：两肺点状、小结节状影吸收不明显，右肺门较前明显增大，右侧胸腔出现积液（图9-51）。加用利福喷丁、异烟肼、吡嗪酰胺、乙胺丁醇、莫西沙星经验性抗结核治疗，病人热退。复查胸部CT（2017-12-25）：两肺病灶吸收，右肺门缩小，右侧胸腔积液基本吸收（图9-52）。辅助检查（2017-12-28）：血常规示白细胞$3.59×10^9$/L、血红蛋白70g/L、血小板$62×10^9$/L；白蛋白27g/L；钠131.8mmol/L。病人病情稳定，加TDF＋3TC＋艾生特行HAART，随诊。

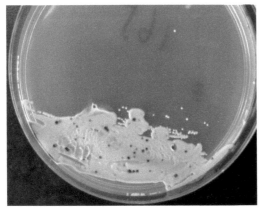

图9-48　新生隐球菌（白色）和马尔尼菲篮状菌（产酒红色色素）

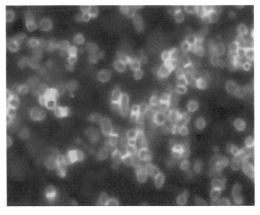

图9-49　马尔尼菲篮状菌，荧光染色

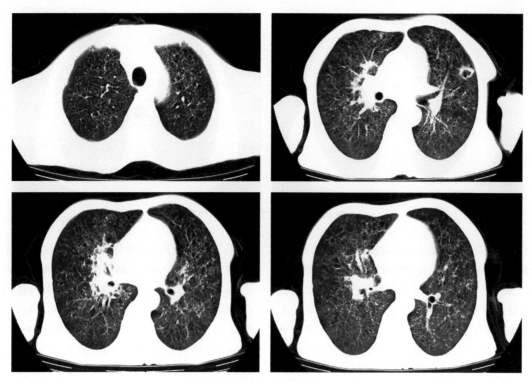

图9-50　病变较前略有吸收（2017-11-30）

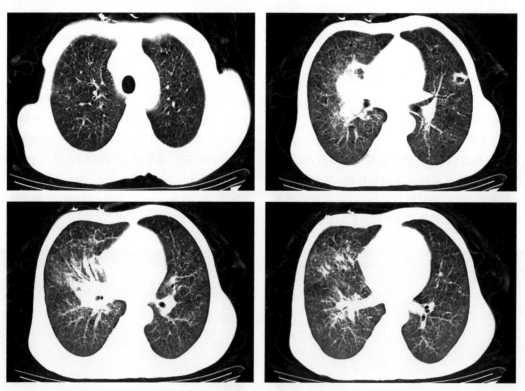

图9-51　病变较前进展（2017-12-11）

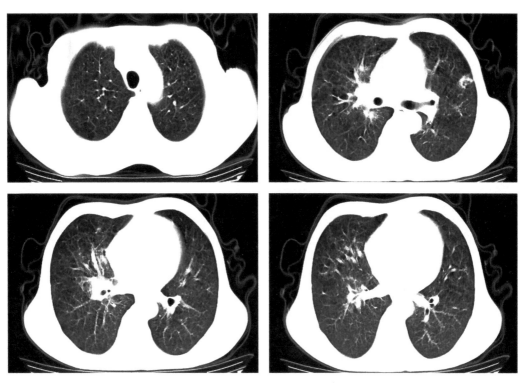

图9-52　病变较前吸收（2017-12-25）

【分析】新生隐球菌和马尔尼菲篮状菌均为HIV感染人群中常见的机会性感染真菌，如果不及时治疗，两种感染均可致命。治疗包括用两性霉素B诱导治疗，然后用氟康唑治疗隐球菌病或伊曲康唑治疗马尔尼菲篮状菌巩固治疗8～10周。尽管如此，复发在两种感染中都很常见。因此，在接受抗逆转录病毒治疗（ART）的6～12个月，建议进行二级预防，直到CD4细胞计数>100/μl。巩固治疗阶段用氟康唑还是伊曲康唑合并治疗新生隐球菌和马尔尼菲篮状菌是治疗上的难题。氟康唑在体内和体外对马尔尼菲篮状菌的活性较弱。相反，伊曲康唑对脑脊液的影响可以忽略，并且在隐球菌脑膜炎的维持治疗中，伊曲康唑的复发率高于氟康唑。伏立康唑和泊沙康唑具有良好的脑脊液水平，已被用于治疗马尔尼菲篮状菌病和中枢神经系统真菌感染，包括隐球菌性脑膜炎。

Le等对越南南部热带疾病医院2004年1月—2009年12月收治的677例马尔尼菲篮状菌病进行了回顾性分析。共发现8例并发隐球菌病，7例是男性。大多数病人表现为亚急性发热性疾病（中位病程5.5天），8例中的6例有头痛和（或）呕吐，6例有血小板减少症。所有8例病人血培养均分离新生隐球菌和马尔尼菲篮状菌，7例脑脊液中见新生隐球菌生长，1例病人同时从脑脊液中分离出马尔尼菲篮状菌。两例病人在住院期间死亡，1例在住院24小时内死亡，另1例在两性霉素B 0.7 mg/（kg·d）治疗10天后死亡。HIV/AIDS病人合并新生隐球菌和马尔尼菲篮状菌感染需要更长的治疗时间，直至真菌检测正常并且病变消退为止。

新生隐球菌和马尔尼菲篮状菌感染症状相似。Sun等比较了1994年6月—2004年6月台湾大学医院HIV阳性的58例隐球菌病和26例马尔尼菲篮状菌病的临床表现。神经系统症状在隐球菌病病人中更常见，而呼吸道症状、淋巴结病、肝大和（或）脾大，以及非鹅口疮相关的口腔表现在马尔尼菲篮状菌病病人中更常见。与隐球菌病病人相比，马尔尼菲篮状菌病病人的X线胸片检查结果异常常见（92.3% vs 59.2%）。马尔尼菲篮状菌病病人更容易出现肺部间质性病变（57.7% vs 28.6%）、严重空洞（34.6% vs 14.3%）、纤维化（15.4% vs 0%）和肿块影（7.7% vs 0%）。隐球菌病病人比马尔尼菲篮状菌病病人在住院后更早开始使用抗真菌药物。所有隐球菌病病人入院后均接受抗真菌药物治疗。隐球菌病住院2周内的死亡率为10.3%（6/58），入院至死亡的中位间隔为5天（范围3～10天）。在6例死亡病例中，5例死于隐球菌病，这些死亡可能归因于隐球菌病累及中枢神经系统所致，另1例死于肺栓塞。住院10周内的死亡率为20.7%（12/58），从入院到死亡的中位间隔为14天（3～52天）。隐球菌病病人在HAART时代之前的死亡率显著高于HAART时代之后的死亡率（59.24% vs 16.01%）。马尔尼菲篮状菌病病人住院2周内的死亡率为11.5%（3/26），从入院到死亡的间隔分别为7天、10天和11天。一名在第11天死于气胸的病人在诊断为马尔尼菲篮状菌病之前未接受抗真菌药物治疗，而其他2例病人分别死于气胸和肺孢子菌肺炎。住院10周内的死亡率为15.4%（4/26），第4例死于入院后第50天，原因不明。引入HAART前后的马尔尼菲篮状菌病死亡率相似,分别为9.46%和13.98%。尽管马尔尼菲篮状菌病病人的免疫抑制程度要高于隐球菌病病人,两种疾病的2周、10周和总体死亡率相似。目前,多建议在HAART后CD4细胞计数>100/μl时可停止对隐球菌的二级预防。尽管在观察期末,在11例隐球菌病病人中可检测到隐球菌抗原血症,但抗真菌药物治疗和HAART后未发现复发。HIV阳性病人新生隐球菌和马尔尼菲篮状菌感染在临床表现上存在差异,对HAART有反应的病人中止对隐球菌和马尔尼菲篮状菌的继发抗真菌药物的预防可能是安全的。

(长沙市第一医院呼吸科　周志国　提供)

4.病例4:男,52岁。右颈部淋巴结肿大1个月余,发热、咳嗽、咳痰1周。病人1个月前无明显诱因发现右颈部淋巴结肿大,破溃流脓,蚕豆大小,边界清晰,不易滑动,无压痛,就诊于浙江大学医学院附属第四医院,颈部淋巴结穿刺活检示:慢性肉芽肿性炎,结核首先考虑。胸部CT(2017-

05-26)示双肺散在多发小结节影。1周前病人出现咳嗽、咳痰,为少量黄白色黏痰,发热,体温最高达40℃,伴头痛、头晕、乏力、食欲缺乏,给予头孢地嗪、亚胺培南抗感染治疗未见好转,于2017-06-02入院。既往有肝硬化病史8年,2012年行脾切除术,长期服用拉米夫定1片每日1次和阿德福韦1片每日1次抗病毒治疗。查体:T 38.3℃,左侧上唇、颌下、胸壁可见肿大淋巴结,部分结痂破溃(图9-53)。中腹部可见一7cm左右手术瘢痕,移动性浊音阳性。辅助检查:血常规示白细胞$9.07×10^9$/L、中性粒细胞0.752、血红蛋白90g/L、血小板$243×10^9$/L;超敏C反应蛋白102.82mg/L;红细胞沉降率84mm/h;降钙素原0.34ng/ml;结核杆菌涂片、结核杆菌抗体阴性;HIV(-)。颈部CT示多发淋巴结肿大(图9-54)。

胸部CT(2017-06-06):双肺多发结节影,左侧腋下、纵隔淋巴结肿大,双侧胸腔积液伴双肺下叶膨胀不全(图9-55)。

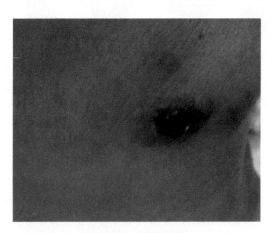

图9-53　颈部皮疹

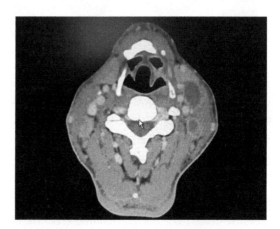

图9-54　颈部多发淋巴结肿大

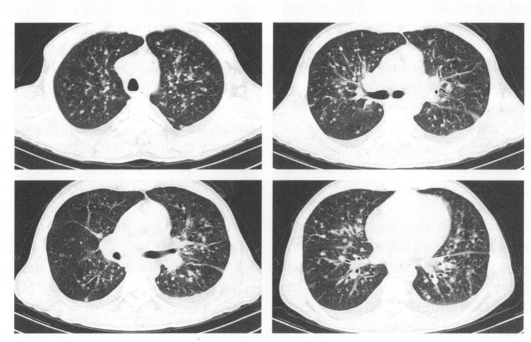

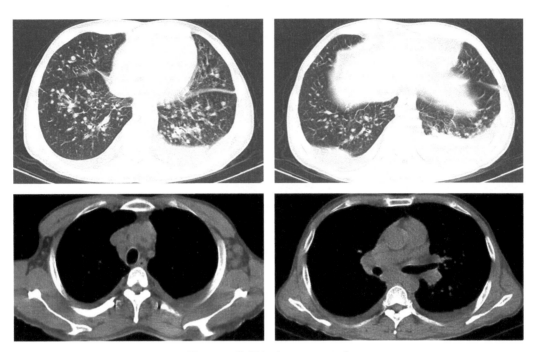

图9-55 胸部CT（2017-06-06）

【诊断】马尔尼菲篮状菌病。

【诊断依据】中年男性，既往有肝硬化、脾切除术病史，以颈部淋巴结肿大、破溃为首发症状，后出现咳嗽、咳痰、发热，双肺病变以结节、空洞为主，抗感染治疗病变较前进展，不支持社区获得性肺炎诊断。淋巴结活检示肉芽肿性炎，可除外肿瘤特别是淋巴瘤诊断；病人无结核中毒症状，结核杆菌涂片、结核杆菌抗体阴性，结核待除外。该例以颈部、腋窝、纵隔淋巴结肿大，皮疹，双肺多发结节、空洞影为主要表现，血常规示贫血，结合病人居住环境潮湿，需考虑马尔尼菲篮状菌病可能。辅助检查：胸腔积液、腹水常规（2017-06-08）：李凡他试验弱阳性；双侧4瓶血培养（2017-06-10）阴性；结核菌涂片、Xpert MTB/RIF阴性；胃镜检查（2017-06-15）：（胃窦）慢性轻度萎缩性胃炎伴轻度肠化，表面糜烂，局部淋巴组织增生，HP（-）。肝、

肾功能（2017-06-19）：总胆红素6.0μmol/L、直接胆红素3.0μmol/L、间接胆红素3.0μmol/L、白蛋白16.5g/L、丙氨酸氨基转移酶11U/L、天冬氨酸氨基转移酶34U/L、尿素4.85mmol/L、肌酐47.3μmol/L、尿酸110μmol/L。复查胸部CT（2017-06-22）：双肺病变较前进展，部分结节内见空洞影；双侧胸腔积液伴双肺下叶膨胀不全，较前进展；左侧腋下及纵隔多发肿大淋巴结（图9-56）。血培养（2017-06-20，2017-06-27）：马尔尼菲篮状菌（图9-57）。病人再次行淋巴结活检，病理（2017-06-28）：左颈部慢性肉芽肿性炎伴大片坏死，内见大量嗜碱性小球，考虑特殊感染，马尔尼菲篮状菌可能性大（图9-58）。诊断明确后给予伏立康唑治疗，复查胸部CT（2017-07-01）病变进展（图9-59）。继续治疗4周，复查胸部CT（2017-07-28）：病变较前吸收（图9-60）。

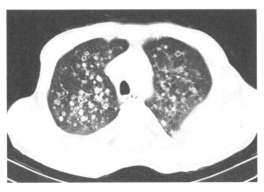
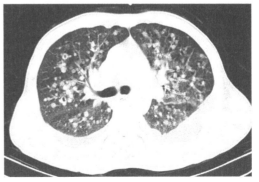

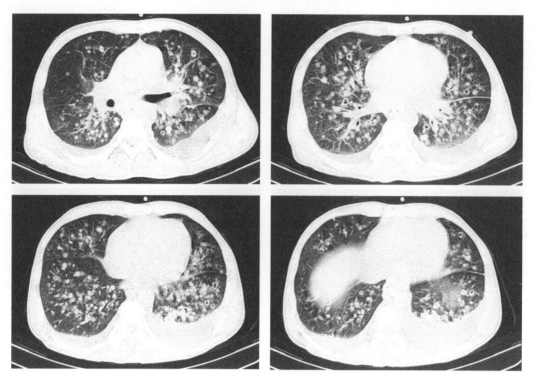

图9-56　病变较前进展（2017-06-22）

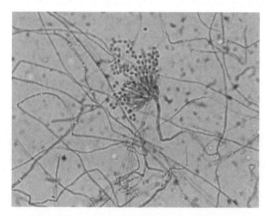

图9-57　SDA, 28℃培养12天, 棉蓝染色

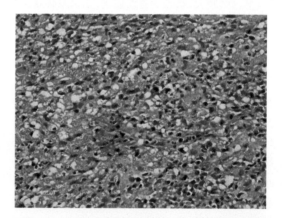

图9-58　组织细胞大片状增生, 片状坏死, 胞质内、外均可见大量成团或散在的菌体, 菌体大部分呈圆形、卵圆形、杆状或腊肠样, 两端钝圆, 横膈不明显。杂有少量浆细胞

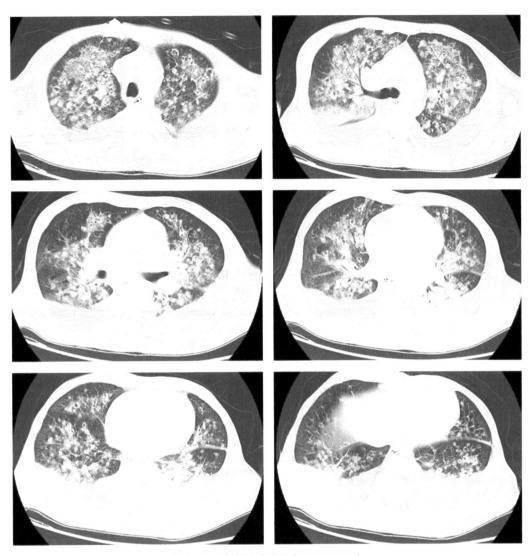

图9-59　病变较前进展（2017-07-01）

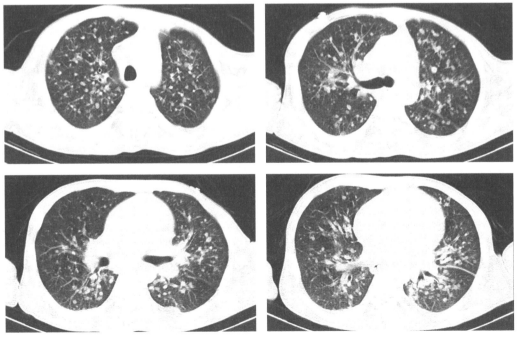

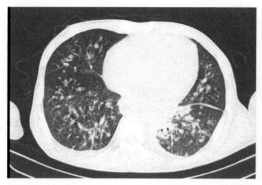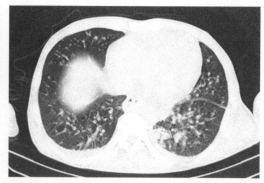

图9-60　病变较前吸收（2017-07-28）

【分析】马尔尼菲篮状菌病是东南亚艾滋病病人中常见但严重的机会性真菌感染，在HIV阴性个体中发病率亦越来越高。Kawila等对2007年1月1日—2011年12月31日在泰国清迈大学医院所有年龄≥15岁、经培养证实的马尔尼菲篮状菌感染者进行了回顾性队列研究。共纳入116例HIV阳性感染者和34例HIV阴性感染者。42例HIV阳性感染病人（36.2%）既往有机会感染病史，最常见的机会性感染是结核病（23例，占54.8%）和肺孢子菌肺炎（12例，占28.6%）。在34例HIV阴性病人中，有12例患有基础疾病，其中，2例为接受泼尼松龙和硫唑嘌呤治疗的SLE病人；1例为接受泼尼松龙和麦考酚酯治疗的SLE和糖尿病病人；1例为接受泼尼松龙治疗的SLE病人；1例为未接受免疫抑制药物治疗的活动性SLE病人；1例为非活动性SLE病人；1例为接受泼尼松龙治疗的混合性结缔组织病病人；1例为接受化疗的糖尿病和重症肌无力病人；1例为未经化疗的淋巴瘤病人；1例为未化疗的结肠癌病人和2例糖尿病病人。其他22例病人（64.7%）均无基础疾病或免疫功能低下的状况。2011年3月—2012年3月，对其中9例病人的血清样本进行了ELISA法检测，所有病人IFN-γ自身抗体阳性。31名（91.2%）HIV阴性病人曾有过既往感染或伴随机会感染的病史；最常见的是非结核分枝杆菌（15例，占48.4%），其次是沙门菌病（8例，占25.8%）。所有病人中常见的临床表现包括发热（123例，占82%）、皮肤病变（61例，40.7%）、肝大（48例，占32%）和淋巴结肿大（50例，占33.3%）。HIV阳性病人更容易出现发热和脾大，而HIV阴性的个体则更容易发生骨和关节感染，例如关节炎、椎间盘炎和骨髓炎。两组之间的实验室检查结果有所不同。与HIV阴性感染者相比，HIV阳性病人更容易出现白细胞减少、血小板计数降低、转氨酶升高和血培养阳性。19例HIV阴性的病人进行了CD4细胞计数检查，CD4细胞计数中位数为640/μl，明显高于HIV阳性感染病人。在HIV阳性感染者和HIV阴性感染者中，死亡率分别为20.7%（24例）和29.4%（10例）。10例HIV阴性感染者的死亡原因包括马尔尼菲篮状菌病（1例）、合并沙门菌感染（1例）和医院获得性感染（8例）。在24例幸存者中，5例病人在诊断出马尔尼菲篮状菌病后中位

时间4个月内患有非结核分枝杆菌感染。完成马尔尼菲篮状菌病治疗后，有19例病人没有其他机会性感染。HIV阴性病人马尔尼菲篮状菌感染的临床表现复杂，容易误诊且常常是混合的感染，可能是造成死亡率较高的原因。

在该研究中，HIV阴性马尔尼菲篮状菌感染者中有64.7%没有公认的基础疾病。病人存在IFN-γ自身抗体可能是HIV阴性病人中细胞介导的免疫缺陷的主要原因。两组中的许多病人都有既往感染或伴随的机会性感染史，通常是细胞介导的免疫缺陷。但是，在63.8%的HIV阳性感染病人中，马尔尼菲篮状菌是首发机会性感染，但在HIV阴性的个体中只有8.8%。两组的机会性感染也不同。HIV阳性病人中，结核病（54.8%）和肺孢子菌肺炎（28.6%）更常见，而HIV阴性病人中，非结核分枝杆菌（48.4%）和沙门菌感染（25.8%）更为常见。与HIV阳性感染者相比，HIV阴性感染者年龄较大，出现发热、脾大、脐状皮肤损害的概率较小，Sweet综合征、骨关节感染的可能性较大，白细胞计数、血小板计数、CD4细胞计数较高，丙氨酸转氨酶（ALT）较低，真菌血培养多阴性。来自中国学者Zhang等的先前研究表明，在进行诊断之前，HIV阴性病人（11例）的病程比HIV阳性病人（22例）要长（180天vs 45天）。这些病人更可能出现间歇性发热、皮下结节和脓肿、全身性淋巴结肿大、骨痛、白细胞增多和正常的CD4/CD8比值。相比之下，HIV阳性病人更容易持续发热、脐状皮肤病变和血培养阳性。

2015年，叶秋等回顾性分析了2003年1月1日—2014年8月1日在广西医科大学第一附属医院收治的马尔尼菲篮状菌病病人。在11年的时间里，他们报告了109例病人，43例（43/109，39.45%）为HIV阴性。在43例HIV阴性病人中，41.86%（18例）有基础疾病，其中，糖尿病最为常见；58.14%（25例）没有基础疾病，这说明马尔尼菲篮状菌病并不罕见，也常见于HIV阴性个体甚至健康宿主。HIV阴性病人有无基础疾病的临床表现无明显差异。在单因素分析中，基础疾病、CD4细胞百分比和T淋巴细胞百分比与总生存率显著相关。32.5%（14例）的HIV阴性病人有溶骨性病变，没有HIV阳性病人出现溶骨性病变。因此，溶骨性病变是马尔尼菲篮状菌感染最常见、最重要的临床特征之一，

在HIV阴性病人中很容易被忽略。浆液性渗出液常被认为反映低蛋白血症、结缔组织疾病或肺结核。然而，在该研究中，81.39%（31例）的病人有多处渗出液，主要发生在胸腔或腹腔，也发生在心包和骨盆区域。这表明在HIV阴性者中，渗出液在马尔尼菲篮状菌感染中同样常见。然而，渗出的产生机制尚不清楚，其原因可能是由马尔尼菲篮状菌感染引起的炎症所致或直接累及胸腔。本例既有胸腔积液、腹水，且为渗出液。有基础疾病的HIV阴性病人比没有基础疾病的病人预后更差，治疗难度更大。原因是基础疾病可能会损害免疫功能，尤其是CD4$^+$T细胞免疫功能，导致疾病过程中免疫功能下降和T细胞介导的免疫缺陷。

Chan等对2015年10月1日以前文献报道的119例HIV阴性的马尔尼菲篮状菌病的资料进行了回顾性研究。其中，男性65例，女性54例，中位年龄为42.8岁（范围22～79岁）。常见临床特征包括发热、体重减轻、皮肤和软组织病变、肝脾大、淋巴结肿大、咳嗽和呼吸困难。一些病人还有骨关节受累和腹部症状，例如由肠系膜淋巴结病引起的腹痛和腹泻或模仿克罗恩病的末端回肠炎。高达95%（113/119）的HIV阴性马尔尼菲篮状菌病病人有基础疾病，与叶秋等报道的高达58.14%的HIV阴性马尔尼菲篮状菌病病人无任何基础疾病不同。总体而言，共有27.7%（33/119）HIV阴性马尔尼菲篮状菌感染病人死亡，尽管他们中的大多数病人接受了两性霉素B、伊曲康唑和伏立康唑等抗真菌药物治疗。在Kawila等的研究中，HIV阴性马尔尼菲篮状菌感染病人死亡率为29.4%（10/34），二者数据相近。这两个比率均高于Kawila等同一队列中HIV阳性病人的死亡率（24/116，

20.7%），提示由于缺乏了解，可能存在早期诊断的延误。

值得注意的是，许多患有马尔尼菲篮状菌感染的HIV阴性病人最初被误诊为肺结核，并经验性治疗，因为这两种感染在东南亚都属于地方性流行病，具有相似的易感因素和重叠的临床表现。这些病人诊断通常在数周至数月之后确定，此时临床病症经经验性抗结核治疗未能改善。对于临床表现及影像学检查提示肺结核但抗结核治疗效果差甚至加重，合并其他组织器官损害时需考虑马尔尼菲篮状菌病可能。此外，居住在非流行地区的一些病人在从流行地区返回后数月至数年才出现症状，这些因素可能导致适当的抗真菌治疗的延迟。由于马尔尼菲篮状菌常侵犯单核-巨噬细胞系统，造成相应组织器官的损伤，常侵犯淋巴结、脾脏、骨组织，早期病人肝功能和肾功能多无明显异常，本例符合。HIV阴性马尔尼菲篮状菌病易误诊，病理学检查、临床表现又与结核病等相似，其鉴别主要依靠病理、痰涂片以及血和骨髓涂片及培养。

（杭州市第二人民医院结核科 全龙娟 提供）

5.病例5：男，34岁。反复咳嗽8个月余。病人于8个月前无明显诱因出现咳嗽，咳少量白痰，偶有痰中带血，就诊于当地医院，行胸部CT检查考虑"肺结核"，遂至省胸科医院就诊，HRZE4联＋HR2联治疗6个月，复查胸部CT提示病灶较前扩大，病人仍咳嗽、咳白痰，于2019-07-12入院诊治。

胸部CT（2018-11-12）：左肺上叶支气管扩张并多发薄壁空洞，双肺多发粟粒状结节影，纵隔淋巴结肿大（图9-61）。

胸部CT（2019-07-15）：左肺上叶薄壁空洞影，双肺向心性分布磨玻璃影（图9-62）

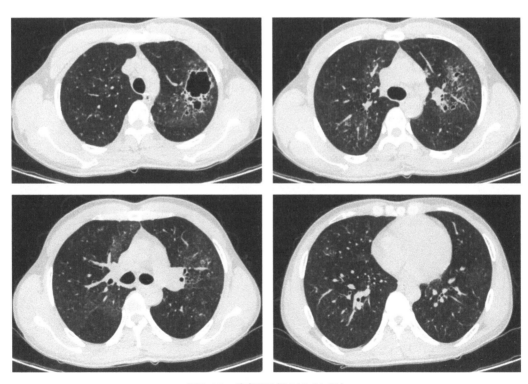

图9-61 胸部CT（2018-11-12）

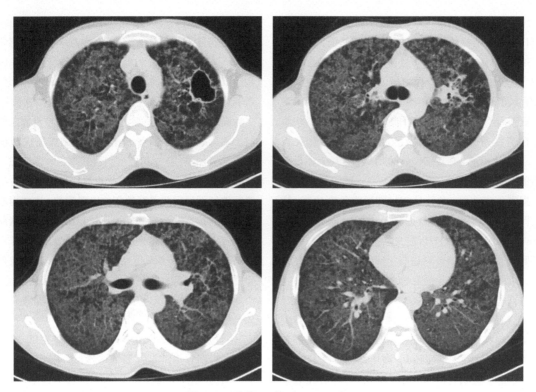

图9-62　胸部CT（2019-07-15）

【诊断】马尔尼菲篮状菌病。

【诊断依据】青年男性，既往体健。反复咳嗽8个月余，系统抗结核治疗6个月，肺部病变仍较前进展，以向心性磨玻璃影和左肺上叶薄壁空洞影为主，首先考虑真菌感染可能。辅助检查：血常规示白细胞7.31×10⁹/L、中性粒细胞0.563、HGB 112g/L、PLT 482×10⁹/L；隐球菌荚膜试验阴性。行气管镜检查（2019-07-15）：左上肺可见脓性分泌物，于此处行刷检、肺泡灌洗，送检NGS。2019-07-16行经皮肺穿刺活检。病理（2019-07-20）：（肺）肉芽肿性炎。NGS：马尔尼菲篮状菌。给予两性霉素B联合泊沙康唑治

疗，逐步增加两性霉素B剂量。2019-07-30两性霉素B剂量增加至35mg后出现恶心症状，减为30mg继续治疗。复查胸部CT（2019-08-01）：左肺上叶空洞较前缩小，纵隔淋巴结略缩小，双侧少量胸腔积液（图9-63）。辅助检查（2019-08-03）：血常规示白细胞4.47×10⁹/L、中性粒细胞0.361、HGB 106g/L、PLT 382×10⁹/L；生化：白蛋白28.77g/L、钾3.01mmol/L，给予补钾治疗。病人于2019-08-11自动出院，出院后口服泊沙康唑混悬液10ml每日2次治疗。1个月后复查（2019-09-10）：病变较前吸收（图9-64）。继续治疗1个月（2019-11-14），病变明显吸收（图9-65）。

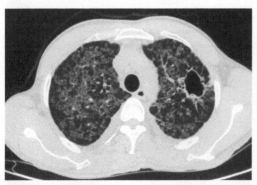
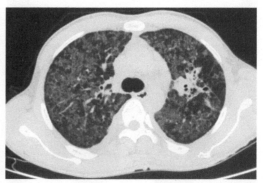

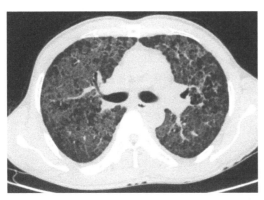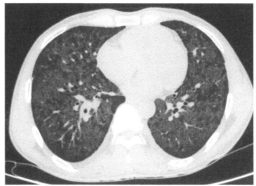

图9-63　病变较前略有吸收（2019-08-01）

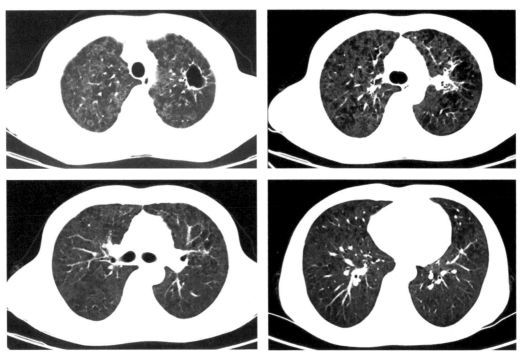

图9-64　病变较前吸收（2019-09-10）

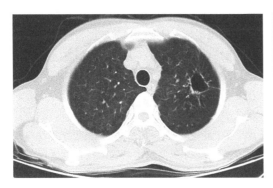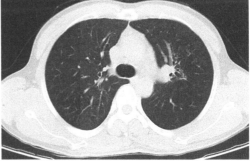

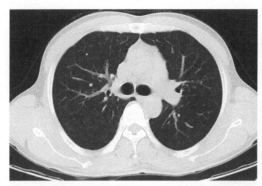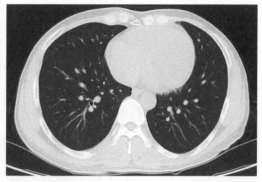

图9-65　病变明显吸收（2019-11-14）

【分析】马尔尼菲篮状菌病好发于我国长江以南温暖潮湿的地区以及东南亚地区，可能与该地区湿度有助于增加环境中真菌的蓄积、真菌生长或孢子释放入环境有关。在问诊时注意病人的流行病史对早期诊断马尔尼菲篮状菌病有一定帮助。近年来，HIV阴性人群马尔尼菲篮状菌病的病例报道逐年增加，其高危因素包括成年起病的抗IFN-γ自身抗体介导的免疫缺陷综合征、其他自身免疫性疾病、血液系统恶性肿瘤和新型抗癌靶向治疗、实体器官移植和其他基础疾病。

系统性红斑狼疮（SLE）、混合性结缔组织病、Sjögren综合征、原发性胆汁性肝硬化、原发性免疫性（特发性）血小板减少症和自身免疫性、溶血性贫血等自身免疫性疾病合并马尔尼菲篮状菌感染均有报道。虽然这些自身免疫性疾病的免疫缺陷是可变的，但是马尔尼菲篮状菌感染的易感因素可能与基础疾病和基础疾病的治疗相关。在Sjögren综合征、原发性胆汁性肝硬化、原发性免疫性血小板减少症和自身免疫性溶血性贫血等疾病中，病人全身免疫抑制的程度通常不严重。当这些病人接受T淋巴细胞耗竭药物（包括皮质类固醇、环孢素、硫唑嘌呤、他克莫司和吗替麦考酚酯）的高剂量或长期治疗时，通常会发生马尔尼菲篮状菌感染。在这些病人中，治疗马尔尼菲篮状菌感染通常需要减少免疫抑制药物并应用抗真菌药物治疗。在患有SLE或混合性结缔组织病的病人中，即使应用免疫抑制治疗较少，也可能发生马尔尼菲篮状菌感染。SLE病人本身就存在淋巴细胞、巨噬细胞、NK细胞功能异常，以及补体成分异常、多种淋巴因子表达异常等，同时长期服用糖皮质激素和细胞毒性免疫抑制剂等进一步削弱了病人的免疫功能，容易并发多种机会性感染。SLE活动期合并脂膜炎、菌血症、结核病时，均可出现发热、贫血、皮疹、肝脾淋巴结肿大，累及多个系统出现相应的多脏器损害，关节肿痛及浆膜腔积液等，与HIV阴性宿主的播散性马尔尼菲篮状菌病难以鉴别。提高其鉴别诊断对早期确诊SLE合并马尔尼菲篮状菌病尤为重要。

在实体器官移植和造血干细胞移植（HSCT）受者中偶尔报道了马尔尼菲篮状菌感染。当免疫抑制药物剂量增加用于治疗移植物排斥时，这些病人中的大多数可患有马尔尼菲篮状菌感染。在应用最小维持抗排斥疗法的移植受者中，马尔尼菲篮状菌感染是不常见的。最常见的与马尔尼菲篮状菌感染相关的移植类型是肾移植，自从Chan等首次报道1例中国香港肾移植病人在移植后6年出现播散性马尔尼菲篮状菌感染以来，至少有12例文献报道。马尔尼菲篮状菌感染在肝移植、肺移植和HSCT受者中也偶有报道。由于病例数较少，很难确定肾脏中马尔尼菲篮状菌感染发生率明显高于其他实体器官移植和HSCT受者的原因。可能的原因包括肾移植技术应用最早和更高的移植数量，而不是马尔尼菲篮状菌流行区的其他类型的移植，以及这些移植受者使用的不同的抗真菌预防方案。例如，在中国香港，第1例尸体和活体供体肾移植分别在1969年和1980年进行。第1次HSCT于1990年进行，第1次肝移植分别于1991年和1995年进行。此外，肾一直是最常见的实体移植器官之一。虽然HSCT受者通常被认为具有比实体器官移植受者更严重的免疫抑制并因此具有更高的发生侵袭性真菌感染的风险，但是他们倾向于接受更有效和长期的抗真菌预防和（或）经验性抗真菌治疗，包括马尔尼菲篮状菌感染的预防治疗，例如应用伊曲康唑、伏立康唑、泊沙康唑和两性霉素B等药物。相比之下，氟康唑和制霉菌素常用于实体器官移植（包括肾移植）病人的抗真菌预防，因此不能有效的预防马尔尼菲篮状菌感染感染。

血液系统恶性肿瘤和新型抗癌靶向治疗药物可对机体的白细胞功能产生直接或间接的损害，使得病人形成免疫缺陷样表现，从而继发马尔尼菲篮状菌病等机会性感染。我国香港报道了2例此类病例，第1例为IgA骨髓瘤病人，在接受骨髓移植后，先后继发金黄色葡萄球菌和马尔尼菲篮状菌感染，最终死亡；第2例为慢性淋巴细胞性白血病病人，在接受抗CD20单克隆抗体药物阿托珠单抗（obinutuzumab）后出现包含马尔尼菲篮状菌在内的真菌感染。非霍奇金淋巴瘤、华氏巨球蛋白血症和朗格汉斯细胞组织细胞增多症病人也报道了合并马尔尼菲篮状菌感染。利妥昔单抗和阿托珠单抗分别是Ⅰ型和Ⅱ型抗CD20单克隆抗体，主要靶向B淋巴细胞。与Th1反应相反，B淋巴细胞介导的体液反应在马尔尼菲篮状菌感染中的作用尚不明确。基因组测序、蛋白质组分析和其他下游研究中发现，B淋巴细胞功能障碍病人可能导致中和马尔尼菲篮状菌重要毒素的抗体的减少，并且随着B细胞细胞因子分泌的减少，而影响T辅助细胞的功能。利妥昔单抗治疗导致持久性的B淋巴细胞消耗。治疗完成后因未成熟的B淋巴细胞扩增和记忆B淋巴细胞减少所需的淋巴细胞重建可能需要一年多的时间。在此期间，乙型肝炎甚至马尔尼菲篮状菌感染等潜在感染可能会重新激活。阿托珠单抗在消耗B淋巴细胞方面比利妥昔单抗更有效。近年来，激酶抑制剂如芦可替尼（ruxolitinib）和索拉非尼（sorafenib）已越来越多地用于治疗血液和实体器官恶性肿瘤和（或）良性病症如牛皮癣和秃头症（acopecia acreata）。芦可替尼是一种选择性Janus激酶（JAK）1和2抑制剂，JAK属于细胞因子受体相关的酪氨酸激酶家族，其介导的信号通路被不同细胞因子激活，在人体的生理活动中扮演着重要角色。该通路中蛋白的失活、突变以及过度表达会导致严重的疾病，包括自身免疫性疾病、肿瘤和血液疾病。芦可替尼可干扰包括IFN-γ和JAK-STAT途径在内的细胞因子信号转导。除了马尔尼菲篮状菌感染外，在接受芦可替尼治疗的病人中还报道了其他细胞内生物引起的机会性感染和再激活，包括结核分枝杆菌、新生隐球菌、单纯疱疹病毒和乙型肝炎病毒。索拉非尼是一种多激酶抑制剂，能同时抑制多种存在于细胞内和细胞表面的激酶，包括RAF激酶、血管内皮生长因子受体-2（VEGR-2）、血管内皮生长因子受体-3（VEGFR-3）、血小板生长因子受体（PDGFR）、KIT和FLT-3，具有多种免疫调节作用，包括阻滞T细胞应答和增殖，减少IFN-γ的产生，抑制自然杀伤细胞、树突状细胞功能和促炎细胞因子的分泌。索拉非尼的使用与结核的再激活有关。随着靶向疗法的广泛应用，临床医生必须保持高度关注接受这些药物治疗病人的继发感染，以免延误诊断和治疗。

其他HIV阴性病人中报道了散发性马尔尼菲篮状菌感染病例，包括特发性CD4⁺T淋巴细胞减少症、高IgE综合征、糖尿病、脾切除术和实体肿瘤等。此外，儿童和青少年马尔尼菲篮状菌病，在排除HIV感染之后，需进一步检查是否患有先天性免疫缺陷或免疫功能紊乱性疾病，例如重症联合性免疫缺陷病、先天性中性粒细胞减少、普通多变型免疫缺陷病、高IgM或高IgE综合征等。

6.病例6：女，34岁。反复咳嗽、咳痰6个月，加重伴气促1个月。病人6个月前病人无明显诱因出现咳嗽、咳白痰，间断发热，体温最高38.5℃，当地医院抗生素治疗后体温正常，但仍有咳嗽。1个月前病人咳嗽、咳痰加重，咳黄褐色痰，同时出现活动后气促伴夜间盗汗，于2019-01-07入院诊治。查体：T 37.2℃，P 82次/分，R 18次/分，BP 120/75mmHg。两肺呼吸音粗，可闻及散在湿啰音。辅助检查：血常规示白细胞4.0×10⁹/L、中性粒细胞0.595、嗜酸性粒细胞0.038、HGB 91g/L、PLT 209×10⁹/L；CRP 4.8mg/L；ESR 33mm/h；PCT 0.07ng/ml；免疫五项：IgG 13.0g/L、IgA 1.06g/L、IgM 1.39g/L、补体C3 0.805g/L、补体C4 0.262 g/L；IgE 77.8 KIU/L；淋巴细胞亚群：总T 601.2×10⁶/L、总B 273.6×10⁶/L、CD4 379.8×10⁶/L、CD8 186.3×10⁶/L。

胸部CT（2019-01-09）：双肺向心性分布磨玻璃影，多发大小不等薄壁空洞影，肺门、纵隔淋巴结肿大（图9-66）。

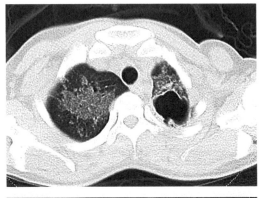
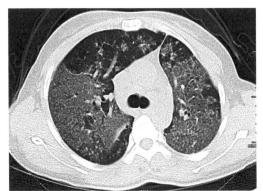
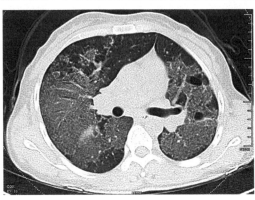
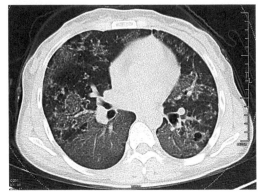

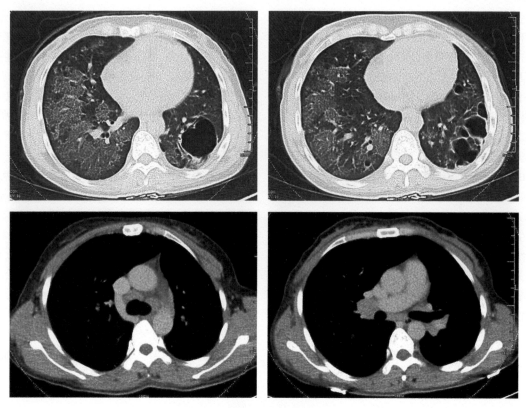

图9-66　胸部CT（2019-01-09）

【诊断】马尔尼菲篮状菌病。

【诊断依据】青年女性，病史较长，以咳嗽、咳痰为主，胸部CT示双肺多发空洞、磨玻璃影，纵隔淋巴结肿大，首先考虑感染性疾病。病人白细胞计数、CRP、ESR和PCT等炎性指标升高不明显，不支持细菌感染诊断；病人无低热、盗汗等结核中毒症状，结核暂不考虑，需考虑真菌感染可能。病人行气管镜检查，病理：（右肺下叶背段）肉芽肿性炎。EBUS-TBNA组织培养：27℃ PDA培养7天见酒红色色素菌落，35℃ PDA培养3天见酵母菌落，考虑马尔尼菲篮

状菌。EBUS-TBNA组织NGS测序马尔尼菲篮状菌，微生物18S rRNA测序马尔尼菲篮状菌。病人马尔尼菲篮状菌病诊断明确，虽肺内病灶广泛，但无发热，CRP正常，给予伊曲康唑胶囊400mg/d治疗。2周后复查（2019-01-26）：磨玻璃影吸收，空洞缩小（图9-67）。行全外显子高通量测序示STAT3基因外显子区域发现一处杂合突变：c.92G>A（鸟嘌呤>腺嘌呤），导致氨基酸改变p.R31Q（精氨酸>谷氨酰胺）。3个月后复查胸部CT（2019-04-27）：病变明显吸收（图9-68）。

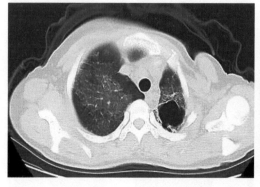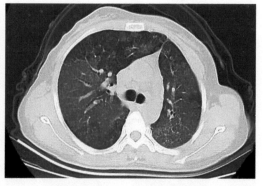

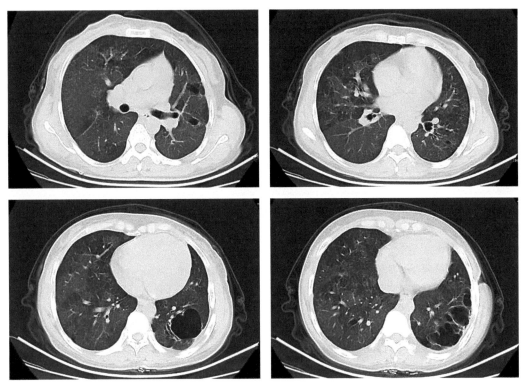

图9-67 病变较前吸收（2019-01-26）

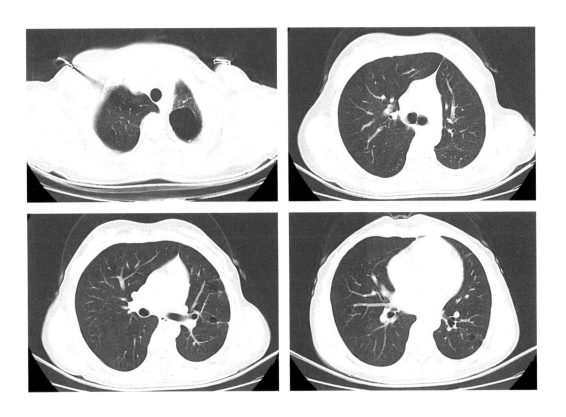

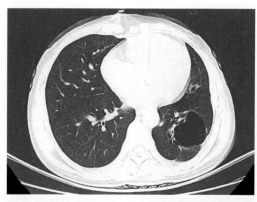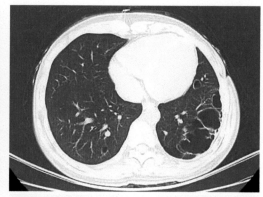

图9-68 病变较前明显吸收（2019-04-27）

【分析】马尔尼菲篮状菌在非免疫抑制的个体中很少见，对这种地方性真菌病的宿主免疫反应和遗传易感性知之甚少。在HIV阴性的儿童马尔尼菲篮状菌病和其他地方性真菌病如组织胞浆菌病、球孢子菌病和副球孢子菌病等中，IFN-γ/STAT1信号通路、CD40/CD40配体和IL12/IL12受体介导的吞噬细胞与T细胞间的相互作用（crosstalk）以及STAT3介导的Th17分化存在遗传缺陷已有报道。

近年来，在其他真菌病的研究发现，遗传易感性导致的免疫缺陷在真菌病的发生发展中起到了重要作用，国内外学者采用二代测序技术的全外显子组测序（whole exome sequencing，WES）技术对真菌病的遗传易感性进行了探索性的研究。全外显子组测序是利用序列捕获技术将全基因组外显子区域DNA捕捉并富集后进行高通量测序的基因组分析方法。该技术具有对常见和罕见变异高灵敏度，能发现外显子区绝大部分疾病相关变异，以及仅需对约1%的基因组进行测序等优点，促使全基因组外显子测序成为鉴定孟德尔遗传病的致病基因最有效的策略，也被运用于复杂疾病易感基因的研究和临床诊断。目前，该技术已被成功运用于真菌病易感基因的研究中。

1996—2009年，香港大学Lee等诊断了5例HIV阴性儿童的马尔尼菲篮状菌病，分析其临床特征、免疫学表现和遗传学特点。5例患儿临床表现包括菌血症（2例）、多灶淋巴结病（2例）和坏死性肺炎（1例），4例有复发性皮肤黏膜念珠菌病，1例诊断为高IgE综合征，在STAT3基因的外显子12中具有杂合错义突变（c.1121A.G，p.D374G），另1例为IL-12/IFN-γ轴功能缺陷。3例患儿有淋巴细胞减少，自然杀伤细胞计数低，但未发现特异性免疫缺陷。对509例人类马尔尼菲篮状菌病报告的系统回顾，确定了32例年龄在3个月至16岁没有已知艾滋病毒感染的病人。24例（75%）有播散性疾病，55%死于马尔尼菲篮状菌病。8例有原发性免疫缺陷或血液病，4例免疫功能异常。其余病人的免疫评估未公布。本例行全外显子高通量测序示STAT3基因外显子区域发现一处杂合突变：c.92G＞A（鸟嘌呤＞腺嘌呤），导致氨基酸改变p.R31Q（精氨酸＞谷氨酰胺）。HGMDpro数据库显示未见该突变位点报道。家系验证结果显示此杂合突变其父母均未携带，如此突变为致病性突变，理论上有可能致病。

IFN-γ是人类宿主防御细胞内病原体感染的重要细胞因子，也是抵御马尔尼菲篮状菌感染的细胞因子。IFN-γ由活化的T和NK细胞合成，可以刺激单核/巨噬细胞，提高其杀菌活性，提高抗原递呈功能，促进炎性细胞因子的生成。当病原体侵入人体后，通过刺激T细胞产生的细胞因子激活巨噬细胞介导的Th1通路，如IL-12、IFN-γ和TNF-α，并产生L-赖氨酸-NO来消灭病原体。IFN-γ产生的减少与先天性和适应性免疫反应的异常有关，增加了感染的易感性，特别是细胞内微生物。在过去的10年中，抗IFN-γ自身抗体引起的免疫缺陷被描述，目前该自身抗体引起的相关疾病只见于成年人，故称成年起病的抗IFN-γ自身抗体介导的免疫缺陷综合征，与非结核分枝杆菌、非伤寒性沙门菌、伯克霍尔德菌、马尔尼菲篮状菌、新生隐球菌、荚膜组织胞浆菌和水痘带状疱疹病毒引起的严重或播散性感染有关。据报道，这些病人血清中存在IFN-γ自身抗体。抗IFN-γ自身抗体能中和体内的IFN-γ活性，导致免疫缺陷。抗IFN-γ自身抗体病人中经常发生在严重或播散性非结核分枝杆菌和其他机会性感染病人中。

2004年德国报道了世界范围内第1例抗IFN-γ自身抗体所致的成人免疫缺陷综合征的病人合并非结核分枝杆菌感染的病例。从2004年1月至2016年11月，共鉴定出111例抗IFN-γ自身抗体阳性的非结核分枝杆菌感染病例。Browne等研究表明，88%的亚洲成人多发性机会性感染病人检测到抗IFN-γ自身抗体，并与成人早期免疫缺陷症（类似于晚期HIV感染）有关。直到2010年，我国香港第一次报道了抗IFN-γ自身抗体所致的成人免疫缺陷合并马尔尼菲篮状菌的病例。一项研究发现小鼠感染马尔尼菲篮状菌时，表现为高水平IL-12、IFN-γ和TNF-α的Th1途径，说明Th1通路是小鼠的保护性免疫应答。病人血清中高滴度的抗IFN-γ抗体会中和IFN-γ，抑制下游STAT1磷酸化和IL-12的产生，从而导致Th1/Th2的失衡。阻断IFN-γ可能会导致较低水平的IL-12，从而使IFN-γ和IL-12之间的正反馈丢失。这些证据表明有缺陷的细胞免疫病人可能有感染马尔尼菲篮状菌的危险。抗IFN-γ自身抗体阳性马尔尼菲篮状菌感染病人通常表现为不明原因的发热、颈部淋巴结炎和（或）血清学阳性的轻度症状性感染，部分表现为严重的播散性机会感染或Sweet综合征。抗IFN-γ自身抗体引起的免疫缺陷病人病有明显的家族群发性，提示该病与遗传因素有关；该病集中在亚洲，特别是东南亚及我国南方，而在其他种族中较少见。对于非HIV的马尔尼菲篮状菌病的病人，建议筛查IFN-γ抗体，如果病人为IFN-γ抗体阳性病人，建议长期随访，必要时可以监测病人抗体滴度，帮助临床医生提高这些高危病人感染的临床管理。

抗IFN-γ自身抗体阳性马尔尼菲篮状菌感染病人的治疗包括有效的抗真菌药物治疗和免疫调节以控制潜在的免疫缺陷，这些病人在单独抗真菌治疗时往往反应不良或发展为复发性感染。目前可用的最有效的免疫调节剂是利妥昔单抗，它是以B淋巴细胞为靶点的抗CD20抗体，可以中和血清中抗IFN-γ自身抗体。然而，由于利妥昔单抗最近被认为是马尔尼菲篮状菌感染的潜在危险因素，因此需要建立一种微妙的平衡，以使抗IFN-γ自身抗体水平最小化，而不抑制免疫系统。抗IFN-γ自身抗体病人给予利妥昔单抗的给药方案和时间间隔应在临床试验中进一步评估。

（杭州市第一人民医院呼吸科　叶　健　提供）

7.病例7：男，29岁。咳嗽7天。病人7天前无明显诱因出现咳嗽，干咳为主，自服头孢类药物无效，遂我院就诊，胸部CT示：右肺上叶类结节影，于2019-05-21入院诊治。2个月前诊断为"克罗恩病"，给予美沙拉嗪、英夫利西单抗治疗。辅助检查：血常规示白细胞4.1×10⁹/L、中性粒细胞0.556、HGB 160g/L、PLT 177×10⁹/L；C反应蛋白4.7mg/L；红细胞沉降率4mm/h；PCT 0.05ng/ml；血D-二聚体0.16 mg/L；免疫五项：IgG 13.9g/L、IgA 3.00g/L、IgM 1.99g/L、补体C3 1.01g/L、补体C4 0.149 g/L；IgE 50.2 KIU/L；自身抗体正常；淋巴细胞亚群：总T 1030.4×10⁶/L、总B 165.2×10⁶/L、CD4 532.0×10⁶/L、CD8 443.8×10⁶/L；痰培养、痰找抗酸阴性；血GM 0.20μg/L、G＜10ng/L。

胸部CT（2019-05-21）：右肺上叶结节影，内见空洞，周围晕征明显，纵隔、右肺门淋巴结肿大（图9-69）。

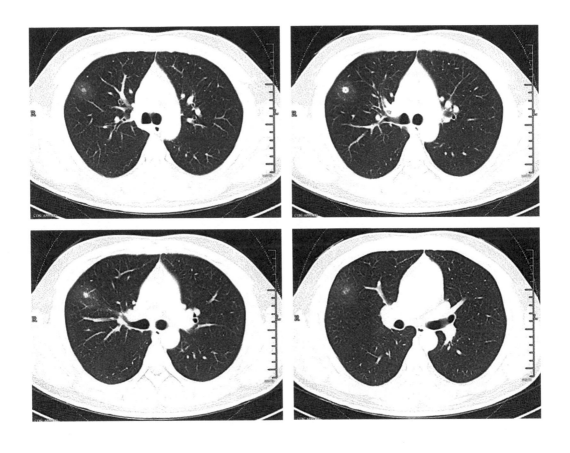

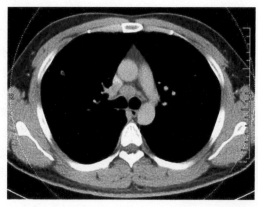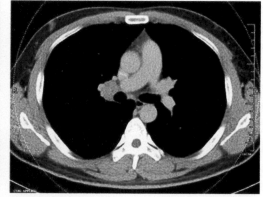

图9-69　胸部CT（2019-05-21）

【诊断】马尔尼菲篮状菌病。

【诊断依据】青年男性，既往有克罗恩病，服用免疫抑制剂。急性起病，干咳为主，胸部CT示右肺上叶结节、空洞影，晕征明显，首先考虑感染性疾病。病人自服头孢类药物无效，血常规、C反应蛋白、红细胞沉降率和PCT等炎性指标正常，首先考虑真菌感染可能。病人于2019-05-23行超声

支气管镜检查，4R组和11Rs组淋巴结TBNA，病理：血凝块内见肉芽肿性炎，未见坏死。高通量基因检测：查到马尔尼菲篮状菌。停用英夫利西单抗，病人症状、影像学较轻，既往服用伊曲康唑出现下肢水肿、心悸病史，给予伏立康唑片400mg/d治疗。2周后复查（2019-06-10），病变有所吸收（图9-70）。

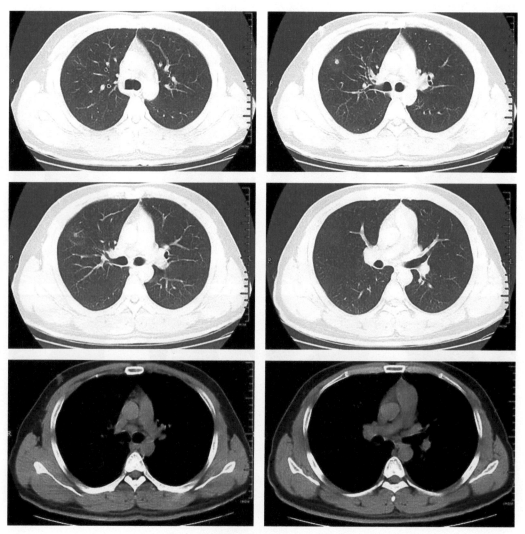

图9-70　病变较前吸收（2019-06-10）

【分析】由于医疗技术及保障措施的进步，越来越多的免疫抑制人群的出现导致该病的发病率持续升高。检测技术的进步是亦提高了该病的诊断率。本例即通过二代测序技术发现了该病原体。

马尔尼菲篮状菌在体外对各种抗真菌药物敏感，包括两性霉素B、伊曲康唑、伏立康唑、泊沙康唑和特比萘芬等。伏立康唑是一种广谱三唑类抗真菌药，对多种霉菌、酵母菌和双相真菌均具有强大的体外活性。口服该药后药物迅速吸收，一般给药后1～2小时血药浓度可达峰值，且对骨髓造血功能以及肝肾功能的影响较低。Supparatpinyo等对伏立康唑治疗晚期HIV感染病人系统性马尔尼菲篮状菌感染的疗效进行了评价，共有11例病人接受了伏立康唑治疗。2例病人接受短期静脉注射治疗，随后口服制剂；9例病人仅接受口服伏立康唑治疗。在治疗结束时，根据真菌学和临床发现，9例可评价的病人中有8例对治疗有良好的反应。在治疗结束后4周内随访的6例病人中，未发现马尔尼菲篮状菌感染复发。伏立康唑治疗耐受性良好，无因药物相关不良事件而停药。Ouyang等评估接受伏立康唑静脉注射作为初始治疗的播散性马尔尼菲篮状菌感染病人的有效性和安全性。17例病人参与了该项研究，2例HIV阳性，其余15例HIV阴性。17例病人中，有1例病人接受了两性霉素B脂质体治疗3天，但由于不良事件而改用伏立康唑治疗，其余病人应用伏立康唑作为初始抗真菌药物治疗。伏立康唑对马尔尼菲篮状菌的体外活性优于两性霉素B和伊曲康唑。3例由于治疗提前终止而无法评估，其余14例病人的平均静脉治疗时间为16.8天（范围9～33天），中位数为14天。静脉注射伏立康唑治疗后，有11例病人接受了口服伏立康唑作为长期治疗，该疗法的平均持续时间为29.6周（范围3～90周），中位数为20周。2例病人分别接受伊曲康唑口服治疗14周和54周，作为继发预防措施。1例病人接受伏立康唑口服治疗16周，然后改用口服伊曲康唑治疗3个月，以进行二级预防。14例病人中10例在第16周完全缓解，3例在第16周部分缓解，只有1例HIV阳性病人治疗无效死亡。11例病人的随访评估显示，8例病人治愈，其余3例病人在治疗结束后6个月复发。8例治愈病人1年后进行评估，没有1例复发。治疗期间未发现与伏立康唑有关的不良事件。这些结果表明，在存在或不存在HIV感染的情况下，伏立康唑可以作为马尔尼菲篮状菌感染的有效治疗选择。

伏立康唑持续治疗12周对于患有晚期HIV感染的播散性马尔尼菲篮状菌感染病人有效。对于难治性侵袭性真菌感染，伏立康唑的治疗时间通常长于16周。Kawila等的临床研究表明，HIV阴性病人中播散性马尔尼菲篮状菌感染的治疗时间明显更长。伏立康唑的延长治疗时间超过16周，然后长期口服伊曲康唑作为二级预防措施，可能有助于控制和预防HIV阴性病人播散性马尔尼菲篮状菌感染的复发。

（杭州市第一人民医院呼吸科　叶　健　提供）

8.病例8：女，49。反复咳嗽半年余。病人半年前受凉后开始出现阵发性咳嗽，咳痰，伴发热，体温波动于38℃左右，曾到当地医院就诊，肺部CT检查提示右上肺斑片状影，给予抗感染治疗后症状改善不明显，转至省中医院，给予美洛西林/舒巴坦治疗后症状有所改善，查血常规提示嗜酸粒细胞升高，寄生虫检查提示肝吸虫病，给予吡喹酮治疗3天后出院，定期当地医院复查肺部CT提示明显吸收好转。2个月前因腰痛就诊当地医院，查腰椎CT（2017-04-26）提示椎体多发结节影，不除外肿瘤。某解放军医院行PET-CT检查（2017-04-28）：①双肺多发片状高代谢病灶伴双颈部、左锁骨上、纵隔、右肺门及双腋下淋巴结转移。②右侧第7肋FDG代谢增高，考虑转移不除外。③鼻咽部软组织肿胀，FDG升高。④脾脏FDG升高。⑤胸骨、椎体多发病灶，肿瘤不除外。病人就诊于某院，肺穿刺病理（2017-05-03）：大片状纤维组织内见大量炎性细胞浸润，小片状坏死。浙一医院住院治疗，行淋巴结EBUS-TBNA检查，病理（2017-05-09）：纤维蛋白渗出物中见大量中性粒细胞、淋巴细胞及浆细胞。抗感染治疗后症状改善出院。为进一步明确诊断，于2017-06-21入院诊治。病人自患病以来饮食睡眠欠佳，近半年体重下降约15kg。入院查体：颈部、锁骨上腋窝等浅表淋巴结可扪及肿大，头颅、腹部皮下触及包块，双肺呼吸音粗，右肺闻及散在湿啰音。辅助检查：血常规示白细胞18.06×10⁹/L、中性粒细胞0.752、血红蛋白90g/L、血小板计数695×10⁹/L；C反应蛋白169.13mg/L；红细胞沉降率88mm/h；降钙素原1.20ng/ml；生化：丙氨酸氨基转移酶13U/L、天冬氨酸氨基转移酶13U/L、钾3.23mmol/L、钠133.6mmol/L、尿素3.70mmol/L、肌酐47.0μmol/L；尿常规：尿蛋白0.3g/L、尿隐血0.3mg/L、白细胞25/μl；过敏原测定：总IgE 1436.00IU/ml；抗酸杆菌涂片阴性。

胸部CT（2017-06-21）：左肺上叶结节影，右肺和左肺下叶多发斑片、实变、结节影，肺门、纵隔、腋淋巴结肿大（图9-71）。

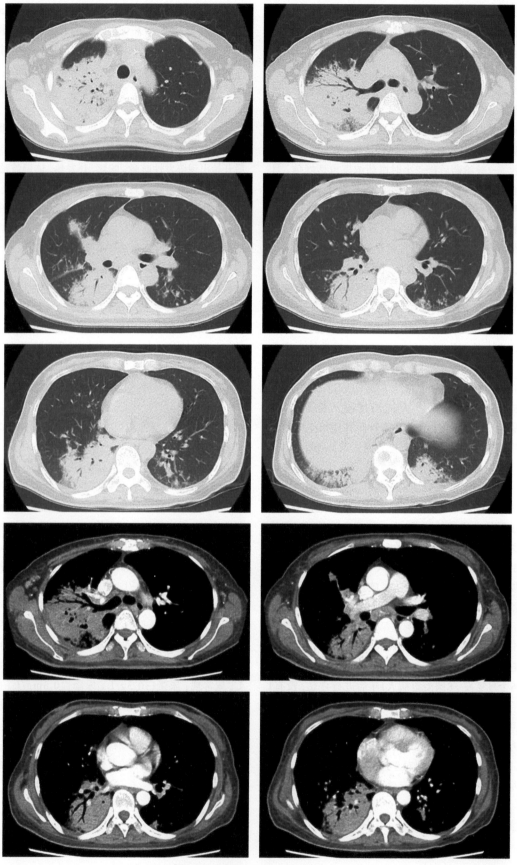

图9-71 胸部CT（2017-06-21）

【诊断】马尔尼菲篮状菌病。

【诊断依据】中年女性,发热、咳嗽、咳痰,胸部CT示双肺多发实变、结节影,双颈部、左锁骨上、纵隔、右肺门及双腋下淋巴结肿大,肺穿刺和淋巴结穿刺病理均为炎性改变,首先考虑感染性疾病。病人病史较长,细菌和病毒感染可除外;病人无低热、盗汗等症状,树芽征不明显,实验室检查无结核感染证据,结核暂不考虑,首先考虑真菌感染可能。病人脾、淋巴结、骨受累,提示病变主要累及网状内皮系统,结合病人头颅、腹部皮下触及包块(脓肿),贫血,肝肾功受累不明显,首先考虑马尔尼菲篮状菌病。2017-06-26血培养回报:马尔尼菲篮状菌。腹部超声:腹部皮下混合回声团。2017-06-28给予伏立康唑200mg 每日2次静脉滴注抗真菌治疗。免疫功能:辅助T细胞百分比(CD4)18.90%、杀伤T细胞百分比(CD8)57.20%、CD4/CD8 0.33、T淋巴细胞绝对值3167.00×10^6/L、自然杀伤细胞绝对值2350.00×10^6/L。颅脑CT(2017-06-29):两侧头皮下多发病变并颅骨多发骨质破坏(图9-72)。2017-07-02颈部淋巴结渗液脓液培养出马尔尼菲篮状菌。复查胸部CT:左肺上叶结节、右肺及左肺下叶病变较前明显进展,右侧胸腔积液(图9-73)。腹穿病理:(腹壁)软组织慢性化脓性炎伴纤维脂肪组织瘤样增生,局部出血及肉芽组织形成。3个月后复查(2017-10-10),颅脑CT:皮下包块消失,骨质破坏好转(图9-74)。胸部CT:病变较前吸收,淋巴结较前缩小(图9-75)。

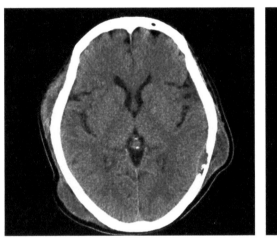
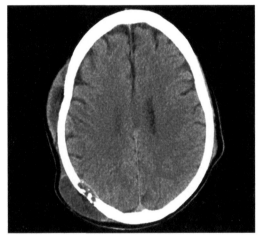

图9-72 两侧头皮下多发病变并颅骨多发骨质破坏(2017-06-29)

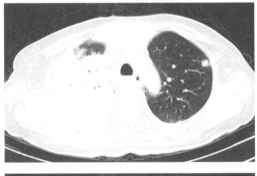
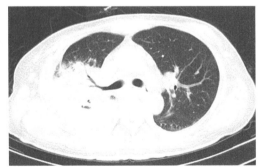
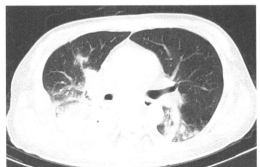
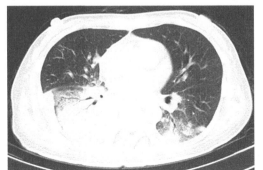

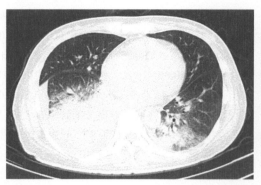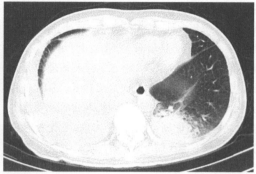

图9-73　病变较前进展（2017-07-02）

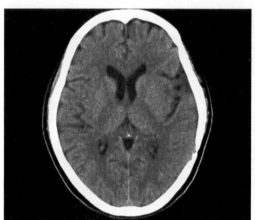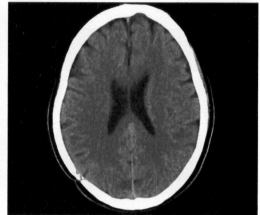

图9-74　皮下包块消失，溶骨性破坏好转（2017-10-10）

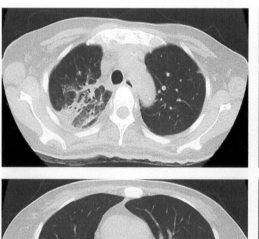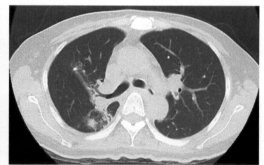

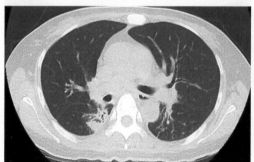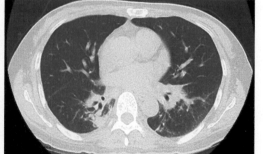

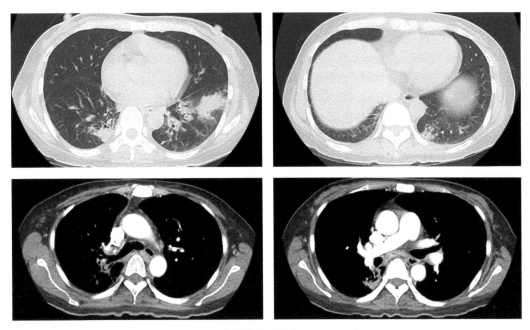

图9-75 病变较前吸收（2017-10-10）

【分析】马尔尼菲篮状菌病主要表现为以单核巨噬细胞系统受累为主的全身多部位化脓性、慢性肉芽肿性或坏死性感染，可侵犯肺、肝、脾、淋巴结和骨髓等全身多个器官和系统，溶骨性损害在马尔尼菲篮状菌病中较为罕见，且无明显特异性。Louthrenoo等对8例马尔尼菲篮状菌骨和关节感染的病例研究后发现，该病所致的溶骨性损害可以发生在扁骨（如颅骨、锁骨等）、长骨（如四肢骨等）以及小骨如手足的指（趾）骨等。国内邓卓霖等经研究发现多数播散性马尔尼菲篮状菌病病人存在骨髓炎，以增生性炎症为主，其中仅有约1/4的病人发生骨及关节损害，导致骨及关节疼痛。推测其溶骨的原因可能与病人在细胞免疫功能正常情况下强烈的炎症反应导致中性粒细胞大量聚集并释放大量蛋白溶酶有关，即"酶性溶解"，此酶既能溶解马尔尼菲篮状菌，也可溶解骨组织，引起的局部症状，如皮下结节或脓肿、骨痛及溶骨性破坏等。本例病人细胞免疫功能正常，出现溶骨性损害可能与其局部强烈炎症反应有关。

Qiu等回顾性研究了2003年1月1日—2014年5月1日广西医科大学第一附属医院确诊的100例马尔尼菲篮状菌病的相关资料，其中，65例HIV阳性和35例HIV阴性。共有14例（14/35，40%）具有溶骨性损害，均为HIV阴性病人。马尔尼菲篮状菌病伴溶骨性病变的诊断标准：①经组织病理学、细胞学涂片和真菌培养在骨骼和（或）骨髓活检样本中鉴定出马尔尼菲篮状菌；②播散性马尔尼菲篮状菌病并具有溶骨性病变，诊断依靠影像学提示的溶骨性病变和包括骨痛在内的临床症状，仅接受抗真菌药物治疗后症状有所改善以及排除了其他引起溶骨性改变的疾病（结核病、癌症、血液病等）和其他真菌感染（如组织胞浆菌病、芽

生菌病、隐球菌病和球孢子菌病）。最常见的合并症是糖尿病（4例），还包括既往糖皮质激素治疗（2例）、β珠蛋白生成障碍性贫血（1例）、乳腺癌（1例）和朗格汉斯细胞组织细胞增生症（1例），5例无合并症。发热、全身乏力、骨痛、体重减轻和贫血是最常见的症状，其次是皮肤病变、淋巴结肿大、肝脾大、咳嗽、咳痰和胸痛，骨痛、关节痛和关节疾病亦有报道。全血细胞计数检查显示12例病人的白细胞水平升高（85.71%），13例病人中性粒细胞计数增加（92.85%），13例病人的血红蛋白浓度降低（92.85%）。通过流式细胞术测定了12例病人的CD4和CD8淋巴细胞计数，9例病人（75%）减少。血清生化分析显示13例病人的血清白蛋白平均浓度低于正常范围。6例病人（42.85%）显示出肾功能不全。所有病人的C反应蛋白和红细胞沉降率均升高。胸部CT显示3例病人有肺部实变（21.43%），5例病人有空洞（35.7%），12例病人有弥漫性炎症（85.71%），2例有涉及胸膜的间质性疾病（14.28%）。10例（71.43%）病人有纵隔和（或）肺门淋巴结肿大，9例（64.28%）患有胸膜反应和（或）胸腔积液。4例（28.57%）病人有心包积液，3例（21.43%）患有腹膜炎。最常见的部位是扁骨和长骨，如椎骨、头骨、股骨、肋骨和髂骨，但也累及锁骨、肩胛骨、肱骨和胫骨。影像学检查显示出多发虫蛀性骨质破坏（8例）、骨膜增生（2例）、骨折（6例）和周围软组织肿胀（5例）。5例病人中进行了ECT检查，结果显示多处骨骼的摄取显著增加。2例行PET/CT检查，表现为弥漫性淋巴结病、全身骨骼代谢活动和多处骨骼破坏。12例病人接受了抗真菌药物治疗，4例在治疗期间死亡，8例康复，但其中4例在3~24个月复发。两例病人由于严重的多器官衰竭而终止治疗并

死亡。

健康宿主感染马尔尼菲篮状菌后，一方面引起全身严重炎症反应，表现为高热、白细胞及中性粒细胞显著增高，导致全身严重消耗如消瘦、贫血及严重低蛋白血症，伴红细胞沉降率、C反应蛋白显著增高，甚至出现多器官功能衰竭；另一方面在局部形成化脓性病灶，中性粒细胞在病变聚集并释放溶酶导致脓肿形成，引起皮下结节或脓肿、骨痛及溶骨性破坏、化脓性肺炎和炎症旁积液及肝、脾、淋巴结等部位的化脓性病灶；这些改变是免疫功能正常合并马尔尼菲篮状菌病病人的特征。研究发现HIV阴性的成年马尔尼菲篮状菌病病人常有特异性IgG抗体（Mp1p-Ab）出现，而HIV阳性病人的Mp1p-Ab的浓度极低。免疫组织化学研究也证实病人病变组织中有IgG和C3沉积，IgG在病变处的巨噬细胞膜上检出。在抗真菌免疫中，特异性IgG具有免疫调理作用，即通过其Fab段与Fc段分别与真菌抗原和巨噬细胞膜上的Fc受体结合，促进巨噬细胞的吞噬活动。正常健康宿主体内针对马尔尼菲篮状菌产生特异性体液免疫，发挥免疫防护作用。马尔尼菲篮状菌侵入骨髓后，在免疫功能正常的宿主，吞噬了病原菌的巨噬细胞形成组织细胞性肉芽肿，体内特异性抗体与真菌抗原形成抗原抗体复合物，激活补体，趋化中性粒细胞向病变处集中，而中性粒细胞的"酶性溶解"导致脓肿形成。在HIV抗体阳性的宿主，特异性体液免疫能力下降，因而难以趋化中性粒细胞向病变处集中，无法形成化脓病灶而清除病原菌，大量胞质中吞噬无数病原体的巨噬细胞呈弥漫性增生性炎症改变，充塞骨髓腔，但并不引起溶骨病变，临床亦无骨痛症状，这可以解析为什么AIDS病人骨髓检查阳性率极高，但较少出现溶骨性病变。

马尔尼菲篮状菌的溶骨性损害的特点可概括为：好发于HIV阴性、免疫功能正常宿主；有慢性化脓性感染的临床表现，全身炎症反应严重，有多器官功能损害，外周

血白细胞、中性粒细胞显著增高，淋巴细胞的数量及功能基本正常为显著特点，也是其病理基础；溶骨性病变可发生全身任何部位骨骼，基本病理为化脓性变，病变部位可有剧烈疼痛；除溶骨性损害外，常同时有全身其他部位多发性脓肿；血、骨髓病原学检查阳性率低，确诊依靠病变组织培养或病理。由于这些病变组织活检浓度低，常需多次检查才能找到病原菌，这是临床上诊断困难的主要原因之一；治疗以全身应用抗真菌药物为主，有骨折需要外固定，有效治疗可较快愈合，多数病人无须手术清除或引流。

骨痛及溶骨性破坏是健康宿主合并马尔尼菲篮状菌的重要临床特征之一。在播散性马尔尼菲篮状菌感染的HIV阴性个体中，溶骨性改变经常被忽略。然而，马尔尼菲篮状菌累及骨并导致骨溶解可能表明严重的全身性疾病，其特点是预后差，复发率高以及需要长期的抗真菌治疗。本例应用伏立康唑成功治疗了HIV阴性病人的马尔尼菲篮状菌病伴溶骨性病变。伏立康唑对马尔尼菲篮状菌病的治疗应持续超过12周，在某些情况下（如播散性或难治性侵袭性真菌感染）治疗时间可能超过16周。

（杭州市第二人民医院结核科　全龙娟　提供）

9.病例9：男，6.5岁。发热15天，咳嗽13天。既往易患肺炎。查体：T 38.5℃，双锁骨上扪及成串肿大淋巴结，可移动，轻压痛，双下肢散在分布皮疹后遗留色素斑。辅助检查：白细胞7.3×10⁹/L、中性粒细胞0.7、HGB 95 g/L；红细胞沉降率110mm/h；PPD（－）；血培养（－）；肺炎支原体、衣原体抗体（－）；肥达反应（－），外斐反应（＋）；EBV-IgA、IgM（－）；B超检查肝脾大；骨髓穿刺示感染骨髓象；HIV（＋）。

胸部CT：双肺弥漫性分布粟粒样结节影，左肺下叶近胸膜结节影，腋窝、纵隔淋巴结肿大，增强扫描淋巴结内可见坏死（图9-76）。

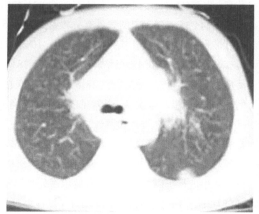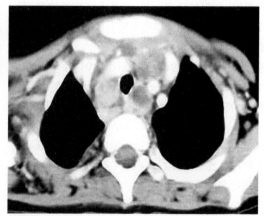

图9-76　胸部CT

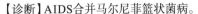

【诊断】AIDS合并马尔尼菲篮状菌病。

【诊断依据】男性幼儿，有发热、咳嗽症状，既往易患肺炎，提示机体免疫力低下。颈部、腋窝、纵隔多发淋巴结肿大、贫血、肝脾大、皮疹结节和肺部结节影，提示多脏器受累，结合HIV阳性，首先考虑该诊断并经血培养证实。鉴别诊断主要是淋巴瘤和结核。马尔尼菲篮状菌病的淋巴结肿大坏死多，明显不均匀强化，易破溃累及邻近组织器官。本例多部位淋巴结肿大，纵隔淋巴结有融合趋势，影像较符合淋巴瘤诊断，但淋巴瘤多密度均匀，坏死少，轻度均匀强化，贫血者少见，骨髓穿刺结果亦不支持。纵隔淋巴结核多有环形强化，偏侧居多，以右侧气管旁淋巴结肿大为主，肿大淋巴结极少融合，结合病人无结核中毒症状，不考虑该诊断。

【分析】自1995年我国发现了第一例经母婴传播感染的儿童艾滋病以来，儿童艾滋病的病例数在不断增加，90%以上儿童病例为母婴垂直传播。真菌感染是儿童HIV感染的机会感染之一，随着艾滋病患儿数的增加，合并马尔尼菲篮状菌感染也在逐渐增多。

儿童马尔尼菲篮状菌病与成人有所不同。儿童免疫屏障尚不成熟，缺乏T淋巴细胞，单核巨噬细胞虽明显增生，吞噬大量马尔尼菲篮状菌，但缺乏杀灭能力，马尔尼菲篮状菌在吞噬细胞内仍继续繁殖，在骨髓内的表现就更为突出，正常的造血组织为增生的单核巨噬细胞充斥，以致贫血明显；成人的马尔尼菲篮状菌繁殖受限制，炎性浸润比较局限，形成肉芽肿性病变，脓肿形成和溶骨性病变远较儿童常见。儿童肝脾大较成人显著，成人常发生真菌性亚急性重症肝炎病变，但局部马尔尼菲篮状菌的数量并不多，可能是一种变态反应。成人的肺部病变多有多发性脓肿发生，儿童肺脓肿形成少见，主要为间质性肺炎。相同的是淋巴结和肠道的病变，淋巴结肿大主要见于肺门及肠系膜，肠淋巴组织病变常形成表浅溃疡。

儿童HIV感染主要通过母婴垂直传播、输血及血制品传播，儿童感染HIV后，加上HIV感染所致的发育障碍及营养不良，进展为AIDS较快，患儿发生机会性感染的种类往往更多，真菌感染可能是儿童AIDS最常见的并发症。Sirisanthana等报道了21例HIV阳性患儿感染马尔尼菲篮状菌的临床、实验室和治疗特点，并进行了前瞻性随访。显著的临床和实验室特征包括全身淋巴结病变（90%）、肝大（90%）、体温＞38.5℃（81%）、丘疹性中央脐凹样皮肤病变（67%）、脾大（67%）、发育不良（52%）、严重贫血（血红蛋白＜60g/L）（43%）和血小板减少（血小板计数＜50×10⁹/L）（21%）。皮肤病变，通常是伴有中央坏死脐凹的丘疹，为诊断提供了最重要的线索。

我国学者Guo等回顾性研究了11例HIV阴性幼儿播散性马尔尼菲篮状菌感染的情况。在2013年1月—2018年12月，该医院诊断了147例马尔尼菲篮状菌病（包括78例HIV阳性病人和69例HIV阴性病人），儿科病人比率为7.48%（11/147）。男女比例为8：3，中位发病年龄为17.5个月（3.5～84个月），死亡率为36.36%（4/11）。发热和咳嗽是最常见的临床表现（100%），其次是贫血（90.91%）、真菌血症（82.80%）、腹痛或腹泻（72.70%）、体重减轻（63.64%）、淋巴结病（63.64%）和肝脾大（63.64%）。7例有潜在疾病，包括先天性室间隔缺损、白质脱髓鞘病变、克罗恩病、缺铁性贫血、先天性巨结肠、胆结石和白血病、严重营养不良和G6PD缺乏症。值得注意的是，1例儿童在马尔尼菲篮状菌感染1年后被诊断出患有白血病。所有儿童在感染时都具有异常的免疫功能，T淋巴细胞数量或细胞免疫力的降低可能是马尔尼菲篮状菌感染的最重要诱因。10例儿童接受伏立康唑治疗，大多数儿童（7/10）在初次和长期随访评估时对治疗有完全反应，只有3例儿童死于马尔尼菲篮状菌病。1例患儿从马尔尼菲篮状菌病中康复，但死于白血病。接受伊曲康唑治疗的儿童也出现了临床改善。治疗期间和治疗后均未记录到与抗真菌治疗相关的不良事件。

Han等回顾性分析了2001—2013年发表的有关HIV阴性儿童的马尔尼菲篮状菌染的中英文文章，14篇原创文章中有17例病人的数据，这些病人在首次诊断为马尔尼菲篮状菌感染时的年龄从4个月到8岁不等。4例有合并症，包括巨细胞病毒和EB病毒，单纯疱疹病毒、巨细胞病毒和风疹感染所致，结核和支原体肺炎。仅1例存在免疫缺陷，其余病人未接受免疫缺陷疾病筛查。5例患儿死于马尔尼菲篮状菌病。小儿马尔尼菲篮状菌病的最常见临床表现包括发热（100%）、肝大（100%）、脾大（88.24%）、贫血（88.24%）、淋巴结病（70.59%）和咳嗽（52.94%）。在这些病人中，发热、肝大和脾大的频率要高于HIV阳性（分别为87.1%、36.2%和21.6%）和HIV阴性（分别为64.7%、17.6%和5.9%）的成年病人。皮肤损伤发生在40.5%的成年HIV阳性马尔尼菲篮状菌感染病人中，然而，只有3例（17.65%）患儿出现皮肤损伤，均出现明显的瘀斑，其中，2例是典型的脐部病变，第3例病人的病变形态未描述。其他患儿还出现腹水、腹泻、血便、粪便隐血试验阳性、关节受累、双下肢水肿等症状和体征。致命病例比非致命病例更常出现腹水（40%）和下肢水肿（40%）。此外，治愈的病人倾向于出现皮肤病变（30%）和真菌性口腔炎（20%）。

对不明原因的持续发热、肝脾淋巴结肿大，临床很容易想到淋巴瘤、传染性单核细胞增多症等其他常见病、多发病，对马尔尼菲篮状菌病引起的真菌性感染较陌生，往往容易漏诊、误诊以致耽误病情。血液、骨髓、尿液、脑脊液、肿大淋巴结和皮肤结节等标本进行涂片和真菌（细菌）的培养，有助于疾病的诊断。

第10章

组织胞浆菌属

组织胞浆菌是一种双相真菌,多生长于潮湿环境中,隶属真菌界(Fungi)、双核菌亚界(Dikarya)、子囊菌门(Aseomycota)、子囊菌亚门(Pezizomycotina)、散囊菌纲(Eurotiomycetes)、散囊菌亚纲(Eurotiomycetidae)、爪甲团囊菌目(Onygenales)、阿耶罗菌科(Ajellomycetaceae)。

爪甲团囊菌目有几个共同特征:有性阶段(有性型)为由菌丝形成的网,包裹许多未成熟的子囊(asci),还可能存在复杂的附属结构;无性阶段(无性型)可形成单细胞的厚垣孢子,或形成可发育或不可发育的链状关节孢子。

爪甲团囊菌目包括阿耶罗菌科和爪甲团囊菌科,阿耶罗霉科真菌无性阶段包括芽生菌属(Blastomyces)、组织胞浆菌属(Histoplasma)、伊蒙菌属(Emmonsia)和巴西副球孢子菌(Paracoccidioides brasiliensis)。爪甲团囊菌科包括粗球孢子菌(Coccidioides immitis)和波萨达斯球孢子菌(Coccidioides posadasii)。分子系统发生学研究表明,爪甲团囊菌目中的菌种分为几个进化枝(源自同一祖先)。爪甲囊团菌科与阿耶罗菌科均可以清楚地区别于节皮菌科(Arthrodermataceae)。在所有爪甲囊团菌目系统进化树中,致病菌与非致病菌具有亲缘性,这表明其在进化过程中对人类感染的能力发生过无数次的演进。

一、分类

荚膜组织胞浆菌(Histoplasma capsulatum)具有3个变种:荚膜变种(H.capsulatum var.capsulatum)、杜波变种(H.capsulatum var.duboisii)和马皮疽变种(H.capsulatum var.farciminosum),其临床表现和地理分布各不相同。其中,荚膜变种分布最广,世界各大洲均发现该菌种;杜波变种则有明显的地区流行性,主要分布在乌干达、尼日利亚、扎伊尔和塞内加尔等非洲国家,其感染病人以皮肤骨骼受累为主,多合并AIDS感染;马皮疽变种主要引起马和犬的感染,但也有少数人类感染病例报道。

马流行性淋巴管炎是由组织胞浆菌马皮疽变种引起马科动物(偶尔也感染骆驼)以形成淋巴管和淋巴结周围炎、肿胀、化脓、溃疡和肉芽肿结节为特征的慢性传染病。Rivolta在1873年首次从病马溃疡的脓性分泌物中发现该菌。1883年,他与Micellone一起将其命名为伪皮疽隐球菌(Cryptococcus farciminosus)。研究人员指出,在组织中,该微生物为较小的单细胞,长2.5~3.5μm,宽2~3μm,在单核和多形核白细胞的细胞质中含量最高。细胞是透明的,并通过发芽繁殖。Marcone和Tokishge分别在1895年和1896年成功地培养出该微生物。他们发现它在室温下在多种培养基上形成菌丝体。Tokishge将其命名伪皮疽酵母菌(Saccharomyces farciminosus)。1934年,Redailli和Ciferri将伪皮疽酵母菌移到组织胞浆菌属,命名为马皮疽组织胞浆菌(Histoplasma farciminosum),1935年Dodge称之为马淋巴腺炎酵丝菌(Zymonema farciminosum)。直到1949年,Bullen在37℃,15%~30%CO_2条件下,在血琼脂上培养出该菌,该微生物的酵母形式才首次在体外培养成功。

1905年12月美国病理学家Samul Taylor Darling在巴拿马马提尼克岛一名死于粟粒性肺结核的27岁木匠的内脏和骨髓中发现大量直径为1~6μm的胞内小体。由于它与利什曼原虫相似,1906年Darling发表文章,将其描述为原生动物(plasmodia),由于其在组织细胞(histiocytes)中发现,为巨噬细胞的另一个术语,因此将新建的属命名为组织胞浆菌属(Histoplasma),由于小体外有一层"荚膜"(capsule),故将该物种命名为荚膜组织胞浆菌(H.capsulatum)。这3项评估中,目前看只有1项是准确的:荚膜组织胞浆菌是巨噬细胞的细胞内病原体,但是是没有荚膜的真菌。组织胞浆菌病后来被称为Darling病。1912年,病理学家Henrique da Rocha Lima重新阅读该组织切片后认为组织胞浆菌更像是酵母菌而不是原虫,但因各种原因所限,当时并没有成功将该菌培养分离出来。直到1934年,Demonbreun才成功培养出该菌,其真菌性质才确定下来。Demonbreun发现其为双相型真菌,在室温生长为菌丝形态,产生小的单细胞微分生孢子和大的瘤状大分生孢子。在37℃生长为酵母形态,通过出芽繁殖单细胞。1965年，组织胞浆菌的有性生殖首先在两个分离株中发现：H-2从伊利诺伊州曼特诺的椋鸟栖息地分离，H-8从波多黎各的人类组织胞浆菌病病例中分离。根据其性周期命名为*H.capsulatum*（无性型）和*Ajellomyces capsulatus*（有性型）。在Kown-Chung于1972年发表文章描述*H.capsulatum*有性阶段之前，根据Saccardo在1899年提出的形态学标准，该病原体被归类为半知菌门（Deuteromycota）、丛梗孢目（Moniliales）、丛梗孢科（Moniliaceae）。Kwon-Chung于1974年发现，其包含两种交配型，可用"+"和"−"表示。临床分离的致病菌多见"−"交配型的组织胞浆菌，而在自然界中分离的两种交配型菌株等量，导致这种差别的原因目前尚未知。1952年，Dubois在南非发现一种荚膜组织胞浆菌的稳定变种，命名为荚膜组织胞浆菌杜波变种（*H.duboisii*）。

上述3种变种通过其微观形态、地理分布、宿主关联和临床形式进行了鉴定。Taylor等指出，真菌学中常用的物种识别的概念和（或）标准是生物学和形态学，并且所描述的大多数物种已被鉴定具有表型特征。但是，某些致病真菌显示的信息很少，从而导致分类的偏倚、争议和错误。利用分子流行病学诊断方法可以在基因层面对组织胞浆菌进行分型，并探讨不同基因型组织胞浆菌地域分布特点和致病特点。组织胞浆菌基因组的单倍体性质，以及各种基于质粒的分子遗传工具，使其具有双态真菌中最发达的遗传系统。

Loulergue等使用来自4个独立的蛋白质编码基因中的DNA序列变异，分析了代表六大洲25个国家137株3个变种的系统发育关系，确定了荚膜组织胞浆菌至少有8个进化支：北美1类（NAm 1）、北美2类（NAm 2）、拉丁美洲A群（（LAm A）、拉丁美洲B群（LAm B）、澳大利亚、荷兰（印度尼西亚）、欧亚和非洲进化支。8个进化支中的7个包含基因和地理上不同的种群，可视为亲缘性物种。唯一的例外是欧亚进化支，起源于拉丁美洲的A群。在所有8个进化支中均发现了荚膜组织胞浆菌荚膜变种。非洲进化支包括所有杜波变种以及其他两个变种的个体。13株马皮疽变种分布在3个进化支中，在非洲进化支中发现了1株（H189），在北美2类进化支中发现了1株（H173），在欧亚进化支中发现了其他11株分离株，其中10株具有相同的多基因座基因型。显然，马皮疽变种并非单基因组，具有引起马匹和其他马科动物疾病的能力。因此，马皮疽变种不是有效的分类，而是一种疾病。来自欧亚进化支的11株马皮疽变种有10株在所有4个基因座上都具有相同的等位基因，表明它们代表一个克隆，从波兰到埃及再到印度。既往认为，非洲的组织胞浆菌病是独立存在的，但1株分离自南非的荚膜组织胞浆菌荚膜变种被证实属于非洲进化支，这引发了对荚膜组织胞浆菌杜波变种在分类学位置上的争议。这也拓展了早期的研究结果，早期研究显示杜波变种

与荚膜变种有相同的线粒体DNA限制性酶切模式。该研究纳入了来自中国的3株菌株，其中2株位于欧亚进化支，一株位于北美2类进化支，但这3株菌株的具体信息缺失，无法判断是中国本土感染还是输入性感染。两个进化支，拉丁美洲A群和非洲，具有不同的基因型，其余的遗传变异相对较小。合理的假设是，当全球气候比现在温暖时，拉丁美洲的组织胞浆菌于320万～1300万年前开始扩散，非洲、大洋洲和北美的进化支是扩散的结果。180万年前的更新世的来临带来了一段强烈的寒冷，使地球上许多温带地区遭受了反复的冰川。当前的组织胞浆菌种群结构可以通过最后一次冰川期的避难种群来解释。

Arunmozhi Balajee等通过多位点序列分型的方法对生活在非病原流行区的猫感染荚膜组织胞浆菌进行研究，从15例疑似组织胞浆菌病病例中的6例中，获得了1个分离株和5个福尔马林固定石蜡包埋组织样品。通过对福尔马林固定、石蜡包埋的病理组织中的荚膜组织胞浆菌进行分型，发现1个新的系统进化支。这株分离自猫的荚膜组织胞浆菌序列与北美1类进化支最接近，但分属于这一进化支以外，这提示引起动物感染的荚膜组织胞浆菌可能存在另外的进化支或亲缘性物种。Teixeira Mde等对234株组织胞浆菌复合体进行了进一步研究，证明组织胞浆菌属至少由17种不同的单系谱系组成。LAm A和LAm B进化支被分为LAm A1、LAm A2、LAm B1、LAm B2、RJ和BR1-4，以及对新的系统发生种BAC1的描述。Sepulveda等通过使用全基因组系统发育一致性将组织胞浆菌的四个单系谱系重新分类为：荚膜组织胞浆菌（*H.capsulatum sensustricto Darling*）（Panama）、*H.mississippiense*（NAm 1）、*H.ohiense*（NAm 2）和*H.suramericanum*（LAm A）。组织胞浆菌的遗传分离可能是自然感染的蝙蝠和其他哺乳类动物具有不同的分散潜能的结果。蝙蝠可能是组织胞浆菌物种形成的原因，因为发现与各种蝙蝠相关的支撑良好的单系进化支。拉丁美洲组织胞浆菌的扩散发生于500万年前，与蝙蝠的扩散和多样性一致。

目前，组织胞浆菌属至少包括8个种：荚膜组织胞浆菌荚膜变种、荚膜组织胞浆菌杜波变种、荚膜组织胞浆菌马皮疽变种、*H.muris*、*H.pyriforme*、*H.mississippiense*、*H.ohiense*和*H.suramericanum*。*H.mississippiense*、*H.ohiense*和*H.suramericanum*分别在密西西比河、俄亥俄河和南美地区被发现。北美和巴西之间组织胞浆菌病的临床差异促使人们对代表性菌株的实验性感染进行了调查。Durkin等在小鼠模型中发现，拉丁美洲菌株的死亡率更高，肺部病理显示大块坏死性肉芽肿并伴有中性粒细胞浸润，而慢性病是北美菌株所独有。

二、培养

荚膜组织胞浆菌可在沙氏培养基、脑心浸出膏培养基

及血平板上生长。生长速度缓慢，室温（24～30℃）培养需1周左右才可见肉眼菌落，有时培养时间甚至需要延长至6周。室温培养时，呈白色棉花样菌落，培养后期菌落变为褐色。白色菌落时真菌生长快速，但产孢较少；褐色菌落则相反，后期生长速度稍慢，但产孢较多。镜检菌丝相为有特征性的圆形，单细胞，有两种形态的孢子存在：大分生孢子和小分生孢子（图10-1，图10-2）。大分生孢子直径8～15μm，厚壁，表面有棘突、齿轮状，这是组织胞浆菌最重要最典型的形态学特征，有极其重要的诊断价值。大分生孢子着生在长的、透明的不易辨别的分生孢子梗上。也可见大分生孢子着生在短的分枝上或直接长在菌丝的侧面。小分生孢子直径2～4μm，圆形或梨形，表面光滑，无棘突，可直接被吸入肺泡，是人类经呼吸道感染的主要形式。37℃培养时，组织胞浆菌可由菌丝相向酵母相转变，菌落呈奶油状菌落，随着培养时间的延长可逐渐变为灰色。酵母相为小椭圆形的芽生孢子，直径2～4μm，常被巨噬细胞所吞噬。在非洲的组织胞浆菌病中发现的酵母细胞壁厚且大，直径可达直径8～15μm。

除了温度以外，许多因素可以促进荚膜组织胞浆菌菌丝或酵母阶段的生长。例如，需要在培养基中外源添加胱氨酸和半胱氨酸以在菌丝向酵母的转化过程中建立酵母相生长，进一步提高半胱氨酸水平或其他巯基还原剂，如二硫苏糖醇（dithiothreitol, DTT）可以加速这种转化。此外，即使将荚膜组织胞浆菌细胞转移至室温，添加DTT仍能以酵母形式捕获组织胞浆菌。相反，添加巯基氧化剂（p-chloromercuriphenylsulfonic acid, PCMS）可以不可逆地以不依赖于温度的菌丝形式捕获组织胞浆细胞菌。添加外源性环状AMP即使在37℃时也能促进菌丝生长。暴露于普遍存在的N-乙酰氨基葡萄糖（GlcNAc）可在室温下强烈促进组织胞浆菌和相关热二态性真菌芽生菌从酵母过渡到菌丝。有趣的是，即使不添加外源GlcNAc，酵母到菌丝的过渡也需要GlcNAc转运蛋白，这表明内源性GlcNAc是真菌细胞壁中多糖壳多糖的组成部分，可被细胞吸收并被感知，作为菌丝生长的促进剂。

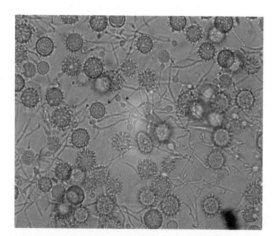

图10-1　25℃，31天，乳酸酚棉蓝染色1000×，小分生孢子和厚壁带刺的齿轮状大分生孢子

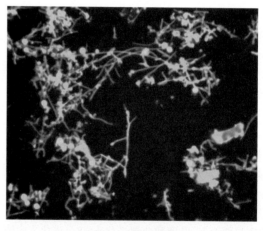

图10-2　荧光染色

（厦门大学附属第一医院检验科　徐和平　提供）

三、发病机制

组织胞浆菌以真菌的形式存在于土壤中，产生无性的大分生孢子和小分生孢子，通过气溶胶具有传染性，但本身不具有致病性。小分生孢子或菌丝碎片被吸入肺泡腔内，在适合的温度中转变为致病的酵母形式，开始在肺泡巨噬细胞内的存活。酵母形式不具备传染性，很少有病原体适应的酵母形式可以通过器官移植或实验室事故直接传播。

宿主温度下的存活是人类致病微生物的关键特征。荚膜组织胞浆菌生长需要维生素B₁、生物素和铁。巯基半胱氨酸或胱氨酸是维持酵母相生长所必需的营养物质。Sacco等发现，由半胱氨酸和巯基化合物介导的"分流途径"被认为诱导了酵母形式的形态发生。这种过渡过程通常需要数小时到数天。巯基封闭剂（PCMS）可抑制这种转变，后者可将真菌锁定在菌丝体相中。重要的是，使用这种阻断系统，在成熟的动物模型中，已治疗的荚膜组织胞浆菌无法引起疾病，这突出表明了转化为酵母形式以提高毒性的必要性。酵母相和菌丝相在生长期对钙的需求也不同，螯合培养基中的钙会抑制荚膜组织胞浆菌菌丝相生长，但不会抑制酵母相的生长。组氨酸激酶drk1（dimorphism regulating kinase）在荚膜组织胞浆菌双相转换时发挥重要作用。DRK1基因存在于多种真菌中，其在双相真菌（荚膜组织胞浆菌、皮炎芽生菌和球孢子菌）间有保守性，编码杂合的组氨酸激酶，可以感知宿主信号并触发从霉菌到酵母的转变。该激酶还在体内调节细胞壁完整性，孢子形成和毒力基因的表达。Nemecek等发现，沉默该基因可降低荚膜组织胞浆菌的毒力，并抑制对发病重要的其他因素，例如不再表达的CBP1和AGS1。

Nguyen等证明了WOPR基因家族的一部分RYP1（酵母相生长所必需）对于荚膜组织胞浆菌有效的形态发生和毒力同样是必需的。Webster等报道酵母期生长所需的两个基因RYP2和RYP3。Ryp2和Ryp3同源，与曲霉菌属和其他丝状真菌中的Velvet A调节蛋白家族同源。野生型荚膜组织胞浆菌在室温下以细丝形式生长，并在37℃下以酵母细胞形式生长，但是Ryp2和Ryp3突变体以丝状形式独立于温度而生长。与室温下相比，RYP2和RYP3转录因子在37℃的表达水平更高。这种差异表达类似于先前鉴定的RYP1转录因子。Beyhan等试图阐明Ryp1、Ryp2和Ryp3之间的相互作用，并鉴定了参与转化过程的另一种转录因子Ryp4（一种ZnⅡ2Cys6转录因子）。他们使用全基因组转录谱分析，观察到96%的酵母相转录物依赖于这些转录因子基因的表达，这些转录因子基因与上游区域相关联并相互作用，不仅控制形态转化而且还控制毒力基因的表达。需要进一步的研究来确定与转化为酵母形式有关的其他因素及其可能的相互作用途径。然而，荚膜组织胞浆菌从环境菌丝体形态到酵母形式的转化仅仅是成功感染宿主的过程的开始。

在急性感染或初次接种期间，小分生孢子和新近转化的酵母会成功通过上呼吸道的过滤系统到达肺泡，并遇到肺泡表面活性物质。肺泡表面活性物质是一种复杂的流体，主要由磷脂和4种蛋白质（SP-A，SP-B，SP-C和SP-D）组成，它们具有不同的生物学功能。SP-A和SP-D是胶原凝集素（collectin）家族的一部分，因为它们包含胶原样区域，该区域是C型凝集素结构域结构的一部分。这些亲水性表面活性物质成分在肺部免疫中起作用。SP-A和SP-D通过糖类识别域（carbohydrate recognition domain，CRD）结合病毒、细菌、真菌和寄生虫，调理病原体以增强中性粒细胞和巨噬细胞的吞噬作用和清除作用。但是，这不是表面活性物质影响组织胞浆菌存活的主要方式。表面活性物质具有固有的杀真菌特性。McCormack等研究表明，在SP-A和SP-D存在下生长的荚膜组织胞浆菌酵母细胞受到了极大的抑制。活力的降低与钙依赖性表面活性蛋白介导的荚膜组织胞浆菌通透性增加有关。导致酵母细胞通透性增加的完整机制尚不完全清楚。作者提出，钙结合会导致CRD发生构象变化，从而暴露破坏酵母细胞壁的疏水蛋白。同样，与野生型相比，SP-A缺陷型小鼠更容易感染。有趣的是，在这些小鼠中病原体清除率的下降最小，作者提出这可能是由于SP-D的持续存在或巨噬细胞对荚膜组织胞浆菌的快速吞噬作用所致。SP-A和SP-D的存在不抑制巨噬细胞内病原体的生长。因此，表面活性物质的主

要作用是阻止病原体进一步进入宿主组织和细胞。

一旦它们到达肺泡，荚膜组织胞浆酵母就会遇到先天免疫细胞。荚膜组织胞浆菌通过吞噬作用进入巨噬细胞，并由补体受体介导，因为这不需要病原体的调理作用。这一点很重要，因为肺部的血清调理素缺乏。利用这种吞噬作用机制对病原体是有益的，因为它不会触发额外的杀真菌途径，这有助于生物体在细胞内的持久存活。肺泡巨噬细胞表面的主要受体是LFA-1（CD11a/CD18）、CR3（CD11b/D18）和CR4（CD11c/CD18）。这些受体中的每一个都有一个独特的β亚基和一个共同的α亚基。当这些受体的CD18亚基被阻断时，50%～90%的组织胞浆菌结合受到阻碍。组织胞浆菌表面上主要与内化（internalization）有关的受体-配体蛋白是热休克蛋白（heat shock protein，Hsp）。热休克蛋白是蛋白质折叠的调节因子，在应激时会被上调，并在真菌发病机制中起着不同的作用。例如，Hsp70在从环境丝状形态到致病性酵母菌相的形态发生转变过程中被上调。荚膜组织胞浆菌酵母形式的细胞壁上的62 kDa Hsp（Hsp60）是一种免疫显性抗原，是宿主巨噬细胞上CR3受体的主要表面配体。Guimarães等研究发现，Hsp60与126种独特的真菌蛋白相互作用，并且相互作用的数量随着温度的升高而增加，这表明该蛋白具有广泛的细胞功能。重要的是，在导致病原体在宿主巨噬细胞持续存在的初始步骤中，这一点至关重要。这在Gomez等的一项研究中很明显，在该研究中，重组Hsp60的疫苗接种有效保护了被致死性组织胞浆菌接种的小鼠。Guimarães等后续研究在使用针对Hsp60的单克隆抗体的被动免疫中也有类似的发现。在接种小鼠中，他们观察到某些与Hsp60结合的抗体延长了生存期，降低了真菌负担和器官损害，并增加了Th1型细胞因子水平（IL-2、IL-12、TNF-α）。Hsp60和CR3之间的相互作用可能是组织胞浆菌进入巨噬细胞而不会触发其他炎症级联的原因。然而，就成功进入巨噬细胞而言，这些蛋白质的相互作用并不是孤立的事件。该生物具有进一步逃避宿主免疫反应所需的其他变化。此外，病原体在最初进入细胞时必须进一步改变其细胞壁，以避免被其他巨噬细胞受体识别。一旦被摄入到细胞质中，荚膜组织胞浆菌就被包含在吞噬液泡中。为了在该液泡中持续存在，它必须逃避对入侵微生物的进一步保护反应。荚膜组织胞浆菌酵母通过产生针对杀真菌氧化应激活性氧和活性氮的分泌防御和抑制吞噬体环境以防止溶酶体水解酶活化而有效抵抗巨噬细胞的杀伤。总体而言，真菌对生成的活性氧的敏感性取决于生物体。例如，荚膜组织胞浆菌酵母细胞可以承受一定浓度的活性氧，这些活性氧会杀死其他酵母，例如念珠菌。组织胞浆菌作为一种细胞内病原体，需要在吞噬体中同时抵抗细胞外和细胞内自由基。这些生存机制对生物的毒性至关重要。显然，荚膜组织胞浆菌具有适当的防御机制，可以逃避活性氧和活性氮物种。但是，当病原

体存在于细胞内和吞噬液泡中时，它们并不是对病原体的唯一危险。随着吞噬体的成熟，它会在内部产生酸性pH，从而增强针对被包围微生物的杀微生物活性。液泡ATPase（V-ATPase）是膜上的泵，用于将质子带到吞噬体内。随后，吞噬体与溶酶体融合，该溶酶体包含多种水解酶，在产生的低pH下效果最佳。这些酶然后进一步攻击入侵的微生物。因此，为了使微生物持久存在，微生物必须找到一种方法来操纵其在巨噬细胞内的环境，以产生更碱性的pH并潜在地防止溶酶体融合。最后，尽管荚膜组织胞浆菌包含在巨噬细胞内，但吞噬体通常缺乏营养。因此，病原体需要能够利用存在的物质或产生自己的营养素以满足其代谢需求。如果成功，病原体可以继续在该宿主细胞中生长和分裂，最终诱导宿主细胞凋亡，从而可以感染其他细胞并传播。

巨噬细胞具有额外的细胞壁受体，可以识别与真菌-病原体相关的分子模式（PAMPs），从而触发对入侵病原体的攻击。一种这样的受体是Dectin-1，识别占组织胞浆细胞壁结构的大部分的β-葡聚糖。β-葡聚糖和Dectin-1的相互作用触发了巨噬细胞的促炎症反应。荚膜组织胞浆菌逃避Dectin-1的主要机制是产生围绕并隐藏β-葡聚糖的α-葡聚糖。这些α-葡聚糖由α-1,3-葡聚糖合酶（Ags1）合成。α-葡聚糖的减少或损失导致毒力的显著降低。荚膜组织胞浆菌AGS1基因是由致病性酵母形式而非环境霉菌形式特异性表达的，这与感染期间的作用一致。其他基因亦参与α-葡聚糖的合成过程。Marion等鉴定出α-1,4-淀粉酶（Amy1）和负责产生该蛋白的基因AMY1。作为酶α-淀粉酶家族的一部分，Amy1可能生成α-1,4连接的寡糖，然后被Ags1用来生成α-1,3连接的葡聚糖，或者它可能负责最终产物的转糖基化。这项研究确定的另一个基因是UGP1。该基因产生UTP-葡萄糖-1-磷酸尿酸转移酶，该酶产生UDP-葡萄糖单体。Ags1使用这些来生成α-1,4和α-1,6连接的葡聚糖。随着UGP的沉默，底物减少，因此α-1,3-葡聚糖合成减少。

具有大量α-1,3-葡聚糖作为其细胞壁一部分的菌株称为化学型Ⅱ酵母菌株。一些组织胞浆菌菌株缺乏α-葡聚糖作为逃避机制，但这些菌株的毒力没有差异，被称为化学型Ⅰ酵母菌株。巴拿马分离株G186A（化学型Ⅱ）和北美分离株G217B（化学型Ⅰ）既是如此。Edwards等的一项研究中，对α-葡聚糖缺陷型菌株中Ags1基因启动子区域插入了2.7 KB的插入片段，从而减少了AGS1的表达。尽管如此，在用化学型Ⅰ酵母菌株进行小鼠肺部感染期间仍可检测到AGS1 mRNA，这表明Ⅰ型AGS1功能的丧失不会损害ags1突变型酵母对巨噬细胞的细胞毒性，也不会影响酵母的细胞内生长。与化学型Ⅱ酵母菌株，AGS1表达对于化学型Ⅰ酵母的毒力是必不可少的。尽管不存在细胞壁α-1,3-葡聚糖，但化学型Ⅰ酵母可以避免以生长阶段依赖性方式

被Dectin-1检测。这表明产生了一种独特的组织胞浆菌化学型Ⅰ因子，该因子至少部分地规避了酵母毒力所需的α-1,3-葡聚糖。

分泌的葡聚糖酶可能是某些菌株规避与巨噬细胞受体的其他相互作用的独特或主要利用的机制。葡聚糖酶Eng1首先由Garfoot等使用菌株G186A和G217B研究。当ENG1表达沉默时，生物本身的生长不会受到影响。但是，体内Eng1缺乏导致感染性降低和促炎性标志物产生增加。因此，Eng1可减少暴露于巨噬细胞的β-葡聚糖的量。Exg8是另一种葡聚糖酶，其靶标也是细胞壁β-葡聚糖。像Eng1一样，Exg8仅由致病酵母形式的组织胞浆菌产生。同样，Exg8不会显著损害酵母细胞与Dectin-1的相互作用。Exg8的特征是外切葡聚糖酶，而Eng1是内切葡聚糖酶。有学者提出，细胞中的β-葡聚糖的结构不是具有暴露末端的简单链而是环状的。因此，内切葡聚糖酶Eng1在逃避Dectin-1方面更重要。这些葡聚糖酶维持缺乏α-葡聚糖产生的菌株的毒力，但它们不会改变受体-配体结合，最终导致巨噬细胞内化，即CR3与Hsp60结合。

接触过组织胞浆菌的病人均可出现一过性无症状血行播散性感染，该过程由吞噬组织胞浆菌的巨噬细胞所介导，在网状内皮系统中，巨噬细胞将组织胞浆菌抗原递呈给T淋巴细胞，T淋巴细胞致敏后再激活巨噬细胞，使其杀伤胞内的病原菌，从而控制感染。这也表现为偶然在CT扫描或尸检时，发现肝脏和脾脏中有组织胞浆菌肉芽肿形成。一旦细胞免疫发展，最终是Th1细胞介导的通过抗原呈递细胞和T淋巴细胞的相互作用产生免疫应答，产生IL-12、IFN-γ和TNF-α等细胞因子。IL-12和IFN-γ作用于巨噬细胞杀死真菌并阻止疾病进展。在一项严重联合免疫缺陷小鼠的研究中，外源性IL-12增加了脾细胞中IFN-γ、TNF-α和一氧化氮，导致组织胞浆菌菌落数减少，存活率增加。IFN-γ抗体产生能稀释IL-12的防御作用。目前已证实TNF-α和IFN-γ在组织胞浆菌病病人中的重要作用可通过接受TNF抑制剂治疗的病人和IFN-γ受体缺乏的宿主中发生严重疾病来证实。机体在无免疫缺陷的情况下，急性感染随着细胞介导免疫的发展而消退，这也说明急性期组织胞浆菌病病程具有亚临床或自限性，而抗原特异性CD4⁺T淋巴细胞介导的反应导致肉芽肿的形成，这种免疫激活能抑制真菌并防止再次感染，但不能根除病原体。当病人出现免疫活性低减，如AIDS、化疗、器官移植和自身免疫疾病时，类似于肺结核表现，该病可能再次重新激活导致严重播散，这可通过行组织胞浆菌素皮肤试验表现测试有无感染的历史。

四、流行病学

荚膜组织胞浆菌多见于北纬54°和南纬38°之间的温带地区，主要存在于富含氮、磷酸盐的土壤中，通常在土壤表

面20cm范围内，18～28℃适宜的温度，湿度在60%以上和黑暗条件（促进孢子形成）为其适合的生存环境。这种真菌在自然界普遍存在（土壤、树梢、院子和公园等），挖掘、建设以及娱乐活动导致土壤表面破坏和传染性小分生孢子的释放，随后被吸入致病。在流行区域含有蝙蝠及鸟类腐烂粪便的土壤中常可发现组织胞浆菌，但新鲜粪便中很少分离出该菌。鸡舍、鸟巢和蝙蝠聚集的洞穴均被证实有组织胞浆菌存在。第一株组织胞浆菌环境株就是从鸡窝中分离得到。几种禽类的粪便被认为与真菌的生长有关，包括八哥（starling）、画眉（blackbird）、鸽子，以及不常见的大怪鸱（oilbird）（在南美发现）和美洲黑羽椋鸟（Grackle）。1983—2013年记录的105例暴发的流行病学调查中，77%的病例接触过鸟类、蝙蝠或其粪便。直到20世纪40年代才从土壤中回收荚膜组织胞浆菌，因此毫无疑问地确定感染是从环境中获得的。在重度侵染的土壤中，荚膜组织胞浆菌颗粒的数量据估计达到每克土壤10^5值得注意的是，已在土壤中鉴定了分生孢子（或孢子），这一发现证明了自然界中存在这种形态型。在美国，组织胞浆菌病感染主要与鸡舍以及建筑和拆除有关，而在巴西，洞穴探访是主要的暴露来源。然而，在两个国家中，大多数（如果不是全部）病例都发生在鸟粪/鸟粪高负荷的地方，这增加了这种真菌感染的可能性。

尽管尝试了许多从环境中培养真菌的方法，但荚膜组织胞浆菌很难直接从土壤中分离出来，尽管偶尔使用矿物油浮选法也能取得成功。相反，最简单、最可靠的方法是用土壤乳剂腹膜内接种小鼠，等待15～30天，并培养一些器官，包括肝、脾和肺，以发现真菌。小鼠具有足够的宿主防御能力，可以根除土壤中的腐生菌。因此，地方性生态位感染通常是通过人类或家畜（如犬）的暴发来确定的，而不是通过从环境场所中回收真菌来确定的。

许多哺乳类动物，例如人、犬和猫，都是潜在的宿主。需要注意的是，鸟类并不是组织胞浆菌的宿主，很少受到荚膜组织胞浆菌感染。蝙蝠却经常被感染，已从蝙蝠的胃肠道分离出该菌，但炎症反应极小，这表明真菌能积极抑制宿主的免疫反应。多种其他受感染的哺乳类动物，包括人类，都对组织胞浆酵母菌产生肉芽肿性炎症。真菌已经开发出特定的机制来抑制蝙蝠的宿主免疫反应，从而建立了有效的扩增循环，通过这种循环，其菌丝体形式在蝙蝠栖息地的粪便中（如在洞穴中）生长，其小分生孢子释放到空气中以待繁殖。

组织胞浆菌病是所有六大洲人口居住地区特有的全球性疾病。美洲和非洲大陆受影响最大，特别是在不发达国家。造成总体分布差异的可能原因与这些地区的土壤特征和气候差异有关。在北美，最高流行地区位于美国中部和东部的密西西比州和俄亥俄河谷内。在这些流域周围的地区，组织胞浆菌病的发病率估计为6.1/10万，90%的人口

一生中接触过荚膜组织胞浆菌。在美国以外，波多黎各是荚膜组织胞浆菌中等程度的地方性流行病，也是公认的疫情暴发地点。组织胞浆菌病是美国最普遍的地方性真菌感染。据估计，有5000万人潜在感染，每年估计有50万例新感染病例。2011—2014年，健康监测记录中共记录了3409例组织胞浆菌病病例，分布于12个州，包括那些在美国大陆上经典定义的流行地区内外的地区。各州特定的组织胞浆菌病年发病率范围高达4.3/10万，并且在4年期间相对一致。但是，由于缺乏报告和强大的公共卫生监测数据，美国组织胞浆菌病的真实发病率和负担可能被低估了。在上述研究中报道的所有组织胞浆菌病病例中，有57%的病人因严重感染而住院，其中，7%死亡。该数据与先前于2002年进行的流行病学研究一致，该研究发现，在美国流行区域内因组织胞浆菌病住院的成年病人的死亡率约为7%。此外，在美国许多以前认为不流行的地方，也有与具体环境源相关的组织胞浆菌病病例报道，包括落基山脉诸州（蒙大拿州、爱达荷州）、东南部（南卡罗来纳州、佛罗里达州）、东北部（纽约）和北部中部各州（明尼苏达州、北达科他州）。在大规模出行和交通便利的时代，输入的组织胞浆菌病病例越来越普遍。在与美国东部接壤的州，包括康涅狄格州、纽约和乔治亚州，与前往美国中西部地区相比，前往波多黎各和加勒比海国家的旅行似乎是更常见的风险因素。在过去的10余年间，可能由于气候变化和人为土地利用而导致荚膜组织胞浆菌病向北迁移。美国各地与组织胞浆菌病相关的住院治疗有所增加，并且在除人类免疫缺陷病毒以外的其他免疫功能低下的病人中越来越多地出现。

组织胞浆菌病被认为是美洲最常见的侵袭性机会性真菌病，据报道已有80多年的暴发和微流行。在美国和加拿大已有许多关于流行病或组织胞浆菌病暴发的报道，可追溯到20世纪30年代末。暴发定义为涉及至少两个案例。1963年，在加拿大蒙特利尔的圣劳伦斯河谷沿岸发现了31例组织胞浆菌病。作者指出，在此期间，该城市一直处于建设热潮中。1970年5月上旬，美国俄亥俄州特拉华州的一所中学暴发了组织胞浆菌病；384名（40%）师生发生了临床疾病，亚临床病例的数量可能相等。传播的方式是通过空气传播的，并在流行病学上被证明与1970年4月22日世界地球日的活动有关，当时学校中心的庭院是鸟类栖息地，被清除和清扫。学校的强制通风系统（带进气口的庭院）导致整个学校建筑受到庭院空气的污染。庭院的土壤样品荚膜组织胞浆菌呈阳性，而建筑物周围其他区域的随机样品则呈阴性。在70年代之前，多数暴发发生在农村地区，这与禽鸟或蝙蝠粪便相关感染的预期一致。鉴于许多此类事件最初是在农村地区报告的，因此感染的人数通常少于100。自70年代以来，流行的环境已从农村转移到城市。城市流行病的极端例子是印第安纳州印第安纳波利斯市的两次流行，

发生在70年代末和80年代初。在第一次暴发中，超过10万印第安纳波利斯的居民被感染。它与夷平一个旧的游乐园和在市中心建造网球场有关。该流行病持续了1年，并可能通过风传播。第二次暴发是由于在印第安纳大学-普渡大学印第安纳波利斯（IUPUI）校园内建造了一个新的游泳馆。由于两次暴发，总共约有200 000人被感染。这两个事件的另一个重要因素是荚膜组织胞浆菌对印第安纳波利斯居民健康的有害影响。尽管组织胞浆菌病的暴发通常不会引起很高的死亡率或发病率，而且大部分疾病是自限性的，但这两次都伴随着300多例住院治疗和至少15例死亡，有40例播散性组织胞浆菌病。重要的是，这些暴发是在艾滋病流行之前，以及新制剂的引入，例如TNF-α拮抗剂，它们是传播组织胞浆菌病的主要危险因素。造成破坏性影响的原因尚不清楚，但是确定的危险因素包括年龄大于54岁和免疫抑制。考虑到组织胞浆菌病对人群的影响，这两次流行病的范围确定了城市环境、风和免疫状况的重要性。印第安纳波利斯在80年代末至90年代初遭受了另一次暴发。但是，这一次，许多病例是在艾滋病病人中发生的。这次疫情并未追溯到特定的拆除或建筑工地。相反，可能是城市及其附近地区的荚膜组织胞浆菌导致病例增加。

组织胞浆菌病在拉丁美洲的许多地区，包括巴西、法属圭亚那、阿根廷、哥伦比亚、委内瑞拉、危地马拉和巴拿马，高度流行。在巴西，自1946年以来就已经描述了这种疾病，特别是在HIV/AIDS大流行期间，这种疾病在人群中的发病率达到了惊人的水平。血清流行病学研究表明，在巴西的部分地区，多达90%的人口已经接触过荚膜组织胞浆菌。Guerra等研究发现，从1946年至2017年，巴西10个州报道40例多发性组织胞浆菌感染，其特征是暴发或微流行，共涉及370人和2条犬，涉及13例播散性病例和3例死亡。里约热内卢的暴发数量最多（20/40，50%）。多数暴发和微流行报告发生在洞穴（21/40，52.5%），其次是在废弃/灭活的地点（6/40，15%）、矿山（5/40，12.5%）和鸡舍的清洁/管理（4/40，10%），其他来源和未知/未描述来源均占5%（2/40）。大多数暴发发生在7～10月份。艾滋病的流行加重了南美组织胞浆菌病的流行。渐进性播散性组织胞浆菌病是法属圭亚那最常见的定义艾滋病的疾病，占发热住院艾滋病病人的41%，哥伦比亚从1992—2008年有70%的组织胞浆菌病病人患有HIV/AIDS。在整个拉丁美洲，艾滋病组织胞浆菌病死亡人数超过了结核病死亡人数。2012年发病人数估计为6710～15 657例，死亡人数为671～9394例，而拉丁美洲报道的与结核病相关的死亡人数为3777～6405例。

除了在其他流行地区获得的组织胞浆菌感染外，在欧洲很少有组织胞浆菌病的发生，尽管在意大利已经报道了一些当地病例。Morgan等在意大利波河流域克雷马（Crema）对776例平均年龄18岁的高中学生进行了组织胞

浆菌素皮肤测试。在这个地理区域，HIV阴性男性发生了两例自发性组织胞浆菌病的传播。组织胞浆菌素皮肤试验敏感性为1.23%，除了1人外，所有受试者从未出国。这项调查证实了意大利波河流域可能会发生自发性组织胞浆菌病。特立尼达、圭亚那、巴巴多斯和多米尼加共和国等加勒比地区也很流行。在特立尼达，年龄在60岁以下的人中组织胞浆菌素阳性率可能高达60%。

并非所有暴露于荚膜组织胞浆菌的人都需要靠近被挖掘的地方或土壤被破坏的地方。2001年3—5月，墨西哥阿卡普尔科（Acapulco）的一家酒店发生了一次暴发，Morgan等研究发现，清洁公用事业井道和楼梯间的使用与荚膜组织胞浆菌孢子的传播有关。在与之联系的757例酒店住宿者中，有262例（36%）符合临床病例定义。在测试的273个血清样本中，有148个（54%）呈阳性。这是与酒店有关的首次组织胞浆菌病暴发。流行地区的酒店应考虑采取建筑预防措施，以防止客人中的组织胞浆菌病。从1989—1996年，得克萨斯大学西南医学院学校员工中发生了29例组织胞浆菌病。校园中有许多建设项目，这些项目涉及以前的林地，并且毗邻大型鸟类保护区。在校员工（47%）的组织胞浆菌素皮肤测试阳性率高于校园以外对照组（28%）；在2座研究大楼的较高楼层工作的员工中，这一比例最高。这种传播是严格的室内进行的，这些建筑物的屋顶上的空气处理装置无法排除组织胞浆菌孢子。

中国的组织胞浆菌素皮肤试验反应性范围为6%～50%。从1990—2011年，共记录了300例病例，有178例明确为本土感染，75%的病例发生在长江流域的9个省市，大多数病例与艾滋病有关。在泰国，艾滋病的流行与渐进性播散性组织胞浆菌病病例激增有关，在1984年9月—2010年3月，其公共卫生部在HIV感染病人中报道了1253例组织胞浆菌病病例。尽管菲律宾报告的组织胞浆菌素皮肤试验阳性率为26%，但很少有已公布的组织胞浆菌病病例，可能是报告不足或认识不足的结果。Baker等对2018年6月以前文献报道的东南亚（不包括印度次大陆）407例组织胞浆菌病病例进行了系统的综述。由于缺乏详细信息，泰国1253例病例未在统计范围内。每个国家/地区的病例数量各不相同：泰国（233例）、马来西亚（76例）、印度尼西亚（48例）和新加坡（21例），其他国家很少或没有报道。255例（63%）是播散性组织胞浆菌病，177例（43%）与HIV相关。在缅甸、菲律宾、印度尼西亚、泰国和越南组织浆菌素皮肤试验敏感性高的地区的比例分别为86.4%、26.0%、63.6%、36.0%和33.7%。荚膜组织胞浆菌病是印度次大陆部分地区的地方病，特别是在印度东北部的西孟加拉邦和北方邦内。在印度，从1995—2017年，报道了388例病例，其中大多数是从2004年开始被诊断出来的，29%的病例与HIV相关。孟加拉、尼泊尔、巴基斯坦和斯里兰卡等地也有报道。

非洲组织胞浆菌病由荚膜组织胞浆菌杜波变种引起。杜波变种仅发生在非洲，特别是在中非和西非以及马达加斯加岛。尼日利亚、尼日尔、塞内加尔、刚果民主共和国、扎伊尔和乌干达都有报道。荚膜组织胞浆菌荚膜变种在坦桑尼亚、津巴布韦和南非是地方性疾病，在非洲大陆上偶发。因此，非洲组织胞浆菌病是一种误称，因为非洲病人可以同时感染两种荚膜组织胞浆菌变种。Oladele等回顾性分析了2017年3月30日之前（1952—2017年）文献报道的470例发生在非洲的组织胞浆菌病病例。247例为荚膜组织胞浆菌杜波变种所致，荚膜组织胞浆菌荚膜变种为185例，有些仅通过血清学记录。感染艾滋病毒的病人占病例的38%（178例）。西非的记录病例数最高，为179例，多数（162例）是由荚膜组织胞浆菌杜波变种引起。在南部非洲地区，已经报道了150例病例，大多数（119例）由荚膜组织胞浆菌荚膜变种引起。荚膜组织胞浆菌杜波变种的大多数病例在免疫能力正常的病人中表现为局部病变。但是，它已在艾滋病病人中传播。

Staffolani等对2016年12月31日之前文献报道的814例免疫功能正常的旅行者感染组织胞浆菌的文献进行了系统综述，在资料完整的573例病人中，最常见的旅行目的地是中美洲（168/573，29.8%）和南美洲（154/573，27.4%），其次是美国、加拿大（117/573，20.8%）和非洲（95/573，16.9）。接触组织胞浆菌的最常见方式是探索洞穴和（或）与蝙蝠粪便接触（349人，占60.9%），其次是户外活动（198人，34.5%）、鸟类（鸡）（105，18.3%）和土壤吸入（104，18.1%）。多元Logistic回归模型显示了组织胞浆菌病的发展与涉及洞穴探索和（或）与蝙蝠的粪便接触或其他户外活动之间的关联。目的国之间的发病率没有显著差异。

与医疗保健相关的荚膜组织胞浆菌感染已与医疗设备和外科植入物联系在一起。由于这种真菌能适应不同类型的气候并具有很强的播散能力，因此在医院环境中可能存在荚膜组织胞浆菌的M期。尽管常规的病原体鉴定技术从未在医院环境中鉴定出荚膜组织胞浆菌，但近几十年来已报道了组织胞浆菌医疗保健相关感染（healthcare-associated infection，HAI）病例。分子生物学方法可用于医院空气中这种真菌的鉴定和真菌病的诊断。

五、临床表现

荚膜组织胞浆菌被认为是"真正的"或原发性真菌病原体，因为它容易感染具有免疫能力的宿主，并可能在此人群中引起症状性疾病，这取决于宿主的免疫状态、真菌菌株的毒力和吸入的真菌孢子数量。因此，荚膜组织胞浆菌被认为是一种地方性真菌病原体，在整个人群中引起一定的疾病发生率，该发病率随地理区域而变化。但是，组织胞浆菌病也表现出机会性感染的特征，因为细胞介导的免疫反应缺陷的人患重症的风险更大。即使暴露于

较小的真菌接种物中，这类病人也更有可能发展为进行性播散性疾病。处于极端年龄的病人、AIDS/HIV、实体器官移植受者、接受肿瘤坏死因子（TNF）抑制剂治疗的病人被确定为具有较高的风险。但是，组织胞浆菌病在免疫抑制个体的不同人群中可能是异质的。实体器官移植后，供体相关的感染和无症状潜伏性组织胞浆菌病的再激活是最常见的感染机制，并且以双峰方式发生：分别发生在移植后6个月和2年内。另一方面，几乎所有艾滋病毒/艾滋病病人都是新近感染后发展为进行性播散性组织胞浆菌病。

组织胞浆菌病有4种不同形式：无症状型、急性型、慢性型及播散型。肺组织胞浆菌病根据发病时间分为急性（1个月内）、亚急性（1~3个月）和慢性（>3个月）。急性暴露会导致从无症状感染到重症肺炎等一系列病症，潜伏期一般为3~21天，95%~99%的病人为无症状型，无须治疗即可在1个月内自愈。组织胞浆菌素皮肤试验呈阳性，影像学可显示肺部出现多发性钙化灶。

急性型多发生在免疫缺陷病人、年龄较大（>50岁）或非常年轻的病人（<2岁）或在吸入大量微生物后。临床表现无特异性，可表现为发热、咳嗽、呼吸困难、胸痛等上呼吸道感染或流感样症状，临床易误诊为普通的病毒性或细菌性肺炎。病人可能会出现风湿病症状，例如关节炎、关节痛、多形性红斑和结节性红斑。这些代表对急性感染的炎症反应，而不是传播。许多小范围的急性暴发病例多由于工作或旅游原因在疫源地一次吸入大量组织胞浆菌所致。如2001年5月，美国伊利诺斯州的一个垃圾处理站的11名工人有8名发生急性肺组织胞浆菌病，调查发现此次感染原因是工人们参加了一次树木砍伐活动。影像学可无异常，亦可表现为孤立或弥漫性结节状阴影，或表现为片状浸润阴影、磨玻璃影或肺实变表现，常伴同侧肺门和纵隔淋巴结肿大，偶有胸膜反应。此型病程约1周，大多可自愈，肺部阴影完全消失或遗留多发性圆形、卵圆形钙化是其愈合形式（图10-3，图10-4），少部分继续进展。病人可能表现出肺外扩散的发现，包括肝脾大、肝酶升高、淋巴结肿大、骨髓抑制、全血细胞减少和脑脊液淋巴细胞增多，提示肝脏、骨髓和中枢神经系统分别受累。多达1/4的病例可从肺外部位分离出组织胞浆菌。播散通常是非进行性的，机体产生针对荚膜组织胞浆菌的细胞免疫。在严重的情况下，如果不及时诊断和治疗，可能会导致呼吸衰竭和死亡，这突出了早期诊断组织胞浆菌病的重要性。急性肺组织胞浆菌病也可能被误诊为其他肉芽肿性肺部疾病，包括分枝杆菌病、淋巴瘤和结节病。吸入较少的荚膜组织胞浆菌可能会导致数周至数月的缓慢进行性感染的发展，称为亚急性肺组织胞浆菌病。其特征在于较轻但较持久的呼吸道和体质症状。在胸部影像学上，局灶性实变占多数，纵隔和肺门淋巴结肿大是常见的表现。

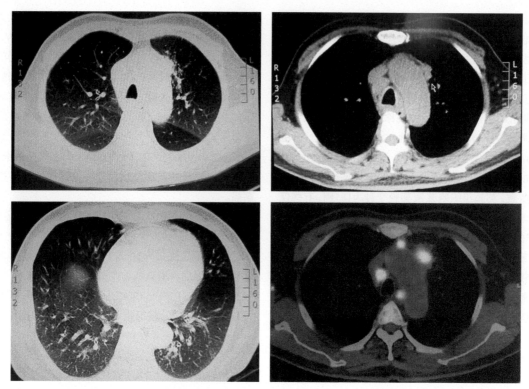

图10-3　男，67岁。左肺上叶前段肿块影，边界不清楚，双肺多发大小不等结节影和磨玻璃密度影。左锁骨上窝、双腋窝及纵隔内多发肿大淋巴结，PET/CT示左肺上叶纵隔旁糖代谢增高软组织密度肿块影（红箭），考虑恶性肿瘤（周围型肺癌可能性大）

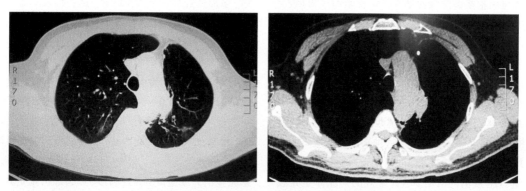

图10-4　病人经两性霉素B脂质体和伏立康唑治疗后，病变明显吸收，纵隔窗见钙化影

　　存在肺部基础疾病或免疫缺陷的病人可能出现播散性感染或发展为慢性空洞型肺部感染。慢性空洞型主要发生于肺气肿、肺结核或肺结构破坏性病变病人，因异常空洞有利于病原菌逃避人体免疫机制的干扰，更好地繁殖。临床表现与肺结核极为相似，低热、盗汗、体重下降、咳嗽、咳黏脓痰，逐渐出现呼吸困难。在3/4的病例中存在纵隔淋巴结或肺结节，表明该过程在诊断之时已经存在数年，或该表现是由于先前组织胞浆菌病导致钙化病人再感染所致。慢性病变有时可形成孤立性阴影，难与结核球相鉴别。生活在流行地区的病人X线胸片显示多个边界清晰的钙化结节，小于1cm，强烈提示既往组织胞浆菌感染。此型除少部分病人自愈，多数进展，最终导致肺纤维化，往往

死于呼吸衰竭。病理生理学似乎主要是由对真菌抗原的适应不良免疫反应驱动的，从而导致纤维化、坏死和组织受损，而不是直接的真菌毒性。广泛的组织损伤而不是压倒性的感染似乎是慢性空洞型组织胞浆菌病发病率和死亡率的主要来源。除了肺部表现，在肝脏和脾脏CT检查常显示大量钙化肉芽肿，这是血源性传播所致。

　　全身性播散型病人常见症状包括发热、体重减轻、肝脾大、血常规三系降低、淋巴结肿大、胃肠道症状、皮肤或黏膜累及等。合并HIV/AIDS的病人，90%以上表现为播散型组织胞浆菌病，且皮肤或黏膜累及较多，血细胞减少比例较高，脾脏累及比例较少。临床上，经胃肠道确诊的不到10%，大部分在尸检中发现，胃肠道症状多为不具特征性腹

痛、腹泻，AIDS的病人更为表现更为复杂，结肠是最易被累及的部位，约占80%。这些临床表现极大干扰诊断识别，难与溃疡性结肠炎、克罗恩病、恶性肿瘤相鉴别，这也提示流行地区使用免疫抑制剂时需仔细排除该病。组织胞浆菌在肾上腺、骨、中枢神经系统和心脏等脏器也可见播散感染征象。肾上腺功能不全是早年常见的死亡原因，表现为发热、不适、恶心和呕吐，病人存在血糖低、电解质异常，直立性低血压。文献资料显示在免疫正常的病人更容易出现肾上腺受累，免疫缺陷病人可能是由于无法形成导致肉芽肿的免疫反应，而肉芽肿通常会导致肾上腺的破坏，或病人临床表现是急性到暴发性的，其肾上腺受累的特征尚未表现出来。播散性感染可累及骨骼，导致骨髓炎、脊椎椎间盘炎、化脓性关节炎，还可累及关节附近组织，如腱鞘炎、偶尔伴有相邻的腕关节或腕骨受累等，膝关节是组织胞浆菌病相关的最常见的单关节。脑炎和局灶性大脑或脊髓病变发生在5%～10%的播散性感染病例，神经系统受累通常是由于血液播散到脑膜或脑部而发生的，主要表现为亚急性或慢性淋巴细胞性脑膜炎，伴有脑膜炎的脑脊液变化，该病脑脊液生化检查提示蛋白质升高，葡萄糖轻度降低，白细胞通常在50～500/μl，以单核细胞为主。心内膜炎是组织胞浆菌感染的罕见表现，感染部位可以在自体瓣膜、人工瓣膜，甚至心房黏液瘤、血管移植物上。病人具有典型的慢性播散性组织胞浆菌病的症状，并且有心脏病灶和栓塞现象。

可能提示严重组织胞浆菌病诊断的线索包括血清碱性磷酸酶、乳酸脱氢酶或铁蛋白水平升高。Spec等的一项研究中，弥漫性组织胞浆菌病的天冬氨酸氨基转移酶/丙氨酸转氨酶（AST/ALT）比率（2.69）显著高于弥散性球孢子菌病或芽生菌病（1.14）和细菌性败血症（0.89），这可能是早期的确认测试之前的指标。

少数情况下，肺部组织胞浆菌病灶随着时间迁移形成类似纤维化的局部肿块，被称作组织胞浆菌瘤。组织胞浆菌瘤由周边急性炎症区域和中央钙化区组成，影像学上需要与肿瘤相鉴别。其形成的原因可能是因为病灶中的组织胞浆菌抗原持续刺激机体所致。

组织胞浆菌病有3种纵隔表现：纵隔炎（mediastinal adenitis）、纵隔肉芽肿和纵隔纤维化。纵隔炎由增大的纵隔淋巴结组成，对急性肺部感染有反应。纵隔肉芽肿的特征是纵隔淋巴结肿大，逐渐坏死并合并为半实性纵隔肿块。尽管纵隔炎通常是肺部感染后的早期并发症，纵隔肉芽肿也可能在数十年后发生。两种综合征最常见的是亚临床症状，但有时结节可能变大到足以压迫附近的结构，从而导致胸痛。过度压迫可导致食管、气道和上腔静脉受到影响，分别导致慢性吞咽困难、慢性咳嗽和肺萎陷及上腔静脉综合征。在纵隔肉芽肿中，很少形成邻近解剖结构的瘘管，从而将坏死的内容物排入支气管或食

管。支气管阻塞可能导致反复咳嗽，伴有发热、寒战、发汗和其他体质症状。纵隔纤维化是组织胞浆菌病的晚期并发症。该综合征最初可能是无症状的，但通常会持续发展直到重要结构的侵犯而导致阻塞性症状，其中最严重的是肺动脉或上腔静脉的阻塞。学者们认为，潜在的病理生理是继发于对纵隔组织中发现的真菌抗原的免疫过度反应的继发作用，因此，在具有更强健的细胞免疫力的年轻个体中更常见。急性心包炎很少见于急性肺组织胞浆菌病（5%），被认为是继发于附近纵隔淋巴结发炎引起的心包刺激。因此，这被认为是炎症-免疫过程，而不是真菌侵入心包的结果。该综合征发生在肺部感染后2～6周，其特征是胸痛、典型的心电图改变，有时还有心包摩擦音。

六、诊断

根据欧洲及美国制定该病诊断指南，确诊组织胞浆菌病的必须具备下列条件中的一项：①感染部位或血液中获得的标本组织培养阳性；②任何经组织及细针穿刺病理观察发现吞噬细胞内具有组织胞浆菌形态特征的酵母样细胞；③组织胞浆菌培养或病理检查阴性，临床症状怀疑真菌感染，检测血、尿、脑脊液组织胞浆菌抗原阳性，也可以作为诊断条件。另外有多种方法用于诊断组织胞浆菌病，包括免疫学测定和分子诊断等方式。

该病确诊需病原学依据，目前可用的诊断方法包括直接镜检、培养、血清学及抗原检测。直接镜检是指通过显微镜直接发现组织胞浆菌，常用标本包括血涂片、组织印片等。其中，骨髓镜检的阳性率最高，肺组织次之。该方法速度快，发现阳性结果即可开始治疗，但敏感性差。荚膜组织胞浆菌与利什曼原虫及马尔尼菲篮状菌3种病原体均侵犯人体网状内皮系统，免疫力低下人群易感，特别是HIV病人，由其导致的内脏利什曼病、组织胞浆菌病和马尔尼菲篮状菌病具有相似的临床表现：长期不规则发热、消瘦、进行性淋巴结和肝脾大。这3种病原体都是细胞内寄生，镜下形态也非常相似，直接镜检时易产生混淆。骨髓中糖原染色（PAS）能鉴别这3种病原体。PAS染色后利什曼原虫不着色或着色浅或颗粒状而不连续。马尔尼菲篮状菌和荚膜组织胞浆菌菌体胞壁含有β-链多糖，PAS染色可使胞壁染红色且清楚，胞内容物不着色，轮廓明显而清楚。马尔尼菲篮状菌分裂繁殖，故可找到分裂期的横膈细胞，横膈染成深红色。荚膜组织胞浆菌为芽孢繁殖，不会出现腊肠状的细胞和横膈，镜检可见窄颈单芽孢繁殖。

组织学检查取样位置多样，可包括肺、淋巴结、肝、骨髓等，其病理表现取决于宿主免疫状态。最常见为结核样肉芽肿反应，见于机体反应性较强的成年病人。在肺感染时常形成结核样结节组织。也可有干酪样坏死，坏死区较易液化

而形成慢性纤维空洞，亦常见钙化，还可能出现局灶性或弥漫性组织细胞增生症，主要为巨噬细胞浸润，巨噬细胞内或外有特异性的卵圆形酵母相菌（图10-5）。相比之下，很少见中性粒细胞、淋巴细胞、浆细胞浸润。另外，伴有坏死性血管周围炎可以在严重感染病理组织切片中见到。值得注意的

是该菌自身无荚膜存在，这一特点愈发增加镜下形态复杂性。HE、GMS、PAS或革兰染色都有显示细胞内孢子，但必须与其他酵母、酵母样真菌和原虫相鉴别。病变最后发生纤维化及钙化而愈合。各钙化结节大小不等，但均呈圆形，最小的如针尖大小，密度极高，边缘光滑而清楚。

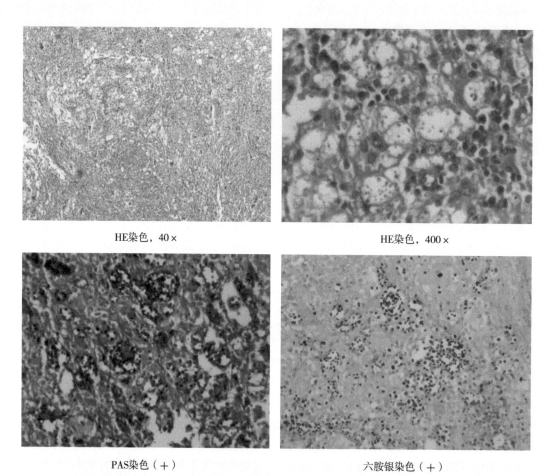

HE染色，40×

HE染色，400×

PAS染色（＋）

六胺银染色（＋）

图10-5　组织病理学示多核巨细胞与组织细胞内见较多圆形、卵圆形病原体，PAS和六胺银染色阳性

（中南大学湘雅二院呼吸科　欧阳若芸　提供）

培养阳性是诊断本病的金标准，且分离到菌株可以做菌株特性鉴定。组织或体液标本用沙氏培养基培养，在25℃培养数周（有时需长达6周），能长出白色或淡黄褐色的棉花样霉菌菌落，35～37℃培养时可见光滑、乳酪样菌落，镜下可见直径3～5μm卵圆形芽生孢子。联合直接镜检及培养可提高诊断的灵敏度。

尽管培养和组织病理学诊断仍然是诊断组织胞浆菌病的金标准，但是抗原检测提供了可靠、无创且高度敏感的诊断手段。抗原可以在早期24～48小时即出现，且可在多种标本包括尿液、血清、脑脊液、BALF等中检出。抗原血症的检测灵敏度比尿抗原稍低，当结合尿液和血清抗原检测时，急性肺组织胞浆菌病的检测灵敏度超过80%，弥漫性组织

胞浆菌病的检测灵敏度超过90%。在严重疾病或免疫系统受损的病人中，由于感染的负担更高，因此敏感性进一步提高。BALF中组织胞浆菌的检测可以提高诊断肺组织胞浆菌病的敏感性。Hage等研究显示，93.5%的疑似或确诊的肺组织胞浆菌病病人的BALF中检出了抗原。BALF组织胞浆菌抗原的敏感性优于血清和尿液抗原，并且是10%样品中抗原阳性的唯一证据。当与BAL细胞病理学结合时，敏感性增加到96.8%。如果尿液或血清的抗原检测结果为阴性，但组织胞浆菌病的预检可能性很高，则应考虑进行BAL的支气管镜检查和经支气管活检。脑脊液中抗原的检测可用于诊断组织胞浆菌脑膜炎。Wheat等研究发现，脑脊液抗原对免疫功能低下和患有严重疾病的组织胞浆菌脑膜炎病人（分别为

93%和81%）敏感，但在正常宿主和轻中度病人（分别为31%和55%）中对CSF抗原不敏感。检测到抗原的其他无菌体液还包括胸膜、心包和腹膜液体。组织胞浆菌病可出现在不同的临床综合征中，这些综合征随临床病程、严重程度、疾病程度和影像学表现而异。可用的诊断方法对疾病的所有表现形式具有不同的敏感度和特异度，并且在某些临床情况下可能需要进行某些检查。例如，尽管血清和尿液中的抗原检测对重症急性或播散性组织胞浆菌病病人非常有用，但对亚急性和慢性肺组织胞浆菌病诊断的敏感性低。监测抗原水平是治疗反应的一种有用措施，因为它们随着有效治疗而下降，随着复发感染而增加。抗原检测的局限性在于，在存在其他真菌感染的情况下，该检测方法具有明显的交叉反应，皮炎芽生菌的比率高达90%，荚膜组织胞浆菌杜波变种为100%，粗球孢子菌或球孢子菌为67%，巴西副球孢子菌为90%，申克孢子丝菌为100%，马尔尼菲篮状菌为94%。在接受抗胸腺细胞球蛋白的移植病人中，有15%报道了假阳性。然而，在流行地区，高达75%的低阳性结果在临床上具有重要意义。

用于检测针对荚膜组织胞浆菌抗体的可用方法包括补体结合（complement fixation, CF）、免疫扩散（immunodiffusion, ID）和酶免疫测定（enzyme immunoassay, EIA）。抗体通常在暴露后4~8周产生，并且在感染后可能会持续数年，从而限制了在诊断和处理急性肺组织胞浆菌病中的应用。尽管生活在流行地区的大多数成年人在其一生中的某些时候都暴露于荚膜组织胞浆菌，但使用商业方法对抗体呈阳性的比例很小。在印第安纳波利斯的一项研究中，有55%的成年人皮肤测试阳性，但只有不到4%的成年人使用商业血清学方法阳性。从急性期血清到恢复期血清中CF抗体滴度升高了4倍，表明最近发生了主动感染。此外，CF滴定度为1∶32可能更表明近期感染。弱阳性滴度不应忽略，因为它们发生在1/3的活动性组织胞浆菌病病人中。如果CF滴度为阴性，则可在怀疑感染后4~8周获得恢复期的血清以筛查血清转化。ID分析测试M和H沉淀蛋白条带。M带更常被检测到，并在主动感染后持续多年，而H带很少发现（<20%），表明是主动感染，并且不会持续。ID和CF方法具有相同的价值，并且使用这两种检测方法都可以提高检测的灵敏度。EIA也用于测量针对荚膜组织胞浆菌的抗体，比ID或CF更敏感，但其准确性仍不确定。在患有其他真菌感染的病人中，血清学检查容易导致假阳性结果，包括副球孢子菌，球孢子菌和芽生菌。因此，必须根据病人的其他流行病学、临床或实验室发现来考虑该诊断。在免疫功能低下的病人中，抗体反应受损会导致敏感性降低。一项多中心回顾性分析中，免疫功能低下病人的ID和CF测定的血清阳性率为63.2%和70.3%，而免疫功能正常的病人为85.7%和77.8%。值得注意的是，尽管大多数患有AIDS或使用TNF-α抑制剂治疗的病人都能够对组织胞浆菌产生抗体

反应，但接受针对实体器官移植的免疫抑制的病人却表现出较低的血清阳性率（30%）。对脑脊髓液进行血清学检查有助于诊断中枢神经系统组织胞浆菌病，在80%的病例中可能呈阳性。

聚合酶链反应（PCR）对组织胞浆菌病的诊断的吸引力在于它们具有进行快速诊断的潜力，可用于各种组织和体液标本，并能可靠地将组织胞浆菌病与其他真菌感染（最明显的是芽生菌病）区分开来。相反，培养方法费力、费时，并且对实验室人员造成安全隐患。NGS的发展对组织胞浆菌病的诊断发挥更大的作用。荚膜组织胞浆菌IFN-γ释放测定法显示出高灵敏度和特异性，可以区分潜伏感染和非感染者。建立了用于鉴定荚膜组织胞浆菌的基质辅助激光解吸/电离飞行时间质谱（MALDI-TOF MS）参考数据库。MALDI-TOF MS可以减少鉴定时间，并减少实验室人员种植真菌的风险。

七、治疗

对于无症状的组织胞浆菌病可不需要治疗。肺部局限性病损者可考虑手术切除。进行性播散性组织胞浆菌病抗真菌治疗方案如下。①轻至中度：伊曲康唑200mg，每日3次，连续给药3天，然后改为200mg，q12h，≥12个月。②中至重度：两性霉素B脂质体3mg/（kg·d）、两性霉素B脂质复合体5mg/（kg·d）或两性霉素B脱氧胆盐0.7~1mg/（kg·d），1~2周，随之给予伊曲康唑200mg，每日3次，共给药3天，之后再改为200mg，q12h，≥12个月，具有持续性免疫缺陷的病人可能需要较长时间的治疗。如果病人低氧血症明显或出现呼吸窘迫，建议在治疗开始时使用类固醇治疗。伏立康唑已显示在部分组织胞浆菌病病人中有良好的治疗效果。在一些经标准治疗出现不耐受或难治的病例中，证实泊沙康唑可明显改善症状。对于中枢性感染，两性霉素B脂质体［5mg/（kg·d），4~6周］之后序贯伊曲康唑（200mg 12小时或8小时1次）持续治疗至少12个月。国内文献报道播散型组织胞浆菌病给予两性霉素B，成人一个疗程（10周），总量2~3g，分次静脉滴注；儿童1mg/（kg·d），至少6周。

对于HIV及使用免疫抑制剂、高危暴露的人群，指南推荐可给予伊曲康唑进行二级预防，每日200mg，尤其CD4$^+$T淋巴细胞计数<150/μl、生活在高度流行的地区或有从事高危的地区职业易发生暴露于真菌感染的人群。

组织胞浆菌病治疗持续时间取决于临床症状改善、实验室指标及影像学好转。应在开始治疗前、治疗2周和1个月，治疗期间每隔3个月和治疗停止后至少6个月测量抗原水平及检测伊曲康唑血药浓度。如果怀疑治疗失败或复发，严格要求需监测血清和尿抗原滴度水平变化，尤其对于AIDS病人，在该人群中，尿液和血清中的抗原水平低于2ng/ml已被提议作为治愈和抗真菌治疗中止的要求之一。

参 考 文 献

Adenis AA, Valdes A, Cropet C, et al. Burden of HIV-associated histoplasmosis compared with tuberculosis in Latin America: a modelling study. Lancet Infect Dis, 2018, 18(10): 1150-1159.

Armstrong PA, Beard JD, Bonilla L, Arboleda N, Lindsley MD, Chae S, et al. Outbreak of severe histoplasmosis among tunnel workers-Dominican Republic, 2015. Clin Infect Dis, 2017, 66(10): 1550-1557.

Arunmozhi Balajee S, Hurst SF, Chang LS, et al. Multilocus sequence typing of Histoplasma capsulatum in formalin-fixed paraffin-embedded tissues from cats living in non-endemic regions reveals a new phylogenetic clade. Med Mycol, 2013, 51(4): 345-351.

Ashford DA, Hajjeh RA, Kelley MF, et al. Outbreak of histoplasmosis among cavers attending the National Speleological Society Annual Convention, Texas, 1994. Am J Trop Med Hyg, 1999, 60(6): 899-903.

Baker J, Setianingrum F, Wahyuningsih R, et al. Mapping histoplasmosis in South East Asia - implications for diagnosis in AIDS. Emerg Microbes Infect, 2019, 8(1): 1139-1145.

Benedict K, Mody RK. Epidemiology of histoplasmosis outbreaks, United States, 1938-3013. Emerg Infect Dis, 2016, 22(3): 370-378.

Beyhan S, Gutierrez M, Voorhies M, et al. A temperature-responsive network links cell shape and virulence traits in a primary fungal pathogen. PLoS Biol, 2013, 11(7): e1001614.

Brodsky AL, Gregg MB, Loewenstein MS, et al. Outbreak of histoplasmosis associated with the 1970 Earth Day activities. Am J Med, 1973, 54(3): 333-342.

Confalonieri M, Gandola L, Aiolfi S, et al. Histoplasmin sensitivity among a student population in Crema, Po Valley, Italy. New Microbiol, 1994, 17(2): 151-153.

Da Rocha-Lima H. Histoplasmosis und epizootic lymphangitis. Arch Schiffs Tropenhyg, 1912, 16: 79-85.

Darling ST. A protozoön general infection producing pseudotubercles in the lungs and focal necroses in the liver, spleen and lymph nodes. JAMA, 1906, 46: 1283-1285.

Demonbreun WA. The cultivation and cultural characteristics of Darling'S Histoplasma capsulatum. Amer J Trop Med, 1934, 14: 93-125.

Durkin MM, Connolly PA, Karimi K, et al. Pathogenic Differences between North American and Latin American Strains of Histoplasma capsulatum var. capsulatum in Experimentally Infected Mice. J Clin Microbiol, 2004, 42 (9): 4370-4373.

Edwards JA, Alore EA, Rappleye CA. The Yeast-Phase

Virulence Requirement for α-Glucan Synthase Differs Among Histoplasma Capsulatum Chemotypes. Eukaryot Cell, 2011, 10(1): 87-97.

Emmons CW. Association of bats with histoplasmosis. Public Health Rep. 1958, 73(7): 590-595.

Garfoot AL, Rappleye CA. Histoplasma capsulatum surmounts obstacles to intracellular pathogenesis. FEBS J, 2016, 283(4): 619-633.

Guerra BT, Almeida-Silva F, Almeida-Paes R, et al. Histoplasmosis Outbreaks in Brazil: Lessons to Learn About Preventing Exposure. Mycopathologia, 2019.

Guimarães AJ, Nakayasu ES, Sobreira TJ, et al. Histoplasma capsulatum heat-shock 60 orchestrates the adaptation of the fungus to temperature stress. PLoS ONE, 2011, 6(2): e14660.

Hage CA, Davis TE, Fuller D, et al. Diagnosis of histoplasmosis by antigen detection in BAL fluid. Chest, 2010, 137(3): 623-628.

Kwon-Chung KJ. Emmonsiella capsulata: perfect state of Histoplasma capsulatum. Science, 1972, 177: 368-369.

Kwon-Chung KJ. Sexual stage of Histoplasma capsulatum. Science, 1972, 175: 326.

Kwon-Chung KJ, Weeks RJ, Larsh HW. Studies on emmonsiella capsulata (Histoplasma capsulatum). II. Distribution of the two mating types in 13 endemic states of the United States. Am J Epidemiol, 1974, 99(1): 44-49.

Leznoff A, Frank H, Telner P, et al. Histoplasmosis in Montreal during the fall of 1963, with observations on erythema multiforme. Can Med Assoc J, 1964, 91: 1154-1160.

Lottenberg R, Waldman RH, Ajello L, et al. Pulmonary histoplasmosis associated with exploration of a bat cave. Am J Epidemiol, 1979, 110(2): 156-161.

Loulergue P, Bastides F, Baudouin V, et al. Literature review and case histories of Histoplasma capsulatum var. duboisii infections in HIV-infected patients. Emerg Infect Dis, 2007, 13(15): 1647-1652.

Luby JP, Southern PM, Haley CE, et al. Recurrent exposure to Histoplasma capsulatum in modern air-conditioned buildings. Clin Infect Dis, 2005, 41(2): 170-176.

Marion CL, Rappleye CA, Engle JT, et al. An alpha-(1, 4)-amylase is essential for alpha-(1, 3)-glucan production and virulence in Histoplasma capsulatum. Mol Microbiol, 2006, 62(4): 970-983.

McCormack FX, Gibbons R, Ward SR, et al. Macrophage-independent fungicidal action of the pulmonary collectins. J Biol Chem, 2003, 278(38): 36250-36256.

Morgan J, Cano MV, Feikin DR, et al. A large outbreak of histoplasmosis among American travelers associated with a hotel in Acapulco, Mexico, spring 2001. Am J Trop Med Hyg, 2003, 69(6): 663-669.

Nelson MR. The mummy's curse: historical cohort study. BMJ, 2002, 325 (7378): 1482-1484.

Nemecek JC, Wüthrich M, Klein BS. Global control of dimorphism and virulence in fungi. Science, 2006, 312 (5773): 583-588.

Nguyen VQ, Sil A. Temperature-induced switch to the pathogenic yeast form of Histoplasma capsulatum requires Ryp1, a conserved transcriptional regulator. Proc Natl Acad Sci USA, 2008, 105 (12): 4880-4885.

Oladele RO, Ayanlowo OO, Richardson MD, et al. Histoplasmosis in Africa: An emerging or a neglected disease?PLoS Negl Trop Dis, 2018, 12 (1): e0006046.

Pan B, Chen M, Pan W, et al. Histoplasmosis: a new endemic fungal infection in China? review and analysis of cases. Mycoses, 2013, 56 (3): 212-221.

Randhawa HS, Gugnani HC. Occurrence of histoplasmosis in the Indian Sub-continent: An Overview and Update. J Med Res Pract, 2018, 7: 71-83.

Sacco M, Medoff G, Lambowitz AM, et al. Sulfhydryl induced respiratory "shunt" pathways and their role in morphogenesis in the fungus Histoplasma capsulatum. J Biol Chem, 1983, 258 (13): 8223-8230.

Sepulveda VE, Marquez R, Turissini DA, et al. Genome sequences reveal cryptic speciation inthe human pathogen Histoplasma capsulatum. MBio, 2017, 8 (6).

Spec A, Barrios CR, Ahmad U, et al. AST to ALT Ratio is elevated in disseminated histoplasmosis as compared to localized pulmonary disease and other endemic mycoses. Med Mycol, 2017, 55 (5): 541-545.

Staffolani S, Buonfrate D, Angheben A, et al. Acute histoplasmosis in immunocompetent travelers: a systematic review of literature. BMC Infect Dis, 2018, 18 (1): 673.

Taylor JW, Jacobson DJ, Kroken S, et al. Phylogenetic species recognition and species concepts in fungi. Fungal Genet Biol, 2000, 31: 21-32.

Teixeira Mde M, Patané JS, Taylor ML, et al. Worldwide Phylogenetic Distributions and Population Dynamics of the Genus Histoplasma. PLoS Negl Trop Dis, 2016, 10 (6): e0004732.

Webster RH, Sil A. Conserved factors Ryp2 and Ryp3 control cell morphology and infectious spore formation in the fungal pathogen Histoplasma capsulatum. Proc Natl Acad Sci USA, 2008, 105 (38): 14573-14578.

Wheat J. Histoplasmosis. Experience during outbreaks in Indianapolis and review of the literature. Medicine (Baltimore), 1997, 76 (5): 339-354.

Wheat J, Myint T, Guo Y, et al. Central nervous system histoplasmosis: multicenter retrospective study on clinical features, diagnostic approach and outcome of treatment. Medicine (Baltimore), 2018, 97 (13): e0245.

Zhao B, Xia X, Yin J, et al. Epidemiological investigation of Histoplasma capsulatum infection in China. Chin Med J (Engl), 2001, 114: 743-746.

病例解析

1.病例1：女，60岁。反复咳嗽、咳痰7年，加重伴发热1周。病人7年前出现咳嗽、咳黄痰，多于感冒后加重，后出现活动后胸闷、憋气，抗感染治疗有效。本次受凉后出现咳嗽、咳黄痰、痰中带血，伴发热、声音嘶哑、活动后憋喘加重、左侧胸背痛。胸部CT（2015-03-19）示双肺支气管扩张并感染，纵隔多发淋巴结肿大。胸部CT（2015-04-17）：双肺支气管扩张并感染，较前加重，左肺上叶厚壁空洞影，双肺纤维、钙化灶；纵隔多发肿大淋巴结；双侧胸膜增厚。查体：T 37.9℃，慢性病容，全身浅表淋巴结无肿大。双肺呼吸音粗，双肺可闻及干、湿啰音。辅助检查：白细胞17.49×10⁹/L、中性粒细胞0.94；降钙素原0.46ng/ml；G试验、GM试验、内毒素鲎定量正常。

胸部CT（2015-04-17）：双肺支气管扩张并感染，左肺上叶不规则空洞影，纵隔多发肿大淋巴结，双侧胸膜增厚（图10-6）。

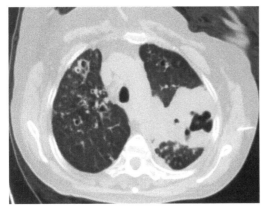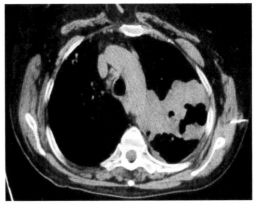

图10-6　胸部CT（2015-04-17）

【诊断】侵袭性肺真菌病。

【诊断依据】老年女性,既往有咳嗽、咳痰病史7年,查体双肺可闻及干、湿啰音,考虑病人有慢性阻塞性肺病。近1周病人症状加重,出现痰中带血、左侧胸背痛,提示有血管侵袭、胸膜受累,整体考虑感染性疾病。影像学表现以厚壁空洞为主,内无液平,考虑为凝固性坏死,不符合社区获得性肺炎特征;外周光滑,渗出不明显,不符合肺脓肿诊断;病变周围无明显树芽征,无结核中毒症状,不符合肺

结核诊断,故首先考虑侵袭性肺真菌病。病人左肺上叶穿刺病理示慢性化脓性炎,肺泡上皮增生,肺泡腔内泡沫细胞聚集及纤维素样渗出。特染:PAS(+)、六胺银(+)、抗酸(−),考虑为组织胞浆菌感染(图10-7~图10-10)。给予两性霉素B脂质体50mg/d静脉滴注,治疗1个月后口服伊曲康唑胶囊400mg/d,复查胸部CT(2015-06-12):病变明显吸收(图10-11)。

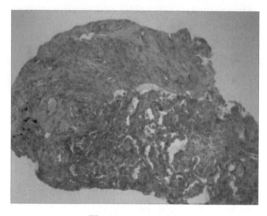

图10-7　HE,40×

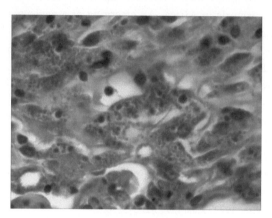

图10-8　HE,400×

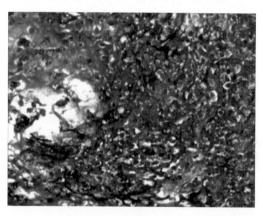

图10-9　六胺银,200×

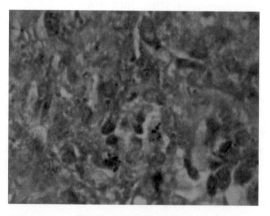

图10-10　PAS,400×

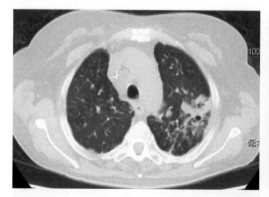

图10-11　病变较前吸收(2015-06-12)

【分析】组织胞浆菌病目前主要分布于美洲、非洲及亚洲,欧洲较少,但世界各地均可见报道。组组织胞浆菌是一种条件致病真菌,免疫功能正常及低下病人均可罹患该菌感染,该病呈地域性发病,但不局限于温热带地区,故临床医师需高度警惕。本例为老年女性,病史符合慢性阻塞性肺疾病,免疫力低下,为组织胞浆菌的繁殖提供了条件,考虑为慢性肺组织胞浆菌病。与急性感染病人不同,慢性感染病人多是由于体内潜伏的组织胞浆菌再激活,虽然出现症状较前加重,但不易发生播散,此点可与结核相鉴别。组织胞浆菌的潜伏感染和结核抗酸杆菌的潜伏感染十分类似,尽管细胞免疫可以有效的控制感染播散,但免疫正常的潜伏感染病人体内仍可发现少量组织胞浆菌,这为后期疾病复燃提供可能。

肺组织胞浆菌病影像缺乏特异性,病史短者多表现为两肺多发性散在渗出性病灶,大小不一,呈边缘模糊的肺炎改变;病史长者呈边缘较清的结节状病灶,有时呈团块状的组织胞浆菌瘤,且两者可同时存在。病灶可单发或多发,周围出现渗出影,强化不明显,可见胸膜增厚,胸膜牵拉少见,当肺部炎性改变痊愈后,最后发展为钙化,钙化结节呈圆形,大小不等。病变进展则形成空洞和纤维化。肺部空洞是该病的主要特征,超过90%慢性组织胞浆菌病的空洞病灶位于肺上叶。由于本病发病率低,临床表现无特异性,易被误诊为肺炎、肺癌、肺结核、非结核分枝杆菌感染(鸟分枝杆菌、堪萨斯分枝杆菌和蟾蜍分枝杆菌)、其他地方性真菌病(芽生菌病、粗球孢子菌病和球孢子菌病)和结节病等。

我国1955年在广州发现首例输入性病例,系一从流行区(新加坡)归国的华侨,以舌及上腭部溃疡就诊的播散型组织胞浆菌病。1958年由中山医学院的李瑛和陈秉谦详细报道了该病例。其后又有一名马来西亚华裔病人被诊断为该病。广西在20世纪80年代报道了数例组织胞浆菌病人,但其后均被证实为马尔尼菲篮状菌感染。为了解组织胞浆菌在我国的流行情况,Zhao等在对组织胞浆菌素皮肤反应性的调查中,对735例没有出国生活史的中国志愿者进行了测试。来自湖南和江苏两省的健康志愿者分别有8.9%和15.1%呈阳性,而相对干旱的新疆乌鲁木齐市只有2.1%呈阳性。这提示湖南和江苏可能存在组织胞浆菌病的流行,该流行病学调查结果也提示我国组织胞浆菌的分布与自然环境和气候有密切关系。随着诊断水平的提高,国内多个省市陆续报道了该病。Pan等回顾性分析了1990年1月—2011年12月中国内地(大陆)、香港、澳门和台湾报道的300例组织胞浆菌病例,涉及中国内地(大陆)19个省市,23个不同的地理区域,43例患有肺组织胞浆菌病,257例为播散性组织胞浆菌病。对195例有明确旅行史描述的病人的分析发现,仅有17例(8.7%)病人为可疑输入

性感染,178例病人明确无境外旅行史,为本土感染。173例病人存在或不存在基础疾病,最常见的基础疾病是HIV感染(22.0%),其次是糖尿病(10.4%)和肝病(7.5%)。在49.1%的病例中,组织胞浆菌病的发生没有可识别的潜在疾病。糖尿病和恶性肿瘤在肺部感染病人中更为常见,感染HIV的病人更易于全身传播。发热是最频繁报告的弥漫性组织胞浆菌病的临床特征,其次是脾大和肝大。该病病人主要存在于中国南方,75%的病例发生在我国长江流域的9个省市,发病最多的5个省市为云南、江苏、湖南、湖北和四川,这与先前学者进行的组织胞浆菌素皮试结果相吻合。同时,云南红河等地区每年都有新发组织胞浆菌病病例,证明该地确实存在组织胞浆菌病的流行。英国曼彻斯特大学在1993年报道了1例急性肺组织胞浆菌病病人,该病人为在中国云南进行地质考察时感染该病。共描述了81例病人的危险行为:34例(42.0%)病人已知有鸡舍或鸟类栖息地暴露,5例(6.2%)报告有犬接触,2例(2.5%)与破旧建筑物有关,40例(49.4%)没有已知的风险行为。没有病人有暴露于洞穴的记录,也没有明显的病例聚类。

中国有着丰富的生物资源和多样的气候环境,这为不同微生物提供了得天独厚的生存环境,包括致病真菌。随着医疗技术水平的提高,一些既往认为在中国不存在的致病真菌也被陆续在本土发现,荚膜组织胞浆菌就是其中的一种。随着国内经济发展、人口流动性增加,我国发病率呈上升趋势。

(青岛大学医学院附属医院呼吸内科 程兆忠 提供)

2.病例2:女,50岁。发热1个月,咳嗽2周。病人1个月前无明显诱因出现发热,体温不超过38℃,2周前出现咳嗽,多为干咳,偶感左侧背部及腋下疼痛,10天前行胸部CT检查提示左肺炎伴胸腔积液,给予哌拉西林/他唑巴坦4.5g静脉滴注8小时1次,复查胸部CT病灶无明显吸收。查体:双侧肩胛下区偶可闻及少许湿啰音。辅助检查:血常规示白细胞$7.2×10^9$/L、中性粒细胞0.695、淋巴细胞0.238、单核细胞0.540、血红蛋白105g/L、血小板$314×10^9$/L。胸部B超:左侧胸腔可见片状无回声区,最宽约2.5cm,内见少许分隔。气管镜检查:各级支气管管腔通畅,黏膜光滑,未见新生物,左下叶基底段开口可见少许鲜红色血丝。支气管镜毛刷、灌洗液中未找到结核分枝杆菌。结核分枝杆菌RNA、DNA测定均阴性,T-SPOT阴性,PPD阴性。入院后给予头孢曲松2.0g静脉滴注每日1次,14天后复查胸部CT:胸腔积液较前增多,空洞较前增大。

胸部CT:左肺下叶团块影,内见多发空洞,左侧少量胸腔积液(图10-12)。

胸部CT:2周后复查,胸腔积液较前增多,空洞较前增大(图10-13)。

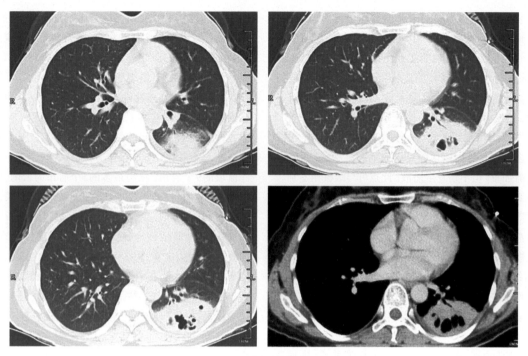

图10-12　胸部CT（入院）

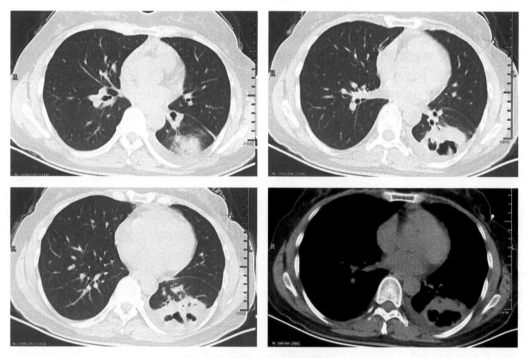

图10-13　胸部CT（2周后复查）

【诊断】侵袭性肺真菌病。

【诊断依据】中年女性，病史较长。胸部CT示左肺下叶实变影，内有坏死、空洞，病变边缘平直、内收，邻近胸膜无牵拉，不支持肺癌诊断。病变内可见支气管充气征，但仅见于近端，病变局限，且抗生素治疗无效，不支持细菌性肺炎、肺脓肿诊断。病变内多发空洞，无明显液平，需考虑结核的可能。但病变周围无树芽征和卫星灶，结核相关检查均阴性，不支持该诊断。病变周围可见晕征，需考虑侵袭

性肺真菌病可能。空洞内未见菌丝样线状影，无液平，不符合侵袭性肺曲霉病和毛霉病化脓性空洞特点；病史较长，症状较轻，进展较慢，有近端支气管充气征和光滑空洞，提示凝固性坏死可能，需考虑条件致病菌特别是隐球菌或组织胞浆菌可能。病人行CT引导下经皮肺穿刺活检示慢性肉芽肿性炎，坏死不明显，部分浆细胞胞浆中见折光性球状体，考虑组织胞浆菌感染。特殊染色：抗酸染色（－）、PAS（＋）、PAM（±）。最终诊断为原发性肺组织胞浆菌病。

【分析】荚膜组织胞浆菌的双相性代表了形态学以外的功能分化。菌丝体的菌丝形式非常适合土壤环境的渗透和定植，养分吸收和分生孢子的产生，以形成和释放分生孢子。温度升高通常导致组织胞浆菌分化为致病性酵母，通常发生在哺乳动物吸入分生孢子之后。这种分化代表了一种能够感染宿主的程序，因为通过化学处理或基因操作将组织胞浆菌细胞锁定为菌丝体，温度为37℃，可使组织胞浆菌无毒。组织胞浆菌的生命周期不需要分化成酵母，也不需要感染哺乳类动物宿主，这进一步表明酵母分化不仅是一种反应，而且是一种替代生活方式。较小的酵母形式更适合在吞噬体内生存，但还配备了能够在通常不适合生存的免疫细胞内存活和复制的因子。酵母特异表达的许多因子，代表了应对宿主抗真菌防御的预先形成的策略，而不是对遇到压力的仓促反应。

初次感染荚膜组织胞浆菌后引起的病征取决于暴露的强度、宿主的免疫状态。原发性肺组织胞浆菌病临床少见，病人往往无明显症状，主要症状有咳嗽、咳痰、胸痛、气促、气喘、发热等，本例即以发热、咳嗽、胸背部疼痛为主。组织胞浆菌孢子或菌丝体经呼吸道感染人体肺组织后，被人体白细胞和肺泡巨噬细胞吞噬，转化为酵母型，产生特异性细胞介导的免疫反应。随着炎症反应增强与迁延，纤维性肉芽肿形成，肉芽肿结节中心可形成组织营养不良性钙化，影像表现为两肺结节样阴影，结节中心圆形钙化，形成典型的靶征，这种征象较具特征性。在形成细胞介导的免疫反应之前，组织胞浆菌可由巨噬细胞携带向远处播散经淋巴途径到纵隔淋巴结或经血流到网状内皮系统，形成纵隔和肺门淋巴结肿大、钙化，常伴肺内结节或实变，钙化的结节可侵入支气管形成支气管结石。肺实变中可有支气管充气征，亦可有空洞形成，边缘有晕征，类似肺炎、肺结核，病理多为肉芽肿性炎症反应，伴或不伴有坏死。部分病例组织胞浆菌由巨噬细胞吞噬后经血行或淋巴管向全身播散，在肺内形成随机分布的粟粒样阴影，酷似粟粒性肺结核。但临床无结核中毒症状，且粟粒性肺结核影像表现为病灶分布、大小、密度三均匀的渗出性结节，边缘模糊且有融合倾向，有助于与本病相鉴别。

临床症状及CT表现不典型为诊断带来困难。当CT示肺内病变严重而临床症状不明显；肺内病变类似结核，但经抗结核治疗后无效且痰结核菌检查为阴性时需考虑该病可能，合并肺外病变，如肝脾大、全血减少等对本病有提示意义。

（浙江省结核病诊疗中心 鲍志坚 朱 敏 提供）

3.病例3：男，52岁。发热、咳嗽1周。病人1周前（2016-03-15）出现畏寒、发热，体温最高39.0℃，咳嗽、咳痰，为少量白色黏痰，伴有头部持续性钝痛及关节疼痛，发热时明显，全身乏力，头晕、咽痛，恶心欲呕吐。院外曾给予"头孢曲松、利巴韦林、炎琥宁、阿奇霉素、地塞米松"等药物治疗，病情无明显好转，仍咳嗽，头痛、咽痛、关节疼痛。病人为矿工，发病前在矿区工作，同事8人，5人于2016年3月初先后进入7个废弃矿洞（铜矿）勘探，其中3个洞为蝙蝠洞，有菊头蝠寄居，洞内潮湿、蝙蝠粪便多。进洞后5人于当年3月13日开始先后出现发热、咳嗽，病情轻重与进矿洞时间长短、频次及病人年龄似有关，接触的家人、医务人员、同事均无类似症状出现，未发现人传染人情况。5例病人去年均进行过健康体检，肺部均无异常。

胸部X线片（2016-03-20）：双肺多发结节影（图10-14）。

胸部CT（2016-03-20）：双肺弥漫性分布结节影（图10-15）。

胸部CT（2016-03-26）：双肺多发结节影，较前进展（图10-16）。

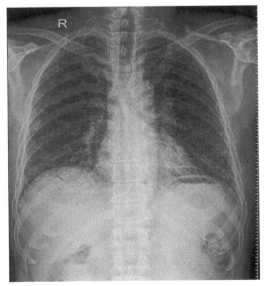
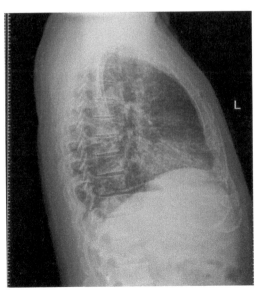

图10-14 胸片（2016-03-20）

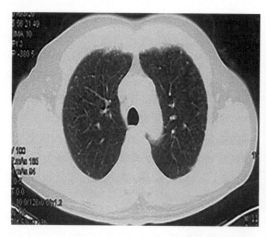
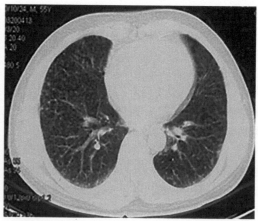

图10-15　胸部CT（2016-03-20）

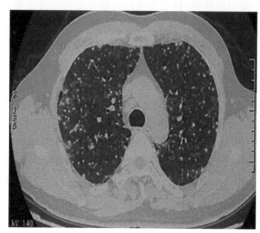
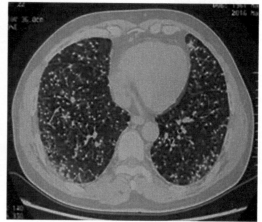

图10-16　胸部CT（2016-03-26）

【诊断】播散型组织胞浆菌病。

【诊断依据】中年男性，矿工，既往体健，有洞穴勘探及接触蝙蝠粪便史。群体发作，均有发热、咳嗽、头痛、活动后胸闷气促、关节疼痛、咽痛病史，查体均见咽部充血、浅表淋巴结无肿大、无皮疹、肝脾无增大、双肺无啰音、1例病人口腔上颚可见溃疡。腹部B超未见异常。5位病人多次血常规结果均提示单核细胞百分比及绝对值偏高，2例病人白细胞总数升高。骨髓及外周血涂片结果均见粒细胞中毒性改变，1例外周可见少量异型淋巴细胞。胸部CT示双肺粟粒样结节影，进展较快。综合分析考虑播散型组织胞浆菌病。病人肺穿刺活检示肉芽肿性炎伴纤维素样坏死，可见中性粒细胞、少量淋巴细胞浸润，局部可见真菌孢子，考虑组织胞浆菌病。诊断明确后给予氟康唑（大扶康）400mg/d联合两性霉素B脂质体5mg开始逐渐加量至30mg/d，维持2周，地塞米松1mg减轻两性霉素B不良反应及减轻炎症反应，2016-03-28病人体温下降正常，咳嗽、胸闷症状逐渐减轻，2016-04-21改用伊曲康唑400mg/d，2016-04-29所有5例病人均好转出院，院外继续伊曲康唑400mg/d治疗3个月。2016-05-10、2016-06-03复查血常规、血生化无明显异常。2016-06-17复查肺部CT示肺部病灶明显吸收（图10-17，图10-18）。

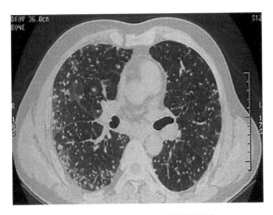

图10-17　2016-03-26胸部影像

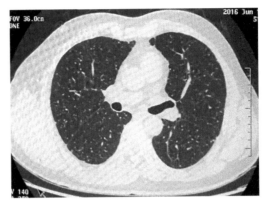

图10-18　2016-06-17胸部影像，较图10-17明显吸收

【分析】荚膜组织胞浆菌是一种双相真菌，温暖、潮湿、含氮量高的土壤是该菌偏爱的生长环境。在流行区域含有蝙蝠及鸟类腐烂粪便的土壤中常可发现该菌，但新鲜粪便中很少分离出该菌。人为活动造成表层土壤中的孢子形成气溶胶，继而被吸入体内引起感染。所以，在组织胞浆菌流行区域从事挖掘、拆迁、洞穴探险等活动均有感染组织胞浆菌的风险。建筑工人、拆迁工人、农民、园丁、空调维修人员、历史建筑改造者、地质工作者和洞穴探险者为该病感染的高危人群。目前尚无组织胞浆菌人传人的报道。流行区域组织胞浆菌素皮试试验显示，不同性别组织胞浆菌素皮试阳性率差异不显著，但男性显性感染（表现出临床症状）病人明显多于女性。组织胞浆菌是否显性感染与病人的免疫状况及接触菌量相关。在俄亥俄州和密西西比河流域80%的成人感染过组织胞浆菌病，但仅有不到1%的病人会出现临床症状。在具有免疫能力的病人中，大多数组织胞浆菌感染病例是无症状且自我限制的。但是，吸入大量组织胞浆菌分生孢子或具有免疫抑制作用的病人会发展成严重的并可能致命的播散性组织胞浆菌病。本群集发病可能是由于蝙蝠居住的洞穴产生了高水平的真菌接种物，导致发生了弥漫性肺组织胞浆菌病。所有5例病人均在暴露后2周内出现症状，因病史明确，故诊断治疗及时，预后较好。

组织胞浆菌病（以前称为洞穴病）通常是在地方性组织胞浆菌病流行的地区，通过职业或娱乐场所环境接触而获得的。洞穴代表了真菌传播的重点之一，蝙蝠居住的洞穴即使在其组织胞浆菌病流行度较低的地区也可能藏有荚膜组织胞浆菌。一个令人兴奋的具有历史价值的故事涉及这种真菌。1922年，由英国探险家霍华德·卡特（Howard Carter）带领的小组发现了完整的第18王朝法老图坦卡蒙（Tutankhamun）墓。几个月后，他的捐助者兼见证者卡纳文勋爵（Lord Carnarvon）出现发热、腺体肿大和肺炎，随后死亡。这一事件既是人们广泛传播的"图特国王的诅咒（King Tut's curse）"。科学家研究表明，某些古代木乃伊带有真菌，而且至少带有两种危险真菌——黑曲霉和黄曲霉。这些真菌能够导致人体过敏，特别是对那些免疫力低下的人，轻则充血，重则肺出血而亡。而且，一些陵墓墙壁上还沾满了侵袭呼吸道的细菌，如葡萄球菌等。此外，蝙蝠也很喜欢寄居在中空的坟墓里，栖息过程中可能会滴下真菌，导致人体患上流行性感冒之类的呼吸道疾病。宾夕法尼亚大学的詹妮弗·韦格纳对卡纳文勋爵的死亡进行了这样一番解释：埃及古墓里除了尸体还有很多食物，如肉、蔬菜、水果等。这些食物在几千年的存放中很可能曾经招致昆虫、真菌等，然后产生有毒的病原体。而卡纳文勋爵当时在去埃及考古之前，就长年患有慢性病，免疫力低下，所以进入墓室后，很可能感染了有毒病原体，之后病发死亡。最近的研究表明他可能患有组织胞浆菌病。

1958年，Emmons报道了一例致命的儿童组织胞浆菌病病例。一家人搬进了马里兰州克拉克斯堡附近农村社区的一栋旧房屋中，房屋阁楼中有蝙蝠居住。不久之后，该家庭的几名成员患了组织胞浆菌病。从房屋的四面1.5m的距离内反复分离出组织胞浆菌，从而将组织胞浆菌病与蝙蝠粪便联系起来。蝙蝠洞的偶然或职业暴露是新的组织胞浆菌病流行病学危险因素。这些流行病学特征是，具有免疫能力的病人中的组织胞浆菌病更可能发生在农村地区，或与职业危害有关。Lottenberg等报道，1973年2月在佛罗里达州中北部探索石灰岩洞穴后约14天，一名18岁的女性出现了呼吸系统疾病，呼吸急促和发热。第2天，一名18岁的男性病人因类似的主诉来到医院。疾病与他们最近的探洞经历之间的联系促使人们进一步进行流行病学调查。由教会赞助的共29名成员的青年团体探索了这个隐秘的洞穴。其中有23人后来因咳嗽、午后发热和出汗、胸部不适和劳累呼吸困难而病倒。在测试的24人中，18人的组织胞浆菌素皮肤测试呈阳性。26人中的12人血清补体结合试验（CF）阳性。对该地区居民的测试显示，皮肤测试和CF阳性的发生率较低（分别为7%和0）。该次暴发与探索蝙蝠出没的洞穴有关。这是有史以来最大的急性肺组织胞浆菌病暴发，与洞穴探察有关。该报道进一步指出，只有进入洞穴的人才有患病的风险，居住在周围地区的人群不感染该病。1994年6月19—26日，美国国家洞穴学会的约620名成员参加了在德克萨斯州布拉基特维尔（Bracketville）举行的年度大会。参加会议的人在户外扎营，参加了讲习班和每天进行洞穴探险的短途旅行。大会期间，组织了19个不同洞穴的游览。在7月的最后两周中，有4名会议参加者出现头痛、发热、咳嗽、肌痛、严重疲劳和胸痛。2人住院超过1周；他们被怀疑患有急性肺组织胞浆菌病，并对抗真菌药物治疗产生了反应。美国疾病控制与预防中心对这4名病人的血清标本进行了补体结合（CF）和免疫扩散（ID）测试，发现他们对荚膜组织胞浆菌抗体呈阳性反应。此后，还发现了14例确诊病例和6例可疑病例，总共24例病例中有18例被血清学确诊，2人住院。Ashford等对会议参加者进行了调查。24例病例病人中有22例（92%）分别进入了A和B洞穴。探索A洞穴的16人中的12人（75%）和探索B洞穴的13人中的10人（77%）发生了急性组织胞浆菌病。其他风险因素包括更少的洞穴探险经验、更长的洞穴停留时间以及进入A洞穴的狭窄爬行空间。在另一项研究中，该学者对在1994年10月21—23日举行的德克萨斯州洞穴协会年度聚会进行了一项调查。在单独的皮肤测试调查的113例参与者中，有68例（60%）被测试为皮肤测试阳性，表明先前曾接触过荚膜组织胞浆菌。皮肤测试阳性与男性和更多年的探洞经验显著相关。由于佛罗里达、南非、坦桑尼亚、塞浦路斯、澳大利亚和津巴布韦已经报道了与洞穴相关的组织胞浆菌病，因此这些洞穴不一定必须在传统的地方病流行地区。

蝙蝠不仅在洞穴中发现，而且可以存在于隧道中。2015年9月16日，多米尼加共和国卫生部请求美国疾病控制与预防中心对几名男性隧道工人中未知的严重发热疾病进行了调查。所有人员都是工作人员，负责将蝙蝠鸟粪从通行隧道移至水力发电大坝。工人最初接受了该地区特有的钩端螺旋体病的治疗。当检查一名病人的支气管肺泡灌洗液标本显示酵母细胞与组织胞浆菌病一致时，才考虑组织胞浆菌病。该水坝建于1972年，为周围大多数社区提供水力发电。该堤坝有5条隧道，每条长1~2 km，可以进入该坝进行检查和维护。隧道入口很小（宽和高约3m）。

隧道缺乏通风或照明，被大型蝙蝠群落居住。自从约30年前最后一次访问隧道以来，已经积累了高达1 m深的蝙蝠鸟粪。一家私营公司按合同清洁隧道。在7—9月，共有36名工人暴露在隧道中。30名（83%）工人患病，其中，28名（93%）住院，9名（30%）需要重症监护，6名（20%）需要插管，3名（10%）死亡。从症状发作到抗真菌药物治疗的中位时间为6天（范围1~11天）。36名工人中有34名提供了血清或尿液样本，22名（65%）有实验室感染的证据。识别高风险环境及实施适当的工程和行政控制措施及配备足够的个人防护设备可能有助于防止将来发生类似的暴发。

组织胞浆菌病在我国主要分布在温带地区，包括广东、云南、四川、重庆、湖北、湖南、江苏、上海等省市。组织胞浆菌流行区应加强对高危人群的监测和职业防护，避免接触可能含蝙蝠或禽类粪便及其粪便污染的土壤和尘埃，在有组织胞浆菌尘埃污染的场所工作，应戴N95口罩或在可能有真菌孢子的地区洒水。对于矿工、探险家、旅游爱好者进入蝙蝠洞等流行区需要进行职业防护，防止感染真菌。

（大理州人民医院RICU　赵洪斌　提供）

4.病例4：男，29岁。消瘦3个月余，发热、盗汗、乏力半个月余。病人3个月前无明显诱因自觉消瘦，感乏力、食欲缺乏。半个月前出现发热，午后明显，体温最高可达39℃以上，盗汗明显，感乏力、食欲缺乏加重，按感冒治疗，症状无明显好转，行胸片检查后考虑为"支气管炎"，应用头孢类药物（具体不详）、左氧氟沙星、克林霉素等抗炎治疗，症状仍无明显好转。近日出现咳嗽，以干咳为主，咳少许白色黏痰。行胸部CT检查后考虑为"粟粒性肺结核可能性大"而入院。发病以来，体重减轻10kg以上。查体：T 36.7℃，左颈部及左侧锁骨上窝可扪及多个肿大淋巴结，质柔韧，活动度可，无压痛，局部皮肤无红肿。辅助检查：痰涂片找抗酸杆菌（-），痰真菌培养（-）；红细胞沉降率76mm/h；血常规：白细胞$5.19×10^9$/L、红细胞$3.69×10^{12}$/L、血红蛋白105g/L、血小板$89×10^9$/L；肝功能：白蛋白26.8g/L、ALT 54.3U/L、AST 85.2U/L；HIV初筛阳性；ADA 35.1U/L；G试验、GM试验阴性；PPD 5mm×7mm。

胸部CT（2015-03-25）：双肺多发粟粒影，纵隔淋巴结肿大，双侧少量胸腔积液（图10-19）。

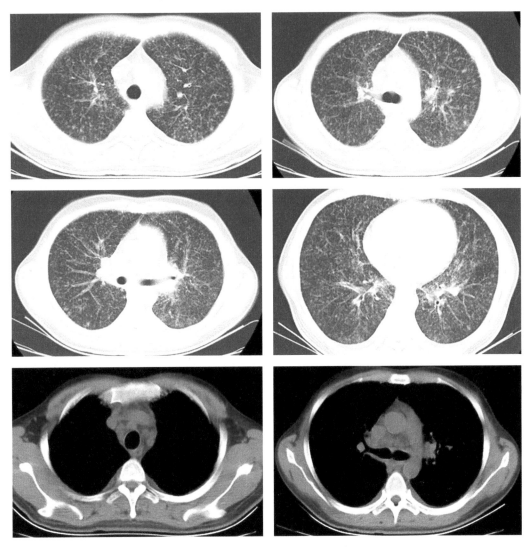

图10-19 胸部CT（2015-03-25）

【诊断】播散型组织胞浆菌病。

【诊断依据】青年男性，HIV阳性。有消瘦、乏力、发热病史，抗生素治疗无效。颈部、纵隔淋巴结肿大。胸部CT示双肺弥漫性粟粒样结节影，大小、密度、分布均较均匀。病人为免疫缺陷病人，易发生感染，机会致病菌更为常见，病人病史和影像学需考虑血行播散性肺结核、播散型组织胞浆菌病和马尔尼菲篮状菌病等。该病人临床症状、影像学表现均符合血行播散性肺结核，但结核相关检查阴性，故暂不考虑该诊断。播散型组织胞浆菌病和马尔尼菲篮状菌在临床和组织学上均极为类似，HIV阳性马尔尼菲篮状菌病多起病较急，持续发热，皮损较

严重，白细胞降低明显，本例病情较缓，无明显皮损，倾向组织胞浆菌病诊断。病人行左锁骨上淋巴结活检，镜下见：淋巴结内见大范围坏死，坏死组织周围见残存的淋巴组织，坏死组织中见少许淋巴细胞。巨噬细胞内见圆形或卵圆形孢子，大小较一致，可见分裂生殖，PAS染色阳性，较符合组织胞浆菌（图10-20，图10-21）。诊断明确后给予两性霉素B共计1g，应用40天后改用伊曲康唑口服。治疗2周后复查胸部CT（2015-04-14）：病变较前吸收（图10-22）。继续治疗1个月后复查胸部CT（2015-05-14）：病变完全吸收（图10-23）。持续用药1年以上，随访未复发。

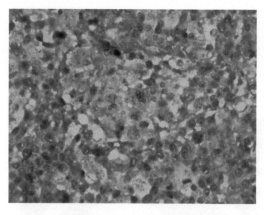

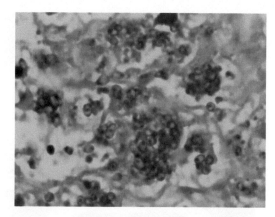

图10-20　PAS　40×

图10-21　油镜　1000×

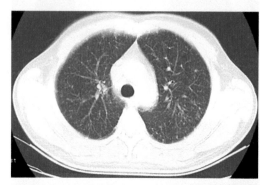

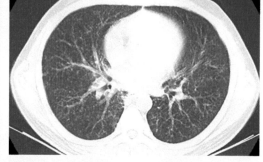

图10-22　病变较前吸收（2015-04-14）

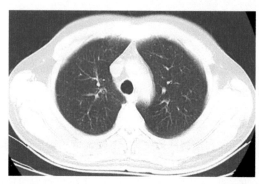

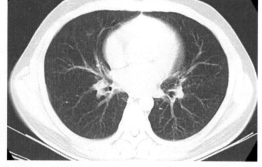

图10-23　病变基本吸收（2015-05-14）

【分析】播散型组织胞浆菌病通常发生于免疫缺陷病人，其中约1/3为婴幼儿。可侵犯全身，最常累及的器官是肺。临床症状包括畏寒、发热、乏力、厌食，体重下降以及呼吸困难，常伴肝、脾和淋巴结肿大，泛发至皮肤上可表现为以面部及颈部为主的溃疡、肉芽肿、结节、脓肿或坏死性丘疹等，也可波及口、鼻、咽喉、男性外生殖器及四肢等，局部淋巴结明显肿大，并有液化性坏死。血常规检查可见贫血、白细胞减少和血小板减少，肝功能异常等。胸部影像学表现为多发散在肺浸润和肺门淋巴结增大，肺内病灶形态多种多样，可呈条索状、斑片状、大片状和结节状，亦可有空洞、胸腔积液。播散型组织胞浆菌病为少见病，症状、体征、影像学表现无特异性，临床对免疫力低下病人，如

AIDS、癌症、器官移植术后等，长期发热、多器官受损而抗生素治疗无效者，除外常见病、多发病，如播散性结核、结缔组织病及淋巴瘤等，需考虑该病可能。

艾滋病毒相关的组织胞浆菌病（HIV-associated histoplasmosis，HAH）是荚膜组织胞浆菌流行区常见的定义艾滋病的疾病，在CD4细胞计数＜150/μl的艾滋病毒感染者中发病率最高。全世界与HIV相关的大多数组织胞浆菌病病例发生在美洲，尤其是美国东部和拉丁美洲。在荚膜组织胞浆菌是地方病的地区，多达30%的AIDS病人会发生进行性播散性组织胞浆菌病（PDH），死亡率为10%～60%。巴西卫生部1998—2006年的数据表明，在与艾滋病相关的125 633例死亡中，有10.1%的病人被诊断为

组织胞浆菌病,这是报道的系统性霉菌病死亡的第4位原因。在感染了HIV的病人中,巴西多项研究显示组织胞浆菌病死亡率为26.2%~47.4%。尽管自1996年以来巴西的公共卫生服务机构已免费提供抗逆转录病毒治疗,但这一数字仍然高得令人无法接受,但许多感染了HIV的病人继续延迟就医。艾滋病组织胞浆菌病的报道还来自世界上以前很少或从未报道过组织胞浆菌病的地区,例如特立尼达、泰国和刚果民主共和国等。由于艾滋病毒的流行,在所谓的非流行地区和全新地区发现了病例。

在10%~60%的HAH病例中,已经描述了严重的形式,可因感染性休克样、弥散性血管内凝血、吞噬细胞综合征,并发或孤立的神经、肾或肺部受累迅速发展为死亡。这些情况需要紧急启动静脉内两性霉素B脂质制剂治疗。然而,大多数暴露于荚膜组织胞浆菌的个体最初呈非严重形式,并在数周或数月内逐渐发展。通常,疾病的演变始于局部受累,在临床上可能在一个或多个器官上占主导地位。肺、淋巴结、肝、胃肠道、中枢神经系统和皮肤是最常见的感染部位,通常可以口服伊曲康唑治疗。

近年来中国越来越多报道播散性组织胞浆菌病,引发人们极大关注。该病临床表现及影像学检查无明显特异性,确诊方式依赖于组织病理及组织培养,镜下形态易与其他胞内致病菌相混淆,可通过血尿组织胞浆菌抗原检测、PCR、DNA探针技术等多种手段协助诊断。治疗方案主要为两性霉素B联合伊曲康唑序贯治疗,该病病情凶险,应尽早干预,降低其死亡率。

（荆州胸科医院结核病科 屈世林 提供）